Chinese Clinical Annual Book of Implant Dentistry

中国口腔种植临床精萃

（2021年卷）

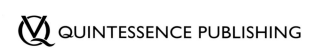

QUINTESSENCE PUBLISHING

Berlin | Chicago | Tokyo
Barcelona | London | Milan | Mexico City | Moscow | Paris | Prague | Seoul | Warsaw
Beijing | Istanbul | Sao Paulo | Zagreb

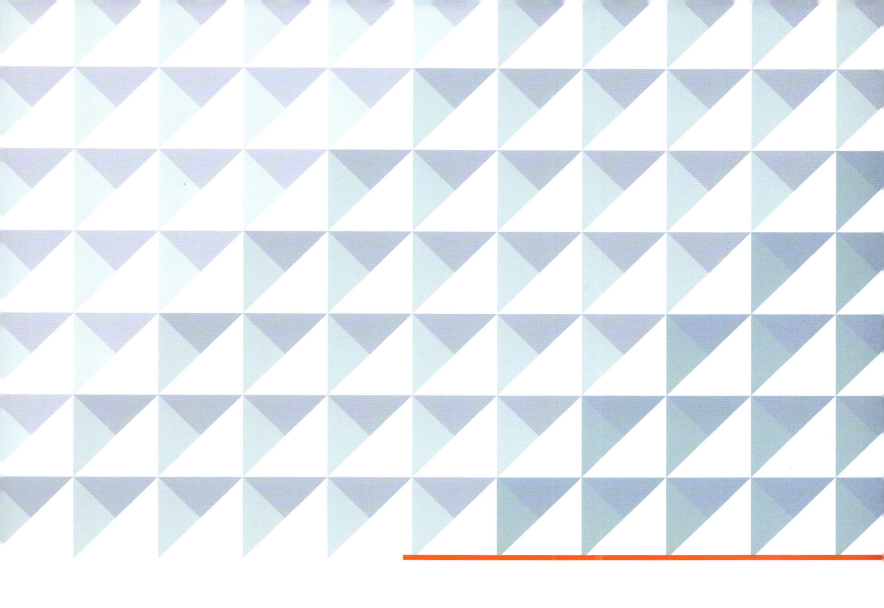

Chinese Clinical Annual
Book of Implant Dentistry

（2021年卷）　中国口腔种植
临床精萃

名誉主编　邱蔚六

主　　编　王　兴　刘宝林

执行主编　宿玉成

秘　　书　彭玲燕　刘万君

北方联合出版传媒（集团）股份有限公司
辽宁科学技术出版社
沈 阳

图文编辑：

刘　娜　杨　洋　曹　勇　刘玉卿　张　浩

图书在版编目（CIP）数据

中国口腔种植临床精萃. 2021年卷 / 王兴，刘宝林主编. —沈阳：辽宁科学技术出版社，2021.4
ISBN 978-7-5591-1946-9

Ⅰ.①中… Ⅱ.①王… ②刘… Ⅲ.①种植牙—口腔外科学 Ⅳ.①R782.12②R783.6

中国版本图书馆CIP数据核字（2020）第263496号

出版发行：辽宁科学技术出版社
　　　　　（地址：沈阳市和平区十一纬路25号　邮编：110003）
印　刷　者：上海利丰雅高印刷有限公司
经　销　者：各地新华书店
幅面尺寸：240mm×320mm
印　　张：68.5
插　　页：4
字　　数：1400千字
出版时间：2021年4月第1版
印刷时间：2021年4月第1次印刷
策划编辑：陈　刚
责任编辑：殷　欣　苏　阳
封面设计：何　萍
版式设计：何　萍
责任校对：李　霞

书　　号：ISBN 978-7-5591-1946-9
定　　价：598.00元

投稿热线：024-23280336
邮购热线：024-23280336
E-mail:cyclonechen@126.com　js307883173@qq.com
http://www.lnkj.com.cn

中国口腔种植临床精萃

（2021年卷）

名誉主编

邱蔚六

主　　编

王　兴　　刘宝林

执行主编

宿玉成

秘　　书

彭玲燕　　刘万君

编委名单 （按姓名首字笔画为序）

Members of Editorial Board

前言
Preface

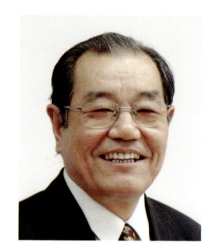

王 兴

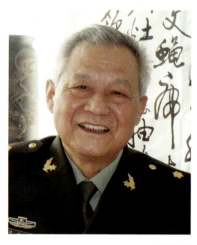

刘宝林

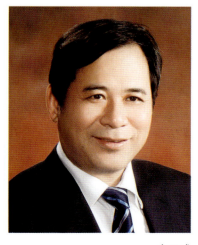

宿玉成

自中华口腔医学会从2012年西安第十四次学术会开始,作为"中国口腔种植年"相关学术活动的重要组成部分,由北京口腔种植培训中心(BITC)主办的"BITC口腔种植大奖赛"已历经了9次。

2020年新年伊始,新冠病毒肆虐全球。非常荣幸,以一种全新的线上直播的云会场的形式,实现了跨越时间和空间的交流,真正地做到了"云交流""云学习"。本次比赛共分为4个专题(骨增量、牙列缺失种植治疗、美学区种植治疗、数字化种植治疗)进行评选,分赛区一等奖的稿件直接入选总决赛。这样的赛制,充分活跃了全国范围内种植医生的投稿热情,为更多基层的种植医生提供交流和展示的平台。

在我国,口腔种植治疗起步较晚,但发展和普及的速度迅猛,口腔种植已经成为牙列缺损和牙列缺失的常规治疗方法之一,也成为当下口腔治疗项目中最为"炙手可热"的治疗方法。在各种门户网站、报刊、书籍中均可看到相关的宣传,这使得口腔种植在民众中广泛普及,并已经形成了一个巨大的商业市场。

与传统修复方法相比,口腔种植治疗可分为种植治疗过程、种植治疗程序和种植治疗技术,包括了种植治疗的诊断与设计、种植外科、种植修复、种植技工工艺、种植体周围维护及种植并发症的处理等诸多方面。在国内口腔种植迅速发展与广泛普及的过程中,虽取得巨大成绩,但同时也存在一些问题仍需不断提高,比如医生的临床水平、理论水平良莠不齐,临床资料收集及临床照片质量不高,难以拿出高水平病例报告等。

但令人欣慰的是,自9次大奖赛举办以来,参赛病例数量不断增多、总体水平不断提高,内容涉及了口腔种植治疗的各个方面及颅颌面器官种植等很多先进的技术与方法,充分体现了近年我国口腔种植技术的发展和口腔种植界的努力与成就。同时,我们欣慰地看到,连续9次大奖赛的参赛医生不仅有来自高等院校的知名专家、种植医生和在校研究生,也有来自民营口腔医疗机构的高水平种植医生,还得到了我国港、澳、台地区和海外医生的关注与积极参与,大奖赛的影响逐渐扩大,参与的医生数量逐年增加,其促进口腔种植临床水平提高的作用逐步显现。

为了促进口腔种植的健康发展,并广泛传播国内口腔种植的临床成果,BITC与辽宁科学技术出版社合作将入围大奖赛的病例和论文,以年鉴形式出版《中国口腔种植临床精萃》(2012—2021年卷),引起了业界的广泛关注和读者的好评。同时感谢辽宁科学技术出版社对《中国口腔种植临床精萃(2021年卷)》的大力支持。

此外,第九次BITC口腔种植大奖赛仍然得到了业界朋友们的热心参与:士卓曼(北京)医疗器械贸易有限公司、盖斯特利商贸(北京)有限公司、上海宇井贸易有限公司、北京友源德贝医疗器械有限公司、辽宁科学技术出版社有限责任公司、博纳格科技(北京)有限公司、人民卫生出版社、今日口腔、中华口腔医学杂志、中国口腔种植学杂志，至此，一并表示衷心感谢！

我们相信，出版《中国口腔种植临床精萃》和举办第九次BITC口腔种植大奖赛具有重要意义和价值，它将激励种植医生养成认真收集与整理病例的良好习惯，促进临床医生综合实力的提升，并展示我国口腔种植临床的发展水平。由于时间所限，本书难免出现争议和不妥之处，敬请读者指正。

我们希望，在明年《中国口腔种植临床精萃》和BITC口腔种植大奖赛上看到更多的优秀医生参与，涌现出更多的优秀病例，中国口腔种植事业的发展一定会比今天更好！

最后，衷心感谢各位评委主席、各位评委专家不辞辛苦地付出，感谢各公司工作人员的日夜努力，感谢各位选手的精心准备。在大家的共同努力下，中国口腔种植事业必将蓬勃发展！

2021年1月

王兴　刘宝林

致谢
Acknowledgements

本书收录病例均为第九次BITC口腔种植大奖赛4个分赛区中的获奖病例。在此，对各赛区的评委专家的辛苦付出表示感谢！同时对各位评委专家的精彩点评表示感谢！

评委专家名单（按姓名首字笔画为序）

万　鹏　　王丽萍　　史久慧　　付　钢　　冯海兰　　兰　晶　　曲　哲　　刘静明　　汤春波

李小凤　　杨晓喻　　吴高义　　吴豪阳　　邱立新　　何东宁　　余占海　　余优成　　邹立东

张玉峰　　张　磊　　陈　江　　陈卓凡　　陈　明　　陈　波　　陈　键　　范　震　　林海燕

林雪峰　　季　平　　周永胜　　周延民　　周　磊　　孟维艳　　胡文杰　　柳忠豪　　柳洪志

施　斌　　耿　威　　莫安春　　顾亚军　　顾新华　　倪　杰　　高永波　　黄元丁　　黄远亮

董潇潇　　程志鹏　　谢志坚　　满　毅　　蔡潇潇　　谭包生　　谭　震

目 录
Contents

第2章　牙列缺失种植治疗
Implant Therapy for Edentulous Patients

第3章　美学区种植治疗

Implant Therapy in Esthetic Zone

第4章　数字化种植治疗
Digital Implant Therapy

第1章
骨增量
Bone Augmentation

数字化钛网技术在美学区微创精准骨增量中的应用

李松航 蔡潇潇

摘要

目的：本病例系列旨在回顾数字化钛网技术在种植手术中的应用。**材料与方法**：在参照循证医学的前提下，在数字化软件中对患者骨缺损区域进行有目的的增量，随后打印颌骨模型并在颌骨模型上完成钛网预弯用于种植手术。共21例患者30个种植位点接受了数字化钛网辅助的种植手术，并通过CBCT及数字化软件对患者术前、术后和最终修复前进行种植体周围骨量变化的测量。**结果**：21例患者中，仅2例发生了钛网暴露，并未发生种植失败或钛网暴露，种植体存留率100%。在术后1年内，牙槽嵴垂直向平均增量2.48mm，水平向平均增量约4.11mm。种植体平台处牙槽嵴平均宽度6.66mm，种植体平台下2mm牙槽嵴平均宽度8.19mm。种植体平台处唇侧骨板平均厚度2.00mm，种植体平台下2mm唇侧骨板平均厚度2.74mm。牙槽嵴垂直向平均吸收量0.51mm，种植体平台处平均吸收量0.73mm，种植体平台下2mm平均吸收量0.69mm。通过对骨增量区域进行三维体积统计分析得出，数字化钛网技术进行骨增量手术的精准度达到了95.82%。**结论**：数字化钛网技术能够参照循证进行有目的的骨增量，其短期临床效果较好，长期临床效果有待继续随访观察。

关键词：钛网；数字化；美学区；骨增量

种植体周围充足的骨量是保证种植治疗取得长期成功的关键。目前来说，可选用的骨增量方法较多，如Onlay植骨、骨劈开、牵引成骨、引导骨组织再生，然而均有一些不足之处。Casentini等提出按照理想的修复体位置来指导软硬组织的增量以及种植体的植入。基于这些理论，我们对Terheyden II类和III类骨缺损的患者进行数字化微笑设计（digital smile design，DSD）随后制作诊断蜡型，而这样一个诊断蜡型也代表着理想修复体的位置与形态。在收集了患者的口扫数据以及Dicom数据后，数字化设计种植体的位置，并在理想的种植体位置的周围利用数字化软件对牙槽骨进行增量设计，随后打印出增量后的颌骨模型并在颌骨模型上预弯钛网以备种植手术使用。这样的一种新型的数字化骨增量技术，能够大大节省手术时间，减少了患者痛苦和手术感染风险。与此同时，这种预弯制钛网象征着理想的种植体周围骨量，使术者能够按照理想的牙槽骨轮廓进行骨增量以达到最佳的修复效果；除此之外，预弯制钛网通过可吸收缝线固定，而这一操作也在二期手术阶段减少了患者的创伤。从另一个角度来说，这样一种利用循证医学作为依据在术前进行骨增量设计，并将虚拟信息转化至实体材料的方法，改变了传统经验性的植骨程序，使GBR手术的过程更加精准、更加高效。

一、材料与方法

在根据DSD完成修复体位置设计并完成种植体位置规划后（图1~图7），利用数字化软件（3Shape）进行骨增量设计（图8），在确保种植体唇侧有2mm厚度的骨量、腭侧有1mm厚度的骨量、理想牙龈缘下3~4mm下有充足骨量的前提下，在牙槽骨的唇侧和牙槽嵴顶分别进行0.5mm、1mm的过度增量，以代偿6个月以后可能发生的骨吸收。打印增量后的牙槽骨模型（图9），将钛网在牙槽骨模型上进行预弯以备种植手术使用（图10）。钛网范围局限于种植术区，在邻牙骨量尚可的情况下并未进行扩展，使钛网在二期手术阶段仅通过小切口就能取出，以减少患者痛苦。对21例（30个种植位点）Terheyden II类和III类骨缺损的患者进行数字化钛网骨增量技术合并同期与非同期的种植手术（图11~图26）。在术后1年内进行了回顾性分析，其中种植体组成为13例Straumann种植体、15例Nobel种植体、2例Bicon种植体（图27）。其中12例患者使用Zimmer Biomet钛网，其余9例患者使用Medicon钛网。全部患者采用了Geistlich Bio-Oss骨替代材料和Geistlich Bio-Gide可吸收胶原膜（图28、图29）。

采用CBCT进行二维测量，分析术后1年内种植体周围骨量的改变，包括牙槽嵴高度、种植体平台处牙槽嵴宽度、种植体平台下2mm牙槽嵴宽度、种植体平台唇侧骨板厚度、种植体平台下2mm唇侧骨板厚度，以及以上指标从术后到最终修复前吸收量的改变。利用Materialise Mimics软件对骨增量区域体积进行统计分析，测量实际增量体积与虚拟增量体积的精准度（图30）。

作者单位：四川大学华西口腔医学院

通讯作者：蔡潇潇；Email: dentistcai@hotmail.com

二、结果

利用CBCT进行测量分析显示，在术后1年内，牙槽嵴垂直向平均增量2.48mm，水平向平均增量约4.11mm。在最终修复前，牙槽嵴平均高度18.18mm，种植体平台处牙槽嵴平均宽度6.66mm，种植体平台下2mm牙槽嵴平均宽度8.19mm。种植体平台处唇侧骨板平均厚度2.00mm，种植体平台下2mm唇侧骨板平均厚度2.74mm，种植体平台上唇侧骨板平均高度1.44mm。牙槽嵴垂直向平均吸收量0.51mm，种植体平台处平均吸收量0.73mm，种植体平台下2mm平均吸收量0.69mm。种植体平台上唇侧骨板垂直向平均吸收0.35mm，种植体平台处唇侧骨板水平向平均吸收0.30mm，种植体平台下2mm唇侧骨板水平向平均吸收0.29mm。利用Materialise Mimics对虚拟骨增量体积与实际增量体积进行统计分析，数字化钛网技术进行骨增量手术的精准度达到了95.82%。

21例患者中有2例发生了钛网的晚期暴露，但并未导致种植失败或骨增量失败。2例患者钛网暴露范围均较小，仅对其中1例患者钛网暴露锐利边缘进行磨除处理，并在二期手术移除钛网后创口愈合。

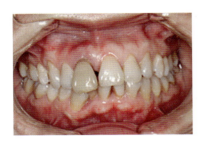

图1 术前口内正面像

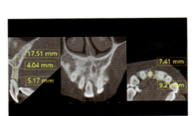

图2 初诊CBCT

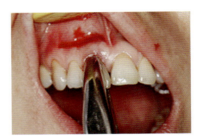

图3 微创拔牙

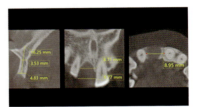

图4 拔牙后6周CBCT

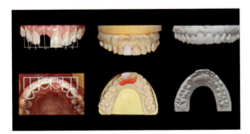

图5 设计DSD并制作美观蜡型

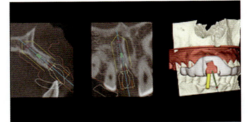

图6 数字化导板设计图片

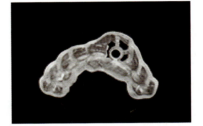

图7 3D打印数字化导板

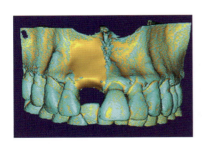

图8 数字化骨增量设计

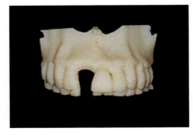

图9 数字化打印增量后牙槽骨模型

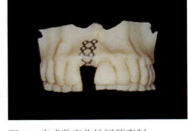

图10 完成数字化钛网预弯制

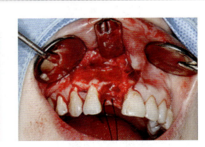

图11 切开翻瓣

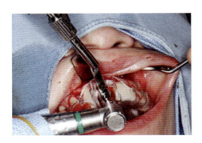

图12 在数字化导板引导下逐级扩孔

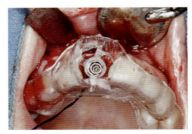

图13 完成种植体植入

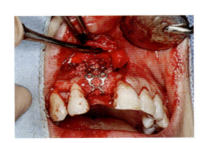

图14 数字化钛网进行精准骨增量

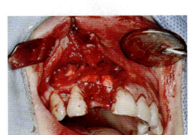

图15 覆盖可吸收胶原膜

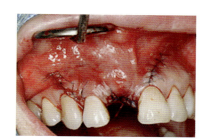

图16　减张缝合

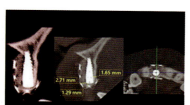

图17　术后CBCT

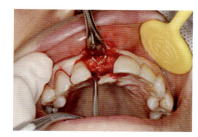

图18　二期手术切开翻瓣见成骨效果较好

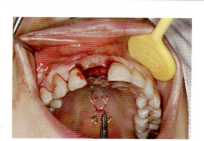

图19　取出钛网

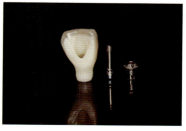

图20　CAD/CAM切削ASC一体化全瓷冠

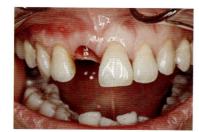

图21　最终修复前

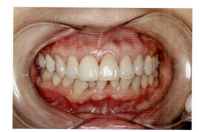

图22　完成最终修复

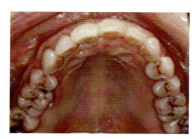

图23　𬌗面像，骨弓轮廓恢复良好

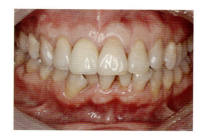

图24　1年后复查正面像

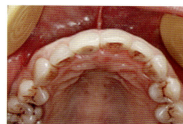

图25　1年后复查𬌗面像

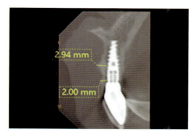

图26　1年后复查CBCT

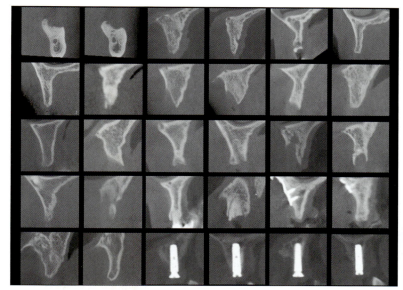

图27　病例系列-术前CBCT

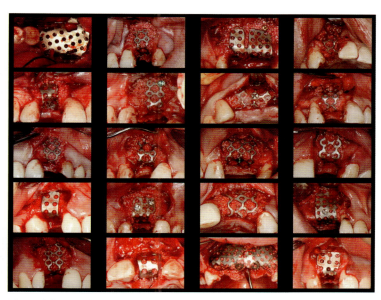

图28　病例系列-颌骨预弯钛网

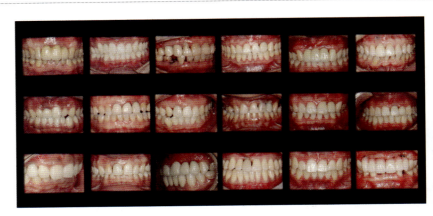

图29 病例系列–种植术中

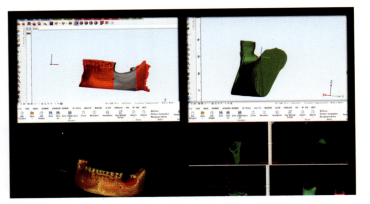

图30 病例系列–术后CBCT示种植体周围骨量良好

三、讨论

在过往对于钛网的应用中，钛网的修剪与成型这个步骤往往是在手术阶段完成的。而这一操作往往延长了手术的时间，增加患者痛苦的同时也增大了感染的概率。与此同时，为了避免GBR在术后愈合阶段的骨量吸收，一部分临床医生建议在GBR阶段进行过度增量。然而，Lin等的研究发现，超出骨弓轮廓的骨增量不仅在术中会导致缝合困难，在愈合后的骨量也无法达到过度增量的效果。因此，这种预弯制钛网不仅仅能够抵消部分来自唇侧软组织的压力，而且也能够通过术前有目的的设计，使预期骨增量的效果在骨弓轮廓范围内，实现"以修复为导向"的精确骨增量。随着"以修复为导向"种植理念的逐步深入，种植治疗不断向更为精准及可预期的方向发展，如何实现精准可控的骨增量仍是未来种植治疗的研究重点。

任何一种新方式的提出，都需要一定时间的随访观察来检验它的效果，正如很多飞速前进的数字化技术一样，我们的研究也需要长期的随访观察来对治疗效果进行进一步的评估。

参考文献

[1] Urban A, Monje A, Lozada L, et al. Long–term Evaluation of Peri–implant Bone Level after Reconstruction of Severely Atrophic Edentulous Maxilla via Vertical and Horizontal Guided Bone Regeneration in Combination with Sinus Augmentation: A Case Series with 1 to 15 Years of Loading[J]. Clin Implant Dent Relat Res, 2017, 19: 46–55.

[2] Chiapasco M, Casentini P. Horizontal bone–augmentation procedures in implant dentistry: prosthetically guided regeneration[J]. Periodontol 2000, 2018, 77: 213–240.

[3] Cordaro L, Terheyden H, Chen S, et al. ITI Treatment Guide Volume 7– Ridge Augmentation Procedures in Implant Patients: A Staged Approach[M]. Germany: Quintessence Publishing, 2013.

[4] Merli M, Migani M, Bernardelli F, et al. Vertical bone augmentation with dental implant placement: efficacy and complications associated with 2 different techniques. A retrospective cohort study[J]. Int J Oral Maxillofac Implants, 2006, 21: 600–606.

[5] Elnayef B, Porta C, Suarez F, et al. The Fate of Lateral Ridge Augmentation: A Systematic Review and Meta–Analysis[J]. Int J Oral Maxillofac Implants, 2018, 33: 622–635.

[6] de Freitas R, Susin C, Spin–Neto R, et al. Horizontal ridge augmentation of the atrophic anterior maxilla using rhBMP–2/ACS or autogenous bone grafts: a proof–of–concept randomized clinical trial[J]. J Clin Periodontol, 2013, 40: 968–975.

[7] Abrahamsson P, Walivaara D, Isaksson S, et al. Periosteal expansion before local bone reconstruction using a new technique for measuring soft tissue profile stability: a clinical study[J]. J Oral Maxillofac Surg, 2012, 70: e521–e530.

[8] Jiang X, Zhang Y, Di P, et al. Hard tissue volume stability of guided bone regeneration during the healing stage in the anterior maxilla: A clinical and radiographic study[J]. Clin Implant Dent Relat Res, 2018, 20: 68–75.

3D打印个性化钛网联合原位骨环技术在下颌洞穿型骨缺损中的增量应用

陈陶　徐鹏　袁帅　王超　黄元丁　季平

摘要

目的：报道1例下颌洞穿型骨缺损患者的诊治经过，总结对其行数字化骨增量的临床效果。**材料与方法**：31岁女性患者。43、44、45牙因数年前患"巨细胞肉芽肿"拔除。使用口内光学扫描获取口内数据后，一次骨增量行3D打印个性化钛网恢复缺牙区硬组织。因术后8个月成骨不理想，遂在二次骨增量术中应用3D打印个性化钛网联合血液制品与原位骨环技术，术后取得满意效果后经数字化手术导板引导行种植修复。**结果**：一次骨增量术后牙槽嵴颊舌向平均宽度约为3mm，且新生骨质密度不佳；二次骨增量术后颊舌向平均宽度达5.5mm，体积达到1450mm³，骨质理想。缺损区域植入3颗种植体并获得良好的初始稳定性，最终实现了较为理想的骨增量修复效果。**结论**：3D打印钛网在该病例下体现出了其卓越的空间维持能力以及相较于传统钛网的高时效性及低暴露率。然而，首次手术的失败也使其生物活性不足的短板暴露无遗。因此在二次骨增量的优化方案中，通过自体血液浓缩物和原位骨环的加入完成了该洞穿型骨缺损病例的成功增量。

关键词：个性化钛网；3D打印；骨增量；洞穿型骨缺损；血液制品；原位骨环技术

拔牙后牙槽嵴形态会在拔牙后3~6个月发生变化。文献指出，6个月后牙槽嵴水平向骨吸收量为3.87mm，垂直向骨吸收量为1.25~1.67mm。该不利影响将无法保证后续治疗中理想的三维植入位点及可预期的修复效果。引导骨组织再生术（GBR）是利用可吸收或不可吸收的屏障膜，在排除上皮及结缔组织相关的细胞类型后，由此促进缺牙区骨缺损恢复骨量的技术，其技术敏感性较低及可预期的治疗方式使其成为目前在临床上最常用的骨增量术。而早在2006年王鸿烈教授等提出，GBR技术的成功需遵循PASS原则，即保证创口初期愈合、血供、空间维持及种植创口的稳定。然而传统GBR技术因使用可吸收胶原膜而无法保证植骨区域良好的空间维持，因而会影响最终骨增量的效果。尤其对于临床中较为常见的Terheyden Ⅲ类骨缺损，即水平向和垂直向均有骨量丧失，该不利型骨缺损在临床治疗中更加难以保证其空间维持作用。根据ITI Treatment Guide第七卷中的治疗原则，目前针对该类缺损常用的手术方法有：块状自体骨移植技术、"贝壳"技术及"香肠植骨"技术。其中，块状植骨技术的优点在于其良好的生物安全性及骨原活性，但同时骨块的初期稳定性难以获得，且需要开辟第二术区。"贝壳"技术可以通过上下颌骨获取皮质骨支架，可预测性地修复广泛的骨缺损，然而该术式会出现手术受区血供不足、中心成骨难、供区骨量有限及技术敏感性高等缺点。"香肠植骨"技术是利用胶原膜与钛钉对植骨区域进行固定，避

免骨颗粒的迁移或塌陷，但该技术的增量范围大、血供建立困难且难以获得精准的增量轮廓。因此，与以上骨增量术相比，近几年出现的个性化钛网技术对于Ⅲ类骨缺损展示出了更好的临床前景。与以往在临床上所用到的传统钛网不同，3D打印的个性化钛网规避了传统钛网的制作耗时、贴合性差、暴露率高的缺点。目前，重庆医科大学团队大量前期研究发现，3D打印个性化钛网联合GBR技术在各类牙槽骨缺损的治疗中取得了良好效果。在对近70例牙槽骨严重缺损患者进行3D打印个性化钛网的骨增量治疗后获得了满意的疗效，术后新生骨体积的平均值±标准差为（695.94±295.84）mm、垂直向骨增量为（3.31±4.11）mm、水平向骨增量在距牙槽嵴顶0、2mm、4mm处平均值±标准差分别为（3.61±2.58）mm、（5.40±2.93）mm、（4.86±2.60）mm，较之前有显著性的骨量增加。

因此，在种植修复前，为保证后期修复体的功能及美学效果，获得骨量充足稳定的种植区域至关重要。本文就1例数年前因肿瘤手术导致的Terheyden Ⅲ类牙槽骨缺损并伴有洞穿型的病例进行报道，CBCT显示缺牙区矢状面呈典型的"烛火样"形态，该病例治疗难度较大。我们选择运用GBR联合3D打印个性化钛网对该牙槽骨严重吸收的病例进行相应修复。现报道如下。

一、材料与方法

1. 病例简介　31岁女性患者。2018年7月因"右下后牙缺失，要求种植修复"就诊。既往史：患者无吸烟、酗酒史，全身健康状况良好；数年前因"巨细胞肉芽肿"行右下颌骨病变刮除开窗术并同期拔除43、44、45。口

作者单位：重庆医科大学附属口腔医院

通讯作者：陈陶；Email: chentao1985@hospital.cqmu.edu.cn

内检查：43、44、45连续缺失；牙槽骨水平向严重吸收；𬌗龈距离过高，提示牙槽嵴存在垂直向吸收。影像学检查显示该缺损区域呈现洞穿型的严重骨吸收（图1）。

2. 治疗计划

结合临床检查及CBCT测量分析，该病例的种植修复风险主要为外科风险：①骨量不足风险高：水平向及垂直向骨量明显不足，需提前植骨。②美学风险：术区位于非美学区，风险低；患者牙龈为中厚龈生物型，属于中风险；术区唇侧骨壁厚度不足（1mm，风险高）。③治疗复杂性风险高：需分期种植。④术后并发症风险高。⑤并发症后果风险高：治疗效果严重受影响。治疗方案为首先采用分阶段GBR联合3D打印个性化钛网对骨缺损区行数字化骨增量，然后在数字化导板引导下分别植入种植体，最后行数字化冠修复。

3. 治疗过程

（1）3D打印个性化钛网的设计与制作。①软硬组织信息获取：术前进行CBCT（KaVo，Biberach，德国）扫描（像素大小：0.4mm；85kV；约35mAs），得到患者上下颌".dicom"数据。②软硬组织信息配准：再导入Mimics Research软件（Materialise，Leuven，比利时）进行三维重建。③虚拟排牙及种植体的虚拟植入：将重建的三维模型输入3Matic软件（Materialise，Leuven，比利时），以模拟种植体的植入及修复，应用Geomagic软件（Geomagic，NC，美国）重建牙槽骨轮廓。④增量范围渲染及钛网设计：考虑到骨增量术后6个月在钛网下易形成假骨膜，故将钛网下空间预增厚0.5~1.0mm。在硬组织虚拟重建的前提下，使用3Matic软件设计患者的钛网模型，其中钛网厚度及均一孔径分别设计为0.2mm、2.0mm。此外，钛网边缘应远离重要解剖结构至少2mm，以避免损害邻牙及重要的神经、血管等结构。⑤钛网生成：在3D打印机上导入完整的个性化钛网模型（Lasercusing，concept laser GmbH，德国），以医用钛合金粉末（Ti₆Al₄V，Dentarum，德国）为原料制备个性化钛网。检查终产品，将个性化钛网厚度减至0.2mm左右，再酸蚀抛光使其表面光滑。术前对个性化钛网采用高温高压灭菌。

（2）第一次数字化骨增量手术：患者于术前半小时服用抗生素（头孢克洛缓释片，0.25g）并用氯己定漱口（1.2g/L）。术区进行局部浸润麻醉后，沿牙槽嵴顶偏腭侧行"一"字形切口，并在邻牙近中或远中行松弛切口。翻开全厚瓣，暴露术区，在术区打滋养孔，以达到去皮质化的目的，从而增强骨再生区的血供。将个性化钛网在预定位置处试戴，将其调整至理想位置并保持稳定后，通过预设的钛网孔在骨皮质上制备螺钉孔。再从邻牙区的骨皮质层收集自体骨片，随后将自体骨颗粒与Bio-Oss混合。将混合后的移植物一半填入骨缺损区，另一半置于钛网内表面，并在预定位置即刻固定。将固定螺钉置入预备孔中，以确保钛网在6~8个月内固定。为防止愈合过程中软组织经钛网孔向内生长，在钛网表面覆盖双层可吸收胶原膜（Bio-Gide，Geistlich Pharma AG，瑞士）。最后采用改良水平褥式缝合法将创口减张缝合以关闭创口（图2）。术后即刻行CBCT检查以记录骨增量情况。予以冰敷消肿镇痛，3天内口服抗生素，同期使用0.12%氯己定漱口，于术后12天拆线。术后每个月随访1次，以观察创面开裂、钛网暴露及术后感染情况。术后8个月后，行CBCT检查（图3，表2），骨增量后牙槽嵴颊舌向平均宽度约为3mm，牙槽嵴颊舌向宽度及质量无法满足下一阶段

种植体的直接植入。由此判定本次增量治疗失败，在进一步分析骨增量失败原因后考虑行第二次数字化骨增量手术。

（3）第二次数字化骨增量手术：患者术前常规口服抗生素并用氯己定漱口，于术区行局部浸润麻醉后沿第一次手术切口处切开，翻开全厚瓣后，取出钛网并清理术区的未成骨骨粉。随后自缺损区域获取自体骨并立即装载到预定受区处，并将混有i-PRF及自体骨的Bio-Oss骨粉覆盖在缺损区。此外，使用内层胶原膜及浓缩生长因子（CGF）覆盖在移植物表面形成第一层屏障，然后将个性化钛网就位并固定在预定位置后，将钛网外覆盖外层胶原膜及CGF形成二次屏障，最后减张缝合，关闭创口（图4）。术后即刻行CBCT检查以观察骨增量情况，常规止痛及抗感染治疗，并定期随访以观察有无创口裂开、钛网暴露及术后感染情况。术后8个月行CBCT检查（图5），分析测量结果后显示增量区域骨量及骨质均满足种植体的植入要求，提示第二次骨增量获得成功。

（4）数字化种植外科。①术前数字化口扫：采用3Shape口内光学扫描仪进行上下颌及咬合位的光学取模。②术前数字化导板设计：将印模数据导入Studio种植导板设计软件中，通过创建订单、虚拟排牙、种植体植入方向及植入深度规划、导环选择、导板设计等环节获取导板信息，最终在3D打印机上输入导板信息，进而制作出导板。③数字化导板引导下植入种植体：局部浸润麻醉后沿原手术切口处切开，剥离术区黏膜膜，显露术野，在数字化导板引导下，逐级预备43、44、45种植窝，最终分别常规植入3颗Straumann种植体（43：Straumann BLT NC 3.3mm×10mm；44：Straumann BLT NC 3.3mm×10mm；45：Straumann BLT RC 4.1mm×10mm），植入扭矩为35N·cm，并获得良好的初始稳定性。检查3颗种植体的方向和间隙良好，于43、44、45牙分别旋入愈合基台，进而在种植体周骨缺损处常规行GBR手术，同时覆盖Bio-Gide、CGF，最后在充分减张后，严密缝合创口，手术过程如图6所示。术后影像显示3颗种植体均位于理想的三维位置。

（5）数字化修复：种植术后3个月常规行二期手术，术后制取数字化印模，最后对3颗种植体分别行数字化冠修复。患者对最终治疗效果满意。

（6）使用材料：Straumann种植体及种植器械（43：Straumann BLT NC 3.3mm×10mm；44：Straumann BLT NC 3.3mm×10mm；45：Straumann BLT RC 4.1mm×10mm）、Bio-Oss骨粉、Bio-Gide可吸收胶原膜、可注射富血小板纤维蛋白（i-PRF）、浓缩生长因子（CGF）。3Shape Trios口扫仪及扫描软件、3Shape Studio种植导板设计软件。

二、结果

1. 风险评估

根据种植外科SAC风险评估表，虽然本病例位于非美学区域，牙龈生物型也为中厚型，但缺牙区水平向和垂直向骨量严重不足，位点解剖风险高，唇侧骨壁厚度不足1mm，而手术方案为分期种植，并发症风险高且其后果严重，因此综合考虑后，我们将本病例归纳为高外科风险。

2. 一期骨增量

由于本病例为水平向联合垂直向的骨缺损，在Terheyden分类中为3/4分类，根据ITI Treatment Guide第七卷的治疗原则，我们进行了一期骨增量手术，即分阶段GBR联合3D打印个性化钛网。最终的影像学结果如表

1所示：其术后8个月距牙槽嵴顶1mm、3mm、5mm的颊舌向宽度分别为2.80mm、3.60mm、4.00mm，较之术前的2.40mm、2.00mm、0.00虽然有了较大提升，但依然无法满足种植体植入的要求。另外骨密度的数据显示，新生骨的骨质较差，对种植体的植入十分不利。

3. 二期骨增量

在PASS原则的基础上反思，我们进行了二期骨增量手术，即3D打印个性化钛网、原位骨环的获取以及血小板浓缩提取物的应用。最终的影像学结果如表2所示：二次骨增量术后8个月的1mm、3mm、5mm的牙槽嵴宽度为4.20mm、5.90mm、6.60mm，骨密度明显增高。牙槽嵴宽度和骨质均达到理想种植体植入水平，提示二次骨增量取得成功。

4. 修复效果

在实现良好的种植位点骨增量后，我们进行了数字化外科种植（图7），可以看到种植体处于较为理想的三维位置。之后通过数字化的修复手段，即数字化制取印模，3颗植体的数字化冠修复，最终患者口内的图像如图7所示。修复体在功能及美学上均获得了令人满意的效果。

表1　一期骨增量

距牙槽嵴顶距离	数据	术前	术后即刻	术后8个月
1mm	宽度	2.40	4.40	2.80
	灰度值	825 ± 36.0	550 ± 48.7	329 ± 77.4
3mm	宽度	2.00	5.40	3.60
	灰度值	721 ± 37.4	532 ± 33.5	456 ± 29.3
5mm	宽度	0.00	5.80	4.00
	灰度值	53 ± 19.8	429 ± 14.2	568 ± 27.1

表2　二期骨增量

距牙槽嵴顶距离	数据	第一次术后8个月	第二次术后即刻	第二次术后8个月
1mm	宽度	2.80	4.40	4.20
	灰度值	329 ± 77.4	1102 ± 46.4	1125 ± 65.0
3mm	宽度	3.60	6.00	5.90
	灰度值	456 ± 29.3	871 ± 30.9	1131 ± 17.7
5mm	宽度	4.00	6.80	6.60
	灰度值	568 ± 27.1	750 ± 23.1	1349 ± 8.9

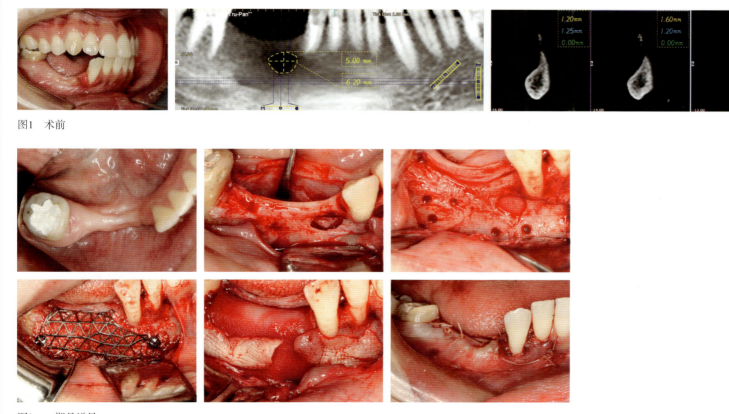

图1　术前

图2　一期骨增量

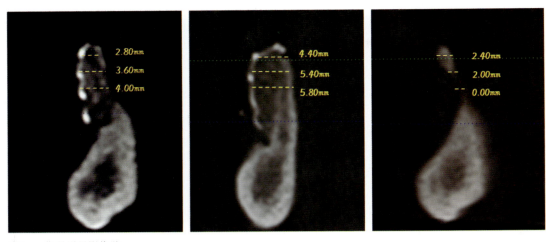

图3　一期骨增量影像学

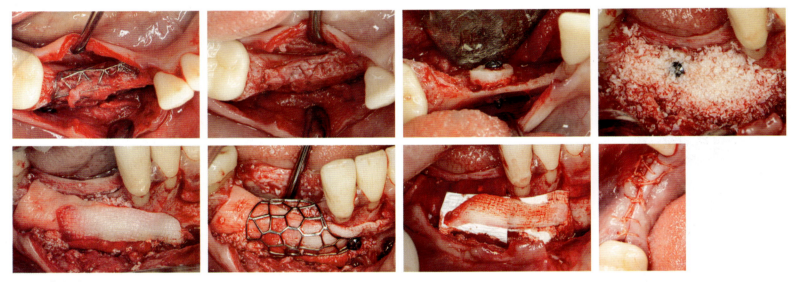

图4　二期骨增量

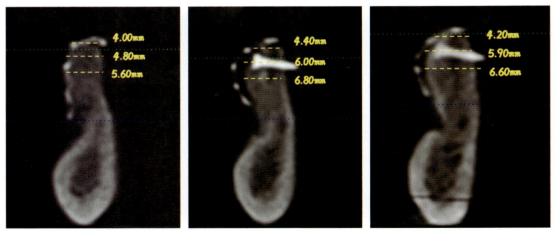

图5　二期骨增量影像学

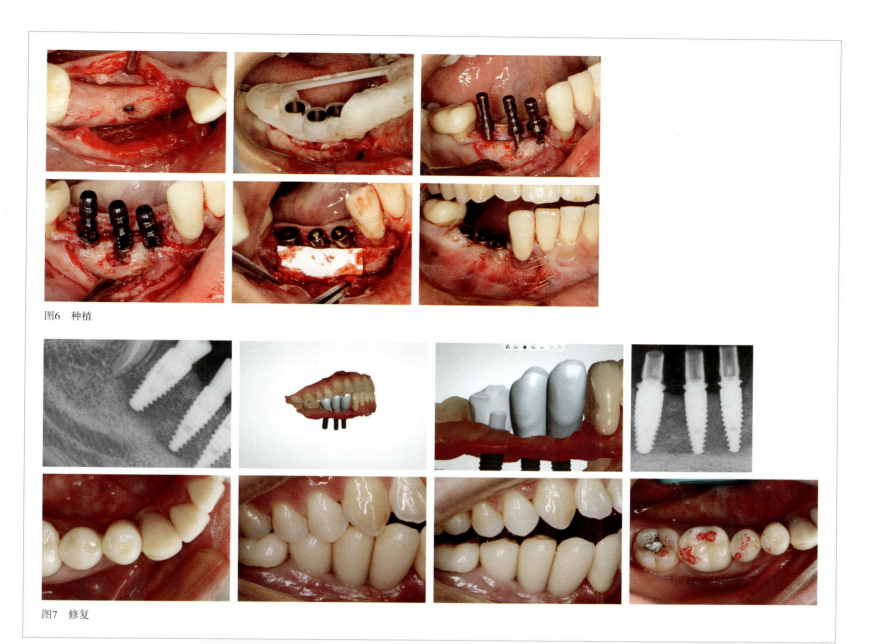

图6　种植

图7　修复

三、讨论

恢复种植位点水平向联合垂直向骨缺损的骨量在临床上向来棘手，而基于本病例还要考虑到SAC高外科风险包括位点严重骨吸收至颊舌侧洞穿、植骨区几乎无松质骨而导致的局部血供差、术区空间稳定维持困难、患者情绪焦虑等综合因素，因此本病例种植修复的难度异常大。面对如此复杂的情况，综合的分析与理智的决策至关重要。结合我院前期开展的大量运用3D打印个性化钛网技术的经验，以GBR技术的PASS原则为准绳，经过大量的文献查阅和细致地分析，我们最终为患者制订了GBR联合3D打印个性化钛网、制备原位骨环及应用血小板浓缩提取物的手术计划。在经过这一系列严密谨慎的骨增量手术后，我们最终获得了理想的种植位点条件。而通过后期的数字化外科种植及数字化修复的工作流程，最终实现了使患者满意的修复

效果。

在本病例中，我们进行了2次骨增量手术。在第一次手术中，我们依照ITI Treatment Guide的治疗方案结合PASS原则制订了相应手术设计，即分阶段GBR联合3D打印个性化钛网。在手术后8个月，虽然骨量有所增加，但骨量及骨质均未达到种植手术的要求。经过反思我们发现，虽然此方案满足了PASS原则中创口初期愈合、空间维持及创口稳定的要求，但考虑到此病例为吸收严重的洞穿型骨缺损，其松质骨量少、血供差等高外科风险因素的影响，仅仅通过去皮质化并不能解决术区血供的问题。因此，基于以上分析，我们进行了以改善血供为重点的第二次骨增量手术，即在3D打印个性化钛网的基础上引入血小板浓缩提取物的应用以及原位骨环技术。

充足有效的血供是伤口愈合及组织再生的关键。近些年来，关于将自体来源的血液制品用于种植手术及相关实验研究已越来越多。2018年在瑞

士的普费菲孔召开的第五届EAO大会上确定了：自体血小板浓缩物可通过提供高浓度的生物活性因子来触发自然愈合过程，并可显著增强上皮细胞的爬行，促进伤口处的血管网路建立，从而促进软硬组织的再生。另外，本团队通过在兔颅顶骨缺损填入骨粉及i-PRF进行上颌窦提升术的实验表明，i-PRF可在骨愈合早期起到加速局部血管新生并促进骨移植材料降解及重塑的作用。基于以上思考，我们选择在二次骨增量手术中引入i-PRF与骨粉混合作为改善血供的第一步。另外，在我院2020年进行的一项回顾性队列研究表明，原位骨环不仅可以作为受区血管生发中心，而且可以对供区休眠骨原干细胞实现"骨激活"，从而实现骨创口快速良好的愈合，在对水平向骨缺损的骨质维持和骨量增加均取得了良好的结果。因此原位骨环技术的应用成为我们改善血供、促进骨愈合的第二步。通过以上两种技术及3D打印个

性化钛网技术的强大空间维持作用，二次骨增量术后8个月的牙槽骨的量与质都得到了极大的提升（表2），最终达到了后续种植的理想骨量。

综上所述，正是由于二次骨增量的成功，在经过后期进一步的数字化外科种植以及数字化修复后，我们最终实现了1例手术复杂程度高、外科风险系数大的牙列缺损病例的成功修复，取得了医患双方均较为满意的结果。而随着中国进入老年化社会，牙列缺损的病例将会越来越多，而种植作为一种较为理想的修复方式，对其需求也会越来越大。纵观该病例的整体治疗情况，或许我们对类似病例的技术及经验总结可提供一定的启发和参考。最后需要强调的是，对于骨增量的复杂病例的方案制订，需要的是基于事实与理论相结合的分析和思考，并以此作为行动准则，通过不断的反思改进，才能取得最终治疗的成功。

参考文献

[1] Mardas N, Trullenque-Eriksson A, MacBeth N, et al. Does ridge preservation following tooth extraction improve implant treatment outcomes: A systematic review: Group 4: Therapeutic concepts & methods[J]. Clin Oral Implants Res, 2015, 26 (Suppl 11): 180–201.

[2] Wessing B, Lettner S, Zechner W. Guided bone regeneration with collagen membranes and particulate graft materials: A systematic review and meta-analysis[J]. Int J Oral Maxillofac Implants, 2018, 33(1): 87–100.

[3] Wang HL, Boyapati L. "Pass" principles for predictable bone regeneration[J]. Implant Dent, 2006, 15(1): 8–17.

[4] Rocchietta I, Simion M, Hoffmann M, et al. Vertical bone augmentation with an autogenous block or particles in combination with guided bone regeneration: A clinical and histological preliminary study in humans[J]. Clin Implant Dent Relat Res, 2016, 18(1): 19–29.

[5] Wurdinger R, Donkiewicz P. Allogeneic cortical struts and bone granules for challenging alveolar reconstructions: An innovative approach toward an established technique[J]. J Esthet Restor Dent, 2020, 32(8): 747–756.

[6] Urban IA, Monje A. Guided bone regeneration in alveolar bone reconstruction[J]. Oral Maxillofac Surg Clin North Am, 2019, 31(2): 331–338.

[7] Correia A, Rebolo A, Azevedo L, et al. Sac assessment tool in implant dentistry: Evaluation of the agreement level between users[J]. Int J Oral Maxillofac Implants, 2020, 35(5): 990–994.

[8] Yuan S, Mu Z, Huang Y, et al. Comparison of in-situ bone ring technique and tent-pole technique for horizontally deficient alveolar ridge in the anterior maxilla[J]. Clin Implant Dent Relat Res, 2020, 22(2): 167–176.

[9] Jensen SS, Terheyden H. Bone augmentation procedures in localized defects in the alveolar ridge: Clinical results with different bone grafts and bone-substitute materials[J]. Int J Oral Maxillofac Implants, 2009, 24 (Suppl): 218–236.

[10] 袁帅, 陈陶, 李帝泽, 等. 三维打印个性化钛网在美学区牙槽骨缺损骨增量中应用的效果评估[J]. 中华口腔医学杂志, 2020, 55(11): 878–884.

[11] Li L, Wang C, Li X, et al. Research on the dimensional accuracy of customized bone augmentation combined with 3d-printing individualized titanium mesh: A retrospective case series study[J]. Clin Implant Dent Relat Res, 2020.

[12] Miron RJ, Zhang Y. Autologous liquid platelet rich fibrin: A novel drug delivery system[J]. Acta Biomater, 2018, 75: 35–51.

[13] Schliephake H, Sicilia A, Nawas BA, et al. Drugs and diseases: Summary and consensus statements of group 1. The 5(th) eao consensus conference 2018[J]. Clin Oral Implants Res, 2018, 29 (Suppl 18): 93–99.

[14] Mu Z, He Q, Xin L, et al. Effects of injectable platelet rich fibrin on bone remodeling in combination with dbbm in maxillary sinus elevation: A randomized preclinical study[J]. Am J Transl Res, 2020, 12(11): 7312–7325.

种植体周围炎重度骨缺损的再生性手术治疗——病例系列报道

姒蜜思 童子安 李晓军 周艺群 何福明 程志鹏 章杰苗

摘要

目的：评估和报道再生性手术治疗对种植体周围炎重度骨缺损病例的临床效果。**材料与方法**：研究纳入16例存在重度骨缺损（≥5mm）的种植体周围炎患者（共18个种植位点），在全身及局部风险因素控制和种植体周围非手术治疗后，进行了种植体周围翻瓣、种植体表面去污、自体骨屑联合骨替代材料植入的种植体周围再生性手术治疗。在治疗后6个月到3年，记录和观察治疗后种植体周围探诊深度（PD）、探诊出血比例（BOP%）、边缘骨吸收量（MBL）及治疗并发症，依照ITI共识标准评估病例痊愈比例，并分析影响治疗结果的相关因素。**结果**：在6个月到3年的观察期内，未出现种植体脱落或失败。所有病例均获得临床症状和体征的改善，所有病例PD均值、BOP%及MBL均显著减少，治疗后病例痊愈比例达到80%。少部分病例出现BOP和MBL复发，但所有病例PD均值均<3mm。使用不同表面去污方案的病例临床指标间不存在显著差异。**结论**：在种植体周围炎重度骨缺损的病例中，通过完善的风险因素控制、非手术治疗及再评估后，再生性手术治疗能够基本恢复种植体周围支持骨量、明显减少种植体周围探诊深度，获得较为理想的短期治疗效果。不同表面去污方案对治疗结局无显著影响。

关键词：种植体周围炎；种植体周围骨吸收；再生性手术治疗；探诊深度；探诊出血

种植体周围炎是目前种植修复最严重的晚期并发症之一，以种植体周围黏膜红肿出血、探诊深度持续加深和种植体周围支持骨丧失为主要临床体征，其发病率为10%～20%。虽然目前有多种治疗手段对种植体周围黏膜炎症进行处理，但种植体周围已经存在的严重骨丧失应如何修复，依然是这一领域的热点和难点。我院对一系列存在严重骨缺损的种植体周围炎患者进行了再生性手术治疗的尝试，并对治疗结果及可能的影响因素进行了分析。现报道如下。

一、材料与方法

1. 典型病例报道

（1）病例简介 42岁女性患者，以"左上前牙种植修复体周围反复牙龈红肿、溢脓1年余"为主诉前来就诊，曾于9年前于我院进行21位点大颗粒酸蚀喷砂表面柱形一段式种植体（Straumann SLA SP 3.3mm × 12mm RN）植入以及粘接固位金属烤瓷冠上部修复，期间未有复查随访记录。患者有糖尿病史，服药控制，自述空腹血糖6.0mmol/L；否认高血压、心脏病等其他系统性疾病史；否认药物过敏史；否认吸烟史。曾有牙周病病史，未规律维护。口内检查：21种植修复体完整，无松动，龈缘明显红肿，自发

性溢脓，探诊袋深10mm以上，探诊出血伴溢脓。前牙区轻中度深覆𬌗，前伸𬌗多颗牙共同引导。口内天然牙牙石（＋），软垢（－），色素（＋），无龈缘红肿，部分位点可见少量附着丧失，口腔卫生良好。辅助检查：根尖片见21种植体近远中无明显骨吸收，周围骨密度正常。全口曲面断层片显示全口牙槽骨轻中度吸收。CBCT示：21唇侧骨板几乎完全缺失，唇侧骨吸收高度达到8～10mm。

（2）诊断 21种植体周围炎；慢性牙周炎（广泛型轻度）。

（3）治疗计划

按照2018年第6次ITI共识性会议结论推荐的治疗方案进行种植体周围炎的序列治疗：①全面检查和诊断。②控制局部和系统性风险因素。③非手术治疗（非手术清创）。④1~2个月内早期再评估。⑤再生性手术治疗。⑥个性化支持维护治疗。

（4）治疗过程

首先对可能的局部和系统性风险因素进行排查与控制。经过监测确保血糖正常稳定、牙周基础治疗后达到种植手术前标准，并进行必要的调𬌗和患者教育。非手术治疗过程中，使用手用纯钛刮治器（Kohler）和超声高分子材料工作尖（EMS PEEK超声工作尖）进行机械清创，结合3%过氧化氢和生理盐水交替冲洗，使用660nm可见光以及亚甲基蓝光敏剂（Periowave光动力牙周治疗仪）进行光动力辅助杀菌治疗。

非手术治疗后1个月进行早期再评估，评估内容包括：风险因素控制情况、种植体周围黏膜炎症控制情况、种植体稳定性、种植体周围骨缺损形

作者单位：浙江大学医学院附属口腔医院

通讯作者：姒蜜思；Email: misi_si@zju.edu.cn

态、种植体周围角化龈宽度及患者治疗依从性。确保风险因素控制良好、局部黏膜炎症基本消除、袋深减少、骨缺损类型有利后进行再生性手术治疗。

手术中切开翻瓣、去除种植体周围包绕的肉芽组织，见种植体粗糙面污染严重，唇侧骨缺损达到约10mm高度，缺损类型与术前判断一致。使用钨钢2mm直径中球钻（1000r/min）对种植体表面残余的固体污染物进行清洁，用辅助光动力疗法（方法同前）表面去污和杀菌，并用大量生理盐水冲洗，保证缺损区暴露的种植体表面已彻底洁净。邻近位点制取自体骨碎屑覆盖于裸露的种植体表面。自体骨表层及缺损区域内填塞脱蛋白牛骨颗粒（Bio-Oss DBBM 0.25~0.5mm 0.25g），覆盖胶原屏障膜（Bio-Gide CM 25mm×25mm）后减张缝合创口。

术后给予恰当的抗感染、消肿、止痛治疗，并根据牙周风险评估结果制订复查维护周期，持续对种植体周围组织状况进行监测（每6个月1次）。

以上典型病例诊断和治疗过程见图1~图15。

2. 病例系列研究

（1）病例纳入。本研究病例纳入标准为：①年龄＞18岁。②种植体骨愈合并已行终修复至少1年及以上。③遵循2008年欧洲牙周工作会议或2017年世界牙周与种植体周围疾病新分类大会诊断标准，被诊断为种植体周围炎。④影像学结果显示，种植体周围存在严重骨吸收（≥5mm）。本研究病例排除标准为：①各种严重系统性疾病、严重口腔内感染、严重精神疾患、女性妊娠/哺乳期等不适宜进行口腔内治疗操作的患者。②种植体稳定性差或种植体已出现松动。③不愿或不配合接受牙周或种植体周围炎治疗的患者。

（2）治疗过程。依照2013年第5次ITI共识性会议和2018年第6次ITI共识性会议总结的种植体周围炎治疗策略，进行如下分阶段治疗：①全身及局部风险因素控制：包括必要的全口牙周基础治疗、修复体拆除、全身疾病的控制、戒烟等。②种植体周围非手术治疗：包括特殊器械和工具的袋内机械清创、物理化学手段的辅助清洁。③非手术治疗后早期再评估：非手术治疗

后1~2个月复查种植体周围黏膜炎症控制情况、全身和局部风险因素控制情况、种植体周围骨缺损形态、患者意愿等，决定是否进入再生性手术阶段。④再生性手术治疗：局麻下行种植体周围黏骨膜翻瓣、去除种植体表面及周围骨面肉芽组织，使用特殊器械和工具对种植体进行再次机械清创，选用光动力疗法、抗生素软膏或弱酸凝胶对种植体表面进行去污处理并使用生理盐水充分冲洗术区。开放骨髓腔，邻近位点或颏部制取自体骨屑，覆盖在暴露的种植体表面，其余缺损区填入脱蛋白牛骨颗粒（DBBM）材料、胶原生物膜覆盖植骨区，黏骨膜减张，无张力关闭创口。术后采用口服或静脉抗菌消炎治疗3天。

（3）结果评价。在治疗结束后每6个月复诊对临床结果进行观察，记录治疗后种植体周围探诊深度（PD）、探诊出血比例（BOP%）、边缘骨吸收量（MBL）及治疗并发症，依照ITI共识标准计算病例痊愈比例，并对种植体情况、治疗手段等进行分组，进一步分析影响治疗结果的相关因素。

二、结果

1. 典型病例结果

再生性手术治疗后2周，21创口未出现感染或裂开，拆线后创口愈合情况良好。至术后2年，21位点未发现探诊出血和深袋的复发，种植体周围组织保持健康稳定。影像学结果显示种植体周围骨缺损区域修复效果显著。典型病例治疗结果见图16~图20。

2. 病例系列研究结果

共纳入种植体周围炎患者16例，种植体18颗，观察期间从术后6个月到3年不等。所有种植体均未出现种植体脱落或失败，留存率100%。所有病例均获得临床症状和体征的改善，所有病例PD均值、BOP%及MBL均显著减少，治疗后病例痊愈比例达到80%。少部分病例出现BOP和MBL的复发，但所有病例PD均值均＜3mm。使用不同表面去污方案的病例临床结果不存在显著差异。病例系列研究结果见图21、图22。

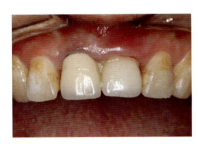
图1　21种植体周围炎治疗前口内像

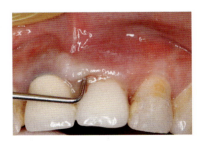
图2　治疗前探诊深袋伴溢脓

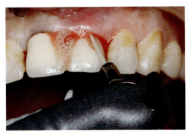
图3　非手术治疗机械清创

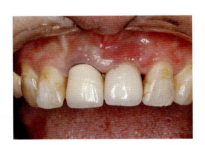
图4　非手术治疗后1个月黏膜炎症基本消退

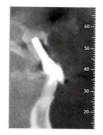
图5　再生性手术治疗前影像学检查评估种植体周围骨丧失情况

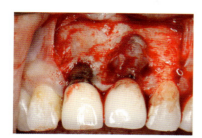
图6　种植体周围翻瓣

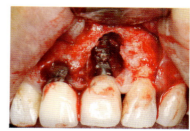
图7　清除种植体周围肉芽组织后的骨缺损

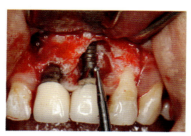
图8　球钻清理种植体表面及骨缺损区域

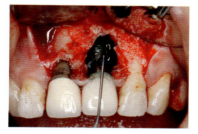
图9　种植体表面光动力杀菌治疗

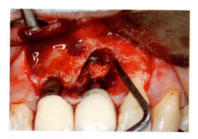
图10　邻近位点取自体骨屑覆盖种植体表面

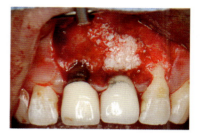
图11　缺损区填充Bio-Oss小颗粒骨粉

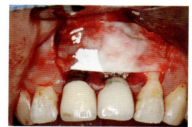
图12　缺损区覆盖Bio-Gide生物屏障膜

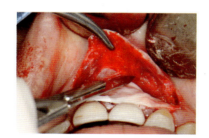
图13　黏骨膜减张

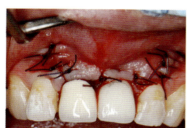
图14　严密缝合创口

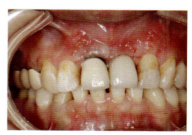
图15　术后2周创口愈合良好

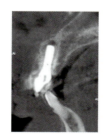
图16　术后6个月复查影像学显示唇侧骨愈合良好

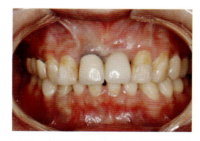
图17　术后6个月种植体周围组织健康状况良好

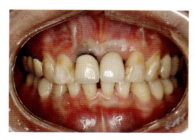
图18　术后2年种植体周围组织健康状况稳定

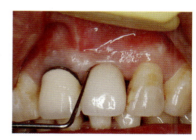
图19　术后2年探诊无深袋和出血

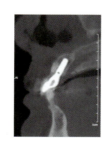
图20　术后2年复查影像学显示唇侧骨稳定丰满

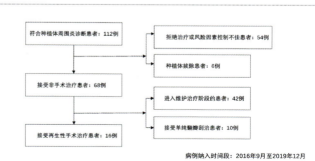
图21　种植体周围炎重度骨缺损病例系列研究流程图

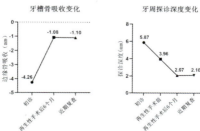
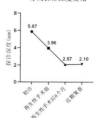
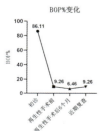
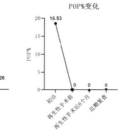
图22　种植体周围炎重度骨缺损病例系列治疗前后临床指标变化

三、讨论

种植体周围组织附着与天然牙不同，其周围牙槽骨极易受到炎症等不良因素的刺激，引起种植体周围骨吸收或骨丧失。而炎症引起的种植体周围骨缺损与种植前或种植手术中出现的骨缺损不同，往往存在着种植体表面及周围骨面的污染、局部区域经久不愈的慢性炎症以及相应的软组织缺损，其处理过程和预后也更加复杂。目前临床医生对于种植体周围炎引起的重度骨缺损的修复治疗往往缺乏信心，治疗结果也参差不齐。本单位依照ITI共识性会议对种植体周围炎的治疗建议，对一系列存在重度骨缺损的种植体周围炎位点进行了再生性手术治疗的尝试。经过6个月到3年的随访观察，短期效果较为满意。分析系列病例治疗过程和结果，我们对种植体周围炎严重骨缺损的再生性手术治疗提出以下几点结论：

1. 病例选择和评估是治疗成功的基础。在进行种植体周围炎再生性手术治疗之前，必须对患者局部和全身状况、前期治疗的结果、患者的依从性以及骨缺损的形态和类型进行详细的评估与选择。对于局部和全身风险因素控制不良、非手术治疗结果不理想、患者依从性不佳、种植体稳定性不足、骨缺损为垂直向骨吸收或一壁骨缺损的，不宜接受再生性手术治疗。

2. 术前风险因素控制和非手术治疗不可少。种植体周围炎治疗是一个序列过程，再生性手术治疗仅仅为整个序列治疗中的一个阶段。在再生性手术治疗之前，必须先进行局部和全身风险因素的控制及种植体周围非手术治疗，去除引起种植体周围炎复发的风险因素及局部黏膜的急性炎症，为再生性手术治疗提供良好的黏膜封闭和低炎症因子的局部环境，为种植体周围骨缺损的修复过程提供健康稳定的血供和空间。

3. 术中种植体表面去污的处理以及引导骨组织再生手术原则的把握是成功的关键。虽然目前尚没有一种物理化学手段能够完全去除种植体表面污染物、恢复到种植体植入前的清洁程度和表面形貌，但已有一些手段被证明是有效的。此外，种植体表面的清洁程度还与术者在清洁去污治疗上花费的时间和精力有关。选择术者所在单位现有的、可获得的一切种植体表面去污手段，通过多种手段的叠加和术者细致地治疗，将种植体表面处理到"尽量清洁"的程度，是后续引导骨组织再生治疗成功的重要前提。而在后续的引导骨组织再生治疗过程中，必须更严谨地遵守骨增量手术的PASS原则，通过在种植体表面先覆盖具有较强骨诱导性的自体骨屑、充分打开术区骨髓腔、保证创口的一期关闭、术后充分的抗菌消炎治疗来加强种植体周围炎重度骨缺损的骨增量效果。

4. 种植体周围炎重度骨缺损的修复以及污染种植体表面的二次骨结合是可预期的。本研究中大多数位点均获得了种植体周围骨量的恢复和黏膜炎症的完全去除，短期效果较好。国内外一些动物实验和人体病例个案报告也证实了种植体周围炎再生性手术治疗后污染种植体表面的二次骨结合是可能的。但种植体周围炎极易复发，本研究中个别病例也在治疗后1年出现了BOP的复发。如何在种植体全生命周期中维护和巩固再生性手术治疗效果，需要更长时间的观察和研究结果来为临床治疗提供参考。

参考文献

[1] 宿玉成. 口腔种植学[M]. 2版. 北京: 人民卫生出版社, 2014.

[2] Heitz-Mayfield LJ, Aaboe M, Araujo M, et al. Group 4 ITI Consensus Report: Risks and biologic complications associated with implant dentistry[J]. Clin Oral Impl Res, 2018, 29(Suppl 16) : 351–358.

[3] Berglundh T, Armitage G, Araujo MG, et al. Peri-implant diseases and conditions: Consensus report of workgroup 4 of the 2017 World Workshop on the Classification of Periodontal and Peri - Implant Diseases and Conditions[J]. Clin Periodontol, 2018, 45(Suppl 20):S286–S291.

[4] Schwarz F, Derks J, Monje A, et al. Peri-implantitis[J]. J Periodontol, 2018, 89(Suppl 1):S267–S290.

[5] Gurgel BC de V, Montenegro SCL, Dantas PMC, et al. Frequency of peri-implant diseases and associated factors[J]. Clin Oral Impl. Res, 2016: 1–7.

[6] Heitz-Mayfield LJA. Peri-implant diseases: diagnosis and risk indicators[J]. J Clin Periodontol, 2008, 35 (Suppl 8): 292–304.

[7] Fletcher P, Deluiz D, Tinoco EM, et al. Human Histologic Evidence of Reosseointegration Around an Implant Affected with Peri-implantitis Following Decontamination with Sterile Saline and Antiseptics: A Case History Report[J]. Int J Periodontics Restorative Dent, 2017, 37(4):499–508.

[8] Renvert S, Polyzois I, Maguire R. Re-osseointegration on previously contaminated surfaces: a systematic review[J]. Clin Oral Implants Res, 2009, 20(Suppl 4):216–227.

[9] Renvert S, Polyzois IN. Clinical approaches to treat peri-implant mucositis and peri-implantitis[J]. Periodontol 2000, 2015, 68(1):369–404.

[10] Schwarz F & Becker J. Peri-implant infection: etiology, diagnosis and treatment[M]. Quintessence Publishing Co.Ltd., London, UK, 2009.

[11] Bragger U & Heitz-Mayfield LJA. Biological and Hardware Complications in Implant Dentistry[M]. UK: Quintessence Publishing, 2015.

上置法植骨联合牵引成骨重建和修复复合型骨缺损的上颌前牙区

钱文涛 何冬梅

摘要

目的：本病例是1例由于外伤导致上颌前牙区为复合型骨缺损的病例，详细介绍其具体治疗过程，探讨此病例中使用的骨增量技术，为今后临床治疗提供参考。**材料与方法**：患者于2016年来我院就诊。通过对患者进行常规术前检查，为患者制订了治疗计划。与患者沟通后方案为上颌前牙区上置法植骨加牵引成骨后行种植治疗，后期临时修复牙龈成形。**结果**：4颗骨水平种植体均位于颌骨内的理想位置，种植体植入术后34个月随访，种植体无松动、无干扰，骨结合良好，影像学检查显示种植体颈部牙槽骨边缘水平稳定。种植体周围软硬组织健康。患者对临时修复效果满意。**结论**：对于复合型骨缺损的上颌前牙区的病例，上置法植骨结合牵引成骨为一个可行的方法，在进行骨增量的同时，还可以完成软组织增量，得到了较好的美学修复结果。

关键词：上颌前牙区；上置法植骨；牵引成骨

外伤是导致上前牙区牙槽骨出现严重缺损的常见原因之一。外伤不仅使牙槽骨出现复合型骨缺损，即牙槽骨出现水平向和垂直向的缺损，而这也带来了义齿美学修复的难题。目前，引导骨组织再生术和上置法植骨是临床上常见的解决牙槽骨宽度不足的方法，但对牙槽骨垂直向缺损的修复无法达到满意效果。同时，由于复合型骨缺损的患者本身还伴有牙龈软组织量不足的问题，骨增量手术后，后期往往还需要进行膜龈手术来增加角化龈宽度，减少种植体周围炎发生的可能，这也增加了患者经济及身心负担。牵引成骨技术为解决牙槽骨高度不足提供了一种新的途径，通过垂直向牵引，恢复了牙槽嵴高度，同时也带来软组织的增量，使种植义齿美学修复成为可能。本病例通过应用上置法植骨修复上前牙区牙槽骨水平向缺损，牵引成骨修复牙槽嵴缺损，同时增加软组织量，最终获得了较好的种植修复效果。

一、材料与方法

1. 病例简介 27岁女性患者。患者于2012年因车祸至面部外伤，上下颌骨骨折，上下牙列缺损。患者上颌活动义齿修复，但自觉舒适度差，要求改为种植修复，同时拒绝龈瓷修复。但因经济条件问题，要求先修复上颌缺牙。检查：上颌13-25和下颌31-33、36、43-46缺失。上颌切牙乳头位于牙槽嵴顶（图1、图2）。

2. 诊断 上下牙列缺损。

3. 治疗计划（上颌）

（1）上颌前牙区先行上置法植骨增加牙槽骨水平向骨量。

（2）上颌前牙区内置式牵引器牵引成骨（根据诊断蜡型计算需要植骨的高度；图3）。

（3）13、12、21、22位点植入种植体。

（4）固定桥临时义齿修复。

4. 治疗过程

（1）2016年6月：14-25区域局部浸润麻醉，切开翻瓣，暴露骨面（图4）。

（2）右侧下牙槽神经阻滞麻醉+右侧后牙区局部浸润麻醉，右侧下颌骨外斜线区域翻瓣，超声骨刀取骨，将所取骨块分成3块，分别用2mm钛钉（宁波慈北医疗器械有限公司）固定在14-25区域唇侧牙槽骨表面（图5），骨块与牙槽骨之间间隙用Bio-Oss骨粉充填（图6），表面覆盖Bio-Gide生物膜（图7），减张缝合。

（3）2016年12月：上置法植骨6个月后，14-25区域局部浸润麻醉，唇侧切开翻瓣，暴露骨面（图8），取出钛钉，同时不分离腭侧黏骨膜。截骨前先调整并确定内置式上颌骨牵引器（宁波慈北医疗器械有限公司）的位置，用超声骨刀做水平向及垂直向截骨（图9），然后使骨块与牙槽骨基骨彻底分离，但骨块与腭侧黏骨膜保持相连，使骨块在牵引方向无骨性阻力。用直径2mm钛钉（宁波慈北医疗器械有限公司）将牵引器固定于骨段及牙槽骨基骨上（图10），立即拧动牵引器牵引骨块，检查牵引骨段的方向及活动度。确认达到理想位置后，将骨块复位回初始位置，然后缝合黏膜，牵引器部分暴露在口内。术后予以患者头孢菌素类抗生素及甲硝唑预防感染，

作者单位：上海交通大学医学院附属第九人民医院

通讯作者：何冬梅；Email：lucyhe119@163.com

同时予以氨酚双氢可待因片镇痛。术后予以2周氯己定漱口。术后2周后开始牵引，每日0.5mm，牵引至所需要高度，保留牵引器6个月。

（4）2017年6月：牵引后6个月，口内见牵引器部分保留于口内（图11、图12），暴露部分直接去除钛钉，前庭沟切开，拆除固定于牙槽骨基底部牵引器的钛钉及牵引器（图13、图14）。

（5）2017年11月：拆除牵引器后5个月（图15、图16），见牙槽骨成骨密度增高（图17）。取模排牙，制作先锋钻手术导板（图18），然后局部浸润麻醉下，在13、12、21、22位点牙槽嵴顶局部翻瓣。在手术导板引导下2mm钻定点，然后去除先锋钻导板，按照Straumann BLT外科步骤逐级备洞（图19），颈部成型，攻丝，然后分别植入Straumann BLT直径3.3mm种植体4颗（13：3.3mm×12mm；12：3.3mm×12mm；21：3.3mm×12mm，22：3.3mm×10mm；图20~图22），初期扭矩达25~30N·cm不等，放置愈合基台，穿龈愈合（图23）。

（6）2018年1月：种植术后2个月，种植体12更换多基基台（高度2.5mm）加扭矩至35·cm时出现种植体旋转，暂停临时牙修复。种植术后4个月，多基基台再次加扭矩至35N·cm，取模，制作临时牙。

（7）2018年5月：临时牙初戴，根据修复体形态，对牙龈进行修整（图24）。切除部分位于桥体位置牙龈。

（8）2019年7月：临时修复后15个月，临时牙折裂（图25），临时牙重新取模。

（9）2020年9月：更换临时牙（图26~图30）。

二、结果

4颗种植体均位于颌骨内理想位置，种植体植入术后34个月随访，种植体无松动、无干扰，骨结合良好，影像学检查显示种植体颈部牙槽骨边缘水平稳定。种植体周围软硬组织健康。患者对临时修复效果满意。

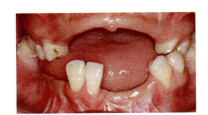

图1　口内正面像

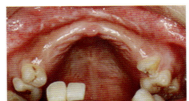

图2　口内𬌗面像

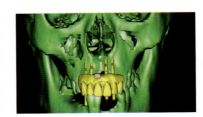

图3　术前设计测量垂直向骨增量高度

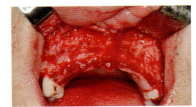

图4　切开翻瓣

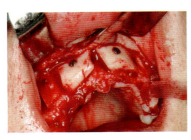

图5　外斜线取骨后分断骨块，固定骨块于唇侧

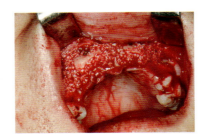

图6　Bio-Oss骨粉充填缝隙

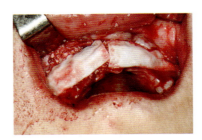

图7　覆盖Bio-Gide生物膜

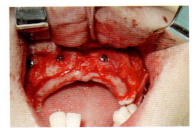

图8　切开翻瓣，暴露骨面，见成骨良好

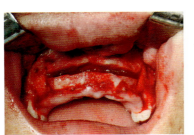

图9　超声骨刀截骨

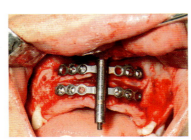

图10　固定牵引器

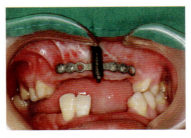

图11　牵引成骨6个月后正面像

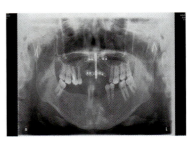

图12　牵引成骨6个月后全景片

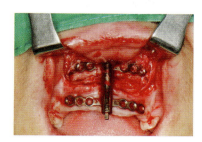

图13　前庭沟切开，拆除牵引器

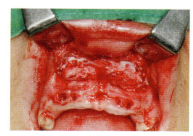

图14　拆除牵引器后见唇侧成骨良好

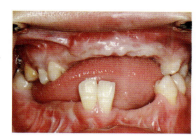

图15　拆除牵引器5个月正面像

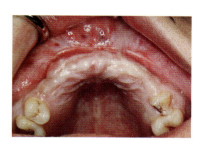

图16　拆除牵引器5个月骀面像

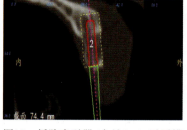

图17　拆除牵引器5个月CBCT示牙槽骨成骨良好，牙槽骨成骨密度增高

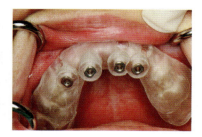

图18　制作手术导板

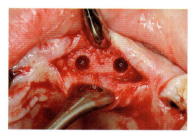

图19　牙槽嵴顶局部翻瓣，先锋钻引导下定点，逐级备洞

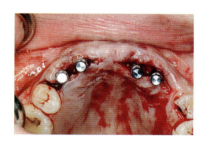

图20　植入Straumann BLT种植体4颗

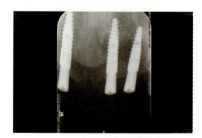

图21　术后X线片1

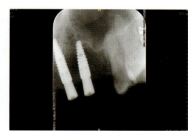

图22　术后X线片2

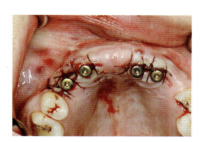

图23　使用愈合基台穿龈愈合

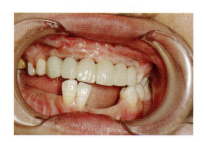

图24　临时牙初戴

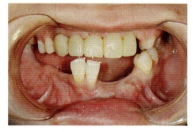

图25　临时修复后15个月，临时牙折裂

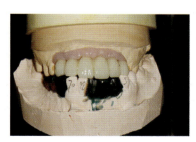

图26　更换新的临时牙

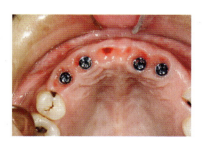

图27　骀面像，牙龈组织健康

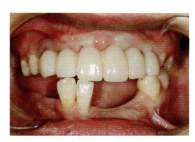

图28　更换临时牙

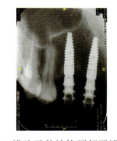

图29　X线片示种植体颈部牙槽骨水平稳定1

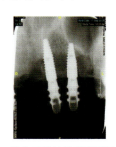

图30　X线片示种植体颈部牙槽骨水平稳定2

三、讨论

外伤导致的牙槽骨出现重度骨缺损，从而出现软硬组织缺损，这一直是困扰义齿修复的一个难题。目前临床上常用的方法是引导骨组织再生术（GBR）或者是上置法植骨。对于重度牙槽骨缺损的患者，对其单纯使用临床上应用广泛的脱蛋白牛骨颗粒（DBBM），已经无法获得满意的结果。如果为了获得稳定的水平向骨增量效果，则必须混合一定比例的自体骨（理想比例1∶1）。而当为获得稳定的垂直向骨增量效果时，不仅需要混合自体骨，还需要外部支撑物来支撑植骨区形态（如d-PTFE膜、钛网、骨片、帐篷钉等）。这不仅需要开辟第二术区取骨，并且需要获得一定量的自体骨，造成一定的创伤。而受制于软组织量的不足、组织血供等因素，GBR及上置法植骨对于垂直向骨缺损的修复能力是有限的，术中过度的垂直向骨增量往往会伴发创口开裂、感染等并发症，其效果适得其反。此外，GBR及上置法植骨仅能解决硬组织不足的问题，无法解决软组织不足的问题，并且由于硬组织骨量的增大，还会加重牙龈软组织量不足的问题，如常见的前庭沟消失、角化龈宽度不足的问题。这往往还需要联合二期膜龈手术解决。

在本病例中，通过术前三维重建、测量、分析，发现由于外伤导致的牙槽骨复合型缺损，现有上颌牙槽骨轴向偏向舌侧，单纯垂直向牵引可能无法解决牙槽骨骨弓轮廓凸度不足的问题，这在固定修复时会带来唇部组织得不到足够的硬组织支持，无法改善面型轮廓。同时牵引成骨无法解决牙槽骨宽度不足的问题，如果牙槽骨基骨宽度不足，牵引成骨时可能出现骨吸收。基于这些问题，因此考虑先行牙槽骨水平向增量，增加牙槽骨基骨厚度，防

止牵引时出现骨吸收，然后沿牙槽骨轴向进行牵引，使上颌骨前牙区骨弓前凸，为面型的改善创造条件。

有报道认为，牵引长时间暴露于口腔内有继发感染、骨不愈合，甚至骨坏死的可能。也有学者认为正是因为牵引器杆暴露于口腔，便于引流，故不容易发生感染。本病例中未出现术后感染情况，虽然后期牙龈退缩导致半侧牵引器（固定于骨块那侧）暴露在口腔内，但是拆除牵引器时，见新生骨生长良好，骨质致密，在暴露的牵引器下方有软组织形成。同时，牙龈组织在牵引器牵引的时候发生了延展，在牙槽嵴顶及唇侧形成了角化组织，形成角化黏膜，可以避免第二期膜龈手术的可能，同时减少种植体周围炎发生的概率。

牵引成骨技术在短期内牵引骨段和基底骨之间形成了新生自体骨，自体松质骨可以满足种植需要，同时吸收少，但是与常规种植相比，可能需要更长时间的骨结合。本病例中使用了Straumann BLT为SLActive表面处理种植体，理论上3~4周即可完成骨结合过程进行负重修复。但是在种植术后2个月进行基台加力时出现了种植体旋转的情况，庆幸的是，再次等待2个月后，种植体完成了骨结合过程，进行了基台加力步骤，并且在负载近3年后，影像学检查证实了种植体周围骨吸收很少。牵引成骨主要缺点是需二期拆除牵引器，患者口内异物感明显，对适应证也有一定要求。例如，骨缺损区长度至少为3个牙位，即2cm以上，否则无法安装牵引器，且骨块过小也容易坏死。同时，咬合关系中对颌牙的情况，可能会干扰牵引器的安放和牵引过程，对病例的选择有了一定要求。本病例中，由于下颌前牙的缺失，使牵引器在治疗过程中避免受到对颌的干扰。

参考文献

[1] Jones LC. Dental trauma[J]. Oral Maxillofac Surg Clin North Am, 2020, 32: 631.

[2] Block MS, Chang A, Crawford C. Mandibular alveolar ridge augmentation in the dog using distraction osteogenesis[J]. J Oral Maxillofac Surg, 1996, 54: 309.

[3] Vermeeren JIJF, Wismeijer D, Waas MAJ van.One-step reconstruction of the severely resorbed mandible with ONLAY bone grafts and endosteal implants[J]. Int J Oral Maxillofac Surg, 1996, 25: 112.

[4] Cucchi A, Vignudelli E, Napolitano A,et al.Evaluation of complication rates and vertical bone gain after guided bone regeneration with non-resorbable membranes versus titanium meshes and resorbable membranes. A randomized clinical trial[J]. Clin Implant Dent Relat Res, 2017, 19: 821.

[5] 林野, 王兴, 李健慧, 等.牙槽骨垂直牵引成骨种植术的临床研究[J]. 中华口腔医学杂志, 2002, 4: 253.

[6] 马晓辉, 谭包生, 刘谊, 等. 牵引成骨修复牙槽骨缺损的临床研究[J]. 北京口腔医学, 2009, 17: 274.

数字化导板引导后牙区种植伴软硬组织增量1例

于甜甜 周文娟 董凯

摘要

目的：探究当后牙区软硬组织不足时，通过引导骨组织再生术和附着龈增宽术行软硬组织增量的临床效果。**材料与方法**：患者右侧下后牙缺失3个月，因无法适应可摘局部义齿修复来诊，要求种植修复缺失牙，经术前口内检查、影像学CBCT检查以及患者需求，综合评估后制订44-46数字化导板引导下植入3颗种植体，同期行引导骨组织再生术，计划二期手术时行44-46附着龈增宽术。患者二期时拒绝软组织手术，偏舌侧切口行二期手术，44-46种植氧化锆饰瓷联冠修复。复查时，患者自觉不易清洁、牵拉不适，再次建议44-46附着龈增宽术，患者接受。44-46自体游离龈移植联合Mucograft行附着龈增宽术。术后20天复查，可见44-46颊侧获得了3~4mm的附着龈。**结果**：当后牙区软硬组织不足时，通过引导骨组织再生术和附着龈增宽术行软硬组织增量可以获得较理想的临床效果，长期效果仍有待进一步观察。

关键词：后牙区种植；数字化导板；引导骨组织再生术；附着龈增宽术

一、材料与方法

1. 病例简介 65岁女性患者。因无法适应可摘局部义齿修复来诊，要求种植修复右侧下后牙。既往史：既往健康，无系统性疾病史，不吸烟。口内检查：44-46牙缺失，缺牙区牙龈状况一般，无溃疡、红肿，牙槽骨丰满度较差，附着龈不足，近远中距离约25mm，颊舌向宽度5~6mm，对颌牙未见明显伸长，𬌗龈高度约7mm，邻牙43、47全瓷冠修复，未见明显倾斜，口腔卫生情况良好。影像学检查CBCT示：44-46牙区可用骨宽度4~6mm，可用骨高度10~13mm。

2. 诊断 下颌牙列缺损。

3. 治疗计划

（1）缺失牙种植修复方案：方案一：44-46牙单独植骨，择期视成骨效果植入2颗常规种植体修复。方案二：44-46行数字化种植术前设计，尝试植入3颗窄种植体，同期GBR。

（2）附着龈不足治疗方案：建议二期手术时行附着龈增宽术。

4. 治疗过程（图1~图30）

（1）告知患者上述治疗方案，患者选择方案二，随后行3Shape口扫，计算机虚拟设计种植体位置和方向，再次和患者沟通治疗方案及种植治疗费用后，患者知情同意后生成牙支持式导板，预约手术时间。

（2）外科手术过程：患者进入手术室，取仰卧位，消毒，于43-47牙区阿替卡因肾上腺素局部浸润麻醉，44-46行牙槽嵴顶做横行切口，剥离术区黏骨膜，显露术野，生理盐水冲洗冷却以及种植数字化导板指引下，扩孔钻逐级预备种植窝，导向杆反复查探查种植体植入方向，最终于44、45区各植入Straumann BLT 3.3mm×10mm种植体1颗，46植入Straumann TiZr 4.1mm×10mm RN-SP种植体1颗，植入扭矩为30N·cm。检查种植体方向和间隙良好，旋入覆盖螺丝，种植体颊侧骨缺损处行引导骨组织再生术，植入Bio-Oss骨粉，覆盖双侧Bio-Gide膜，根方钛膜钉固位，严密缝合创口。

（3）术后6个月二期手术：患者二期时拒绝软组织手术，偏舌侧切口行二期手术，尽可能多地保留附着龈。

（4）最终修复：二期术后1个月，44-46种植氧化锆饰瓷联冠修复。复查时，患者自觉不易清洁、牵拉不适，建议行44-46附着龈增宽术，患者接受。

（5）附着龈增宽术：患者进入手术室，取仰卧位，消毒，于43-47、13-17腭侧区阿替卡因肾上腺素局部浸润麻醉，44-46颊侧分离半厚瓣，根向缝合固定，14-17腭侧3~4mm处取半厚结缔组织瓣联合Mucograft缝合固定于受植区。术后20天复查，可见44-46颊侧获得了一定的附着龈。

二、结果

经过数字化种植术前设计，于后牙区连续植入3颗种植体同期行引导骨组织再生术，采用相对微创的方案获得了良好的骨增量及修复效果。采用游离龈联合Mucograft行附着龈增宽术，短期内取得良好的软组织增量效果，长期效果有待进一步观察。

作者单位：烟台市口腔医院

通讯作者：于甜甜；Email: ytttian@126.com

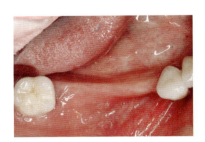

图1　术前口内殆面像

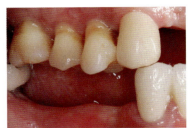

图2　术前右侧咬合像

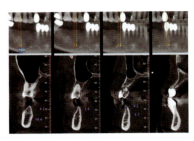

图3　术前CBCT评估44、45、46骨量

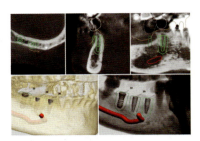

图4　44种植术前设计

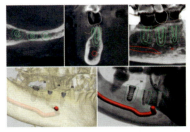

图5　45种植术前设计

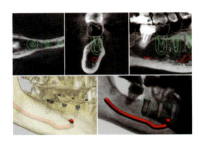

图6　46种植术前设计

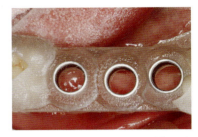

图7　术前试戴数字化导板，就位及稳定性良好

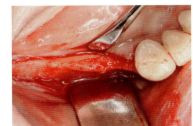

图8　翻瓣，暴露术区

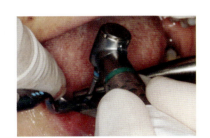

图9　数字化导板引导下行种植手术

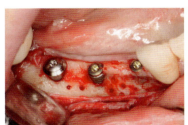

图10　种植体植入，种植体颊侧螺纹暴露

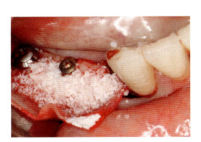

图11　植入Bio-Oss骨粉

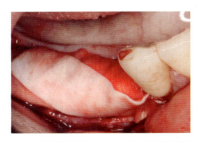

图12　覆盖双层Bio-Gide膜，钛膜钉辅助固位

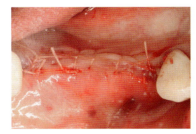

图13　减张对位缝合

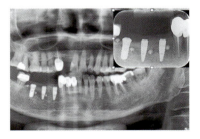

图14　种植术后影像学检查显示种植体位置方向良好

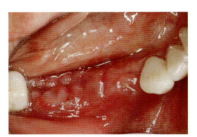

图15　术后10天复查，创口愈合良好

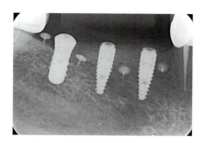

图16　种植术后6个月，X线片示骨结合良好

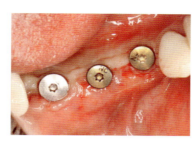

图17　种植二期手术

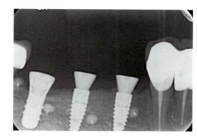

图18　种植二期术后，X线片示愈合基台完全就位

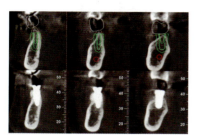

图19　术后6个月CBCT示：44、45、46种植体颊侧获得理想的骨增量效果，种植体植入位置与术前设计一致

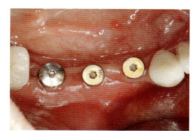

图20　修复前𬌗面像

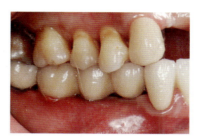

图21　氧化锆饰瓷冠戴入后咬合像

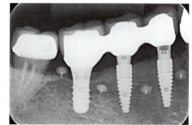

图22　X线片示冠就位良好

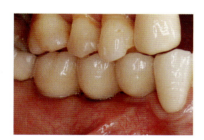

图23　45、46颊侧附着龈缺如

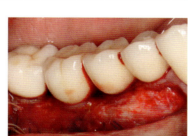

图24　44-46受植区预备，根向复位

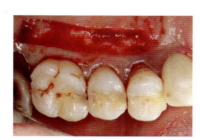

图25　14-17腭侧供区预备

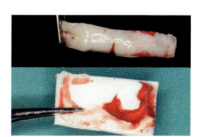

图26　制备的游离龈以及Mucograft

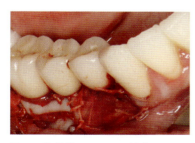

图27　游离龈、Mucograft 缝合

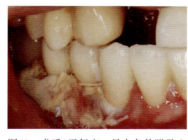

图28　术后3天复查，见白色伪膜及血管化

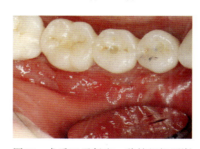

图29　术后10天复查，移植组织逐渐成熟

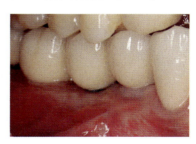

图30　术后20天复查，可见颊侧角化龈增量明显

三、讨论

1. 利用数字化技术进行种植外科操作，可以获得以修复为导向的理想的种植体植入位置与方向，减小手术创伤，降低患者术后的不适感，并可以为存在严重牙槽骨吸收的病例提供更佳的骨增量方案。本病例患者骨质条件有限，缺失牙种植修复方案：方案一：44-46牙单独植骨，择期视成骨效果植入2颗常规种植体修复。方案二：44-46行数字化种植术前设计，尝试植入3颗窄种植体，同期GBR。与患者沟通后，选择方案二，行种植数字化设计，44、45植入2颗窄种植体，Straumann钛锆合金小直径种植体其含锆比例为13%～17%，其强度增加1.4～1.6倍，Straumann的钛锆3.3mm直径种植体在机械强度上等效4.1mm直径种植体的强度，研究显示可用于前磨牙区，提供了可靠的种植系统。最终采用了相对微创的种植同期行引导骨组织再生术，减少患者就诊次数和手术床上的时间。

2. 有关种植区域是否需要足够宽度的角化组织以维持种植体周围软硬组织健康状况的临床研究目前仍存在争议。多项动物实验及临床研究表明，种植体周围角化组织宽度不足则会导致更多的软组织退缩，并与菌斑指数、牙龈指数、探诊出血等种植体周围软组织炎症指标的升高，以及种植体周围骨吸收的增多存在相关性。临床上推荐种植体周围KW应至少为2mm。理论上软组织移植可以在种植的任何时机进行，Lin CY、Chen Z、Pan WL等对2017年9月前英文文献进行了系统性分析，种植治疗中同期和分阶段软组织增量间无差异，两种术式均能显著增加KTW及软组织厚度（STT）。

目前，软组织移植的材料主要有自体移植物、同种异体移植物和异种材料。自体软组织移植物含有活体细胞，主要由上皮的角质形成细胞和结缔组织层的成纤维细胞组成。因此，当使用自体移植物时可预期出现爬行附着和角化组织宽度的增加。ADM和XBCM的主要优点是它们可以无限供应，并完全消除供体部位的发病率。然而，与自体CTG相比，移植后可预测的爬行附着较少，不含活体细胞的移植物在增加角质化组织宽度方面的效果较差。其再生原理是作为三维支架，引导术区周边角化组织长入，应确保术区周边存在角化组织，在切口设计上也应最大限度利用周围的角化组织。在种植体颊侧角化组织完全缺如且邻牙角化组织有限，不能提供角化细胞来源的情况下，不宜使用胶原基质进行角化组织增宽。游离龈移植术在角化组织增量及移植组织收缩率方面均优于胶原基质，但使用胶原基质进行角化组织增量手术能简化手术操作步骤，患者术后出血明显较少，并且移植区域的美学效果优于游离龈移植术。本病例在44颊侧采用Mucograft，45、46采用自体游离龈移植，兼顾两种材料的优缺点并进行微创式，获得良好临床效果。

此外，软组织移植材料的收缩性是影响长期疗效的重要因素。Cifcibasi等的研究显示，FGG术后1个月内龈瓣收缩较术后1～3个月期间更为明显，垂直向收缩率为（10.87±13.56）%；移植到受区的游离龈瓣在FGG术后3个月内收缩最为明显。林野等用于增加种植体周围角化组织宽度的游离龈移植瓣在1年后出现了范围为37%～70%不同程度的收缩。因此，本病例长期临床疗效还需进一步观察。

参考文献

[1] 柳忠豪. 数字化技术在口腔种植外科临床的精确应用[C].第十五次全国口腔医学计算机应用学术研讨会会议手册, 2017.

[2] Bernhard N, Berner S, De Wild M, et a1. The binary TiZr alloy-A newly developed Ti alloy for use in dental implants [J]. Forum Implantol, 2009, 5 : 30-39.

[3] 戴俊峰, 丁小玲, 于燕. 后牙区植入钛锆小直径种植体的临床观察[J]. 中国口腔种植学杂志, 2017(1).

[4] 戴俊峰, 薛丽燕, 刘婉琦. 钛锆小直径种植体在双尖牙区即刻种植中的应用[J]. 中国口腔种植学杂志, 2018, 023(002):70-72.

[5] Buyukozdemir AS, Berker E, Akincibay H, et al. Necessity of keratinized tissues for dental implants: a clinical, immunological, and radiographic study[J]. Clin Implant Dent Relat Res, 2015, 17(1): 1-12.

[6] Oh SL, Masri RM, Williams DA, et al. Free gingival grafts for implants exhibiting lack of keratinized mucosa:a prospective controlled randomized clinical study[J]. J Clin Periodontol, 2017, 44(2):195-203.

[7] Roccuzzo M, Grasso G, Dalmasso P. Keratinized mucosa around implants in partially edentulous posterior mandible: 10-year results of a prospective comparative study[J]. Clin Oral Implants Res, 2016, 27(4): 491-496.

[8] Yu SH, Tseng SC, Wang HL. Classification of Soft Tissue Grafting Materials Based on Biologic Principles[J]. Int J Periodontics Restorative Dent, 2018, 38(6):849-854.

[9] Poskevicius L, Sidlauskas A, Galindo-Moreno P, et al. Dimensional soft tissue changes following soft tissue grafting in conjunction with implant placement or around present dental implants : a systematic review[J]. Clin Oral Implants Res, 2017, 28(1): 1-8.

[10] Cifcibasi E, Karabey V, Koyuncuoglu C, et al. Clinical evaluation of free gingival graft shrinkage in horizontal and vertical dimensions[J]. J Istanb Univ Fac Dent, 2015, 49(3):11-16.

[11] 林野, 邱立新, 胡秀莲, 等. 硬腭游离黏膜移植在种植体周软组织结构重建中的应用[J]. 北京大学学报(医学版), 2007, 39(1):21-25.

守护天然牙：天然牙牙周–牙髓联合病变波及种植体周的治疗1例

刘菁晶 黄定明 伍颖颖 杨醒眉 向琳 满毅

摘要

目的：介绍当上颌后牙区种植体邻近天然牙发生牙周–牙髓联合病变，炎症范围波及上颌窦并可能波及种植体时，应用上颌窦提升联合根尖倒充填积极控制炎症，同时保存种植体和天然牙的治疗方法。**材料与方法**：45岁女性患者，15牙位完成种植体植入后7个月复查。患者曾于5年前因14、16根管治疗后继发根尖周肉芽肿进行显微根尖外科手术。口内检查发现16腭侧深牙周袋（探诊深度：8mm），影像学检查示16牙根尖周低密度影像，与腭侧牙周连通，炎症波及上颌窦，并且向近中扩散疑似波及种植体，波及范围主要集中在种植体冠方区域。术中于16侧壁处开窗，剥离上颌窦黏膜，行16根尖外科手术，并从颊腭两侧同时入路，刮除局部肉芽组织等炎性物质；配合铒激光和EDTA进行根面处理，彻底清洁暴露的根面并打开牙本质小管，给牙周组织再生和骨缺损区域成骨提供良好的环境。填塞骨替代材料，完成上颌窦提升，覆盖可吸收胶原膜。8个月后软硬组织均保持稳定，行常规二期手术并完成最终修复。**结果**：彻底清除局部炎症，同时保存已有种植体和邻近天然牙，得到了良好的治疗效果。**讨论**：对于种植体邻近天然牙发生牙周牙髓联合病变，可能波及种植体并已经波及上颌窦的病例，采用上颌窦提升术联合根尖外科手术可以彻底清除局部炎症，在保证已有种植体健康的同时最大限度保存天然牙；增加局部骨量，改善预后，并为将来可能的进一步治疗提供良好的条件。

关键词：天然牙；种植体；上颌窦提升术；根管治疗后疾病；根尖外科手术

牙齿是人体的重要器官，与美观、发音、咀嚼都密切相关；有研究表明，一个人的牙齿越多，就更可能拥有更高的生活质量。现实中很多原因都可能导致牙齿缺失（例如龋坏、牙周病等），在这些患者中，种植牙修复已经成为他们修复缺失牙的主要选择之一。同时，专家指出即使如今已经进入种植牙时代，保留天然牙的意义依然重大，对于患牙应该尽量治疗保留。根尖外科手术就是一种保牙治疗方法，用于根管治疗后已经完成修复的牙齿再发生根尖周疾病或根管再治疗失败时。但是在上颌后牙区由于上颌窦的存在，当患牙根尖突入上颌窦内，或根尖周炎症已经波及上颌窦时，牙体牙髓专科医生通常无法独立在不损伤上颌窦黏膜的情况下完成这种患牙的根尖外科手术，并且由于多种因素限制，根尖外科手术治疗成功率较前牙区显著降低。那么为了控制炎症不继续扩散波及邻牙或邻近种植体，临床医生可能会倾向于拔除患牙。在本病例中，种植体邻牙发生了牙周牙髓联合病变，感染波及上颌窦，与腭侧牙周连通，并疑似波及种植体，我们选择上颌窦提升术联合根尖倒充填术的治疗方法，在控制炎症不波及已有种植体的同时，最大限度保存天然牙，同时完成上颌窦提升，天然牙周骨再生，增加局部骨量，提高治疗效果，并为将来可能的拔牙后种植治疗打下良好的骨量基础。

作者单位：四川大学华西口腔医院

通讯作者：满毅；Email: manyi780203@126.com

一、材料与方法

1. 病例简介　45岁女性患者。完成15牙位Bicon种植体植入7个月，14、16因根管治疗后根尖周肉芽肿完成显微根尖手术后5年。口内检查：16腭侧深牙周袋（8mm）。CBCT示：16牙根尖周低密度影，波及上颌窦，与腭侧牙周连通，并且疑似波及种植体，波及范围主要集中在种植体冠方区域。

2. 诊断　牙列缺损（15缺失）；16牙周–牙髓联合病变；14、16牙体缺损。

3. 治疗计划

（1）16牙位经侧壁上颌窦提升，同期行16牙根尖外科手术；天然牙及种植体周围彻底清创，局部引导骨组织再生。

（2）二期手术。

（3）修复。

4. 治疗过程（图1～图30）

（1）上颌窦提升术联合根尖倒充填术：2019年9月，常规术前准备，阿替卡因于13–17牙位浸润麻醉。清洁术区天然牙，于15、17牙位做牙槽嵴顶切口，13、14、16牙位龈沟内切口，以及近远中垂直切口，剥离术区黏骨膜，暴露术野。就位侧壁开窗导板，超声骨刀于16牙位上颌窦侧壁开窗，DASK工具剥离上颌窦黏膜，确认黏膜完整。置入Bio-Collagen抬起黏膜，纱布辅助隔开。清理根方肉芽组织，在近颊、远颊以及腭根的根尖下方3mm处进行切除。倒预备过程中，发现近颊根中有折断器械，将其取出，完成3个根管的根尖倒预备，填入iRoot BP材料封闭根尖区完成根尖倒充填。从腭侧入路辅助彻底清创，并使用铒激光和EDTA处理天然牙根面。内镜检查确认清创彻底以及上颌窦黏膜完整。将Bio-Gide胶原膜（25mm×25mm）置入上颌窦底，填塞骨替代材料（Bio-Oss骨粉混合CGF制成黏性骨饼，并混合自体骨屑）于上颌窦内及骨缺损区域，覆盖胶原膜。严密缝合组织瓣，关闭创口。常规上颌窦提升术后医嘱，预约复诊。

（2）二期手术（2020年5月）：口内检查种植区域黏膜健康，15牙位颊侧丰满度稍有不足；14、16叩诊（–），无疼痛等症状。CBCT示：种植体骨结合良好，无暗影；14、16根管充填影像，根尖周围无暗影。阿替卡因局部浸润麻醉，做15牙位牙槽嵴顶偏腭侧切口及近远中龈沟内切口，翻起黏骨膜瓣，使用绞刀修整种植体周围骨，换上Bicon 2.5柱4mm×6.5mm愈合基台，拉拢缝合。

（3）取模（2020年5月）：拆除二期手术缝线，取模、比色，患者选择全瓷冠修复。

（4）戴牙（2020年6月）：戴入最终修复体，患者满意后完成粘接。

（5）复查（2020年9月）：戴牙后3个月复查，软硬组织健康稳定，16腭侧探诊深度减少至2mm。

二、结果

在本例患者中，对种植体邻牙进行上颌窦提升术联合根尖倒充填术，在保存种植体的同时保存了天然牙，彻底清除局部炎症；进行牙周骨再生，增加骨量，提高治疗效果。

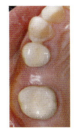
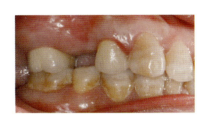
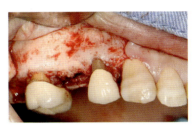
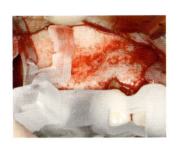

图1　15牙位种植体植入后7个月复查 面像，局部软组织愈合良好

图2　15牙位种植体植入后7个月复查 面咬合观，未见红肿、溃疡等

图3　15牙位牙槽嵴顶切口及13、14、16牙龈沟内切口、近远中垂直切口；翻起黏骨膜瓣，暴露术野

图4　就位上颌窦侧壁开窗导板，确认开窗位置

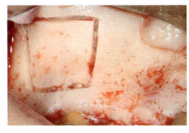
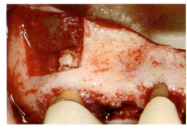
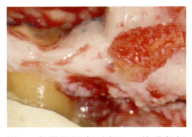
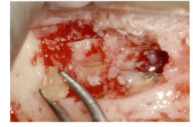

图5　超声骨刀沿侧壁开窗导板边界开窗，确认边界后取下导板继续进一步磨除

图6　撬起并取下侧壁骨块，暴露上颌窦黏膜，使用DASK工具盒进行上颌窦黏膜剥离

图7　在腭根根尖下方3mm处进行切除，牙根周围为炎性肉芽组织

图8　在远颊根根尖下方3mm处进行切除，牙根周围为炎性肉芽组织；近颊根已在既往治疗中进行了根尖3mm的切除

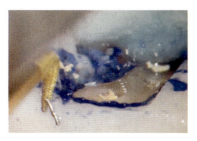
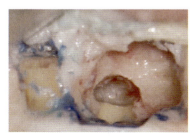
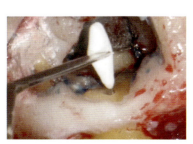
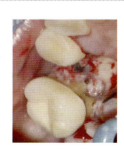

图9　使用超声工作尖进行根尖倒预备，近颊根中可见折断器械并将其取出

图10　使用超声工作尖依次完成腭根和远颊根的预备

图11　iRoot BP根尖倒充填

图12　从颊腭两侧同时入路清除根周炎性肉芽组织，并使用铒激光和EDTA进行根面处理

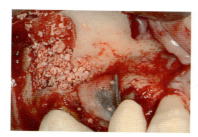

图13 将修剪后的胶原膜植入上颌窦，并在上颌窦内和骨缺损区域填入骨替代材料

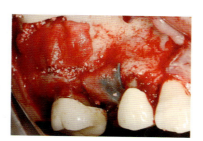

图14 在植骨区域覆盖胶原膜

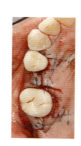

图15 缝合，严密关闭创口

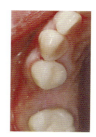

图16 完成上颌窦提升联合根尖外科手术后8个月，口内检查殆面像：局部软组织愈合良好，未见红肿、溃疡等；15牙位颊侧丰满度稍有不足

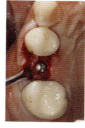

图17 15牙位牙槽嵴顶偏腭侧切口，翻起黏骨膜瓣，取下愈合帽

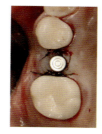

图18 换上Bicon 2.5柱4mm×6.5mm愈合基台，拉拢缝合关闭创口

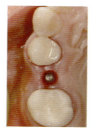

图19 试戴最终修复体前取下愈合基台，检查袖口

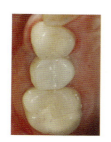

图20 试戴最终修复体殆面像，邻接及咬合良好

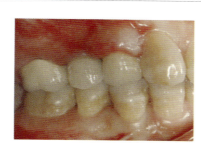

图21 试戴最终修复体颊面像，形态及颜色良好

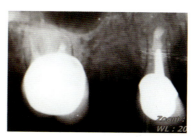

图22 15牙因纵折拔除后X线片，局部牙槽骨愈合良好

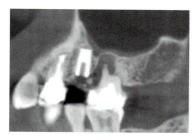

图23 15牙位种植体植入后7个月CBCT检查示：14可见根管充填影像，根尖周未见暗影；16牙根尖周大面积暗影，波及上颌窦，并且疑似波及15牙位种植体

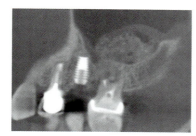

图24 上颌窦提升联合根尖外科手术后即刻CBCT检查示：骨缺损区域骨替代材料填塞致密，上颌窦黏膜被抬起，其中充满骨替代材料，未见骨粉弥散至上颌窦内

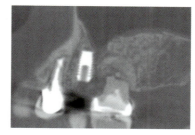

图25 上颌窦提升联合根尖外科手术后8个月CBCT检查示：局部牙槽骨内未见低密度影像，上颌窦提升区域高度稳定，未见骨粉弥散现象

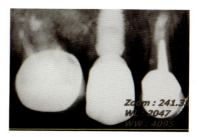

图26 完成最终修复体戴牙后，X线片示基台和牙冠均良好就位

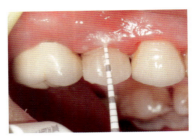 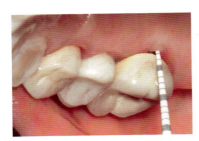 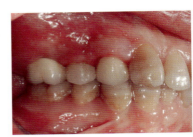 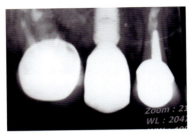

图27　15种植牙颊侧探诊，探诊深度 1mm，BOP（－）

图28　16腭侧探诊，探诊深度1～2mm， BOP（－）

图29　完成最终修复后3个月复查，口 内颊侧观

图30　完成最终修复后3个月复查，X 线片示：骨结合良好，牙冠及基台就 位良好，未见根尖周低密度影像

三、讨论

种植体周围邻近天然牙的健康对于种植体稳定有着重要的影响，一旦邻牙出现炎症需要及时处理，避免对种植体周围骨产生破坏，影响种植体的稳定存活。然而一些时候，发现症状时天然牙根尖周炎症破坏范围已经疑似波及种植体，此时很可能会选择拔除患牙来控制炎症。本着"最大限度保留天然牙"的治疗原则，在这例患者中我们就采取了上颌窦提升术联合根尖倒充填术，不仅能够在保存种植体的同时保存患牙，也为这类根尖周炎症波及上颌窦的患者提供了进行显微根尖外科手术治疗的可能方案，避免直接进行根尖手术对上颌窦黏膜产生破坏。研究表明，根尖显微外科手术在2年以上的随访中可以达到91.3%的成功率，使根管治疗后继发根尖周炎的牙齿得以保留。同时，在本病例中，患者曾于多年前就接受了根尖显微外科手术治疗，所以需要对再次进行根尖外科手术进行谨慎的评估。有研究表明，当根尖组织切除达到6mm时，牙齿的抗裂性无显著降低。并且该患牙为3根，稳定性较高，故可行再次根尖外科手术治疗。

在进行根尖倒充填治疗的患牙根方同时进行上颌窦提升和牙周骨再生，不仅最大限度保障了上颌窦黏膜的完整性，还有效增加了局部骨量，改善天然牙治疗效果，并为将来可能的患牙拔除后种植治疗打下良好的骨量基础，避免再次进行骨增量手术。在本病例中，术后1年的时间内，局部软硬组织都保持了健康稳定，得到了良好的治疗效果。

参考文献

[1] Park HE, Song HY, Han K, et al. Number of remaining teeth and health-related quality of life: the Korean National Health and Nutrition Examination Survey, 2010-2012[J]. Health Qual Life Outcomes, 2019,17:5.

[2] Levin L. Ethical issues in replacing a periodontally involved tooth with dental implants: thoughts, beliefs, and evidence[J]. Ethics Biol Eng Med, 2011, 2:187-194.

[3] Pinto D, Marques A, Pereira JF, et al. Long-Term Prognosis of Endodontic Microsurgery-A Systematic Review and Meta-Analysis[J]. Medicina (Kaunas). 2020, 56(9):e447.

[4] Clark D, Levin L. In the dental implant era, why do we still bother saving teeth?[J]. Dent Traumatol, 2019, 35(6):368-375.

[5] Setzer FC, Kim S. Comparison of long-term survival of implants and endodontically treated teeth[J]. J Dent Res, 2014, 93(1):19-26.

[6] Osman AH, Mansour H, Atef M, et al. Computer guided sinus floor elevation through lateral window approach with simultaneous implant placement[J]. Clin Implant Dent Relat Res, 2018,20(2):137-143.

[7] 凌均棨，黄丽佳. 守护健康牙，治疗病患牙，保留天然牙[J]. 中华口腔医学研究杂志（电子版），2020,14(1):1-3.

全口大面积植骨后种植修复1例

陈琳 唐洪霞 柳忠豪

摘要

目的：观察全口大面积植骨后牙槽骨的稳定性及种植修复效果。**材料与方法**：口内检查：12-25烤瓷联冠修复，23唇面树脂，25远中冠缺失，松动Ⅰ度，边缘密合性欠佳。23-27烤瓷冠修复。双侧髁突未见器质性改变。治疗过程：拆除12-25、23-27不良修复体后，见11-13、15有明显龋坏，缺损位于龈下>3mm，16、23、25无明显松动。利用16、23、25进行了临时树脂固定桥的制作，暂时恢复患者的美观。CBCT示：26可用骨高度约2.8mm。21、22、24宽度约4mm。11-15唇侧骨质菲薄。11-15、21-26行局部浸润麻醉，微创拔除11-15残根，植入Bio-Collagen，行位点保存术。21、22、24、15-25颊侧制备出血孔，行引导骨组织再生术。26颊侧嵴顶根方5mm处超声骨刀行外开窗，行上颌窦外提升，植骨，伤口充分减张，严密缝合创口。2017年11月27日，在数字化导板引导下于11、21、13、15、26植入Nobel Active种植体5颗，术中种植体无暴露，但为了恢复其骨轮廓，进行了第二次引导骨组织再生术。术后6个月，行种植体二期手术，之后1个月行种植体支持式临时义齿的修复。**结果**：临时修复6个月后，2019年1月29日，行种植体及天然牙永久修复，咬合良好，达到了患者及医生满意的效果。2020年11月13日复查，牙冠完整，牙龈健康，咬合稳定。CBCT示：21、11唇侧牙槽骨在2mm左右。**讨论**：该病例在参考了骨增量的文献后，使用了位点保存、引导骨组织再生术以及上颌窦外提升术进行水平向和垂直向骨增量，避免了更加复杂的植骨手术，使用了简单的方法获得了良好的临床效果，正所谓"大道至简"，但是这种单纯使用骨材料的方法还需要长期观察其稳定性。

关键词：种植修复；引导骨组织再生术；位点保存；上颌窦外提升术

一、材料与方法

1. 病例简介 46岁女性患者。双上颌前牙烤瓷冠松动20天余，就诊于外院，行临时粘接，现影响美观到我科要求种植修复。口内检查：21-25、11-16烤瓷固定桥修复，边缘密合性欠佳。26缺失。12-25松动Ⅰ度。全口牙周状况一般。双侧髁突未见器质性改变。

2. 诊断 21-25、11-16修复体不良；牙列缺损。

3. 治疗计划

方案一：单纯拆除12-25不良修复体后，酌情处理，制订种植治疗计划或常规修复计划。方案二：因14疑似侧穿影像，建议拆除12-25、23-27不良修复体后，整体制订上颌种植治疗计划或常规修复计划。患者考虑后决定选择方案二。

4. 治疗过程（图1~图30）

在患者知情同意后行11-16、21-25拆除固定烤瓷桥；15、13、11拆除金属桩；拆除后见11-13、15有明显龋坏，缺损位于龈下>3mm。16、23、25冷热刺激痛（-），叩（-），无明显松动。桥体下牙龈有红肿创

作者单位：烟台市口腔医院

通讯作者：柳忠豪；Email: chenlinchenyuan@163.com

面。遂考虑拔除11-13、15。利用口内16、23、25进行临时树脂固定桥的制作，暂时恢复患者的美观。拍摄CBCT示：26可用骨高度约2.8mm；21、22、24可用骨高度足，宽度约4mm；11-15唇侧骨质菲薄。

根据CBCT及口内检查，制订中期治疗计划：①11-15拔除后行位点保存、21、22、24行引导骨组织再生、26行单独植骨。②植骨10个月后拍摄CBCT制订缺失牙种植治疗计划。2016年12月9日，进行常规化验检查，排除各项手术禁忌的情况下，于11-15、21-26行阿替卡因肾上腺素局部浸润麻醉，双侧后牙行利多卡因上牙槽后神经阻滞麻醉，微创拔除11-15残根，于11-15、21-26槽嵴顶做横行切口，16、26颊侧远中附加切口，剥离术区黏骨膜，显露术野。可见21、22、24颊侧骨量不足，生理盐水冷却下，球钻预备出血孔，可见血供丰富，将Bio-Oss骨粉与自体血充分混匀，植入21、22、24颊侧。11-15拔牙窝搔刮，冲洗。行位点保存，植入Bio-Collegan，15-25颊侧盖Bio-Gide+CGF膜+钛钉固位。26颊侧嵴顶根方5mm处超声骨刀行外开窗（面积约5mm×6mm），行上颌窦外提升，提升后的窦腔内植入混入自体血的Bio-Oss骨粉，盖Bio-Gide膜+钛钉固位。16-26伤口充分减张，严密缝合创口。术后10天拆线检查伤口达到了一期愈合。2017年11月17日，单独植骨术后约11个月，患者来诊，口内检查术区愈合良好。CBCT示：22可用骨宽度约3mm，余可用骨宽度5~10mm。

根据口内及CBCT检查，制订最终治疗计划：数字化导板引导下行11、21、26、13、15种植体植入，择期22-12、13-15种植固定桥修复，26种

植单冠修复；23-25固定桥修复，16单冠修复。2017年11月27日，在数字化导板引导下于11、21、13、15、26植入Nobel Active种植体5颗，术中种植体无暴露，但为了恢复其骨轮廓，进行了第二次引导骨组织再生术。术后术区愈合良好。术后6个月X线片示：11、13、15、21、26种植体骨结合良好，种植体周无明显骨吸收，遂行种植体二期手术，之后1个月行种植体支持式临时义齿的修复。临时修复6个月后，2019年1月29日，行种植体及天然牙永久修复，咬合良好，达到了患者及医生满意的效果。

二、结果

该患者经过骨增量手术，术后获得了比较充足的牙槽骨宽度及高度，单独植骨10个月后进行了6颗种植体植入，成功进行了种植固定修复，并于戴牙后1个月、3个月、6个月、22个月进行复查，牙冠完整，牙龈健康，咬合稳定。平行投照X线片示垂直向牙槽骨稳定。CBCT示：水平向11、21、13颊侧牙槽骨厚度约2mm，有明显的皮质骨改建影像。获得了良好的临床效果。

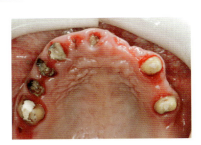

图1　拆冠后口内𬌗面像

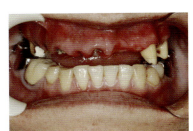

图2　拆冠后口内咬合像

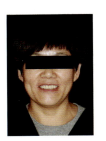

图3　复制之前烤瓷冠制作的临时修复体

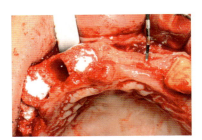

图4　位点保存

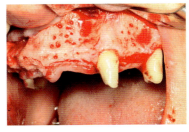

图5　缺失牙位制备出血孔

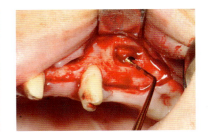

图6　上颌窦外提升

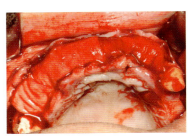

图7　覆盖胶原膜

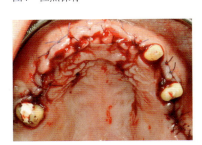

图8　严密缝合创口

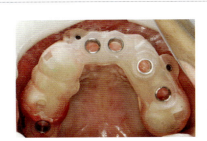

图9　试戴导板

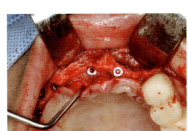

图10　种植体植入

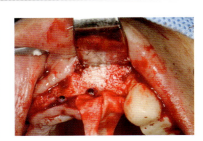

图11　GBR恢复骨轮廓1

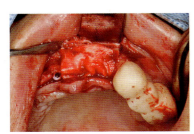

图12　GBR恢复骨轮廓2

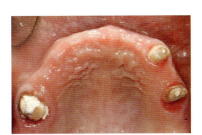

图13　种植后6个月口内像

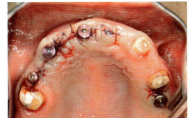

图14　二期术后

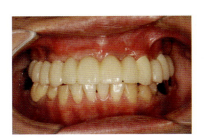

图15　临时修复咬合像1

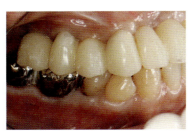

图16　临时修复咬合像2

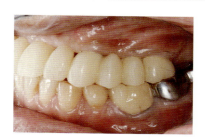

图17　临时修复咬合像3

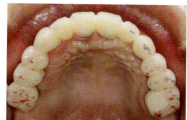

图18　临时修复𬌗面像

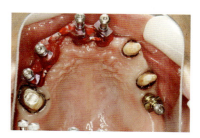

图19　永久修复取模

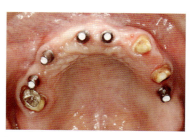

图20　永久修复基台𬌗面像

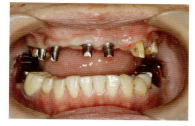

图21　永久修复基台咬合像

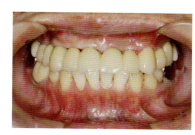

图22　永久修复咬合像

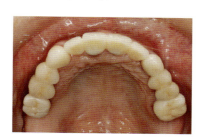

图23　永久修复𬌗面像1

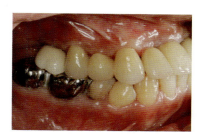

图24　永久修复右侧咬合像

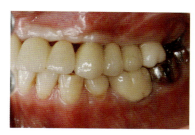

图25　永久修复左侧咬合像

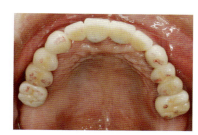

图26　永久修复𬌗面像2

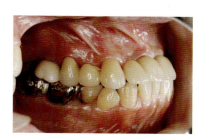

图27　1.5年后复查右侧咬合像

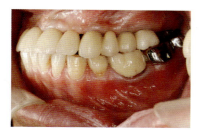

图28　1.5年后复查左侧咬合像

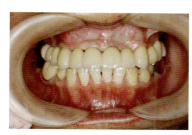

图29　1.5年后复查咬合像

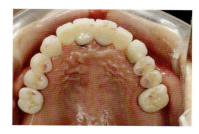

图30　1.5年后复查𬌗面像

三、讨论

1. 该病例中CBCT示：11-15的牙槽骨形态符合朱一博、邱立新等文献所说的Ⅰ型，牙槽骨唇侧骨板较薄或缺如，拔除牙齿时容易造成唇侧骨板的骨折，拔牙后牙槽骨愈合过程中更容易发生唇侧骨板的吸收。对于薄龈生物学患者，最好选用位点保存，拔牙后植骨或拔牙后延期种植。根据这一文献指示及根据患者口内和影像学显示，11-15拔除后选择进行位点保存技术。

2. 11、12、14因可用骨宽度不足，需进行单独植骨术，但是单独植骨的方式有很多，比如Onlay植骨、钛网等，但是根据文献对于美学区有利型骨缺损而言，单纯的引导骨组织再生术保证使骨材料相对稳定，能达到良好的成骨效果。因此11、12、14选择了引导骨组织再生的单独植骨方式。

该病例在参考了骨增量的文献后，使用了位点保存、引导骨组织再生术以及上颌窦外提升术进行水平向和垂直向骨增量，避免了更加复杂的植骨手术，使用了简单的方法获得了良好的临床效果，正所谓"大道至简"，患者修复后已经随访1.5年，效果良好，但是这种单纯使用骨材料的方法还需要长期观察其稳定性。

参考文献

[1] Rania A, Fahmy, Naguiba, et al. Acceleration of Alveolar Ridge Augmentation Using a Low Dose of Recombinant Human Bone Morphogenetic Protein-2 Loaded on a Resorbable Bioactive Ceramic[J]. Journal of Oral and Maxillofacial Surgery, 2015.

[2] 朱一博，邱立新. 上颌切牙的解剖分型与种植方案的选择[J].中华口腔医学杂志, 2013, 48(4),223-225.

[3] Jung, Ioannidis R E , Alexis. Hämmerle, et al. Alveolar ridge preservation in the esthetic zone[J]. Periodontology 2000, 2018, 77(Suppl):165.

[4] Kendrick D E . Implant Diagnosis and Treatment Planning for the Posterior Edentulous Maxilla[M]// Vertical Alveolar Ridge Augmentation in Implant dentistry : A Surgical Manual. John Wiley & Sons, Inc. 2016.

利用钛支架不可吸收膜及含有干细胞的同种异体骨进行骨增量的临床及组织学病例报告

季超

摘要

目的：利用种植体进行上颌前牙缺失的修复治疗，是近年来牙科治疗中的热点与难点。本病例展示了当出现重度牙槽嵴水平向及垂直向吸收时，如何选择合适的植骨材料与手术方法，以获得可预期的软硬组织再生，完成良好的种植修复。**材料与方法**：59岁白人男性患者，主诉希望通过种植修复上颌缺失12、11、21。临床及影像学检查发现，上颌前牙区牙槽嵴有明显的水平向及垂直向的缺损，前庭沟极浅，角化龈极少，并有大量的瘢痕组织。一期手术，通过上腭区游离龈移植术，增加患者缺牙区角化龈宽度以及前庭沟深度。3个月后，应用1∶1混合的含有干细胞的同种异体骨（Osteocel, ACE Surgical Supply, Brockton, MA）和冻干的同种异体矿化皮质骨（OraGraft, LifeNet Health, Virginia Beach, VA），覆盖钛网加固的聚四氟乙烯不可吸收生物膜（Cytoplast, Osteogenics Biomedical, Lubbock, TX），并用4颗膜钉（Pro-fix, Osteogenics Biomedical, Lubbock, TX）加固，进行引导骨组织再生术。9个月后，分别在12、11和21位点植入3颗种植体均为Straumann Bone Level SLActive 种植体（Straumann USA, Andover, MA）。植入手术时，分别取了12、11位点进行组织学检测。待6周种植体骨结合完成后，患者佩戴自凝塑料制成的临时冠。2个月后，佩戴最终冠。**结果**：引导骨组织再生术后9个月，CBCT显示水平向骨增量达8mm，垂直向骨增量达10mm。组织学发现未经牙槽嵴增量的12位点的活骨组织含量为70.5%，而牙槽嵴增量位点11的活骨组织含量为49.7%。患者对于最终修复效果满意。**结论**：应用含有干细胞的同种异体皮质骨进行引导骨组织再生术，在重度骨组织缺损情况下，具有较好的临床效果及临床应用前景。

关键词：前牙种植；引导骨组织再生术；游离龈移植；干细胞；组织学检测

利用种植体进行上颌前牙缺失的修复治疗，是近年来牙科治疗中的热点与难点。当出现重度牙槽嵴吸收时，往往需要对牙槽嵴同时进行水平向及垂直向的骨增量。同时进行水平向及垂直向骨增量的方法有：①自体骨块植骨（自体骨块可来自下颌颏部、下颌升支、髂骨等供区）。②利用钛支架生物膜及成品植骨材料。利用自体骨块进行植骨的主要缺点是：患者需要进行供区的手术，手术创伤相对比较大，且自体骨的吸收率大于成品植骨材料。而利用成品植骨材料的缺点是成骨效果相对较差，且需要等待成骨的时间较长。

本病例，利用钛支架不可吸收膜及含有干细胞的同种异体骨，同时进行上颌前牙区垂直向及水平向骨增量，并最终完成种植修复治疗。

一、材料与方法

1. 病例简介　59岁白人男性患者，职业为小号演奏家。主诉：上前牙缺失，影响美观，希望利用种植体对上颌前牙区进行固定修复（图1）。

作者单位：中国香港私人执业
Email: drjackjiperio@gmail.com

医学病史：有高血压史10年，长期服药控制。无其他系统性疾病。牙科病史：2018年，患者的12-X-21三单位固定桥的21基牙出现根折。当地一位牙医，在21、11处尝试做了种植体，然而种植体植入3个月后均出现感染而被拔除。由于12被认定为感染源，也随之被拔除。之后，患者只能佩戴局部可摘义齿，但对其美观性及舒适性均不满意。

患者大笑时呈低笑线，笑容不对称，𬌗平面倾斜（图1）。临床及影像学检查发现，上颌前牙区牙槽嵴有明显的水平向及垂直向的缺损，前庭沟极浅，角化龈极少，并有大量的瘢痕组织（图2~图5）。口内检查发现患者牙列呈现广泛性磨耗，但口腔卫生良好，牙周情况稳定，其余牙齿没有松动、牙龈出血等症状。患者拒绝了全口修复的治疗建议，仅仅希望针对缺失牙进行修复。

2. 治疗过程

一期手术，在上颌前牙区进行了游离龈移植术，从而增加角化龈宽度以及前庭沟深度（图6、图7）。术后3个月，利用引导骨组织再生术（GBR）进行了牙槽嵴横向及纵向的增量手术。骨粉选用了含有干细胞的同种异体骨（Osteocel, ACE Surgical Supply, Brockton, MA）以及冻干的同种异体矿化皮质骨（OraGraft, LifeNet Health, Virginia Beach, VA），并以1∶1的体积混合，覆盖钛网加固的聚四氟乙烯不可吸收生物膜（Cytoplast, Osteogenics Biomedical, Lubbock, TX），并用4颗膜钉（Pro-fix, Osteogenics Biomedical, Lubbock, TX）加固（图8~图11）。术后9个月后的CBCT示：水平向骨增量达8mm，垂直向骨增量达10mm（图12~图14）。

患者希望能够修复到原有固定桥的形态。我们将原来的牙列模型和最新的口内模型扫描成STL文件，结合CBCT扫描，重叠在种植设计软件中，以此设计种植体植入方案，以及手术导板（图15）。

种植手术当天，使用3D打印的牙支持手术导板，顺利在12、11和21的位点植入3颗Straumann Bone Level SLActive（Straumann USA, Andover, MA）种植体，无须额外的骨增量。缝合前又加了1块脱细胞化的人皮组织

（OrACELL, LifeNet Health）以加厚嵴顶牙龈厚度（图16）。在种植体备洞的时候，用2mm直径的环钻分别在12位点及11位点获取了2mm×5mm的圆柱形骨组织进行组织学检查，发现未经牙槽嵴增量的12位点的活骨组织含量为70.5%（图17），而牙槽嵴增量11位点的活骨组织含量为49.7%（图18）。

待6周种植体骨结合完成后，我们给患者制作了3颗自凝塑料临时种植单冠佩戴2个月（图19）。最后，通过个性化取模（图20），正式修复体是3颗螺丝固位的贵金属烤瓷单冠（图21~图23）。患者夜间佩戴下颌磨牙𬌗垫（图24），并维持每3个月的定期维护（图25）。戴牙后1年半的随访，看到种植体周围的软硬组织健康，患者对修复效果非常满意（图26、图27）。

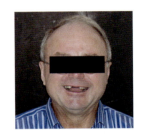
图1　术前口外像

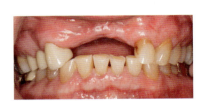
图2　术前口内正面像

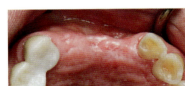
图3　术前口内𬌗面像

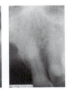
图4　12、11、21位点术前根尖片

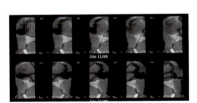
图5　11、21位点术前CBCT

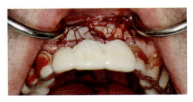
图6　游离龈手术及术后3个月口内恢复情况1

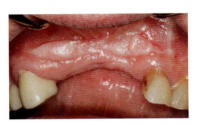
图7　游离龈手术及术后3个月口内恢复情况2

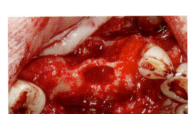
图8　GBR牙槽嵴增量翻瓣后牙槽嵴缺损情况

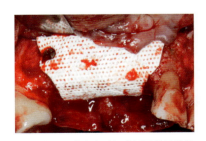
图9　水浴解冻含有干细胞的同种异体骨

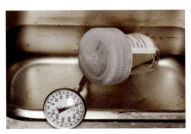
图10　利用膜钉固定钛支架不可吸收膜

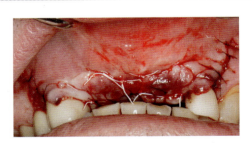
图11　无张力一期缝合

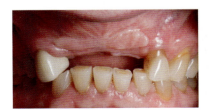
图12　牙槽嵴增量术后9个月口内恢复情况1

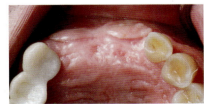
图13　牙槽嵴增量术后9个月口内恢复情况2

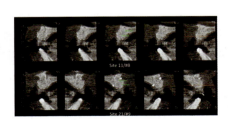
图14　牙槽嵴增量术后9个月CBCT

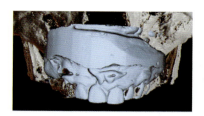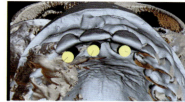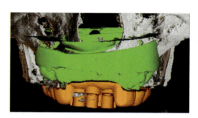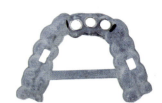

图15 导板设计软件，根据原有牙桥的位置设计种植体的位置，3D打印的牙支持式种植手术导板

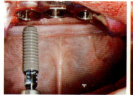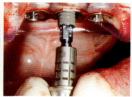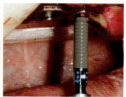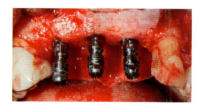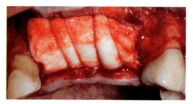

图16 全程导板种植手术以及利用脱皮细胞基质进行牙槽嵴顶软组织增量

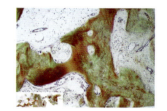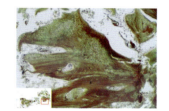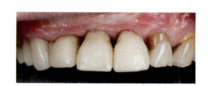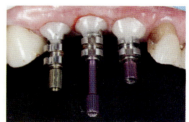

图17 12位点组织切片　　　图18 11位点组织切片　　　图19 螺丝固位的3个单颗临时牙　　　图20 制作个性化转移杆进行种植体取模

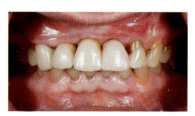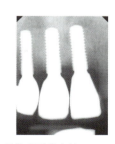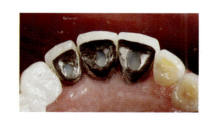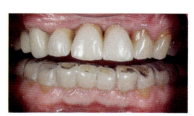

图21 最终戴牙口内正面照　　图22 最终戴牙根尖片　　图23 最终戴牙𬌗面像　　图24 下颌磨牙𬌗垫

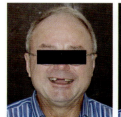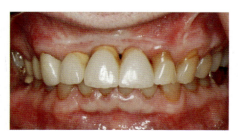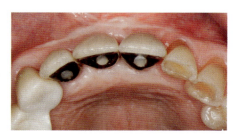

图25 戴牙后口外像（右），以及术前（左）、术后对比　　图26 术后1年半随访1　　图27 术后1年半随访2

二、讨论

对于上颌前牙区严重缺损的牙槽嵴，特别是垂直向的缺损，自体骨块往往是口腔外科医生的首选，而其主要劣势是需要第二术区进行取骨，增加了手术难度与患者的痛苦。引导骨组织再生术（GBR）在牙槽嵴增量中拥有广泛的应用和良好的成骨效果，GBR的骨移植物选择可以是自体骨、同种异体骨、异种骨以及合成材料。不同骨移植物含有不同的细胞及生长因子，因此其成骨效果和速率也不同。这个临床病例中使用的去矿化冻干同种异体皮质骨，保留了间充质干细胞及成骨细胞，使该骨移植物拥有了骨生成、骨诱导及骨传导的能力。含有干细胞的同种异体骨相较自体骨的优势还在于其稳定的干细胞数量，成骨能力稳定。使用钛支架的不可吸收膜，可以有效对术区提供骨增量的空间支持，防止骨移植物的塌陷而导致的不佳成骨效果。膜钉对这种坚硬的不可吸收膜有很好的固定作用，保证了术区血块的稳定和良好的愈合。组织学研究认为，此病例中应用的含有干细胞的同种异体皮质骨进行引导骨组织再生术，其最终成骨的活骨组织含量为49.7%，活骨成分略高于相似的研究，显示了此类成骨材料在重度骨组织缺损情况下的应用前景。这个病例中，由于之前的多次手术，导致前庭沟非常浅，骨膜的瘢痕组织明显，软组织的一级愈合难度大。因此在骨增量手术前用游离龈移植来增加前庭沟的深度以及角化龈宽度，为GBR手术的软组织愈合提供了有利条件。而在放入种植体后，上颌前牙区的前庭沟深度良好，角化龈宽度也足够，因此便无须进行更多的软组织处理。

三、结论

面对前牙区牙槽嵴重度缺损情况下的种植修复，需要临床医生具有一定的知识储备与临床经验，针对特定的临床情况，选择最合适的再生材料与手术方法。应用含有干细胞的同种异体皮质骨进行引导骨组织再生术，具有较好的临床效果及临床应用前景。

参考文献

[1] Buser D, Martin W, Belser UC. Optimizing esthetics for implant restorations in the anterior maxilla: anatomic and surgical considerations[J]. Int J Oral Maxillofac Implants, 2004, 19(Suppl):43–61.

[2] Nelson K, Ozyuvaci H, Bilgic B, et al. Histomorphometric evaluation and clinical assessment of endosseous implants in iliac bone grafts with shortened healing periods[J]. Int J Oral Maxillofac Implants, 2006, 21(3):392–398.

[3] Canullo L, Sisti A. Early implant loading after vertical ridge augmentation（VRA）using e–PTFE titanium–reinforced membrane and nano–structured hydroxyapatite: 2–year prospective study[J]. Eur J Oral Implantol, 2010, 3(1):59–69.

[4] Tolman DE. Reconstructive procedures with endosseous implants in grafted bone: a review of the literature[J]. Int J Oral Maxillofac Implants, 1995, 10(3):275–294.

[5] Acocella A, Bertolai R, Colafranceschi M, et al. Clinical, histological and histomorphometric evaluation of the healing of mandibular ramus bone block grafts for alveolar ridge augmentation before implant placement[J]. J Craniomaxillofac Surg, 2010, 38(3):222–230.

[6] Neiva R, Pagni G, Duarte F, et al. Analysis of tissue neogenesis in extraction sockets treated with guided bone regeneration: clinical, histologic, and micro–CT results[J]. Int J Periodontics Restorative Dent, 2011, 31(5):457–469.

胶原膜GBR技术（"香肠植骨"技术）在下颌前牙美学区种植修复中的应用1例

黄温棉[1] 王仁飞[2]

摘 要

胶原膜GBR技术（"香肠植骨"技术）应用于下颌前牙美学区种植修复病例1例。口内检查：31、41缺失，缺牙区骨宽度欠佳，缺牙间隙约10mm左右，牙龈未见明显异常。CBCT检查：31、41缺牙区骨高度充足，骨宽度不足，牙槽嵴呈刃状。治疗计划：31、41缺牙区行"香肠植骨"技术，8个月后行种植修复。"香肠植骨"技术是改良GBR的一种，利用可吸收胶原膜、ABBM颗粒和自体骨颗粒的1：1混合以及膜钉实现骨增量区的稳定性，无须二次手术，创伤相对小，后期软组织问题少，患者更加容易接受，且水平向骨增量效果是可预期的。"香肠植骨"技术在本病例中取得了良好的成骨效果。

关键词：香肠植骨；改良GBR；美学区；刃状牙槽嵴；水平向骨增量

成功的种植手术需要足够的骨宽度和高度以确保种植体的初始稳定性与远期存留率，随着口腔种植技术的快速发展，对于骨宽度不足的患者有多种水平向骨增量方法，由Istvan Urban教授提出的"香肠植骨"技术在水平向骨增量中取得了良好的临床效果，该技术利用可吸收胶原膜、ABBM颗粒和自体骨颗粒的1：1混合以及膜钉获得了骨移植材料的稳定，并且通过颊舌侧组织瓣充分减张达到了无张力创口关闭，临床效果可预期，软组织问题少，患者接受度高。

一、材料与方法

1. 病例简介 20岁女性患者，下颌前牙先天缺失，正畸转诊要求行种植修复。现病史：正畸治疗中后期要求行下颌前牙先天缺牙区种植修复。既往史：否认传染性疾病、药敏史及先天性疾病。口内检查：31、41缺失，缺牙区骨宽度不足，舌侧牙槽嵴顶塌陷，唇侧牙槽突倒凹，近远中间隙约10mm，余未见明显异常（图1、图2）。CBCT示：31、41呈刃状牙槽嵴，舌侧缺损更为严重；牙槽嵴顶宽度约1mm，基底宽度充足，邻牙骨高度正常（图3~图6）。

2. 诊断 31、41牙列缺损。

3. 治疗计划 31、41缺牙区行"香肠植骨"技术，8个月后行种植修复。

4. 治疗过程（图7~图42）

（1）31、41缺牙区行"香肠植骨"技术。术前常规口服消炎（头孢

作者单位：1. 浙江中医药大学口腔医学院
　　　　　2. 众意口腔

通讯作者：王仁飞；Email: hzwrf@163.com

拉定胶囊）、消肿药（醋酸地塞米松片）、止痛（复方对乙酰氨基酚片）药，并用氯己定含漱液口腔含漱3~5分钟、2次。常规消毒，铺巾、麻醉、33-43区翻瓣，在33、43颊侧远中轴角处做两个垂直松弛切口，在其舌侧做2个3~4mm的迷你垂直切口，颊舌侧黏膜瓣充分减张（应用骨膜延展技术做颊侧组织瓣推进，应用改良舌侧推进瓣进行舌侧组织瓣松解），获得了10mm组织推进量。于颏部取骨钻取自体骨，与Bio-Oss粗颗粒骨粉0.5g1：1混合，再与从手术部位获得的血液混合备用。于31-41区颊舌侧预备滋养孔，将Bio-Gide胶原膜（25mm×25mm）置于31-41区，先在舌侧用2颗膜钉（创英定位螺丝&工具套装，江苏创英医疗器械有限公司）固定，舌侧、牙槽嵴顶和颊侧放置混合骨粉，再在41区颊侧远中用1颗膜钉固定骨膜，继续上推填塞足量混合骨粉，最后在31、41区颊侧正中和31区颊侧远中分别用1颗膜钉固定骨膜，再覆盖一层Bio-Gide胶原膜（25mm×25mm），4/0可吸收缝线双层严密缝合创口。术后即刻X线片示：31、41区可见骨量增加，植骨量充足。术后常规护理及医嘱，全身抗感染消肿3天。

（2）植骨术后2周拆线。31、41植骨区创口开裂，膜少面积暴露，黏膜无红肿、疼痛，常规消毒后拆除口内缝线，嘱氯己定含漱液口腔含漱，卫生宣教。1周后复诊黏膜愈合良好。

（3）植骨术后8个月行31、41缺牙区种植治疗。31、41缺失，缺牙区牙槽嵴轮廓丰满，骨宽度充足，缺牙间隙约10mm左右，牙龈未见明显异常。术前CBCT示：31、41缺牙区成骨效果良好，边缘已形成骨皮质，骨宽度8~9mm，术前常规口服消炎（头孢拉定胶囊）、消肿（醋酸地塞米松片）、止痛（复方对乙酰氨基酚片）药，并用氯己定含漱液口腔含漱3~5分钟、2次。常规消毒，铺巾、麻醉、翻瓣，预备种植窝后行31种植

体植入术，植入Thommen超亲水3.5mm×9.5mm种植体（Thommen SPI ELEMENT，Switzerland），扭矩35N·cm，上愈合帽，4/0可吸收线严密缝合创口。术后即刻X线片示：31种植体植入位置可。术后常规护理及医嘱。

（4）种植术后2周拆线。种植术区创口无渗出、无开裂，黏膜未见红肿瘘，缝线无明显松解。常规消毒后拆除口内缝线，卫生宣教。

（5）种植术后3个月取模。31愈合基台稳固，卫生良好，牙龈未见红肿瘘。去愈合基台后，牙龈袖口未见明显出血。X线片示：31种植体周未见明显暗影，牙槽嵴顶影未见明显降低，种植体骨结合良好，植体周围骨量充

足，骨增量效果稳定。31进行取模，拟行种植上部修复，比色2M2。

（6）取模后2周行31-41单端桥冠修复。31愈合基台稳固，卫生良好，牙龈未见红肿瘘。去愈合基台后，牙龈袖口未见明显出血，试戴最终修复体，粘接固位，增加扭力至15N·cm，调𬌗，抛光。

二、结果

胶原膜GBR技术（"香肠植骨"技术）在下前牙美学区取得了良好的成骨效果，水平向骨增量效果较为可观。

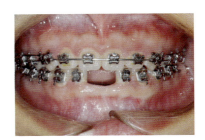

图1 术前口内情况1

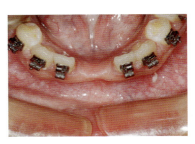

图2 术前口内情况2

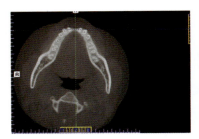

图3 术前牙槽嵴顶处骨宽度横断面情况

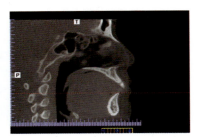

图4 术前牙槽嵴顶处宽度矢状面情况

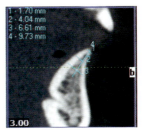

图5 术前31骨宽度测量情况

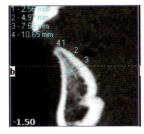

图6 术前41骨宽度测量情况

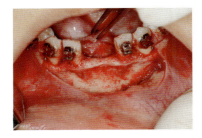

图7 植骨术——翻瓣、颊舌侧组织瓣减张

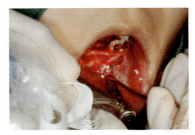

图8 植骨术——颏部取骨钻取骨

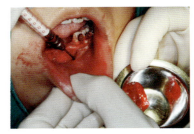

图9 植骨术——手术部位收集血液

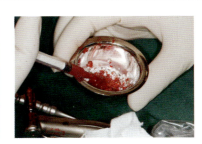

图10 植骨术——自体骨与Bio-Oss粗颗粒骨粉0.5g1:1混合，再与从手术部位获得的血液混合

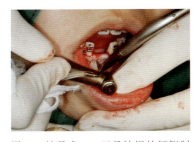

图11 植骨术——于骨缺损的颊侧制备滋养孔

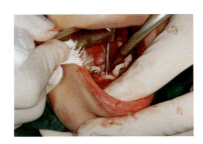

图12 植骨术——于骨缺损的牙槽嵴顶处制备滋养孔

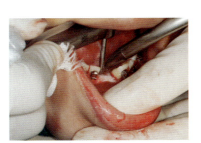

图13 植骨术——于骨缺损的舌侧制备滋养孔

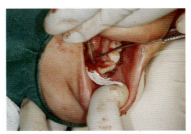

图14 植骨术——舌侧用2颗膜钉固定胶原膜

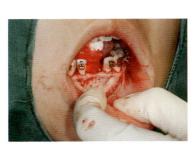

图15 植骨术——舌侧2颗膜钉固定胶原膜后情况

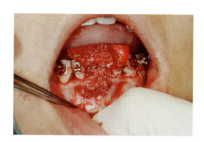
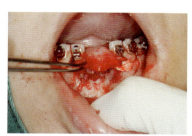
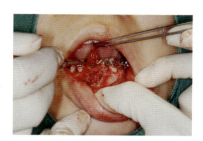
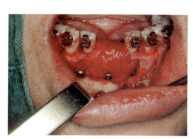

图16 植骨术——于骨缺损区舌侧、牙槽嵴处、颊侧放置混合骨粉1

图17 植骨术——于骨缺损区舌侧、牙槽嵴处、颊侧放置混合骨粉2

图18 植骨术——在41颊侧远中用1颗膜钉固定胶原膜，继续填塞上推足量骨粉

图19 植骨术——再在颊侧用2颗膜钉固定胶原膜

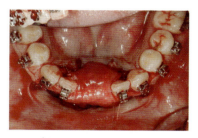
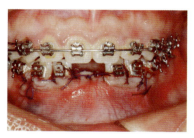
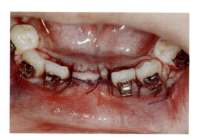

图20 植骨术——再在其上覆盖一层Bio-Gide膜

图21 植骨术——双层缝合1

图22 植骨术——双层缝合2

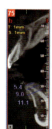
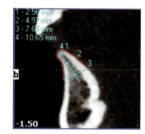
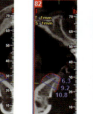
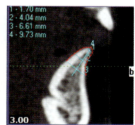

图23 植骨术——术后即刻牙槽嵴顶处骨增量情况

图24 植骨术——植骨前后X线片对比

图25 植骨术——2周后拆线

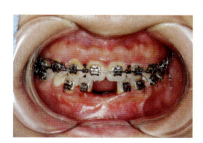
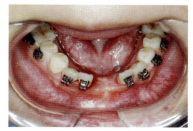
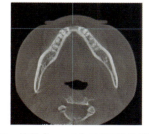
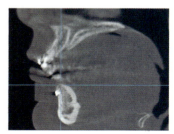

图26 植骨术——8个月后口内情况1

图27 植骨术——8个月后口内情况2

图28 植骨术——8个月后X线片情况1

图29 植骨术——8个月后X线片情况2

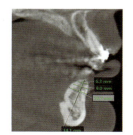
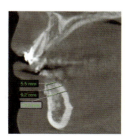
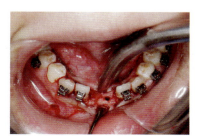
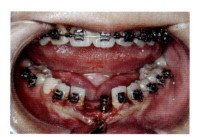

图30 种植前31、41骨宽度测量1

图31 种植前31、41骨宽度测量2

图32 行31种植1

图33 行31种植2

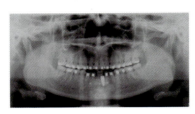

图34　31种植即刻全景片

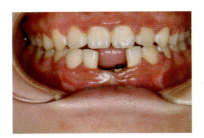

图35　取模——口内情况1

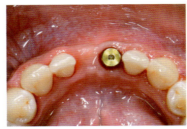

图36　取模——口内情况2

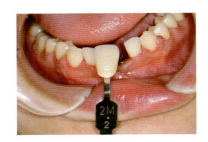

图37　取模——比色2M2

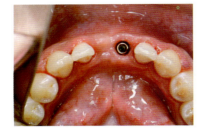

图38　取模——牙龈袖口形态

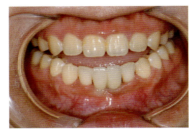

图39　戴牙1

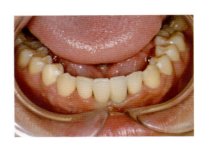

图40　戴牙2

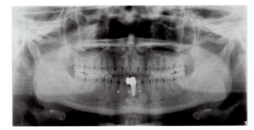

图41　戴牙即刻全景片

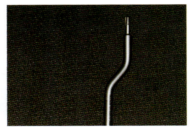

图42　抓钉器

三、讨论

根据ITI临床指南，不利型水平向骨缺损的治疗程序为先行骨增量治疗再行二期种植治疗。水平向骨增量常用的方法包括Onlay植骨、骨片技术、骨劈开技术以及GBR技术，其中GBR技术是目前最为常用、基础的骨增量技术，应用于水平向牙槽嵴骨增量行种植修复已有较高成功率和较低并发症率的报告。根据屏障膜的不同又可分为钛网技术、钛加强不可吸收膜GBR技术和胶原膜GBR技术。GBR获得可预期效果的技术关键在于：术区创口的关闭和一期愈合，充足的血供，成骨空间的维持，植骨材料的稳定。钛网和钛加强不可吸收膜具有一定的强度，固定形态好，能保持骨再生空间的相对稳定以及引导控制再生骨的外形轮廓，但都需要二次手术完整取出，且创

口易裂开导致感染失败。胶原膜生物相容性好，创口不易破裂暴露和感染，但其质地较软、易塌陷、吸收时间短。由此，Istvan Urban教授提出了"香肠植骨"技术，在骨缺损区填塞足量的ABBM颗粒和自体骨颗粒的1：1混合骨粉，覆盖可吸收胶原膜，利用膜钉在骨缺损区颊舌侧固定充分伸展的胶原膜，使足量充盈的骨移植材料完全不移动，维持稳定的成骨空间，并对颊舌侧组织瓣进行充分的减张、无张力缝合，对于严重的牙槽嵴萎缩获得了可预期的临床效果。Urban等学者研究认为，膜的吸收时间对于水平向骨增量可能不重要，膜对创口早期愈合更为重要，可吸收胶原膜在愈合早期允许穿入血管化促进骨成熟，且更富弹性，易于拉伸固定，对于"香肠植骨"技术中将植骨材料"推上去"充盈牙槽嵴顶这一步骤有利。可吸收胶原膜即便发生膜暴露，暴露位点也会吸收且创口会快速再上皮化，本病例采用Bio-Gide

双层胶原膜覆盖，术后2周拆线时见创口有小面积的Bio-Gide胶原膜暴露，嘱患者氯己定含漱液口腔含漱保持口腔卫生，1周后复查时创口已完全愈合。迄今，自体骨仍被认为是骨增量移植材料的"金标准"，Urban教授研究发现，单独使用自体骨颗粒骨粉和使用ABBM颗粒与自体骨颗粒1∶1混合骨粉效果无差异，而ABBM颗粒与自体骨颗粒1∶1混合的运用不仅减少了对自体骨的需求，而且相比仅使用骨替代材料有更多的骨增量形成。对于颊舌侧组织瓣的减张，我们团队按照Urban教授的方法应用骨膜延展技术做颊侧组织瓣推进，应用改良舌侧推进瓣进行舌侧组织瓣松解，获得了颊舌侧组织瓣较多的推进量，采用双层缝合技术，术后达到良好的无张力组织瓣关闭缝合。

参考文献

[1] 宿玉成译. 国际口腔种植学会(ITI)口腔种植临床指南. 第7卷, 口腔种植的牙槽嵴骨增量程序:分阶段方案[M]. 沈阳:辽宁科学技术出版社, 2016.

[2] Jovanovic SA. Bone regeneration around titanium dental implants in dehisced defect sites: a clinical study[J]. Int J Oral Maxillofac Implants, 1992, 7.

[3] Daniel Buser, Karl Dula, Hans Peter Hirt, et al. Lateral ridge augmentation using autografts and barrier membranes: A clinical study with 40 partially edentulous patients[J]. Journal of Oral & Maxillofacial Surgery, 1996, 54(4):420–432.

[4] Buser D, Sigurgísli Ingimarsson, Dula K, et al. Long–term stability of osseointegrated implants in augmented bone: a 5–year prospective study in partially edentulous patients[J]. Int J Periodontics Restorative Dent, 2002, 22(2):109–117.

[5] Wang HL, Boyaoati L. "PASS" principles for predictable bone regeneration[J]. Implant Dent, 2006, 15(1) : 8–17.

[6] Hermann JS, Buser D. Guided bone regeneration for dental implants[J]. Current Opinion in Periodontology, 1996, 3(3):168.

[7] Roccuzzo M, Ramieri G, Bunino M, et al. Autogenous bone graft alone or associated with titanium mesh for vertical alveolar ridge augmentation: a controlled clinical trial[J]. Clinical Oral Implants Research, 2010, 18(3):286–294.

[8] V Moraschini, LA da C Poubel, VFF erreira, et al. Evaluation of survival and success rates of dental implants reported in longitudinal studies with a follow–up period of at least 10 years: A systematic review[J]. Int J Oral Maxillofac Surg, 2015, 44(3).

[9] Urban IA, Nagursky H, Lozada JL. Horizontal ridge augmentation with a resorbable membrane and particulated autogenous bone with or without anorganic bovine bone–derived mineral: a prospective case series in 22 patients[J]. Int J Oral Maxillofac Implants, 2011, 26(2):404–414.

[10] Urban IA , Nagursky H, Lozada JL , et al. Horizontal ridge augmentation with a collagen membrane and a combination of particulated autogenous bone and anorganic bovine bone–derived mineral: a prospective case series in 25 patients[J]. International Journal of Periodontics & Restorative Dentistry, 2013, 33(3):299–308.

[11] Meloni SM, Jovanovic SA, Urban I, et al. Horizontal Ridge Augmentation using GBR with a Native Collagen Membrane and 1:1 Ratio of Particulated Xenograft and Autologous Bone: A 1–Year Prospective Clinical Study[J]. Clinical Implant Dentistry & Related Research, 2016.

[12] Sakkas A, Schramm A, Karsten W, et al. A clinical study of the outcomes and complications associated with zygomatic buttress block bone graft for limited preimplant augmentation procedures[J]. Journal of Cranio–Maxillo–Facial Surgery, 2016, 44(3):249–256.

块状骨移植合并引导骨组织再生种植修复下颌切牙1例

崔凌云　丁继群　刘辉　邓亚伟　陈庆生

摘要

目的：研究探讨块状骨移植技术联合瓷贴面修复技术应用于前牙缺失伴大量骨缺损且间隙不足的美学修复病例中的临床效果。**材料与方法**：40岁女性患者，约8年前因外伤拔除31、41，现要求种植修复，由于长期佩戴弹性义齿导致患者牙槽骨大量软硬组织缺损且缺牙间隙改变，经与患者沟通，制订治疗方案，一期手术采取颏部截取唇侧骨块固定于31唇侧进行块状骨移植技术联合引导骨组织再生术（GBR）的骨增量，6个月后进行二期手术即31种植术，并即刻行种植体支持式临时修复以引导软组织成形，经过6个月的软组织稳定塑形，行种植永久修复及32、42瓷贴面修复。**结果**：患者在骨增量术后12个月完成永久修复及瓷贴面修复，种植体与骨组织整合良好，唇侧骨轮廓维持良好，牙龈形态、色泽均正常，瓷贴面表面光滑，未出现贴面剥脱及牙龈出血等症状，牙龈乳头充盈修复体间隙状况良好，龈缘维持在稳定水平。修复后17个月及38个月随访观察软硬组织稳定，无明显变化。**结论**：应用块状骨移植联合引导骨组织再生术（GBR）对大量缺损的牙槽嵴进行骨增量可以获得稳定的骨轮廓再生，为后期的美学修复提供了良好的基础，同时结合瓷贴面技术对美学区种植修复的美观效果的改善及种植体使用寿命的延长等方面均有重要意义。

关键词：美学修复；块状骨移植；牙槽嵴增量；瓷贴面

种植治疗因其舒适度高、不损伤邻牙等优势，已经成为缺失牙修复首要考虑的方案。其中，下前牙因其较弱的牙周支持和牙周病的高发生率及外伤等原因使下前牙缺失的概率大大增加，而种植修复成为现在绝大部分患者的首选。然而，下前牙区因解剖和前牙区美学的原因使种植修复对于口腔医生有时是一个很大的挑战，可能遇到很多棘手的问题，包括牙槽骨唇舌向骨量不足、缺牙区近远中方向空间有限、牙槽骨高度不足、唇侧往往存在倒凹以及龈乳头的保存和再造等，这些问题在一定程度上增加了临床治疗的困难和风险，特别是种植体的选择和植入术以及后期的义齿修复。前牙缺失弹性义齿为黏膜支持式，范围为拔牙创及两侧邻牙的唇、舌侧牙龈黏膜，过度的负荷有可能导致缺失牙两侧邻牙的牙槽骨吸收及牙龈萎缩。由于长期缺失牙齿，导致修复体间隙改变的情况较为常见，常规情况下可选正畸治疗、全冠修复、树脂及全瓷贴面等方法修复患者美学缺陷，本病例患者由于前期长期佩戴弹性义齿，导致下颌前牙本就不足的骨量更加萎缩，并且缺牙间隙较1颗牙略宽、较2颗牙齿略窄，针对该病例具体情况，本团队采取块状骨移植联合引导骨组织再生术（GBR）这一办法，进行下颌前牙区大量骨缺损的骨增量手术，给最终为以"修复为导向"的种植手术提供良好的骨量基础，并采用贴面技术辅助解决下前牙美学问题，获得了较佳的美学修复效果。

一、材料与方法

1. 病例简介　40岁女性患者，下颌前牙因外伤缺失8年，一直佩戴弹性

义齿，自觉影响美观、舒适性差，要求种植修复下颌前牙。既往史：既往体健，否认心脏病、糖尿病、高血压等系统性疾病，否认肝炎、结核、艾滋病等传染性疾病，否认过敏史。专科检查：颌面部左右对称，开口型、开口度正常，中位笑线，颞下颌关节无压痛、无弹响。口内检查：31、41缺失，缺牙间隙约8mm，牙龈无红肿，邻牙及牙槽骨黏膜未见明显异常，口腔卫生尚可。CBCT示：下颌前牙区牙槽骨颊舌向最凹陷处约3mm，32近中邻面至42近中邻面距离约8mm。根据ITI口腔种植指南，第三卷2016美学风险评估，本病例属于高风险（表1）。

2. 诊断　31、41缺失；牙列不齐。

3. 治疗计划

（1）正畸治疗后种植修复31、41。

（2）种植修复31，过大牙冠关闭间隙。

（3）种植修复31、41，较小牙冠关闭间隙。

患者均因时间过长及美观效果差拒绝以上计划。最终拟定：31种植修复+贴面修复32、42形态。

4. 治疗过程（图1～图39）

（1）术前常规服药，阿替卡因浸润麻醉下嵴顶切开31、41，延长切口至33、43。翻瓣，修整受区牙槽骨，清理结缔组织，制备滋养孔，并用超声骨刀在颏部供骨区切取骨块，修整骨块大小，使用钛钉将骨块稳定固定于舌侧皮质骨，空隙用多余自体骨混合Bio-Oss骨粉填充，唇侧覆盖Bio-Gide胶原膜，钛钉固定胶原膜，减张缝合创口。术后继续服用抗生素，保持口腔卫生。术后CBCT示植骨状况基本符合预期手术计划。术后20天拆线。植骨术后6个月后复诊，CBCT示植骨区骨量与术后无明显变化，进行

作者单位：杭州口腔医院城西院区

通讯作者：陈庆生；Email: zjhzcqs@163.com

二期手术。术前常规服药，消毒，铺巾，局麻下切开31嵴顶黏膜，可见骨愈合良好，去除固位钛钉，充足的骨量，可以以修复为导向植入Osstem 3.5mm×13mm种植体，并且获得的扭矩＞35N·cm，减张缝合创口。术后CBCT示31种植体位于良好的三维位置，唇侧骨壁厚度充足。即刻行种植体支持式临时修复体修复，以引导牙龈成形。术后6个月复诊，31牙龈色泽、轮廓均与邻牙均匀一致，袖口成形良好，复制临时牙颈部形状制作个性化取模杆，制作32、42近中全瓷微贴面，完成永久修复体并戴入，永久修复体颜色和形状均与邻牙协调一致，牙龈轮廓及色泽均保持健康良好。

（2）复查：戴牙后17个月复查，口腔卫生状况维持良好，修复体及周围软组织健康稳定，唇侧骨轮廓保持丰满。31根尖片及CBCT复查，种植体周围骨量稳定，无明显吸收。术后38个月再次复查，依然保持修复体及周围软组织健康稳定，唇侧骨轮廓保持丰满。31根尖片及CBCT复查，种植体周围骨量稳定，无明显吸收。

二、总结

本病例采用了块状骨移植并辅助引导骨组织再生术（GBR）进行了良好的骨增量，并为二期种植手术创造了良好的条件，二期种植手术时以修复为导向精确植入种植体1颗，并且获得良好的初始稳定性，从而得以获得种植体支持式临时修复体，保证了种植体周围软组织的良好形态及长期稳定性。在个性化设计32、42微贴面获得良好的修复效果后，均衡了患者缺隙不完美的状况，并在术后17个月及38个月复诊时验证了所预期的稳定的美学效果。

表1　美学风险评估

美学风险因素	风险水平		
	低	中	高
健康状况	健康，免疫功能正常		免疫功能低下
吸烟习惯	不吸烟	少量吸烟，＜10支/天	大量吸烟，＞10支/天
患者美学期望值	低	中	高
唇线	低位	中位	高位
牙龈生物型	低弧线形、厚龈生物型	中弧线形、中龈生物型	高弧线形、薄龈生物型
牙冠形态	方圆形	卵圆形	尖圆形
位点感染情况	无	慢性	急性
邻面牙槽嵴高度	到接触点≤5mm	到接触点5.5~6.5mm	到接触点≥7mm
邻牙修复状态	无修复体		有修复体
缺牙间隙宽度	单颗牙（≥7mm）	单颗牙（≤7mm）	2颗牙或2颗牙以上
软组织解剖	软组织完整		软组织缺损
牙槽嵴解剖	无骨缺损	水平向骨缺损	垂直向骨缺损
唇侧骨板厚度			＜1mm

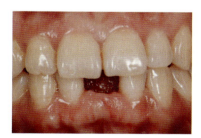

图1　患者31、41缺失8年余

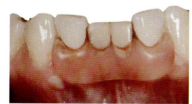

图2　患者长期佩戴弹性义齿

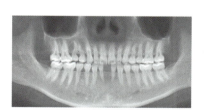

图3　全景片

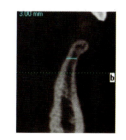

图4　下颌前牙区牙槽骨颊舌向最凹陷处约3mm

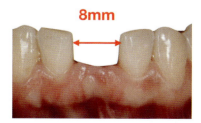

图5　32近中邻面至42近中邻面距离约8mm

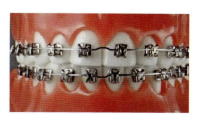

图6　方案一：正畸治疗后种植修复31、41

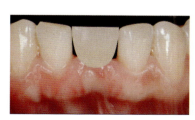

图7　方案二：种植修复31，过大牙冠关闭间隙

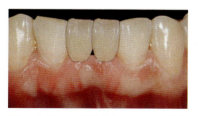

图8　方案三：种植修复31、41，较小牙冠关闭间隙

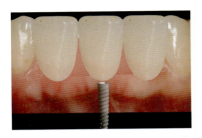

图9　最终方案：31种植修复+贴面修复32、42形态

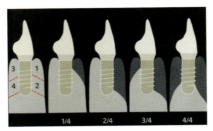

图10　该患者属于Terheyden牙槽骨缺损分类（2010）中2/4分类

缺损类型	优选方案	备选方案	
1/4	GBR同期植入植体	分阶段GBR，美学区同期或者分阶段块状骨移植	
2/4	分阶段GBR	GBR同期种植体植入	美学区：分阶段块状骨移植
3/4	分阶段GBR+间隙保持装置	块状骨移植+"贝壳"技术	
4/4	分阶段块状骨移植	分阶段GBR+使用间隙保持装置	

图11　决定参考美学区分阶段块状骨移植方案

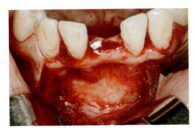

图12　切开，翻瓣，清理受植区结缔组织

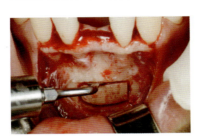

图13　切取颏部骨块

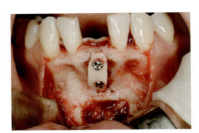

图14　钛钉固定骨块于受区

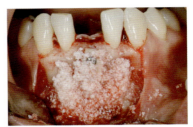

图15　制备滋养孔并混合自体骨与Bio-Oss骨粉植入间隙

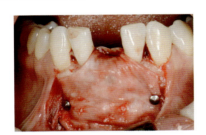

图16　唇侧覆盖Bio-Gide胶原膜，钛钉固定胶原膜

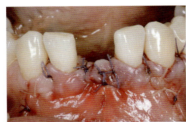

图17　充分减张缝合关闭创口

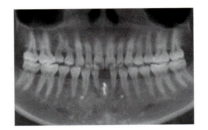

图18　术后CBCT可见植骨状况基本符合预期手术计划

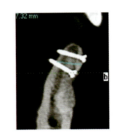

图19　植骨后骨量达到7.3mm

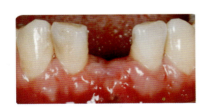

图20　术后20天拆线创口愈合良好

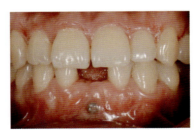

图21　术后6个月复诊术区软硬组织均健康

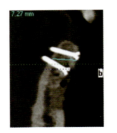

图22　CBCT示术区骨量未见明显吸收

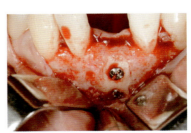

图23　翻瓣可见受骨区骨愈合良好

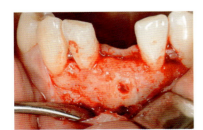

图24　取出固位钛钉

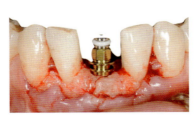

图25　以修复为导向植入Osstem3.5mm×13mm种植体

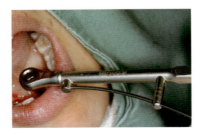

图26　获得的扭矩＞35N·cm

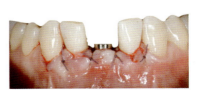

图27　严密缝合创口

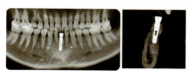

图28　术后CBCT示植体三维位置良好

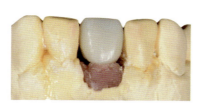

图29　即刻制作临时修复体

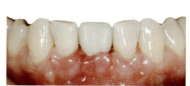

图30　戴入临时修复体进行牙龈塑形

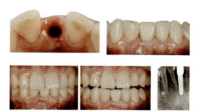

图31　临时修复体6个月后获得良好的袖口，制作种植上部永久修复体及32、42贴面并戴入

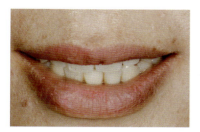

图32　患者获得满意微笑

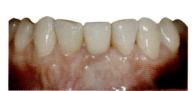

图33　术后17个月复查修复体及周围软组织健康稳定，口腔卫生状况良好1

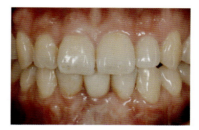

图34　术后17个月复查修复体及周围软组织健康稳定，口腔卫生状况良好2

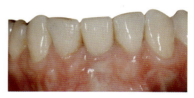

图35　术后38个月复查修复体及周围软组织健康稳定，唇侧牙龈轮廓及骨轮廓丰满1

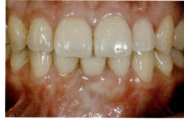

图36　术后38个月复查修复体及周围软组织健康稳定，唇侧牙龈轮廓及骨轮廓丰满2

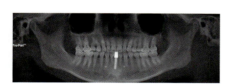

图37　CBCT及根尖片示种植体周围骨量稳定1

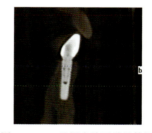

图38　CBCT及根尖片示种植体周围骨量稳定2

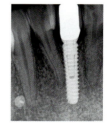

图39　CBCT及根尖片示种植体周围骨量稳定3

三、讨论

前牙区因囊肿及肿瘤手术、外伤及埋伏牙拔除等造成严重的颌骨缺损将给种植带来极大的挑战，单一的骨增量技术常常无法获得满意的效果。本病例经过缜密筛选治疗术式，该患者骨量缺损方式类似于Terheyden牙槽骨缺损分类（2010）中2/4分类，于是最终决定参考美学区分阶段块状骨移植方案，将自体骨移植至31唇侧以进行骨增量，并且为减少患者创伤而采取同创口下的颏部为供骨区，将自体骨稳定固定于受骨区唇侧，并且结合低替代率的Bio-Oss材料及Bio-Gide胶原膜进行GBR，多种技术结合以保证骨增量的成功。

目前前牙间隙修复的治疗方法众多，包括复合树脂、瓷贴面、烤瓷牙及正畸等方法，其中树脂和瓷贴面的应用最为广泛。当前，随着全瓷材料及相关粘接剂性能的不断发展提高，全瓷贴面修复成为关闭前牙间隙的主要方式，全瓷贴面牙体磨除量少、颜色美观、耐磨损、不易着色、不易附着菌斑并具有良好的生物相容性，越来越多地被广大的患者所接受。瓷贴面用于前牙间隙修复时，能够在少磨牙或不磨牙的情况下通过粘接技术，保证瓷贴面修复材料紧密覆盖于患牙处，符合人体美学色泽逼真和稳定性高的要求，同时酸蚀及耦合剂等辅助试剂的应用，能够进一步提高瓷贴面材料的修复效果，且不会刺激牙龈及周围组织，对咬合功能也基本无影响。

在前牙美学修复中，影响美学修复效果的重要因素是修复体和相邻天然牙的协调性问题。出于对前牙区域软硬组织包括牙齿和牙龈软组织美观性的考虑，应首先为患者制作种植体水平的暂时修复体，利用暂时修复体引导种植体周围的牙龈成形，最大限度上取得种植体周围软组织与邻牙软组织的协调性。经过暂时冠对种植体6个月的牙龈成形以后，开始永久修复，此时，再次制取种植体水平印模，将牙龈成形后的软组织形态精确地转移到模型上，运用无创微贴面技术均衡下颌前牙宽度，合理设计修复体使两侧邻牙软硬组协调一致，使前牙美学区域尽可能达到美观效果。

术后良好的口腔宣教和及时的随访，患者在术后17个月及38个月复查时，口内软组织、种植上部修复体及瓷贴面修复体均保持健康良好，龈缘色泽、质地健康，CBCT显示种植体颈部骨组织未见明显吸收，唇侧骨量并无明显改变，种植效果令患者非常满意。

本病例通过缜密的术前分析及完善的手术设计，有效地规避了多项种植风险，精确植入以及与技师的良好沟通，将种植与贴面修复完美结合，完成了对患者个性化的美学修复重建，目前已经获得了良好的修复效果，更远期的效果还有待进一步观察。

参考文献

[1] Chonghwa K, Sangwoo Lee. Restoring missing mandibular incisiors with implants–what makes you hesitate[J]. Cosmetic Dent, 2011, 1: 20–24.

[2] 陈贤文, 张雪洋, 张松, 等. 前牙区即刻种植短期临床研究[J]. 广东牙病防治, 2012, 20(1): 22–25.

[3] Felice P, Pistilli R, Marchetti C, et al. Reconstruction of atrophied anterior mandible with an inlay technique and resorbable miniplates: A case report[J]. Implant Dent, 2011, 20(4):262–266.

[4] Fleigel JD 3rd, Salmon CA, Piper JM 2nd. Treatment op– tions for the replacement of missing mandibular incisors[J]. J Prosthodont, 2011, 20(5): 414–420.

[5] Choi KS, Yoon HC, Cho YS. Immediate provisionalization of mini–implants with friction–engaging abutments in the man–dibular anterior region: A 1–year retrospective study[J]. Int J Periodontics Restorative Dent, 2013, 33(2): 201–206.

[6] 周正, 胡运东, 隋青松, 等. 弹性义齿在单个前牙缺失临时修复中的应用[J]. 中国医学科学院学报, 2011, 03:334–336.

[7] 董少杰, 孔婷婷, 张辉, 等. 全瓷微贴面关闭上前牙天然间隙的临床效果分析[J]. 中国美容医学, 2017, 03:87–89.

[8] 宿玉成. 美学区种植修复的评价和临床程序[J]. 口腔医学研究, 2008, 24(3):241–244.

[9] 高明, 邱立新, 毛红, 等. 如何通过种植临时修复体获得理想的美学修复效果[J]. 中国口腔种植学杂志, 2013, 18(2):96.

[10] 夏雨凝, 马楚凡, 陈吉华. 临床应用瓷贴面美学修复前牙的治疗进展[J]. 牙体牙髓牙周病学杂志, 2018, 28 (1):46–51, 59.

[11] Deshpande P, Nainan MT, Metta KK, et al.The comparative evaluation of cintibacterial activity of methacryloxydodecyl pyridinium bromide and non–methacryloxydodecyl pyridinium bromide dentin bonding systems using two different techniques:an in vitro study[J]. J Int Oral Health, 2014, 6 (5) :60–65.

[12] 刘文娟, 刘天爽. 不同切端设计瓷贴面的临床效果评估[J]. 中国医学工程, 2013, 30(3):429–431.

[13] 时之凯, 张薇. 2种瓷贴面材料修复前牙的效果比较[J]. 安徽医学, 2018, 39 (6):693–696.

Onlay植骨技术重建上颌单颗前牙严重骨缺损1例

梁栋梁　王丽萍

摘要

目的：充足的骨量是种植体稳定行使功能的前提，本文介绍了在早期种植同时进行引导骨再生失败后，通过Onlay植骨技术重建上颌前牙单颗牙严重骨缺损病例1例。**材料与方法**：以2017年7月来广州医科大学附属口腔医院种植科就诊的一位上前牙单颗牙慢性根尖周炎合并牙根折断的43岁女性患者为研究对象，对患者进行了详细的病史采集、口腔检查、拍摄CBCT、测量种植位点的可用骨量并进行了美学风险评估，在与患者充分沟通后制订了种植修复的治疗方案。在拔牙1个月进行早期种植，并进行引导骨组织再生术（GBR）恢复骨缺损。2周后由于术区发生感染，导致种植失败，在取出种植体6个月后通过Onlay植骨技术联合GBR重建骨缺损，在经过9个月骨愈合后，获得尚可接受的可用骨量，在正确的种植位点植入Straumann 3.3mm×10mm SLActive骨水平种植体1颗，并同时进行GBR。9个月后完成二期手术及戴入最终修复体。**结果**：种植体骨结合良好，种植体唇腭侧均有约2mm厚的骨壁，较好地恢复了缺失牙的功能，然而修复体近远中龈乳头缺如，美学效果欠佳，但患者对最终修复效果感到满意。**结论**：Onlay植骨技术是一种有效恢复严重骨缺损的骨增量术式。

关键词：引导骨组织再生术；Onlay植骨；骨缺损

充足的骨量是种植体稳定行使功能的前提，然而临床上各种原因常导致种植位点骨量不足。目前临床常用的骨增量技术有引导骨组织再生、Onlay植骨技术、"贝壳"技术、骨劈开和上颌窦底提升术等。其中，Onlay植骨技术特别适用于严重的水平向骨缺损、垂直向骨缺损以及水平—垂直联合骨缺损。目前临床常用的骨块是自体骨块，因其同时具有骨诱导、骨传导和骨生成作用而被认为是骨移植材料的"金标准"。自体骨块的获取可以通过口内以及口外两个区域进行。口外取骨主要是在髂骨、腓骨和颅骨等部位，创伤较大。因此，临床上常在口内取骨，主要在颏部和下颌骨外斜线两个供区取骨。本病例的取骨区域为下颌骨外斜线，研究表明，该区域取骨并发症较低、骨吸收较少。

一、材料与方法

1. 病例简介　43岁女性患者。近1个月来自觉左上前牙松动，咬物不适，遂于我科咨询治疗方案。临床检查：颜面对称，中位笑线，薄龈生物型（图1）。22牙体完整，未见充填物，Ⅱ度松动，叩（+），牙龈无红肿、瘘管，船面像22骨轮廓无明显凹陷（图2、图3）。咬合关系良好，口腔卫生一般。既往史：无全身及局部禁忌证，否认系统性疾病史及药物过敏史。根尖片示：22根管见高密度影，根尖可见一绿豆大小类圆形低密度影像，22牙根颈1/3见折裂线（图4）。美学风险评估见表1。

作者单位：广州医科大学附属口腔医院

通讯作者：王丽萍；Email: wangliplj@126.com

2. 诊断　22慢性根尖周炎；22根折。

3. 治疗计划　（1）拔除22。（2）拔牙后1个月22进行早期种植，同时进行GBR。

4. 治疗过程

（1）阿替卡因局部浸润麻醉下微创拔除22，搔刮拔牙窝，彻底刮除肉芽组织，生理盐水冲洗，棉卷压迫止血。

（2）拔牙后1个月：行早期种植。口内像显示：22龈乳头轻微退缩，唇侧骨轮廓凹陷（图5、图6）。CBCT片示：种植位点唇侧存在水平向骨缺损和骨开裂，腭侧骨板中部虽然存在骨开窗，但骨高度存在，种植体可以在正确的三维位置植入并依靠根部的牙槽骨获得初始稳定性，因此该缺损为有利型骨缺损（图7、图8）。

（3）外科手术：22阿替卡因局部浸润麻醉下，沿牙槽嵴顶做水平切口，并在21近中及23远中做附加切口，翻开黏骨膜瓣（图9），球钻定点，逐级备洞（图10），并在种植位点周围预先去皮质化（图11），为GBR术做准备。在正确的三维位置植入Straumann 3.3mm×12mm SLActive骨水平种植体1颗，植入扭矩约20N·cm（图12），上封闭螺丝。唇侧及腭侧均充填Bio-Oss骨粉，覆盖Bio-Gide胶原膜，黏膜充分减张后无张力严密缝合（图13~图15）。术后3天常规口服头孢呋辛酯片（每次250mg，每日2次），术后1周复方氯己定含漱液口腔漱口（每次15mL，每日2次）。

（4）术后2周：术区发生感染，CBCT示腭侧骨移植材料部分丧失（图16），经积极全身抗感染治疗及局部处理后仍未能控制，将22种植体取出，搔刮种植窝洞，清除肉芽组织，清创缝合。取出种植体6个月后，口内像见22两侧龈乳头退缩明显，颊侧骨轮廓进一步凹陷（图17、图18）。

CBCT显示22种植位点出现严重的垂直向及水平向骨缺损，属于Terheyden骨缺损类型中的4型骨缺损（图19）。

（5）Onlay植骨：根据骨缺损的高度和宽度在同侧下颌骨外斜线取一游离块状骨，修整后卡紧在骨缺损区，去皮质化处理后在唇侧及腭侧充填Bio-Oss骨粉，覆盖Bio-Gide胶原膜，充分减张后严密关闭创口（图20～图23）。Onlay植骨后9个月CBCT示：22位点恢复充足的骨量，可以植入种植体（图24）。

（6）第二次种植手术：常规消毒，铺巾，局部浸润麻醉后沿22牙槽嵴顶做水平切口，邻牙做龈沟内切口，并在21近中及23远中做垂直切口，翻开黏骨膜瓣，去除牙槽嵴顶未血管化的骨块，预备种植窝洞，植入Straumann 3.3mm×10mm SLActive骨水平种植体1颗，植入扭矩约25N·cm，并再次在唇侧及腭侧进行GBR（图25～图27）。术后8个月CBCT示：种植体骨结合良好，唇腭侧均有2mm左右的骨厚度（图28）。随即进行二期手术，置入愈合帽，术后1周拆线，4周后取模行最终修复（图29～图33）。

二、结果

通过Onlay植骨技术重建了严重的骨缺损，并最终恢复了患者缺失牙的功能，然而美学效果欠佳。长期的效果有待观察。

表1　美学风险评估

美学风险因素	风险水平		
	低	中	高
健康状况	健康，免疫功能正常		免疫功能低下
吸烟习惯	不吸烟	少量吸烟，＜10支/天	大量吸烟，＞10支/天
患者美学期望值	低	中	高
唇线	低位	中位	高位
牙龈生物型	低弧线形、厚龈生物型	中弧线形、中龈生物型	高弧线形、薄龈生物型
牙冠形态	方圆形	卵圆形	尖圆形
位点感染情况	无	慢性	急性
邻面牙槽嵴高度	到接触点≤5mm	到接触点5.5～6.5mm	到接触点≥7mm
邻牙修复状态	无修复体		有修复体
缺牙间隙宽度	单颗牙（≥7mm）	单颗牙（≤7mm）	2颗牙或2颗牙以上
软组织解剖	软组织完整		软组织缺损
牙槽嵴解剖	无骨缺损	水平向骨缺损	垂直向骨缺损

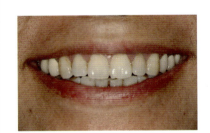

图1　治疗前微笑像，中位笑线

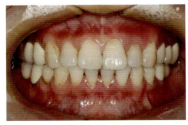

图2　治疗前口内像，咬合基本正常

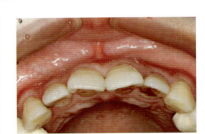

图3　治疗前𬌗面像，22骨轮廓无明显凹陷

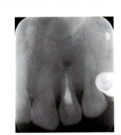

图4　22根尖片显示：根尖低密度影，牙根颈1/3见折裂线

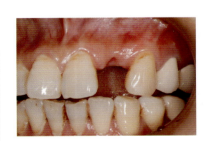

图5　22拔牙1个月后龈乳头轻微退缩

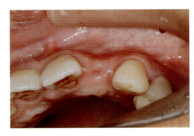

图6　22拔牙1个月后𬌗面像，骨轮廓凹陷

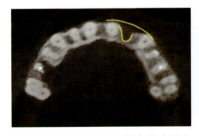

图7　术前CBCT示：唇侧存在水平向骨缺损，邻牙骨高度存在

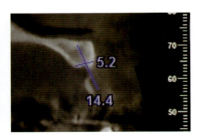

图8　术前CBCT示：腭侧骨板中部存在骨开窗，骨高度存在

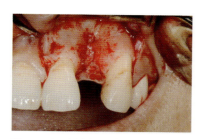

图9 22切开翻瓣，唇侧水平向骨缺损及骨开裂

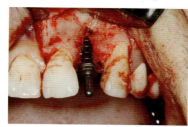

图10 种植窝洞预备

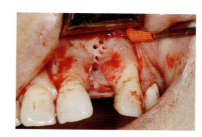

图11 去皮质化

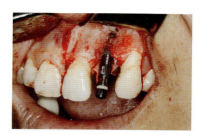

图12 在正确的三维位置植入种植体

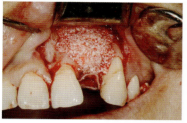

图13 唇侧及腭侧均充填Bio-Oss骨粉

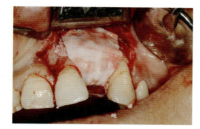

图14 覆盖Bio-Gide胶原膜

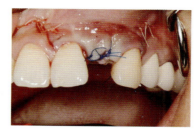

图15 充分减张后严密缝合

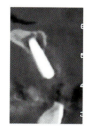

图16 术后2周，术区发生感染，CBCT示骨移植材料部分丧失

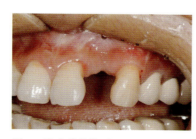

图17 取出种植体6个月后局部像，龈乳头退缩

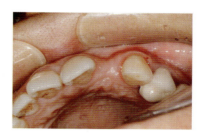

图18 取出种植体6个月后𬌗面像，骨轮廓明显凹陷

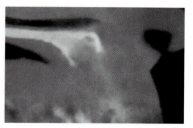

图19 CBCT示种植位点出现严重的水平向及垂直向骨缺损

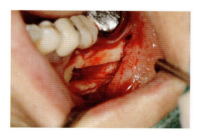

图20 同侧下颌骨外斜线取骨

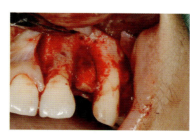

图21 将骨块卡紧在骨缺损区

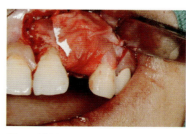

图22 进行GBR

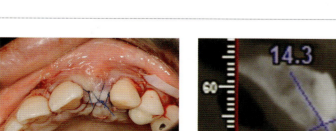

图23 无张力下严密缝合

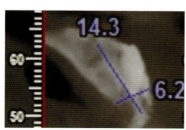

图24 Onlay植骨后9个月，CBCT示22位点恢复了充足的骨量

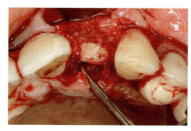

图25 切开翻瓣，去除牙槽嵴顶未血管化的骨块

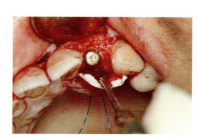

图26 常规预备种植窝洞，植入种植体

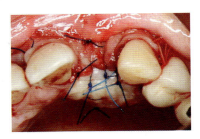

图27 再次行GBR，减张缝合

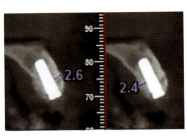

图28 种植体植入后8个月，CBCT示唇腭侧骨壁厚度超过2mm

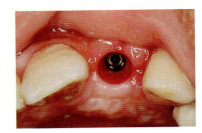

图29 二期放置愈合帽后形成健康的龈袖口

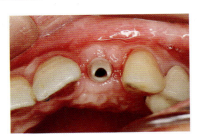

图30 氧化锆基台

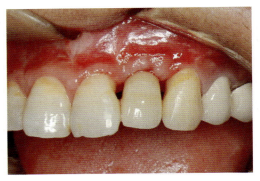

图31 最终修复口内像

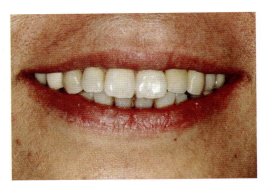

图32 最终修复微笑像

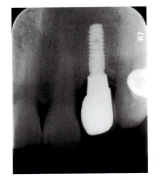

图33 戴牙后根尖片

三、讨论

本病例中，22由于根尖存在慢性根尖炎症，而拔牙后牙槽骨不可避免要发生吸收，因此选择了早期种植，尽可能保存可用骨量。拔牙后1个月，CBCT显示22种植位点唇侧存在水平向骨缺损和骨开裂，腭侧骨板中部存在骨开窗，但骨高度存在，种植体能够植入理想的三维位置，并通过根方的牙槽骨来获得初始稳定性，属于有利型骨缺损。因此，首次的手术方案为22进行GBR同期植入种植体。然而，术后2周术区出现感染，并因此导致种植失败，不得不将种植体取出，这也导致了可用骨量的进一步丧失。6个月后，CBCT检查显示22种植位点出现了严重的水平向及垂直向骨缺损，属于Terheyden骨缺损类型中的4型骨缺损。根据ITI指南第七卷的指导，对于该类型的骨缺损，分阶段的自体骨块移植是优选方案。因此，本病例选择了Onlay植骨来重建骨缺损。自体骨能够起到支撑和稳定成骨空间的作用，同时具有骨引导、骨诱导和骨生成的能力，是骨移植材料的"金标准"。而自体骨块移植的主要缺点是需要开辟第二术区、创伤大，可能造成供区发生相关并发症，且骨块的吸收不可预期。而在本病例中，选择下颌骨外斜线取骨。研究表明，该区域取骨并发症较低，所取的骨块以皮质骨为主，不易吸收。同时，联合GBR，使用低替代率骨移植颗粒覆盖在骨块表面，可以有效减少甚至抵消骨移植物的吸收。Onlay植骨技术的关键在于骨块的稳定，骨块与受植床紧密贴合，并且遵循PASS原则。这也是本病例获得成功骨增量效果的原因。

由于整个治疗过程时间跨度较大，患者迫切希望能够恢复缺失牙，本病例并没有利用临时冠对牙龈进行塑形而直接进行最终修复。另外，虽然22龈乳头存在"黑三角"，但患者的美学期望值降低，自觉满意，因此也未进行软组织移植。

四、结论

Onlay植骨技术是一种有效恢复严重骨缺损的骨增量术式。

参考文献

[1] Buser D, Chappuis V, Belser UC, et al. Implant placement post extraction in esthetic single tooth sites: when immediate, when early, when late?[J]. Periodontology, 2017, 73(1):84–102.

[2] Tolstunov L, Hamrick JFE, Broumand V, et al. Bone Augmentation Techniques for Horizontal and Vertical Alveolar Ridge Deficiency in Oral Implantology[J]. Oral and Maxillofacial Surgery Clinics of North America, 2019, 31(2):163–191.

[3] 宿玉成译. 国际口腔种植学会（ITI）口腔种植临床指南第七卷：口腔种植的牙槽嵴骨增量程序：分阶段方案[M]. 沈阳: 辽宁科学技术出版社, 2016.

[4] 宿玉成译. 牙种植学的引导骨再生—20年的进展[M]. 北京: 人民军医出版社, 2011.

[5] 宿玉成译. 国际口腔种植学会（ITI）口腔种植临床指南第一卷：美学区种植治疗[M]. 北京: 人民军医出版社, 2008.

[6] Arx T V, Buser D. Horizontal ridge augmentation using autogenous block grafts and the guided bone regeneration technique with collagen membranes: a clinical study with 42 patients[J]. Clinical Oral Implants Research, 2010, 17(4):359–366.

[7] Schwartz-Arad D, Levin L, Sigal L. Surgical success of intraoral autogenous block onlay bone grafting for alveolar ridge augmentation[J]. Implant Dentistry, 2005, 14(2):131–138.

美学区即刻种植联合GBR的病例报告1例

于文倩　马晓妮　徐欣

摘要

目的：研究美学区即刻种植联合GBR技术应用于根尖周炎导致唇侧骨缺损病例的临床效果，评估膜钉固定后的植骨效果并验证GBR是美学区即刻种植的有效骨增量方式。**材料与方法**：对患者进行病史采集，上前牙桩核冠修复1年后牙龈反复窦道肿痛，根据患者口内情况及CBCT显示的骨质与骨量情况进行综合评估，唇侧根尖区可见1窦道，软组织状况可，牙槽骨颊腭向宽度可。考虑患者为非急性根尖炎症，骨宽度及骨高度尚可，微创下拔除患牙，刮净肉芽组织，即刻植入种植体，于唇侧骨缺损充填自体骨、Bio-Oss骨粉及CGF混合物，覆盖CGF膜及Bio-Gide胶原膜，采用膜钉固定；待6个月后行种植后修复。**结果**：种植体植入后初始稳定性及骨结合良好，牙龈形态正常；CBCT示骨缺损植骨后当天及6个月后颊腭向宽度明显增加，骨高度未见明显降低，术区新生骨密度良好；修复后患者满意度佳，红白美学评分较高，1年随访种植体周围骨及软组织保持稳定。**结论**：美学区通过即刻种植联合GBR膜钉固定，可以修复骨缺损并获得长期稳定的种植修复效果及美学效果。术前良好评估及治疗设计有助于达到良好的治疗效果。

关键词：GBR；膜钉；美学区；即刻种植

在进行美学区种植修复的过程中，唇侧骨板的厚度是影响临床效果的重要因素，也是影响美学修复的关键。由于美学区种植存在唇侧骨板易吸收的特点，临床上经常面临唇侧骨板缺损的问题。目前可用于解决骨缺损的术式有多种，对不同的患者进行美学风险的全面评估及治疗设计、针对不同程度的骨缺损应选择合适的骨增量技术，配合CGF膜及膜钉固定等辅助方式，以获得最优化的治疗程序和良好的临床效果。

一、材料与方法

1. 病例简介　28岁男性患者。"以上前牙反复肿痛1年余"为主诉来院就诊。现病史：患者2年前上前牙外伤后，于外院行根管治疗，后行桩核冠修复，近1年来上前牙反复肿痛，唇侧瘘管，要求种植修复。面部检查：正面像示面部中线基本对称，面下1/3垂直距离可；侧面像示鼻唇角角度偏小，上唇稍凸；中位笑线，美学风险较高。双侧颞下颌关节未触及弹响及压痛，开口度及开口型正常。口腔检查：全口卫生状况良好，11、21烤瓷冠修复，牙龈色暗红、肿胀，角化龈充足，牙槽骨唇侧丰满度可。邻牙健康无明显倾斜。深覆𬌗，下颌牙列中线偏右侧。面型左右对称，颞下颌关节运动无异常。CBCT示：11、21根尖区低密度影，唇侧骨缺损，颊腭向宽度可，骨高度可。骨质Ⅲ类。

2. 诊断

（1）11、21慢性根尖周炎。

（2）11、21不良修复体。

（3）慢性牙龈炎。

3. 治疗计划

（1）微创拔出11、21后翻瓣彻底清创。

（2）11、21即刻植入Nobel Active 3.5mm×11.5mm种植体各1颗。

（3）同期GBR手术，并行膜钉固位。

（4）骨结合后永久修复。

（5）定期随访。

4. 治疗过程（图1~图30）

（1）一期手术：微创拔出11、21后，于11、21牙槽嵴顶行一字形切口，附加12远中垂直切口，剥离黏骨膜，刮净根尖区囊肿及肉芽组织，过氧化氢及生理盐水反复冲洗，可见术区唇侧骨缺损，于11、21分别植入Nobel Active 3.5mm×11.5mm种植体各1颗，置愈合基台，唇侧植入自体骨、Bio-Oss骨粉及CGF混合物，覆盖Bio-Gide胶原膜及CGF膜，膜钉固定胶原膜，严密缝合创口。

（2）种植后修复：6个月后口内检查见牙槽骨丰满度及牙龈形态良好。CBCT示种植体于牙槽骨内位置适中且周围骨结合良好。取模，2周后戴牙。患者满意度可。

二、结果

种植体植入初始稳定性良好，美学区即刻种植联合GBR术后6个月骨结

作者单位：山东大学口腔医院

通讯作者：马晓妮；Email: maxiaoni0@126.com

合良好，唇侧骨板厚度大幅度增加，维持了原有的骨高度，新生骨密度良好，未出现任何不良并发症。牙龈形态可，红白美学评分较高，良好的骨增量效果也带来了牙龈生物型的转化，由薄龈生物型转化为厚龈生物型，戴牙

后患者对修复体满意度高。术后1年随访牙槽骨未见明显变化，种植体周围组织及美学评分良好。

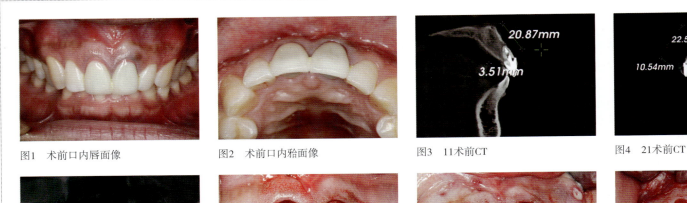

图1　术前口内唇面像　　图2　术前口内𬌗面像　　图3　11术前CT　　图4　21术前CT

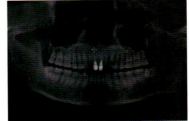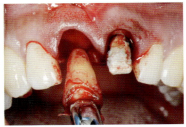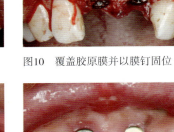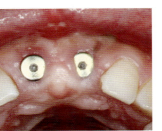

图5　术前曲面断层片　　图6　微创拔除11　　图7　微创拔除21　　图8　翻瓣后11、21骨缺损情况

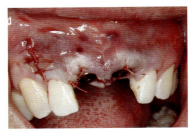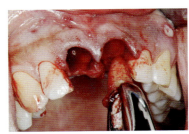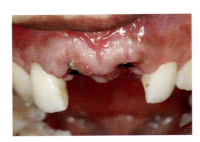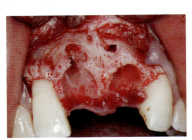

图9　即刻种植后唇侧植入骨粉　　图10　覆盖胶原膜并以膜钉固位　　图11　即刻种植同期GBR术后　　图12　术后2周唇面像

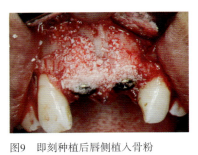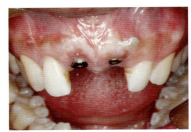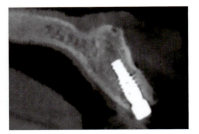

图13　术后2周𬌗面像　　图14　术后6个月𬌗面像　　图15　术后6个月唇面像　　图16　11骨增量后5个月

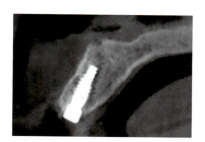

图17 21骨增量后5个月

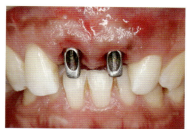

图18 戴入基台后唇面像

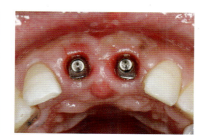

图19 戴入基台后殆面像

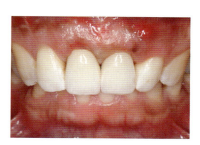

图20 戴牙当天唇面像

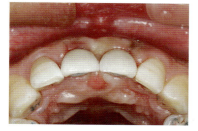

图21 戴牙当天殆面像

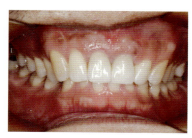

图22 戴牙后1个月正面咬合像

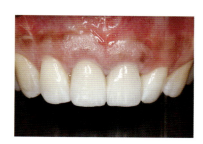

图23 戴牙后1个月唇面像

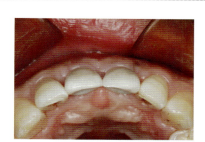

图24 戴牙后1个月殆面像

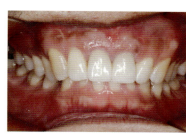

图25 戴牙后2个月正面咬合像

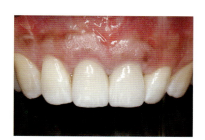

图26 戴牙后2个月唇面像

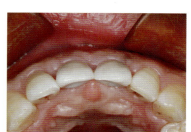

图27 戴牙后2个月殆面像

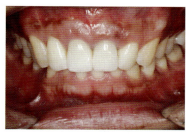

图28 戴牙后1年正面咬合像

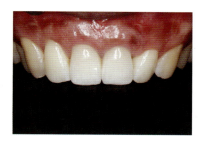

图29 戴牙后1年唇面像

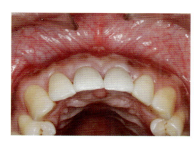

图30 戴牙后1年殆面像

三、讨论

在美学区的种植修复中，术前的评估与设计至关重要，针对不同的骨缺损情况及美学风险，选择最佳的治疗方案，才能获得理想的临床效果。唇侧骨板厚度是美学区种植修复获得理想临床效果的关键因素。ITI共识指出，唇侧骨板厚度至少为2mm，4mm最佳，方可获得理想的美学效果。前牙区唇侧骨板较薄，根尖炎症也会导致唇侧骨缺损，文献表明单纯即刻种植并不能阻止拔牙后牙槽窝的改建，而唇侧骨板缺损通常会导致唇侧丰满度不足而影响修复后的美学效果。鉴于即刻种植时骨板的改建，在本病例中，根尖区反复慢性炎症导致了唇侧骨板缺损，遂采用了即刻种植联合

GBR手术。

目前可用于牙槽骨缺损的术式有很多种，针对不同类型的骨缺损选择合适的种植体植入时机及骨增量的方式。GBR对于水平向骨缺损具备良好的优势，以自体骨与人工骨粉混合，维持良好的骨再生空间，加速新骨的长入；CGF的使用可减轻术后肿胀，加速软组织的愈合；膜钉固定膜有利于维持空间的稳定，保障GBR的骨增量效果。本病例术后获得了良好且稳定的骨增量效果，良好的骨增量效果促进了薄龈生物型转化为厚龈生物型，1年内未发现明显的骨组织及软组织改变。所以，在临床中术前的评估和设计非常重要，尤其是美学区的种植修复，针对不同的骨缺损情况及美学风险，选择最佳的治疗方案，采用最优化的治疗程序，获得理想的临床效果。

参考文献

[1] Slagter KW, Raghoebar GM, Bakker NA, et al. Buccal bone thickness at dental implants in the aesthetic zone: a 1-year follow-up cone beam computed tomography study[J]. J Craniomaxillofac Surg, 2016, 45(1):13-19.

[2] Chen X, Wang J, Yu L, et al. Effect of concentrated growth factor (CGF) on the promotion of osteogenesis in bone marrow stromal cells (BMSC) in vivo[J]. Sci Rep, 2018, 8(1):58-76.

[3] Mirmari J, Wui H, Jung RE, et al. Influence of blinded wound closure on the volume stability of different GBR materials: an in vitro cone-beam computed tomographic examination[J]. Clin Oral Implants Res, 2016, 27(2):258-265.

[4] Van Nimwegen WG, Goene RJ, Van Daelen ACL, et al. Immediate implant placement and provisionalisation in the aesthetic zone[J]. J Oral Rehabil, 2016, 43(10):745-752.

[5] Bramanti E, Norcia A, Cicciu M, et al. Postextraction Dental Implant in the Aesthetic Zone, Socket Shield Technique Versus Conventional Protocol[J]. J Craniofac Surg, 2018, 29(4):1037-1041.

[6] Mauricio G, Araujo Sukekava F, Wennstrim JL, et al. Tissue modeling following implant placement in fresh extraction sockets[J]. Clin Oral Implants Res, 2006, 17(6):615-624.

[7] Momen Heravi F, Peters SM, Garfinkle L, et al. Acellular Dermal Matrix as a Barrier for Guided Bone Regeneration of Dehiscence Defects Around Dental Implants: A Clinical and Histological Report[J]. Implant Dent, 2018, 27(4):521-524.

下颌后牙区GBR术、游离龈移植术及正畸联合修复缺失牙

王俐

摘要

目的：患者左侧下颌后牙游离端牙齿缺失，牙槽骨及软组织不同程度的萎缩，对颌牙齿伸长，因此，单纯的一种治疗不能解决患者的口腔问题，需要多学科联合治疗。笔者先利用GBR术+游离龈移植术首先恢复下颌骨的软硬组织，同时采用正畸方式压低对颌伸长的牙齿，从而获得足够的咬合空间。本病例采用种植+正畸联合方式恢复患者的咬合关系。**材料与方法**：①材料：Geistlich公司Bio-Oss骨粉、Bio-Gide胶原膜、ASTRA TECH种植体、片段弓矫治、进口支抗钉、愈立安胶原塞。②方法：35、36、37区行GBR：在35、37种植体植入的同时，利用GBR手术在35-37区域进行骨增量。利用片段弓矫治+种植支抗钉技术对26、27伸长生长进行压低，并向后磨牙，留出25的种植间隙。35、36、37区行游离龈移植术（FGG）：充足的角化龈是患者术后进行良好清洁、种植体长期成功的有力保障，在种植手术后的8个月进行下颌后牙区游离龈移植手术，进而重建患者原有颊侧角化组织的宽度和厚度。在35、36、37区行游离龈移植术。首先预备受植床，制备半厚瓣，行骨膜缝合，在右侧上腭取游离角化龈组织，将其缝合固定在左下受植床上，采用水平交叉褥式缝合。**结果**：GBR术后8个月复查，35-37区骨组织愈合良好，骨组织的宽度及高度均增加；FGG术后1个月复查，软组织愈合良好，角化龈宽度从2mm增宽到14mm左右，约为原牙龈组织的7倍；正畸术后8个月复查，26、27压低高度为原有牙齿高度的1/2，形成正常的补偿曲线；戴牙后1个月、8个月复查，种植体稳定无异常，牙龈组织正常，对颌牙无明显不适，咬合关系正常。

关键词：GBR；游离龈移植FGG；正畸压低；口腔种植

临床上很多患者由于长期缺牙，往往造成缺牙区骨质的大量萎缩，这给种植带来了极大的困难。长期缺牙不仅导致骨硬组织的大量萎缩，还往往会导致软组织的大量萎缩，尤其是角化龈组织的萎缩。这也给种植体周围的清洁带来难度，进而导致食物残渣的堆积、炎症的发生，以及由于刷牙的疼痛不适而导致不敢刷牙，菌斑大量堆积，造成种植体周围黏膜炎甚至种植体周围炎。这些都导致了种植并发症的发生，降低了种植体的使用寿命，给患者带来了极大的困扰。因此，重建软硬组织在种植当中具有非常重大的意义。对种植体长期成功有很重要的意义。同时由于长期缺失牙齿，导致对颌牙齿的伸长。进而造成缺牙区修复空间不足，难以进行修复的问题。在临床上往往需要多学科联合治疗。比如正畸压低对颌牙恢复缺失牙的咬合空间，不磨除天然牙，更微创，以便进行良好的修复，恢复正常的Spee曲线，更微创地种植修复缺失牙。

一、材料与方法

1. 病例简介　49岁女性患者，左下后牙缺失6年未进行修复。主诉要求恢复缺失后牙区牙齿。既往史：体健，否认系统病史，无糖尿病，不吸烟，无家族性牙周炎病史。14、17、35、36、37牙缺失；26、27𬌗向伸长

明显，咬合可以接触到下颌缺牙区的牙槽嵴顶。全口口腔卫生条件一般。牙石（＋）、BOP（＋）、AL（＋）。X线片示：全口牙槽骨轻度吸收，14、17、35、36、37牙缺失。35-37区牙槽骨水平向及垂直向吸收，牙槽嵴顶呈刃状，宽度约3mm，角化龈宽度约2mm。对颌牙26、27伸长。

2. 诊断　牙列缺损；慢性牙周炎；错𬌗畸形。

3. 治疗计划　牙周基础治疗；35-37种植桥修复；种植同期行GBR术；同期行片段弓正畸压低对颌牙；术后8个月游离龈移植术。

4. 治疗过程（图1~图29）

（1）35、36、37区行GBR：在35、37种植体植入的同时，利用GBR手术在35-37区域进行骨增量。

（2）利用片段弓矫治+种植支抗钉技术对26、27伸长生长进行压低。

（3）35、36、37区行游离龈移植术FGG：充足的角化龈是患者术后进行良好清洁、种植体长期成功的有力保障，在种植手术后的8个月进行下颌后牙区游离龈移植手术，进而重建患者原有颊侧角化组织的宽度和厚度。在35、36、37区行游离龈移植术。首先预备受植床，制备半厚瓣，行骨膜缝合，在右侧上腭取游离角化龈组织，将其缝合固定在左下受植床上，采用水平交叉褥式缝合。术后2个月行二期手术。

（4）种植戴牙。

作者单位：杭州口腔医院城西院区
Email: 46493517@qq.com

二、结果

GBR术后8个月复查，35-37区骨组织愈合良好，骨组织的宽度及高度均增加；FGG术后1个月复查，软组织愈合良好，角化龈宽度从2mm增宽到14mm左右，约为原牙龈组织的7倍；正畸术后8个月复查，26、27压低高度为原有牙齿高度的1/2，形成正常的补偿曲线；戴牙后1个月、1年复查，种植体稳定无异常，牙龈组织正常，对颌牙无明显不适，咬合关系正常。

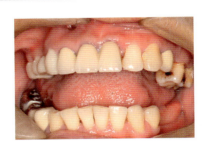

图1　术前患者张口像

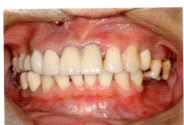

图2　术前患者咬合像

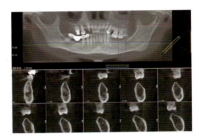

图3　患者术前CT

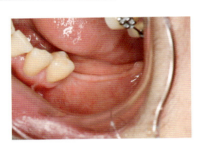

图4　患者后牙区牙槽嵴情况

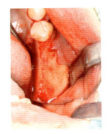

图5　患者后牙区牙槽骨情况

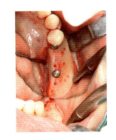

图6　植入35、37种植体

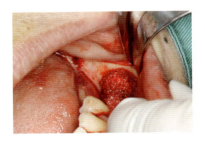

图7　植入Bio-Oss骨粉

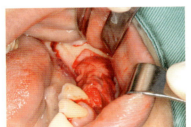

图8　植入Bio-Gide胶原膜（GBR）

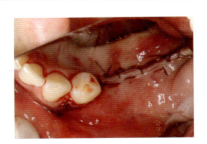

图9　GBR术完成后缝合

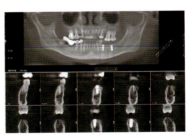

图10　手术完成后CT

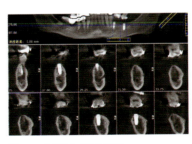

图11　术后8个月复查CT

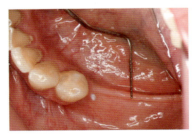

图12　下颌术区软组织形态（牙龈＜3mm）

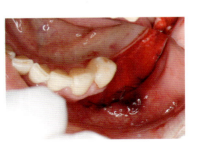

图13　下颌术区受区软组织切开、翻瓣

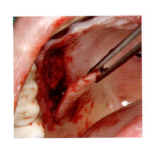

图14　右上后牙区（供区）取腭黏膜

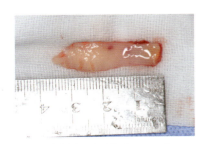

图15　游离瓣尺寸（长度＞35mm）

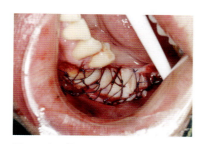

图16 术区软组织移植完成后紧密缝合

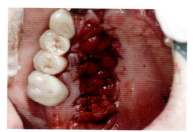

图17 右上腭供区紧密缝合

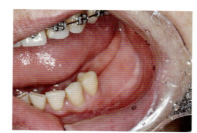

图18 游离龈移植术后1个月复查

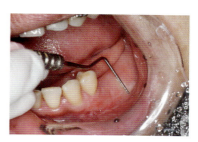

图19 游离龈移植术后1个月复查（软组织尺寸 > 10mm）

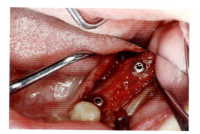

图20 二期手术基台情况

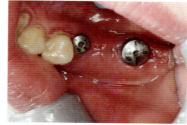

图21 置愈合基台

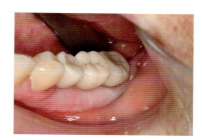

图22 戴牙（颊侧）

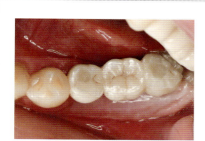

图23 戴牙（𬌗面像）

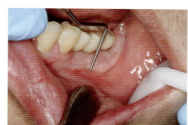

图24 戴牙后软组织情况

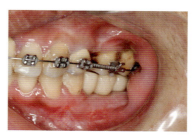

图25 对颌牙正畸情况

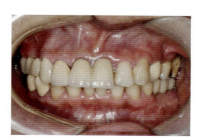

图26 术后口内咬合像

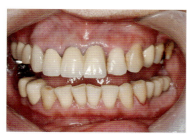

图27 术后口内像

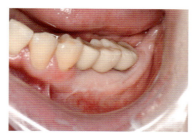

图28 6个月复查（后牙区修复体及软组织情况）

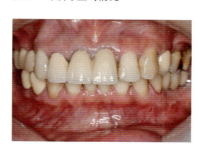

图29 6个月复查（全口咬合像）

三、讨论

1. GBR术：本病例为水平向骨吸收的病例，牙槽嵴顶骨宽度为：3mm左右，骨宽度不足。在进行GBR术时应注意：下颌为硬的骨皮质，需要进行钻孔，形成滋养孔，以保证术区的血供。植入Bio-Oss骨粉，这样可以很好地维持空间稳定性。要用可吸收胶原膜进行覆盖。防止软组织长入，保证骨组织的生长，维持骨组织生长所需的空间。要进行充分的减张，达到无张力地愈合。减小术区张力，防止伤口裂开。采用水平褥式加间断缝合方法最大限度地关闭创口，防止创口裂开。

2. 游离龈移植术：在种植体周围至少应有3mm的角化龈宽度。种植体周围的角化龈有利于种植体周围的清洁，更好地耐受刷牙的机械摩擦力，保持种植体周围的清洁。减少菌斑堆积，降低种植体周围黏膜炎和种植体周围炎的发生率。本病例当中，角化龈的宽度约为2mm，角化龈宽度严重不足。需要采用游离龈移植术，以增加角化龈的宽度。受植床的面积应大于移植物的面积。由于移植的角化龈有一定程度的收缩，所以，移植的组织应大于预计移植物的面积。受植床的预备保留薄的骨膜结缔组织。并进行骨膜缝合。供区选在上颌腭侧3-6的区域。切口距龈缘3mm左右。切取腭侧带有角化组织的上皮，为1~1.5mm厚度。再用愈立安胶原塞进行创口的缝合，可以更好地进行止血。将取出的游离龈缝合在受植床上。采用水平褥式交叉缝合的方法。固定游离龈组织。轻压5分钟排除淤血和无效腔，使移植物紧贴于受植床，促进初期的再血管化。

3. 片段弓正畸压低对颌牙：可以不用磨除牙齿，从而恢复修复空间，更微创地完成种植修复。

参考文献

[1] Chappuis V, Rahman L, Buser R, et al. Effectiveness of Contour Augmentation with Guided Bone Regeneration: 10-Year Results[J]. J Dent Res, 2018, 97(3):266-274.

[2] Elgali I, Omar O, Dahlin C, et al. Guided bone regeneration: materials and biological mechanisms revisited[J]. Eur J Oral Sci, 2017, 125(5):315-337.

[3] Retzepi M, Donos N. Guided Bone Regeneration: biological principle and therapeutic applications[J]. Clin Oral Implants Res, 2010, 21(6):567-576.

[4] Urban IA, Monje A. Guided Bone Regeneration in Alveolar Bone Reconstruction[J]. Oral Maxillofac Surg Clin North Am, 2019, 31(2):331-338.

[5] Benic GI, Hämmerle CH. Horizontal bone augmentation by means of guided bone regeneration[J]. Periodontol 2000, 2014, 66(1):13-40.

[6] Sheikh Z, Qureshi J, Alshahrani AM, et al. Collagen based barrier membranes for periodontal guided bone regeneration applications[J]. Odontology, 2017, 105(1):1-12.

[7] Wang HL, Carroll MJ. Guided bone regeneration using bone grafts and collagen membranes[J]. Quintessence Int, 2001, 32(7):504-515.

[8] Stoecklin-Wasmer C, Rutjes AW, da Costa BR, et al. Absorbable collagen membranes for periodontal regeneration: a systematic review[J]. J Dent Res, 2013, 92(9):773-781.

个性化钛网+CGF引导骨组织再生术应用于前牙连续缺失伴重度骨缺损1例

刘金 陈鑫 许香娜 闫圣杰 杨云 兰晶

摘要

目的： 本文为1例上颌前牙连续缺失合并重度软硬组织缺损，采用个性化钛网+CGF，进行垂直向及水平向骨增量，延期植入种植体，后期软组织塑形，最后获得满意的临床美学修复效果。**材料与方法：** 29岁女性患者，1年前因外伤导致上颌骨骨折、上下颌多颗牙缺失，于外院行上颌骨骨折坚固内固定术。3个月前完成41-35种植体支持式全瓷固定桥修复并取出上颌钛钉钛板，来我科就诊要求种植修复上前牙。检查见12-21缺失，唇侧牙龈瘢痕明显，12垂直向骨缺损＞6mm，11、21水平向骨缺损。拟行骨增量+延期种植：利用3D打印模型制作个性化钛网，于12-21唇侧及嵴顶植入Bio-Oss骨粉，置个性化钛网，钛钉固定，覆盖CGF膜。术后5周时因12牙区钛网暴露而取出钛网。术后5个月拍摄CBCT示骨增量效果良好。分别于12、21植入Dentium 4mm×10mm种植体2颗，因12牙区唇侧部分骨粉未成骨，彻底刮除软组织后于12牙区行香肠技术GBR。5个月后拍摄CBCT，种植体骨愈合良好，因牙龈形态欠佳行牙龈诱导成形术，6个月后制作个性化转移杆，取种植体水平开窗式印模，2周后完成永久修复。**结果：** 骨增量术后5个月复查，CBCT显示12-21牙骨高度与邻牙基本一致，骨厚度充足，骨增量效果明显。种植体植入术后5个月CBCT显示种植体与牙槽骨骨结合良好，唇侧骨板厚度可。经牙龈诱导成形术，12远中及21近中龈乳头充满邻间隙，不足之处在于12、11牙间龈乳头未完全充满邻间隙。最终完成修复体戴入，牙冠形态、色泽逼真，唇侧骨丰满度良好，牙龈曲线尚可。美学效果令患者满意。**结论：** 上颌前牙连续缺失伴重度骨缺损，应用个性化钛网行GBR可获得良好的骨增量效果，避免取自体骨块造成心理和生理上的创伤。

关键词： 美学区；口腔种植；骨增量；GBR

一、材料与方法

1. 病例简介 29岁女性患者。1年前因外伤导致上颌骨骨折、上下颌多颗牙缺失，于外院行上颌骨骨折坚固内固定术（图1）。3个月前完成41-35种植体支持式全瓷固定桥修复并取出上颌钛钉钛板，来我科就诊要求种植修复上前牙。临床检查：全口卫生状况尚可；12-21缺失，12槽骨塌陷，骨高度不足，唇侧牙龈瘢痕明显（图2、图3）；开口度、开口型正常，余留前牙浅覆𬌗、浅覆盖；患者的笑线为中位笑线，牙龈组织学类型为中弧形中厚龈生物型。CBCT示：12牙槽嵴垂直向骨缺损6.59mm，11、21水平向骨缺损（图4）。

2. 诊断 上颌牙列缺损。

3. 治疗计划 根据临床和放射线检查并结合患者的美学期望值，进行美学风险评估。患者美学期望值高，笑线为中位高度，牙龈生物型属于中高弧线形、中厚龈生物型，牙冠形态介于卵圆形和尖圆形之间，多颗前牙连续缺失，牙槽嵴可见明显的垂直向及水平向骨缺损，软组织缺损，瘢痕严重，所以此病例具有高度美学风险，外科SAC分类为高度复杂。

拟于12-21牙区利用个性化钛网+Bio-Oss骨粉+CGF行GBR，延期植入Dentium 4.0mm×10mm种植体2颗，延期修复。

4. 治疗过程

（1）术前准备：根据患者的CBCT，利用3D打印技术打印上颌骨模型（图5），制作个性化钛网。制取CGF膜（图6）。

（2）手术过程：常规消毒，铺巾（仰卧位），13-22牙区阿替卡因局部浸润麻醉，12-21牙嵴顶横行切口，13、22牙远中附加切口，12、11牙区牙龈瘢痕组织质地坚韧。翻瓣，见12、11垂直向及水平向骨缺损（图7），21牙水平向骨缺损。平整骨面，制备滋养孔，于缺骨区植入Bio-Oss骨粉0.75g，覆盖个性化钛网，钛钉固定后钛网稳定，覆盖CGF膜（图8）。唇侧瓣充分减张，可吸收线拉拢缝合，21牙区完全关闭，12牙区覆盖可即邦后缝合，两侧黏膜瓣间隙约3mm。戴入𬌗垫保护术区。

（3）术后5周复查：发现黏膜开裂，钛网暴露（图9），为防止影响成骨效果，遂局麻后将钛网取出。翻瓣后见黏骨膜与钛网结合紧密，暴露并旋出钛钉，血管钳轻钳出钛网，可见植骨区域血运丰富，出血明显，骨粉已成形、硬度可，生理盐水冲洗后，可吸收线缝合，12牙区牙龈无法完全拉拢

作者单位：山东大学口腔医院

通讯作者：兰晶；Email：kqlj@sdu.edu.cn

处覆盖可即邦（图10）。

（4）1个月及3个月后复查：牙龈逐渐愈合良好（图11）。

（5）骨增量5个月后复诊：口内缺牙区牙槽骨轮廓良好（图12、图13）。CBCT示：缺牙区骨高度与邻牙基本一致，骨厚度充足，骨增量效果明显（图14、图15）。

（6）植入种植体：阿替卡因局部浸润麻醉下，12-21嵴顶横行切口，13、22远中附加切口，翻瓣，见11、21骨厚度尚可，12可探及软组织，刮除软组织后见垂直向骨量稍不足（图16）；球钻略偏腭侧定点，先锋钻定深、定向，扩孔钻逐级扩孔，颈部成形，分别于12、21植入Dentium 4.0mm×10mm种植体1颗，初始稳定性良好，可见12种植体唇侧暴露2mm（图17）。于21置覆盖螺丝，21置愈合基台（4.0mm×2mm），唇侧制备滋养孔，于12牙嵴顶偏腭侧钛膜钉固定Bio-Gide膜（25mm×13mm），骨缺损处植入Bio-Oss骨粉0.25g，绷紧Bio-Gide膜后于唇侧固定，行香肠技术GBR（图18）。充分减张后可吸收线严密缝合，12牙区牙龈无法完全拉拢处覆盖可即邦（图19）。压迫止血。拍摄曲面断层片示种植体方向及位置良好（图20）。术后2周、4周复查，牙龈逐渐愈合（图21）。

（7）术后5个月复诊：CBCT示：种植体与牙槽骨骨结合良好，唇侧骨板厚度可（图22）。行二期手术。2周后，牙龈袖口形态良好（图23），但牙龈曲线欠佳，取开窗式种植体水平印模，制作临时修复体，行牙龈诱导成形术（图24）。

（8）术后6个月复诊：经过不断调整临时修复体颈部形态，12远中及21近中龈乳头已充满邻间隙，12、11牙间龈乳头未能完全充满邻间隙（图25）。制作个性化印模杆，取开窗式种植体水平印模（图26），制作最终修复体。2周后戴入12-21种植体支持式全瓷固定桥。

二、结果

骨增量术后5个月复查，CBCT示：12-21骨高度与邻牙基本一致，骨厚度充足，骨增量效果明显。种植体植入术后5个月CBCT示：种植体与牙槽骨骨结合良好，唇侧骨板厚度可。经牙龈诱导成形术，12远中及21近中龈乳头充满邻间隙，不足之处在于12、11牙间龈乳头未完全充满邻间隙。最终完成修复体戴入（图27、图28），牙冠形态、色泽逼真，唇侧骨丰满度良好（图29），牙龈曲线尚可。美学效果令患者满意（图30）。

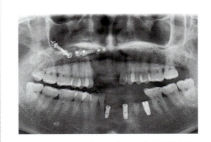

图1　初诊曲面断层片：上颌骨骨折坚固内固定术、下颌种植体

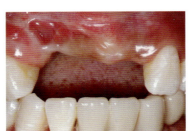

图2　缺牙区正面像：骨高度不足

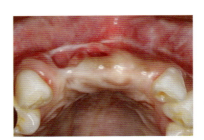

图3　缺牙区𬌗面像：牙槽骨丰满度差，牙龈瘢痕严重

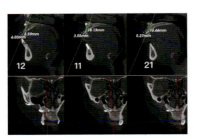

图4　术前CBCT：12牙槽嵴垂直向骨缺损6.59mm，11、21水平向骨缺损

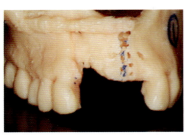

图5　3D打印上颌骨模型

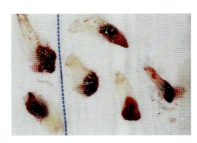

图6　制取CGF膜

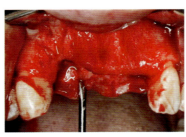

图7　翻瓣后见12、11垂直向及水平向骨缺损

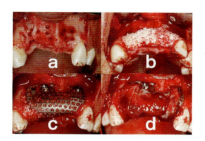

图8　（a）制备滋养孔；（b）植入Bio-Oss骨粉；（c）覆盖个性化钛网，钛钉固定；（d）覆盖CGF膜

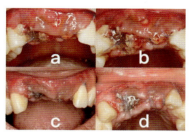

图9　（a、b）术后1周复查；（c、d）术后5周复查，钛网暴露

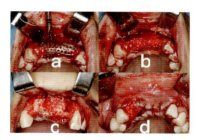

图10　（a）取钛网；（b）植骨区域血运丰富，出血明显；（c）骨粉已成形，硬度可；（d）可吸收线缝合，12牙区牙龈无法完全拉拢处覆盖可即邦

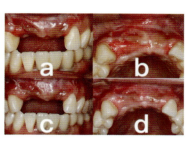

图11　（a~d）取出钛网1个月及3个月后复查：牙龈逐渐愈合良好

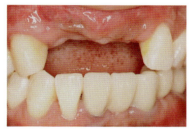

图12　骨增量5个月后正面像

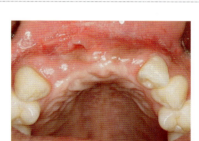

图13　骨增量5个月后𬌗面像

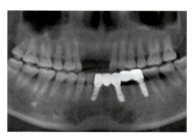

图14　骨增量5个月CBCT示：缺牙区骨高度与邻牙基本一致

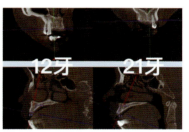

图15　骨增量5个月CBCT示：骨厚度充足，骨增量效果明显

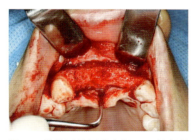

图16　植骨区骨厚度良好，12骨高度稍有不足

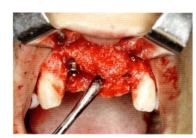

图17　植入种植体

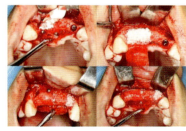
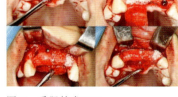

图18　香肠技术GBR

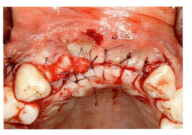

图19　可吸收线严密缝合，12牙区牙龈无法完全拉拢处覆盖可即邦

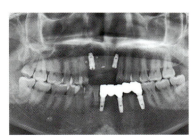

图20　术后曲面断层片示：种植体方向及位置良好

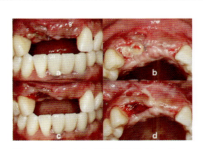

图21　（a、b）术后2周复查；（c、d）术后4周复查

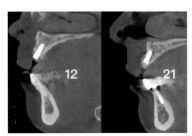

图22　5个月后CBCT示：种植体与牙槽骨骨结合良好，唇侧骨板厚度可

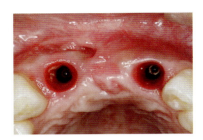

图23　牙龈袖口形态良好

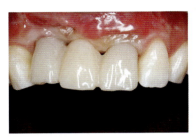

图24　戴入临时修复体，行牙龈诱导成形术

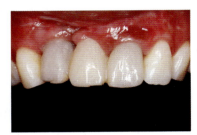

图25　6个月后复诊：12远中及21近中龈乳头已充满邻间隙，12、11牙间龈乳头未能完全充满邻间隙

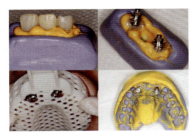

图26　个性化开窗式印模

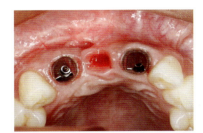

图27　戴入个性化基台

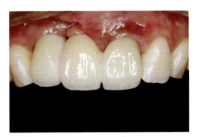

图28　戴入全瓷固定桥

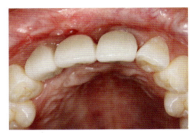

图29　骨轮廓良好

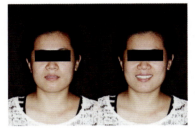

图30　患者对修复效果表示满意

三、讨论

由外伤导致的上颌前牙连续缺失，往往伴随有唇侧骨板的水平向及垂直向骨吸收，导致缺牙区骨量不足，骨增量成为种植体植入前必不可少的步骤。在重建高度和/或厚度严重丧失的牙槽骨缺损时，重建区域的空间稳定性是治疗过程中的一项重要因素。本病例中，利用个性化钛网，既帮助骨增量材料稳定地停留在植骨区，并维持适当的形态以支撑表面的软组织，为骨组织的再生提供空间。但是瘢痕组织是手术的额外风险因素。除了影响血运，还很难在瘢痕区获得良好的皮瓣复位。水平瘢痕通常无法达到可预期的改善。本病例中严重的牙龈瘢痕限制了牙龈的愈合能力，也影响了最终修复效果。因此，瘢痕组织的软组织关闭问题也值得我们种植医生重视。

参考文献

[1] Shahram Ghanaati, Sarah Al–Maawi, TorstenConrad, et al. Biomaterial–based bone regeneration and soft tissue management of the individualized 3D–titanium mesh: An alternative concept to autologous transplantation and flap mobilization[J]. J Cranio–Maxillofacial Surgery, 2019, 10(47): 1633–1644.

[2] Cucchi A, Vignudelli E, Napolitano A, et al. Evaluation of complication rates and vertical bone gain after guided bone regeneration with non–resorbable membranes versus titanium meshes and resorbable membranes. A randomized clinical trial[J]. Clin Implant Dent Relat Res, 2017, 19(5): 821–832.

[3] Jonas L, Sarah AM, Robert S, et al. Individualized titanium mesh combined with platelet–rich fibrin and deproteinized bovine bone: a new approach for challenging augmentation[J]. J Oral Implantol, 2018,22(9): 3159–3169.

[4] Urban IA, Montero E, Monje A, et al. Effectiveness of vertical ridge augmentation interventions: A systematic review and meta–analysis[J]. J Clin Periodontol, 2019, 46 Suppl 21:319–339.

[5] 王天璐, 满毅. 钛网在口腔种植骨量扩增中的应用[J]. Kou qiang he mian wai ke za zhi, 2015, 25(4):241–245.

前牙区骨劈开联合PRF水平向引导骨组织再生&数字化外科导板种植美学修复病例

杨展强 关泳仪 梁少妍

摘要

目的：本病例以修复为导向，探讨在上前牙区骨增量术式、种植体植入方式、软组织塑形程序与临床效果。**材料与方法**：患者为45岁男性，口内检查和CBCT可见21全冠修复，伸长扭转，Ⅱ度松动，患区软硬组织缺损。患牙拔除术后4周在唇侧牙龈做梯形切口，缺牙区近远中牙槽骨距离邻牙2mm做垂直骨劈开，同时在创口原位取自体骨块和骨屑，骨块嵌入骨劈开区呈"夹心"状，骨屑与低替代率骨移植材料混合后移植至唇侧骨面及骨劈开区，做水平向骨增量，覆盖可吸收胶原膜同时在可吸收胶原膜上放置PRF，减张缝合创口。待骨增量成骨后，以修复为导向，数字化外科导板引导下，在正确三维位置植入种植体。结缔组织移植术恢复患区唇侧牙龈丰满度，同期利用种植体支持式临时义齿对牙龈形态诱导塑形，完成种植义齿修复，以达到恢复种植义齿与天然牙、牙龈、牙槽骨轮廓、功能统一协调，实现"红色美学、白色美学、轮廓美学"。**结论**：该患者患区在上颌前牙区，软硬组织缺损、薄龈生物型、高笑线且患者美学期望值高，属于高美学风险病例。通过循序实施治疗，患牙拔除后待软组织愈合，利用骨劈开技术，原位收集自体骨块、骨屑，骨块嵌入骨劈开区呈"夹心"状，骨屑混低替代率骨移植材料进行水平向骨增量，PRF的运用可以促进创口的初期愈合，最终获得良好骨增量效果；数字化外科导板可以辅助种植体在正确的三维位置植入；运用结缔组织移植技术可以改善患区唇侧牙龈丰满度，调整种植体支持式临时义齿的穿龈轮廓，可以有效地诱导、塑形牙龈形态，获得理想的种植修复效果。

关键词：骨劈开；水平向骨增量；富血小板纤维蛋白（PRF）；修复为导向；数字化外科导板；微创种植；结缔组织移植术（CTG）；穿龈轮廓；牙龈诱导塑形；个性化转移杆；预粘接处理；种植美学

一、材料与方法

1. 病例简介 45岁男性患者。左上前牙外院根管治疗后桩冠修复10余年，现松动伸长、咬物疼痛不适1年余。既往史：全身情况良好，否认家族遗传病史，无药物过敏史。口内检查：21全冠修复，伸长扭转，Ⅱ度松动，唇侧牙龈退缩，牙根暴露，牙体呈暗褐色，游离龈和龈乳头色暗红、质地松软，探触时易出血。牙龈生物型：薄龈型。影像学检查：21桩冠修复；21区牙槽嵴水平向不利型骨缺损，颊侧骨板吸收呈刃状，牙槽嵴顶宽度约2mm；全牙列牙石附着明显。美学风险评估（ERA）：患者美学要求高，牙冠形态呈尖圆形，高笑线，高弧线形，薄龈生物型；外科风险评估：水平向骨量不足，需要前期植骨；修复风险评估：邻牙无修复体；修复空间距离充足；可能需要义龈修复（表1~表3）。

2. 诊断 21修复体失败、牙周–牙髓联合病变；牙龈炎。

3. 治疗计划 全口卫生欠佳，牙龈炎，拟行全口龈上洁治，口腔宣教；21牙槽嵴水平向不利型骨缺损，无法同期种植，拟行21水平向骨增量，择期数字化外科导板引导下植入种植体；21唇侧牙龈如有塌陷，拟行21区唇侧牙龈结缔组织移植增加其丰满度，11、21龈缘不齐，拟行利用种植体支持式临时义齿诱导塑形牙龈形态以恢复协调。

术式考量与选择：①即刻种植：该病例在正确三维位置植入种植体，种植体无法达到初始稳定性且软硬组织缺损，该方案不考虑。②早期种植：种植体难以获得初始稳定性，GBR成功率不可预期，软组织预后不明确，影响远期修复效果，该方案不考虑。③延期种植：时间周期长，牙槽骨流失明显，该方案不考虑。④骨增量后种植：治疗效果可预期，治疗周期长，最终选择此方案执行。

4. 治疗过程（图1~图23）

（1）术前准备：取模，灌制研究模型，拍口内、口外像，龈上洁治；21微创拔除术，术后4周行水平向骨增量：原位收集自体骨屑及骨块，21区近远中牙槽骨距离邻牙2mm做垂直骨劈开，自体骨块嵌入骨劈开区，呈"夹心"状，自体骨屑、静脉血液混Geistlich Bio-Oss 1g后移植至唇侧骨面及骨劈开区，做水平向骨增量。覆盖可吸收胶原膜联合运用PRF减张缝合创口。术后5天、10天、3个月复查见牙龈获得良好初期愈合。骨增量术后7个月可见恢复丰满的牙槽嵴，牙龈颜色呈粉红色、形态丰满、质地愈合良

作者单位：广州柏德口腔

通讯作者：杨展强；Email: 632452062@qq.com

好。CBCT示：牙槽骨高度、宽度均获得理想状态。

（2）21微创植入种植体：利用牙支持式数字化外科导板引导下，在21区牙槽嵴顶收集部分骨进行观摩，可见牙槽骨质地坚硬，先锋钻备洞后，取出牙支持式数字化外科导板，成型钻逐级备洞，微创植入种植体Ankylos C/X 3.5mm×11mm，植入扭矩：28N·cm，安装牙龈成形器：4.0mm×4.5mm。术后CBCT示：种植体以修复为导向植入，螺丝孔位于舌侧舌隆突。

（3）结缔组织移植同时调戴种植体支持式临时义齿：种植体植入术后3个月、6个月回访，可见21区唇侧牙龈塌陷，与11牙不协调。开窗取模、制作种植体支持式临时义齿，试调戴后可见11、21龈缘不齐。21区牙龈龈端骨膜上做"隧道"切口，减张后呈袋状，于腭侧区取结缔组织移植至此区域，继而安装种植体支持式临时义齿。

（4）牙龈细节诱导：结缔组织移植术后1周，调整种植体支持式临时义齿的穿龈轮廓，诱导牙龈细节形态。结缔组织移植术后4周复查，可见21区软组织形态得到进一步诱导塑形。

（5）完成戴冠：制作个性化转移杆，取模，选色，确定咬合关系。选择钛基底氧化锆基台、LAVA全瓷冠。Key引导基台就位，加力15N；预粘接处理减少粘接材料残留，有效降低种植体周围炎风险。完成最终修复，可见11、21龈缘平齐且恢复唇侧牙龈丰满，种植修复体与天然牙协调一致，完成戴冠后口腔宣教。

（6）戴冠后随访：戴冠完成后5个月复诊检查，可见11、21龈缘平齐，21唇侧牙龈出现点彩且稳定，维持其丰满度，种植修复体近远中龈乳头得到进一步诱导。CBCT及根尖片示：21区牙槽骨恢复唇侧骨轮廓，种植体周围骨量维持稳定。

二、结果

1. 骨组织增量的临床效果：上颌前牙区经过骨劈开，在原位取自体骨块骨屑，骨块嵌入骨劈开区，同时将自体骨屑和低替代率骨移植材料混合后移植至唇侧骨面及骨劈开区，做水平向骨增量，联合运用PRF降低术后肿胀、疼痛，促进创口初期愈合，牙槽骨从不利型骨缺损愈合后均获得理想的高度、宽度。

2. 种植体植入位置的临床效果：骨增量成骨后使用数字化外科导板提高了手术精度，引导种植体在正确的三维位置微创植入，获得良好的初始稳定性，安装牙龈成形器对唇侧牙龈起到支撑作用。

3. 软组织增量的临床效果：通过在上颌后牙区腭侧牙龈（供区）获得结缔组织，移植至前牙唇侧牙龈（受区），可以有效恢复牙龈丰满度，通过调整种植体支持式临时义齿的穿龈轮廓，可以有效地对软组织诱导塑形，获得理想的效果。

表2　外科风险评估

风险评估					常规分类	注意：可能需要的额外程序
骨量	解剖风险	美学风险	复杂程度	并发症风险		
单颗种植牙						
充足	低	高	中等	中等	高级	·邻牙牙龈退缩的风险 ·需要额外的软组织移植
水平向骨不足，可同期植入	低	高	中等	中等	高级	·邻牙牙龈退缩的风险 ·软组织移植同时水平向骨增量
水平向骨不足，需要前期植骨	低	高	中等	中等	复杂	·邻牙牙龈退缩的风险 ·水平向骨增量前进行软组织移植
垂直向/水平向骨量不足	低	高	中等	中等	复杂	·邻牙牙龈退缩的风险 ·水平向/垂直向骨增量前进行软组织移植

表3　修复风险评估

问题	备注	困难程度		
		低	中	高
口腔环境				
口腔健康状态		无活动期疾病		有活动期疾病
邻牙状态		有修复体		无修复体
缺牙原因			龋齿/创伤	牙周疾病或副功能咬合
修复空间				
𬌗龈距离	指从预计的种植修复体边缘到对𬌗之间的距离	修复空间距离充足	修复空间受限，但不影响修复	需要辅助性治疗，以获得充足的修复空间
近远中间距离	和被修复牙相称的牙弓长度	修复缺失牙的空间充足	需要减径或减数	需要辅助性治疗，以获得满意的效果
修复范围		单颗牙	连续多颗牙	全牙弓
种植体周围的组织量和特点	指是否有足够的组织量以支持最终的修复体，或是否需要种植修复体义龈	不需要义龈修复		为了美学或发音，需要义龈修复

表1　美学风险评估

美学风险因素	风险水平		
	低	中	高
健康状况	健康，免疫功能正常		免疫功能低下
吸烟习惯	不吸烟	少量吸烟，<10支/天	大量吸烟，>10支/天
患者美学期望值	低	中	高
唇线	低位	中位	高位
牙龈生物型	低弧线形、厚龈生物型	中弧线形、中龈生物型	高弧线形、薄龈生物型
牙冠形态	方圆形	卵圆形	尖圆形
位点感染情况	无	慢性	急性
邻面牙槽嵴高度	到接触点≤5mm	到接触点5.5~6.5mm	到接触点≥7mm
邻牙修复状态	无修复体		有修复体
缺牙间隙宽度	单颗牙（≥7mm）	单颗牙（≤7mm）	2颗或2颗牙以上
软组织解剖	软组织完整		软组织缺损
牙槽嵴解剖	无骨缺损	水平向骨缺损	垂直向骨缺损

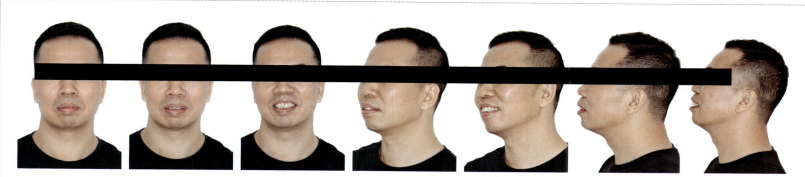

图1 术前口外像

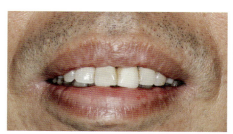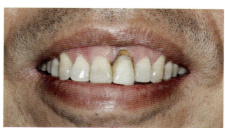

图2 高笑线

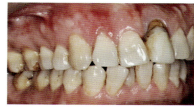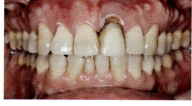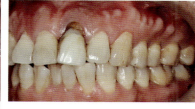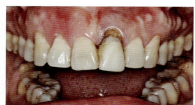

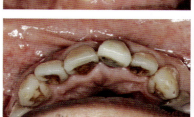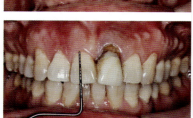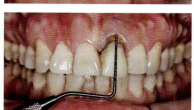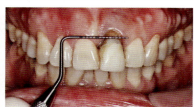

图3 术前口内像

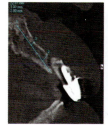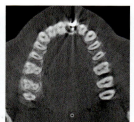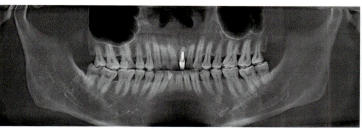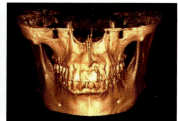

图4 术前CBCT

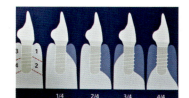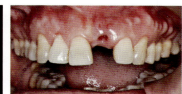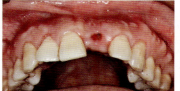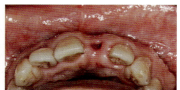

图5 骨缺损分类   图6 21拔除10天后唇侧牙龈塌陷明显

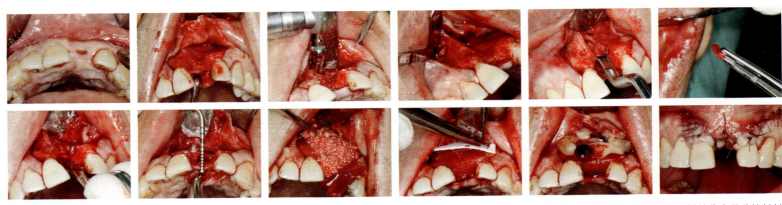

图7 原位收集自体骨屑及骨块，21区近远中牙槽骨距离邻牙2mm做垂直骨劈开，自体骨块嵌入骨劈开区，呈"夹心"状，自体骨屑、静脉血液和低替代率骨移植材料混合后移植至唇侧骨面及骨劈开区，做水平向骨增量，覆盖可吸收胶原膜联合运用PRF减张缝合创口

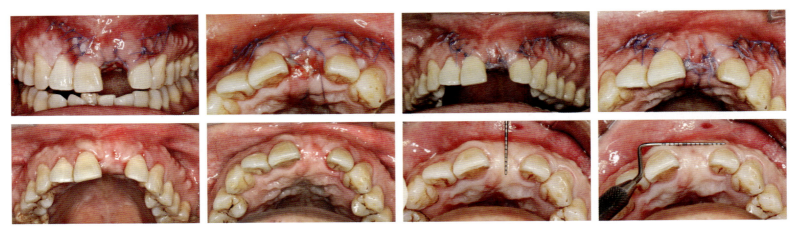

图8 骨增量术后5天、10天、3个月、7个月复诊，牙龈获得良好初期愈合

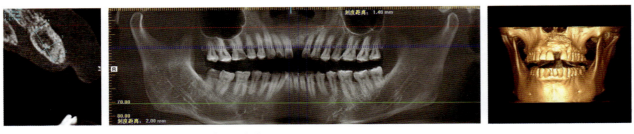

图9 骨增量术后7个月CBCT可见获得理想骨高度、宽度

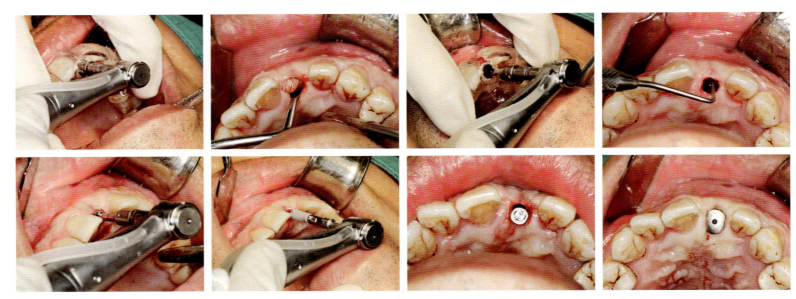

图10 21区利用牙支持式数字化外科导板引导备洞，攻丝，植入种植体，安装愈合基台

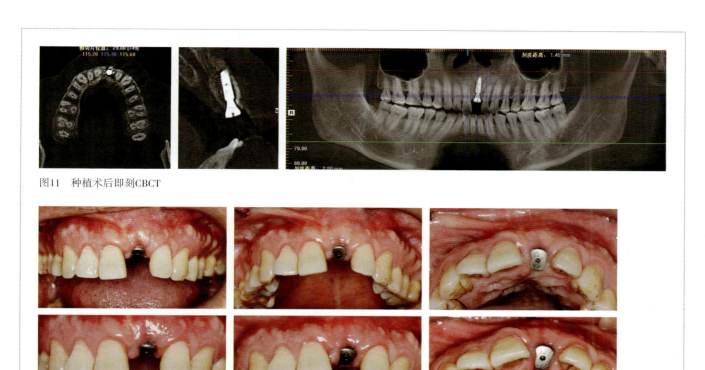

图11　种植术后即刻CBCT

图12　种植术后3个月、6个月复诊检查，可见21唇侧牙龈塌陷明显

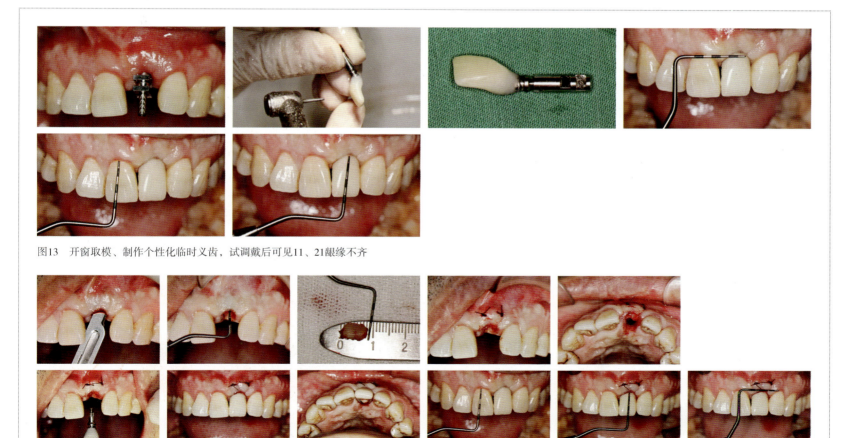

图13　开窗取模、制作个性化临时义齿，试调戴后可见11、21龈缘不齐

图14　21区牙龈龈端骨膜上做"隧道"切口，减张呈袋状，腭侧区取结缔组织移植至此区域，安装临时义齿

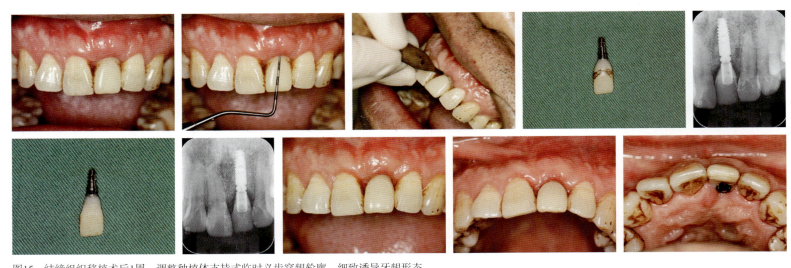

图15　结缔组织移植术后1周，调整种植体支持式临时义齿穿龈轮廓，细致诱导牙龈形态

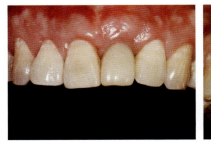
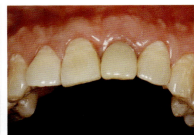
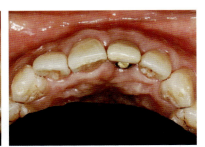

图16　结缔组织移植术后4周回访

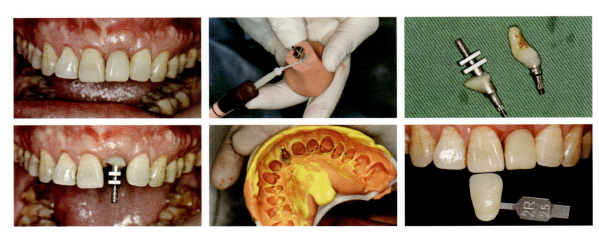

图17　制作个性化转移杆，取模，选色，确定咬合关系

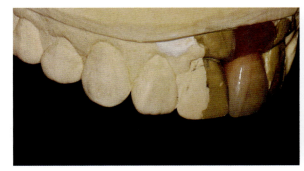
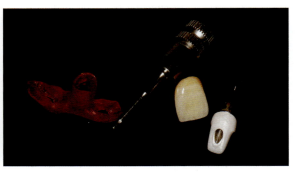

图18　准备戴冠

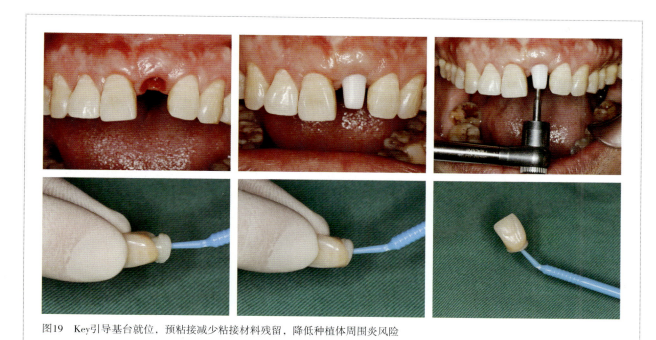

图19 Key引导基台就位，预粘接减少粘接材料残留，降低种植体周围炎风险

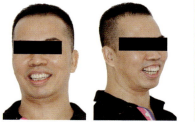
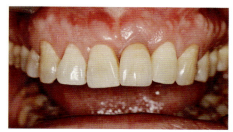

图20 戴冠后即刻口内像

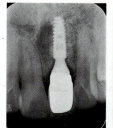
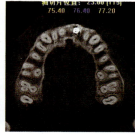
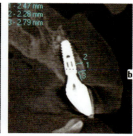

图21 戴冠后即刻口外像　　图22 戴冠5个月后口内像

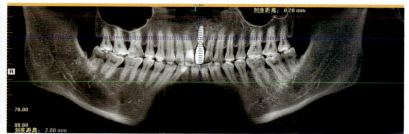

图23 戴冠5个月后根尖片和CBCT

三、讨论

该患者患区为软硬组织缺损病例，薄龈生物型且高笑线，属于高美学风险病例。①该患区为不利型骨缺损，骨劈开同时在创口原位取自体骨屑、骨块，骨块嵌入骨劈开区呈"夹心"状，自体骨屑与低替代率骨移植材料混合后移植至唇侧骨面及骨劈开区，做水平向骨增量，PRF的运用降低了创口的术后肿胀和疼痛，促进软组织初期愈合，为骨增量成骨效果提供有利条件。②患区骨增量成骨后，以修复为导向，通过合理运用数字化外科导板可以提高手术精度，引导种植体在正确的三维位置植入。③植入种植体6个月后复查，发现唇侧牙龈明显塌陷，与相邻天然牙不协调。通过结缔组织移植手术可以有效增加患区唇侧牙龈丰满度，同时调戴种植体支持式临时义齿可以有效诱导塑形牙龈形态。④制作个性化转移杆，可以精确转移软组织袖口形态。选择钛基底氧化锆基台、全瓷冠可以更为自然恢复牙冠形态和颜色。种植冠通过预粘接技术处理，有效减少戴冠后粘接材料残留，继而降低种植体周围炎的风险。⑤戴冠后正确的口腔宣教并督促患者定期复查，提高患者口腔保健意识，有利于种植义齿的使用效果。

参考文献

[1] 耿威, 宿玉成, 徐刚, 等. 无机牛骨结合可吸收性胶原膜修复种植牙骨缺损的定量分析[J]. 口腔医学研究, 2003, 19(4):280–283.

[2] Cordaro L, Terheyden H. ITI Treatment Guide Ridge Augmentation Proceduers in Implant Patinents: A Study Approach.Berlin: Quintessence, 2014.

[3] 黄伟, 张志宏, 刘红红, 等. 牙龈软组织自我修复与拔牙创软组织愈合在前牙美学区软组织愈合中的比较[J]. 安徽医科大学学报, 2015, 50(01): 54–57.

[4] 王爽, 杨佳硕, 肖亚萍, 等. 富血小板纤维蛋白在口腔临床医学中的研究进展[J]. 华北理工大学学报(医学版), 2020, 22(04): 311, 329–332.

[5] 郭泽鸿, 周磊, 徐淑兰, 等. 改良式骨劈开术水平骨增量对软硬组织的影响[J]. 口腔颌面外科杂志, 2019, 29(03): 142–147.

[6] 周建锋, 谭建国, 陈立, 等. 游离结缔组织移植用于修复前牙美学区软组织缺陷[C]//中华口腔医学会. 中华口腔医学会口腔修复学专业委员会第十次全国口腔修复学术大会, 2016:153.

[7] 王伟, 朱晓杰, 陈赵群, 等. 应用CAD/CAM及预粘接技术来控制前牙种植美学修复粘接剂溢出的研究[[C]//中华口腔医学会. 中华口腔医学会口腔修复学专业委员会第十次全国口腔修复学术大会, 2016:113–114.

[8] 刘春影, 邹净亭, 周延民. PRF联合GBR在前牙美学区种植手术中的应用[C]//中华口腔医学会. 中华口腔医学会口腔修复学专业委员会第十二次全国口腔修复学术会议论文集, 2018:65–65.

[9] 张运, 王彦梅, 何家才. 富血小板纤维蛋白联合骨替代材料应用于牙槽嵴位点保存术的临床效果[J]. 口腔疾病防治, 2020, 28(06): 361–366.

[10] 蒋瑷, 张强, 罗纬, 等. 上颌单颗前牙位点保存后邻面牙槽嵴高度的初期变化[J]. 华西口腔医学杂志, 2019, 37(04): 394–397.

前牙区连续多颗牙缺失以修复为导向的种植美学重建

吴夏怡 陈卓凡

摘 要

美学区是指大笑时所能看到的全部牙列及其支持组织，和/或患者认为重要的牙列及其支持组织。在种植修复，单纯在支持结构上方连接一个修复体是不够的。为了达到理想的美学效果，种植位点需要三维重建，包括重建缺失的硬组织和正确的软组织轮廓重塑，以使种植体可以在由修复体决定的所需位置植入，同时软组织轮廓可以被修复体轮廓塑形。本病例以修复为导向使用数字化微笑设计、数字化种植手术导板结合软硬组织增量、数字化修复手段实现前牙区连续多颗牙缺失的种植美学重建。

关键词：软硬组织重建；连续多颗牙缺失；美学重建

美学区是指大笑时所能看到的全部牙列及其支持组织，和/或患者认为重要的牙列及其支持组织。在种植修复，单纯在支持结构上方连接一个修复体是不够的。为了达到理想的美学效果，种植位点需要三维重建，包括重建缺失的硬组织和正确的软组织轮廓重塑，以使种植体可以在由修复体决定的所需位置植入，同时软组织轮廓可以被修复体轮廓塑形。本病例以修复为导向使用数字化微笑设计、数字化种植手术导板结合软硬组织增量、数字化修复手段实现前牙区连续多颗牙缺失的种植美学重建。

一、材料与方法

1. 病例简介 33岁女性患者，因"上前牙脓包3天"就诊。现病史：患者10年前行美容冠修复，3年前因桩冠脱落二次修复，3天前出现牙龈脓包肿痛不适，自服消炎药无法缓解，要求拆除冠治疗，并重新修复。抱怨现有义齿过白过长，要求改善上前牙美观。术前检查：颜面部基本对称，上前牙中线左偏，高位笑线，患者美学期望值较高。口内所见：12、22金属烤瓷冠修复，11和21金属烤瓷联冠修复，色白透光性欠佳，龈缘红肿，BOP（+++）；11叩痛，11根尖脓包约12mm×8mm，质软有波动感，扣诊龈缘溢脓，根尖未见瘘管。CBCT示：11残根唇侧骨板缺如，21唇侧舌侧骨壁吸收，低于龈缘约5mm，剩余骨壁菲薄低于1mm；11、21根尖垂直向及水平向骨量尚可（图1）。既往史：患者无吸烟、服用双膦酸盐或夜磨牙病史，排除种植禁忌证，该病例符合种植手术适应证。

2. 诊断 11、21残根（无保留价值），11急性根尖周炎（根尖周脓肿），12、22烤瓷冠修复。

3. 治疗计划 11、21牙槽嵴保存+延期种植+全瓷修复；12、22全瓷修复。

4. 治疗过程

（1）牙槽嵴保存：患者按医嘱口服抗菌药物（头孢呋辛酯 0.25g bid 及奥硝唑 0.5g bid）3天控制根尖区感染，11根尖脓包基本消除，无波动感，扣诊无溢脓。予拆除11、21桩冠后可见11、21残根发黑可探及松软腐质，腭侧缺损齐龈，无法保证龈上3mm完整健康牙本质肩领，阿替卡因局麻下行12-21沟内切口，微创拔除11、21残根，锐性分离炎性肉芽组织，搔刮大量肉芽组织，过氧化氢生理盐水反复冲洗，彻底清创可见唇侧骨缺损边缘低于邻牙釉牙骨质界6mm，11-21根间隔存但低于邻牙釉牙骨质界4mm，拔牙窝骨壁不完整，唇侧骨壁厚度<1mm，拔牙窝见含有滋养孔的健康腭侧束状骨血供良好，使用含脱蛋白牛骨基质的胶原骨（Bio-Oss Collagen 100mg×2）进行11和21牙槽嵴保存，严密缝合（图2）。

（2）牙槽嵴保存术后过渡修复：牙槽嵴保存术后1个月（2019年4月22日），11和21唇侧水平向与垂直向骨吸收，缺损区软组织基本已愈，黏膜未完全角化，拆除12和22烤瓷单冠，检测侧切牙牙髓活力正常，12和22保留活髓下使用牙支持式甲基丙烯酸甲酯（PMMA）12-22固定桥进行过渡修复（图3）。

（3）基于DSD以修复为导向种植方案设计：DSD设计未来修复体形态（图4，绿色虚线），计划11、21植入骨水平锥柱状种植体（Straumann，BLT，3.3mm×12mm）各1颗，使种植体平台垂直向在未来修复体冠边缘根方3mm，现有临时修复存在11和21冠宽长比<75%，22龈缘不对称以及12-11、11-21、21-22间龈乳头高度不足的美学缺陷，设计通过11、21龈缘向冠方调整1.5mm，宽长比增至80%，设计通过软组织增量使22游离龈缘冠方调整1.0mm，宽长比增至75%，并保证种植体平台之间距离>4mm，种植体平台与邻牙牙根间距离>2.5mm，以保证种植体之间及种植

作者单位：中山大学附属口腔医院珠江新城门诊
通讯作者：陈卓凡；Email: dentistczf@163.com

体与天然牙之间的龈乳头生长空间，在设计修复体唇侧龈缘与种植体平台唇侧预留2mm水平向骨量，通过CAD/CAM数字化种植手术导板基于DSD设计引导正确种植三维位置与轴向植入，设计通过11、21骨增量和12-22软组织增量改善龈乳头高度不足的美学缺陷（图4）。牙槽嵴保存术后3个月与术前CBCT比较，可见拔牙窝部分骨愈合，伴颊侧垂直向及水平向骨丧失，而剩余骨量尚可（图5）。使用3Shape软件基于DSD设计进行数字化3D排牙，修复为导向设计种植体三维位置、CAD种植体位置及手术导板数据，11种植体平台在未来修复体龈缘高点下4mm，11种植体唇侧根尖处保留了2mm骨板，但由于水平向骨量不足，11种植体颈部暴露唇侧2.57mm、腭侧1.65mm，21种植体唇侧保留了1.04mm骨板，根尖保留唇侧骨板＞2.94mm，距离切牙管0.75mm，种植体平台在未来修复体龈缘高点下4～5mm，距离邻牙牙根1.5mm，2颗种植体间距为3.73mm，设计种植体轴向从未来修复体舌面中1/3及舌隆突间穿出螺丝固位。3D打印CAD/CAM牙支持式数字化种植手术导板，使用直径2.8mm套环仅引导先锋钻预备（图6）。

（4）数字化导板引导种植手术及同期骨增量：牙槽嵴保存术后3个月（2019年7月17日）软组织已愈，使用CAD/CAM导板引导种植手术：术中局麻后常规消毒，铺巾，为了尽量保留软组织，未使用组织环切钻而是沿临时牙桥体压迹未完全角化的嵴顶缺牙区黏膜腭侧切口，结合邻牙沟内切口，翻全厚瓣可见11、21拔牙窝充填的胶原骨与拔牙窝无明显分界，缺牙区牙槽嵴存在水平向及垂直向吸收（图7）。检查牙支持式数字化种植手术导板完全就位，4℃生理盐水充分冷却下使用直径2.8mm先锋钻定位备洞（图8）。先锋钻预备后取下手术导板进行自由手扩孔，术中顺着先锋钻方向预备出现备洞轴向偏差，导致了11骨开窗和骨开裂（图9）。术中11偏腭侧改向重新预备种植窝洞，唇侧皮质骨处开放骨髓腔，骨刨刮取12根尖区自体骨屑，根尖区自体骨屑铺于骨开裂区，使用低替代率骨粉（Geistlich Bio-Oss 0.25g）覆盖单层胶原膜（Geistlich Bio-Gide 25mm×25mm）行GBR水平向骨增量，黏骨膜瓣行骨膜减张，水平褥式缝合及间断缝合，严密关闭创口（图10）。

（5）过渡修复-二期取模：种植骨增量术后6个月，种植体骨整合良好，骨替代材料增量后唇侧骨壁可见皮质化影像，唇侧骨壁厚度为1.2～2.6mm（图11）。过渡修复使用的盖嵴式桥体设计可"虚构"中切牙龈乳头形态，但龈乳头可见切口瘢痕，实际该处应为切牙乳头的结构，殆面像11-21桥体位置骨弓轮廓塌陷。二期手术常规取模接愈合基台，2周后行软组织增量术（图12）。

（6）软组织增量：软组织增量采用双层技术（bilaminar techniques）即骨面上保留黏骨膜半厚瓣、冠向复位覆盖去上皮-上皮结缔组织。术中从

左上腭直接切取厚度为1.5mm、大小为15×20mm的上皮结缔组织，供区使用4-0可吸收缝线交叉缝合固定明胶海绵，上皮结缔组织去除脂肪和腺体后，去上皮，而后分为大小6mm×8mm两块，按设计使用可吸收缝线6-0固定在11、21唇侧受区半厚黏骨膜上（图13）。

按照术前DSD及软组织增量的方案设计二期手术同期取模制作11和21纯钛个性化基台及螺丝固位PMMA临时冠、12和22临时树脂冠，按设计椅旁减少穿龈轮廓的突度（粉色）并抛光，拟软组织增量术中行以修复为导向的种植体周围软组织塑形。临时修复体应兼具美观与功能，解剖形态与功能正确并考虑到未来修复体从计划种植体龈缘位置（最凸的）根方的穿龈轮廓形态，为最大软组织量留出空间。图14为调改后的个性化钛基台+数字化切削CAD/CAMI临时冠。受区12-22牙间龈乳头唇侧去上皮，去上皮-上皮结缔组织固定在去上皮的12-22牙间龈乳头及11、21唇侧黏骨膜上，半厚瓣冠向复位覆盖游离移植的结缔组织，可见因牙龈较薄12唇侧半厚瓣裂开，6-0可吸收缝线间断缝合关闭创口。术后18天复诊受区一期愈合（图15）。供区术后7天二期愈合，18天完全愈合（图16）。软组织增量术后1个月和3个月复诊，软组织增厚，唇侧骨弓轮廓丰满，牙龈点彩出现，种植体周围角化龈宽度充足（图17、图18）。ITI共识声明：修复材料应根据患者或位点情况由医生选择修复设计应该比材料选择更谨慎，包括穿龈轮廓、边缘线可易触及、容易拆卸。玻璃陶瓷是在玻璃中添加或生长白榴石、二硅酸锂晶体的玻璃基陶瓷的一种，力学性能与长石质陶瓷相比明显增加，二硅酸锂增强型玻璃陶瓷是临床上最常用的玻璃陶瓷，常用于前牙/前磨牙全瓷冠、贴面，以及后牙嵌体、高嵌体、殆贴面等。由于患者要求前牙更加通透、自然逼真，在软组织增量术后3个月，最终修复体选择了12、22二硅酸锂增强型玻璃陶瓷铸瓷单冠以及11、21个性化氧化锆基台+粘接固位二硅酸锂增强型玻璃陶瓷铸瓷单冠，戴入后美学效果理想，患者满意（图19）。

二、结果

以修复为导向的种植是1995年由Garber DA和Belser UC教授提出："在种植修复中，单纯在支持结构上方连接一个修复体是不够的。为了达到理想的美学效果，种植位点需要三维重建，包括重建缺失的硬组织和正确重塑的软组织轮廓，以使种植体可以在由修复体决定的所需位置植入，同时软组织轮廓可以被修复体轮廓塑形。"本病例的美学评估使用PES/WES评分，戴牙后2个月复诊进行红白美学评估：PES 8分、WES 10分，共18分。本病例在仅有的观察期内，穿龈轮廓自然，牙龈健康、点彩丰富，种植修复获得了良好的软硬组织稳定性，恢复了患者美观及咀嚼功能，患者对治疗效果满意（图20）。

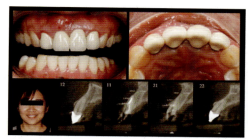

图1 术前检查

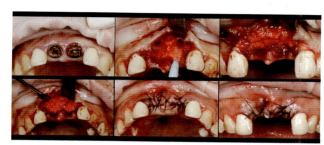

图2 牙槽嵴保存

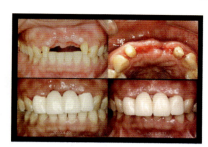

图3 过渡修复

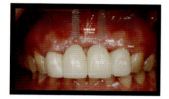

图4 DSD设计

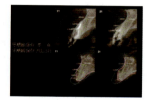

图5 牙槽嵴保存术后3个月 CBCT

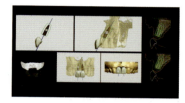

图6 以修复为导向的CAD/CAM种植手术导板

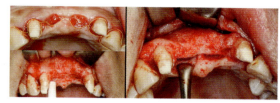

图7 种植手术切开翻瓣

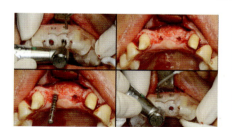

图8 数字化导板引导种植手术

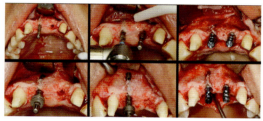

图9 自由手扩孔种植备洞轴向偏移

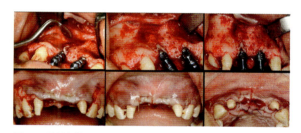

图10 种植同期GBR骨增量

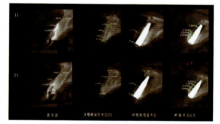

图11 种植术后6个月CBCT

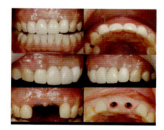

图12 过渡修复与二期取模

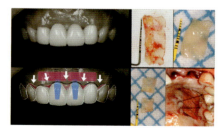

图13 软组织增量

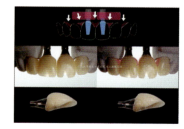

图14 软组织移植与临时修复体设计

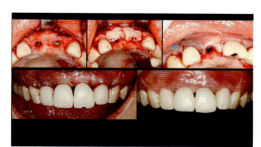

图15 软组织增量及术后18天复查

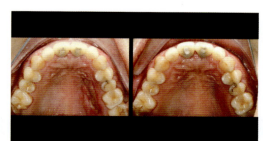

图16 软组织术后供区7天和18天复查

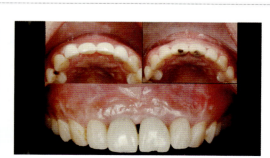

图17 软组织增量术后1个月、3个月复查

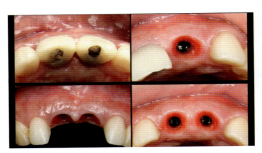
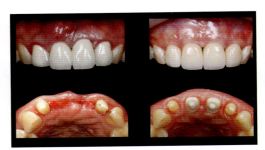
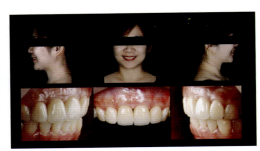

图18　软组织增量术后3个月　　　　　图19　术前与术后对比　　　　　图20　戴牙后2个月复查

三、讨论

1. 前牙区连续多颗牙缺失是种植美学难点

前牙区连续多颗牙缺失常伴有垂直向及水平向骨吸收，牙龈难以塑形。2003年ITI专家共识提出：上颌前牙区，种植体支持固定修复体修复连续多颗牙缺失缺乏文献证实。此类病例的美学重建，尤其是种植体之间的软组织轮廓缺乏可预测性。即便是ITI Treatment Guide的大师级病例，也存在邻面龈乳头高度不足，需要通过增加修复邻接面积来弥补牙槽骨垂直向丧失，或利用桥体盖嵴式设计弥补骨水平向吸收以模仿龈乳头。

2. 软组织缺损处理的术前评估

2003年ITI共识提出的"上颌前牙区，种植体支持固定修复体修复连续多颗牙缺失缺乏文献证实，此类病例的美学重建，尤其是种植体之间的软组织轮廓缺乏可预测性"，至今仍然适用。2018年更新的ITI临床指南中对软组织缺损处理提供了如下建议：术前评估应对包括患者的期望值、身体健康状态、吸烟习惯、微笑暴露软组织缺损状况、软组织缺损区剩余角化龈宽度、修复体形态种植位点感染情况、患者相关致病因素、种植体三维位置、种植体与邻牙距离、近远中邻面骨丧失程度、种植位点软组织瘢痕。当上述因素都理想，可选择软硬组织增量处理软组织缺损，但疗效不可预测；当上述因素不理想，单纯手术的效果欠佳，建议结合修复手段弥补（更换基台和或上部结构，重新塑形）或选择取出种植体。本病例的软组织缺损处理术前评估上述因素都比较理想，因此选择软硬组织增量处理软组织缺损，但按照指南该疗效不可预测，与患者充分沟通后获得患者的知情同意与配合。

四、结论

连续多颗牙缺失的种植美学重建是美学区种植难点，以修复为导向的种植美学重建是美学区种植的愿景。本病例通过术前精确采集患者颜面部及口腔信息，进行含微笑设计和美学预览的美学设计，以美学修复为导向的手术设计在修复与骨量之间寻找平衡，外科阶段基于生物学基础在理想种植三维位点与轴向植入种植体，对该预设的理想种植位点进行软硬组织增量三维重建，包括重建缺失的硬组织和正确的软组织轮廓重塑，以使种植体可以在由修复体决定的所需位置植入，修复阶段根据患者或位点情况选择合适的上部结构合理应用全瓷材料以实现最终美学表达。

参考文献

[1] Garber DA, Belser UC. Restoration-driven implant placement with restoration-generated site development [J]. Compend Contin Educ Dent, 1995, 16(8): 7968-8024.

[2] Belser UC, Grutter L, Vailati F, et al. Outcome evaluation of early placed maxillary anterior single-tooth implants using objective esthetic criteria: a cross-sectional, retrospective study in 45 patients with a 2- to 4-year follow-up using pink and white esthetic scores [J]. J Periodontol, 2009, 80(1): 140-151.

[3] Furhauser R, Florescu D, Benesch T, et al. Evaluation of soft tissue around single-tooth implant crowns: the pink esthetic score [J]. Clin Oral Implants Res, 2005, 16(6): 639-644.

[4] Sicilia A, Quirynen M, Fontolliet A, et al. Long-term stability of peri-implant tissues after bone or soft tissue augmentation. Effect of zirconia or titanium abutments on peri-implant soft tissues. Summary and consensus statements. The 4th EAO Consensus Conference 2015 [J]. Clin Oral Implants Res, 2015, 26 Suppl 11: 148-152.

[5] Tsukiyama T, Marcushamer E, Griffin TJ, et al. Comparison of the anatomic crown width/length ratios of unworn and worn maxillary teeth in Asian and white subjects [J]. J Prosthet Dent, 2012, 107(1): 11-16.

[6] Bothung C, Fischer K, Schiffer H, et al. Upper canine inclination influences the aesthetics of a smile [J]. J Oral Rehabil, 2015, 42(2): 144-152.

[7] Chappuis V, Rahman L, Buser R, et al. Effectiveness of Contour Augmentation with Guided Bone Regeneration: 10-Year Results [J]. J Dent Res, 2018, 97(3): 266-274.

[8] 陈卓凡. 上颌前牙区的即刻种植与即刻修复治疗[J]. 中华口腔医学杂志, 2010, 45(12):730-733.

分阶段负重在重度上颌骨缺损患者牙槽骨重建中的应用1例

余季兰[1]　王仁飞[2]

摘要

分阶段负重种植修复在重度上颌骨缺损患者牙槽骨重建中的应用1例。患者上颌多数牙缺失，口内烤瓷长桥Ⅲ度松动，挤压时有脓液溢出。CBCT示上颌前牙区骨缺损严重，双侧后牙区骨高度不足，为1~2mm。治疗方案：上颌分阶段负重，首先拔除无保留意义余牙，待软组织炎症消除后植入临时种植体即刻负重，同期行上颌窦外提升术及前牙区GBR。骨增量获得良好效果后再拔除临时种植体，植入种植体即刻负重，种植体骨结合稳定后取终印模，完成最终修复。

关键词：上颌窦外提升术；GBR；临时种植体

随着种植技术的不断发展，越来越多的患者通过种植技术恢复了咀嚼功能，对于单颌缺失的患者，常用的种植方案有All-on-4、All-on-6等。但对于重度牙周炎伴有前牙区严重牙槽骨缺损、双侧上颌后牙区骨高度不足的患者，All-on-4或者All-on-6的种植方案常常不适合，本病例中我们采用分阶段负重的种植方案，在恢复患者骨量的同时还能保证治疗过程中始终有牙存在，提高了患者的生活质量。

一、材料与方法

1. 病例简介　58岁男性患者，因上颌后牙缺失数年来我处就诊。现病史：数年前患者上颌牙因无法保留相继拔除，曾行烤瓷桥修复，但咀嚼功能较差且不美观，要求重新修复。既往史：否认传染性疾病、药物过敏史及先天性疾病史。临床检查：11、14-17、21、22、26、27缺失，13-24烤瓷长桥修复，Ⅲ度松动，挤压有脓液溢出。CT示：全口牙槽骨吸收至根长的1/2，部分位点吸收至根尖；左侧后牙区骨高度为1~2mm，右侧后牙区骨高度＜1mm，13、23颊侧骨板缺损，可用骨量明显不足。

2. 诊断　牙列缺损；慢性牙周炎。

3. 治疗计划

（1）拆除上颌烤瓷桥，拔除余留松动牙，等待1个月消除软组织炎症。

（2）植入4颗临时种植体，利用临时种植体支撑部分修复体，同期行

前牙区GBR术+双侧上颌窦外提升术。

（3）9个月骨增量期后拔除4颗临时种植体，植入6颗种植体并即刻负重。

（4）3个月后待种植体骨结合及软组织状态稳定后制备终印模，完成最终修复。

4. 治疗过程（图1~图22）

（1）患者于外院拔除医嘱要求的上颌无保留价值牙，待1个月软组织炎症消除后同期行双侧上颌窦外提升术+前牙GBR术+植入4颗临时种植体。术前常规口服消炎（头孢拉定胶囊）、消肿（醋酸地塞米松片）、止痛（复方对乙酰氨基酚片）药，并用氯己定含漱液含漱3~5分钟、2次。常规消毒、麻醉、17-26在牙槽嵴顶偏腭侧切口，翻全厚瓣。使用开窗工具在16、26距牙槽嵴顶约2mm处行上颌窦外提升术，剥离上颌窦底黏膜提升上颌窦底，分别在双侧抬升的上颌窦底黏膜下衬垫Bio-Gide胶原膜25mm×25mm，同时分别于胶原膜下植入Bio-Oss骨粉0.5g，表面再覆盖开窗骨块。用环形取骨钻于上颌腭部取自体骨屑，与Bio-Oss骨粉0.5g1：1混合备用。预备种植窝，11、13、21、23分别植入Osstem Mini 2.5mm×10mm。13、23唇侧各自用2颗骨膜钉固定DUIDOR膜，于骨缺损处放置混合骨粉，松解软组织，4-0可吸收线严密缝合。术后即刻CT示：上颌前牙区、双侧上颌窦区可见骨质增加，上颌窦提升高度足够，骨粉密实未见明显空腔；Osstem Mini临时种植体植入位置可。术后常规护理及医嘱。

（2）待上颌骨增量9个月后就诊，拟拔除4颗临时种植体，植入6颗种植体即刻负重。术前取下上颌临时树脂冠，唇侧骨增量区外形轮廓丰满；CT示上颌骨增量区获得了良好的骨增量效果。因24处骨高度不足，遂拟于25行种植体植入术。因行上颌窦外提升术时17、27骨增量效果较16、26差，遂拟于16、26行种植体植入术。术前CT测量12、14、16、22、

作者单位：1. 浙江中医药大学口腔医学院
　　　　　2. 众意口腔

通讯作者：王仁飞；Email: hzwrf@163.com

25、26处骨高度、骨宽度，均符合种植要求，遂进行手术治疗。术前常规口服消炎（头孢拉定胶囊）、止痛（复方对乙酰氨基酚片）药，并用西吡氯胺含漱液含漱3~5分钟、2次。常规消毒、麻醉、翻瓣，取出Osstem Mini 4颗临时种植体，拔除25，预备种植窝后行12、14、16、22、25、26种植体植入术，分别植入Thommen 4.0mm×11mm、4.0mm×11mm、5.0mm×11mm、4.0mm×9.5mm、4.5mm×11mm、5.0mm×9.5mm种植体，扭矩值均为35N·cm，安放多牙基台。4/0可吸收线缝合创口。术后即刻X线片示：种植体植入位置可，多牙基台与种植体密合。术后取模，制作塑料基托成品人工牙支架进行负重，试戴塑料基托成品人工牙支架后，调𬌗、抛光，固位临时修复体。术后常规护理及医嘱。

（3）3个月后制取最终模型。由于良好的上颌骨增量效果，种植体植入时扭矩均达35N·cm，且12、14、16、22、25、26种植体骨结合良好，

无松动叩痛，上颌牙龈外形良好，于是在3个月后进行取终印模，拟制作最终修复体。

（4）1个月后取下上颌临时修复体，试戴最终修复体，戴牙后拍片显示均已到位。用咬合纸调𬌗至无𬌗干扰，螺丝固位，扭矩增至15N·cm，完成种植修复治疗。

二、结果

该病例通过分阶段负重的治疗方案使患者在治疗期间始终有牙可用，保证了患者需要的美观，提高了患者的生活质量，同期还能行骨增量手术，减少了患者的就诊次数、减轻了患者的痛苦。分阶段负重治疗过程中骨形成良好，软组织形态及轮廓也良好，最终取得了良好的修复效果。

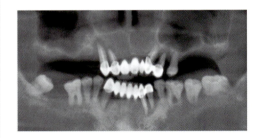
图1 术前全景片

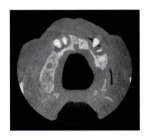
图2 术前CBCT横断位截面图示上颌前牙区骨缺损严重

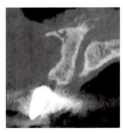 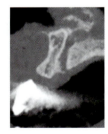 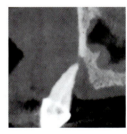 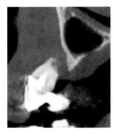 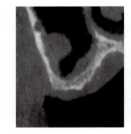 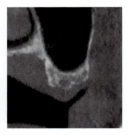
图3 术前分析上颌部分位点骨量，11、21处骨宽度尚可、骨高度充足，13、23处骨量缺损较大，16、26处骨宽度充足而骨高度不足

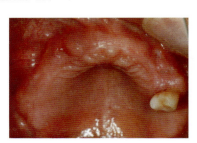
图4 植骨术前口内像

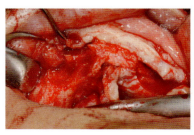
图5 术中翻瓣，见13、23处骨缺损面积较大

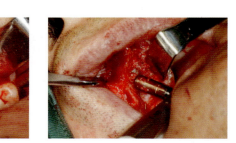
图6 环形取骨钻于患者腭部取自体骨

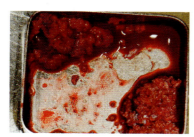

图7　自体骨与Bio-Oss骨粉1∶1混合

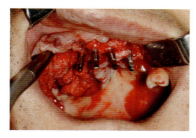

图8　前牙植入4颗Osstem Mini直径2.5mm临时种植体

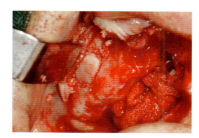

图9　上颌窦外提升

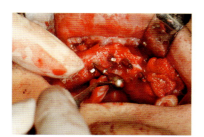

图10　前牙区GBR1

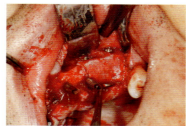

图11　前牙区GBR2

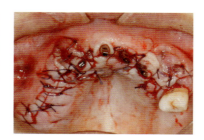

图12　严密缝合术区

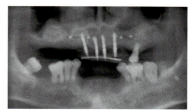

图13　植骨术后即刻CT1

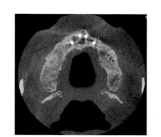

图14　植骨术后即刻CT2

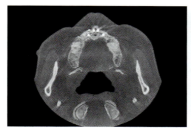

图15　9个月骨增量期后成骨效果显著

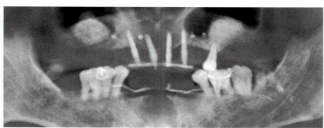

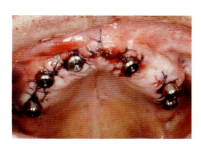

图16　植入6颗Thommen种植体

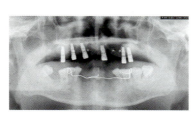

图17　种植术后即刻X线片

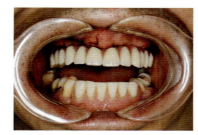

图18　术后当天为患者制作临时义齿

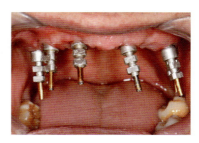

图19　种植术后3个月制取终印模

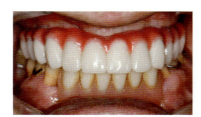

图20　佩戴最终修复体1

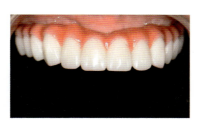

图21　佩戴最终修复体2

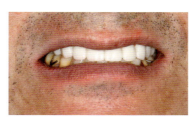

图22　患者微笑像

三、讨论

传统的全口义齿，在使用过程中会逐渐出现固位不良、咬颊、松动、疼痛等问题，很多情况下已不是修复缺牙的最优选择。对于骨量不足病例，Maló在20世纪90年代中期提出"All-on-4"这一概念，即上颌或者下颌无牙颌植入4颗种植体，进行即刻修复，前牙区垂直植入2颗种植体，后牙区倾斜植入2颗种植体，这种种植治疗程序的优点在于充分利用剩余骨质，避免植骨，从而减轻患者的痛苦，缩短患者的治疗时间。本患者12、13、23、24根尖区都有低密度影，上颌前牙唇侧骨缺损严重，后牙区骨高度明显不足，致使植入4颗种植体后需行GBR术，术后不能进行即刻负重，无法正常咀嚼，患者的期望值会明显降低。

因此，综合多方面考量，我们最终选择了分阶段负重种植治疗方案。由于本患者上颌多数牙缺失，在无天然牙支撑时，使用临时种植体来支持临时修复体恢复部分咀嚼功能是一个不错的治疗手段。分阶段负重可以保证患者在治疗期间始终有牙存在，提高了患者的生活质量，同期行骨增量手术，又能确保良好的骨形成。分阶段的牙槽嵴增量程序通常适用于存在严重骨缺损的情况，为获得最终兼具美学和功能的种植体支持式修复体创造了合适的条件。

自体骨粉具备与人体相同的组织结构、机械性能和生物学特点，是恢复牙槽骨缺损的理想材料，具有优异的成骨效果。腭骨水平板以皮质骨为主，取骨时安全性高，取骨后容易恢复，术后肿胀反应较小，既可以减少手术切口、减轻患者的痛苦，又可以缩短手术及修复时间。Bio-Oss骨粉具有良好的骨引导及成骨功能，与自体骨混合使用是当前最常用的骨增量材料，并且术后成骨效果显著。临床上为了弥补自体骨量来源的不足，同时降低Bio-Oss的吸收率，常将自体骨与Bio-Oss骨粉混合应用，以期获得更优的新骨形成及更高的种植成功率的效果。目前常用的自体骨供骨区如下颌颏部、外斜线、上颌结节等处优点各异，但缺点也不容忽视，例如下颌颏部取骨可能出现下唇及下前牙区麻木等并发症。因此，在克服骨量不足造成的种植体植入困难时，我们选择了取腭部骨，与Bio-Oss骨粉混合后作为骨增量材料，最终获得了良好的骨增量效果。值得注意的是，当术者决定于患者腭部取骨时，必须在CT上进行必要的测量分析，以免造成上颌窦穿孔等情况的发生。

参考文献

[1] 孟庆胜. 全口义齿修复的临床研究进展[J]. 继续医学教育, 2016, 30(010):64-66.

[2] Maló P, Rangert B, Nobre M. "All-on-Four" immediate-function concept with Brånemark System implants for completely edentulous mandibles: a retrospective clinical study[J]. Clin Implant Dent Relat, Res, 2003, 5 Suppl 1:2-9.

[3] 周磊, 岳新新. All-on-Four技术在口腔种植领域中的应用进展[J]. 口腔疾病防治, 2017, 25(001):1-7.

[4] Kim YK, Kim SG, Byeon JH, et al. Development of a novel bone grafting material using autogenous teeth[J]. Oral Surg Oral Med Oral Pathol Oral Radiol Endod, 2010 Apr, 109(4):496-503.

[5] 王兴, 刘洪臣. 自体骨移植修复种植位点骨缺损的研究进展[J]. 口腔颌面修复学杂志, 2016, 17(001):49-52.

[6] 李清华, 郑海波, 朱宏琴, 等. 口腔种植术中腭部取骨量的CT测量研究[J]. 中国医学影像学杂志, 2013, 21(09):697-700.

[7] 宿玉成. 口腔种植学[M]. 北京:人民卫生出版社, 2015.

[8] Benie G I, Thoma D S, Fernando Muñoz, et al. Guided bone regeneration of peri-implant defects with particulated and block xenogenic bone substitutes[J]. Clinical Oral Implants Research, 2015.

[9] 梁超, 李钧. 自体骨骨屑在口腔种植中的应用[J]. 北京口腔医学, 2018, 026(003):168-171.

下颌后牙区应用香肠技术进行水平向骨增量+游离角化龈移植后种植修复1例

张维丹 贾洪宇

摘要

目的：应用香肠技术，即Bio-Oss混合自体骨颗粒，用膜钉固定Bio-Gide胶原膜后进行下颌后牙区水平向骨增量，并游离角化龈移植，进行延期种植修复，观察其临床效果。**材料与方法**：选取下颌后牙区连续多颗牙缺失，并伴有严重水平向骨缺损及角化龈不足的患者1例，应用香肠技术，将Bio-Oss混合自体骨颗粒植入于骨缺损区，在其表面覆盖Bio-Gide胶原膜，并用膜钉固定后进行下颌后牙区水平向骨增量，待骨形成稳定后进行种植体植入，并游离角化龈移植，完成种植修复。**结果**：应用香肠技术在下颌后牙区进行水平向骨增量，并游离角化龈移植后，缺牙区牙槽骨骨量及软组织量得到了有效增加并维持稳定，种植体获得了良好的稳定性，种植上部永久修复获得了较好的功能和美学效果。**结论**：在下颌后牙区，应用香肠技术进行水平向骨增量，并游离角化龈移植，能有效增加缺牙区骨量及角化龈量，待稳定后，进行延期种植修复，可取得较好的功能和美学效果。

关键词：香肠技术；引导骨组织再生；骨修复；角化龈增量；种植修复

种植修复中的种植手术包括硬组织和软组织的处理，种植体周围骨水平及其软组织外形的维持，是种植体能够行使功能和维持美学形态并保证长期稳定的重要保障。在下颌后牙区，常规的引导骨组织再生术常常难以取得较理想的效果，主要原因是解剖条件的限制，移植的骨材料常常难以维持在需要骨增量的位置，同时下颌骨颊舌侧分布有重要的神经和血管，软组织减张困难，创口难以在初期无张力关闭。而下颌后牙区牙槽骨骨量和角化龈量均严重不足的情况在临床上并不少见，在种植修复诊疗过程中骨组织和软组织如何处理、处理后的疗效评估值得思考。本研究应用Bio-Oss混合自体骨颗粒，联合Bio-Gide胶原膜、膜钉进行下颌后牙区水平向骨增量，待骨形成稳定后进行种植体植入，并游离角化龈移植，完成种植修复，评估其临床效果。

一、材料与方法

1. **病例简介** 56岁女性患者，2018年5月11日初诊。主诉：左下后牙固定修复后多年，现因修复体松动影响咀嚼，要求行种植修复。检查：磨除33远端不良修复体后，见34-37缺牙区黏膜无红肿、溃烂，牙槽嵴顶呈刃状，角化龈不足，龈间距离约5mm，32、33暂无龋坏，修复体边缘尚可，I度松动；对颌牙存，暂无龋坏松动，暂未伸长。口腔卫生尚可。开口度3指半，双侧颞下颌关节区无扣痛，未闻及弹响及杂音。CBCT示：34-37管

嵴距10～12mm，牙槽嵴顶骨质菲薄：2～4mm。

2. **诊断** 34-37牙列缺损。

3. **治疗计划** 34-37香肠骨增量术+自体角化龈移植，并延期种植修复。

4. **治疗过程**（图1～图30）

（1）34-37区局麻后切开、翻瓣：可见35-37缺牙区牙槽骨菲薄，呈刃状。进一步扩大翻瓣、暴露并保护颏神经。充分减张舌侧黏膜，分离下颌舌骨肌表层纤维，颊侧减张切线避开颏神经，切口深度≤1mm，同时分离骨膜下弹性纤维。在缺牙区远中间取骨钻搜集自体骨屑，并将所搜集的自体骨屑与Bio-Oss骨颗粒以1：1混合均匀，备用。在骨缺损区制备滋养孔，促进血管生成，增加成骨细胞，加速骨改建。将已混合的骨颗粒植入于骨缺损区，表面覆盖Bio-Gide胶原膜，并在颊舌侧用膜钉固定后，于近远中继续植入骨代用品，直至植入区胶原膜饱满似"香肠"状。水平褥式缝合+间断缝合无张力关闭创口软组织瓣。

（2）术后即刻CBCT示：缺牙区唇颊侧骨量得到明显增宽。

（3）术后1周，拆线，伤口愈合可，未见明显红肿溢脓。

（4）6个月后复诊：见缺牙区软组织健康，无红肿溢脓及骨创暴露，角化龈量不足，颊侧前庭沟过浅。CBCT示：34-37缺牙区牙槽骨骨量明显增加，膜钉在位。

（5）准备进行种植体的植入，局麻下切开翻瓣，暴露并拆除膜钉，可见34-37缺牙区牙槽骨宽度得到明显增加，在缺牙区35、36、37位点简单植入3颗种植体，分别为Astra TX 3.5mm×9mm、TX 4.0mm×9mm、TX 4.5mm×9mm，上封闭螺丝，术后严密缝合创面。

作者单位：杭州口腔医院

通讯作者：贾洪宇；Email: zhang-w-d@139.com

（6）术后即刻CBCT示：35、36、37种植体植入三维位置可，种植体周围有充足的骨量覆盖。

（7）6个月后复诊：34-37植牙区黏膜未见开裂，未见红肿瘘，角化龈宽度不足，颊侧前庭沟过浅，修复空间充足。CBCT示：35、36、37种植体周未见明显暗影，周围有充足的骨覆盖，牙槽嵴顶影像未见明显降低。

（8）二期手术：常规消毒、麻醉、翻半厚瓣后，暴露封闭螺丝，更换愈合基台。在上腭取游离角化龈瓣（FGG），并用胶原片加压缝合上腭创面。将34-37区黏骨膜瓣根向复位并缝合固定，加深前庭沟，将制取的FGG缝合固定于半厚瓣上。用牙周塞治剂封闭创口，隔绝口腔环境，减少术后出血，促进伤口愈合。

（9）术后1周，拆线，伤口愈合可，未见明显红肿溢脓，但新生角化龈稚嫩。

（10）待软组织愈合稳定后，可见种植体周围角化龈明显增加，颊侧前庭沟明显加深。

（11）二期术后1个月取模，拟制作永久修复体。

（12）个性化钛基台+粘接固位氧化锆固定桥完成永久修复，修复体邻接及咬合可，边缘密合，软组织健康、丰满，周围角化龈充足。X线片示：修复体基台已就位。

（13）永久修复后1年复查，修复体邻接及咬合可，边缘密合，软组织健康，周围角化龈充足。复查X线片示：牙槽嵴顶骨质未见明显吸收。

二、结果

应用香肠骨增量+自体游离角化龈移植后，在观察期内，缺牙区牙槽骨骨量及附着龈量得到了有效增加并维持稳定，种植体稳定性佳，骨结合良好，上部修复获得了良好的软硬组织稳定性和美学效果。患者对治疗效果满意。

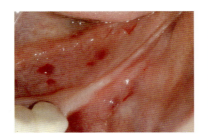
图1　术前口内𬌗面像

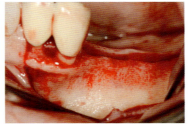
图2　切开翻瓣后术区颊面像

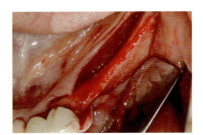
图3　牙槽嵴顶𬌗面像

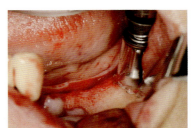
图4　取骨钻同区取骨

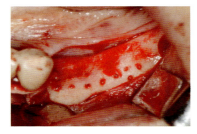
图5　术区制备滋养孔

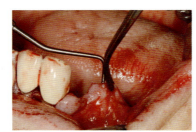
图6　颊舌瓣充分减张

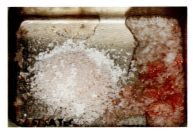
图7　自体骨屑与Bio-Oss骨颗粒1：1混合

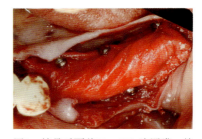
图8　植骨后覆盖Bio-Gide胶原膜，并用膜钉固定

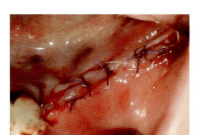
图9　无张力严密缝合创面

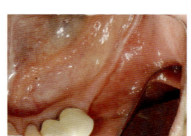
图10　植骨后6个月口内𬌗面像

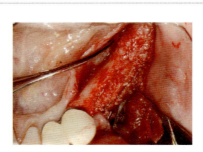
图11　切开翻瓣牙槽嵴顶后𬌗面像

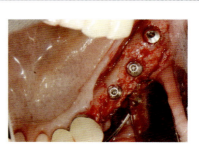
图12　植入种植体后牙槽嵴顶𬌗面像

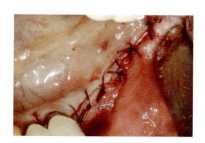

图13 无张力严密缝合创面

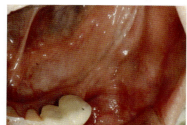

图14 二期术前口内殆面像

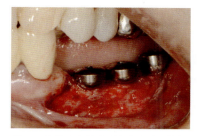

图15 安放愈合基台后颊侧切半厚瓣

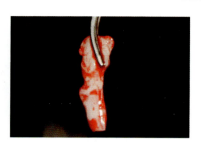

图16 腭侧取游离角化龈

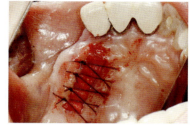

图17 胶原膜片加压缝合腭侧创面

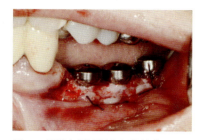

图18 颊侧半厚瓣根向复位缝合

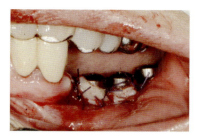

图19 将游离角化龈缝合固定于愈合
基台颊侧

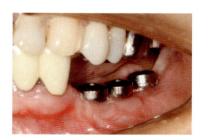

图20 取模前咬合像

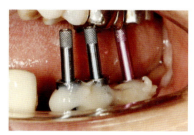

图21 种植体水平开窗取模

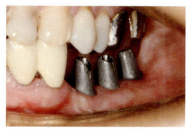

图22 试戴个性化钛基台

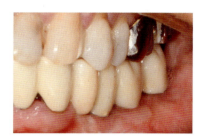

图23 试戴上部粘接固位氧化锆联冠

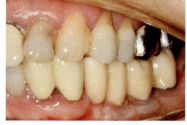

图24 修复后1年复查口内咬合像

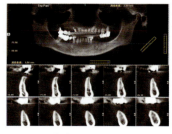

图25 植骨术前CBCT

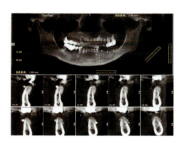

图26 植骨术后即刻CBCT

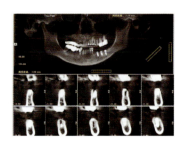

图27 种植体植入术后CBCT

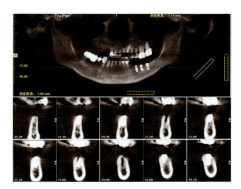

图28 修复前CBCT

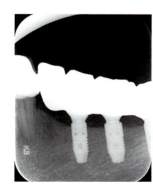

图29 修复后即刻X线片

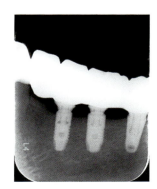

图30 修复后1年复查X线片

三、讨论

牙齿因疾病或者肿瘤、外伤等缺失后常常会导致缺牙区的骨缺损，包括水平向和垂直向的。牙槽骨和角化龈因长期缺乏咀嚼刺激，会进一步不断萎缩，这在临床非常常见。以前，我们常常通过自体骨块移植来修复骨质缺损，一直以来，被认为是水平向或垂直向骨重建的"金标准"。但是，由于需要开辟第二术区，给患者带来痛苦，而且移植骨块不可预期性的骨吸收，常常影响骨增量效果。1976年Melcher提出可以通过引导骨组织再生术（GBR）来修复骨缺损，它主要依据各类组织细胞迁移速度不同的特点，将带微孔的人工生物膜或自体骨膜固定在软组织与骨缺损之间，形成生物屏障，阻止迁移速度较快的结缔组织细胞和上皮细胞进入骨缺损区，从而创造出骨组织优势生长的环境，使成骨细胞优先进入骨缺损区，无竞争生长，同时保护血凝块，实现缺损区骨修复性再生。

要实现成功的GBR有4个基本条件（也叫PASS原则）：①创口的初期关闭（Primary wound closure）。②血管的再生（Angiogenesis）。③成骨空间的创造和维持（Space creation and maintenance）。④血凝块的稳定（Stability of the wound clot）。但是，在下颌后牙区，由于解剖条件的限制，移植的骨材料由于重力的作用、咬肌的牵拉，常常难以维持在最需要进行骨增量的牙槽嵴上部，成骨空间难以维持、血凝块难以稳定，同时，下颌骨颊舌侧分布有重要的神经和血管，软组织减张困难，创口难以在初期无张力关闭，因此，常规的GBR手术并不能取得令人满意的效果。

"香肠技术"作为一种新兴的外科技术，已经被开发出来克服这些挑战。这种技术使用了一种小型的钛钉，用来支撑并固定在屏障膜上，目的是确保骨移植材料能稳定在植骨区域，使移植材料不发生移动和塌陷，从而稳定血凝块，维持成骨空间。此项技术的难点主要在于软组织的减张。我们在缺牙区牙槽嵴顶正中做全层切口，在远端延伸至磨牙后垫的2mm内，并向

远中颊侧做倾斜垂直切口，分别翻起颊舌侧全厚瓣，在舌侧可以看到下颌舌骨肌纤维的附着。Urban教授将下颌后牙区舌侧分为3个区域，由后往前分别是磨牙后垫所在的Ⅰ区、下颌舌骨肌附丽的Ⅱ区、前磨牙区的Ⅰ区；不同的区域，有不同的减张方法；在Ⅰ区，我们可以通过剥离抬高全厚瓣，松解缺牙区后方的张力；在Ⅱ区，我们通过钝性分离并保留完整的下颌舌骨肌，松解磨牙区舌侧的张力；在Ⅲ区，我们通过锐性地切断骨膜，松解前磨牙区舌侧的张力；这样，我们在下颌后牙区舌侧可以获得10mm以上的软组织减张。在颊侧，在暴露并保护颏神经后，通过锐性切断骨膜，获得减张。然后准备植骨床：用先锋钻或者球钻穿透皮质骨，以获得松质骨的血供，为血管的再生提供空间。搜集患者口内的自体骨屑，并与Bio-Oss骨颗粒进行1：1混合后备用，修整屏障膜，并用膜钉先固定近远中和舌侧，植入混合的骨颗粒，并在颊侧继续用膜钉固定屏障膜，同时植入骨颗粒，直至植骨区域饱满似"香肠状"。无张力缝合、关闭创面。经这种方法进行植骨后，在6～10个月时，就能获得稳定可靠的再生骨组织。

该患者在6个月复诊时，即可看到骨量较术前已有明显增加，但是，角化龈量仍不足，因此我们在上腭取FGG，将缺牙区黏骨膜瓣根向复位并缝合固定，加深前庭沟，将制取的FGG缝合固定于半厚瓣上，以增加种植体周围的角化黏膜，使种植体周围形成更可靠的软组织封闭，获得长期稳定的效果。

四、结论

"香肠技术"是一种可行的、有效的方法来重建缺损的下颌后牙区骨质。但是，软组织的减张、创口的无张力关闭、骨移植材料和屏障膜的稳定是确保该项技术成功的关键，该手术需要大量的专业技术知识，并适用于低风险患者（例如，适当的个人口腔卫生措施和非吸烟者）。

参考文献

[1] Melcher AH. On the repair potential of periodontal tissues[J]. J Periodontol, 1976, 47:256-260.

[2] Schenk RK, Buser D, Hardwick WR, et al. Healing pattern of bone regeneration in membrane-protected defects: a histologic study in the canine mandible[J]. Int J Oral Maxillofac Implants, 1994, 9:13-29.

[3] Wang HL, Boyapati L. "PASS" principles for predictable bone regeneration[J]. Implant Dent, 2006, 15:8-17.

[4] Urban IA, Nagursky H, Lozada JL. Horizontal ridge augmentation witharesorbablemembraneandparticulated autogenousbonewith orwithout anorganicbovine bone-derived mineral: a prospective case series in 22patients[J]. Int J OralMaxillofac Implants, 2011, 26:404-414.

[5] Urban, Istvan, Traxler, et al. Effectiveness of Two Different Lingual Flap Advancing Techniques for Vertical Bone Augmentation in the Posterior Mandible: A Comparative, Split-Mouth Cadaver Study[J]. International Journal of Periodontics & Restorative Dentistry, 2018.

[6] Urban IA, Monje A, Lozada J, et al. Principles for vertical ridge augmentation in the atrophic posterior mandible: a technical review[J]. Int J Periodontics Restorative Dent, 2017, 37:639-645.

前牙美学区自体骨移植4年随访观察

高君昭 尹传荣 邓悦 王燕 张雪健

摘要

目的：探讨上颌前牙区骨量严重不足时，应用自体骨移植联合Bio-Oss骨粉及Bio-Gide生物膜行GBR后延期植入种植体的长期临床修复效果。**材料与方法**：取外斜线处自体骨移植于上颌前牙区骨缺损处，用Bio-Oss骨粉填塞骨块周围间隙，Bio-Gide生物膜及CGF膜覆盖表面。6个月后取出钛钉，植入1颗Osstem TS Ⅲ 3.5mm×10mm种植体。5个月后行二期手术。2个月后完成个性化永久修复。分别于修复后6个月、1年、4年复诊，对软硬组织进行评估。**结果**：本病例获得了良好的成骨效果，延期种植时无须额外GBR手术。在未进行牙龈诱导的情况下仍能获得较理想的美学修复效果，4年的定期随访效果稳定。**结论**：上颌前牙区骨量严重不足时，应用自体骨移植联合Bio-Oss骨粉及Bio-Gide生物膜行GBR后延期植入种植体，4年随访观察显示种植体周软硬组织维持良好。

关键词：自体骨移植；美学区种植；骨增量

前牙美学区种植修复要获得良好的修复效果，需要有充足的软硬组织量，硬组织的缺损通常需要进行骨增量。较大的骨缺损时，需要进行自体块骨移植以增加骨量。

本文旨在探讨上颌前牙区骨量严重不足时，应用自体骨移植联合Bio-Oss骨粉及Bio-Gide生物膜行GBR后延期植入种植体的长期临床修复效果。

一、材料与方法

1. 病例简介　29岁女性患者，因上前牙唇侧反复溢脓来就诊。口内检查21松动Ⅲ度，唇侧瘘管，X线示21根周明显骨吸收，遗留根管内充填物，拔除21后6周复诊上颌前牙区唇侧骨凹陷明显。拍摄CBCT示：21垂直向骨吸收伴水平向骨吸收，可用骨宽度约1.5mm，唇侧明显凹陷。既往史：体健，否认高血压、糖尿病等系统病史，否认药物过敏史。医嘱遵从性强，面部外形正常，无颞下颌关节疾病（2015年5月18日）。

2. 治疗过程（图1~图41）

（1）拍摄CBCT，计划外斜线取骨行自体块状骨移植，准备术前手术器械及钛钉，骨粉，骨膜。

（2）制作种植过渡义齿。

（3）外科手术：术前1小时常规应用抗生素（头孢氨苄0.5g，替硝唑2.0g），术中常规外科消毒，铺巾，口腔局麻（阿替卡因肾上腺素注射液2.5mL），前牙区做牙槽嵴顶水平切口及单侧远中唇侧垂直切口，后牙区做牙槽嵴顶水平切口，翻瓣，外斜线取模，钛钉固定，术后常规应用抗生素2天，2周后拆线，戴过渡义齿（可摘局部义齿）（2015年5月17日）。

（4）种植体植入术：6个月后复诊，拍摄CBCT，制订种植方案。术前1小时常规应用抗生素（头孢氨苄0.5g，替硝唑2.0g），术中常规外科消毒，铺巾，口腔局麻（阿替卡因肾上腺素注射液2.5mL），前牙区做牙槽嵴顶水平切口及单侧远中唇侧垂直切口，翻瓣，植入TS Ⅲ 3.5mm×10mm种植体，术后常规应用抗生素2天，2周后拆线，戴过渡义齿（可摘局部义齿）（2016年1月26日）。

（5）后续修复治疗：①术后5个月行二期手术（2016年6月24日）。②二期术后1个月，取上下颌硅橡胶印模（2016年7月24日）。③取模后2周，完成上颌前牙区最终修复（2016年8月8日）。

（6）随访观察。①修复后3个月复诊（2016年11月11日）。②修复后1年复诊（2017年7月29日）。③修复后4年复诊（2020年5月13日）。

二、结果

应用自体骨移植联合Bio-Oss骨粉及Bio-Gide生物膜行骨增量手术获得了良好的成骨效果，并且无软组织丧失，延期种植时无须额外GBR手术。在未进行牙龈诱导的情况下仍能获得较理想的美学修复效果。4年的定期随访效果稳定。

作者单位：青岛市口腔医院

通讯作者：邓悦；Email：754735101@qq.com

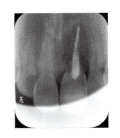

图1　拔牙前X线片

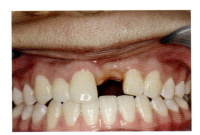

图2　自体骨移植前正面像

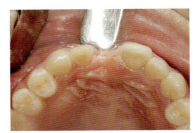

图3　自体骨移植前殆面照

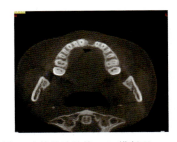

图4　自体骨移植前CBCT横断面

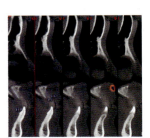

图5　自体骨移植前CBCT矢状面

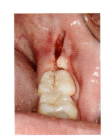

图6　供骨区切口

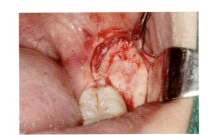

图7　暴露供骨区

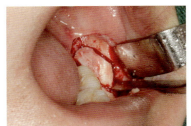

图8　确定植骨范围

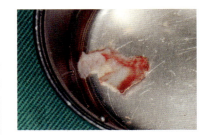

图9　自体骨块

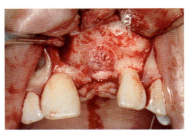

图10　唇侧大量骨缺损，腭侧骨壁菲薄

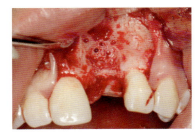

图11　去骨皮质化

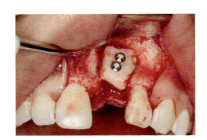

图12　钛钉固定

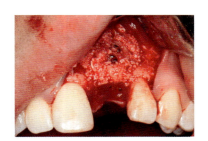

图13　填塞Bio-Oss骨粉

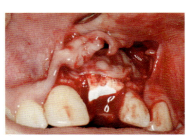

图14　盖Bio-Gide膜及CGF膜

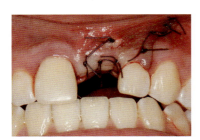

图15　严密缝合创口正面像

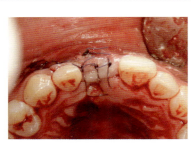

图16　严密缝合殆面像

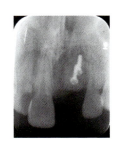

图17　自体骨移植2周后X线片

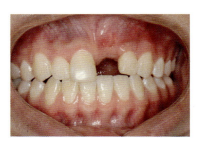

图18　创口愈合良好，无软组织丧失

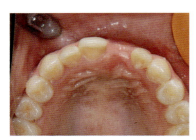

图19　唇侧丰满度明显改善

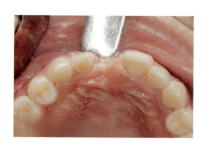

图20　自体骨移植前

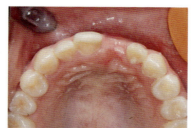

图21　自体骨移植后

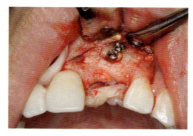

图22　移植骨块愈合良好

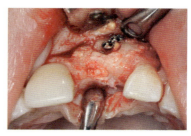

图23　唇侧丰满度良好

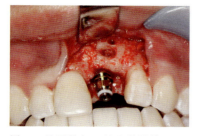

图24　取下钛钉，植入种植体TS Ⅲ 3.5mm×10mm

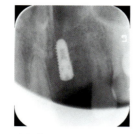

图25　种植体植入后X线片

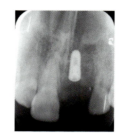

图26　种植二期术前X线片

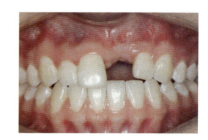

图27　种植二期术前正面像

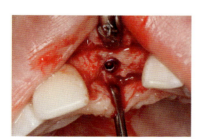

图28　种植体愈合良好，无理纹暴露

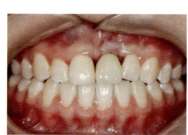

图29　最终修复正面像

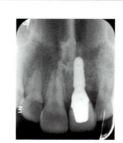

图30　最终修复X线片

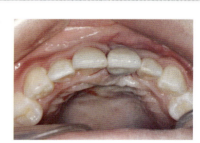

图31　最终修复𬌗面像

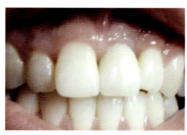

图32　修复3个月后复查口内像

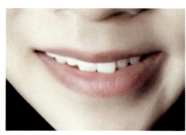

图33　修复3个月后复查口外像

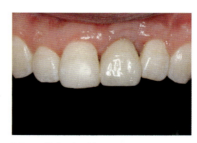

图34　修复1年后复查

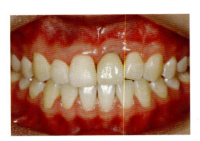

图35　修复1年后复查正面像

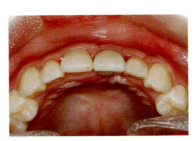

图36　修复1年后复查殆面像

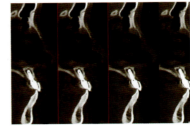

图37　修复1年后复查CBCT

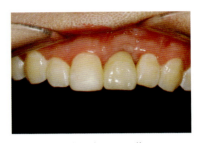

图38　修复4年后复查正面像

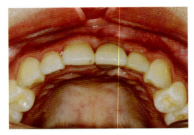

图39　修复4年后复查殆面像

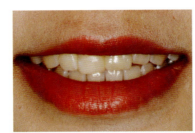

图40　修复4年后复查口外像

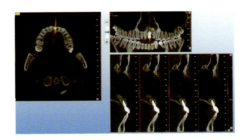

图41　修复4年后CBCT

三、讨论

牙槽骨水平向剩余牙槽骨宽度≤4mm，可以考虑行自体骨移植。膜内成骨（下颌骨）骨吸收较少，更易与受区结合。皮质骨不易变形，耐受拉力和压力。口内取骨距受区较近，操作方便。

Onlay植骨后未盖膜更容易发生植骨块的表面吸收。生长因子在组织愈合过程中发挥重要作用。软组织塑形对种植后种植体支持牙冠周围的牙龈组织形态的恢复是有一定必要性的。临时冠在牙龈乳头成形上相比于愈合基台有更卓绝的效果。在未进行牙龈诱导的情况下，直接行最终修复，仍能获得较理想的美学修复效果。

四、结论

上颌前牙区骨量严重不足时，应用自体骨移植联合Bio-Oss骨粉及Bio-Gide生物膜行GBR后延期植入种植体，4年随访观察显示种植体周软硬组织维持良好。

参考文献

[1] Thomasvon Arx, Daniel Buser. Horizontal ridge augmentation using autogenous block grafts and the guided bone regeneration technique with collagen membranes: a clinical study with 42 patients[J]. Clin Oral Implants Res, 2006 Aug,17(4):359-366.

[2] Antonio Barone, Ugo Covani.Maxillary alveolar ridge reconstruction with nonvascularized autogenous block bone: clinical results[J]. J Oral Maxillofac Surg, 2007 Oct, 65(10):2039-2046.

[3] Avichai Stern, Golaleh Barzani.Autogenous Bone Harvest for Implant Reconstruction[J]. Dent Clin North Am, 2015 Apr, 59(2):409-420.

[4] Thomasvon Arx, Daniel Buser .Horizontal ridge augmentation using autogenous block grafts and the guided bone regeneration technique with collagen membranes: a clinical study with 42 patients[J]. Clin Oral Implants Res, 2006 Aug, 17(4):359-366.

[5] Ana Tadić, Tatjana Puškar, Branislava Petronijević. Application Fibrin Rich Blocks With Concentrated Growth Factors In Pre-implant Augmentation Procedures[J]. Med Pregl, 2014 May-Jun, 67(5-6):177-180.

[6] 余玲梅, 施斌. 临时冠对美学区单颗种植修复体美学效果的影响[J]. Journal of Oral Science Research, 2012, 28(6): 550-555.

[7] Jemt T. Restoring the gingival contour by means of provisional resin crownsafter single-implant treatment [J]. Int J periodontics Restorative Dent, 1999, 19(1): 20-29.

引导骨组织再生术在上颌前牙区水平向骨量不足中的应用1例

黄宝鑫　李志鹏　陈凯顿　孙玥　梁晓铟　尹亚雄　陈卓凡

摘要

目的：报告1例上颌前牙连续缺失伴有水平向骨量不足患者种植同期引导骨组织再生术的骨增量效果。**材料与方法**：55岁女性患者，双侧上前牙缺失数月就诊。术前进行常规临床检查，CBCT及根尖片检查骨量情况，进行美学风险评估、SAC评估并制订治疗方案。患者水平向骨组织缺损明显，采用种植同期引导骨组织再生术后延期种植修复。种植一期手术中见种植体唇侧骨开裂，在唇侧植入脱蛋白牛骨基质（Bio-Oss，Geistlich），覆盖可吸收胶原膜（Bio-Gide，Geistlich）行水平向骨增量，3颗固位钛钉（1.5mm×4mm）固定胶原膜，将唇侧龈瓣根方骨膜及部分结缔组织约1mm厚度片切翻转并缝合至腭侧关闭创口。术后即刻拍摄CBCT。术后8个月取出固位钛钉并行种植二期手术，同期评价骨增量效果。**结果**：术后8个月根尖片显示种植体边缘骨水平稳定。翻瓣见种植体唇侧骨壁厚度>3mm，骨壁厚度与术后即刻CBCT相当，植骨区成骨质量良好。种植术后11个月复查显示种植修复体周围软组织轮廓稳定，唇侧轮廓得到有效修复，患者满意修复效果。**结论**：固位钛钉及骨膜成形术的应用有助于提高引导骨组织再生术的水平向骨增量疗效。

关键词：骨增量；引导骨组织再生术；美学区；骨膜成形术

美学区连续多颗牙缺失往往伴随明显的软硬组织缺损，单纯使用可吸收性胶原膜进行引导骨组织再生术（GBR）往往无法提供稳定的植骨再生空间，需要更为复杂的术式进行骨增量。本病例报告1例水平向骨量不足患者上前牙连续缺失行种植同期引导骨组织再生术的种植修复效果。

一、材料与方法

1. 病例简介　55岁女性患者，数月前双侧上前牙缺失，影响咀嚼与美观，咨询种植修复。患者全身健康状况良好，否认全身系统病史及传染病史，否认药物过敏史，否认吸烟。临床检查：颜面对称，中位笑线，牙列不齐，口腔卫生良好，咬合关系为深覆𬌗、深覆盖。11-22缺失，唇侧骨轮廓凹陷，12扭转前倾伴牙体缺损，23牙体缺损，邻牙无明显松动，中厚龈生物型。根尖片及CBCT检查：水平向骨吸收明显，11-22位置牙槽骨嵴顶处宽度3mm，骨嵴顶根方4mm处骨宽度约6mm，骨高度16~19mm。

2. 诊断　上颌牙列缺损（11、21、22）；牙列不齐；12、23牙体缺损。

3. 治疗计划

（1）进行美学风险评估及SAC分类：2/4类骨缺损，美学风险评估为高风险。

（2）治疗方案：11-22缺牙区种植同期GBR；12全瓷贴面修复；23充

填治疗。

4. 治疗过程（图1~图28）

（1）术前准备：术前制取研究模型，试排牙后制作压膜式简易导板。

（2）种植一期手术及同期引导骨组织再生术：术前0.5小时口服头孢拉定胶囊500mg。盐酸阿替卡因局麻下行缺牙区牙槽嵴顶水平切口附加13、24近中垂直松弛切口，翻开黏骨膜瓣后见术区骨缺损明显，简易导板引导下进行窝洞预备，植入2颗3.3mm×12mm种植体（TiZr，BLT，Straumann），种植体位于骨弓轮廓内约2mm，植入扭矩15N·cm，11、22唇侧见骨开裂。采用小球钻进行种植体周围骨皮质钻孔开放骨髓腔，在种植体唇侧行水平向骨增量，脱蛋白牛骨基质（Bio-Oss，Geistlich）植于种植体唇侧，覆盖可吸收胶原膜（Bio-Gide，Geistlich），3颗固位钛钉（1.5mm×4mm）固定胶原膜。唇侧龈瓣骨膜成形，充分游离组织瓣，将唇侧龈瓣根方骨膜及部分结缔组织约1mm厚度片切翻转并缝合至腭侧，随后4-0可吸收缝线间断缝合术口。术后行根尖片及CBCT检查种植体植入位置及骨增量情况。术后5天口服头孢拉定胶囊（每次500mg，每天4次）及替硝唑胶囊（每次1.0g，每天1次）。术后2周使用西吡氯铵含漱液含漱（每次10mL，每天2次）。术后12天拆线。

（3）种植二期手术：种植术后愈合8个月后拍摄根尖片检查种植体愈合情况。盐酸阿替卡因局麻下翻瓣，取出固位钛钉同期行二期手术，接入愈合基台，缝合创口，2周后拆线。

（4）种植临时修复：种植二期术后1个月连接螺丝固位SRA基台，制作树脂过渡义齿进行试戴，调整龈缘形态。

（5）邻牙治疗：12牙体预备后制取印模，制作全瓷贴面。23行牙体充

作者单位：中山大学光华口腔医学院·附属口腔医院

通讯作者：黄宝鑫；Email: dentisthbx@163.com

填治疗。

（6）永久修复：11-22种植术后11个月行Lava全瓷桥永久修复。12同期行全瓷贴面永久修复。

二、结果

种植术后根尖片及CBCT显示种植体植入位置理想，唇侧植骨区域丰满，厚度超过3mm。拆线时术区愈合良好。术后8个月可见骨轮廓得到较好的恢复，种植区域周围牙龈健康。根尖片显示11、22种植体周围边缘骨位置稳定，未见低密度影。二期手术翻瓣见种植体唇侧骨壁厚度超过3mm，骨壁厚度与术后即刻CBCT相当，植骨区成骨质量良好。种植术后11个月复查显示种植修复体周围软组织轮廓稳定，唇侧轮廓得到有效修复，患者对修复效果满意。

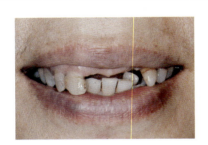

图1　治疗前微笑像

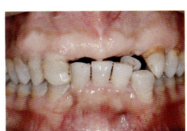

图2　治疗前正面像

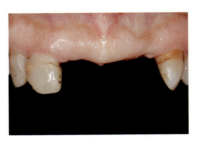

图3　治疗前上颌正面像

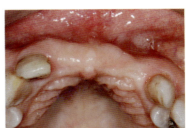

图4　治疗前上颌𬌗面像

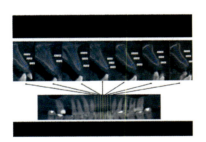

图5　影像学检查（术前CBCT）

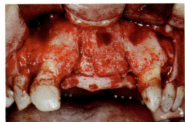

图6　骨缺损情况

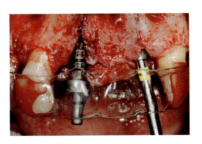

图7　简易导板引导下进行窝洞预备

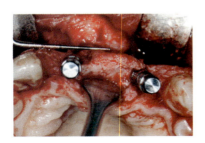

图8　11种植体位于骨弓轮廓内约2mm

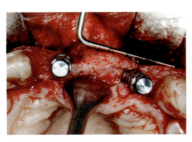

图9　22种植体位于骨弓轮廓内约2mm

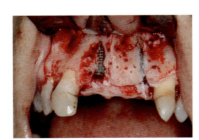

图10　11、22种植体唇侧骨开裂

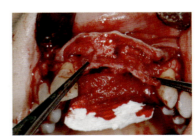

图11　唇侧龈瓣骨膜成形

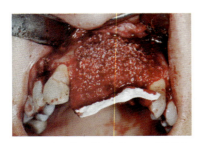

图12　脱蛋白牛骨基质植于唇侧骨板外侧

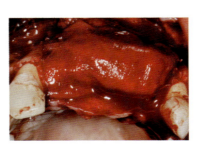

图13　覆盖可吸收胶原膜

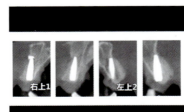

图14　术后即刻CBCT

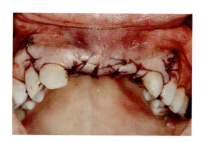

图15 术后即刻情况

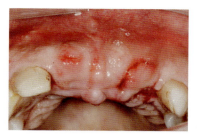

图16 术后12天愈合情况1

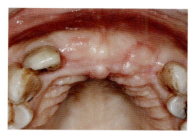

图17 术后20天愈合情况2

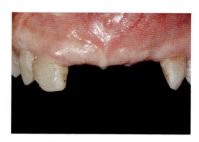

图18 术后8个月上颌正面像

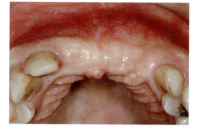

图19 术后8个月上颌殆面像

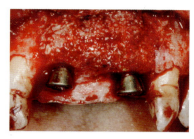

图20 二期手术翻瓣正面像

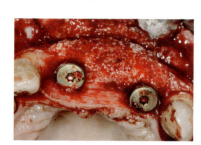

图21 二期手术翻瓣殆面像

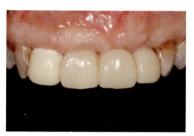

图22 临时修复体

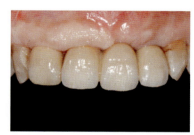

图23 永久修复体正面像

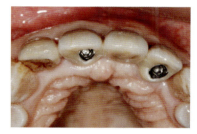

图24 永久修复体殆面像

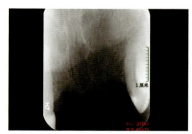

图25 术前根尖片

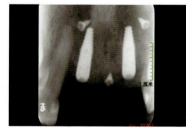

图26 术后即刻根尖片

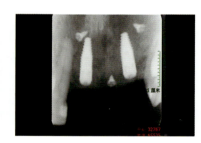

图27 术后8个月根尖片

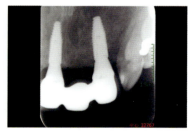

图28 种植修复后根尖片

三、讨论

上颌前牙区连续多颗牙缺失进行种植修复如何获得健康、协调、美观的修复效果一直是口腔临床医生们面临的挑战。患者缺牙区邻牙存在倾斜及牙体缺损，与患者充分协商后，本病例采用了缺牙区全瓷桥（种植同期GBR）及邻牙贴面修复、充填治疗的整体修复方案。术前排牙和制作压膜式简易导板可辅助术中定位拟修复牙位的龈缘位置及指导种植体轴向。简易导板制作便捷、费用低，普遍适用于临床实践。

本例患者为2/4类骨缺损，需要在现有的骨壁外侧进行水平向骨增量。从最终疗效看，本例病例获得了理想的水平向骨增量疗效。根据ITI治疗指南，2/4类骨缺损可选用GBR同期植入种植体。该方案可减少患者的手术次数，减小创伤并缩短治疗周期。但是，选择GBR同期植入种植体需要充分考虑如何获得可预期的水平向骨增量效果。Wang等提出了GBR成功的4个要素，即PASS原则：①创口的初期关闭（Primary wound closure）。②血管的再生（Angiogenesis）。③成骨空间的创造和维持（Space creation and maintenance）。④血凝块的稳定（Stability of the wound clot）。它已成为口腔临床医生们设计GBR术中细节的重要参考。本病例中为获得无张力关闭创口并维持创口的稳定，在缝合前进行唇侧龈瓣骨膜成形，充分游离组织瓣，以减少缝合后唇侧张力。邱立新教授团队发表的一项研究报告显示，采用该骨膜成形技术可以尽量减少术口裂开的风险。在其报告完成的230例患者375个位点骨增量中，术口裂开的风险约3%。为了获得更稳定的植骨再生空间，本病例使用3颗小钛钉对胶原膜进行固位，唇侧外形丰满并维持良好。固位钛钉的应用可以防止植骨材料随着关闭创口时龈瓣移动而移动。对于缺乏稳定植骨空间的病例，固位钛钉与植骨材料的联合应用对于植骨空间的维持起着关键作用。

值得注意的是，本病例存在一定的不足之处。对于上颌前牙连续缺失并伴有深覆𬌗及牙列不齐的患者往往可以借助正畸手段辅助获得理想的修复间隙，以达到更佳的美学效果。另外，美学区永久修复体的制作需要临床医生与修复技师充分沟通与配合，方可获得较理想的美学修复效果。

四、结论

固位钛钉及骨膜成形术的应用，有助于提高引导骨组织再生术的水平向骨增量疗效。

参考文献

[1] Buser D, Martin W, Belser UC. Optimizing esthetics for implant restorations in the anterior maxilla: anatomic and surgical considerations[J]. Int J Oral Maxillofac Implants, 2004, 19 Suppl:43–61.

[2] Wang HL, Boyapati L. "PASS" principles for predictable bone regeneration[J]. Implant Dent, 2006, 15(1): 8–17.

[3] Greenstein G, Greenstein B, Cavallaro J, et al. Flap advancement: practical techniques to attain tension–free primary closure[J]. J Periodontol, 2009, 80(1):4–15.

[4] Yu H, Qiu L. Efficacy of the split–thickness labial flap method for soft tissue management in anterior ridge horizontal augmentation procedures: A clinical prospective study in the anterior maxilla[J]. J Craniomaxillofac Surg, 2018, 46(2):323–328.

[5] Zazou N, Diab N, Bahaa S,et al. Clinical comparison of different flap advancement techniques to periosteal releasing incision in guided bone regeneration: A randomized controlled trial[J]. Clin Implant, Dent Relat Res, 2020 Nov 5.

原位Onlay植骨增加上前牙剩余牙槽嵴水平骨量1例

龚伶玲 冯波

摘要

目的：本文通过超声骨刀截取22剩余牙槽嵴根方的骨块，植于牙槽嵴缺损处，并延期植入种植体，探究原位Onlay植骨的疗效。**材料与方法**：对于上前牙缺失后剩余牙槽嵴极度菲薄，但基底部仍余留大量牙槽骨的患者，在种植前，应用超声骨刀，于基底部取骨，并用微钛钉坚固内固定于牙槽嵴骨缺损处，将取骨的供区与受植区变为同一术区，并在间隙处及取骨处填塞Bio-Oss骨粉，上覆盖骨膜，并拉拢缝合。术后6个月，延期植入种植体，3个月后行上部修复。**结果**：原位Onlay块状骨移植有效地恢复了上前牙剩余牙槽嵴严重水平向缺损，为后期种植修复创造了条件，使得最终种植体可以在良好的三维位点植入，并取得了良好的美学和功能重建。

关键词：原位植骨；Onlay块状骨移植；上前牙；水平向骨增量

前牙区是美学的主导区，该部位牙齿缺失后的修复不仅仅需要恢复咀嚼功能、发音功能，还需要重建美学。但上前牙缺失后，剩余牙槽嵴唇侧骨板往往在短时间内大量丧失，为复杂的治疗增加了难度。上前牙剩余牙槽嵴严重水平向骨缺损常用的骨增量方法有骨劈开术、Onlay块状骨移植，帐篷技术等。骨劈开术可在同期植入种植体，大大缩短治疗时间，但剩余牙槽嵴的剩余宽度需＞3mm，且一定量的骨松质。而帐篷技术可以增加的骨量有限。本病例中左上侧切牙剩余牙槽嵴仅剩约1.25mm厚度，所需增加的骨量较多，因此采用了原位Onlay块状骨移植，并延期植入种植体，合并取骨的供区和受植区为同一术区，减小了局麻区域、手术范围。患者术后并发症少，并取得了较好的美学效果和长期稳定的功能。

一、材料与方法

1. 病例简介 28岁女性患者，左上侧切牙缺失1年余，自觉影响咀嚼和美观，要求修复。口外检查：患者呈凹面型，左右脸较对称，面部无明显肿胀，颞下颌关节无弹响等病理性症状，患者为低位笑线。口内检查发现：患者22缺失，缺牙处近远中径及颌龈距正常，剩余牙槽嵴菲薄，唇侧可见明显塌陷，角化龈可，牙龈黏膜未见明显肿胀，邻牙未见明显异常。CT片示：22缺牙处牙槽嵴极度菲薄，牙槽嵴顶处可用骨宽度约1.25mm，可用骨高度约为20mm。牙槽嵴基底部剩余骨量多，厚度约为10mm。

2. 诊断 牙列缺损。

3. 治疗计划 22处拟行原位Onlay块状骨移植，从缺牙处牙槽嵴基底处取骨，植于牙槽嵴顶缺损处，并延期植入种植体，行种植修复。

4. 治疗过程（图1~图34）

（1）术前：血液检查，签署知情同意书。告知患者，因22缺牙处剩余牙槽嵴水平向严重缺损，行Onlay块状骨移植，6个月后再根据牙槽骨成骨情况决定种植治疗方案，患者知情同意。

（2）骨增量手术：术前1小时服用抗生素。22、11、21、23处牙龈黏膜及前庭沟内阿替卡因局麻，沿11、21、22、23牙龈做沟内切口，并于11远中、23远中做梯形的垂直切口。翻黏骨膜瓣，暴露术区。用超声骨刀于22缺失牙牙槽嵴基底部，根据术前CBCT测量的数据取骨，取得骨块尺寸约为6mm×10mm×4mm。修整后用微钛钉坚固内固定于牙槽嵴缺损处，并在缝隙内填塞Bio-Oss骨粉，并覆盖Bio-Gide骨膜。减张后拉拢缝合。术后CBCT示：牙槽嵴顶骨量增加到6mm。术后口服消炎药及止痛药5~7天，术后氯己定漱口，保持口腔卫生。7天后拆线。

（3）拆线：黏膜愈合良好，未见明显红肿等，可见少量骨粉颗粒排出，去除以免影响黏膜愈合。

（4）骨增量术后4个月复查：黏膜愈合良好，唇侧轮廓恢复，可见微钛钉暴露，但黏膜未见明显感染、红肿等情况。复查CBCT示：牙槽嵴顶水平骨量约为5.5mm。水平骨量增加约4.25mm。骨块愈合良好，骨密度可。

（5）种植一期手术：22处行阿替卡因局麻，沿22牙龈做沟内切口，并于23近中做垂直松弛切口，暴露术区，可见骨块愈合良好。取出微钛钉，备洞，并植入Osstem，TS 3.5mm×11.5mm种植体1颗，上封闭螺丝，伤口拉拢缝合。

（6）种植二期手术与永久修复：3个月后行二期手术，并于1个月后进行模型的制备及永久修复。

（7）复查：术后1年进行CBCT复查示：种植体颈部唇侧骨壁厚度＞2mm，骨增量效果稳定。

作者单位：长沙市口腔医院

通讯作者：冯波；Email: 1424449448@qq.com

二、结果

　　上颌侧切牙缺损伴剩余牙槽嵴水平向骨量严重缺损，通过原位Onlay块

状骨移植，将供区及受植区合并，局麻范围小，手术视野清晰、创伤小，患者无术后不良反应，且种植体得以在良好的三维位点植入，修复后恢复功能和美学良好，回访唇侧骨量维持稳定。患者对治疗效果满意。

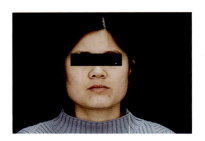
图1　术前正面像

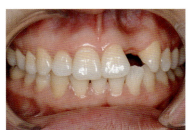
图2　术前牙尖交错位正面像

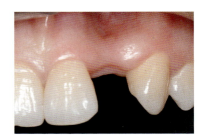
图3　缺牙处术前正面像

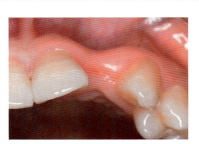
图4　缺牙处术前𬌗面像

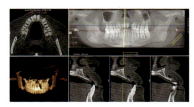
图5　术前CBCT

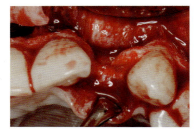
图6　骨增量手术切开后𬌗面像

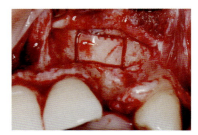
图7　超声骨刀牙槽嵴基底部取骨

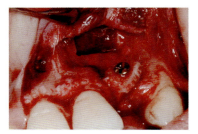
图8　骨块坚固内固定于牙槽嵴缺损处

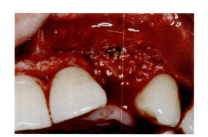
图9　间隙内及取骨处填塞骨粉

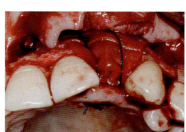
图10　覆盖Bio-Gide骨膜

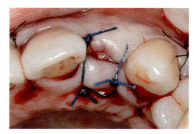
图11　严密缝合

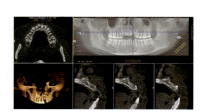
图12　骨增量术后CBCT

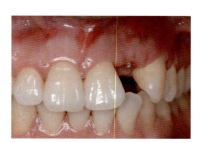
图13　骨增量术后拆线后正面像

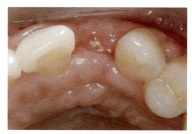
图14　骨增量术后拆线后𬌗面像

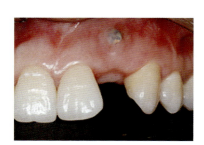
图15　骨增量术后5个月复查正面像

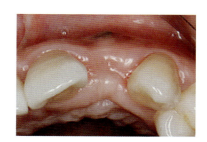

图16　骨增量术后5个月复查殆面像

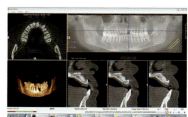

图17　骨增量术后5个月复查CBCT

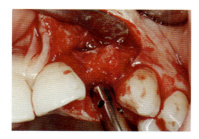

图18　一期手术切开后牙槽嵴情况

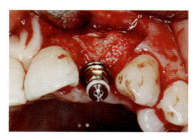

图19　种植体植入后殆面像

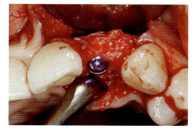

图20　上愈合基台

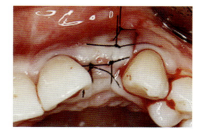

图21　严密缝合

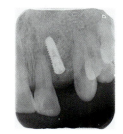

图22　种植术后3个月X线片

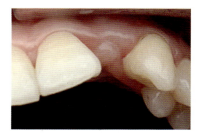

图23　种植术后3个月殆面像

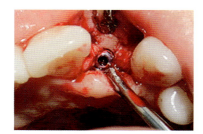

图24　二期手术

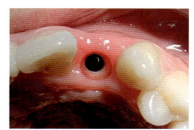

图25　袖口

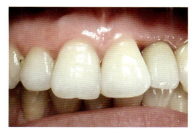

图26　戴牙（全瓷冠）

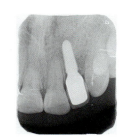

图27　戴牙后X线片

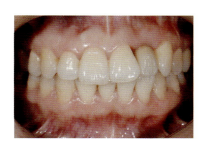

图28　戴牙后1年复查牙尖交错位正面像

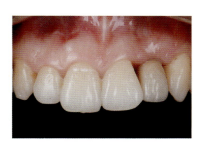

图29　戴牙后1年复查上前牙唇面像

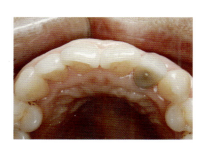

图30　戴牙后1年复查上前牙殆面像

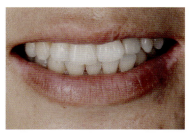

图31　戴牙后1年复查口唇微笑像

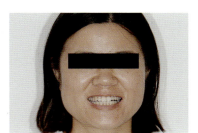

图32　戴牙后1年复查正面像

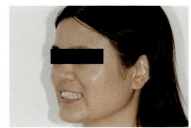

图33　戴牙后1年复查人像侧45°像

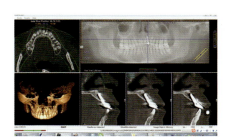

图34　戴牙1年后CBCT

三、讨论

上前牙区的种植修复并发症通常由于骨缺损、不良的三维位点植入导致，而避免并发症的发生，应从根本上解决骨缺损的问题。据报道，上前牙区牙缺失后，牙槽嵴顶0～6mm处的骨量可在短时间内达到超过50%的吸收，而牙槽嵴顶的骨量无明显变化。恢复剩余牙槽嵴骨缺损的方法，临床常用的有：骨劈开术、上置法骨块移植、帐篷技术等。骨劈开术虽然可以缩短治疗时间，但其对剩余牙槽嵴的宽度有严格要求，必须＞3mm，且只能增加其水平向骨量。而帐篷技术对骨量的增加有限，对于重度骨缺损的病例，上置法骨块移植是有效的骨增量手段之一。其中自体骨移植因其具有骨传导性、骨诱导性且无生物安全问题仍为骨块移植的"金标准"。相较于口外供区，口内供区取骨因不需要住院观察，仅在局麻下就可进行，患者的接受度

较高。且同为膜内成骨的颌骨受植后具有成骨快、形成新骨后骨吸收率低等优点。目前常用的口内供区有：上颌后磨牙区、颏部、下颌骨外斜线等。但口内取骨仍会产生二次术区，供区还会产生（例如面容改变、感觉异常、下唇麻木等）不良并发症，增加患者的痛苦。

此病例中，牙槽嵴顶水平向骨量严重不足，但牙槽嵴基底部骨量丰富，且此区域无重要解剖结构，取骨安全，因此，我们将取骨的供区放于牙槽嵴基底部，改二次术区为同一术区。邻近骨块具有相同的骨质，对成骨也有帮助。且可缩小局麻范围、手术区域，及减少手术创伤，减轻患者的痛苦。并辅以骨粉骨膜，也有助于减少成骨时的骨吸收。最终成骨后，牙槽嵴水平向骨量得到了大的提升，得以保证种植体在良好的三维位点植入，修复后1年复查种植体唇侧骨板稳定在2mm以上，获得了良好的红白美学效果。

参考文献

[1] Min S, Liu Y, Tang J, et al. Alveolar ridge dimensional changes following ridge preservation procedure with novel devices: Part 1—CBCT linear analysis in non-human primate model[J]. Clin Oral Implants Res, 2016, 27(1): 97–105.

[2] Bravi F, Bruschi GB, Ferrini F. A 10–year multicenter retrospective clinical study of 1715 implants placed with the edentulous ridge expansion technique[J]. Int J Periodontics Restorative Dent, 2007, 27(6): 557–565.

[3] Buser D, Sigurgísli Ingimarsson, Dula K, et al. Long–term stability of osseointegrated implants in augmented bone: a 5–year prospective study in partially edentulous patients[J]. Int J Periodontics Restorative Dent, 2002, 22(2): 109–117.

[4] Cordaro L, David Sarzi Amadé, Cordaro M. Clinical results of alveolar ridge augmentation with mandibular block bone grafts in partially edentulous patients prior to implant placement[J]. Clin Oral Implants Res, 2002, 13(1): 103–111.

不可吸收膜在前牙种植骨增量中的应用

谢奇效　完正

摘要

目的：不可吸收的钛增强膨体聚四氟乙烯（e-PTFE）膜在前牙垂直向和水平向骨量不足中的应用。**材料与方法**：患者为一名64岁女性，左上前牙缺失，牙槽嵴骨垂直向和水平向骨量不足，不能常规植入种植体。考虑到可吸收膜不能维持稳定的成骨空间，特别是垂直向的成骨空间。因此，采用不可吸收的钛增强膨体聚四氟乙烯（e-PTFE）膜进行骨增量手术。偏腭侧切开、翻瓣后，逐级备洞，唇侧打滋养孔，植入种植体，同期GBR，Bio-Oss骨粉恢复垂直向和水平向骨量；表面覆盖不可吸收的钛增强膨体聚四氟乙烯（e-PTFE）膜，腭侧和唇侧钛钉固定。术后8个月复诊，取出不可吸收的钛增强膨体聚四氟乙烯（e-PTFE）膜，进行牙龈塑形，1个月后永久修复。**结果**：种植体植入同期骨增量手术8个月后复诊，可见垂直向和水平向都获得了令人满意的成骨效果，最终完成了修复，恢复了患者的美观，通过1年的随访，取得良好的临床效果。**结论**：不可吸收的钛增强膨体聚四氟乙烯（e-PTFE）膜在前牙种植的垂直向和水平向骨增量手术中可以取得良好的临床效果。

关键词：前牙种植；骨增量；不可吸收膜

上颌前牙美学区垂直向和水平向骨量不足是口腔种植常见的难点之一，常规的引导骨组织再生术（GBR）很难获得肯定的骨增量效果，本文介绍1例应用不可吸收的钛增强膨体聚四氟乙烯（e-PTFE）膜联合GBR的方法解决上颌前牙区垂直向和水平向骨量不足的病例，取得了良好的临床效果。

一、材料与方法

1. 病例简介　64岁女性患者。4个月前拔除左上前牙，未做过处理，现要求种植牙修复。口内检查：为口腔卫生状况较差，全口牙龈不同程度退缩，部分牙龈红肿。23缺失，牙槽嵴吸收，唇侧凹陷，间隙足够。咬合关系正常，中笑线，附着龈宽度足够（图1~图3）。血液学检查无异常。患者不吸烟；牙龈为中厚龈生物型。CBCT检查示23垂直向和水平向骨量不足（图4）。美学风险评估：患者除牙冠形态为尖圆形和需要垂直向骨增量这两个风险因素为高风险外，其余美学因素属于中低风险（表1）。既往史：患者无吸烟史、无服用双膦酸盐史及夜磨牙史，排除手术禁忌证，该病例符合手术适应证。美学风险评估见表1。

2. 诊断　上牙列缺损；慢性牙周病炎。

3. 治疗计划

（1）系统牙周治疗。

（2）23种植牙修复：①植入种植体同期GBR。②6个月后永久性修复。

（3）定期复查，牙周维护。

4. 治疗过程

（1）外科程序：常规消毒，铺巾，阿替卡因行局部浸润麻醉，23做牙槽嵴顶偏腭侧切口，24远中轴角做垂直切口，充分暴露术区，可见邻牙根面部分暴露，对邻牙近缺隙区根面进行手动刮治，配合（Er：YAG）激光，

表1　美学风险评估

美学风险因素	风险水平		
	低	中	高
健康状况	健康，免疫功能正常		免疫功能低下
吸烟习惯	不吸烟	少量吸烟，< 10支/天	大量吸烟，>10支/天
患者美学期望值	低	中	高
唇线	低位	中位	高位
牙龈生物型	低弧线形、厚龈生物型	中弧线形、中龈生物型	高弧线形、薄龈生物型
牙冠形态	方圆形	卵圆形	尖圆形
位点感染情况	无	慢性	急性
邻面牙槽嵴高度	到接触点≤5mm	到接触点5.5~6.5mm	到接触点≥7mm
邻牙修复状态	无修复体		有修复体
缺牙间隙宽度	单颗牙（≥7mm）	单颗牙（≤7mm）	2颗牙或2颗牙以上
软组织解剖	软组织完整		软组织缺损
牙槽嵴解剖	无骨缺损	水平向骨缺损	无垂直向骨缺损

作者单位：广西南宁市完氏口腔

通讯作者：谢奇效；Email: 66267665@qq.com

EDTA处理后使用生理盐水冲洗。种植位点逐级备洞，备洞收集骨屑，唇侧打滋养孔，植入Ankylos C/X 3.5mm×11mm种植体1颗，接封闭螺丝埋入式愈合（图5~图12）。Bio-Oss骨粉混合自体骨屑恢复垂直向和水平向骨量，不可吸收的钛增强膨体聚四氟乙烯（e-PTFE）膜作空间维持，钛钉固定，减张缝合创口（图13~图15）。术后CBCT示植体达理想三维位置，垂直和水平向骨量得以恢复。术后2周拆线，伤口愈合良好（图16）。

（2）修复程序：种植体植入联合骨增量手术8个月后复查，牙龈愈合良好、骨量维持稳定，种植体形成骨整合。进行种植二期手术，牙槽嵴顶偏腭侧切开暴露术区，取出e-PTFE膜和钛钉，分配部分角化龈到近中，利于

后期形成龈乳头，接牙龈成形器，1周拆线。1个月后取闭口式印模，原厂基台镀金，二氧化锆全瓷冠，基台代型预粘接，粘接固位完成最终修复（图17~图30）。

二、结果

种植体植入同期骨增量手术8个月后复诊，可见垂直向和水平向都获得了令人满意的成骨效果，最终完成了修复，恢复了患者的美观，通过1年的随访，取得了良好的临床效果。

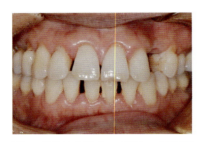
图1　术前口内检查：23缺失，唇侧凹陷1

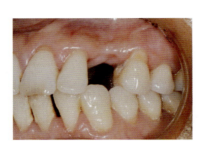
图2　术前口内检查：23缺失，唇侧凹陷2

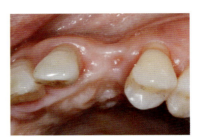
图3　术前口内检查：23缺失，唇侧凹陷3

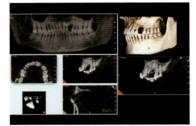
图4　CBCT示23水平向和垂直向骨缺损

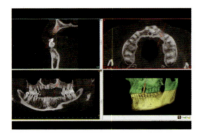
图5　Simplant种植软件术前设计，23位点拟植入Ankylos C/X 3.5mm×11mm种植体

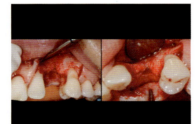
图6　嵴顶偏腭侧切开、翻瓣

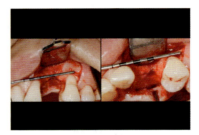
图7　23水平向和垂直向骨缺损

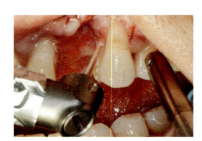
图8　Er激光清洁根面

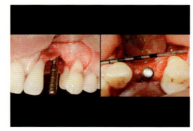
图9　方向指示杆检查三维位置

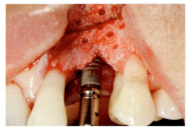
图10　唇侧打滋养孔，植入种植体1

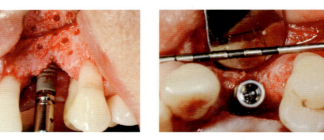
图11　唇侧打滋养孔，植入种植体2

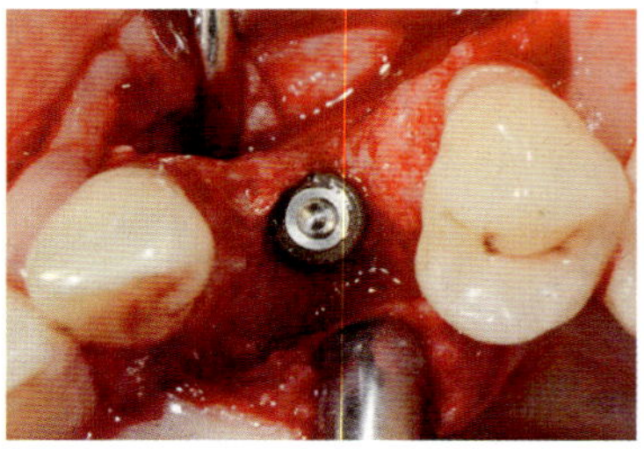

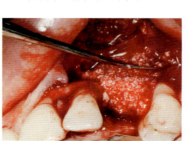
图12　种植体最终位置

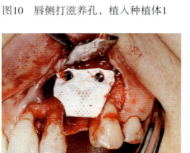
图13　水平向和垂直向植入Bio-Oss骨粉

图14　固定聚四氟乙烯膜

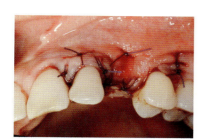

图15　无张力严密缝合

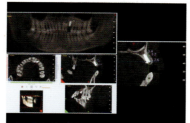

图16　术后即刻CBCT

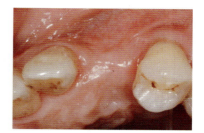

图17　术后8个月口内像

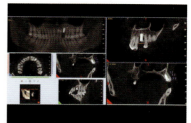

图18　术后8个月CBCT

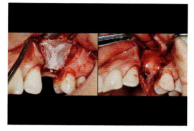

图19　二期取出聚四氟乙烯膜

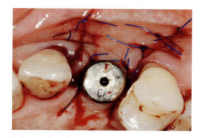

图20　接牙龈成形器

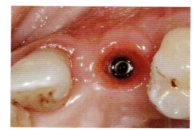

图21　牙龈袖口

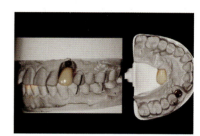

图22　模型和修复体

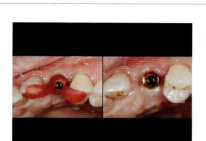

图23　接修复基台

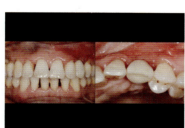

图24　戴牙即刻口内像

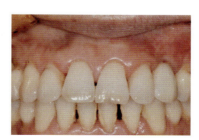

图25　戴牙后1年口内像1

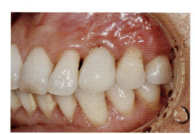

图26　戴牙后1年口内像2

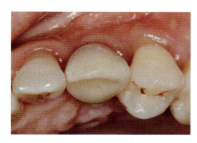

图27　戴牙后1年口内像3

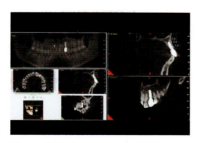

图28　戴牙后1年CBCT

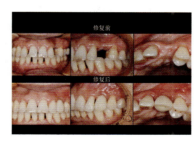

图29　修复前后对比

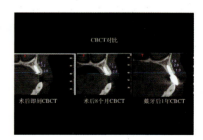

图30　CBCT对比

三、讨论

1. 上前牙美学区垂直向和水平向骨量不足是口腔种植难度较大的，特别是垂直向的骨增量，容易引起美学并发症，如采用非定形膜很难获得肯定的骨增量效果。

2. 在本病例中，虽然同时存在垂直向和水平向骨量不足，但最终取得了良好的临床效果。e-PTFE膜的应用，规避了钛网容易早期暴露导致失败和可吸收膜难以获得稳定的成骨空间二者的缺点，为植骨材料提供了稳定的成骨空间，有利于新骨的形成，手术中遵循PASS原则，达到了一期愈合。术后8个月才取出e-PTFE膜，以保证有足够的新骨形成。

四、结论

不可吸收的钛增强膨体聚四氟乙烯（e-PTFE）膜在前牙种植的垂直向和水平向骨增量手术中可以取得良好的临床效果。

参考文献

[1] 宿玉成. 口腔种植学[M]. 2版. 北京:人民卫生出版社, 2014.

[2] 黄懽, 张鹏, 马开宇, 等译. 垂直向和水平向牙槽嵴骨增量[M]. 沈阳:辽宁科学技术出版社, 2018.

[3] Bernstein S, Cooke J, Fotek P, et al. Vertical bone augmentation:where are we now?[J]. Implant Dent, 2006, 15:219-228.

[4] Urban I, Caplanis N, Lozada JL.Simultaneous vertical guided bone regeneration and guided tissue regeneration in the posterior maxilla using recombinant human platelet-derived growth factor: a case report[J]. J Oral Implantol, 2009, 35:251-256.

"悬崖边上"救回来前牙美学区3年随访病例

王子剑　汤雨龙

摘要

目的：本文介绍1例上颌中切牙桩冠修复失败，拔牙同期行拔牙位点保存术，延期行种植体植入术，术后及时发现种植体唇侧穿出，二次进手术室再次种植，最终采用ASC角度基台全瓷修复的3年随访病例，评估该病例的远期临床效果及种植体三维位置的重要性。**材料与方法**：39岁男性患者，左上中切牙桩冠修复反复脱落1年余，现要求前牙种植固定修复。检查：颌面部对称，21残根，11烤瓷冠冠边缘暴露，拍摄根尖片及CBCT示：21唇侧无骨板，根尖阴影，11和21根管治疗均欠填2mm。局麻下拔除21，探查唇侧骨板完全缺如至根尖处，切开翻瓣完全暴露拔牙窝，采用Bio-Oss Collagen骨胶原联合Bio-Gide胶原膜即刻拔牙位点保存术，拉拢黏膜严密缝合。术后2个月行11根管再治疗，并制作改良式马里兰桥修复21缺隙。拔牙后8个月复查CBCT显示，拔牙窝愈合良好，21位点骨宽度7~8mm，骨胶原周围骨板连续，拟行常规种植体植入术。局麻下"一"字形切口翻瓣，暴露牙槽嵴顶，在嵴顶中央常规备洞并植入Nobel Replace CC 3.5mm×13mm NP种植体1颗，初始稳定性45N·cm，术后拍摄CBCT显示种植体完全偏唇侧，根尖穿出骨板，遂再次进手术室消毒，铺巾，翻瓣可见中种植体唇侧骨板较薄根尖穿出，取出种植体，重新修改备洞钉道，再次植入原植体并在穿孔区及唇侧外部行GBR骨增量术，术后复查CBCT可见种植体唇侧骨板>2mm。术后7个月行二期手术，并经过4个月牙龈诱导成形，待软组织稳定后采用个性化印模复制穿龈轮廓，送至日本加工制作ASC角度基台Procera全瓷一体冠完成永久修复。**结果与讨论**：修复后3年CBCT复查可见种植体唇侧骨板厚度约2mm，边缘骨未见骨吸收，临床检查仍可见种植体根方牙龈轮廓丰满度良好，龈缘线无退缩，龈乳头充填良好，发音良好。对于拔牙后骨缺损较多的患者采用植骨盖膜的方式进行拔牙位点保存术，确实可以对拔牙窝成骨起到较好的骨轮廓支撑作用，且可避免后期块骨移植的手术并发症风险，但该部位骨质仍低于自体骨，在延期种植的首次种植过程中，由于操作偏差导致种植体过于偏唇侧，甚至根尖从唇侧穿出，幸好术后及时发现，并二次进手术室予以纠正种植体回归到理想的三维位置，从而保证了唇侧骨板厚度，有利于种植体远期功能和美学的稳定性。术后马里兰桥的应用、临时过渡义齿牙龈的塑形，以及纯螺丝固位的ASC基台一体冠修复，均对于获得理想的穿龈轮廓形态和协调的龈缘曲线及龈乳头的恢复，起到了非常积极的促进作用，由此可见前牙美学区软硬组织的充足稳定以及种植体最佳三维位置的核心地位，是前牙美学区能获得美学远期成功的关键。

关键词：前牙美学区；位点保存术；引导骨组织再生术；种植失败；远期成功

目前种植牙业已成为患者牙列缺失和缺损时首选的固定修复方案，然而上颌前牙美学区种植常常面临拔牙后牙槽骨骨量不足的问题。罹患慢性根尖炎的患牙常出现根尖区穿孔，不满足即刻种植的适应证范围，因此常需拔牙后进行牙槽位点保存术，用以延缓唇侧束状骨的快速吸收，维持拔牙窝的骨轮廓，当嵴顶没有骨壁缺损时常无须盖膜，当唇侧骨板有缺如时常需胶原膜覆盖以隔离软组织。此外，上颌前牙区种植修复因属于口内最为关键的美学区，历来都是种植的难点和热点，对于其三维位置的苛求是每一名种植医生的必经之路，因为只有将其限定在安全区内才不会导致唇侧骨板的吸收，以避免由于经验不足或操作失误导致的唇侧龈缘线的退缩和龈乳头的丧失，因为这必将带来前牙美学的失败甚至灾难。在临床中，由于咬合关系、拔牙后骨吸收和先天牙槽骨解剖形态等问题，种植体植入角度常常因此受限，无法获得理想的种植体轴向偏舌侧的穿出位点，并采取螺丝固位的方案，故常常只能采用粘接固位的方法，这不仅使得种植体颈部受力加速嵴顶骨吸收，且粘接剂残留一直是一个无法回避和彻底解决的难题，Nobel角度螺丝通道基台（ASC基台）通过Omnigrip螺丝及螺丝刀的巧妙设计，可实现成角度上扭力，提供在任意方向上0°~25°的螺丝通道，因此依托ASC基台的成角度螺丝固位，既能将现有牙槽骨骨长轴方向植入种植体，又能实现种植体上部修复的螺丝固位，解决由于螺丝开口位置不佳只能粘接固位，从而带来的粘接剂残留问题和受力隐患。

本文介绍1例上颌中切牙桩冠修复失败，拔牙同期行位点保存术，延期行种植体植入术，术后及时发现种植体唇侧穿出，二次进手术室再次种植，并采用ASC角度基台全瓷修复的3年随访病例，最终恢复了患者的功能和美观，得到了良好的远期效果，现将诊疗过程和随访情况汇报如下。

一、材料与方法

1. 病例简介　39岁男性患者。左上中切牙桩冠反复脱落1年余，现要求

作者单位：中国人民解放军北部战区总医院

通讯作者：汤雨龙；Email: tangyulong2009@foxmail.com

前牙种植固定修复。检查：颌面部对称，21残根，11烤瓷冠冠边缘暴露。排除磨牙症和系统性疾病，无吸烟史。全口卫生情况良好，深覆𬌗、深覆盖。拍摄根尖片及CBCT可见，21唇侧骨板缺如，根尖阴影，根管治疗均欠填2mm；邻牙11烤瓷冠修复，根管治疗均欠填2mm，根尖无阴影，腭侧骨板均完整。

2. 诊断 21残根及慢性根尖周炎；11烤瓷修复术后。

3. 治疗计划 21牙槽位点保存术，21延期种植；11根管再治疗后桩冠修复。

4. 治疗过程（图1~图25）

（1）拔牙位点保存术及邻牙处理：术前的CBCT和根尖片，可见唇侧骨板消失，根尖阴影严重。局麻下拔除患牙，可见牙根已纵裂，探查唇侧骨板完全缺如至根尖，翻角形瓣，在拔牙位点植入2块Bio-Oss Collagen骨胶原，填平拔牙窝，然后用Bio-Gide胶原膜进行覆盖，减张严密缝合。术后2个月牙龈愈合良好，行邻牙根管再治疗，并行改良马里兰桥修复缺牙间隙。

（2）种植术前设计：拔牙位点保存术后8个月拟行延期种植，术前拍摄CBCT，可见21拔牙窝牙槽嵴愈合良好，21位点骨宽度7~8mm，骨胶原周围骨板连续，拟植入Nobel Replace CC 3.5mm×13mm NP种植体1颗。

（3）种植手术过程：首先去除马里兰桥，改为临时单冠。常规局麻下切开翻瓣，暴露牙槽嵴顶，可见新骨形成良好，并在牙槽嵴顶偏腭侧定点，常规备洞并植入Nobel Replace CC 3.5mm×13mm种植体1颗，初始稳定性45N·cm。术后拍摄根尖片可见种植体近远中位置良好，但拍摄CBCT可见种植体唇舌向位置完全偏唇侧，且根尖穿出骨板外，严重手术失误，遂二次进手术室重新消毒再次翻瓣，暴露嵴顶及唇侧骨板，可见种植体根尖从倒凹区穿出，唇侧骨板极薄，随后取出种植体，重新改向并备洞，再次植入原种植体，初始稳定性依旧45N·cm，在骨穿孔部位周围预备骨滋养孔，再次在根尖穿孔区及唇侧外部进行常规GBR植骨术，严密缝合。术后再次拍摄CBCT，可见改向后唇侧骨板厚度＞2mm，根尖片显示改向前后近远中向角度均较好。

（4）二期手术与临时义齿牙龈塑形：愈合7个月后行二期手术，随后

常规取模，并制作临时牙进行牙龈塑形，牙龈塑形4个月后再进行个性化取模和邻牙比色，送至日本加工制作Nobel Procera ASC螺丝固位一体冠，以及邻牙全瓷冠修复。

（5）戴入永久全瓷修复体：戴牙前检查牙龈穿龈轮廓形态，可见穿龈袖口健康，唇侧牙龈丰满度良好无塌陷，戴入邻牙全瓷冠和ASC螺丝一体冠，可见龈缘曲线良好，龈乳头有些许"黑三角"，螺丝开孔位于舌隆突处。戴最终牙即刻拍摄根尖片及CBCT，显示种植体就位良好，唇侧骨板厚度1.6~3.8mm。

（6）随访复查：修复后3年复查可见牙龈龈缘线依旧对称无退缩，且原本修复后的近远中"黑三角"完全消失。舌侧观牙龈状态良好，取下封口料检查螺丝无松动和泄力，重新加扭矩至35N·cm，树脂封口。CBCT检查显示，唇侧骨板厚度为1.8~3.9mm。

（7）使用材料：KaVo口腔锥束CT（卡瓦集团公司，德国）；Nobel Replace Conical Connection种植系统：3.5mm×13mm NP种植体，Nobel临时钛基台，Nobel种植机及变速手机（Nobel Biocare诺保科贸公司，美国）；Bio-Oss骨粉，Bio-Oss Collagen骨胶原，Bio-Gide胶原膜（Geistlich公司，瑞士）。

二、结果

在延期种植的首次种植过程中，由于操作偏差导致种植体过于偏向唇侧，甚至种植体根尖从唇侧穿出，幸好术后及时发现，并二次进手术室予以纠正种植体回归到理想的三维位置，并在唇侧骨板外进行GBR植骨，修复后CBCT显示唇侧骨板厚度＞2mm。在二期手术中尽可能保留近远中龈乳头，并进行适度的牙龈压迫塑形，这维持了软硬组织轮廓，并获得了理想穿龈形态及协调的龈缘曲线，最终戴入ASC基台螺丝固位的Procera全瓷修复体，既对嵴顶骨板压迫减轻避免了骨吸收，又避免了粘接剂存留的可能。修复后3年CBCT复查可见种植体唇侧骨板厚度约2mm，边缘骨未见骨吸收，临床检查仍可见种植体根方牙龈轮廓丰满度良好，龈缘线无退缩，龈乳头充填更理想，发音正常。

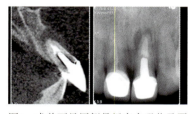

图1 术前可见唇侧骨板完全吸收及严重的根尖周炎

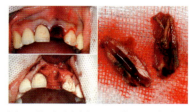

图2 拔牙后翻瓣可见唇侧骨板完全缺失，牙根纵裂

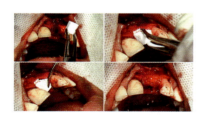

图3 采用Bio-Oss Collagen骨胶原填满拔牙窝，并恢复骨轮廓

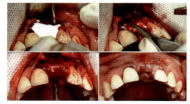

图4 采用Bio-Gide对植骨位点覆盖，并严密缝合

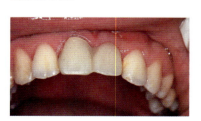

图5 术后邻牙拆除单冠行根管治疗后改良马里兰桥修复缺隙

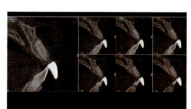

图6 位点保存术后8个月拍摄CBCT显示牙槽嵴恢复良好

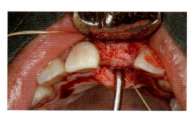

图7 术中翻瓣可见牙槽嵴新骨形成良好

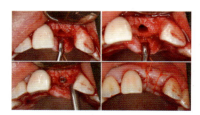

图8 常规备洞并植入Nobel Replace CC 3.5mm×13mm NP种植体1颗

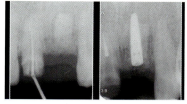

图9　术后根尖片显示种植体近远中方向良好

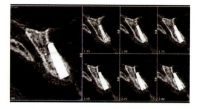

图10　术后CBCT显示种植体唇侧骨板极薄，根尖从唇侧穿出

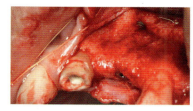

图11　二次进手术室翻瓣可见种植体从唇侧穿出

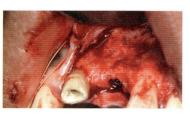

图12　取出种植体重新备洞再次植入，并在骨穿孔部位周围预备滋养孔

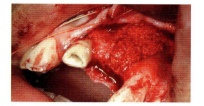

图13　唇侧再次覆盖Bio-Oss骨粉

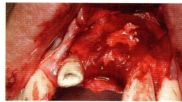

图14　唇侧植骨区覆盖Bio-Gide胶原膜

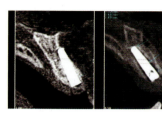

图15　二次改向后唇侧骨板厚度＞2mm

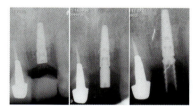

图16　种植手术6个月二期手术并制作过渡义齿牙龈塑形

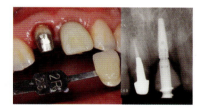

图17　牙龈塑形4个月后行个性化取模、比色、取模

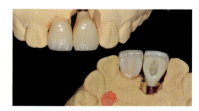

图18　在日本加工制作Nobel Procera ASC基台全瓷一体冠

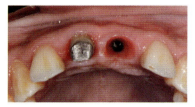

图19　最终戴牙前牙龈穿龈轮廓状态良好

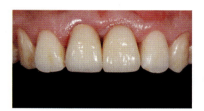

图20　最终戴牙后，龈缘曲线良好，近远中略有"黑三角"

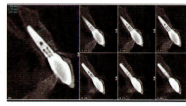

图21　修复后拍摄CBCT显示唇侧骨板约2mm

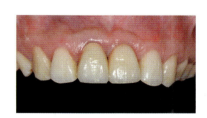

图22　修复后3年复查可见龈缘曲线良好，近远中"黑三角"区消失

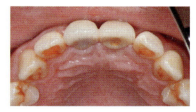

图23　修复后3年复查可见舌侧牙龈状态良好

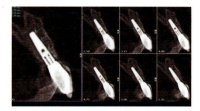

图24　修复后3年复查CBCT显示唇侧骨板约2mm

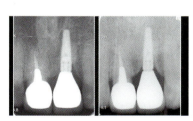

图25　复查时根尖片显示种植体近中略有骨吸收，远中逆生长

三、讨论

1. 缺牙后种植时机的选择

按照Hammerle提出了种植时机四分类法，可将缺牙后种植时机分为Ⅰ~Ⅳ型，在第3次ITI共识会上Chen ST与Buser D对此进行了修订和推广，其中Ⅰ型指的是拔牙当天种植的即刻种植，Ⅱ型指的是拔牙后1~2个月的早期种植，Ⅲ型指的是拔牙后3~4个月的早期种植，Ⅳ型指的是拔牙后6个月以上的延期种植。Ⅰ型即刻种植的适应证包括：①唇侧骨壁完整并且为厚壁生物型（＞1mm）。②厚龈生物型。③无急性炎症。④根尖区以及腭侧有足够骨组织，可保证种植体正确三维位置的植入以及良好的初始稳定性。若达不到上述要求，建议推迟到4~8周，待软组织愈合后早期植入（Ⅱ型）。若前期评估初始稳定性不佳，则建议推迟到12~16周，待骨组织部分愈合时再早期植入（Ⅲ型）。因患者自身原因如未成年或者怀孕，抑或是局部有囊肿或牙齿粘连导致的根尖区大面积缺损者，无法进行即刻和早期种植且无法获得理想初始稳定性，这一类患者建议进行延期种植（Ⅳ型）。同时，ITI还建议拟行延期种植的患者应在拔牙后行位点保存术，研究表明位点保存可以有效地减少牙槽骨的萎缩和避免后期需要的块状植骨与GBR，但常常二期植入时仍需进行GBR。本病例通过对拔牙后大量骨缺损区域的类似

于常规GBR方案的位点保存术，为延期种植提供理想的骨宽度和骨高度，避免了可能由于拔牙后唇侧骨板的塌陷而造成的牙槽嵴狭窄，也避免了Onlay植骨的手术创伤和风险，在延期种植术中检查也可见新骨形成良好，因此对于前牙美学区能获得良好美学效果的前提一定是缺牙区骨质和骨量的充足与否，这在我们拔牙时就可以予以干预其愈合过程甚至愈合质量，故选择合适的种植时机，并进行骨愈合干预是预测种植能否成功未雨绸缪的关键。

2. 前牙美学区种植体三维位置的决定性作用

前牙美学区种植体的三维位置是远期美学成功及预防并发症的关键。美学区的种植体近远中向应位于缺牙间隙中线上，颊舌向定点应位于邻牙唇侧外形高点线内收2mm，以保证唇侧至少2mm骨厚度，颊舌平面的轴向应使种植体在冠部的螺丝开孔位置位于舌隆突处，深度应该在理想龈缘下3mm（即邻牙釉牙本质界连线下）。因此，我们在备洞时会尽量使我们的入钻点偏腭侧，并在确保唇侧骨板整体厚度＞2mm的前提下尽量保持轴向在模拟牙冠的舌侧。如此设计和限定是因为研究表明，唇侧骨板厚度对于维持软组织稳定具有重要意义，厚达1.8~2mm的唇侧骨板可有效减少垂直向骨吸收，从而减少牙龈软组织的退缩。本病例我们在延期种植手术后第一时间发现了种植体三维位置出现了严重问题，并预见到了远期无论我们采用何种软硬组织移植的方法均无法避免唇侧骨板的过薄甚至缺如，那必然会导致种植美学的失败，因此我们当机立断重新再次种植，虽然这会增加手术术后肿胀程度、延长愈合时间，以及增加患者抱怨，但我们在前牙美学区的首要目标：获得最佳的美学效果，并且长期稳定无并发症，这也符合第3次ITI共识会提到的"前牙美学区必须从长远的角度去考量，唇侧软组织和硬组织的稳定非常关键"。

3. 引导骨组织再生术的成骨条件

Buser教授在其经典著作中对引导骨组织再生技术（GBR）如此诠释：骨是生长相对缓慢的组织，成纤维细胞和上皮细胞有机会更快地占据缺损空间，并且比形成骨更快地形成软组织。故GBR的机制就是阻止术区的其他细胞长入，而使来源于骨组织的细胞增殖并长入屏障膜下方血凝块占据的间隙内。如果封闭性屏障膜功能持续足够长时间，屏障膜又不暴露在口腔内，则可使干细胞和骨原细胞在最佳条件下分化为成骨细胞并产生骨基质。2006年王鸿烈教授针对骨再生曾提出经典的PASS原则：①创口的初期关闭（Primary wound closure）。②血管的再生（Angiogenesis）。③成骨空间的创造和维持（Space creation and maintenance）。④血凝块的稳定（Stability of the wound clot）。在临床中，当种植体植入时若出现骨开窗/骨开裂导致种植体暴露，此时可同期行引导骨组织再生术，文献研究证明，对在种植体根部穿孔性的骨缺损以及颈部骨开裂单纯应用GBR技术效果良好，而对于牙槽骨宽度十分狭窄的患者（＞3mm），也可采用骨劈开和牙槽嵴扩张联合GBR技术进行治疗能取得十分显著的效果，对于牙槽嵴萎缩严重且骨垂直方向骨量严重不足的患者，单纯采用屏障膜和人工植骨材料的GBR技术，成骨空间较不稳定，且不易成形，影响骨增量的效果，宜采用块状自体骨移植联合GBR技术，以获得良好的增量效果，为后期的种植提供良好的保障。本病例，我们两次使用了GBR骨增量技术，第一次是在拔牙位点保存术中，因为唇侧骨板缺失过大，仅仅依靠Bio-Oss Collagen骨胶原填充骨缺损区并不足以保证骨缺损空间能完全成骨，只有覆盖Bio-Gide胶原膜后才能阻隔其他细胞的长入，从而使成骨细胞能安全占据空间并不断成熟；其次在延期种植纠错后，我们发现了唇侧根尖部的骨缺损和第一次备洞钉道处骨壁过薄问题，我们在唇侧骨轮廓外进行了植骨，这是为了延缓唇侧骨板的吸收，也为新骨形成创造充足的空间和稳定的环境，在随访时间内临床观察效果良好。由此可见GBR的成功需要甄别适合的患者局部解剖条件、充分的医生经验和判断力、对生物材料特点的熟悉，以及选择有文献证据的合理治疗方案，这均符合目前文献中的共识性意见。

四、结论

本病例中，我们针对1例常见的上颌中切牙桩冠修复失败患者，采取了拔牙同期行位点保存术取得了良好效果，然而在延期种植手术中，由于操作失误导致种植体唇侧穿出，好在及时进行纠错，通过二次进手术室再次种植，从而将种植体重新拉回了理想的三维位置上，并且通过术后马里兰桥的应用、临时过渡义齿牙龈的塑形，以及纯螺丝固位的ASC基台一体冠修复，从而获得了远期较理想的穿龈轮廓形态和协调的龈缘曲线及龈乳头的恢复，由此可见，前牙美学区软硬组织的充足稳定以及种植体最佳三维位置的核心地位，是前牙美学区能获得美学远期成功的关键。

参考文献

[1] Jung RE, Ioannidis A, Hämmerle CHF, et al. Alveolar ridge preservation in the esthetic zone[J]. Periodontol 2000, 2018, Jun, 77(1):165–175.

[2] Buser D, Chappuis V, Belser UC, et al. Implant placement post extraction in esthetic single tooth sites: when immediate, when early, when late? [J]. Periodontol 2000, 2017 Feb, 73(1):84–102.

[3] Friberg B, Ahmadzai M. A prospective study on single tooth reconstructions using parallel walled implants with internal connection (NobelParallel CC) and abutments with angulated screw channels (ASC) [J]. Clin Implant Dent Relat Res, 2019 Apr, 21(2):226–231.

[4] Hämmerle CH, Chen ST, Wilson TG Jr. Consensus statements and recommended clinical procedures regarding the placement of implants in extraction sockets[J]. Int J Oral Maxillofac Implants, 2004, 19 Suppl:26–28.

[5] Chen ST, Buser D, Hammerle A, et al. Proceedings of the Third ITI (International Team for Implantology) Consensus Conference. Gstaad, Switzerland, August 2003[J]. Int J Oral Maxillofac Implants, 2004, 19 Suppl:7–154.

[6] Chen ST, Buser D. Esthetic outcomes following immediate and early implant placement in the anterior maxilla — a systematic review[J]. Int J Oral Maxillofac Implants, 2014, 29(Suppl): 186–215.

[7] Chen ST, Beagle J, Jensen SS, et al.Consensus statements and recommended clinical procedures regarding surgical techniques[J]. Int J Oral Maxillofac Implants, 2009, 24 (Suppl): 272–278.

[8] Darby I, Chen ST, Buser D. Ridge preservation techniques for implant therapy[J]. Int J Oral Maxillofac Implants, 2009, 24 (Suppl): 260–271.

[9] Rojas-Vizcaya F. Biological aspects as a rule for single implant placement. The 3A–2B rule: a clinical report[J]. J Prosthodont, 2013 Oct, 22(7):575–580.

[10] Chen ST, Darby IB, Reynolds EC. A prospective clinical study of non–submerged immediate implants: clinical outcomes and esthetic results[J]. Clin Oral Impl Res, 2007, 18 (5): 552–562.

[11] Daniel Buser. 牙种植学的引导骨再生·20年的进展[M]. 2版. 北京: 人民军医出版社, 2011, 12.

[12] Wang HL, Boyapati L. "PASS" principles for predictable bone regeneration[J]. Implant dentistry, 2006 Mar,15(1):8–17.

[13] Aghaloo TL, Moy PK. Which hard tissue augmentation techniques are the most successful in furnishing bony support for implant placement? [J]. Int J Oral Maxillofac Implants, 2007, 22 Suppl:49–70.

[14] Tang YL, Yuan J, Song YL, et al.Ridge expansion alone or in combination with guided bone regeneration to facilitate implant placement in narrow alveolar ridges: a retrospective study[J]. Clinical Oral Implants Research, 2015 Feb, 26(2): 204–211.

[15] Chiapasco M, Casentini P. Horizontal bone–augmentation procedures in implant dentistry: prosthetically guided regeneration[J]. Periodontol 2000, 2018 Jun, 77(1):213–240.

[16] Aghaloo TL, Moy PK. Which hard tissue augmentation techniques are the most successful in furnishing bony support for implant placement? [J]. Int J Oral Maxillofac Implants, 2007, 22 Suppl:49–70.

上颌前牙区严重骨缺损美学种植修复1例

王奕　何东宁

摘要

目的：口腔上颌前牙美学区域的种植技术逐步发展，新技术和新方法不断更新并日趋成熟。目前，随着前牙种植在美学方面取得的成就，人们对美学区种植成功的评价，渐渐不再局限于重建缺失牙的口颌功能，更把重点着眼于恢复缺失牙的美学修复上，由于牙体缺失时间延长，导致缺牙区骨量的吸收，往往不能满足种植义齿对骨量的要求。本文探讨应用1例上颌前牙区严重骨缺损条件下，进行骨增量与美学种植修复的技术及方法，以恢复其功能和美观的临床操作技术与效果。**材料与方法**：临床病例为12-22牙列缺损，经过术前评估及CBCT检查发现种植区为刃状牙槽嵴，其腭侧所需的骨量是足够的，但宽度不足，这样使得未经事先治疗往往不可能植入种植体，因为剩余牙槽嵴可以用来稳定骨移植物，减少骨移植物的移动，而骨移植物的移动是导致骨增量失败的一个重要因素。通过术前对患者术区CBCT检查，制订手术方案，采用Istvan Urban教授提出的"香肠技术"完成水平向骨增量，其技术要点在于应用钛合金膜钉、可吸收屏障膜与ABBM和自体骨颗粒相结合的方式，采用膜钉对可吸收胶原膜的固定和对成骨空间的边缘封闭，实现GBR技术在复杂水平向骨缺损的应用。术后6个月CBCT评估成骨效果，进行种植体植入术，最后完成美学临时修复及固定修复。**结果**：采用"香肠技术"进行水平向骨增量达到良好的骨增量效果，本病例中采取来为期2年的随访观察，显示其骨量及美学效果稳定。**结论**：通过"香肠技术"，避免了一些传统骨增量术式的弊端，为重度骨缺损患者种植手术创造了条件。

关键词：水平向骨增量；CBCT；美学区种植；牙列缺损

口腔上颌前牙美学区域的种植技术逐步发展，新技术和新方法不断更新并日趋成熟。目前，随着前牙种植在美学方面取得的成就，人们对美学区种植成功的评价，渐渐不再局限于重建缺失牙的口颌功能，更把重点着眼于恢复缺失牙的美学修复上，由于牙体缺失时间延长，导致缺牙区骨量的吸收，往往不能满足种植义齿对骨量的要求。本文探讨应用1例上颌前牙区严重骨缺损条件下，进行骨增量与美学种植修复的技术及方法，以恢复其功能和美观的临床操作技术与效果。

一、材料与方法

1. 病例简介　52岁女性患者，上颌前牙因咬硬物折断，经诊治无保留价值，在当地拔除3个月后，来我科就诊，希望以种植固定修复方式修复缺失牙，恢复其美观及咀嚼功能全身状况良好，无手术禁忌证。检查：12-22缺失（图1），口唇丰满度不足，牙弓突度不足（图2）；CBCT检查示：12-22骨量严重不足，无法满足种植需求（图3）。

2. 治疗计划

经过术前评估及CBCT检查发现种植区为刃状牙槽嵴，或Cawood和Howell IV，其腭侧所需的骨量是足够的，但宽度不足，这样使得未经事先

作者单位：山西医科大学口腔医学院

通讯作者：王奕；Email: 851949633@qq.com

治疗往往不可能植入种植体，因此本病例采用水平向骨增量方式增加种植区骨量。临床常用水平向骨增量的方式有外置法植骨、骨劈开术及GBR，而外置法植骨、骨劈开术因技术敏感性高，术后反应大不被患者接受。Istvan Urban教授在临床使用不同种类的可吸收膜与ABBM颗粒（无机牛源性骨移植材料）和自体骨颗粒相结合的"香肠技术"用于刃状牙槽嵴的水平向骨增量。其技术要点在于应用钛合金膜钉及可吸收屏障膜与ABBM和自体骨颗粒相结合的方式，采用膜钉对可吸收胶原膜的固定和对成骨空间的边缘封闭，实现GBR技术在复杂水平向骨缺损的应用。Hämmerle等用ABBM结合胶原骨，得出结论，认为是一种有效的水平向牙槽嵴骨增量技术。

3. 治疗过程

（1）水平骨增量：排除药物过敏的前提下，嘱患者术前30分钟服用抗生素，并将复方氯己定含漱液含漱3~5分钟。术中患者取仰卧位，常规消毒，铺巾，局麻下行12-22牙槽嵴顶切口及13、23唇侧远中垂直松弛切口（图4），翻开全厚瓣，翻瓣区域超过膜龈联合，充分减张。在暴露骨面，用取骨环钻取少量自体骨（图5），小球钻制备多个穿皮质骨洞去皮质骨化（图6、图7），将第一个膜钉放在23的近中，在腭侧放置2颗膜钉（图8、图9），用2颗膜钉固定胶原膜后，将比例为1：1的自体骨与Geistlich Bio-Oss放入胶原膜内（图10），牵拉胶原膜检查它的弹性，最后在近中唇侧放入膜钉（图11），确保移植物完全不移动，最后双侧关闭创口（图12~图14）。术后CBCT示植骨量充足（图15）。术后10天拆线复查，创口愈合良好，口内呈现良好的骨增量效果。

（2）种植手术：12-22水平向骨增量后6个月，CBCT评估12-22种植位点骨量（图16），文献研究表明理想种植区骨量：①牙槽嵴高度——容纳所需种植体长度。②牙槽嵴宽度至少为5~6mm。③种植体植入后其周围有1~1.5mm的骨质包绕。因此本病例骨增量后的骨量满足种植需求，并在12、22位点各植入1颗Ankylos C/X 3.5mm×14mm种植体。手术过程为：12-22唇侧牙槽嵴切口及垂直松弛切口，翻全厚皮瓣（图17），充分暴露术区，在12、22位点逐级备洞，植入种植体（图18），并在唇侧植骨盖膜（图19），植入PRF膜（图20），严密缝合创口（图21）。术后X线片检查植入位点及深度（图22）。

（3）种植修复：12-22植入种植体6个月后，进行种植区修复，先进行为期2个月的软组织塑形（图23、图24），之后行正式冠修复，形成良好的美学修复效果（图25、图26），修复后X线示12、22种植体周围骨组织稳定（图27~图30）。

（4）定期随访及复查：种植修复完成后，对患者进行为期2年的随访观察（图31、图32），观察患者口腔卫生情况，评估其探诊深度、菌斑指数、出血指数、咬合情况、口内美学评价，并拍X线片评估种植体边缘骨吸收量，均在可接受范围内。其临床效果有待长期随访观察。

二、结果

本病例参考Istvan Urban教授在临床使用不同种类的可吸收膜与ABBM颗粒（无机牛源性骨移植材料）Geistlich Bio-Oss和自体骨颗粒相结合的"香肠技术"完成水平向骨增量，并经过2年的临床随访观察，骨增量效果明显，其长期稳定性有待长期定期随访。

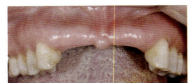

图1　患者初诊口内像　　　图2　患者初诊口内殆面照　　　图3　患者初诊CBCT数据

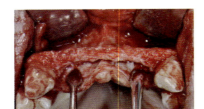
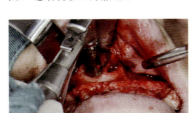
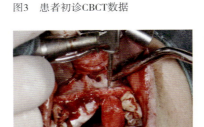
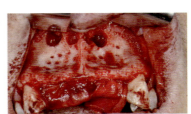

图4　12-22牙槽嵴顶切口及13、23唇侧远中垂直松弛切口　　图5　取骨环钻取少量自体骨　　图6　小球钻制备多个穿皮质骨洞去皮质骨化　　图7　制备完成唇侧观

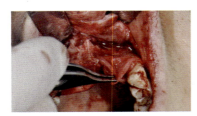
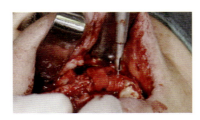
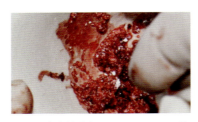
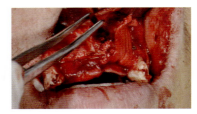

图8　将第一颗膜钉放在23的近中　　图9　置入膜钉　　图10　将自体骨与Geistlich Bio-Oss按1:1比例混合　　图11　近中唇侧放入膜钉

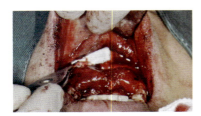
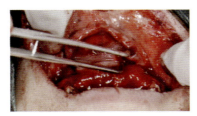
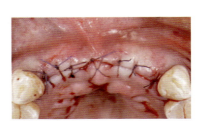

图12　唇侧放置Geistlich Bio-Gide　　图13　双侧关闭创口　　图14　严密缝合创口

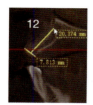
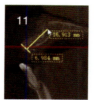
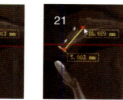

图15　术后CBCT

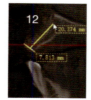
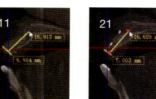
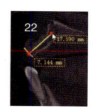

图16　种植术前CBCT

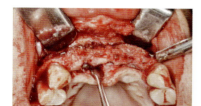

图17　翻开12-22全厚瓣

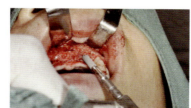

图18　12、22植入种植体

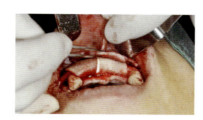

图19　唇侧植骨盖膜

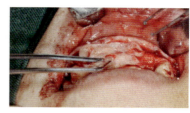

图20　植入PRF膜

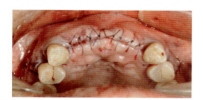

图21　严密缝合创口

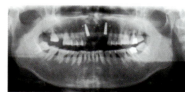

图22　术后X线片

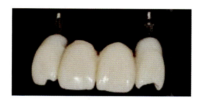

图23　临时冠修复

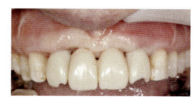

图24　临时冠塑形口内像

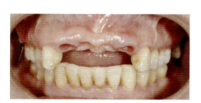

图25　去除临时冠口内像

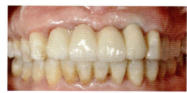

图26　全瓷冠修复唇面像

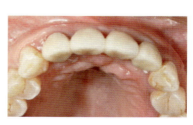

图27　全瓷冠修复船面像

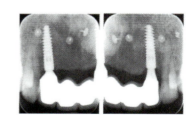

图28　修复后X线片

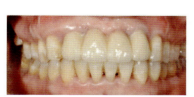

图29　修复后1年口内像1

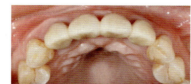

图30　修复后1年口内像2

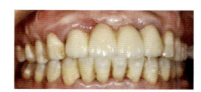

图31　修复后2年口内像1

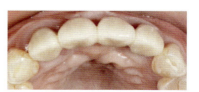

图32　修复后2年口内像2

三、结论

1. 天然胶原可吸收膜的使用

本病例采用天然胶原可吸收膜来完成水平骨增量的操作，避免了二期手术取出屏障物，从而避免了对软组织的损害，Istvan Urban教授提出天然胶原膜用于水平向骨增量有下列优势：①它不会引起异物反应和炎性反应，而交联胶原膜和某些早期的人工合成膜会引起异物反应和炎性反应。②它具有生物相容性，愈合的第1周内出现始于骨膜的血管穿入。血管化是骨形成的先决条件。③因为天然胶原膜比交联膜和人工合成膜更有弹性，这种物理特性在香肠技术里面更有用。

因此，由于在用膜钉固定时能够拉伸，天然胶原膜更简单和更易于固定骨移植物。

2. "香肠技术"

本技术固定了植骨材料，允许在预期空间内成骨。本技术的要点在于：①旨在愈合的早期用膜固定骨移植材料。②膜容许穿入血管化对于骨成熟是有利的。③在植骨材料中混入自体颗粒骨比仅用生物骨材料有更强的骨增量效果。④通过在舌/腭侧和前庭采用膜钉固定可吸收膜：第一颗膜钉在最后一颗天然牙远中，通常在此区域存在牙槽嵴顶骨三角区。舌/腭侧放置2颗膜钉。远中和近中膜钉放在颊侧，并在最后将骨移植材料推上牙槽嵴顶，最后用1颗或2颗膜钉固定。

3. 自体骨取骨部位

自体骨是骨移植的"金标准"，因其具有良好的骨诱导及骨传导能力，成骨周期短，抗感染能力强，移植后容易成活。口腔种植的自体骨块移植多需要开辟第二术区，口腔外取骨如髂骨等部位需全麻，手术费用高、术后反应较大，手术操作和设备硬件要求较高。口腔内取骨可供应的骨量有限，一般为下颌颏部或下颌骨升支，术后并发症较多，如颏部麻木、供区感染等，且骨块易吸收，因此也不能作为常规选择。

病例中前牙区种植的取骨位置位于种植位点的唇侧根方，尽量选择了与受植区距离较近的位点取骨，且钻取的自体骨碎屑包含皮质骨和少量松质骨，既可降低骨吸收速度，又保证了丰富的成骨细胞和血供，将获得的自体骨与人工骨材料混合后移植入受植区，其术后成骨效果较理想。

因此，本病例证明颗粒状自体骨混合ABBM用于上颌前牙区刃状牙槽嵴进行安全有效的水平向骨增量。采用膜钉对可吸收胶原膜的固定和对成骨空间的边缘封闭，实现GBR技术在复杂水平向骨缺损的应用。

参考文献

[1] Cawood JI, Howell RA. A classification of the edentulous jaws[J]. Int J Oral Maxillofac Surg, 1988, 17: 232–236.

[2] Silvio Mario Meloni, Sascha A Jovanovic, Istvan Urban, et al. Horizontal Ridge Augmentation using GBR with a Native Collagen Membrane and 1:1 Ratio of Particulated Xenograft and Autologous Bone: A 1 - Year Prospective Clinical Study[J]. Clinical Implant Dentistry and Related Research, 2017, 19(1).

[3] Hammerle C, Jung R, Yaman D, et al. Ridge augmentation by applying bioresorbable membranes and deproteinized bovine bone mineral: a report of twelve consecutive cases[J]. Clin Oral Implants Res, 2008, 19:19–25.

[4] Oguz Ozan PhD, Kaan Orhan PhD, Secil Aksoy DDS, et al. The Effect of Removable Partial Dentures on Alveolar Bone Resorption: A Retrospective Study with Cone–Beam Computed Tomography[J]. Journal of Prothodontics.

[5] Istvan Urban. Vertical and Horizontal Ridge Augmentation[M]. Quintessence Publishing, Inc.:2017.

[6] Charles A, Babbush. 牙种植技术: 艺术与科学[J]. 马莲, 译. 北京: 人民卫生出版社, 2004, 82.

[7] 陈宁, 王国平, 方赵平, 等. 邻近自体碎骨移植在种植牙中的应用[J]. 口腔医学, 2003, 23(5):279–281.

[8] Felice P, Pistilli R, Lizio G, et al. Inlay versus onlay iliac bone grafting in atrophic posterior mandible: a prospective con–trolled clinical trial for the comparison of two techniques[J]. Clin Implant Dent Relat Res, 2010, 11(S1): 69–82.

[9] 王慧明, 刘治慧, 吴慧玲, 等. 自体髂骨游离移植加同期种植修复牙槽缺损初步观察[J]. 中国口腔种植学杂志, 2004, 9(1):15–18.

[10] 张翔, 马芸, 贺平. 自体骨块移植和Bio–Oss骨粉在上前牙区骨量不足种植术中[J]. 黑龙江医学, 2007, 31(4):288–289.

上颌窦假性囊肿摘除同期上颌窦底内提升及种植体植入

王郸　李秋桐　郭传波

摘 要

目的：探讨上颌窦假性囊肿大于上颌窦体积1/2情况下侧壁开窗摘除上颌窦囊肿，同期进行内提升及种植体植入的临床效果。**材料与方法**：患者为55～60岁男性2例均有上后牙区游离缺失，影响功能，要求种植修复。术前CBCT检查上颌窦底植入位点骨高度5~9mm、骨皮质完整、松质骨密度略低、窦腔内密度增高影像见圆顶或有锐角，囊状病变，密度均匀，界限清晰连续，大小占窦腔的1/2~3/4，直径38.71～20.3mm，窦壁无骨质破坏及膨隆影像，追问病史：患者至今无鼻塞流脓、头痛眼胀病史。CT上颌开口无堵塞异物影像。术后：即刻拍CBCT观察上颌窦情况。**结果**：随访12～24个月，种植体骨结合良好。无种植体脱落。3个病变区，1个部分复发，2个囊肿完全消失。**结论**：对于伴有巨大上颌囊肿，种植修复患者在无鼻窦炎及上颌窦开口良好、骨密度尚可前提下可利用上颌窦前壁的高度宽度分成2个术式术区，对囊肿进行摘除，同期上颌窦内提升与种植一期手术，可以获得较满意效果。

关键词：种植；上颌窦假性囊肿；上颌窦内提升

上颌窦底高度不足限制了上颌后牙区种植修复，Tatum提出上颌窦底提升术解决了上颌窦底高度不足问题。但是长期以来上颌窦假性囊肿一直困扰口腔种植医生。Kara等对上颌后牙区种植且伴有上颌窦囊肿使用注射器吸出囊液而不根治，之后延期取得了理想结果。宿玉成老师侧壁开窗上颌窦黏膜囊肿摘除同期窦底提升，展示囊肿摘除同期外提升的手术方法，为我们提供囊肿摘除的解决方案。本文2个病例3个较大上颌窦囊肿，利用囊肿占据的范围，把囊肿摘除术和上颌窦底内提升术分割成2个区域进行手术，并观察术后愈合情况。

一、材料与方法

1. 病例简介　60岁左右男性患者，2名。身体健康，口内多颗牙缺失尤其后牙缺失，影响患者咀嚼功能。要求种植固定义齿修复。CBCT检查3个上颌后牙区上颌窦可见囊肿大小38.71mm×24.92mm、32.52mm×31.20mm、25.0mm×20.3mm，种植位点上颌窦底高度>5mm，宽度>9mm，骨密度未见异常（图1～图6）。

2. 诊断　上颌牙列缺损；上颌窦假性囊肿。

3. 治疗计划　上颌窦假性囊肿摘除同期上颌窦底内提升及种植体植入。

4. 治疗过程

（1）术前0.1%氯己定漱口，0.5%碘伏术区皮肤消毒。2%盐酸利多卡因腭前神经阻滞麻醉及阿替卡因术区浸润麻醉。上5远中至牙槽嵴顶行角形瓣切口过上颌结节，剥离黏骨膜，充分暴露上颌窦前外侧壁及牙槽嵴顶。使用外提升工具盒中的环钻（φ7mm）和0.5、1.0、1.5、2.0止动环，2000r/min最大水量生理盐水冷却，于距牙槽嵴顶10mm且避开种植体植入位点区域行上颌窦前壁开窗，仔细剥离骨片见上颌窦黏膜，20mL注射器刺破囊壁，穿刺抽吸出部分囊液，见清亮淡黄色液体，确认为上颌窦假性囊肿，采用大于穿刺孔吸引器头垂直置于穿刺孔，吸引器开至最大功率进行吸引的同时略微提拉，可见乳白色囊壁被吸出（图7～图12），止血钳及无齿镊适当力度牵拉出囊壁瘤做术后病理（图13、图14）。开窗口放置片状胶原蛋白，骨片置于开窗口胶原蛋白上（图15），牙槽顶上颌结节区缝合关闭上颌窦前壁术区。进行内提升程序：球钻适当修整牙槽嵴顶，根据CT测量选择低于骨高度1～2mm止动环套入先锋钻定位及方向，逐级使用内提升Cass钻至终末钻来扩大种植位点直径，再逐级（1mm）更换止动环来增加深度直至有落空感，鼓气试验阴性，进行水提升（图16）。每注入0.5mL水量时用测量杆进行探查，目的感受轻微的回弹感及测量深度，达到大于植入种植体深度1～2mm，导入适量Bio-Oss骨粉，同时用测量杆进行测量深度和感受回弹感（图17），植入种植体，安放封闭螺丝或愈合基台，缝合创口。

（2）二期手术及修复：术后6个月，复查CBCT周围骨影像未见异常，囊肿未复发，进行二期手术，常规修复。

（3）使用材料：Osstem种植系统（锥状，韩国）；内外提升工具盒（韩国Osstem公司）；测量杆（瑞士Straumann公司）；Bio-Oss骨粉；医用胶原蛋白海绵（可即邦）。

作者单位：沈阳市口腔医院

通讯作者：郭传波；Email: 18602478805@163.com

二、结果

　　2个病例中3个上颌窦囊肿，1个6个月有黏膜增厚、12个月囊肿部分复发，1个12个月内完全消失、24个月未见复发及黏膜增厚，1个12个月CT见有残余条索状软组织、24个月基本消失（图18～图29）。4颗种植体颊腭向骨量充足，影像上骨结合良好，达到满意的修复效果。

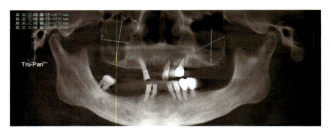

图1　手术设计示意图1

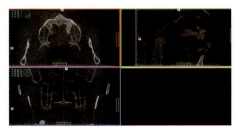

图2　手术设计示意图2

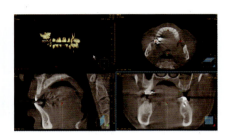

图3　手术设计示意图3

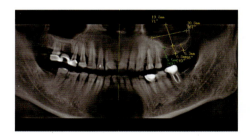
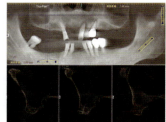
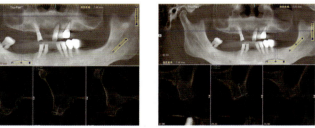

图4～图6　术前上颌窦囊肿CBCT影像上测量大小及骨高度

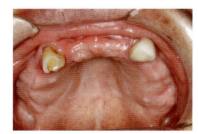

图7　上颌窦前壁开窗摘除囊肿1

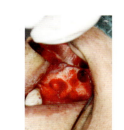

图8　上颌窦前壁开窗摘除囊肿2

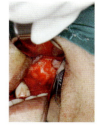

图9　上颌窦前壁开窗摘除囊肿3

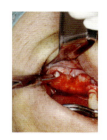

图10　上颌窦前壁开窗摘除囊肿4

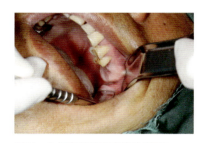

图11　上颌窦前壁开窗摘除囊肿5

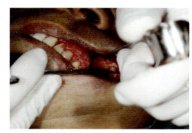

图12　上颌窦前壁开窗摘除囊肿6

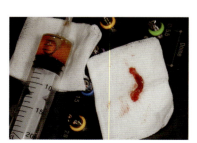

图13　囊壁，囊液

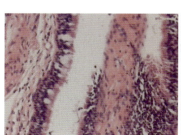

图14　术后病理

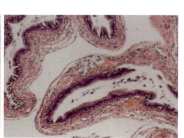
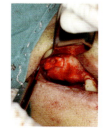

图15　骨片还纳开窗区

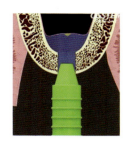
图16　上颌窦水提升示意图

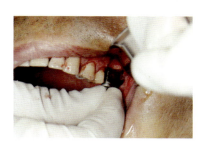
图17　测量杆进行测量深度和感受回
弹感

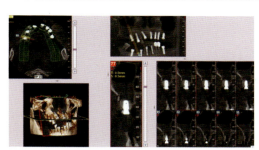
图18　术后CBCT1

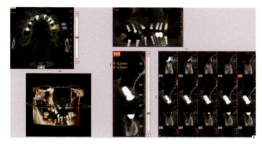
图19　术后CBCT2

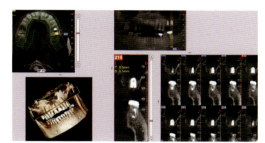
图20　术后CBCT3

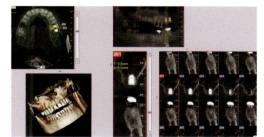
图21　术后CBCT4

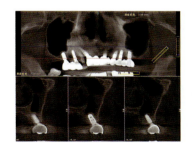
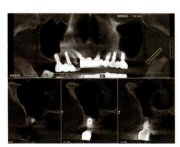
图22、图23　双侧上颌窦囊肿术后12个月CBCT

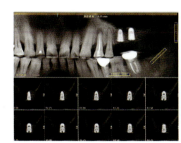
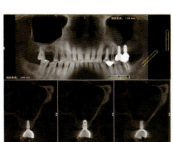
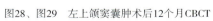
图24、图25　左上颌窦囊肿术后6个月CBCT

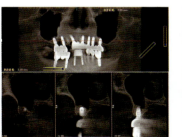
图26、图27　双侧上颌窦囊肿术后24个月CBCT

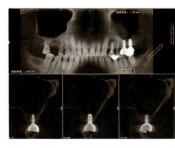
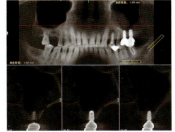
图28、图29　左上颌窦囊肿术后12个月CBCT

三、讨论

本文2个病例，3个囊肿均大。较大上颌窦囊肿，体积超过上颌窦体积1/2。上颌窦内外提升术及囊肿摘除术正解决了上颌后牙区骨量不足，行种植修复技术及理论问题。上颌窦囊肿分型及影像学特点，提供手术可行性评估依据。假性囊肿与真性囊肿不同，意大利耳鼻喉医生在治疗上颌窦底提升术后并发上颌窦炎症治疗中，阐述了上颌窦裂口畅通与否的重要性。

目前对于上颌窦囊肿有3种方法：①行上颌窦提升术前先摘除囊肿再行第二次手术植骨种植。②术中抽出上颌窦囊液同期进行上颌窦底外提升术。③直接上颌窦提升。王馨玉等32例患者，侧壁开窗摘除部分囊壁。宿玉成老师上颌窦底提升假性囊肿摘除，上颌磨牙位点同期植入种植体，该病例临床方案均取得成功。

对于伴有上颌窦囊肿患者，手术方案的选择是每位种植医生所面临的。假性囊肿是一种类囊肿样的椭圆形损害。不具有浸润性特点。较大上颌窦囊肿无论从空间及重力上均影响上颌窦区域上颌窦膜的提升，所以摘除上颌窦囊肿是一项较好的选择，但是囊肿摘除同期上颌窦外提升及摘除后的黏膜缝合技术敏感性极高。本文2个病例通过高位侧壁开窗吸出摘除上颌窦囊肿，关闭创口后，通过牙槽嵴顶水压法提升上颌窦膜至一定高度植骨，同期植入种植体，术后CBCT及临床观察取得了比较满意的效果。本文作者认为较大上颌窦囊肿及同期种植手术在上颌窦底骨量尚可的前提下可分成2个区域手术来进行操作。但是因大囊肿少见、随访时间有限，该手术方式长期临床效果有待观察。

参考文献

[1] Tatum H Jr. Maxillary and sinus implant reconstructions[J]. Dent Clin North Am, 1986, 30(2):207–229.

[2] 蒋瑞芳. 侧壁开窗上颌窦底提升术中并发症的解剖风险因素[J].中国医学科学院北京协和医院, 2017, 5:17–20.

[3] Kara IM, Küçük D, Polat S. Experience of maxillary sinus floor augmentation in the presence of antral pseudocusts [J]. J Oral Maxillofac surg, 2010, 68(7):1646–1650.

[4] 宿玉成. 口腔种植外科手术经典[M]. 北京：人民卫生电子音像出版社, 2016.

[5] 李治. 与口腔种植相关的上颌窦囊肿诊疗研究进展[J]. 中国口腔种植学杂志, 2017, 22(3):146–150.

[6] Daoyang Liu, Le Shi, Xiaofeng Dai, et al. Implants placed simultaneously with maxillary sinus floor augmentation in the presence of antral pseudocysts: Presentation of a case series[J]. Quintessence International Oral, 2018, 49(6):479–485.

[7] Felisati G, Saibene AM, Lenzi R, et al. Late recovery from foreign body sinusitis after maxillary sinus floor augmentation[J]. Bmj Case Reports, 2012, 2012(dec11 1).

[8] 包立, 张令达, 施乐, 等. 伴上颌窦囊肿的上颌窦底提升种植临床分析[J]. 口腔颌面外科杂志, 2015,06:436–439.

[9] 王馨玉, 邸萍, 李健慧, 等. 上颌窦囊肿摘除术后二次入路植骨种植术的临床研究[J]. 中华口腔医学杂志, 2015,50(9):515–521.

[10] 宿玉成. 口腔种植学[M]. 2版. 北京:人民卫生出版社, 2014.

右上中切牙L-shape技术骨增量及隧道法软组织增量后种植修复

王勤英 李英 石飞 孟茂花 陈镜桥 陈新 宋彦蓉 龙刚 周玉华 董强

摘要

目的：在前牙美学区通过软硬组织增量后，努力获得稳定良好的种植义齿修复效果。**材料与方法**：32岁男性患者，11不良修复体伴严重牙周脓肿，并发现唇侧牙槽骨大量缺损，拟行种植义齿修复。拔除11 8周后，应用L-shape技术进行引导骨组织再生术处理唇侧骨缺损，同期植入Straumann种植系统骨水平种植体1颗，在暴露的种植体表面先放置收集的自体骨屑，再在其表面放置骨替代材料，将Bio-Oss Collagen胶原骨修剪成L形，置于颗粒状骨粉上，覆盖Bio-Gide可吸收屏障膜，无张力缝合创口。9个月后行二期手术，制作临时冠，进行软组织塑形。在上颌腭侧获取上皮下结缔组织移植物，采用隧道法，将其移植于种植位点唇侧软组织处。个性化取模，制作个性化全瓷基台，完成最终全瓷冠修复。**结果**：术后9个月复查，骨增量效果满意。软组织增量术后2个月复查，唇侧骨弓轮廓改善，角化龈增宽，龈缘厚度增加，通过结合临时修复体进行软组织塑形，龈缘曲线、龈乳头形态与邻牙协调，最终修复体戴入后1年复查，修复效果满意。**结论**：本病例通过采用L-shape技术骨增量及隧道法软组织增量后，在美学区单颗牙位点的种植修复效果良好。

关键词：L-shape技术；骨增量；隧道法；软组织增量

在前牙美学区种植修复术中，GBR技术在临床中应用于骨增量上已取得了良好的临床效果。Ronald Jung首次将L-shape技术应用于临床，本病例在面临唇侧骨缺损严重的情况下，尝试运用此技术修复骨缺损并取得了良好的骨增量效果。在唇侧龈缘轻度萎缩时，隧道法相比冠向复位术更能恢复美观，避免瘢痕形成，同时增加软组织厚度。本病例通过采用L-shape技术骨增量及隧道法软组织增量后，目前获得了良好的修复效果。

一、材料与方法

1. 病例简介 32岁男性患者，2018年8月因"右上前牙烤瓷桩冠松动数月"来我院就诊。患者面型对称，开口型、开口度正常，口内检查见患者11烤瓷冠修复，唇侧根部牙龈红肿，见绿豆大小脓包，按压疼痛，舌侧牙龈萎缩，根部暴露，根面附着大量菌斑，Ⅱ~Ⅲ度松动，口内卫生欠佳，牙石（++）。CBCT：牙槽骨唇侧呈凹陷状吸收至根尖部，舌侧骨板吸收至根中1/2，呈斜面形。

2. 诊断 11不良修复体伴慢性牙周脓肿。

3. 治疗计划 局麻下拆除11不良修复体，同时拔除残根，拟行种植牙修复，唇舌侧骨缺损区行GBR技术。

作者单位：贵州医科大学附属口腔医院

通讯作者：董强；Email: dongq666@163.com

4. 治疗过程（图1~图29）

（1）局麻下拆除不良修复体，同时拔除11残根，拔牙窝内置入胶质银止血明胶海绵，严密缝合伤口。8周后行种植体一期手术，常规消毒，铺巾，局部浸润麻醉加上牙槽前神经阻滞麻醉下切开牙龈，翻瓣，修整牙槽骨，在简易导板下，球钻定位，并按Straumann种植体系统程序逐级备洞，植入Straumann系统种植体（Bone Level 3.3mm×10mm，NC）1颗，上封闭螺丝（H:0mm，NC），在唇侧牙槽骨缺损区暴露的种植体表面先放置自体骨碎，后在自体骨表面平铺混合了自体血液的人工骨替代材料0.25g，在其上放置修剪成L形的Bio-Oss Collagen胶原骨100mg，置于牙槽嵴顶及颊侧，促进恢复唇侧骨弓轮廓，2张Bio-Gide可吸收生物膜（13mm×25mm，25mm×25mm）覆盖，减张无张力缝合，关闭创口。

（2）9个月后复查，二期手术上愈合基台，制作临时冠，定期复查进行穿龈轮廓软组织塑形。

（3）软组织塑形后，植牙位点唇侧牙龈饱满度仍显不足，浅凹形微塌，角化龈窄，龈缘薄。经患者及家属知情同意，局麻下，沿患者龈沟内做沟内切口，向根方分离过膜龈联合制作半厚瓣，保留龈乳头形态同时剥离全厚瓣，在上颌腭侧制取上皮下结缔组织移植物，用穿引线将移植物放于受区隧道瓣内并做双交叉垂直悬吊缝合，将结缔组织和龈乳头悬吊于邻接区粘接处。

（4）2个月后复查，术前比色，个性化取模，制作个性化全瓷基台及全瓷冠，戴入最终修复体，定期复查。

（5）种植系统：Straumann种植系统（Straumann公司，瑞士）；植骨材料：Bio-Oss Collagen胶原骨（Geistlich Pharma AG，瑞士）、Bio-Gide可吸收屏障膜（Geistlich Pharma AG，瑞士）

二、结果

CBCT显示种植术后1周种植体稳定，唇侧牙槽骨增幅边缘清，术后骨增量效果满意；最终修复完成1年后影像学检查，显示种植体周围骨改建稳定，未见明显吸收；隧道法术后2个月复诊，唇侧牙龈饱满，角化龈宽度增加，龈缘增厚。临时牙塑形软组织后，整体龈乳头、龈缘曲线形态与邻牙协调，患者对恢复效果满意。

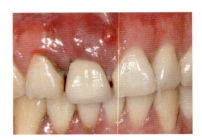

图1　11唇侧根部牙龈红肿、瘘管

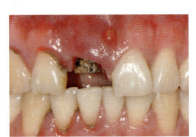

图2　拆除不良修复体后，唇侧根壁缺损至根尖1/3，根面附着大量菌斑

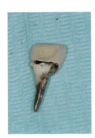

图3　拔除的不良修复体（金属桩及金属烤瓷冠）及残根

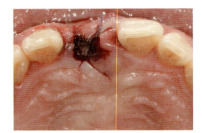

图4　拔牙窝内置入胶质银止血明胶海绵，严密缝合伤口

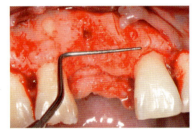

图5　切开翻瓣，11唇侧牙槽骨大面积缺损，牙周探针测量近远中向缺损宽度

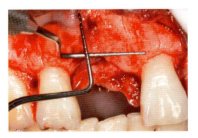

图6　牙周探针测量近远中向及垂直向缺损面积，约10mm×10mm

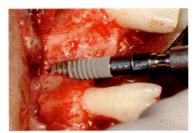

图7　牙槽窝逐级备洞，植入Straumann骨水平种植体3.3mm×10mm，NC1颗

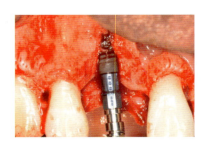

图8　种植体就位（唇面像）

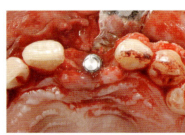

图9　种植体就位（𬌗面像）

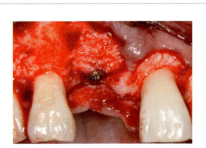

图10　先在种植体表面放置自体骨碎屑

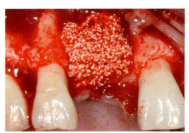

图11　后置入自体血混合的骨替代颗粒

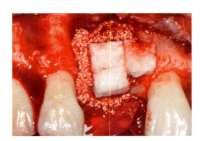

图12　L-shape技术

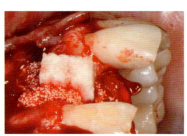

图13　将Geistlich Bio-Oss Collagen胶原骨切成L形

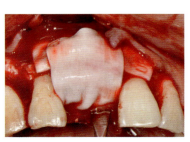

图14　Geistlich Bio-Gide可吸收屏障膜覆盖

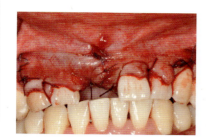

图15 无张力关闭创口

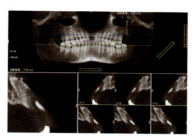

图16 术前上颌牙槽骨唇侧大量吸收呈斜坡状

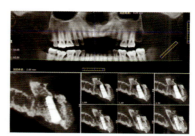

图17 种植体植入后CBCT，唇侧骨量增加

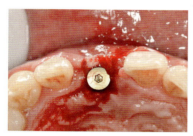

图18 二期手术安装愈合基台

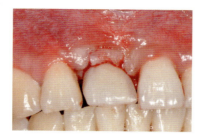

图19 临时牙修复塑形牙龈后，唇侧牙龈黏膜仍凹陷，饱满度不足，角化龈宽度窄，拟行经隧道下结合上皮下结缔组织移植术

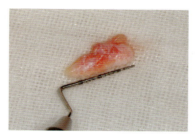

图20 测量制取的上皮下结缔组织移植物大小

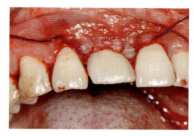

图21 牵拉两侧引导线将结缔组织移植物顺利就位

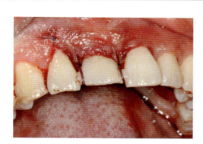

图22 半厚瓣冠向复位，双交叉垂直悬吊缝合固定半厚瓣及结缔组织移植物

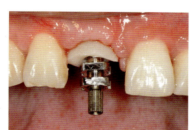

图23 2个月后复诊，制取个性化印模，复制软组织外形和穿龈轮廓形态

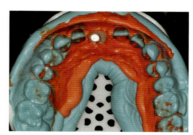

图24 硅橡胶开窗式制取印模

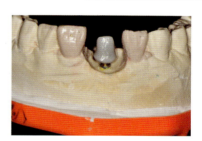

图25 工作模型上全瓷基台就位，轴向与邻牙平行

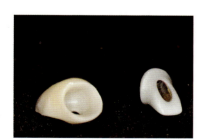

图26 制作的全瓷基台及全瓷冠

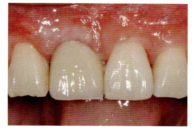

图27 全瓷基台及全瓷冠就位，唇侧牙龈丰满，龈缘厚度及角化龈宽度增加

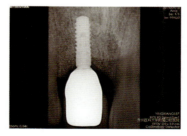

图28 X线片示牙槽骨水平位于种植体基台区，骨结合良好

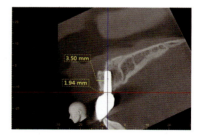

图29 1年后复查CBCT，唇侧颈部骨增量维持在1.9mm左右

三、讨论

美观是前牙种植修复最常考虑的问题，然而，为了实现前牙修复的美观，需要同时有骨组织和软组织二者的支持与稳定。

当骨缺损发生时，目前实现骨量增加的方法有：骨劈开、引导骨组织再生术（GBR）、骨移植等。研究表明，自体骨移植很容易造成移植骨的吸收，本病例采用三明治式骨粉铺用方式的GBR技术修复骨缺损，既保留了自体骨生物性能良好、细胞及骨形成蛋白丰富、成骨能力强的优势，而且将自体骨直接覆盖于种植体表面有利于这部分骨组织再生以及骨结合的完成，又保留了骨替代材料相对自体骨吸收缓慢的优势，特别是将Bio-Oss Collagen胶原骨修剪成L形后，有利于骨移植材料的稳定以及骨增量空间的维持，具备一定的抗力，能维持唇侧龈黏膜形态的稳定，恢复良好的临床美学效果。

前牙种植修复中，为了达到良好的美学修复效果，还要求有一定宽度的非移动性角化龈的存在。对于本病例中唇侧牙龈饱满度不足，角化龈窄且菲薄的情况下，采用隧道法结合上皮下结缔组织植入术，可增加角化龈的宽度和厚度，从而恢复唇侧牙龈良好的饱满度效果。相比于冠向复位瓣术，隧道法不做纵向切口，不切断龈乳头，从而避免了术后瘢痕的形成，美学效果更佳。但也因此限制了瓣的减张幅度，经研究表明，对于美观区3mm以内的轻度牙龈退缩，隧道法可获得良好的美学效果。然而，对于本病例的临床远期效果如何，还需要进一步观察。

参考文献

[1] Hämmerle C, Jung R. Bone augmentation by means of barrier membranes[J]. Periodontology 2000, 2003, 33:36–53.

[2] Aroca S, Molnár B, Windisch P, et al. Treatment of multiple adjacent Miller class I and II gingival recessions with a Modified Coronally Advanced Tunnel (MCAT) technique and a collagen matrix or palatal connective tissue graft: a randomized, controlled clinical trial[J]. Journal of clinical periodontology, 2013, 40(7):713–720.

[3] Thoma D, Bienz S, Figuero E, et al. Efficacy of lateral bone augmentation performed simultaneously with dental implant placement: A systematic review and meta-analysis[J]. Journal of clinical periodontology, 2019, 257–276.

[4] Zuhr O, Rebele S, Vach K, et al. Tunnel technique with connective tissue graft versus coronally advanced flap with enamel matrix derivate for root coverage: 2-year results of an RCT using 3D digital measuring for volumetric comparison of gingival dimensions[J]. Journal of clinical periodontology, 2020.

[5] Zuhr O, Bäumer D, Hürzeler M. The addition of soft tissue replacement grafts in plastic periodontal and implant surgery: critical elements in design and execution[J]. Journal of clinical periodontology, 2014:S123–142.

[6] Zuhr O, Rebele S, Cheung S, et al. Surgery without papilla incision: tunneling flap procedures in plastic periodontal and implant surgery[J]. Periodontology 2000, 2018, 77(1):123–149.

[7] Thoma D, Gasser T, Jung R, et al. Randomized controlled clinical trial comparing implant sites augmented with a volume-stable collagen matrix or an autogenous connective tissue graft: 3-year data after insertion of reconstructions[J]. Journal of clinical periodontology, 2020, 47(5):630–639.

[8] van Nimwegen W, Raghoebar G, Zuiderveld E, et al. Immediate placement and provisionalization of implants in the aesthetic zone with or without a connective tissue graft: A 1-year randomized controlled trial and volumetric study[J]. Clinical oral implants research, 2018, 29(7):671–678.

双侧下后牙大范围垂直向骨增量伴同期种植1例

孙明旭[1]　崔飞燕[1]　王峰[1]　杨建军[2]

摘要

目的：通过垂直向骨增量的方式，恢复患者双侧下颌后牙区的骨缺损，并为患者进行种植修复，恢复患者的咀嚼功能，缩短了治疗周期。**材料与方法**：通过口内基本检查和CBCT影像学检查分析患者情况，评估手术难度和风险，制订治疗计划为植骨加种植同期手术。手术为翻瓣，清创，受植区去皮质化，在45、46区域植入种植体2颗，植入黏性骨（骨粉+i-PRF），骨膜，并采取改良舌侧推进瓣减张和颊侧减张手段实现了充分减张，对位缝合实现组织瓣的关闭和植骨区的稳定。术后即刻和术后2~6个月的CBCT影像评估，植骨区骨量维持良好，无异常迹象。二期手术去除覆盖螺丝表面增生骨，骨质和骨量良好，术后8个月复查，无明显骨吸收，软硬组织健康，患者无不适。36、37区域采取相同的方法植入2颗种植体。**结果**：通过下颌后牙区的垂直向骨增量技术，我们完美地恢复了患者的垂直向骨高度，为种植体的稳定良好的条件，也为最终修复的效果奠定基础。**结论**：特定情况下的后牙区垂直向骨增量是一种可靠的骨再生手术方式，可实现很好的种植修复效果。

关键词：垂直向骨增量；GBR；骨再生

骨量缺失是种植牙治疗面临的常见问题，尤其在下颌后牙区的垂直向的骨量缺失，是非常常见的。对于常规下颌后牙区大范围垂直向骨量的缺失，块骨移植Onlay是大家普遍采用的方式，Onlay植骨方式空间稳定性好，但是技术敏感性较高，而且我们需要进行二次手术，手术并发症的处理也是非常困难的，同时后期骨吸收程度是不太可控的。还有一个是最近国外比较流行的BBA的骨片技术，同样的也是需要膜钉和取自体骨，包括二次手术的处理。Urben教授的"香肠技术"在后牙区大范围骨增量是一种可预期性非常高的方法，它采用的是钛钉固定不可吸收PTFE膜来保证受植区空间的维持和稳定。在骨增量手术方式的选择中，我们需要考量的因素是非常多的。包括手术的可预期性、创伤、技术敏感性、治疗周期、患者的接受度，还有长远期的稳定等。综上所述，我们现有的各种垂直向骨增量的方式和方法，想要满足以上所有的要求是不太现实的。所以笔者在此病例中做了一些创新。当然在做创新的时候一定要有足够的循证依据和手术技巧的支持，同时也必须要符合原则。王鸿烈教授2006年发表的一篇非常著名的关于可预期骨增量的一个PASS原则。包括创口的一期关闭，很好的一个血供，术区空间的维持和空间稳定。笔者设计手术术式时也是把握了PASS原则。

一、材料与方法

1. 病例简介　50岁女性患者。主诉：要求种植牙。现病史：两侧下后牙缺失多年一直佩戴活动牙，现感不适，要求治疗。既往史：既往体健。

作者单位：1. 青岛平度建波口腔
　　　　　　2. 青岛大学附属医院

通讯作者：杨建军；Email: mingxusun3@126.com

否认过敏史和系统病史。检查：36、37、45、46缺失，颊侧附着龈宽度约2mm；18伸长，28残根；12大面积旧充填体，之前于外院做过根管治疗，13、14牙齿扭转不齐；口腔卫生尚可，厚龈型。CBCT示：36、37、45、46垂直向骨缺损平均约7mm；12根充尚可，18邻面龋坏达牙本质浅层；48近中水平生长。

2. 诊断

（1）36、37、45、46牙列缺损伴复合型牙槽嵴缺损。

（2）12、28牙体缺损；18无意义牙；18中龋；48近中水平埋伏阻生。

（3）牙列不齐。

3. 治疗计划

36、37、45、46种植修复。

方案一：不植骨+短种植体。

方案二：垂直向骨增量+二期种植。

方案三：垂直向骨增量+同期种植。

我们选择方案三：垂直向骨增量+同期种植。

4. 治疗过程（图1~图23）

（1）植骨加种植同期手术。

（2）术前排除手术禁忌证，血压、血糖等指标良好。

（3）抽取静脉血40mL，离心1200r/min，2分钟，制取i-PRF。

（4）阿替卡因行右上后牙区局部浸润麻醉，45、46牙槽嵴顶15号刀片做水平向切口附加沿近中向2个牙位做垂直切口。翻瓣暴露术区，确认植骨区骨质良好，与正常骨质无异。颊侧黏骨膜瓣做骨膜减张切口，改良舌侧推进瓣减张和颊侧减张确认创口可无张力关闭。逐级备洞，45、46区域分别植入4.5mm×10mm和5.0mm×10mm种植体，并分别安装覆盖螺丝。将骨粉与i-PRF混合。将混合后的骨粉植入骨缺损区，压实，颊舌侧盖可吸收胶原膜。采用4-0尼龙缝合线，水平褥式加间断缝合，关闭创口。用同样的方法完成了36、37区域的种植。植入4.5mm×8mm和5.0mm×7mm种植体，并分别安装覆盖螺丝，将骨粉与i-PRF混合。将混合后的骨粉植入骨缺损区，压实，颊舌侧盖可吸收胶原膜。采用4-0尼龙缝合线，水平褥式加间断缝合，关闭创口。

（5）术后8个月，术区恢复良好，拍摄CBCT，确认骨量充足。垂直向可用骨量10mm+，水平向宽度8mm+。

术后分析统计。

（6）术后拍摄CBCT选取固定三维平面，测量比较种植体角度偏差和种植体冠部平面和根尖平面水平偏差。

（7）植入位置与术前设计基本一致。

（8）修复过程。

（9）6个月、8个月后分别进行二期，分别安装4.5m、5.0m、5.0m、5.0m愈合基台。15天后拧下愈合基台，更换连接转移杆进行种植取模。

（10）最后完成氧化锆冠永久修复。

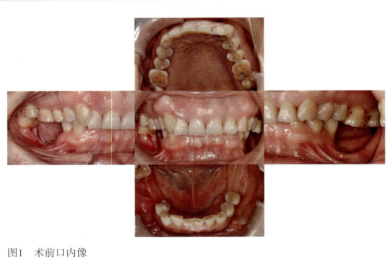

图1　术前口内像

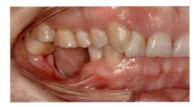

图2　初步设计种植位点

图3　右下区大量骨缺损

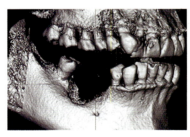

图4　CT重建右下后下区骨缺损

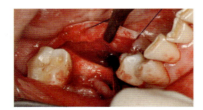

图5　改良舌侧推进瓣减张

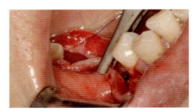

图6　颊侧减张

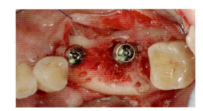

图7　右侧制备滋养孔并植入种植体

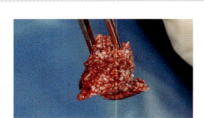

图8　黏性骨制作

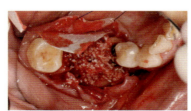

图9　右侧受植区植黏性骨并覆盖胶原膜

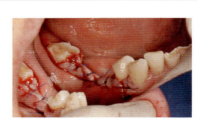

图10　水平褥式+间断缝合关闭创口

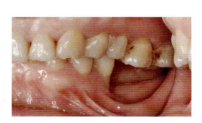

图11　左侧术前口内像

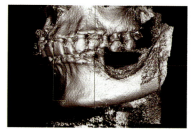

图12　左侧CT重建

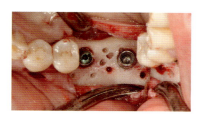

图13　左侧术中制备滋养孔

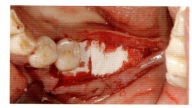

图14　左侧受植区植黏性骨并覆盖胶原膜

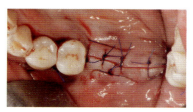

图15　缝合创口

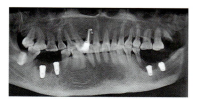

图16　术后全景片

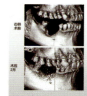

图17　右侧术前、术后CT重建对比

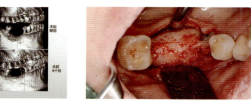

图18　右侧术后8个月见成骨良好

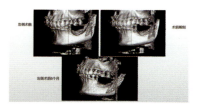

图19　左侧术前、术后CT重建对比

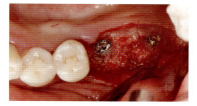

图20　左侧术后6个月成骨良好

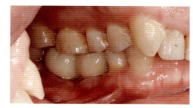

图21　右侧修复后

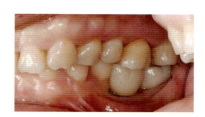

图22　左侧修复后

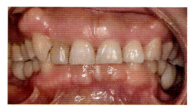

图23　修复后咬合

二、讨论

垂直向骨量不足是种植牙手术面临的最难解决的问题之一，尤其在下颌后牙区，因为颊舌侧黏骨膜多为结缔组织，邻近许多重要的解剖结构。所以即便临床上有各种各样可以重建骨量的方法，如不可吸收膜加钛钉固定的香肠GBR技术、Onlay植骨技术、钛网、BBA植骨技术、"帐篷钉"技术，但这些方式在下颌后牙区都很难取得理想的可预期效果。核心因素还是组织瓣的张力会容易导致创口无法完全关闭，或愈合期创口暴露。所以通常在下颌后牙区，最常采用的骨增量的方式是GBR技术。此病例我们运用了传统的GBR技术，取得了比较好的临床效果，核心点在于，此病例虽然有较大的垂直向和水平向骨缺损。根据GBR的PASS原则，骨缺损区域的近远中骨量还是比较充分的，能够起到很好的支持和维持稳定的效果，所以此病例取得比较成功的成骨也是可以预期的。

三、结论

骨粉制作黏性骨在本病例应用于垂直向骨增量是可行的。安全充分的减张是为保证创口的一期关闭所必需的。水平褥式+间断缝合增强了组织瓣关闭的安全性，减少暴露的可能。分期手术对于后期理想的种植体设计是有益的。

参考文献

[1] Wang Hom-Lay, Boyapati, Lakshmi. Clinical Science and Techniques[J]. Implant Dentistry, 2006 March, 15: 8-17.

[2] Istvan A Urban, Eduardo Montero Effectiveness of vertical ridge augmentation interventions: A systematic review and meta-analysis [J].J Clin Periodontol, 2019 Jun, 46 Suppl 21:319-339.

[3] Suraj Chavda, Liran Levin.Human Studies of Vertical and Horizontal Alveolar Ridge Augmentation Comparing Different Types of Bone Graft Materials: A Systematic Review[J]. J Oral Implantol, 2018 Feb, 44(1):74-84.

[4] Alexandra B Plonka, Istvan A Urban, Hom-Lay Wang. Decision Tree for Vertical Ridge Augmentation[J]. Int J Periodontics Restorative Dent, 2018 Mar/Apr, 38(2):269-275.

数字化栅栏技术治疗牙槽突裂伴重度软硬组织缺损1例

把丽根·伯拉提汉　满毅　杨醒眉　伍颖颖　向琳

摘要

30岁男性患者，因牙槽突裂致先天缺牙拟行种植治疗。患者存在严重软硬组织缺损。患者术前拍摄CBCT，数字化3D构建虚拟患者，虚拟排牙后，口内mock-up。以理想修复体为导向，设计种植体理想三维位置，进一步规划满足种植体摆放的理想骨形态，3D打印理想骨增量模型并预成钛板，利用数字化栅栏技术进行牙槽突裂骨增量。骨增量术后6个月拍摄CBCT并进行口扫，设计数字化骨架式全程种植导板，指导术中拆除钛板、钛钉后的种植，术后3个月进行软组织增量手术，分别进行根向复位瓣以及条带技术来恢复患者唇侧丰满度及角化龈不足。术后1个月进行口扫，结合患者面扫设计临时修复体完成临时修复。临时修复体诱导软组织塑形3个月，龈乳头生长良好，参照临时修复体进行最终修复体的数字化设计，在数字化指导下，完成了重度软硬组织缺损患者的最终修复，取得了较好的修复美学效果。

关键词：牙槽突裂；软硬组织缺损；栅栏技术；数字化；种植

牙槽突裂是胚胎发育期内，侧鼻突与上颌突融合障碍导致的先天性颅面畸形，约有75%的唇腭裂患者伴牙槽突裂。牙槽突裂骨增量是现代唇腭裂序列治疗的重要步骤，主要用于恢复上牙弓裂隙部位的结构及功能。随着患者及其家属对牙列美观度要求的提升，该手术在唇腭裂序列治疗中日益受到重视。然而牙槽突裂患者骨增量术后常常出现植骨效果差、移植材料吸收率高等问题，如何减少术后移植骨组织吸收率，是该研究的热点及难点。

本文介绍了一种利用数字化栅栏技术的优点实现牙槽突裂患者的骨增量方法，通过对缺损的个性化、数字化模拟恢复，以及钛板的预成达到对存在重度软硬组织缺损的病例较好的治疗效果。

一、材料与方法

1. 病例简介　30岁男性患者。患有牙槽突裂，12先天缺失。患者否认吸烟史。否认其他系统性疾病。口内检查和影像学检查诊断患者为牙列缺损。结合患者诉求和循证医学证据，计划使用数字化栅栏技术进行骨增量，延期6个月行种植体植入，术后3个月戴入种植支持式临时义齿，3个月后完成永久修复。整个治疗流程均在数字化指导下完成。

2. 治疗过程（图1~图30）

（1）第一阶段：数字化栅栏技术骨增量。初诊时获取为患者进行口扫、面扫，留取咬合记录。进行CBCT扫描，获取包含患者上颌骨缺损的Dicom数据。在计算机软件中，将CBCT的Dicom数据与患者口内余留牙模型的STL数据相结合。结合口扫和面扫进行虚拟排牙设计，使修复体恢复发

音功能，还可以与面部和笑容相协调，数字化评估面部美学、垂直距离、咬合关系后，口内mock-up，患者对其美学效果感到满意后，以其为指导进行种植体三维位置设计，进一步恢复理想骨形态，并在打印出的理想3D骨增量模型上预成钛板指导术中进行骨增量操作。

术前取患者自体血10mL，离心制备浓缩生长因子（concentrate growth factor，CGF）凝块。将CGF凝块压制成厚度约1mm的膜状材料，剪碎。局部浸润麻醉后于缺牙区做12牙槽嵴顶偏颊侧切口，近远中延伸两个牙位22-15牙龈沟内切口，翻瓣暴露上颌牙槽骨骨缺损，可见上颌骨连续性破坏，鼻底与腭部穿通。取骨钻于原位腭侧取自体骨粉，使用术前预成的钛板通过11、21牙唇侧及13、14牙腭侧的2个骨膜钉（1.5mm×6mm）固定在骨缺损区域。将Bio-Oss骨移植材料和之前制备的CGF碎片以及自体骨混合，制备黏性骨块，从唇腭侧填塞至牙槽骨和固定好的钛板之间，高度同钛板高度，宽度较邻牙略宽1~2mm。通过锐性分离骨膜以及骨膜成形术进行黏膜减张，Bio-Gide膜覆盖术区，可吸收缝线固定，间断缝合以及水平褥式缝合完成创口关闭。交代患者术后注意事项，包括软性饮食、阿莫西林（每天2次，连续5天）、0.12%氯己定漱口（每天3次，连续1周）。

术后CBCT示骨增量范围与术前设计基本一致，术后2周拆线，伤口愈合良好，患者自诉术后3天疼痛、肿胀反应较轻。

（2）第二阶段：数字化全程骨架式导板指导下种植。植骨术后6个月计划行种植手术，进行CBCT扫描，获取包含患者上颌骨缺损的Dicom数据。在计算机软件中，将CBCT的Dicom数据与患者口内余留牙模型的STL数据相结合。观察到骨增量效果符合术前预期，以骨增量术前的理想修复设计为指导进行种植体三维位置规划并完成全程骨架式导板的设计，导板打印完成后于术前在患者口内完成导板试戴。

作者单位：四川大学华西口腔医院

通讯作者：满毅；Email: manyi780203@126.com

术前取患者自体血10mL，离心制备CGF凝块。将CGF凝块压制成厚度约1mm的膜状材料，剪碎。局麻下切开翻瓣，术中翻瓣暴露植骨区域以及钛板、钛钉，使用骨膜钉取出工具取下11、21唇侧以及13、14牙腭侧的2个钛钉，随后就位牙支持式固位针导板，确认导板就位良好，全程导板引导下于上颌12牙位植入1颗Straumann BLT种植体，种植体初始稳定性超过35N·cm。通过锐性分离骨膜、骨膜成形黏膜技术来达到黏膜减张，拉拢确认可关闭创面。腭侧黏膜内侧先放置胶原膜，种植体的唇腭侧填入脱钙的小牛骨Bio-Oss®与自体骨、CGF凝块混合制备的黏性骨饼。覆盖并修整胶原膜，可吸收线水平褥式缝合。拟于36、37位点植入种植体。交代患者术后注意事项，包括软性饮食、阿莫西林（每天2次，连续5天）、0.12%氯己定漱口（每天3次，连续1周）。术后CBCT示种植轴向、三维位置与术前设计基本一致，术后2周拆线，伤口愈合良好，患者自诉术后疼痛、肿胀反应较轻

（3）第三阶段：软组织增量手术。术前取患者自体血10mL，离心制备CGF凝块。将CGF凝块压制成厚度约1mm的膜状材料，剪碎。首先进行根向复位，刀片于12膜龈联合（MGJ）上方1mm做水平切口，近远中延伸半个牙位，弧形向下切到膜龈联合（MGJ）下方3mm，翻起唇侧半厚瓣，接下来进行腭侧供区切口：13-16牙区腭侧距龈缘2~3mm做单切口，取长

约18mm的角化条带，腭侧深部取结缔组织（CTG），腭侧深部填入CGF并使用6-0普鲁林单侧外水平褥式缝合完成供区创口关闭。12牙位嵴顶偏腭侧切口，唇侧瓣沿骨面轻轻翻起，将CTG置于唇侧黏膜内5-0使用可吸收缝线水平褥式缝合固定。12种植体更换高愈合帽，唇侧八字交叉缝合固定角化条带，八字交叉固定CGF膜。交代患者术后注意事项，包括软性饮食、阿莫西林（每天2次，连续5天）、0.12%氯己定漱口（每天3次，连续1周）以及术后4周不刷术区。二期术后1个月复查，唇侧丰满度恢复良好。

（4）第四阶段：临时修复和永久修复。口扫结合面扫数字化设计临时修复体，同时考虑到术前理想排牙以及软组织增量术后软组织恢复情况进行临时修复体最终设计，在龈乳头处空出软组织生长塑形的空间，完成临时修复体的制作。临时修复体戴入后进行微调，消除正中和功能运动中的早接触点。对美学和发声评估满意后，冠螺丝加力至15N·cm。

临时冠诱导牙龈塑形后3个月，临时修复体行使功能良好，患者无任何主诉症状，临时修复体诱导软组织情况良好，参照临时修复体进行最终修复体的数字化设计，进入最终修复流程完成氧化锆单冠的制作，并于口内进行单冠的粘接。口内戴入最终修复体，未见早接触点。X线片确认基台和修复体均就位良好。再次评估患者面部轮廓、微笑、发声等，患者对最终修复体效果满意。

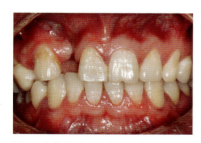

图1　术前情况：咬合正面像，显示上颌右侧侧切牙缺失，缺牙区牙槽嵴高度降低，软组织缺损，黏膜内陷

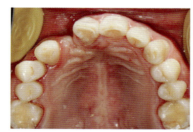

图2　术前情况：上颌𬌗面像，显示缺牙区牙槽嵴宽度减退，唇侧丰满度不足，黏膜内陷

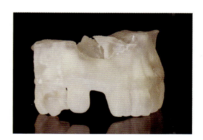

图3　3D打印的骨增量模型：显示以理想排牙效果为指导进行种植体三维位置设计后恢复理想骨形态

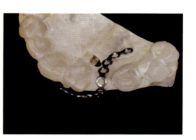

图4　在恢复理想骨形态的上颌骨3D模型上弯制钛板

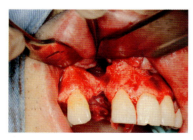

图5　骨增量手术：显示术中切开翻瓣后暴露骨缺损形态

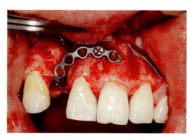

图6　骨增量手术：显示栅栏技术重建骨缺损正面像，固定钛板于11、21唇侧以及13、14腭侧

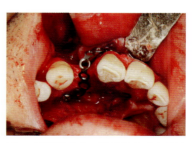

图7　骨增量手术：栅栏技术重建骨缺损𬌗面像，三维恢复骨缺损形态，术中钛板不易发生弯曲变形

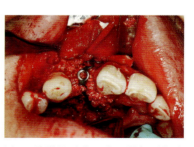

图8　骨增量手术：术区腭侧原位取骨，抽血离心制备浓缩生长因子，混合自体骨+骨粉+浓缩生长因子，制备黏性骨块填入植骨区，高度同钛板高度，宽度较邻牙略宽1~2mm

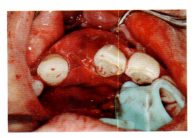

图9 骨增量手术：腭侧黏膜内侧先放置胶原膜并在邻牙龈乳头处修整胶原膜

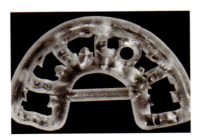

图10 骨架式全程种植导板

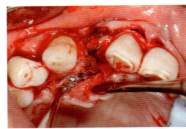

图11 种植手术：显示21-14龈沟内切口，12嵴顶偏颊侧切口，翻瓣暴露钛板

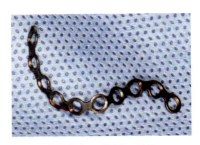

图12 拆除钛钉、钛板：显示11、21唇侧及13、14腭侧钛钉以及钛板均被取出

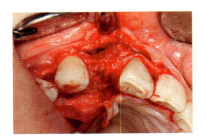

图13 种植手术：显示取下钛板后暴露新生骨，骨增量情况符合预期

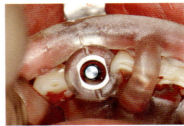

图14 种植手术：显示种植导板就位良好，导板引导下植入3.3mm×10mm ITI BLT种植体

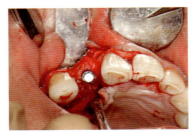

图15 种植手术：显示取下导板后可确认种植体位置与术前设计基本一致

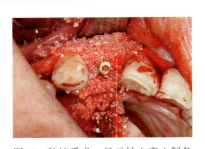

图16 种植手术：显示抽血离心制备浓缩生长因子，混合骨替代材料+自体骨屑+浓缩生长因子；黏膜减张（锐性分离骨膜+骨膜成形）后，拉拢确认可关闭创面

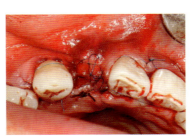

图17 种植手术：可吸收线水平褥式缝合，黏膜拉拢缝合，间断缝合+水平褥式缝合

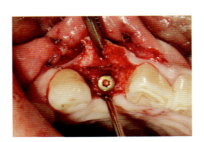

图18 二期软组织手术：显示12牙位偏腭侧切口唇侧瓣沿骨面轻轻翻起，将腭侧结缔组织置于唇侧黏膜内侧

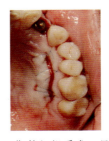

图19 二期软组织手术：显示腭侧供区切口：13-16牙区腭侧距龈缘2~3mm取长约18mm的角化条带，腭侧深部取CTG，供区缝合；填入CGF，6-0普鲁林单侧外水平褥式缝合

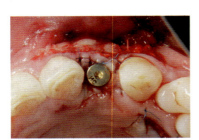

图20 二期软组织手术：显示更换高愈合帽，固定条带，八字交叉固定CGF

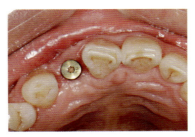

图21 二期术后1个月：显示唇侧丰满度恢复良好

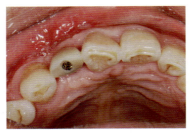

图22 临时冠戴牙：殆面像，显示全瓷冠口内就位

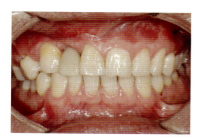
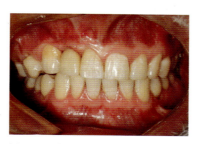
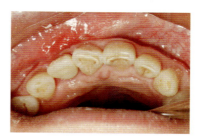
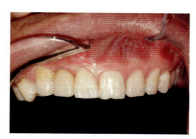

图23　临时冠戴牙：唇面像，显示临时冠口内就位，临时修复体在龈乳头处空出软组织生长塑形的空间

图24　最终冠戴牙：唇面像，显示全瓷冠口内就位

图25　最终冠戴牙后3个月：𬌗面像，显示唇侧丰满度未改变，软组织空间维持良好

图26　最终冠戴牙后3个月：唇面像，显示牙龈未见明显退缩，未见崩瓷

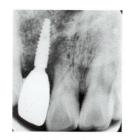
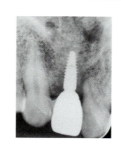
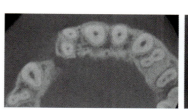
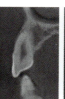
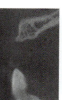
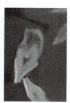

图27　戴牙后3个月X线片：显示未见明显骨吸收

图28　戴牙X线片：显示基台及牙冠均就位

图29　术前CBCT：显示上颌牙槽突不连续，12位点骨缺损类型为垂直向+水平向骨缺损，非有利型骨缺损

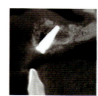
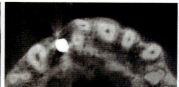
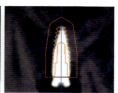

图30　种植术后CBCT与精度检验：显示实际种植体与术前规划种植体轴向基本一致，骨增量效果达到预期

二、讨论

面部分析是微笑设计的第一步。目前的研究报道已经证实，可以将面部骨骼、软组织、牙齿的数字信息文件叠加，进行分析。初步结合口扫以及面扫进行数字化排牙，口内mock-up确定理想修复体的位置、形态等信息，指导进行种植体三维位置设计，并进一步恢复理想骨形态后即可以打印骨增量模型预制钛板。种植术前根据理想修复体位置设计手术导板，并3D打印。牙支持式导板往往比黏膜支持式导板精确。利用数字化的流程简化了骨增量设计和手术、种植设计和手术及种植修复。

三、结论

术前通过数字化排牙以及口内mock-up确定理想排牙，以其为指导进行种植体三维位置设计，进一步恢复理想骨形态，并在理想3D骨增量模型上预成钛板指导骨增量，数字化流程增加了牙槽突裂患者软硬组织缺损恢复的可预期性。通过改良栅栏技术，利用数字化栅栏技术对骨缺损进行个性化、数字化的模拟复原，以修复引导的种植体位置以及骨增量理想形态设计为依据预成钛板达到支撑成骨空间，恢复骨缺损的治疗目的，并获得较好的最终效果。

参考文献

[1] Kankara VR, Annavarapu S, Pathakota KR, et al. Periodontal approach in the management of alveolar cleft[J]. Journal of Indian Society of Periodontology, 2020, 24(5).

[2] Miyamoto I, Funaki K, Yamauchi K, et al. Alveolar Ridge Reconstruction with Titanium Mesh and Autogenous Particulate Bone Graft: Computed Tomography–Based Evaluations of Augmented Bone Quality and Quantity[J]. Clinical Implant Dentistry and Related Research, 2012, 14(2).

[3] Merli M, Mariotti G, Moscatelli M, et al. Fence technique for localized three-dimensional bone augmentation: a technical description and case reports[J]. International Journal of Periodontics & Restorative Dentistry, 2015, 35(1):57.

[4] Coulthard P, Esposito M, Jokstad A, et al. Interventions for replacing missing teeth: bone augmentation techniques for dental implant treatment[J]. Cochrane database of systematic reviews (Online), 2008, 16(3).

[5] Mauro Merli, Giorgia Mariotti, Umberto Pagliaro. The Fence Technique: 100% Autogenous Bone Graft vs 50% Deproteinized Bovine Bone Matrix and 50% Autogenous Bone Graft[J]. A Histologic Randomized Controlled Trial, 2018.

[6] Giannuzzi NJ, Motlagh SD. Full Mouth Rehabilitation Determined by Anterior Tooth Position[J]. Dent Clin North Am, 2015, 59:609-621.

[7] Joda T, Gallucci GO. The virtual patient in dental medicine[J]. Clin Oral Implants Res, 2015, 26:725-726.

[8] Tahmaseb A, Wismeijer D, Coucke W, et al. Computer technology applications in surgical implant dentistry: a systematic review[J]. Int J Oral Maxillofac Implants, 2014, 29 Suppl:25-42.

帐篷螺丝技术治疗前牙连续缺失种植修复1例

吕誉东　徐海涛　鄢雷　夏连松

摘要

目的：本病例旨在分享1例多学科联合+帐篷螺丝植骨技术治疗前牙区连续缺失种植修复1例，讨论美学区种植治疗临床技术特点。**材料与方法：**19岁女性患者，术前可见11、21缺失，薄龈型。上颌前牙之间存在间隙，21、22近远中间隙不足，上下颌颌龈距离不足。CBCT示：11、21牙根畸形，埋伏阻生。通过外科拔除2颗畸形牙，牙周治疗及正畸治疗后，创造出修复空间。随后局麻下翻瓣，鼻腭神经切除术，帐篷螺丝技术进行植骨，植骨后8个月进行一期手术，同时进行颊侧的游离结缔组织移植，5个月后二期手术，制作临时修复体诱导牙龈成形，3个月后使用个性化转移杆技术取模，全瓷冠最终修复。**结果：**通过历时3年左右的多学科联合治疗，改善了缺牙区的软硬组织量以及牙周状况，同时完成了种植修复，患者对种植美学效果十分满意。**结论：**通过外科、牙周和正畸的联合治疗为种植治疗创造了良好的条件，通过帐篷螺丝技术，恢复了种植区域的骨量；通过游离结缔组织移植，改善了缺牙区局部的牙龈生物类型，通过临时牙和个性化转移技术塑造了种植牙的穿龈形态；最终选择了全瓷冠修复获得了良好的美学效果。

关键词：引导骨组织再生；美学区；游离结缔组织移植

一、材料与方法

1. 病例简介　19岁女性患者。主诉：上颌前牙多年未见萌出，不美观，要求种植修复。既往史：否认既往系统病史，否认药物过敏史。口外检查：面部对称，比例基本协调，直面型，低位笑线；双侧关节活动度较对称，无疼痛及偏斜，开口型无偏斜，肌肉无压痛，开口度约4.3cm。口内检查：未见11、21，近远中缺牙间隙约为8mm。下颌中切牙伸长，颌龈距离约3mm。薄龈生物型；舌、口底、前庭沟、唇颊、软硬腭、腺体等软组织及系带附着未见异常；前牙覆𬌗、覆盖基本正常；牙尖交错位时咬合较稳定，双侧咬合基本对称；有菌斑、牙石、红肿，无口臭、无溃疡、无脓肿。影像学检查：CBCT示11、21倒置阻生。

2. 诊断　牙龈炎+11、21倒置阻生+间隙不足。

3. 治疗计划（图1~图44）

倒置阻生埋伏牙无法正畸牵引且影响种植体的植入，必须拔除。由于患者选择种植修复，预计进行以下4个阶段的治疗：①口腔卫生宣教+牙周基础治疗。②外科拔除11、21埋伏牙。③正畸治疗创造水平向和垂直向的修复空间，同时调整覆𬌗、覆盖关系。④种植修复治疗。

4. 治疗过程

（1）种植修复计划：在完成牙周、外科和正畸的治疗后，考虑到患者

本人的身体状况、修复愿望、中位唇线、薄龈生物型、上前牙区连续缺失、严重的水平向骨缺损等问题，确认本病例为高美学风险，其种植修复潜在的美学效果是不确定的。术前再次拍摄CBCT，制订种植治疗计划，告知患者种植美学风险。并签知情同意书。

种植治疗过程拟分为4个部分：①骨增量程序。②种植一期手术。③二期手术。④修复程序。

（2）种植修复治疗过程

①骨增量程序：a. 骨缺损类型：患者骨缺损的类型是水平向不利型骨缺损（Terheyden牙槽嵴缺损分类，2010），需骨增量后再行种植。b. 植骨方式：本病例中选择了源于GBR技术的帐篷螺丝技术，术中遵循PASS原则（Wang HL，2006）在唇侧外形轮廓的高点及牙槽嵴顶平行的位置放置帐篷钉，填入了过量混有自体骨的Bio-Oss骨粉，覆盖Bio-Gide胶原膜，充分利用了胶原膜的弹性，颊侧使用膜钉固定，而腭侧的植骨，由于鼻腭神经孔开孔靠近腭侧牙槽嵴顶，术中进行了鼻腭神经切断术，采用了胶原膜和骨粉混合物对鼻腭神经管内及腭侧牙槽嵴顶区进行了植骨。随后松解颊侧软组织，无张力缝合。②种植一期手术：骨增量后7个月，牙槽嵴顶处的骨宽度由2~3mm增加至近8mm，骨增量效果显著。为了保证种植体良好的三维位置，进行了诊断排牙并制作了简易导板。术中植入了平台转移的骨水平种植体（直径3.0mm×11mm的Astra种植体2颗），同时确保了种植体间至少3mm的距离。利于正中龈乳头的恢复。同时从腭侧取8mm×12mm的1块游离结缔组织，固定于唇侧及牙槽嵴顶处，无张力缝合。③二期手术：一期手术5个月后，局麻下翻瓣、去骨，测量两种植体的ISQ值均>70，转瓣，缝合。④修复程序：a. 临时修复：二期手术后2周，佩戴临时修复体。通过加

作者单位：东莞健力口腔医院

通讯作者：吕誉东；Email: 115424427@qq.com

减法对临时牙的穿龈轮廓进行调整，诱导龈乳头生长。每次临时牙的调整间隔为3周（仅调整了2次），佩戴时长6个月。b. 个性化印模：使用临时修复体，个性化转移穿龈轮廓。c. 戴牙：消毒并戴入修复体。拍根尖片确认基台就位，增加扭矩至15N·cm，螺丝通道内放置棉球，复合树脂封闭。调𬌗至轻咬合，消除正中𬌗、前伸𬌗、侧方𬌗干扰。抛光。d. 定期复查：检查口

腔清洁、种植体周骨量变化、修复体是否松动等，并进行牙周方面的维护。

二、结果

通过历时3年左右的多学科联合治疗，改善了缺牙区的软硬组织量以及牙周状况，同时完成了种植修复，患者对种植美学效果十分满意。

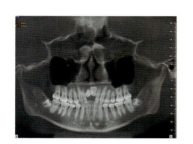

图1 术前CT1

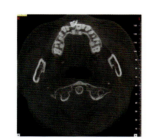

图2 术前CT2

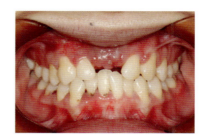

图3 外科拔牙后口内正面像

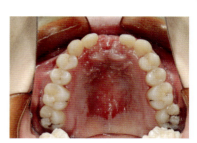

图4 外科拔牙后口内𬌗面像

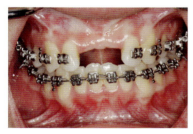

图5 正畸治疗后口内正面像

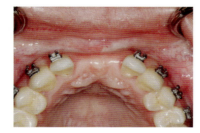

图6 正畸治疗后口内𬌗面像

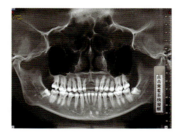

图7 种植术前曲面断层片

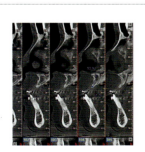

图8 11、21的CBCT矢状面截图1

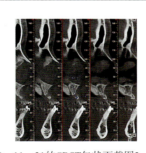

图9 11、21的CBCT矢状面截图2

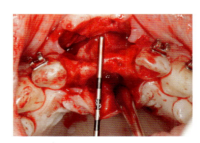

图10 植骨术中骨缺损情况

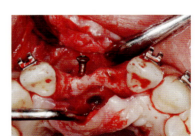

图11 帐篷钉头部的位置

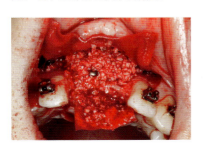

图12 填入混合少量自体骨的Bio-Oss骨粉及覆盖Bio-Gide胶原膜1

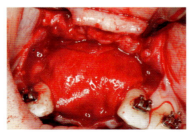

图13 填入混合少量自体骨的Bio-Oss骨粉及覆盖Bio-Gide胶原膜2

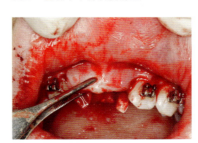

图14 充分的软组织松解

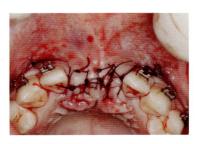

图15 无张力缝合

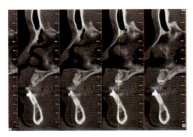

图16　植骨术后种植位点的矢状面截图1

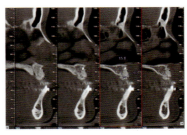

图17　植骨术后种植位点的矢状面截图2

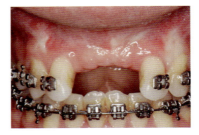

图18　植骨术后8个月口内正面像

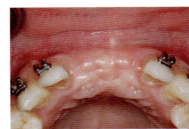

图19　植骨术后8个月口内殆面像

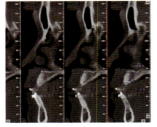

图20　植骨术后8个月CBCT矢状面截图1

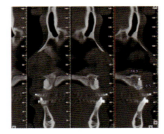

图21　植骨术后8个月CBCT矢状面截图2

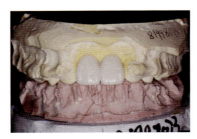

图22　诊断蜡型

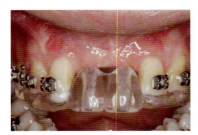

图23　试戴简易种植导板1

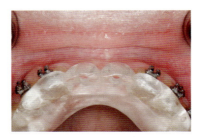

图24　试戴简易种植导板2

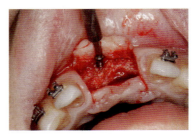

图25　取出帐篷钉

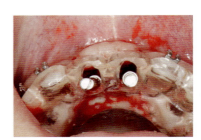

图26　简易导板下扩孔

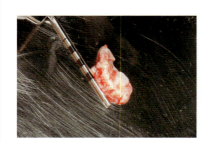

图27　从上腭取游离结缔组织

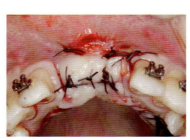

图28　游离结缔组织移植到种植位点的唇侧并缝合

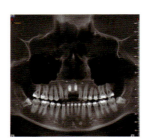

图29　种植术后曲面断层

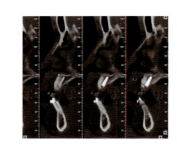

图30　CBCT矢状面截图1

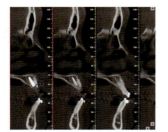

图31　CBCT矢状面截图2

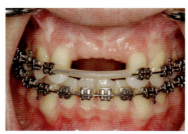

图32　种植一期手术后5个月口内正面像

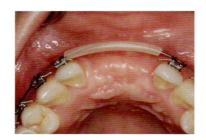

图33　种植一期手术后5个月口内殆面像

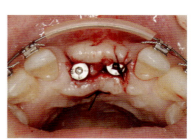

图34　二期手术

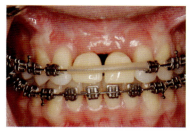
图35　第一次戴入临时牙后即刻

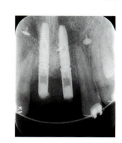
图36　临时牙戴入后根尖片

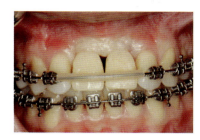
图37　第一次调改临时牙（戴入临时牙后1个月）

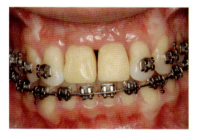
图38　戴入临时牙后3个月

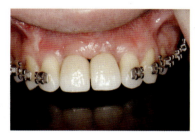
图39　最终修复正面像

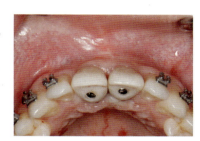
图40　最终修复𬌗面像

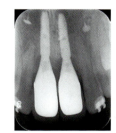
图41　戴牙后根尖片

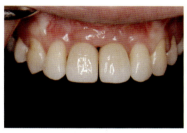
图42　修复完成后1年正面像

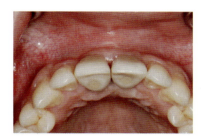
图43　修复完成后1年𬌗面像

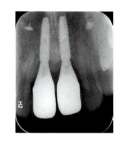
图44　修复完成后1年根尖片

三、讨论

1. 正畸治疗后的患者进行骨增量时，需评估患者术区邻近的牙齿是否存在长上皮结合。如有，在翻瓣后极易出现牙龈退缩，带来美学并发症。

2. 腭侧瓣松解获得的自由度较低，多依靠颊侧瓣的松解来实现无张力缝合。当植骨量很大时，可能出现膜龈联合线冠方移动。二期手术时可能需要进行根向复位或者角化龈移植来保证修复体周＞2mm的角化龈，维持种植体的长期稳定和健康。

3. 二期手术时，可考虑使用"I"型瓣（或者C型瓣），增加种植体间牙龈乳头局部软组织的量，恢复种植体间牙龈乳头的高度。

4. 调整临时牙时，需注意穿龈突度过大会影响种植体周龈乳头的血运，不仅不能诱导成形，反而会引起龈乳头退缩。

5. 戴牙时，要注意观察正中龈乳头的长度。由于正中龈乳头在临时修复体取出后，没有支撑，极易因为修复体邻面的挤压而长度变短。建议选择开窗式转移杆，并进行硬性连接，以减少误差。

参考文献

[1] Dover S, U. Belser, W. Martin, R. et al. ITI Treatment Guide Volume I: Implant Therapy in the Esthetic Zone/Single Tooth Replacements, D. Buser, U. Belser, D. Wesmeijer (Eds.). Quintessence Publishing Co. Ltd. 2007[J]. British journal of oral & maxillofacial surgery, 2007, 45(8):695.

[2] Wang HL, Boyapati L. "PASS" principles for predictable bone regeneration[J]. Implant dent, 2006, 15(1):8-17.

[3] Tarnow D P, Magner A W, Fletcher P. The effect of the distance from the contact point to the crest of bone on the presence or absence of the interproximal dental papilla[J]. Journal of Periodontology, 1992, 63(12):995-996.

上颌窦底窦道行侧壁开窗同期植入及软组织增量1例

邱韵歌　文勇

摘要

目的：探讨在上颌窦底存在窦道的情况下，进行侧壁开窗上颌窦底提升并同期植入种植体的成功率及最终修复效果。**材料与方法**：56岁男性患者，6个月前因右上后牙劈裂于外院拔除导致上颌窦黏膜穿孔，未行修补。现因后牙缺失影响咀嚼，要求治疗。临床检查16缺失，缺牙区咬合关系正常，近远中间隙、咬合间隙充足，牙龈无红肿、溃疡等炎症反应，颊侧略微凹陷，附着龈不足。术前CBCT检查显示16可用骨宽度7.5mm、骨高度2.5mm。上颌窦底形态呈凹形，16上方上颌窦底骨质有部分缺失。术中翻开黏骨膜瓣，见16牙槽嵴顶处直径1.5mm骨质缺损呈窦道状通向上颌窦腔内，外提升结合内提升以避免黏膜穿孔，植入骨替代材料，外层胶原膜覆盖，钛膜钉固定，同期植入种植体，术后6个月行二期手术及游离龈移植术以增加附着龈宽度，术后8个月完成最终修复。**结果**：术中成功分离骨缺损处的窦道及上颌窦黏膜，清除窦道，取得了良好的提升效果，同期植入种植体获得了良好的初始稳定性。术后无明显渗血肿胀、上颌窦炎等情况发生，骨增量效果明显且稳定。缺失牙周围获得了足够宽度的附着龈，患者对最终修复表示满意。**结论**：上颌窦窦道伴上颌后牙区骨量不足的患者，选择侧壁开窗上颌窦底外提升，并同期植入种植体，可以在种植手术的同时清除窦道，封闭骨缺损，减少手术次数，缩短治疗时间，获得良好修复效果，具有临床可行性，扩大了种植临床适应证。游离龈移植术可以有效增宽附着龈宽度，是增加种植体周围附着龈宽度，从而保证最终良好修复效果的行之有效的方法。但本病例完成时间较短，仍需进一步的随访观察。

关键词：骨增量；侧壁开窗上颌窦底提升；同期植入；上颌窦窦道；游离龈移植术

对于牙槽嵴顶至上颌窦底之间剩余垂直骨量≤5mm者，临床上通常采用侧壁开窗上颌窦底提升术来增加骨量，达到种植修复的目的。而能否同期植入种植体的重要条件是达到种植体初始稳定性。随着种植技术的不断提升，侧壁开窗上颌窦提升已成为上颌后牙区骨量不足时的常规治疗手段，但是对于伴有如上颌窦瘘、上颌窦囊肿、上颌窦黏膜增厚、上颌窦窦道等特殊情况的上颌后牙区的骨增量手术方式及最终效果仍需要进一步研究探讨。

一、材料与方法

1. **病例简介**　56岁男性患者，既往体健，否认高血压、糖尿病、心脏病等系统病史，无药物过敏史，无夜磨牙史。患者6个月前于外院因右上后牙劈裂拔除并致上颌窦黏膜穿孔。临床检查：16缺失，咬合关系正常。全口中度磨耗，牙本质暴露。口腔卫生一般。面部基本对称，无肿胀或擦伤；无颞下颌关节弹响，开口型无偏斜，无张口受限。

2. **诊断**　上颌牙列缺损。

3. **治疗计划**　16行侧壁开窗上颌窦底提升同期植入；二期手术同期行游离龈移植术。

4. **治疗过程**（图1~图30）

（1）一期手术：术中于16做牙槽嵴顶水平切口加近中垂直松弛切口，翻开颊侧黏骨膜瓣，充分暴露上颌窦外侧壁。见16牙位牙槽嵴顶处，有一个直径大约1mm类圆形穿孔，呈窦道状从牙槽嵴顶通向上颌窦腔内。在距牙槽嵴顶5mm处做常规侧壁开窗窗口，黏膜剥离器小心分离窦底黏膜，紧贴骨面，缓慢推进，剥离过程中发现拔牙时造成的上颌窦黏膜穿孔，在后期的自我愈合中导致上颌窦底黏膜与下方窦道的口腔的黏膜粘连在了一起，此时若强行剥离或使用刀片锐性分离，很容易出现脆弱的上颌窦黏膜再次破裂穿孔的现象，增加患者的痛苦及手术难度。先行剥离粘连处周围的窦底黏膜，而后选用Summers骨凿自牙槽嵴顶轻击，造成窦底皮质骨板青枝骨折后往上推，将此处的上颌窦黏膜及其粘连的骨板、软组织一同提升，提供骨增量空间。待上颌窦黏膜得到完全松解后，捏鼻鼓气检查，见上颌窦黏膜随呼吸煽动，示上颌窦黏膜完整无穿孔。在种植窝以及抬起的上颌窦底黏膜下方植入骨粉，同期植入Dentium 5.0mm×10mm种植体1颗，初始稳定性≥35N·cm。骨窗周围补充适量骨粉，使之充满可视的种植体周围间隙内。在窗口表面覆盖海奥生物膜，覆盖范围超出窗口边缘2mm，钛膜钉固定。无张力间断缝合关闭创口，盐水纱布压迫止血。术后CBCT示种植体三维位置理想，新形成的上颌窦底呈现帐篷样隆起。上颌窦腔内未见液平面及植骨材料影像，获得了理想的临床效果。术后3个月复查CBCT示骨增量效果稳定。

作者单位：山东大学口腔医院

通讯作者：文勇；Email: wenyong@sdu.edu.cn

（2）二期+游离龈移植术：在16牙槽嵴顶做横行切口，翻开黏骨膜瓣，更换覆盖螺丝为愈合基台。于15远中轴面角、17近中轴面角做垂直切口，取大约11mm×10mm×1.5mm的半厚瓣，适当修剪后严密缝合于16颊侧，以增加附着龈宽度。

（3）修复：术后7个月，取模。术后8个月戴冠，完成最终修复。

（4）使用材料：Dentium 5mm×10mm种植体1颗，海奥骨粉，海奥生物膜，钛膜钉。

二、结果

种植术后3个月CBCT示骨材料改建良好，无上颌窦炎发生。戴牙后影像学检查种植体骨结合良好，骨替代材料稳定，未见明显水平向、垂直向骨吸收。新窦底清晰。附着龈宽度充足，种植体周围黏膜色正常，牙周组织状态稳定。

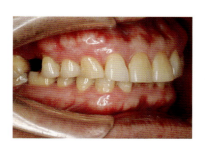

图1　术前口内像1

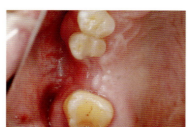

图2　术前口内像2

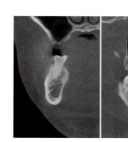

图3　术前CBCT

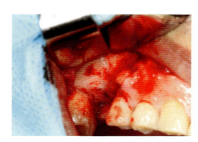

图4　切开翻瓣示16牙槽嵴顶约1.5mm骨缺损

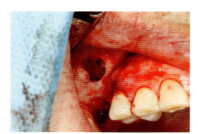

图5　侧壁开窗位置

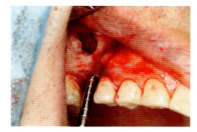

图6　Summers骨凿内提升

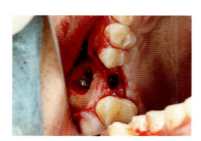

图7　预备完成的种植窝洞

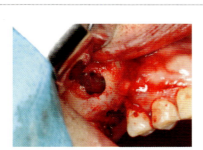

图8　鼓气检查上颌窦黏膜完整1

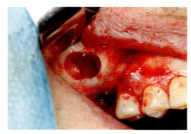

图9　鼓气检查上颌窦黏膜完整2

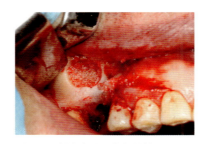

图10　上颌窦内植入海奥骨粉

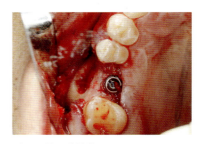

图11　植入种植体

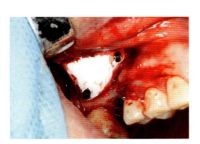

图12　海奥生物膜覆盖骨粉，钛膜钉固定

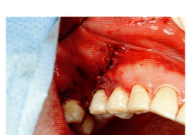

图13　严密缝合创口

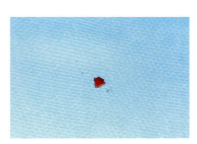

图14　上颌窦瘘道

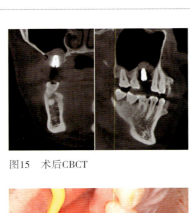

图15 术后CBCT

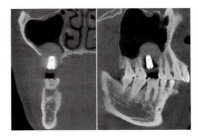

图16 术后3个月CBCT复查

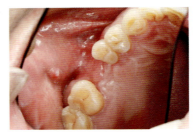

图17 游离龈移植术前示16附着龈不足

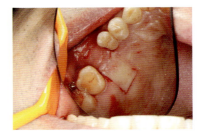

图18 游离龈移植术切口

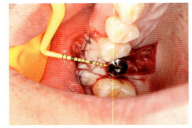

图19 游离龈移植术后受区1

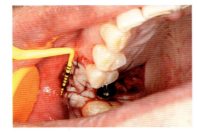

图20 游离龈移植术后受区2

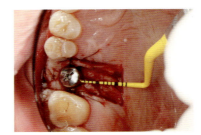

图21 游离龈移植术后供区

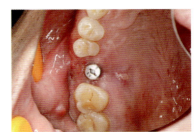

图22 游离龈移植术后2周复查

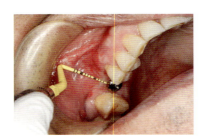

图23 游离龈移植术后6周复查受区1

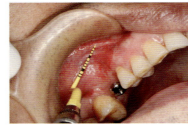

图24 游离龈移植术后6周复查受区2

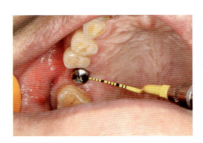

图25 游离龈移植术后6周复查供区

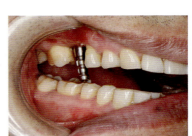

图26 取模1

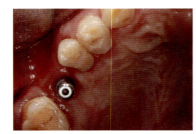

图27 取模2

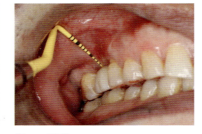

图28 戴牙1

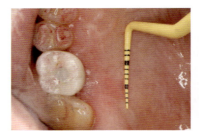

图29 戴牙2

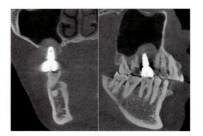

图30 戴牙后CBCT

三、讨论

如何在术中规避穿孔及拥有修复穿孔的能力，是行上颌窦底提升的三大临床目标之一。该病例中结合外提升及Summers骨凿内提升，在可视的状态下将此处的上颌窦黏膜及其粘连的软组织、骨板一同提升，有效防止了窦膜穿孔。近年多项研究发现角化龈宽度＜2mm的种植体周围更易出现边缘骨丧失、菌斑聚集、探诊出血及刷牙不适感，同时降低了患者的美观满意度。而拥有至少2mm的角化龈已被证明是种植体周围软硬组织的保护伞，可以有效防止多种并发症的发生。Daniel S（2018）以及Lorenzo（2020）发表的系统综述中均指出，游离牙龈移植术（FGG）是获得角化龈最为行之有效的方式。

参考文献

[1] Pagin O, Centurion BS, Rubira-Bullen IR, et al. Maxillary sinus and posterior teeth: accessing close relationship by cone- beam computed tomographic scanning in a Brazilian population[J]. J Endod, 2013, 39(6):748–751.

[2] Bonino F, Steffensen B, Natto Z, et al. Prospective study of the impact of peri-implant soft tissue properties on patient-reported and clinically assessed outcomes[J]. J Periodontol, 2018, Sep; 89(9):1025–1032.

[3] Monje A, Blasi G. Significance of keratinized mucosa/gingiva on peri-implant and adjacent periodontal conditions in erratic maintenance compliers[J]. J Periodontol, 2019 May, 90(5):445–453.

[4] Grischke J, Karch A, Wenzlaff A, et al. Keratinized mucosa width is associated with severity of peri-implant mucositis. A cross-sectional study[J]. Clin Oral Implants Res, 2019 May, 30(5):457–465.

[5] Souza André B, Tormena M, Matarazzo Flávia, et al. The influence of peri-implant keratinized mucosa on brushing discomfort and peri ~ implant tissue health[J]. Clinical Oral Implants Research, 2016, 27(6):650–655.

[6] Perussolo J, Souza AB, Matarazzo F, et al. Influence of the keratinized mucosa on the stability of peri-implant tissues and brushing discomfort: A 4-year follow-up study[J]. Clin Oral Implants Res, 2018, 29(12):1177–1185.

[7] Thoma DS, Naenni N, Figuero E, et al. Effects of soft tissue augmentation procedures on peri-implant health or disease: A systematic review and meta-analysis. Clin Oral Implants Res, 2018, 29 Suppl 15:32–49.

[8] Tavelli L, Barootchi S, Avila-Ortiz G, et al. Peri-implant soft tissue phenotype modification and its impact on peri-implant health: A systematic review and network meta-analysis[J]. J Periodontol, 2020 Jul 25.

上颌单颗前牙骨缺损下种植即刻修复1例

何许霞　殷丽华

摘要

目的：评价上颌美学区单颗牙种植即刻修复，同期 GBR植骨术的临床效果。**材料与方法**：对上前牙缺失来我院就诊的一位患者行种植手术，术中联合GBR技术修复种植体周围骨缺损。**结果**：种植体与周围骨结合良好，唇侧骨壁宽度＞2mm，软组织充足，患者满意。**结论**：在美学区种植中应用GBR技术可以有效地保存种植体周围的软硬组织，对比术前，术后获得了较理想的水平向骨增量效果，并同时获得了较好的美学效果，最大限度满足了患者的期望。

关键词：种植修复；即刻修复；引导骨组织再生；美学区

随着人们生活水平的提高，越来越多的人在牙齿缺失以后会选择种植修复，而美学区的种植一直以来也是临床医生关注的焦点。前牙区种植时，不仅仅要关注植入位置更要注意软组织美学以及骨缺损的修复。

当病例选择不当或植入位置不当时可能发生牙龈萎缩、植体暴露等严重影响美学效果的并发症。本病例将详细描述1例上颌美学区单颗牙种植即刻修复，同期 GBR技术的临床效果。

一、材料与方法

1. 病例简介　18岁男性患者。右上前牙半年前因外伤导致牙齿松动脱落，既往体健，否认高血压、糖尿病、心脏病等系统性疾病，否认肝炎、结核、既往史：艾滋病等传染性病史，否认药物及食物过敏史，否认口腔及相关疾病家族史，颌面部左右基本对称，比例协调，TMD关节无弹响，开口度及开口型正常，中位笑线，口腔清洁尚可，软垢少量，牙龈略红肿，磨牙Ⅰ类关系，覆𬌗、覆盖基本正常，21缺失，缺牙区近远中向间隙正常，中厚龈生物型，双侧龈乳头退缩，唇侧可见组织凹陷。CBCT示：21区剩余牙槽骨宽度不足5mm。

2. 诊断　牙列缺损（21牙体缺失）。

3. 治疗计划

（1）全口洁治。（2）21行种植术同期唇侧骨增量+即刻修复。（3）延期永久修复。

4. 治疗过程（图1～图20）

（1）初诊：口腔药浴，口内外常规消毒，铺巾。心电监护下，4%阿替卡因肾上腺素注射液1mL局部浸润麻醉后，经牙槽嵴顶正中水平切口，11、22近中邻面沟内切口，翻瓣，逐级预备，偏腭侧扭矩35N·cm植入Osstem 3.77mm×13mm种植体1颗，上置愈合基台4.3mm×4mm，唇侧植入Bio-Oss骨粉0.25g，覆盖胶原膜，用膜钉固位，维持稳定的成骨空间，外覆盖A-PRF膜，减张严密缝合，术中放转移杆，聚乙醚硅橡胶取模，制作即刻修复体，调改即刻修复颈部成凹面，形成合理的穿龈轮廓，表面高度抛光，戴入即刻修复体，调磨与对颌无咬合接触，抛光。

（2）第一次复诊（术后10天）：种植区黏膜愈合尚可，未见明显水肿，碘伏消毒术区，拆除缝线。

（3）第二次复诊（术后45天）：软组织愈合良好，骨弓轮廓与术前相比有了很大改善。

（4）第三次复诊（术后60天）：骨弓形态良好，21区龈缘冠向移位，垂直方向有充足的软组织空间及可塑空间。

（5）第四次复诊（术后240天）：𬌗面像可见塑形后的穿龈轮廓，骨弓轮廓丰满，近远中都形成了一定高度的龈乳头，牙龈曲线协调一致，ISQ值80，聚乙醚硅橡胶取模，外送制作最终修复体。

（6）第五次复诊（术后256天）：最终修复体试戴，颜色与临牙过渡自然，邻接正常，调磨咬合，抛光，永久粘接。

（7）使用材料：种植体型号Osstem3.77mm×13mm；愈合基台4.3mm×4mm；Bio-Oss骨粉0.25g。

二、结果

经过12个月的病例回访，种植体无脱落，骨结合良好，软组织稳定。根据Belser等2009年提出的PES/WES可以看出，最终修复后近远中牙龈乳头完整，唇侧龈缘曲度、高度与临牙无差异，牙冠形态、颜色与相邻牙齿的协调性较佳，患者对治疗效果满意，术后获得了较理想的骨增量效果及修复效果，但其长期疗效仍有待进一步观察随访。

作者单位：兰州大学口腔医院

通讯作者：殷丽华；Email: yinlh@lzu.edu.cn

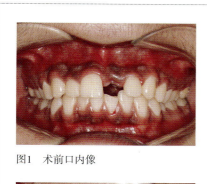

图1　术前口内像

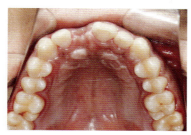

图2　术前上颌口内像

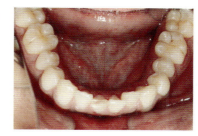

图3　术前下颌口内像

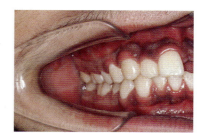

图4　术前右侧咬合像

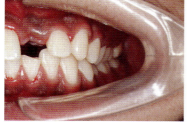

图5　术前左侧咬合像

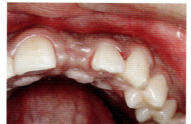

图6　缺牙区局部像

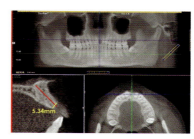

图7　术前CBCT

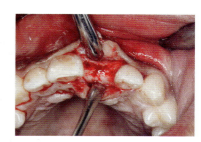

图8　术中切开像

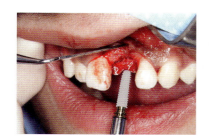

图9　植入种植体

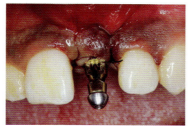

图10　术中取模制作临时修复体

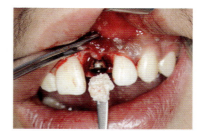

图11　术中植入Bio-Oss骨粉

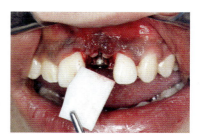

图12　覆盖胶原膜

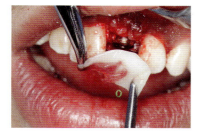

图13　覆盖PRF

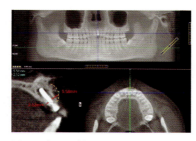

图14　术后即刻CBCT

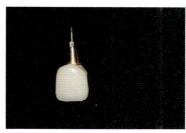

图15　临时修复体局部像

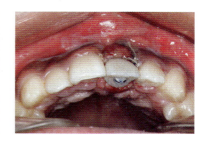

图16　带入临时修复体后口内局部像

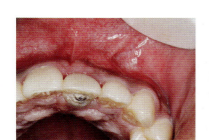

图17　拆线后口内局部像

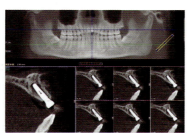

图18　修复时CBCT

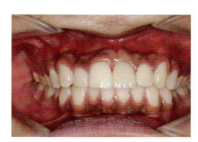

图19　修复后口内像

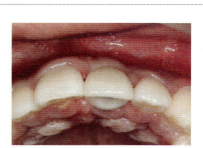

图20　修复后口内局部像

三、讨论

美学区因各种原因导致的牙齿缺失会对面部的美观度造成较大的影响，甚至严重影响人们的社交和心理。另外，牙齿缺失后引起的牙槽骨吸收和软组织缺损也会对后期的种植修复提出一定的挑战。因此前牙美学区种植修复时应注意以下几点：

1. 种植体植入位置时以修复为导向

种植体唇舌向平台的唇侧边缘应位于安全带内，安全带位于理想外形高点与邻牙外形高点连线的腭侧，宽度为1.5~2mm。种植体平台边缘的唇侧保持2mm以上的骨壁厚度。软组织水平种植体平台位于唇侧龈缘中点的根方2~3mm，骨水平种植体则为3~4mm。骨水平种植体位于最终修复龈缘下3mm以获得适当的生物学宽度。种植体位置偏腭侧植入并位于颊侧颈部轮廓内2mm，以补偿颊侧骨板1.8~2mm的骨吸收。3A2B原则可以用于指导前牙种植体植入位置。

2. 即刻修复体的设计

为了获得最佳美学效果，必需考虑到即刻修复体牙龈区域的丰满度，以维持或改善种植体周围软组织的最终形态。即刻修复体的腭侧可以保持原来的牙体轮廓，颊部轮廓低于牙龈边缘0.5~1mm，通过调整即刻修复体的形态，以便愈合后牙龈边缘有轻微的冠状移位，以及修复体穿龈部分需调整为凹面，为血凝块和移植材料留出空间以供牙槽骨稳定和重建。修复体表面高度抛光有助于在愈合期间减少污染，并且在戴入后调磨至与对颌无功能性咬合。以上设计可以尽可能地维持或改善种植体周围软组织的结构，包括牙龈边缘水平、唇侧牙龈轮廓等。

3. 初始稳定性与骨结合

本病例种植体植入扭矩并不高，最终修复体戴入时ISQ值却达到了80。众所周知，种植体的初始稳定性对于骨结合非常重要，但是临床上有时并不能达到产品手册要求的植入扭矩，所以如何选择种植体负荷时机显得尤为重要。应对不同的临床条件，对修复时间做出相应调整，第六次ITI共识会议如下：种植体植入后1周内戴入修复体为即刻修复，种植体植入后1~8周（2个月）戴入修复体为早期修复，种植体植入后2个月以上戴入修复体为常规修复。而种植体植入后1周内戴入修复体，要求与对颌无功能性咬合，因此正确的判断手术区域骨质及骨量对于负重时间的判断是非常重要的。在这个前提下，遵照正确的手术操作步骤，术后维护，正确选择种植体负荷时机对种植体获得良好的骨结合十分重要。

戴入最终修复体后，根据红/白色美学指数（PES/WES）评级，该患者评级较高。患者对最终修复效果及功能满意，但本病例仍需长期随访观察。

参考文献

[1] Dawson A, Chen S. 牙种植学的SAC分类[M]. 北京: 人民军医出版社, 2009.

[2] Sun YY, Xiao F, Zhao BD. Study on measurement of the implant stability quotient and choice of restoration time[J]. Progress in Modern Biomedicine, 2012, 12(10):1911–1915.

[3] German O. Gallucci, Adam Hamilton, Wenjie Zhou,Daniel Buser, Stephen Chen. Implant placement and loading protocols in partially edentulous patients: A systematic review[J]. Clinical Oral Implants Research, 2018, 29, (16):106–134.

[4] 宿玉成, 袁苏. 口腔种植学[M]. 北京: 人民卫生出版社, 2014.

[5] Arora H, Khzam N, Roberts D, et al. Immediate implant placement and restoration in the anterior maxilla: Tissue dimensional changes after 2–5 year follow up[J]. Clinical Implant Dentistry and Related Research, 2017, 19(4):694–702..

[6] González–Martín Oscar, Lee Ernesto, Weisgold Arnold, et al. Contour Management of Implant Restorations for Optimal Emergence Profiles: Guidelines for Immediate and Delayed Provisional Restorations[J]. The International Journal of Periodontics & Restorative Dentistry, 2020, 40(1):61–70.

[7] Buser D, Chappuis V, Kuchler U, et al. Long–term stability of early implant placement with contour augmentation[J]. J Dent Res, 2013 Dec, 92(12 Suppl):S176–S82.

[8] Belser UC, Grütter L, Vailati F, et al. Outcome evaluation of early placed maxillary anterior single–tooth implants using objective esthetic criteria: a cross–sectional, retrospective study in 45 patients with a 2– to 4–year follow–up using pink and white esthetic scores[J]. J Periodontol, 2009 Jan, 80(1):140–151.

[9] Jones AR, Martin W. Comparing pink and white esthetic scores to layperson perception in the single–tooth implant patient[J]. Int J Oral Maxillofac Implants, 2014 Nov–Dec, 29(6):1348–1353.

大道至简——数字化设计简化美学区骨增量种植修复1例

张雁君　刘莎　杨仁丽　杨醒眉

摘要

目的：通过数字化骨增量——GBR并同期植入种植体治疗上颌前牙缺失伴重度水平向骨缺损。**材料与方法**：29岁女性患者，12缺失，唇侧轮廓塌陷，牙槽骨平均宽度约3mm。通过数字化技术将理想修复体位置与CBCT数据结合，术前精准分析患者骨缺损形态，一期规范化GBR骨增量并同期植入种植体，二期手术偏腭侧切口，去角化后唇侧卷入技术恢复唇侧轮廓塌陷，完成最终修复。**结果**：本病例通过数字化设计，分析骨缺损形态及骨增量方式，微创进行骨增量、种植体植入及二期手术，成功重建了患者唇侧丰满度，最终获得了良好的修复效果。**结论**：通过以理想修复体为指导设计种植体位置，术前精确分析患者骨缺损形态，术中规范化操作，GBR同期植入种植体，恢复了患者唇侧骨缺损，获得了良好的美学效果。

关键词：数字化；GBR；种植修复

理想的种植体位置根据理想修复体位置而定。牙缺失后常伴有牙槽骨丧失，医生应综合考虑骨缺损类型和程度，根据理想种植体位置，制订骨增量方案。本病例运用数字化设计，术前精准分析患者骨缺损形态，根据ITI Treatment Guide植骨原则，简化植骨手术，减小患者创伤，通过GBR及同期植入种植体完成骨增量，由于骨增量效果良好，二期手术时则通过简单的偏腭侧切口，恢复唇侧轮廓塌陷，完成最终修复。

一、材料与方法

1. 病例简介　29岁女性患者。全身状况良好，12缺失。患者来我院就诊，要求种植修复缺失牙。口腔检查：12牙缺失，唇侧轮廓塌陷，11、21牙间约10mm间隙。前牙深覆𬌗，患者口腔卫生状况良好。CBCT检查：缺牙区牙槽嵴宽度为重度水平向骨缺损，骨宽度在嵴顶、嵴顶下1mm、3mm、5mm、7mm、9mm分别为：1.70mm、3.58mm、3.67mm、4.03mm、3.65mm、4.71mm。

2. 诊断　牙列缺损（12牙缺失）。

3. 治疗过程（图1～图15）

（1）术前设计：藻酸盐取模，按照前牙美学原则制作诊断蜡型，患者对诊断蜡型位置形态满意后，速凝mock-up，拍摄CBCT，获取理想修复体和骨组织的影像学信息，根据理想修复体位置指导种植体设计，精准分析患者骨缺损形态，由于患者数字化设计种植体周围为三壁骨缺损，且为有利型骨缺损，种植体根尖部在自体骨内，可以获得一定的初始稳定性。因此尽管患者有重度水平向骨缺损，但成骨效果可以预期，因此制订手术计划为常

作者单位：四川大学华西口腔医院

通讯作者：杨醒眉；Email: xingmeiyang@qq.com

规：GBR+同期植入种植体。

（2）一期手术：患者术前聚维酮碘含漱1分钟×3，常规消毒，铺巾，阿替卡因局麻后切开翻瓣：11近中垂直切口+11沟内切口+12嵴顶横行切口+13沟内切口+13远中垂直切口，12位点定点，逐级备洞，植入1颗Straumann BLT 3.3mm×12mm种植体。抽自体血，制备CGF，混合Bio-Oss骨粉，制作黏性骨饼，唇侧植骨，并覆盖Bio-Gide胶原膜，水平褥式缝合固定胶原膜，唇侧黏膜充分减张后缝合，完成骨增量术。术后CBCT示种植体位置良好，唇侧植骨位于骨弓轮廓内。

（3）二期手术：一期手术后6个月，复诊，软组织健康，唇侧丰满度稍不足，龈缘偏方方。二期术前CBCT示骨粉与受区牙槽骨结合良好、与一期术后CBCT相比有少量骨吸收但种植体唇侧均有1mm的骨，即成骨效果良好，种植体骨结合良好。局麻下于12牙区做偏腭侧切口，旋出3.6mm×2mm愈合帽，更换4.8mm×5mm愈合帽。唇侧瓣去角化后卷入唇侧恢复唇侧丰满度，调整龈缘高度与22一致。

（4）取模最终修复：二期手术后2周拆线，闭口式取模，制作威兰德氧化锆全瓷冠。确认外形及色泽合适，调整邻接关系，咬合无高点，X线片确认最终基台和牙冠完全就位，3M玻璃离子最终粘接，去除多余粘接剂，抛光。35N·cm扭矩旋紧。树脂封闭螺丝孔。

（5）随访：修复完成后3个月复查，患者无不适，修复体完整，邻接咬合可，种植体周软组织无明显异常，唇侧轮廓无塌陷，X线片示种植体周无明显骨吸收。

二、结果

（1）通过以理想修复体为指导设计种植体位置，术前精确分析患者骨缺损形态，术中规范化操作，GBR同期植入种植体，恢复了患者唇侧骨缺损。

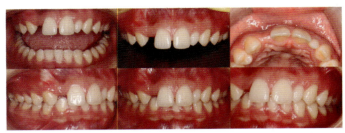

图1 一期术前口内记录

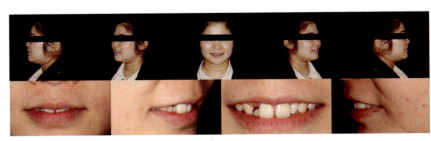

图2 一期术前面相照微笑像

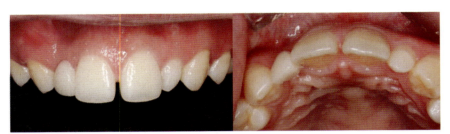

图3 mock-up后口内记录

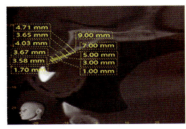

图4 术前CBCT影像，测量嵴顶以及嵴顶下1、3、5、7、9mm处牙槽骨宽度

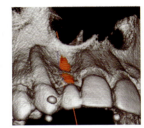

图5 CBCT模拟植入种植体

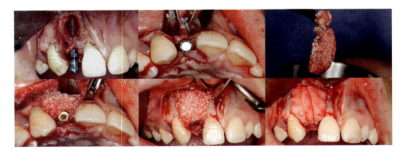

图6 GBR骨增量同期植入种植体

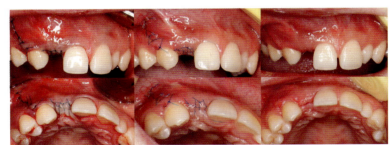

图7 一期术后、一期拆线前、一期拆线后对比

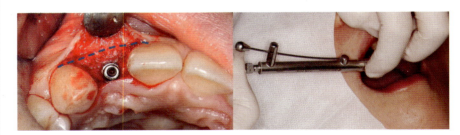

图8 二期手术记录

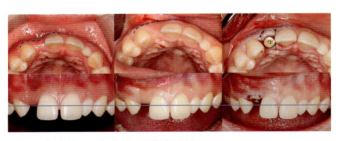

图9 一期术前、一期术后、二期术后对比

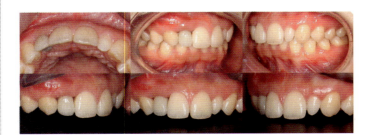

图10 终冠修复口内记录

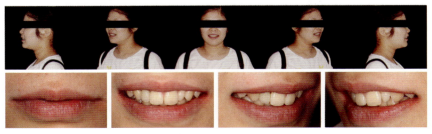

图11 终冠修复面像及微笑像

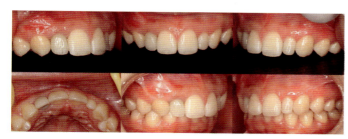

图12　修复后3个月随访口内记录

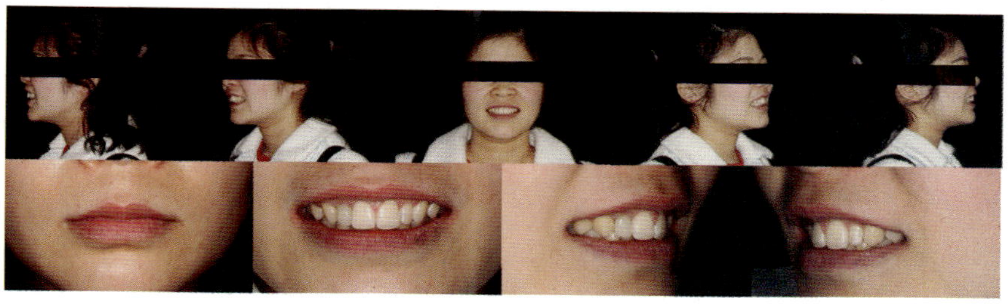

图13　修复后3个月随访微笑像

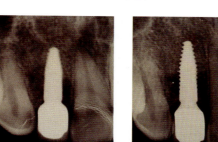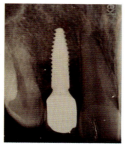

图14　终冠修复后数字
化牙片

图15　修复后3个月随访
数字化牙片

（2）一期手术后6个月，CBCT示骨粉与受区牙槽骨结合良好、牙槽骨宽度明显增加、种植体骨结合良好，运用偏腭侧切口，去角化后唇侧卷入技术进一步恢复了患者唇侧丰满度。

（3）患者最终修复后3个月复查，种植体周无明显骨吸收，种植修复体完好，邻接与咬合情况良好。

三、讨论

在本病例中，我们通过以理想修复体为指导设计种植体位置，术前精细化分析患者骨缺损形态，术中精细化操作，GBR同期植入种植体。二期手术运用偏腭侧切口，去角化后唇侧卷入技术，恢复唇侧轮廓塌陷，完成最终修复，减少了患者就诊次数和术中痛苦。因此我们认为：①以终为始的数字化设计可以精确分析骨缺损形态并且简化手术，减少创伤，节省治疗时间。②规范化的GBR植骨操作可以使植骨效果获得更好的可预期性。

参考文献

[1] Chiapasco M, Casentini P, Zaniboni M. Bone augmentation procedures in implant dentistry[J]. Int J Oral Maxillofac Implants, 2009, 24 Suppl:237–259.

[2] Benic GI, Hämmerle CH. Horizontal bone augmentation by means of guided bone regeneration. Periodontol, 2000, 2014 Oct, 66(1):13–40.

[3] 宿玉成译. 国际口腔种植学会（ITI）口腔种植临床指南第七卷：口腔种植的牙槽嵴骨增量程序：分阶段方案[M]. 沈阳：辽宁科学技术出版社, 2016.

[4] Wang HL, Boyapati L. "PASS" principles for predictable bone regeneration[J]. Implant Dent, 2006 Mar, 15(1):8–17.

上颌美学区牙髓-牙周联合病变牙槽嵴保存术后种植修复1例

陈改改　殷丽华

摘要

目的： 患者2周前上前牙牙龈红肿并疼痛，未做处理，来我科就诊。临床检查：23变色，色灰，牙龈红肿，牙周袋溢脓，探诊出血，PD：6mm，颊侧牙龈退缩（CEJ）下3~4mm，叩诊（++），Ⅱ度松动，牙髓无活力，口腔卫生良好。CBCT示：23根尖周透射影，牙根吸收2/3；23颊侧骨板垂直向吸收约5.5mm，水平向吸收约3.82mm。临床诊断：23牙髓-牙周联合病变。治疗计划：23进行开髓引流控制炎症；炎症控制后微创拔除，彻底清创拔牙窝后行牙槽嵴保存术（ARP）及同期使用A-PRF进行软组织增量，1个A-PRF剪碎+Bio-Oss骨粉（0.25g×1）+i-PRF混合，将拔牙窝严密充填；1个A-PRF覆于充填物表面，严密缝合创口；ARP术后6个月行23种植术，Nobel Active 4.3mm×10mm1颗，植入扭矩：45N·cm，愈合基台5mm×5mm，半埋入式缝合。种植后3个月行最终牙冠修复，聚乙醚硅橡胶取工作印模，比色：3R1.5，藻酸盐取对侧印模，氧化锆种植一体冠+角度螺丝通道（ASC）进行最终冠修复。戴牙当天白色美学及红色美学评分：白色美学评分为9分、红色美学评分为10分，美学效果较满意；戴牙后1年半白色美学评分为9分，红色美学评分为13分，达到完美美学效果。戴牙后2年再次进行白色美学及红色美学评分、白色美学评分为9分：红色美学评分为12分，此时也可达到完美美学效果，修复效果相对稳定。**讨论：** ①拔牙后种植时机分为4种类型，我们的方案为第4类。②常用的软组织增量技术：自体软组织移植增量，诱导自身软组织增量，应用生物膜技术。此病例用到诱导自身软组织增量及应用生物膜技术。

关键词： 牙髓牙周联合病变；牙槽嵴保存术；A-PRF；软组织增量；角度螺丝通道；种植时机

一、材料与方法

1. 病例简介　43岁女性患者。主诉：上前牙疼痛2周。现病史：2周前患者上前牙牙龈红肿并疼痛，未做处理，今来我科就诊。既往史：否认高血压、心脏病、糖尿病等系统病史，否认药物、食物过敏史。临床检查：23变色，色灰，牙龈红肿，牙周袋溢脓，探诊出血（PD）：6mm，颊侧牙龈退缩（CEJ）下3~4mm，叩诊（++），Ⅱ度松动，牙髓无活力，口腔卫生良好。CBCT示：23根尖周透射影，牙根吸收2/3；23颊侧骨板垂直向吸收约5.5mm，水平向吸收约3.82mm。

2. 诊断　23牙髓-牙周联合病变。

3. 治疗计划

（1）23进行开髓引流控制炎症。（2）23炎症控制后微创拔除，彻底清创后行牙槽嵴保存术（ARP）及同期使用A-PRF进行软组织增量。（3）ARP术后6个月行23种植术。

4. 治疗过程（图1~图44）

（1）牙体治疗2周炎症控制后行ARP术，ARP手术过程：微创拔除23

牙，保证颊舌侧骨壁及软组织完整。1个A-PRF剪碎+Bio-Oss+i-PRF混合，将拔牙窝严密充填，1个A-PRF覆于充填物表面，严密缝合创口。

（2）ARP术后当天CBCT可见：牙槽窝骨生物材料大量而又密实地充填。

（3）ARP术后6个月，23种植手术当天可见：骨弓相对丰满，软组织量也相对充足，种植术前CBCT示23位置骨量达7.9mm×14mm，牙槽嵴得到了充分的保存，同时达到了较好的骨增量效果，骨量基本充足。

（4）23种植过程：偏腭侧定位扩孔，植入Nobel Active 4.3mm×10mm 1颗，植入扭矩：45N·cm，愈合基台5×5，半埋入式缝合。种植体平台位于安全带内。

（5）23种植术后即刻CBCT：植入当日CBCT示颊侧骨壁1.75mm。

（6）种植术后3个半月取模，比色，拍照，聚乙醚硅橡胶取工作印模，比色：3R1.5，藻酸盐取对侧印模，选择氧化锆种植一体冠+角度螺丝通道（ASC）进行最终冠修复。

（7）戴牙当天白色美学及红色美学评分：白色美学评分为9分，红色美学评分为10分，美学效果较满意；戴牙后1年半白色美学评分为9分，粉红色美学评分为13分，达到完美美学效果。戴牙后2年再次进行白色及红色美学评分：白色美学评分为9分，红色美学评分为12分，此时也可达到完美美学效果，修复效果相对稳定。

作者单位：兰州大学口腔医院

通讯作者：殷丽华；Email: yinlh@lzu.edu.cn

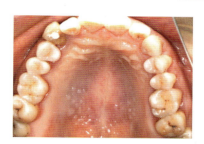

图1　术前口内殆面像

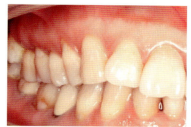

图2　术前口内右侧面像

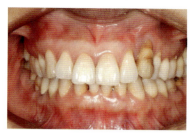

图3　术前口内正面像

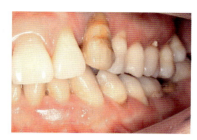

图4　术前口内左侧面像

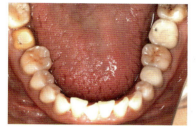

图5　术前口内殆面像

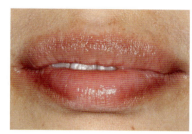

图6　术前闭口像

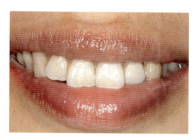

图7　术前微笑像

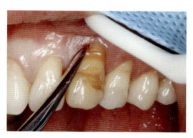

图8　微创拔牙1

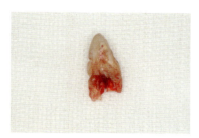

图9　微创拔牙2

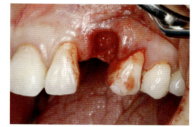

图10　保证颊舌侧骨壁及软组织完整

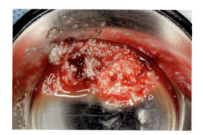

图11　1个A-PRF剪碎+Bio-Oss+i-PRF混合

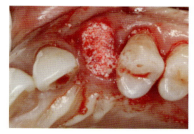

图12　拔牙窝严密充填

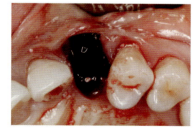

图13　1个A-PRF覆于充填物表面

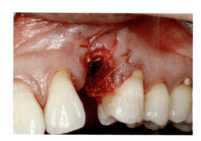

图14　严密缝合创口

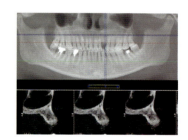

图15　ARP术后当天CBCT示牙槽窝骨生物材料大量而又密实地充填

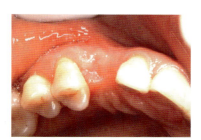

图16　ARP术后6个月，种植术前口内像

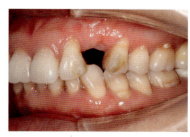

图17　骨弓相对丰满，软组织量也相对充足

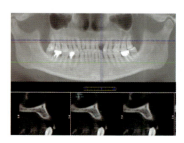

图18　ARP术后6个月，种植术前CBCT示牙槽嵴得到了充分的保存，同时达到了较好的骨增量效果

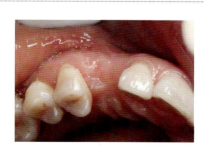

图19　骨弓

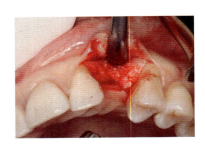

图20　偏腭侧切口

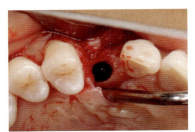

图21　定位/扩孔

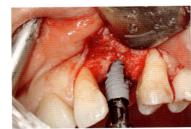

图22　植入Nobel Active种植体1颗

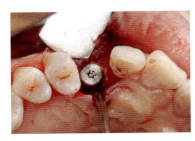

图23　植入扭矩45N·cm

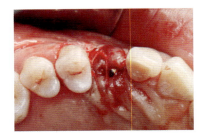

图24　半埋入式缝合

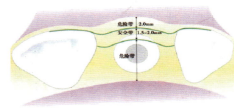

图25　种植体平台唇侧边缘位于安全带内

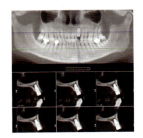

图26　23种植术后即刻CBCT

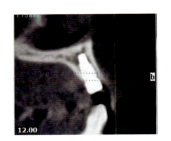

图27　种植体颊侧骨壁1.75mm

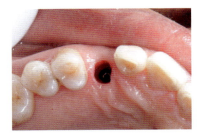

图28　种植术后3.5个月，袖口

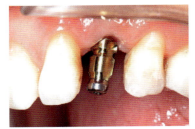

图29　转移杆取模1

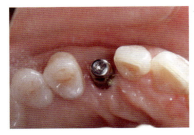

图30　转移杆取模2

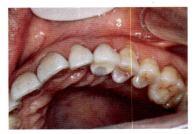

图31　最终修复冠𬌗面像

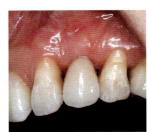

图32　最终修复冠唇侧像

测量指标	WES值
牙冠形态	1
牙冠外形轮廓	2
牙冠颜色	2
牙冠表面质地	2
牙冠透明度	2
WES总分	9

图33　戴牙后当天白色美学评分

测量指标	PES值
近中龈乳头	1
远中龈乳头	1
龈缘最高点位置	1
龈缘曲线	2
牙槽嵴缺损	1
软组织颜色	2
软组织质地	2
PES总分	10

图34　戴牙后当天红色美学评分

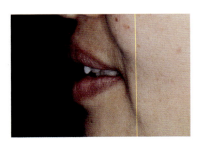

图35　戴牙后左侧侧面像

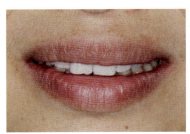

图36　戴牙后正面像

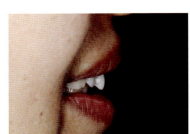

图37　戴牙后右侧侧面像

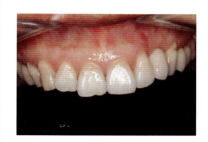

图38　戴牙后3个月复诊1

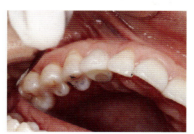

图39　戴牙后3个月复诊2

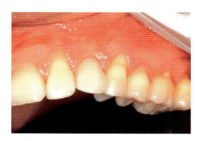

图40　戴牙后1年半复诊1

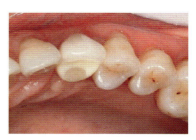

图41　戴牙后1年半复诊2

测量指标	WES值
牙冠形态	1
牙冠外形轮廓	2
牙冠颜色	2
牙冠表面质地	2
牙冠透明度	2
WES总分	9

图42　戴牙后1年半白色美学评分

测量指标	PES值
近中龈乳头	2
远中龈乳头	2
龈缘最高点位置	2
龈缘曲线	2
牙槽嵴缺损	1
软组织颜色	2
软组织质地	2
PES总分	13

图43　戴牙后1年半红色美学评分

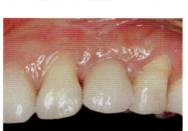

图44　戴牙后2年复诊，美学效果稳定

二、讨论

1. 拔牙后种植时机分类

种植体植入时机分为4种类型：①1型（即刻种植，拔牙0～1周）。②2型（软组织愈合的早期种植，拔牙4～8周）。③3型（部分骨愈合的早期种植：愈合时间3～4个月）。④4型（骨组织完全愈合的延期种植，愈合时间＞4个月）。

2. 常用的软组织增量技术

（1）自体软组织移植增量。

（2）诱导自身软组织增量。①自体诱导：Burton提出原位牙龈扩增技术，该技术是将无法保留且即将种植的患牙磨除至龈缘下平齐牙槽骨的高度，使牙龈袖口缩窄达到扩增的目的，2～3周后进行切开翻瓣行人工牙根植入术，达到小范围扩增角化龈的目的。诱导自身增量技术创伤小，效果稳定。②借助相关修复体诱导：大量研究表示，种植暂时修复体及窄直径愈合基台对增加种植体周围的软组织起到积极作用，可以达到较好的美学效果。

（3）应用生物膜技术。

参考文献

[1] 乔尼瓦. 祖凯利. 膜龈美学手术精要[M]. 束蓉主译. 沈阳：辽宁科学技术出版社，2016.

[2] 道森. 牙种植学的SAC分类[M]. 宿玉成译. 北京：人民军医出版社，2009.

[3] 李德华. 前牙区种植选择即刻种植还是早期种植[M]. 中华口腔医学杂志，2013, 48(4):200-202.

[4] 比塞, 威斯默耶拉, 贝尔塞. 国际口腔种植学会 (ITI) 口腔种植临床指南：拔牙位点种植各种治疗方案[M]. 宿玉成译. 北京：人民军医出版社，2009.

[5] 宿玉成. 口腔种植学[M]. 北京：人民卫生出版社，2014.

[6] Rudolf Fürhauser, Florescu D, Benesch T, et al. Evaluation of soft tissue around single-tooth implant crowns: the pink esthetic score[J]. Clinical Oral Implants Research, 2010, 16(6):639-644.

[7] Belser U C, Grütter, Linda, et al. Outcome evaluation of early placed maxillary anterior single-tooth implants using objective esthetic criteria: a cross-sectional, retrospective study in 45 patients with a 2- to 4-year follow-up using pink and white esthetic scores[J]. Journal of Periodontology, 2009, 80(1):140-151.

[8] Cosyn J, Eghbali A, DeBruyn H, et al. Immediate single-tooth implants in the anterior maxilla：3-year results of a case series on hard and soft tissue response and aesthetics [J]. J Clin Periodontol, 2011, 38(8):746-753.

[9] Tonetti M, Jung R, Avila-Ortiz G, et al. Management of the extraction socket and timing of implant placement: Consensus report and clinical recommendations of group 3 of the XV European Workshop in Periodontology[J]. Journal of Clinical Periodontology, 2019, 46(Suppl 21):183-194.

[10] Prosthodontics D O, Institute O B. Chosun University School of Dentistry, et al. Gingival recontouring by provisional implant restoration for optimal emergence profile: report of two cases[J]. Journal of Periodontal & Implant Science, 2012.

[11] 孟道逸, 薛毅. 前牙美学区种植的软组织增量研究进展[J]. 口腔颌面修复学杂志，2018, v.19;No.90(01):65-70.

[12] Langer B. Spontaneous in situ gingival augmentation[J]. International Journal of Periodontics & Restorative Dentistry, 1994, 14(6): 524-535 .

[13] Kim C S, Duong H P, Park J C, et al. Preservation of keratinized mucosa around implants using a prefabricated implant-retained stent: a case-control study[J]. Journal of Periodontal & Implant Science, 2016, 45(5): 329-336.

[14] Mahajan A, Dixit J, Verma UP. A Patient centered Clinical Evaluation of Acellular Dermal Matrix Graft in the Treatment of Gingival Recession Defects[J]. Journal of Periodontology, 2007, 78(12): 2348-2355.

[15] 胡秀莲, 林野, 于海燕, 等. 种植暂时修复体在上颌前牙种植美学修复中软组织处理技术[J]. 中国口腔种植学杂志，2012, 17(001):18-19.

[16] 宿玉成. 美学区种植修复的评价和临床程序[J]. 中国口腔种植学杂志，2008, 24(003):147.

[17] 朱靖恺, 刘艳, 谢超, 等. 血小板浓缩物在口腔种植中的应用[J]. 口腔医学，2019, 39(07):636-641.

[18] Nikos, Mardas, Anna, et al. Does ridge preservation following tooth extraction improve implant treatment outcomes: a systematic review: Group 4: Therapeutic concepts & methods[J]. Clinical Oral Implants Research, 2015.

[19] Lihong L, Yuanyuan Y, Ting K, et al. The application of three-dimensional printing model and platelet-rich fibrin (PRF) technology in guided tissue regeneration surgery for severe bone defects[J]. Journal of Oral Implantology, 2018.

[20] Choukroun J, Diss A, Simonpieri A, et al. Platelet-rich fibrin (PRF): a second-generation platelet concentrate. Part IV: clinical effects on tissue healing[J]. Oral Surgery, Oral Medicine, Oral Pathology, Oral Radiology and Endodontology, 2006, 101(3):e56-e60.

[21] 廖海清, 曹正国. 富血小板膜对牙龈退缩治疗效果的META分析[C]// 全国牙周病学学术会议.

前牙美学区唇侧骨缺损轮廓重塑1例

陈思艺　马晓妮　徐欣

摘要

目的：探讨上前牙美学区相邻牙小翻瓣延期种植伴骨引导骨组织再生术（GBR）对比不翻瓣即刻种植伴跳跃间隙植骨对患者种植体唇侧骨量增加、维持、美学区软组织丰满度的效果。**材料与方法**：4个月前患者因左上前牙反复根尖炎症于我院分离联冠、拔除21，临床检查见21缺失，唇侧软组织丰满度欠佳，CBCT示牙槽嵴宽度尚可；11Ⅰ度松动、牙冠形态欠佳，但患者保牙、保冠意愿强烈且无明显不适，故仅于缺牙区植入1颗种植体，同期GBR后延期修复。当21准备戴入永久修复体时，患者述右侧中切牙疼痛2天，CBCT示11根折、唇侧骨板完整。拔除11后植入1颗种植体，骨间隙填充骨粉，4个月后利用临时冠塑形11及12软组织达满意效果后进行个性化取模，完成最终修复，修复后定期复查。**结果**：种值体植入后愈合良好，氧化锆全瓷冠修复后与丰满的牙龈组织形成良好的红白美学效果，通过CBCT测量发现小翻瓣延期种植伴GBR对比不翻瓣即刻种植伴跳跃间隙植骨更有利于唇侧骨板的维持。本病例的长期疗效还有待进一步观察。

关键词：美学区；延期种植；即刻种植；牙龈塑形；美学修复

即刻种植具有缩短治疗周期、减少手术次数的优点，近年来越来越受患者青睐。尽管即刻种植能取得不差于延期种植的美学效果，但是延期种植相较于即刻种植发生牙龈退缩的风险更低，特别是联合应用GBR的延期种植对于唇侧骨板厚度的维持效果更佳。当患者上前牙连续缺失时，牙龈乳头会明显丧失，此时进行多颗种植体修复取得良好美学效果的难度比单颗种植体修复更大，且更容易出现"黑三角"、龈缘曲度及高度不协调等问题。因此在多颗相邻种植体的修复中采用临时修复体牙龈塑形的治疗方法可以帮助患者取得较为满意的红色美学效果。

一、材料与方法

1. 病例简介　25岁患者女性。2018年5月因左上前牙反复根尖炎症于我院就诊。患者4个月前因左上前牙反复根尖炎症于我院分离联冠、拔除21，自觉11略松动，无疼痛等不适。既往体健，否认药物过敏史，平时无明显刷牙出血，每天刷牙2次。临床检查示患者口腔卫生情况一般，菌斑少量。21缺失，缺牙区唇侧牙龈略塌陷。CBCT示缺牙区牙槽嵴顶唇舌向牙槽骨宽度5.4mm左右，牙槽骨高度超过15mm。11牙冠完整，松动Ⅰ度，叩诊、冷诊无不适，探诊深度3mm。余牙探诊深度普遍1～3mm，未探及明显附着丧失。患者在完成21永久修复体后2个月提出了新的主诉：右上前牙不适2日，要求诊治。自述2日前咬硬物后右上前牙不适。临床检查见11松动Ⅱ度，周围牙龈略红肿，叩诊不适，唇侧扪诊微疼。CBCT示11根折，唇侧骨

作者单位：山东大学口腔医院

通讯作者：马晓妮；Email: maxiaoni0@126.com

表1　美学风险评估

美学风险因素	风险水平		
	低	中	高
健康状况	健康，免疫功能正常		免疫功能低下
吸烟习惯	不吸烟	少量吸烟，＜10支/天	大量吸烟，>10支/天
患者美学期望值	低	中	高
唇线	低位	中位	高位
牙龈生物型		中弧线形	薄龈生物型
牙冠形态	方圆形	卵圆形	尖圆形
位点感染情况	无	慢性	急性
邻面牙槽嵴高度	到接触点≤5mm	到接触点5.5～6.5mm	到接触点≥7mm
邻牙修复状态	无修复体		有修复体
缺牙间隙宽度	单颗牙（≥7mm）	单颗牙（≤7mm）	2颗或2颗牙以上
软组织解剖	软组织完整		软组织缺损
牙槽嵴解剖	11位点无骨缺损	21位点水平向骨缺损	

板完整，厚度约1mm。

2. 诊断　上颌牙列缺损；11根折。

3. 治疗计划

（1）21采用小翻瓣延期种植，临时基台树脂行牙龈塑形，拆除11烤瓷修复体，行11、21氧化锆全瓷冠修复。出于个人原因，患者拒绝此项治疗方案，与患者充分沟通后，患者最终选择21采用小翻瓣延期种植同期GBR延期修复，不进行牙龈塑形，保留11烤瓷修复体。

（2）在21完成种植修复治疗后2个月，我们根据患者所提出的新的主诉，调整治疗计划为拔除11并采用不翻瓣即刻种植同期跳跃间隙植骨，11、21采用临时基台树脂牙行牙龈塑形，最终行氧化锆全瓷冠修复。

11、21种植体系统型号均为Nobel Active Internal NP3.5mm×13mm。

4. 治疗过程（图1~图75）

（1）2018年4月13日：因左上前牙反复根尖炎症于外院拔除21。

（2）2018年8月2日：初诊，术前拍照记录，设计治疗方案。

（3）2018年8月10日：复诊，21位点行种植体植入，唇侧植入Bio-Oss骨粉，覆盖Bio-Gide膜。

（4）2018年12月12日：复诊，21行种植二期手术。

（5）2018年12月21日：复诊，21取模（全瓷冠修复）。

（6）2019年1月7日：复诊，21戴牙。

（7）2019年3月1日：复诊，拔除11，同期植入种植体，唇侧余留2mm间隙，骨间隙植入Bio-Oss骨粉，戴入保持器式临时修复体。

（8）2019年3月13日：复诊，11术后2周拆线。

（9）2019年5月8日：复诊，保持器式临时修复体损坏，重新制作临时修复体。

（10）2019年7月2日：复诊，11、21取模制作种植体支持式临时树脂修复体。

（11）2019年7月17日：复诊，11、21戴入种植体支持式临时树脂修复体，开始牙龈塑形。此后每2周调整1次11、21临时修复体颈部轮廓。

（12）2019年9月18日：复诊，11、21行个性化开窗式印模制作氧化锆全瓷冠。

（13）2019年10月8日：复诊，11、21戴入永久修复体。

（14）2019年11月29日：复查。

（15）2020年11月12日：复查。

由于新冠疫情影响，加之患者在外地工作，故2020年11月12日才复诊。

二、结果

修复后2个月，患者种植体稳定，种植体周围骨吸收无明显变化。牙龈袖口形态良好，健康无炎症。修复体无松动、色泽形态良好，牙龈乳头充满邻牙间隙，无明显"黑三角"。患者对修复效果满意。

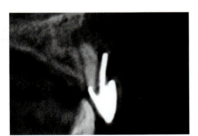

图1 21拔牙前CBCT

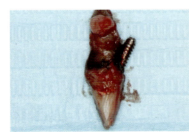

图2 拔除21

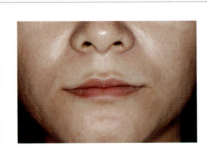

图3 初诊面下1/3

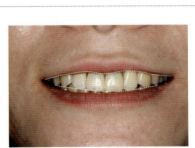

图4 低位笑线

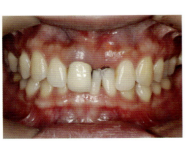

图5 深覆殆

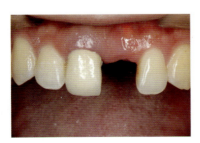

图6 初诊前牙区唇面像

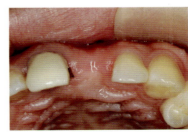

图7 初诊前牙区殆面像

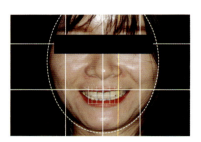
图8　DSD设计-面像

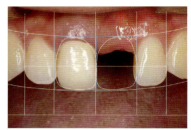
图9　DSD设计-前牙区

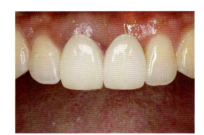
图10　DSD设计完成

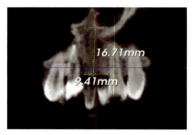
图11　21位点术前CBCT冠状位

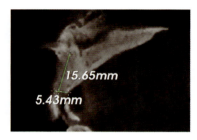
图12　21位点术前CBCT矢状位

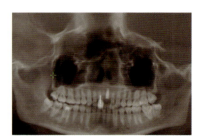
图13　21术后当天CBCT合成曲断

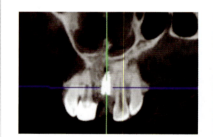
图14　21术后当天CBCT冠状位

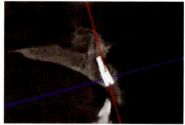
图15　21术后当天CBCT矢状位

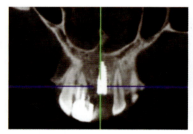
图16　21术后4个月CBCT冠状位

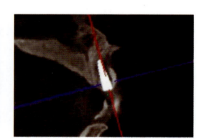
图17　21术后4个月CBCT矢状位

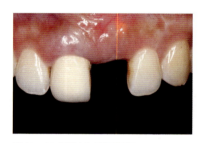
图18　21术后4个月唇面像

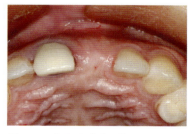
图19　21术后4个月𬌗面像

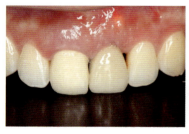
图20　21术后5个月戴冠后唇面像

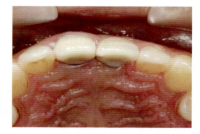
图21　21术后5个月戴冠后𬌗面像

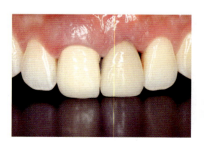
图22　11术前牙区唇面像

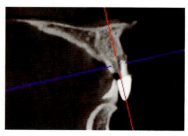
图23　11术前根折影像

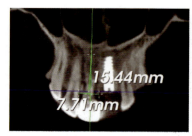
图24　11术前CBCT冠状位

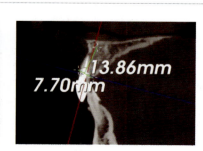
图25　11术前CBCT矢状位

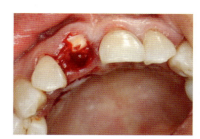
图26 11术中根折断面

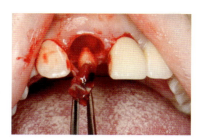
图27 微创拔除11

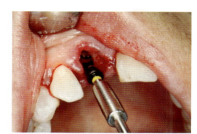
图28 逐级备洞

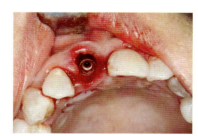
图29 植入Nobel Active3.5mm×13mm种植体1颗,预留2mm间隙

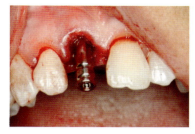
图30 导向杆定位示种植体三维位置良好

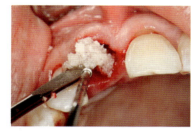
图31 跳跃间隙植入Bio-Oss骨粉

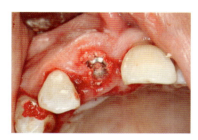
图32 跳跃间隙植骨完成

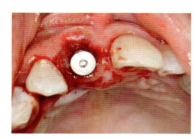
图33 放置愈合基台

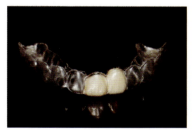
图34 保持器式临时修复体

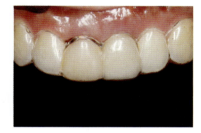
图35 11术后当天戴入保持器式临时修复体

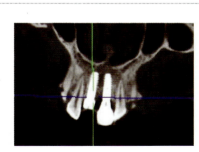
图36 11术后当天CBCT冠状位

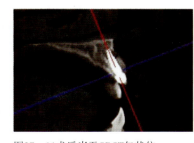
图37 11术后当天CBCT矢状位

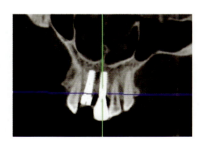
图38 21术后7月CBCT冠状位

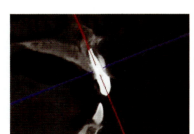
图39 21术后7月CBCT矢状位

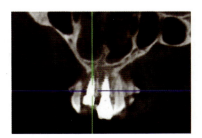
图40 11术后4个月CBCT冠状位

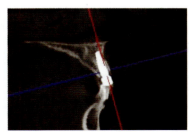
图41 11术后4个月CBCT矢状位

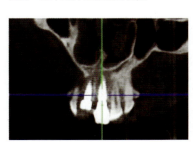
图42 21术后11个月CBCT冠状位

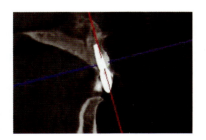
图43 21术后11个月CBCT矢状位

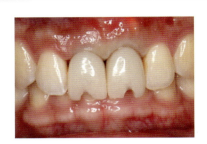
图44　牙龈塑形开始临时冠调整前

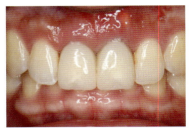
图45　牙龈塑形2周后临时冠调整前

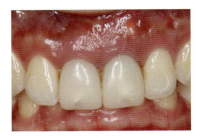
图46　牙龈塑形4周后临时冠调整前

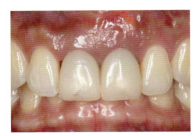
图47　牙龈塑形2个月后临时冠调整前

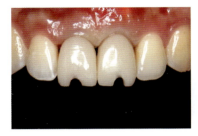
图48　牙龈塑形开始临时冠调整后

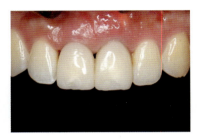
图49　牙龈塑形2周后临时冠调整后

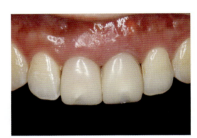
图50　牙龈塑形4周后临时冠调整后

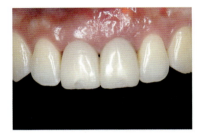
图51　牙龈塑形2个月后临时冠调整后

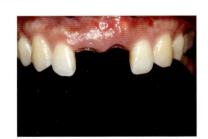
图52　牙龈塑形前唇面像

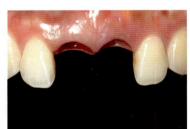
图53　牙龈塑形后唇面像

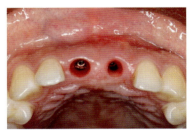
图54　牙龈塑形前𬌗面像

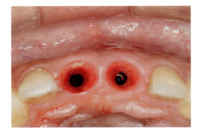
图55　牙龈塑形后𬌗面像

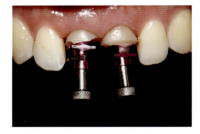
图56　个性化开窗式印模

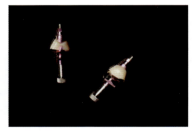
图57　个性化转移杆

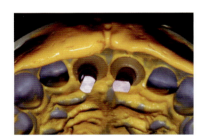
图58　印模完成

图59　11、21永久修复体

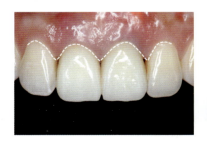
图60　11、21戴入永久修复体当天唇面像

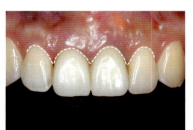
图61　修复后2个月唇面像

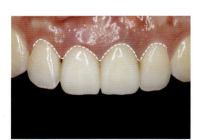
图62　修复后1年唇面像

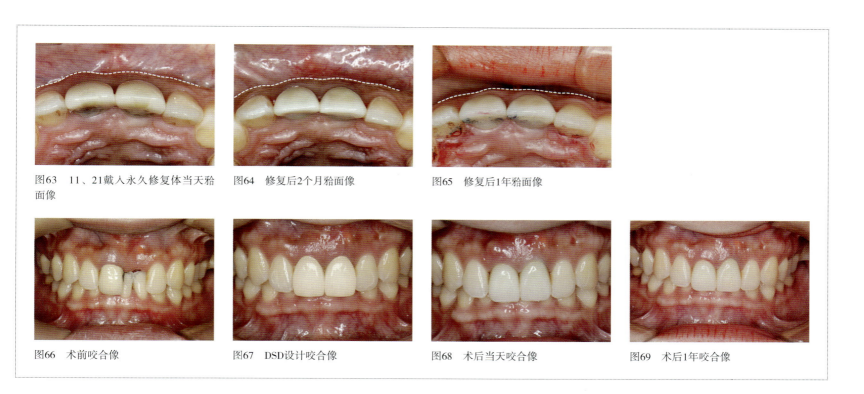

图63 11、21戴入永久修复体当天殆面像

图64 修复后2个月殆面像

图65 修复后1年殆面像

图66 术前咬合像

图67 DSD设计咬合像

图68 术后当天咬合像

图69 术后1年咬合像

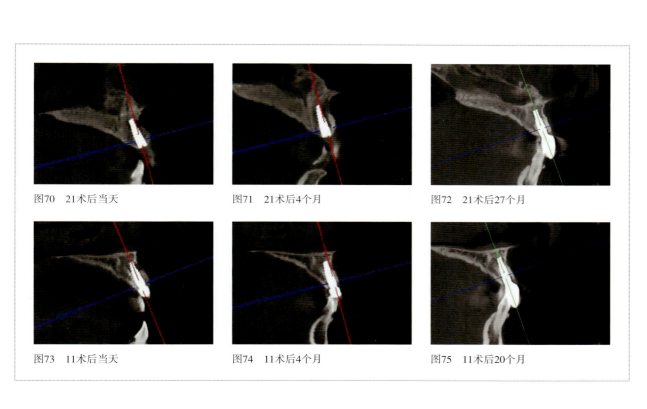

图70 21术后当天

图71 21术后4个月

图72 21术后27个月

图73 11术后当天

图74 11术后4个月

图75 11术后20个月

三、讨论

1. 小翻瓣延期种植伴GBR VS 不翻瓣即刻种植伴跳跃间隙植骨

上前牙唇侧骨板厚度对软组织的支持十分重要。牙齿拔除后6个月内牙槽骨高度、厚度均发生明显萎缩吸收，唇侧骨板的改变显著大于舌侧，严重影响修复后美学效果。GBR的使用可以有效提高骨组织愈合和改建能力，延缓骨吸收，帮助患者最终有效地保存唇侧骨量，支撑软组织，为进行后续的牙龈塑形治疗打下坚实的基础。

不翻瓣即刻种植是指不翻开黏骨膜瓣，微创拔牙后适当修整牙槽窝，直接将种植体植入牙槽窝的一种修复方法。不翻瓣即刻种植利用尚未改建的牙槽骨高度和宽度，同时保证血供，可以有效防止术后骨吸收和牙龈乳头萎缩。有研究表明即刻种植较延期种植面临更高的修复体软组织退缩的风险，但在本病例中即刻种植与延期种植相比术后未发生明显牙龈退缩，总结原因

如下：①不翻瓣手术，避免破坏邻牙相对稳定的软组织形态。②跳跃间隙植骨，维持唇侧骨板，为唇侧软组织提供支撑。③牙龈塑形，通过不断调整临时修复体颈部轮廓诱导牙龈以形成良好软组织形态。

而对于小翻瓣延期种植伴GBR较不翻瓣即刻种植伴跳跃间隙植骨对于唇侧骨板的维持效果更好，我们分析原因可能为：①GBR的植骨量大于跳跃间隙植骨。②GBR中使用Bio-Gide膜固定骨粉，防止材料移位，延缓骨吸收，进一步促进骨缺损的修复，从而取得较好骨增量效果。

2. 牙龈塑形

牙龈诱导可改善上颌前牙种植修复体的牙龈外形和美学效。本病例中使用种植体支持式临时树脂修复体对牙龈软组织进行诱导塑形，使种植冠冠颈部龈缘形态与邻牙相协调，获得良好的龈缘曲线，实现令人满意的红色美学效果。

参考文献

[1] Dominik R, Jochen E, Tim K, et al. Impact of placement and restoration timing on single-implant esthetic outcome – a randomized clinical trial[J]. Clin Oral Implants Res, 2016, 27(2): e80-e86.

[2] Yasukazu Miyamoto, Tadakazu Obama. Dental cone beam computed tomography analyses of postoperative labial bone thickness in maxillary anterior implants: comparing immediate and delayed implant placement[J]. Int J Periodontics Restorative Dent, 2011, 31(3):215-25.

[3] Jung R, Philipp A, Annen B, et al. Radiographic evaluation of different techniques for ridge preservation after tooth extraction: a randomized controlled clinical trial[J]. Journal of Clinical Periodontology, 2013, 40(1):90-98.

[4] Juan B, Célia C, Vanesa N, et al. Biological width following immediate implant placement in the dog: flap vs. flapless surgery[J]. Clin Oral Implants Res, 2010, 21(6):624-31.

[5] Mohamad K, Arthur N. Preservation of existing soft-tissue contours in the transition from a tooth to an implant restoration in the esthetic zone using a flapless approach: a clinical report[J]. J Prosthodont, 2010, 19(5):391-396.

[6] Mauricio G, Linder E, Lindhe J. Bio-Oss? Collagen in the buccal gap at immediate implants: a 6-month study in the dog[J]. Clin Oral Implants Res, 2011, 22(1):1-8.

[7] 邸萍, 林野, 罗佳, 等. 上颌前牙单牙种植修复中过渡义齿对软组织成型作用的临床研究[J]. 北京大学学报(医学版), 2012, 44(11):59-64.

右上中切牙Mucograft位点保存后延期种植修复

陈镜桥　李英　石飞　陈新　孟茂花　徐星星　宋彦蓉　龙刚　周玉华　董强

摘要

目的：获得美学区稳定可靠和临床效果良好的种植修复。**材料与方法**：患者因外伤导致11根中1/2折断，由于不易获得良好的初始稳定性等原因，对种植位点进行位点保存，采用Mucograft关闭拔牙创。6个月后，GBR技术延期植入种植体，顺利完成种植修复，定期随访复查。**结果**：位点保存后，种植位点的骨量、轮廓、软组织量均获得一定程度的维持和稳定。延期种植骨增量效果良好，植体骨结合良好，种植体上部结构与周围牙相协调，牙龈形态、色泽正常，软组织健康，修复体使用功能良好，X线显示：种植体周围骨质稳定。患者满意最终修复效果。**结论**：本病例采用Mucograft行位点保存后延期种植修复，在上前牙美学区获得良好的修复效果。

关键词：美学区；位点保存；延期种植

目前，种植固定义齿已经成为牙列缺损和牙列缺失的常规修复手段。在后牙区，修复的主要目的是恢复咀嚼功能；但对于前牙区，我们更加注重其美观效果，特别是对于外伤而不能保留的患牙，术区环境较为复杂，术式选择和手术时机需仔细考虑斟酌。本病例为1例因外伤而不能保存的上前牙，通过采用Mucorgraft位点保存后，延期种植修复，目前获得了良好的修复效果。

一、材料与方法

1. 病例简介

31岁男性患者。2天前因外伤致上前牙疼痛、松动，就诊于当地中医院；后就诊于我院要求行种植修复。既往体健，否认系统性疾病史及过敏史。口内检查：右上中切牙牙冠伸长（图1、图2），Ⅲ度松动，叩诊无疼痛，牙龈红肿充血。口腔卫生差，牙石（+++），牙周探诊PD：4～7mm，可探及附着丧失和大量龈下结石。外院影像学检查示：11根中1/2折断（图23）。

2. 诊断

11根折；慢性牙周炎。

3. 治疗计划

（1）牙周基础治疗。

（2）11治疗方案：

方案一：位点保存术。拔除11患牙，牙槽窝内植入骨替代材料、可吸收屏障膜覆盖植骨材料，Mucograft关闭拔牙创口；术后6～8个月延期种植修复。

方案二：拔除折断上部分，行冠延长术或正畸牵引术，桩核冠修复。

方案三：即刻种植修复。与患者及其家属商讨以上方案的优缺点、费用及风险后，因剩余牙根短且考虑到需要获得可靠初始稳定性等原因，最终采用方案一。

4. 治疗过程

（1）术前准备：术前行CBCT、血液、心电图检查，未见明显异常。常规牙周基础治疗，排除手术禁忌证，种植研究模型与种植导板制备，签署知情同意书。

（2）位点保存：术区常规消毒，铺巾，2%利多卡因局麻。待麻药起效后，分离11牙龈，微创拔除（图3），可见11根中1/2完全折断（图4），搔刮牙槽窝，修整牙槽骨，冲洗拔牙创，置入Bio-Gide可吸收生物膜13mm×25mm 1张、Bio-Oss骨替代材料0.25g 1瓶，表面覆盖Geistlich Mucograft（图5～图7），缝合（图8），棉纱止血。术后即刻X线片示：11牙槽骨密度均匀（图9）。

（3）术后5天拆线复查：上前牙牙龈形态、色泽正常，软组织健康，可见Mucograft，创缘整洁、干净；术后15天复查，创缘近乎关闭，牙龈形态正常（图10）。

（4）7个月后一期种植手术：常规术区消毒，铺巾，抽取静脉血制取A-PRF（图11、图12）。在局麻下翻开14-21全厚黏骨膜瓣，术中取自体骨；11植入Astra（3.5mm×11mm）种植体1颗，见唇侧骨板缺损，种植体根部暴露（图13、图14），使用GBR技术，联合使用自体骨屑与A-PRF混合的人工骨粉置于牙槽嵴顶及唇侧，无张力缝合（图15、图16）。

（5）6个月后行二期手术：旋下封闭螺丝，置入愈合帽，可见患者唇侧骨高度、宽度正常（图17）。个性化临时修复体进行软组织塑形（图18），2个月后取模，制作个性化基台和全瓷冠（图19、图20），完成最终修复（图21、图22）。

（6）最终修复完成后1年复查：口内见11牙龈形态正常，无炎症；影

作者单位：贵州医科大学附属口腔医院

通讯作者：董强；Email: dongq666@163.com

像学检查提示：种植体稳定，周围骨未见吸收（图27）。

（7）使用材料：Astra种植系统（阿斯利康制药有限公司，瑞典）、Bio-Oss骨替代材料（Geistlich Pharma AG，瑞士）、Bio-Gide可吸收生物膜（Geistlich Pharma AG，瑞士）、Geistlich Mucograft（Geistlich Pharma AG，瑞士）。

二、结果

CBCT显示术后1周种植体稳定，唇侧牙槽骨帐篷样结构边缘清晰，有4~5mm的植骨材料（图24~图26）；最终修复完成1年后影像学检查，显示种植体周围骨改建稳定，未见明显骨吸收（图27）。

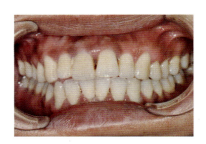
图1　患者种植修复前正中关系位

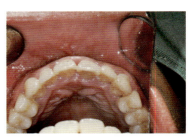
图2　修复前上颌𬌗面像

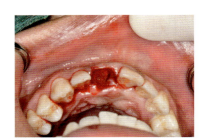
图3　11新鲜拔牙窝形态

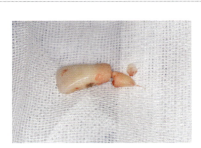
图4　根中1/2折断

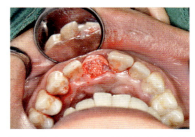
图5　植入Bio-Gide可吸收生物膜和Bio-Oss骨替代材料

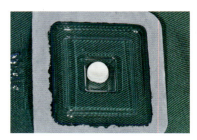
图6　Mucograft

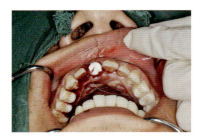
图7　Mucograft覆盖

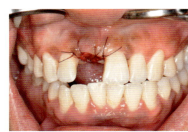
图8　关闭创口

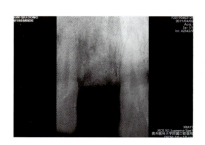
图9　11术后即刻X线片：骨密度均匀，提升边缘清晰

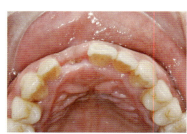
图10　位点保存后15天复查

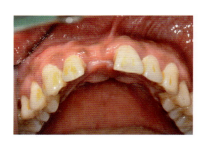
图11　11位点保存术后7个月软组织形态

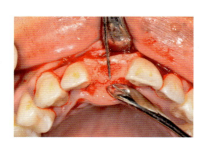
图12　一期术中可见位点牙槽嵴顶唇侧骨板有一定程度的存留。

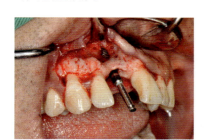
图13　牙槽嵴顶唇侧骨板足够，种植体根部暴露1

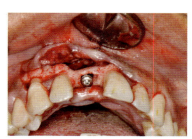
图14　牙槽嵴顶唇侧骨板足够，种植体根部暴露2

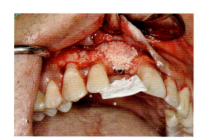
图15　Bio-Oss骨替代材料+A-PRF，Bio-Gide可吸收生物膜

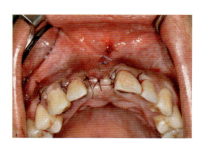
图16　无张力缝合

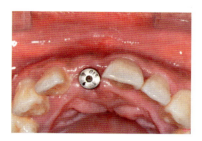

图17 6个月后二期手术见唇侧骨高度、宽度及软组织形态、色泽正常

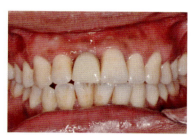

图18 临时修复体进行软组织塑形

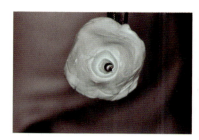

图19 个性化取模1

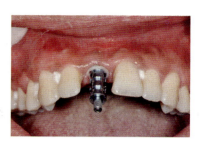

图20 个性化取模2

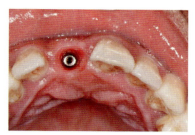

图21 完成最终修复1

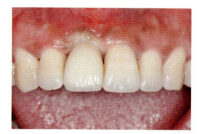

图22 完成最终修复2

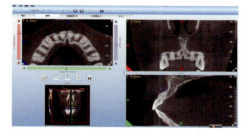

图23 11术前像：根中1/2折断

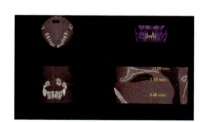

图24 一期种植术前CBCT可见11牙槽嵴顶宽度足够，其下方骨宽度欠缺

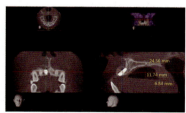

图25 种植术后1周CBCT显示牙槽嵴顶下方帐篷样结构边缘清晰，种植体稳定

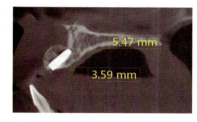

图26 种植术后1周CBCT显示种植体唇侧有4~5mm的植骨材料

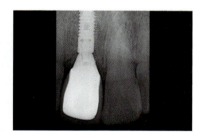

图27 最终修复1年后X线示种植体周围骨改建稳定，种植体与周围骨质形成良好骨结合

三、讨论

不同于后牙区，前牙区的种植修复除了考虑种植体的稳定与成功，还需考虑软组织形态、色泽，要求获得更好的美观，使其更加协调自然。前牙槽嵴和牙龈解剖形态的维持或完美重建是实现美学修复的前提。

目前认为拔牙后3~6个月牙槽骨吸收最快，因此，有大量临床研究证明，在拔牙后同期于拔牙窝内置入生物材料能够减缓牙槽骨的吸收及牙龈的萎缩，有效地维持牙槽嵴和龈缘形态。与传统生物材料相比，Mucograft在微观上拥有两层结构：紧凑的外层由具有保护细胞能力的胶原纤维组成，内层由厚且多孔的海绵状的胶原蛋白组成。这些结构使其与周围组织紧密贴合，有利于血管生成及组织整合，促进软组织愈合。

该患者上前牙因外伤而致根中1/2折断，余留牙根短小，并且临床检查患有牙周炎，长期存在牙周感染，骨质条件欠佳，手术环境复杂，不宜行冠延长术或即刻种植。因此，对于该病例，经过系统性牙周治疗后，采用位点保存术。为避免开辟第二术区，减小手术创伤，使用Geistlich Mucograft关闭创口；经过7个月无干扰愈合期后，临床观察角化龈增加效果良好，行一期牙种植术，术中使用了A-PRF，借助其与PRF相比，微观结构更疏松、网格间隙更大，能够释放更多的细胞和生长因子这一优势来促进11牙槽窝软硬组织愈合，冀望牙槽骨高度和宽度、牙龈的解剖形态能够达到我们的需求，保证手术的成功率以及良好的美学效果。

本病例在术前制订合理、完整的诊疗计划，分阶段进行，待位点硬组织和软组织天然形态的保存趋于稳定后再行种植术；术中GBR与A-PRF的联合使用，既利于种植体获得合适的三维位置，又满足了临床美学修复需要，使最终修复能够达到预期效果。其远期效果还需进一步随访观察。

参考文献

[1] Jiang BQ, Lan J, Huang HY, et al. A clinical study on the effectiveness of implant supported dental restoration in patients with chronic periodontal diseases[J]. International Association of Oral and Maxillofacial Surgeons, 2013, 42(2):256-259.

[2] Geurs NC, Vassilopoulos PJ, Reddy MS.Soft tissue considerations in implant site development[J]. Oral and maxillofacial surgery clinics of North America, 2010, 22(3):387-405.

[3] Barone A, Orlando B, Cingano L, et al. A randomized clinical trial to evaluate and compare implants placed in augmented versus non-augmented extraction sockets: 3-year results[J]. Journal of Periodontology, 2012, 83(7):836-846.

[4] Barone A, Aldini NN, Fini M, et al. Xenograft versus extraction alone for ridge preservation after tooth removal: a clinical and histomorphometric study[J]. Journal of Periodontology, 2008, 79(8):1370-1377.

[5] Botticelli D, Berglundh T, Lindhe J. Hard-tissue alterations following immediate implant placement in extraction sites[J].J Clin Periodontol, 2004, 31: 820-828.

[6] Chappuis V, Engel O, Reyes M, et al. Ridge Alterations Post-extraction in the Esthetic Zone: A 3D Analysis with CBCT[J]. Journal of Dental Research, 2013, 92(12 Suppl):195S-201S.

[7] Araujo MG, Sukekava F, Wennstrom JL, et al. Ridge alterations following implant placement in fresh extraction sockets: an experimental study in the dog[J]. J Clin Periodontol, 2005, 32: 645-652.

前牙区多颗种植美学修复1例——基于科学证据的step by step

岳嵚 刘可欣 李小莉

摘 要

目的：根据美学区不同骨结构及骨缺损类型采用不同种植体植入、骨增量及负重策略进行美学修复，提高临床结果的可预期性，控制治疗风险，增进医患满意度。**材料与方法**：采用Straumann亲水窄径骨水平种植体以及Geistlich公司人工骨颗粒Bio-Oss及骨胶原Bio-Collagen，胶原膜Bio-Gide在12区域进行了失败种植体取出同期骨增量、延期种植修复的治疗策略；21区域采用了即拔即种，采用原始天然牙结合种植临时基台即刻修复的治疗策略。**结果**：临床美学效果好，治疗过程舒适，过渡过程不缺牙，患者满意。**结论**：前牙美学区作为治疗难度高、风险高的治疗区域，经过正确的诊断、设计，遵循种植治疗的生物和机械原则与规律，可以获得可预期性高的、临床效果满意的治疗结果。

关键词：种植美学修复；红白美学；即拔即种；临时修复

前牙美学区种植修复一直是口腔种植学科关注的重点、难点。由于美学区解剖结构的复杂性、个性化程度高，美学区的种植修复不仅仅要求咀嚼和发音功能能够满足日常需求，同时对种植支持式义齿的美学功能提出了极高的要求：即除了周围组织的健康之外，其牙龈的对称性、丰满度及牙冠的对称性、色彩、外形等（红白美学），均受到了专业医生及患者本人的共同关注。美学区种植修复的可预期性一直是种植专科医生追求的目标，同时治疗过程的舒适化、简单化，治疗等待过渡期的美观性，也对治疗医生的临床计划与决策提出了更高的要求。本病例汇报1例上前牙美学区失败种植体取出，同时因根折造成上牙列缺损的美学修复病例。

一、材料与方法

1. **病例简介** 55岁男性患者。主诉：右上前牙种植修复体脱落2个月余，左上前牙松动半月余，要求种植修复。患者诉12种植体为17年前植入的旧种植体，牙冠部分结构已折断，无法找到生产厂商重新修复，希望在治疗期间不缺牙（图1）。口内检查：12牙冠缺失，种植体平台结构均位于龈下，牙龈已大部分愈合，有一浅瘘管可经牙槽嵴顶偏唇侧探及，种植体颈部3mm结构为无螺纹的光滑面，无骨组织在上附着，与牙龈直接接触，且厚度不足2mm（图2）。21检查发现牙冠完整，Ⅱ度松动。邻牙检查发现患者既往因牙周病（已进行牙周治疗）存在广泛的附着丧失，其中11远中面、13近中面附着丧失达3mm。11、21间"黑三角"。余留牙广泛牙间乳头丧

失。影像学（CBCT）检查示：12种植体尚存8~9mm骨结合，种植体颈部广泛碟形骨吸收，种植体角度整体偏向唇侧，边缘骨退缩至种植体平台下2~4mm，唇侧骨板菲薄、部分不连续，现有牙槽嵴顶宽度约4.65mm。21牙根中1/2折断，唇侧骨板完整，厚约1mm，根尖无异常，根尖下方牙槽突有凹陷，现有牙槽嵴顶（含牙根）宽度约8.70mm（图3）。

2. **诊断**

（1）上颌牙列缺损；12失败种植体，种植体周围炎；21根折；慢性牙周炎。

（2）诊断思路：根据ITI SAC分级原则，该病例难度分类为高度复杂。

12区域：美学区单颗牙病例，因失败种植体唇侧颈部附近骨板缺失，种植体位置偏向唇侧，现有牙槽嵴顶宽度（含种植体）仅4.65mm，取出种植体后必然存在较大区域的水平向骨缺损，可能伴有垂直向骨缺损。为修正原种植体错误位置，获得初始稳定性，无法同期植入新种植体，需取出种植体后同期进行水平向骨增量，保存并增宽牙槽嵴顶宽度，延期植入种植体。同时邻牙已存在牙周病造成的附着丧失3~4mm，属高美学风险。根据SAC分级原则，为高度复杂。

21区域：该区域为单根美学区，根折，无明显根尖周炎症，固有牙槽嵴宽度充足，为8.7mm，现不存在骨壁缺损，沿腭侧骨板植入窄径（3.0~3.5mm）种植体，以现有腭侧骨高度可获得初始稳定性，可进行即刻固定临时修复（无咬合）。同时满足唇侧＞2mm的跳跃间隙，内可进行牙槽窝填塞保存术。术式拟采用无翻瓣式。根据SAC分级原则，为高度复杂。

3. **治疗计划**

（1）12取出种植体，同期GBR植骨。4个月后再植入骨水平种植体。

作者单位：中日友好医院

通讯作者：岳嵚；Email: catwomanyq@163.com

改良粘接桥临时修复。

（2）21即拔即种，即刻修复（采用原天然牙唇面薄片+种植体临时螺丝固位基台）。

（3）12种植体植入8周后二期手术，同期与21一并进行模型制取，1个月后戴牙，完成永久修复。

4. 治疗过程

（1）患者希望治疗期间无缺牙，不影响社交，决定先进行模型制取，制作临时牙，临时牙采用树脂+0.016"正畸不锈钢弓丝弯制成，不备牙，釉质粘接固定于舌侧。在治疗期间，包括取出种植体骨增量后愈合期，再次植入种植体埋入式愈合期，均采用此过渡式修复。

（2）12第一期：经数字化诊断设计后，先进行12种植体取出（图4）。梯形切口翻瓣后，采用直径4.0mm去骨环钻沿种植体中心为长轴，钻至约8mm深度（图5），种植体有轻微动度时，以持针器把持种植体颈部，逆时针旋出（图6）。种植体取出后，唇侧骨板V形骨缺损，腭侧骨板垂直向缺损1mm（图7）。去除唇侧薄层骨壁，在骨壁上打孔，采用Bio-Oss大颗粒骨粉0.5g（Gestlisch，瑞士）充填骨板内侧空间，并在唇侧骨板外侧过量植骨，恢复唇侧骨弓轮廓（图8）。采用Bio-Gide 25mm×25mm胶原膜（Gestlisch，瑞士），修剪成形，覆盖骨粉区域，牙槽嵴顶区采用双层膜覆盖（图8）。软组织减张，无张力关闭伤口（图9）。粘接过渡修复体。

（3）21设计为即拔即种即刻修复计划。局部浸润后，无创拔除患牙及残根（图10），清理牙槽窝后，沿腭侧骨壁逐级备洞，检查种植体轴向满足螺丝固位义齿的条件（图11），植入亲水骨水平3.3mm×10mm种植体（Straumann，NC，SLActive，瑞士），扭矩达35N·cm，深度参考：种植体平台最低点位于现有唇侧牙龈边缘最低点深方3.5mm（图12）。唇侧保留3mm跳跃间隙（图13）。

（4）修整临时基台、修整拔牙残片，使其仅剩唇侧牙片约2mm厚。将临时基台旋紧在种植体上将牙片复位，采用流动树脂固定牙片与临时基台，取下，临床修形、抛光。浸泡在75%酒精中消毒备用（图14）。

（5）在种植体上安放覆盖螺丝封闭螺丝孔，Bio-Collagen 100mg（Gestlisch，瑞士）修成小块后，以生理盐水浸透，植入唇侧跳跃间隙，以及种植体近远中空间内。植骨高度达龈缘。在种植目标牙龈乳头根部近远

中各褥式缝合1针。手术完成后，将覆盖螺丝旋出，安放制作好的种植体固定临时冠，扭矩旋紧至15N·cm。封闭螺丝孔（图15）。

（6）12第二期：愈合4个月后，经CBCT检查示新骨形成良好，稳定（图16、图17）。微翻瓣，偏腭侧植入亲水骨水平3.3mm×10mm种植体（Straumann，NC，SLActive，瑞士），角度能达到螺丝固位。深度参考邻牙唇侧骨面下方1mm（图18）。埋入愈合，粘接临时修复体。

（7）12及21修复：12愈合2个月后，行二期手术（牙槽嵴顶去除部分附着龈，不翻瓣），同期21进行永久印模制取，可见21牙龈外形好，牙龈成熟（图19）。

（8）制取印模1个月后，戴永久牙，两个修复体（图20a，b）均为腭侧螺丝固位，旋矩至35N·cm。完成治疗（图21、图22）。术前、术后CBCT矢状面比较图示：种植体唇侧骨板厚度充足、稳定。2颗种植体位置、轴向正确（图23、图24）。

二、结果

本病例在满足患者需求的前提下，以现有科学证据为准绳，分步、分次完成可预期性高的治疗策略，采用亲水种植体，在不同骨缺损类型中采用不同的植骨材料，在高度复杂的美学种植修复病例中仍取得了令人满意的临床效果。

三、结论

前牙美学区作为治疗难度高、风险高的治疗区域，经过正确的诊断、设计，遵循种植治疗的生物和机械原则与规律，可以获得可预期性高的、临床效果满意的治疗结果。

四、讨论

中国人前牙区根骨水平分析研究表明，根据前牙牙根、牙槽骨的方向位置关系以及唇侧骨板的厚度等，大致分为5类。其中，牙根长轴与牙槽骨一致，唇侧骨板厚度>0.5mm，根尖与唇侧骨板距离>1mm，被认为是采用即拔即种策略的有利型解剖关系。本病例21区域的解剖关系即符合这一特点。结合其临床牙龈生物学类型，采用即拔即种、用其天然牙片进行临时固定修复，有利于其颈部牙龈轮廓的维持与成熟。因此，在术后3个月（图

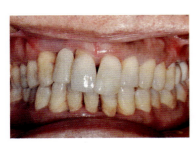
图1 术前口内像。12为临时粘接修复体

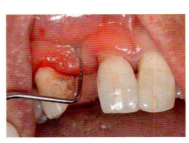
图2 12失败种植体瘘管，牙龈菲薄

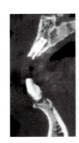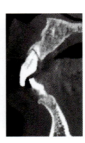
图3 术前CBCT视图。12为旧种植体，11根折

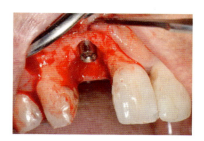

图4　12失败种植体，为光滑机械加工表面种植体，平台已损坏。边缘碟形骨吸收

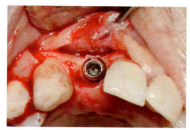

图5　环形去骨钻沿种植体周钻入后，种植体偏向唇侧，已出现骨开裂

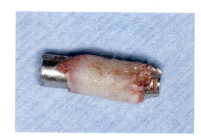

图6　取出的种植体。种植体为机械加工的光滑面，同时尚有大量高质量的骨结合

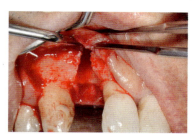

图7　取出种植体后的骨缺损

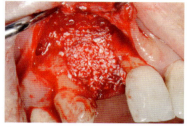

图8　植入Bio-Oss骨粉，Bio-Gide双层膜覆盖

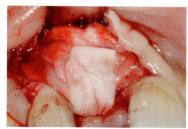

图9　减张缝合

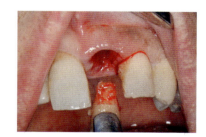

图10　21无创拔除

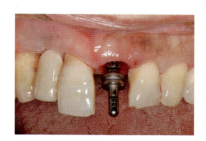

图11　21种植体备洞深度、方向

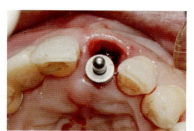

图12　21种植体植入轴向、深度

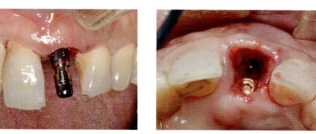

图13　21跳跃间隙

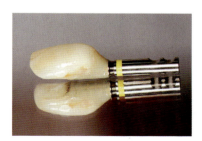

图14　21临时修复体

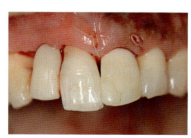

图15　21术后戴牙即刻

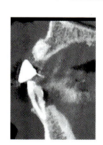

图16　12植骨术后4个月CBCT矢状位和冠状位图，显示重建的骨弓轮廓

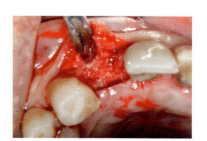

图17　12植骨术后4个月，新骨成熟

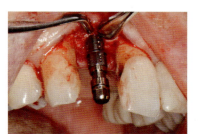

图18　12种植体植入深度

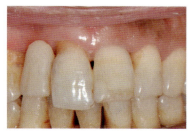

图19　21即刻种植修复后3个月，示牙龈位置佳、成熟，可见点彩

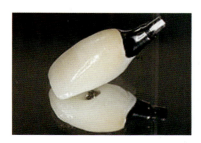

图20　螺丝固位永久修复体

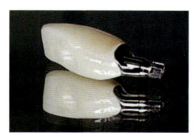

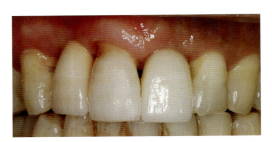

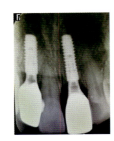

图21 永久修复临床口内像

图22 戴牙后X线片

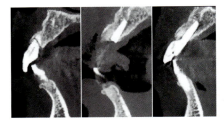

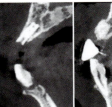
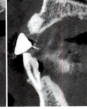
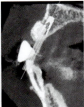
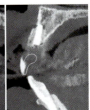

图23 21矢状面前后对比图

图24 12矢状面前后对比图

19）复查时，即可见其周围牙龈已成熟，轮廓稳定，与术前几乎无差异，满足直接永久修复的要求。而12区域，由于失败种植体位置、方向、深度控制错误，导致种植体方向过于偏向唇侧，取出种植体后，唇侧存在大量骨缺损，种植体无法在正确位置获得初始稳定性。种植体植入与否不会对骨创伤的愈合过程有促进作用，也对牙槽骨的自然改建无所帮助。根据Araújo等（2015）研究表明，拔牙后牙槽嵴的改建受到手术创伤、束状骨缺失、牙周韧带撕裂以及个体基因等多方面的影响。种植体取出由于使用了去冠环钻，创伤较大，尤其是剩余的唇侧骨壁菲薄，在自然愈合状况中无法保持稳定，从而对其内侧的愈合过程起到支撑作用。而采用屏障膜的牙槽窝保存技术，可以有效地维持目标牙槽嵴宽度、高度的稳定性。本病例12区域在进行同期GBR植骨手术后4个月，CBCT可见牙槽嵴轮廓稳定，翻瓣后可见牙槽骨已呈现基本成熟的表现，适于在正确位置植入种植体。目前即拔即种在国内日趋火热，在满足一定手术技巧的情况下，仅获得初始稳定性已不是体现医生技术水平的标准。在正确的位置放置种植体，才能使最终修复体拥有正确的起止点和方向。同时，对于不同类型骨缺损采用不同的骨增量、骨保存技术，采用正确的骨充填材料和屏障膜材料，才能得到可预期的效果。

对于前牙缺损的患者而言，迅速地恢复前牙牙冠美观似乎成了必然要求。常规的弹性义齿、简单托等，均存在对术区压迫，可能导致伤口裂开、骨粉移位等风险即并发症的出现；压膜过渡义齿则需套在整个牙列之上，吃饭需取下，存在较明显的异物感，患者不愿佩戴。常规的马里兰桥，可以较好地解决美观、方便的问题，但多次诊疗反复取下，严重占用椅旁时间，且容易损坏无法再使用。本文中制作的粘接过渡义齿采用的不锈钢丝横截面小，且具有一定弹性、不易脱落、拆卸简单，且可反复粘接、不易损坏、成本低廉，临床上即可制作完成。

本病例12区域未采用临时牙过渡义齿塑形牙龈轮廓。理由是种植体位置正确，可以完成螺丝固位修复，且近远中径较小，并无逐步修改穿龈轮廓的意义。笔者认为，在保证种植体三维位置正确，且种植体周牙龈存在一定厚度（2mm）的前提下，采用螺丝固位牙冠一次完成永久修复，软组织经过一段时间改建，即可完成计划之中的美学效果。采用树脂材料不利于软组织在穿龈基台附近的附着，反复摘戴也会造成种植体周纤维的撕裂、破坏。正因为如此，采用螺丝固位一体式修复体尤为重要，牙龈外形改建是循序渐进的过程，但最终会终止并依附于正确的牙冠外形之上，软组织的改建总是随着牙冠轮廓的外形而改建、成熟。因此，一定程度上来说，种植体的三维空间位置、软组织的厚度决定了未来修复体的位置和修复的效果，而软组织的厚度在某些情况下也取决于种植体的深度和方向。

本病例在遵循相关科学证据的基础上，循序渐进地分步完成诊疗过程，使患者在满足美观要求的基础上方便地渡过围术期，治疗过程舒适、创伤低。临床初步美学效果满意，远期效果尚待观察。

参考文献

[1] 朱一博, 邱立新. 上颌切牙解剖分型与种植方案的选择[J]. 中华口腔医学杂志, 2013, 48(4):223-225.

[2] Araújo MG, da Silva JCC, de Mendonça AF, et al. Ridge alterations following grafting of fresh extraction sockets in man. A randomized clinical trial[J]. Clin Oral Implants Res, 2015, 26(4):407-412.

[3] Araújo MG, Silva CO, Misawa M, et al. Alveolar socket healing: What can we learn?[J]. Periodontol 2000, 2015, 68:122-134.

[4] Araújo MG, Wennström JL, Lindhe J. Modeling of the buccal and lingual bone walls of fresh extraction sites following implant installation[J]. Clin Oral Implants Res, 2006,17(6):606-614.

上颌窦提升术后黏膜穿孔处理方法的病例报道

金欣　彭家茜　王欢　朱莹　田思源　张贞

摘要

上颌窦黏膜提升穿孔是上颌窦提升术中的常见并发症之一。根据穿孔的直径、部位和周围剩余骨量情况，可以有不同的修补和处理方法。上颌窦术中穿孔选择合适的处理方法后，可达到上颌窦未穿孔的理想状态，对后期的种植成功率影响很小。

关键词：无牙颌种植修复；上颌窦提升术；黏膜穿孔；黏膜穿孔处理

牙列缺失是口腔临床的常见病和多发病，对患者的咀嚼、面型、发音及心理等产生诸多不良影响，造成患者的生活质量不同程度地下降。目前口腔种植技术不断发展，骨量不充分的情况通过骨增量手术来增加骨量，扩大了种植手术的适应证，使种植修复也成为治疗牙列缺失的主要方法之一。上颌窦提升术是解决上颌后牙区种植位点骨量不足问题的有效办法，而上颌窦黏膜穿孔则是上颌窦提升术中主要的并发症。本文通过1例全口义齿种植修复，对无牙颌种植修复、上颌窦提升术及黏膜穿孔后处理进行分析总结。

一、材料与方法

1. 病例简介　30岁患者男性，既往身体健康，2017年5月因牙齿松动数年于华中科技大学同济医学院附属协和医院口腔科救治。患者临床专科检查见口腔卫生差，牙龈红肿充血、质地松软，牙石（+++），缺失，全口牙槽骨重度吸收，牙根暴露，余留牙Ⅲ度松动伴移位。曲面断层片检查显示，全口牙槽骨吸收达根尖1/3至根尖。CBCT检查显示，上颌后牙区剩余牙槽骨量低，距离上颌窦近，右侧上颌窦囊性病变影。

2. 治疗计划　告知患者目前疾病情况，全口重度牙周炎，牙槽骨吸收至根尖，余留牙松动移位明显，无保留价值，牙槽骨剩余量低，尤其双侧上颌后牙区剩余牙槽骨量低，经患者同意后制订如下治疗计划：拔出口内余留牙，双侧上颌窦提升术，种植固定全口义齿修复。

3. 治疗过程（图1～图28）

（1）常规消毒，局麻下拔除口内所有余留牙；1周后上颌双侧T形切口设计，切开黏膜，在14、13、11、21、23、24位点植入种植体；下颌在32、33、35、42、43、45位点行微创种植手术植入种植体；3个月后行过渡义齿修复；同期行右侧上颌窦提升术，于右侧后牙区牙槽嵴顶水平切口加近远中垂直松弛切口，翻起黏骨膜瓣暴露上颌骨外侧壁，用超声骨刀开窗，

将窦底黏膜连同开窗骨块完整推向上颌窦内上方，形成新的上颌窦底，在提升后所形成的空间内植入骨粉，植入可吸收胶原膜1张关闭创口；左侧采用同样的切口设计，翻起黏骨膜瓣，超声骨刀开窗后，发现上颌窦黏膜穿孔，窦腔内可见中隔，穿孔直径约7mm，剥离上颌窦外侧壁开窗骨壁，仔细分离骨窗四周上颌窦黏膜，减小黏膜张力，缩小穿孔大小，3个月后复诊发现手术区软组织覆盖，创口愈合。清创时再次发生黏膜穿孔，植入吸收胶原膜后植入骨粉，间断缝合创口。待黏膜恢复，左侧再次行上颌窦外提升术后改善骨量不足的问题，植入种植体后3个月，行CBCT检查，见种植体骨结合良好，初步取得了满意的种植效果。

（2）使用材料：Dentium种植体及种植器械；超声骨刀；Bio-Oss骨粉、Bio-Gide可吸收胶原膜。

二、结果

本病例患者采用全口种植体支持的全口覆盖义齿修复，及双侧上颌窦外提升术增加上颌后牙区骨量。术后1年CBCT检查示：上颌窦底黏膜连续完整，上颌后牙区骨量增加，种植体周围骨结合良好。固定义齿修复后咬合功能的恢复获得令人满意的结果。

三、讨论

既往研究报道中Ding、Froum、Rickert、Cha等分别在自己的研究中对比了经处理的穿孔黏膜与完整黏膜的上颌窦提升术后种植体成功率，结果显示二者之间无明显统计学差异。只要恰当处理上颌窦黏膜穿孔，改善种植位点骨量，对种植体的成功率不会有显著影响。若能严密关闭创口、预防感染，自体愈合能力可通过软组织来修复破坏的黏膜，不论大直径，还是小直径的黏膜穿孔，在适宜环境下组织修复能力基本相同。此前报道过的大直径黏膜穿孔病例中提出过悬吊法修补和黏膜修补方法，但这类手术方法要求操作精细，对于术者要求高。在本次病例汇报中可以发现，第一次术中发生黏膜穿孔时穿孔直径约7mm，穿孔位置位于开窗位置中心，且不易掀起两侧黏膜后缝合，采取去除开窗骨壁后缝合创口，使创区通过软组织修复来缩小

作者单位：华中科技大学同济医学院附属协和医院

通讯作者：张贞；Email: zhangzhentilanium@163.com

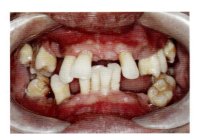

图1　患者初诊时正位口内像

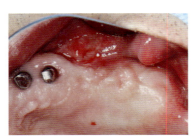

图2　左侧上颌窦外提升口内术前像

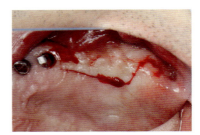

图3　左侧后牙区牙槽嵴顶水平切口加近远中垂直松弛切口设计

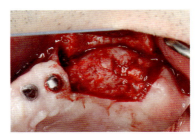

图4　切开黏膜全层，翻起黏骨膜瓣

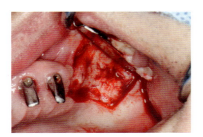

图5　切开黏膜全层，翻起黏骨膜瓣

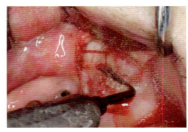

图6　使用超声骨刀在左侧上颌窦外侧壁开窗

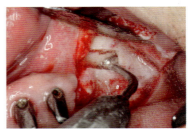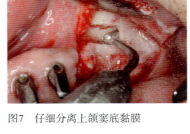

图7　仔细分离上颌窦底黏膜

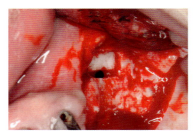

图8　术中发现左侧上颌窦黏膜穿孔1

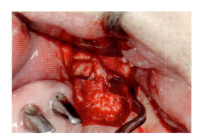

图9　术中发现左侧上颌窦黏膜穿孔2

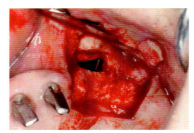

图10　术中发现左侧上颌窦黏膜穿孔3

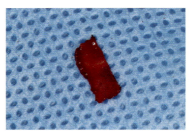

图11　取出左侧上颌窦侧壁开窗的骨块

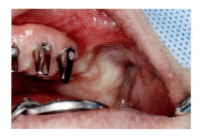

图12　（第二次）左侧上颌窦提升术的术前照片

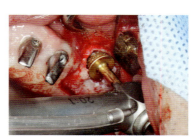

图13　（第二次）用金刚砂球钻行侧壁开窗

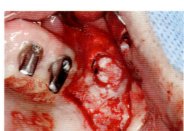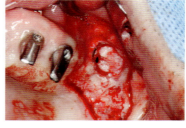

图14　（第二次）上颌窦黏膜破裂

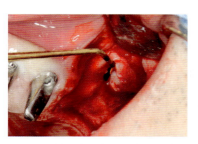

图15　（第二次）仔细分离上颌窦底黏膜，发现上颌窦黏膜穿孔，直径约2mm

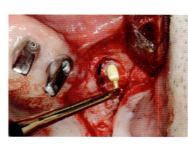

图16　（第二次）将窦底黏膜推向上颌窦内上方1

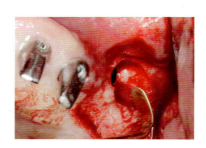

图17　（第二次）将窦底黏膜推向上颌窦内上方2

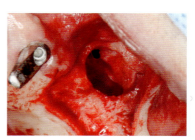

图18　（第二次）窦底黏膜已被推向上方

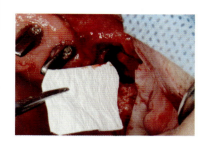

图19　（第二次）使用Bio-Gide可吸收胶原膜修补黏膜穿孔1

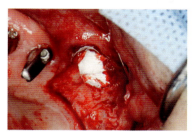

图20　（第二次）使用Bio-Gide可吸收胶原膜修补黏膜穿孔2

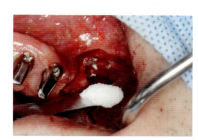

图21　（第二次）在修补后所形成的空间内植入Bio-Oss骨粉

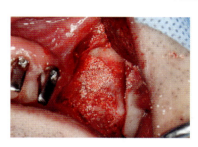

图22　（第二次）在修补后所形成的空间内植入Bio-Oss骨粉，使其与骨窗平齐

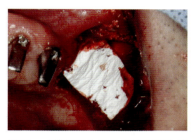

图23　（第二次）在骨窗表面再次植入胶原膜

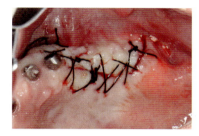

图24　（第二次）将黏膜瓣对位后严密缝合

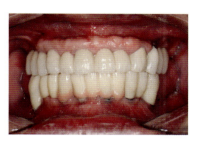

图25　患者后期修复（戴牙）像

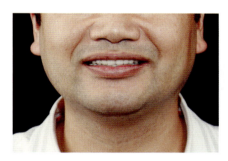

图26　患者修复后面下1/3像

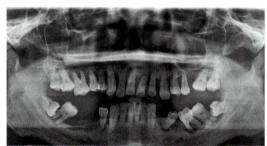

图27　患者初诊曲面断层片检查

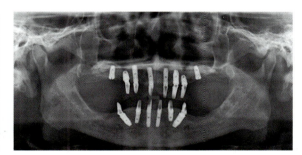

图28　患者术后1年曲面断层检查

穿孔面积。3个月后复查发现穿孔创口愈合，可以猜测在相对稳定的环境下自体组织愈合能力可以通过软组织来修复破损的黏膜，而且这种修复能力在大直径和小直径的黏膜穿孔中基本相同。因此可以考虑术中发生上颌窦黏膜穿孔后，在无法直接缝合关闭创口时，可复位开窗骨块严密关闭术区伤口，若开窗骨块复位后稳定性不佳，也可选择植入修复膜后缝合口腔黏膜，待组织愈合一段时间后，再根据恢复情况选择骨增量手术改善种植位点骨量。此方法简单易操作，尤其对于大直径的第三类的黏膜穿孔，可以将其转化为第二类甚至第一类的黏膜穿孔，降低手术复杂程度同时减少手术创伤。

参考文献

[1] 江鹭鹭, 赵宝红. 种植义齿生物学并发症的病因及预防[J]. 中国实用口腔科杂志, 2014, 7(3):133-138.

[2] Schwartz-Arad D, Herzberg R, Dolev E. The prevalence of surgical complications of the sinus graft procedure and their impact on implant survival[J]. Periodontol, 2004, 75(4):511-516.

[3] Stacchi C, Andolsek F, Berton F, et al. Intraoperative complications during sinus floor elevation with lateral approach: A systematic review[J]. Int J Oral Maxillofac Implants, 2017, 32 (3):e107-e118.

[4] Ding X, Zhu XH, Wang HM, et al. Effect of sinus membrane perforation on the survival of implants placed in combination withosteotome sinus floor elevation[J]. J Craniofac Surg, 2013, 24(2):e102-e104.

[5] Froum SJ, Khouly I, Favero G, et al. Effect of maxillary sinus membrane perforation on vital bone formation and implant survival: a retrospective study[J]. J Periodontol, 2013, 84(8):1094-1099.

[6] Rickert D, Vissink A, Slater JJ, et al. Comparison between conventional and piezoelectric surgical tools for maxillary sinus floor elevation. A randomized controlled clinical trial[J]. Clin Implant Dent Relat Res, 2013, 15(2):297-302.

[7] Cha HS, Kim A, Nowzari H, et al. Simultaneous sinus lift and implant installation: prospective study of consecutive two hundred seventeen sinus lift and four hundred sixty-two implants[J]. Clin Implant Dent Relat Res, 2014, 16(3): 337-347.

[8] Hassani A, Khojasteh A, Alikhasi M. R epair of the perforated sinus membrane with buccal fat pad during sinus augmentation[J]. J Oral Implantol, 2008, 34(6): 330-333.

[9] Testori T, Wallace SS, Del Fabbro M, et al. R epair of large sinus membrane perforations using stabilized collagen barrier membranes: surgical techniques with histologic and radiographic evidence of success[J]. Int J Periodontics Restorative Dent, 2008, 28(1): 9-17.

U形骨劈开伴CGF联合GBR即刻种植2年随访1例

柯敏

摘要

目的：探讨上颌前磨牙区根方骨凹陷时，采取U形骨劈开术式后伴骨增量后的种植修复效果。**材料与方法**：通过上前磨牙残根无法保留病例1例，采用U形骨劈开伴CGF联合GBR即刻种植，4个月后修复。**结果**：观察随访2年，观察其牙槽骨、软组织和修复体使用情况，效果良好。

关键词：U形骨劈开；CGF；GBR；即刻种植

牙槽嵴劈开术（简称骨劈开）是种植骨增量手术中常用的一种技术，用于牙槽嵴宽度狭窄的病例，先用劈开器械在牙槽嵴顶做一切口，然后利用骨凿等器械劈开牙槽嵴，增加牙槽嵴的水平宽度。上颌前牙、磨牙区牙槽骨一般为凹形，牙槽嵴顶宽、中间凹陷。此区域牙齿缺失后的种植常常根方的牙槽骨狭窄，需要进行骨增量术。唇颊侧骨凹陷区种植时，常规种植窝预备，会出现唇侧皮质骨变薄或穿通，损失皮质骨板。采用U形骨劈开技术，保留自体皮质骨及血供，能更有效地保证骨增量的效果。

一、材料与方法

1. **病例简介**　28岁女性患者，左上后牙折断2年余，要求修复。现病史：左上后牙数年前龋坏，曾在外院补牙，3天前咬物时折断。口腔检查：24残根，舌侧缺损至龈下，龋坏严重。无松动，无叩痛，咬合空间尚可。全口余牙正常，咬合关系为反𬌗。口腔卫生状况良好，牙龈无红肿，无深牙周袋。X线片可见24残根，牙槽骨内根长约6mm，牙根弯曲。根管狭窄，根尖1/3根管闭塞。患牙区（24）牙槽骨近远中宽度8mm，颊舌向：颈部宽度7.9mm，根方最狭窄处宽度5.5mm。

2. **诊断**　24残根。

3. **治疗计划**　即刻种植+颊侧U形骨劈开+自体血浓缩生长因子（CGF）+颊侧植骨盖膜（GBR）；拟植入种植体：德国Camlog Plus 3.8mm×13mm。

4. **治疗过程（图1～图30）**

（1）局麻后，龈沟切口，24近远中外展垂直向切口，翻全厚瓣。清理拔牙窝，去除软组织，可见颊侧骨瓣菲薄。

（2）超声骨刀行颊侧根方U形骨劈开。

（3）逐级预备窝洞。

（4）植入种植体Camlog Plus 3.8mm×13mm 1颗，初始稳定性40N·cm。

（5）CGF与Bio-Oss人工骨混合，颊侧凹陷区植骨。覆盖Bio-Gide膜，表面覆盖CGF膜。

（6）安放愈合基台，减张缝合。

（7）4个月后拍片骨结合良好，软组织袖口良好，取模，制作永久修复体，试戴修复体，患者满意。

二、结果

6个月、2年随访，种植体周围牙槽骨稳定，修复体稳固，龈乳头充满邻间隙，软组织轮廓良好。X线片可见种植体骨结合良好，颈部未见明显骨吸收，颊侧骨板厚度稳定（＞2mm）。

三、讨论

上颌前牙、前磨牙区常见唇颊侧骨板凹陷，常规骨劈开容易造成骨板折裂，改良的根方U形骨劈开能有效降低唇颊侧骨板骨折，同时唇颊侧部分有天然骨板，能有效增加GBR后的骨增量效果。

血液衍生物浓缩生长因子（concentrated growth factor，CGF）含有高度浓缩的生长因子和CD34干细胞，可促进黏膜和骨的组织愈合，提高成骨质量。同时它和骨粉混合以后，可塑性好，利于操作，并加速成骨细胞生成，促进骨再生。CGF膜质地致密，抗拉伸强度高，具有屏障作用。

作者单位：昆山城北牙博士口腔

Email：39738585@qq.com

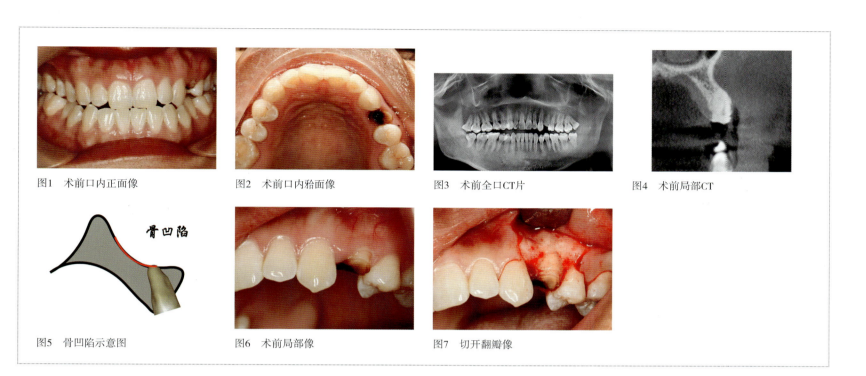

图1 术前口内正面像　　图2 术前口内殆面像　　图3 术前全口CT片　　图4 术前局部CT

图5 骨凹陷示意图　　图6 术前局部像　　图7 切开翻瓣像

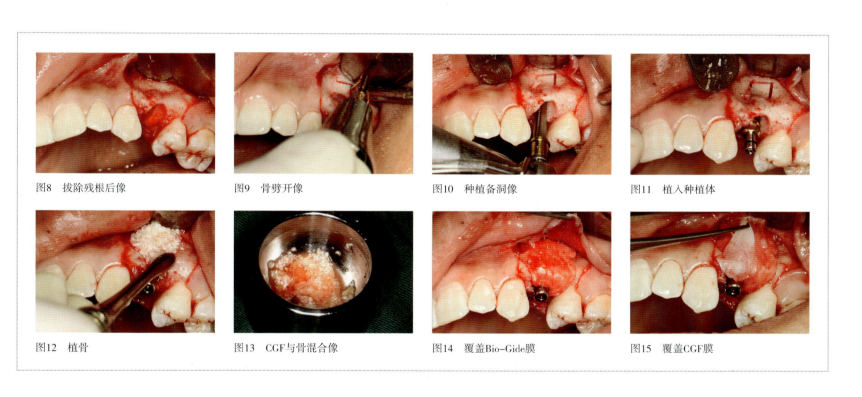

图8 拔除残根后像　　图9 骨劈开像　　图10 种植备洞像　　图11 植入种植体

图12 植骨　　图13 CGF与骨混合像　　图14 覆盖Bio-Gide膜　　图15 覆盖CGF膜

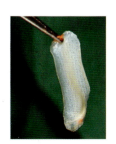
图16 CGF压膜像

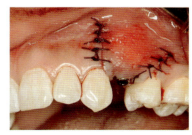
图17 缝合像

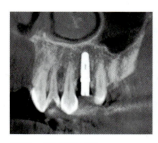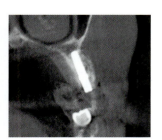
图18 术后当日CT

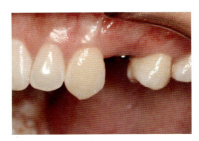
图19　术后3个月侧面像

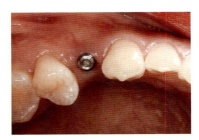
图20　术后3个月殆面像

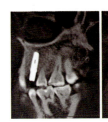
图21　术后3个月CT

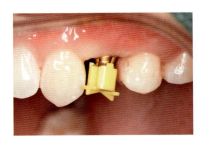
图22　取模

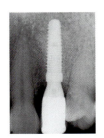
图23　戴牙后X线片

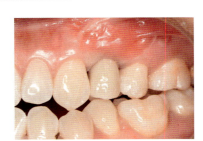
图24　戴牙当日侧面像

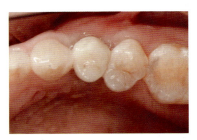
图25　戴牙当日殆面像

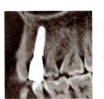
图26　修复后3个月CT

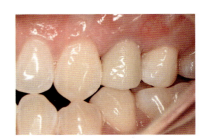
图27　修复后3个月复查侧面像

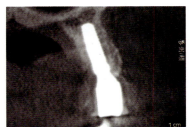
图28　2年回访CT

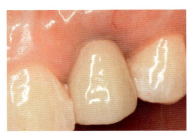
图29　2年回访口内局部像

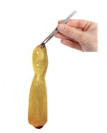
图30　CGF像

参考文献

[1] 宿玉成. 引导骨再生的原则与临床应用[J]. 中华口腔医学杂志, 2012, 47(010):588–593.

[2] 林野. 解剖条件不良时的种植与特殊处理[J]. 中国口腔种植学杂志, 2009, 014(002):38–39.

[3] Yao Y, He K, Gong P, et al. U–Shaped Bone Splitting and Osteotome Techniques for Narrow Alveolar Ridge in Implant Surgery[J]. Implant Dentistry, 2018, 27(4):507–511.

[4] 邱立新, 林野, 王兴, 等. 骨劈开技术在上颌前牙种植外科中的应用[J]. 中国口腔种植学杂志, 2000, 5(2):67–69.

[5] 王瑜, 王伟, 顾新华. 浓缩生长因子在种植软硬组织增量方面的研究及应用[J]. 国际口腔医学杂志, 2019, 46(02):100–104.

[6] Ming F, Feng W, Aiping H, et al. Study on the clinical effect of CGF/Bio–Oss in the immediate implant of aesthetic zone[J]. Jiangsu ence & Technology Information, 2016.

[7] 柳宏志, 李超, 王天祥, 等. CGF联合骨代用品在即刻种植中修复种植体周围骨缺损的实验研究[J]. 口腔颌面外科杂志, 2012, 22(4):277–282.

[8] 文超举, 刘春影, 裴婷婷, 等. 3种不同压膜方法对浓缩生长因子膜细胞因子释放及降解的影响[J]. 口腔医学, 2019, 039(010):889–894.

[9] Palermo, Ferrante, Stanca, et al. Release of VEGF from Dental Implant Surface (IML Implant) Coated with Concentrated Growth Factors (CGF) and the Liquid Phase of CGF (LPCGF): In Vitro Results and Future Expectations[J]. Applied ences, 2019, 9(10):2114.

采用帐篷技术进行下颌前牙区垂直向骨增量1例

倪王成　王仁飞

摘要

目的： 采用帐篷技术进行下颌前牙区垂直向骨增量分阶段种植修复1例。**材料与方法：** 临床检查：口腔卫生状况良好，菌斑少量，无龈上龈下牙石。牙龈无红肿、质韧，出血指数（BI）0~1。31、32、36、41、42、46缺失，探诊深度普遍：2~3mm，轻度附着丧失。CBCT检查：31、32垂直向骨高度不足，骨宽度可（6.2mm），32呈单颗牙4/4型骨缺损。**诊断：** 下颌牙列缺损。**治疗计划：** 拟行32-42引导组织再生术（GBR），并采用帐篷技术进行垂直向骨增量，行种植体支持式固定桥修复。**结论：** 文章完整展示了1例下颌前牙垂直向骨缺损采用帐篷技术进行垂直向骨增量创造良好硬组织三维条件，获得最终较好种植修复效果的具体实施步骤，积累了针对此类问题的临床经验。

关键词： 引导骨组织再生；帐篷式植骨术；分阶段种植修复

种植治疗因其舒适度高、不损伤邻牙等优势，已经成为缺失牙修复首要考虑的方案。国内有临床报道显示，慢性牙周炎患者的下颌骨吸收明显重于上颌骨，尤其以下颌切牙为重。下颌前牙松动脱落伴随下颌骨的吸收常常是种植的不利条件，需进行牙槽嵴的垂直向和水平向增量。帐篷式骨增量技术就是用钛钉支撑屏障膜，为牙槽嵴轮廓形成和骨细胞建立稳定再生的环境。本文以1例罹患重度牙周病变的下颌前牙缺失采用帐篷技术引导骨组织再生后分阶段种植修复，获得较好功能和美学效果的病例，通过成骨分析探讨下颌前牙区硬组织缺损后，采用垂直向骨增量技术创造种植修复条件的相关问题。

一、材料与方法

1. 病例简介　50岁患者女性。2018年9月以"下前牙缺失数年"为主诉就诊于杭州众意口腔咨询种植修复方案，半个月前已完善牙周治疗，既往史：否认传染性疾病史、药敏史及系统性疾病。口腔卫生状况良好，菌斑少量，无龈上龈下牙石。牙龈无红肿、质韧，出血指数（BI）0~1。31、32、36、41、42、46缺失，探诊深度普遍2~3mm，轻度附着丧失（图1）。CBCT示：31、32垂直向骨高度不足（图2），骨宽度可（6.2mm），32呈单颗牙4/4型骨缺损（图3）。

2. 诊断　下颌牙列缺损。

3. 治疗计划

（1）功能重建：患者选择种植修复下颌前牙。拟行32-42引导骨组织再生术（GBR），并采用帐篷技术进行垂直向骨增量，行种植体支持冠桥修复。

（2）牙周支持治疗：下颌前牙区种植修复后应易于自洁，定期复查牙周状况。

4. 治疗过程

（1）术前常规口服消炎（头孢拉定胶囊）、消肿（醋酸地塞米松片）、止痛（复方对乙酰氨基酚片）药，并用氯己定含漱液含漱3~5分钟、2次。常规消毒，32-42麻醉，行牙槽嵴顶上水平切口，于33远中及43远中轴角处附加纵向切口，颊侧翻全厚瓣，彻底清创，暴露新鲜骨面。可见31缺牙处牙槽骨与33近中牙槽骨存在5~6mm高度落差，32-42牙槽嵴垂直向呈三角形骨缺损（图4、图5）。舌侧钝性翻开组织瓣，深度不超过颏舌肌附着，以免损伤舌下神经的终末支和颏下动脉（图6）。在41、32牙槽嵴垂直凹陷处拧入1.5mm×10mm钛钉2颗（中邦钛生物材料有限公司，中国），作为垂直骨增量的"帐篷"（图7），在颏部用取骨环取自体皮质骨屑（图8），收集后与Bio-Oss骨粉（0.5g，颗粒直径1.0~2.0mm，Geistlich公司，瑞士）混合备用（图9）。唇侧骨板打滋养孔增加血供（图10），唇侧龈瓣骨膜松弛做切口，Bio-Gide膜（30mm×40mm，Geistlich公司，瑞士）用2颗膜钉在舌侧固位后，将混合好的植骨材料围绕钛钉植入（图11）。植骨材料轮廓修整后用Bio-Gide膜覆盖，并在唇侧用2颗膜钉固位（图12）。颏部取骨处放置愈立安胶原塞（和康生物科技股份有限公司，中国），最后复位龈瓣后用4/0可吸收缝线无张力严密缝合创口（图13）。术后CBCT示：骨增量处骨粉密实无空腔，体积充足，31、32缺牙处骨高度增加约8mm，厚度增加约2mm（图14~图16）。术后常规护理及医嘱。

（2）种植手术。术前口内检查未见膜钉、钛钉暴露，32-42角化黏膜宽度3~4mm，牙周健康良好（图17、图18）。CBCT示：31、32、41、42植骨区未见空腔，骨密度良好（图19~图21）。常规口服消炎（头孢拉定胶囊）、消肿（醋酸地塞米松片）、止痛（复方对乙酰氨基酚片）药，

作者单位：杭州众意口腔门诊部

通讯作者：王仁飞；Email: hzwrf@163.com

并用氯己定含漱液含漱3～5分钟、2次。常规消毒，32-42麻醉，行牙槽嵴顶上水平切口，翻瓣可见钛钉边缘少量骨吸收（图22），拆除2颗钛钉和唇侧1颗膜钉后，行32、42种植体植入术，植入Thommen SP ELEMENT INICELLR 3.5mm×11mm种植体2颗，扭矩35N·cm，上愈合帽，于32、42种植体间及唇侧植入0.25g Bio-Oss骨粉，覆盖15mm×20mm GUIDOR膜（Sunstar公司，瑞士），4/0可吸收缝线严密缝合创口（图23、图24）。术后CBCT示：32、42种植体植入位置良好（图25）。术后常规护理及医嘱。

（3）种植术后3个月取模与修复。3个月后拍X线片发现骨结合良好，二次植骨没有吸收（图26），软组织有塌陷（图27），建议患者软组织移植+临时修复体塑形，患者拒绝，所以拟采用个性化基台+氧化锆冠桥修复（图28～图33）。

（4）1年后追踪观察。修复后1年进行复查，全口牙周检查：菌斑控制良好，术区牙周状况稳定、角化龈宽度充足；种植修复体稳定、无松动，龈缘形态基本协调，唇侧丰满度良好（图34、图35）。CBCT示：种植体周围未见透射影，牙槽骨高度维持稳定（图36）。患者对修复结果满意，使用

良好。

（5）成骨分析分别将该患者植骨前、植骨后、种植前的CBCT Dicom文件转换为".stl"格式数据，并导入Geomagic qualify 2014软件（Geomagic，美国）（图37）。在Geomagic qualify 2014软件中，将植骨前、植骨后的数字化模型分别与种植前的数字化模型（图38～图40）进行最佳拟合对齐和冠状面2D尺寸比较，得出帐篷技术垂直向骨增量的高度和植骨术后的骨吸收高度（图41、图42）。

二、结果

通过Geomagic qualify 2014软件将患者植骨前、植骨后、种植前的三维数据进行最佳拟合对齐和冠状面2D尺寸比较，得出帐篷技术垂直向骨增量9个月后垂直骨高度增加3.7～5.7mm（图43）。在这9个月中，植骨区域在垂直方向上仅吸收了0.5～1.8mm（图44），且修复1年后复查CBCT显示骨增量效果良好且稳定，达到了恢复牙槽骨外形和软组织形态，获得满意的功能和美学效果。

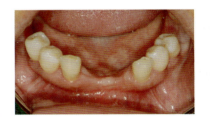

图1　临床检查：口腔卫生状况良好，菌斑少量，无龈上龈下牙石，牙龈无红肿、质韧，出血指数（BI）0～1；31、32、36、41、42、46缺失，探诊深度普遍2~3mm，轻度附着丧失

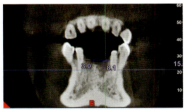

图2　CBCT示：41、42垂直向骨高度不足

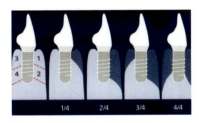

图3　42呈单颗牙4/4型骨缺损

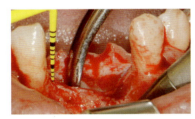

图4　42垂直骨吸收约3mm

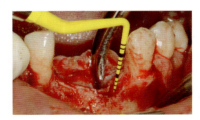

图5　32垂直骨吸收约8mm，32属于ITI指南中单颗牙4/4型骨缺损

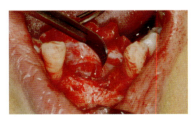

图6　舌侧钝性翻开组织瓣，深度不超过颏舌肌附着，以免损伤舌下神经的终末支和刻下动脉

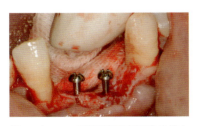

图7　在11、42牙槽嵴垂直凹陷处拧入1.5mm×10mm钛钉2颗（中邦钛生物材料有限公司，中国），作为垂直向骨增量的"帐篷"

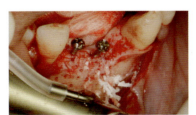

图8　在颏部用取骨环取自体皮质骨屑

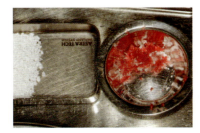

图9　骨屑收集后与Bio-Oss骨粉（0.5g，颗粒直径1.0～2.0mm，Geistlich公司，瑞士）混合备用

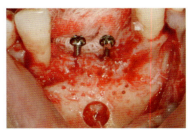

图10　唇侧骨板打滋养孔增加血供

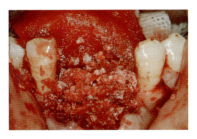

图11　唇侧龈瓣骨膜松弛做切口，Bio-Gide膜（30mm×40mm，Geistlich公司，瑞士）用2颗膜钉在舌侧固位后，将混合好的植骨材料围绕钛钉植入

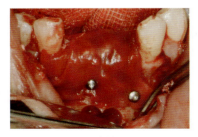

图12　植骨材料轮廓修整后用Bio-Gide膜覆盖，并在唇侧用2颗膜钉固位

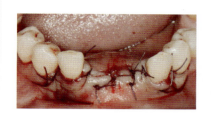

图13 复位龈瓣后用4/0可吸收缝线无张力严密缝合创口

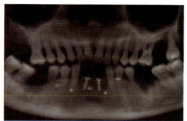

图14 术后CBCT：骨增量处骨粉密实无空腔，体积充足

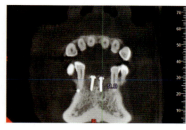

图15 术后CBCT：41、42缺牙处骨高度增加约8mm

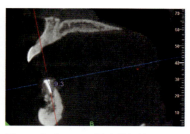

图16 术后CBCT：厚度增加约2mm

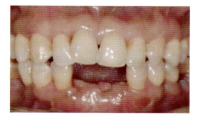

图17 32-42角化黏膜宽度3～4mm，牙周健康良好

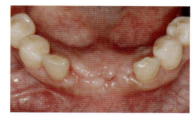

图18 术前口内检查未见膜钉、钛钉暴露

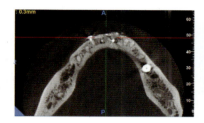

图19 CBCT示：31、32、41、42植骨区未见空腔，骨密度良好1

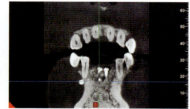

图20 CBCT示：31、32、41、42植骨区未见空腔，骨密度良好2

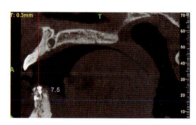

图21 CBCT示：31、32、41、42植骨区未见空腔，骨密度良好3

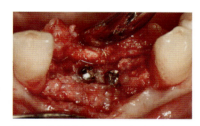

图22 常规消毒，32-42麻醉，切开，翻瓣可见钛钉边缘少量骨吸收

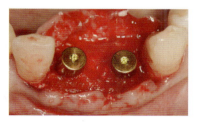

图23 拆除2颗钛钉和唇侧1颗膜钉后，行32、42植体植入术，植入Thommen SP ELEMENT INICELLR 3.5mm×11mm种植体2颗，扭矩35N·cm，上愈合帽，于32、42种植体间及唇侧植入0.25g Bio-Oss骨粉，覆盖15mm×20mm GUIDOR膜（Sunstar公司，瑞士）

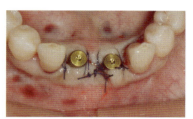

图24 4/0可吸收缝线严密缝合创口

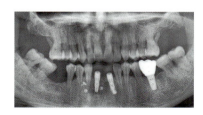

图25 术后CBCT示：32、42种植体植入位置良好

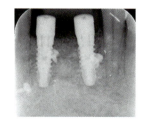

图26 3个月后拍X线片示骨结合良好，二次植骨没有吸收

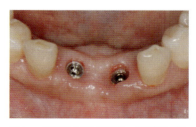

图27 发现软组织有塌陷，建议患者软组织移植+临时修复体塑形，患者拒绝

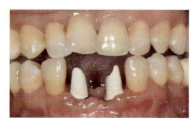

图28 采用个性化基台1

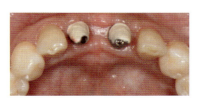

图29 采用个性化基台2

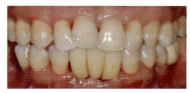

图30 采用氧化锆冠桥修复1

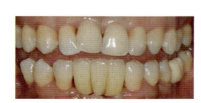

图31 采用氧化锆冠桥修复2

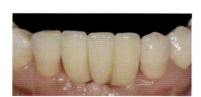

图32 采用氧化锆冠桥修复3

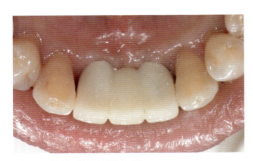

图33 采用氧化锆冠桥修复4

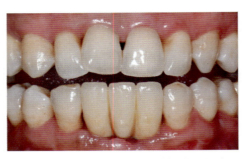

图34 修复后1年复查，种植修复体稳定无松动

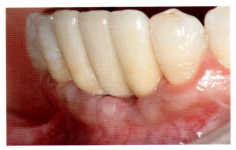

图35 修复后1年复查，牙周状况稳定、角化龈宽度充足

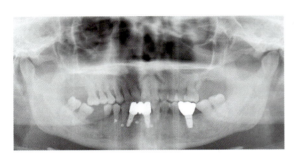

图36 CBCT示：牙槽骨高度维持稳定

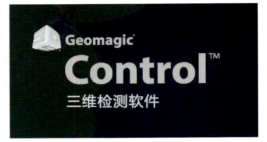

图37 将该患者CBCT数据导入Geomagic软件

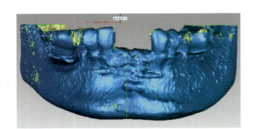

图38 在Geomagic软件中，生成植骨前数字化模型

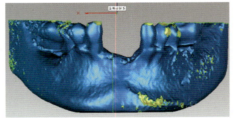

图39 在Geomagic软件中，生成植骨后数字化模型

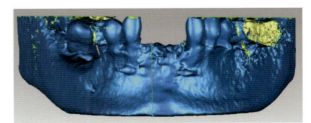

图40 在Geomagic软件中，生成种植前的数字化模型

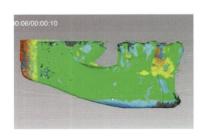

图41 通过最佳拟合对齐和2D尺寸比较，得到植骨效果1

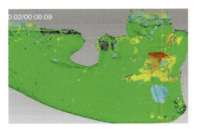

图42 通过最佳拟合对齐和2D尺寸比较，得到成骨效果2

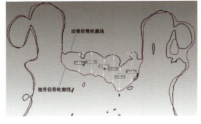

图43 帐篷技术垂直向骨增量9个月后垂直骨高度增加3.7～5.7mm，红线代表植骨前骨轮廓线，黑线代表成骨后骨轮廓线

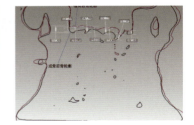

图44 帐篷技术垂直向骨增量9个月中植骨区域在垂直方向上仅吸收了0.5～1.8mm，红线代表植骨后骨轮廓，黑线代表成骨后骨轮廓

三、讨论

根据种植时机的不同，种植治疗可分为即刻种植、早期种植和延期种植。本病例在42缺牙位点牙槽骨高度减少超过预期种植体长度的50%，为单颗牙4/4型骨缺损，建议进行引导骨组织再生程序分阶段种植。

本病例所采用的帐篷式植骨术是简单的"Onlay"植骨，与块状骨移植相比有以下优点：①临床操作简化即可达到垂直向骨增量的目的。②下颌前牙区牙槽突唇侧倒凹较大，常造成种植手术唇侧骨壁穿孔的风险。采用GBR技术可获得额外的水平向骨增量，达到牙槽嵴轮廓丰满、协调，易于种植修复后的自洁，是种植领域公认的下前牙临床处置常规。③空间维持是引导骨组织再生成功的重要四因素（PASS原则）之一，垂直向骨增量可选择GBR程序结合使用帐篷钉，帐篷式植骨即通过钛钉在生物膜下方进行支持，围绕钛钉植入1∶1混合的自体颗粒骨与Bio-Oss大颗粒骨粉并以Bio-Gide膜覆盖后，利用帐篷支撑效果可达到最大7mm的垂直向骨增量效果，获得良好的"Onlay"植骨效果。④帐篷垂直向骨增量最多位点为42，在42种植体进行一定功能性负载的刺激下，减少该位点骨组织的吸收。因此帐篷式植骨术对于牙周炎患牙实施简单易操作的垂直向骨增量有着特殊的意义。

在患者植骨后到种植前的这9个月中，植骨区域在垂直方向上仅吸收了0.5~1.8mm。该骨吸收的产生与骨移植物高度超过邻牙牙槽嵴高点有关，因为骨移植物与牙之间不会形成新的牙周附着，邻牙邻间骨高点的位置即代表骨增量可获得的最冠方的骨高度。

四、结论

本病例通过下颌前牙区采用帐篷技术进行垂直向骨增量，恢复了牙槽骨外形和软组织形态，达到满意的功能和美学效果。临床观察修复后1年维持稳定效果，患者对最终效果满意。本病例对于此类型临床问题进行了探索，积累了针对下颌前牙牙槽嵴垂直向骨缺损情况下种植修复的临床经验。

参考文献

[1] 孟焕新. 临床牙周病学[M]. 2版. 北京:北京大学医学出版社, 2014.

[2] Simon BI, Chiang TF, Drew HJ. Alternative to the gold standard for alveolar ridge augmentation:tenting screw technology[J]. Quintessence Int, 2010, 41(5):379–386.

[3] Buser D, Chappuis V, Belser UC, et al. Implant placement post extraction in esthetic single tooth sites:when immediate, when early, when late?[J]. Periodontol 2000, 2017, 73(1):84–102.

[4] 宿玉成. 口腔种植的牙槽嵴骨增量程序:分阶段方案[M]. 沈阳: 辽宁科学技术出版社, 2016.

[5] Chiapasco M, Zaniboni M. Clinical outcomes of GBR procedures to correct peri-implant dehiscences and fenestrations:a system-atic review[J]. Clin Oral Implants Res, 2009, 20(Suppl 4): 113–123.

[6] Fu JH, Wang HL. Horizontal bone augmentation:the decision tree[J]. Int J Periodontics Restorative Dent, 2011, 31(4):429–436.

[7] 王浩杰, 甄敏, 胡文杰, 等. 上颌中切牙种植修复结合软硬组织增量后的临床和影像学结果初步分析[J]. 中国实用口腔科杂志, 2018, 11(7):407–414.

[8] Wang HL, Boyapati L. "PASS" principles for predictable bone regeneration[J]. Implant Dent, 2006, 15(1):8–17.

[9] 闫福华. 临床牙周病学和口腔种植学[M]. 6版. 沈阳:辽宁科学技术出版社, 2020, 1183.

变"废"为宝——应用牙本质块行下前牙骨增量延期种植修复1例

董伊雯　刘劲松　刘传通

摘要

目的： 探讨运用牙本质块对下颌前牙区严重骨量不足病例进行骨增量，观察其骨增量效果及其对种植修复下颌前牙区严重骨量不足病例的意义。**材料与方法：** 对1例41缺失患者进行临床检查，其缺牙区牙槽嵴唇侧存在明显凹陷，术前放射线片及锥形束CT（CBCT）显示其存在牙槽嵴高度及宽度不足。拔除患者左下近中水平阻生智齿，保留完整牙根并进行修整，去除牙釉质及根管内容物，浸泡消毒，后根据受植区形态进行牙根形态制备，使其与受植床紧密贴合，牙本质块用钛钉进行固定，周围植入Bio-Oss（瑞士）颗粒，并覆盖Bio-Gide（瑞士）膜，充分减张，严密缝合。术后常规预防性应用抗生素及激素。植骨后8个月植入种植体，6个月后行上部结构修复。修复后定期复查。**结果：** 牙本质块经修整后与受植床紧密贴合，植骨8个月后牙本质块与原有牙槽嵴愈合，结合紧密，缺损的牙槽嵴得到了重建。在理想的位置上植入种植体，种植体唇侧有近3mm厚度骨板，6个月后种植体骨结合成功，随后进行上部牙冠修复，取得了较为满意的美学效果。**结论：** 牙本质块可作为新骨生成支架，获得较为理想的骨结合，牙本质块质量好、吸收率低，用来修复严重的牙槽骨缺损效果佳，为种植美学效果的实现奠定了硬组织的基础。另外根据文献报道，其长期美学效果的维持也获得了不错的结果。

关键词： 牙本质块；骨增量；种植修复

下颌前牙常因外伤、肿瘤切除、牙源性疾病等因素导致软硬组织的严重缺损。在硬组织不足尤其是存在垂直向骨量不足时，常规的口腔修复和种植技术均不能达到理想的修复效果。目前，临床常用的骨增量方式有牵引成骨、自体骨块植骨、自体骨片技术、引导骨组织再生等。但以上技术在解决严重骨缺损尤其是垂直向骨缺损时皆存在一定不足。牙本质块骨增量技术是一种新术式，利用牙本质块作为成骨支架进行硬组织增量，且因为牙本质块为自体组织，减少了术后排异的发生，同时牙本质块由牙根进行修整后得来，其边角圆钝与受植床适配性高，减少了修整时间，降低了技术难度。根据文献报道，利用牙本质块进行骨增量后，增量区域与种植体之间形成矿化组织，且有编织骨形成，其增量效果在后期软硬组织评价中与自体骨块植骨并无显著区别，骨增量效果较为稳定。

一、材料与方法

1. 病例简介　男性患者，1982年1月出生，2018年3月因下前牙松动来我院就诊，经牙周科诊断后建议患者拔除下前牙。后于我院口腔颌面外科拔除，未经修复，经过系统牙周治疗后基本控制牙周炎症。2019年3月来我院

种植科就诊，要求行下颌前牙种植修复，既往史和个人史无殊。口腔专科检查：41缺失，伴有明显骨缺损，附着龈宽度可；31、32唇侧牙龈退缩，根上1/3外露，龈（+）；31近中龈乳头退缩；11、14、15、26、36已行冠修复，叩（-），11龈缘退缩，龈（+）；42近中龈乳头退缩，口腔卫生情况一般，菌斑中量，软垢中量，牙石：0~（+），牙龈稍红肿；BI：0~1；BOP（+），约40%；全口PD：17、18：7mm，27：近中9mm，余普遍2~4mm；11、21、35、42松动0~Ⅰ度，25、27、28 Ⅱ~Ⅲ度松动，31、32 Ⅰ~Ⅱ度松动。

2. 诊断　慢性牙周炎；41缺失；38近中水平阻生牙；36慢性根尖周炎。

3. 治疗计划

（1）系统性牙周治疗控制牙周炎症。

（2）拔除38修整其牙本质块，于41骨缺损区域行骨增量术+GBR术。

（3）延期种植。

（4）延期完成种植上部修复。

（5）36行RCT治疗。

4. 治疗过程（图1~图35）

（1）拔除41后行系统牙周治疗。

（2）牙周炎症控制后，拔除38，行牙本质块制备：常规消毒，铺巾，行下牙槽神经阻滞麻醉，微创拔除38，并尽量保证牙根的完整性，随后沿

作者单位：温州医科大学附属口腔医院

通讯作者：董伊雯；Email: triangle988@126.com

牙根根管走向剖开牙根，并刮除牙根表面软组织，根据受植区大小进行牙本质块的初期塑形，后将其浸泡于甲硝唑冲洗液内。

（3）骨增量：在受植区及其附近行阿替卡因局部浸润注射，行牙槽嵴顶水平切口，远中角形切口减张，翻瓣，暴露缺损区。彻底清除缺损区域各种炎性肉芽组织，受植区及牙本质块修整，使二者充分贴合，并用钛钉固位，牙本质块表面及其与受植区间间隙充填Bio-Oss骨粉，覆盖Bio-Gide可吸收胶原膜并用缝线进行水平褥式缝合固定，严密缝合创口，术后4天复查，2周部分拆线，4周拆除所有缝线。

（4）原计划骨增量6个月后行延期修复，后因患者个人原因延后至术

后8个月后拆除钛钉，植入Straamann BL 3.3mm×10mm种植体，置愈合基台，严密缝合创口，术后1周拆线。

（5）原计划种植术后3个月行上部修复，后因疫情原因至术后6个月行上部修复。

二、结果

患者对治疗效果满意，唇侧丰满度理想，牙龈形态较为自然，色泽健康。种植修复体外形较为协调、色泽逼真，种植体功能性负载3个月后无松动脱落，CT示骨水平稳定，无明显边缘骨吸收。

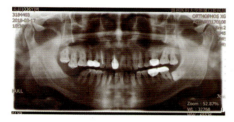

图1　口腔曲面断层片显示41根周低密度影并提示可能存在外吸收，36根尖区及根分叉区低密度影，37根分叉区低密度影，38近中水平阻生，上下颌部分磨牙存在水平向骨吸收

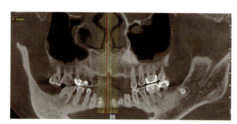

图2　术前CBCT矢状面截图显示存在明显骨缺损

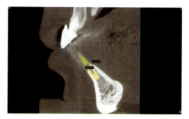

图3　术前CBCT可见缺牙区存在明显骨缺损

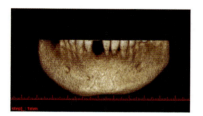

图4　术前CBCT下颌三维重建可见缺牙区存在明显垂直向及水平向骨缺损

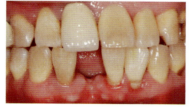

图5　术前口内咬合图，可见42近中牙龈乳头及31近中牙龈乳头明显退缩，缺牙区牙槽骨存在明显骨缺损

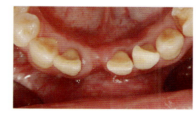

图6　术前口内殆面像

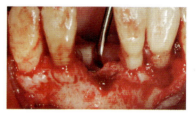

图7　翻瓣后可见明显垂直向骨缺损

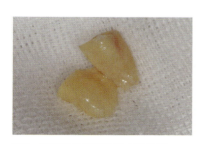

图8　智齿牙根修整为牙本质块后

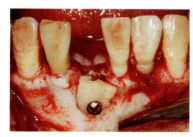

图9　牙本质块与受植区紧密贴合

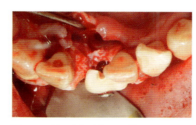

图10　固定牙本质块殆面像

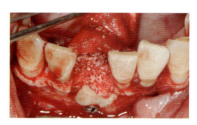

图11　GBR

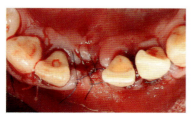

图12　减张缝合

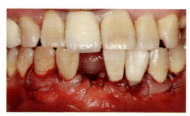

图13　减张严密缝合

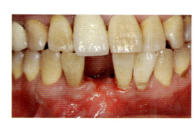

图14　术后2周部分拆线

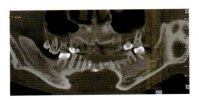

图15 骨增量术后8个月CBCT

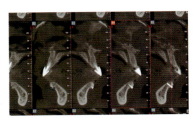

图16 骨增量术后8个月CBCT缺牙区截面

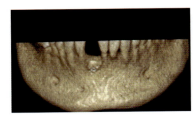

图17 骨增量术后8个月CBCT三维重建

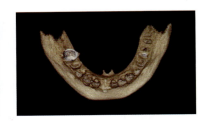

图18 骨增量术后8个月CBCT三维重建殆面像

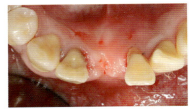

图19 延期种植手术术前口内像

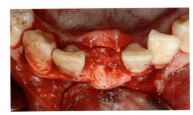

图20 翻瓣后

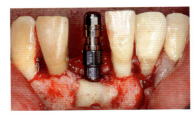

图21 植入种植体

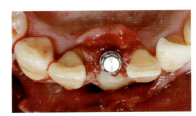

图22 植入种植体后殆面像

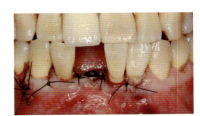

图23 严密缝合1

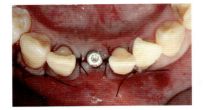

图24 严密缝合2

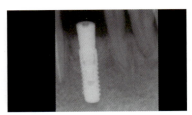

图25 种植体植入后即刻X线片

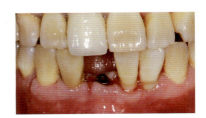

图26 术后1周拆线复查

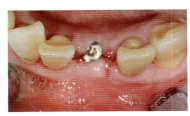

图27 术后1周拆线

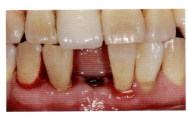

图28 术后6个月

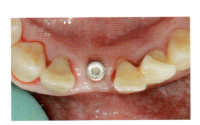

图29 术后6个月牙周洁治后

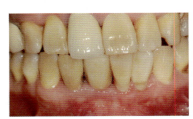

图30 戴牙后即刻1

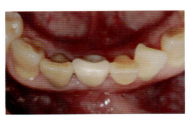

图31 戴牙后即刻2

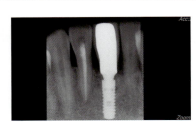

图32 戴牙后即刻X线片

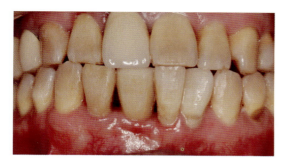
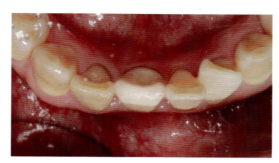
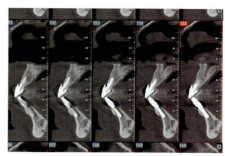

图33　戴牙后3.5个月1　　　　　图34　戴牙后3.5个月2　　　　　图35　戴牙后3.5个月CBCT

三、讨论

　　牙本质块可作为新骨生成支架，获得较为理想的骨结合，牙本质块质量好、吸收率低，用来修复严重的牙槽骨缺损效果佳，为种植美学效果的实现奠定了硬组织的基础。另外根据文献报道，其长期美学效果的维持也获得了不错的结果。

参考文献

[1] Becker K, Jandik K, Stauber M, et al. Microstructural volumetric analysis of lateral ridge augmentation using differently conditioned tooth roots[J]. Clinical Oral Investigations, 2019.

[2] Schwarz F, Schmucker A, Becker Jürgen. Initial case report of an extracted tooth root used for lateral alveolar ridge augmentation[J]. Journal of Clinical Periodontology, 2016.

[3] Frank Schwarz, Didem Hazar, Kathrin Becker, et al. Short-term outcomes of staged lateral alveolar ridge augmentation using autogenous tooth roots. A prospective controlled clinical study[J]. J Clin Periodontol, 2019, 46:969–976.

上下颌牙槽嵴"不同术式"水平向骨增量病例报告1例

蒋澍

摘要

目的： 评估右侧上下颌连续多颗牙缺失牙槽嵴水平向不利型骨缺损（2/4型骨缺损）的优选方案和备选方案，即上颌行骨劈开联合GBR同期种植、下颌"帐篷钉"技术水平向骨增量分阶段种植的临床效果。**材料与方法：** 右侧上下颌连续多颗牙缺失牙槽嵴水平向不利型骨缺损（2/4型骨缺损）。上颌采用超声骨刀、骨凿行骨劈开术同期植入Axiom骨水平种植体，Bio-Oss骨颗粒、Bio-Gide胶原膜，引导骨组织再生；下颌"帐篷钉"技术水平向骨增量植入"骨块固位钉"，填入同种异体骨、Bio-Oss骨颗粒、Bio-Gide胶原膜，6个月后去除帐篷钉，植入Axiom骨水平种植体。上颌6个月后、下颌3个月后行冠修复。

关键词： 牙槽嵴骨缺损分类；骨劈；帐篷钉；同种异体骨颗粒；低替代率异种骨颗粒

一、材料与方法

1. 病例简介　65岁女性患者。自诉：双侧后牙6年前因龋坏，残根无法保留，于外院拔除；左侧上下后牙于外院行种植义齿修复。今来我科要求修复右侧上下后牙。既往史：舍格伦综合征，高血压史，否认其他系统性疾病史及药物过敏史，否认吸烟史。口外检查：患者双侧颌面部基本对称，双侧颞下颌关节区触诊未见异常。开口度及开口型未见明显异常。

口内检查：口腔卫生状况一般，12、14、15、16、45、46缺失，黏膜光滑，刃状牙槽嵴，角化龈宽度3~4mm。13、43、44烤瓷冠未见明显异常，17、47无龋坏、无松动、无倾斜，牙龈探诊无出血，探诊深度约2mm，未见附着丧失。CBCT示：14、15缺失区牙槽嵴水平向吸收明显，牙槽嵴顶宽度3~4mm；16缺失区可用骨量尚可。45、46缺失区牙槽嵴水平向骨量吸收明显。

2. 诊断

（1）14、15、16、45、46缺失。

（2）14、15、45、46位点：牙槽嵴水平向不利型骨缺损（2/4型骨缺损）伴角化龈不足。

3. 治疗计划

14、15、45、46位点为2/4型骨缺损，患者否决自体骨移植（优选方案）。协商拟定：上颌行骨劈开联合GBR同期种植；下颌"帐篷钉"技术水平向骨增量分阶段种植。预后结果：术后种植体与预设位置一致，骨增量轮廓良好。诊断决策：以生物学原则，修复指导外科。取印模，排蜡型→压膜，制作简易放射导板→修复体导向确定种植体位置→种植体与骨量位置关系确定。

4. 治疗过程（图1~图30）

（1）下颌采用"帐篷钉"技术水平向骨增量：术后位点增量充分，术后6个月复查，术后软硬组织增量明显，去除帐篷钉植入种植体，术后2周拆线，创口一期愈合良好；上颌采用骨劈开联合GBR同期种植，初稳良好，上愈合基台。术后2周拆线，创口一期愈合良好，术后6个月复查，骨弓轮廓维持较好。

（2）局麻下行二期手术：基台颊侧角化龈宽度充足；CBCT示：种植体长轴对位较理想，骨弓轮廓维持良好。

（3）开窗取模，一体化冠牙龈塑形。

（4）戴种植义齿。

（5）永久修复。负重后3年，45、46、14、15、16种植体周围牙龈正常，探诊无出血，牙线试邻接良好，咬合正常。X线片示：45、46、14、15、16种植体周围骨高度、密度正常。结果稳定。

二、结果

上颌骨劈开联合GBR同期种植，下颌"帐篷螺丝"技术水平向骨增量延期种植，扩大了种植治疗的适应证，以最小创伤恢复患者较满意的功能、美学及稳定。

作者单位：武汉大众口腔医院

Email: 61646787@qq.com

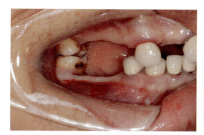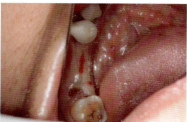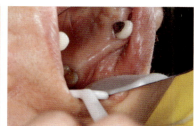

图1　术前口内像

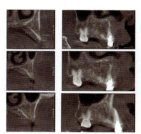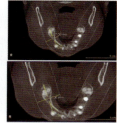

图2　术前上颌缺失区CBCT：14、15缺失区牙槽嵴水平向吸收明显，嵴顶宽度3~4m；16缺失区可用骨量尚可

图3　术前下颌缺失区CBCT：45、46缺失区牙槽嵴水平向骨量吸收明显

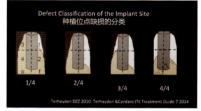

图4　种植位点缺损的分类

图5　连续多颗牙缺失相关骨缺损的优选方案和备选方案

连续多颗牙	描述	优选方案	备选方案
1/4	水平向有利型骨缺损	分阶段GBR	GBR同期种植体植入
2/4	水平向不利型骨缺损，需要在现有的骨壁外侧进行骨增量	少于4mm：分阶段块状自体骨移植	美学区：块状自体骨移植 分阶段或同期种植体植入 多于4mm：骨劈开 GBR分阶段或同期种植体植入
3/4	水平向及垂直向骨缺损	块状自体骨移植，"贝壳技术"	分阶段GBR联合使用间隙保持装置 旋转夹层骨移植
4/4	仅有垂直向骨缺损	夹层骨移植，三明治技术	分阶段外置法骨移植 牵张成骨

图6　文献图：Bone Graft Placement Types

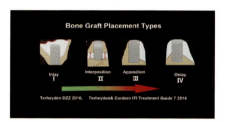

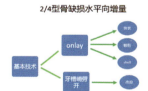

图7　2/4型骨缺损水平向增量：Onlay植骨术后，种植体均具有良好的长期存留率

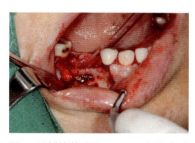

图8　下颌外科过程：44、47龈沟内近远中梯形切口，翻全厚瓣。骨缺损最凹处植入2颗"骨块固位钉"，周围制备开放骨髓腔，颊侧内层填放同种异体骨，外层Bio-Oss低替代骨颗粒填放至与邻近外形高点一致稍稍凸起，覆盖Bio-Gide胶原膜，减张缝合

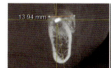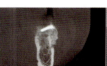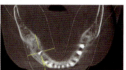

图9　术后CBCT：位点增量充分

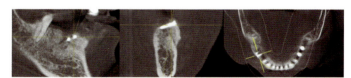

图10　下颌骨增量6个月后

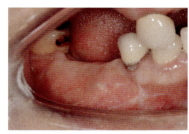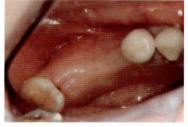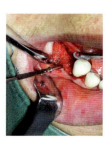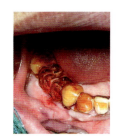

图11　术后6个月口内像：软硬组织增量明显

图12　去除帐篷钉

图13　简易导板定位，45、46位点分别放入Axicom 4.0mm × 10mm、4.6mm×10mm骨水平种植体

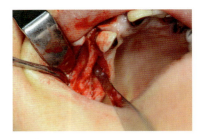

图14　上颌手术过程：口内面部消毒，局麻下，行牙槽嵴顶偏腭侧梯形切口，翻全厚瓣

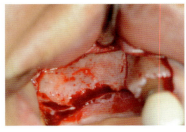

图15　超声骨刀在牙槽嵴顶偏腭做水平切口，17、13近远中做垂直切口，切透骨皮质

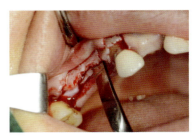

图16　骨凿沿牙槽嵴顶切口使颊侧骨板向颊侧移位，形成青枝骨折并保证骨块血供

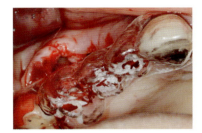

图17　简易导板定位

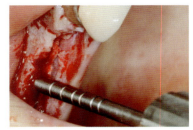

图18　骨挤压器逐级备孔

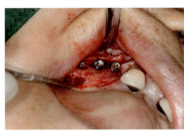

图19　14、15、16位点分别放入Axicom 3.4mm×10mm、4.6mm×10mm骨水平种植体，平台位于骨下，初始稳定性良好，上愈合基台，骨块完整稳定

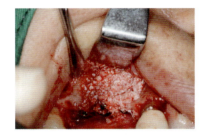

图20　种植体近远中空隙及缺牙区唇颊侧倒凹植入0.25g Bio-Oss低替代骨颗粒

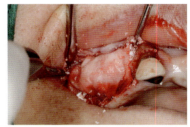

图21　覆盖双层Bio-Gide胶原膜

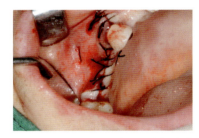

图22　骨膜切口，对位无张力褥式膜水平固定

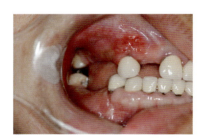

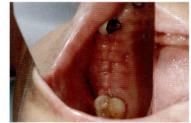

图23　术后2周拆线，创口一期愈合良好

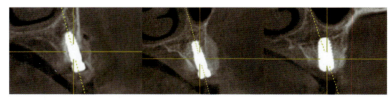

图24　术后位点图示

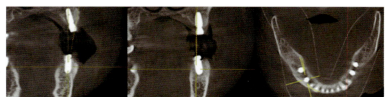

图26　下颌种植体植入后3个月

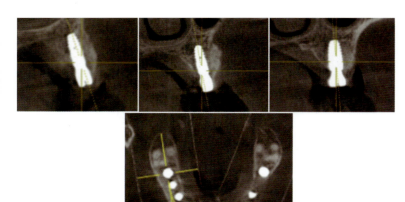

图25　上颌种植体植入6个月后

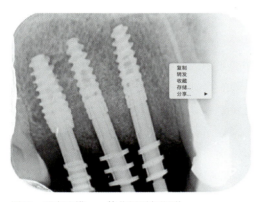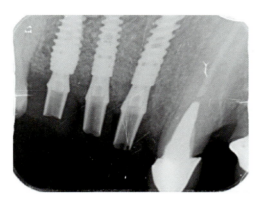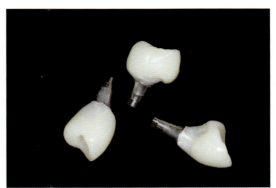

图27　开窗取模，一体化冠牙龈塑形

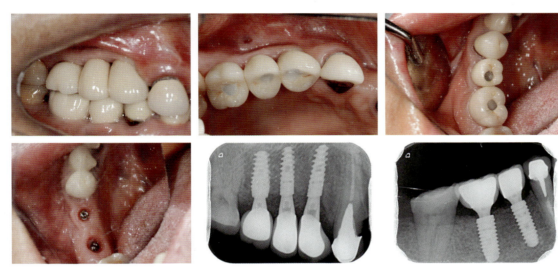

图28　种植修复体就位良好，角化龈宽度 > 2mm

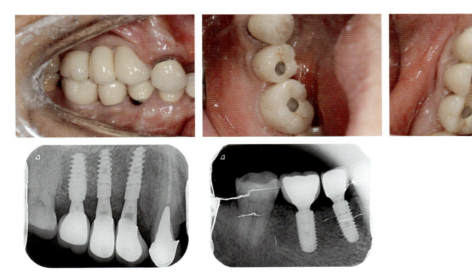

图29　负重3年后，结果稳定

GBR(引导骨组织再生）的"PASS"

P　Primary wound closure 创口的初期关闭

A　Angiogenesis 术区血管化

S　Space creation/maintenance 空间的产生与维持

S　Stability of wound and implants 血凝块和种植体的稳定性

Wang HL, Boyapati L "PASS" principles or predictable one regeneration Implant Dent, 2006 Mar, 15（1）: 8-17.

图30　GBR（引导骨组织再生）的PASS原则

三、讨论

1. 本病例优选方案为：①分阶段块状自体骨移植（"金标准"），但是需开辟第二术区，医患沟通中无法说服患者克服认知恐惧，否决该方案。②分阶段颗粒状外置形植骨（"香肠技术"）受困于移植物固定工具缺乏（许可证）。③"帐篷钉"技术对于上颌缺失位点长牙弓，移植物固定技术敏感性高。故选择上颌备选方案：骨劈开+同期种植。

2. 上颌14、15、16位点，严格遵循骨劈开的适应证及外科技术要点，配合根形自攻性强的骨水平种植体级差备洞，能获得非常好的初始稳定性这一关键因素，颊腭向都有骨板包绕种植体人为创造一个有利型生物学形态，从而安全实现骨结合，同期GBR低替代骨颗粒，生物膜起到很好的空间维持及隔离作用，为缺损区的修复性骨再生创造条件。但是种植体轴向无法控制到最佳这一硬伤是其局限性。

3. 采用"帐篷钉"技术植骨，就是通过不同的支撑物将骨缺损表面支撑起来，并通过骨充填材料的使用达到增加水平向及垂直向骨量的目的。"帐篷钉"技术比较适用于短牙弓的上下颌，在种植体植入之前以获得充足的水平向骨量，其对垂直向骨高度的增加有限。帐篷植骨技术可以看作是一种特殊的引导骨组织再生术，要根据骨缺损形态选择适宜的帐篷植骨技术的术式，要注意维持成骨空间和保持移植物的稳定。将植骨材料与血液衍生物联合使用，可能有助于成骨效果。

4. 植骨术式千万种，PASS原则谨遵从。

参考文献

[1] Pourdanesh F, Esmaeelinejad M, Aghdashi F. Clinicaloutcomes of dental implants after use of tenting or bonaugmentation: asystematic review[J].BrJ Oral MaxillofacSurg, 2017 Dec, 55(10):999–1007.

[2] Caldwell GR, Mills MP, Finlayson R, et al. Lateralalveolarridge aug– mentation using tenting screws, acellular dermal matrix, andfreeze–dried bone allograft alone or with particulate autogenous bone[J]. Int J Periodontics Restorative Dent, 2015, 35:75–83.

[3] Korpi JT, KainulainenVT, Súndor GK, et al. Long–term follow–up of severely resorbed mandiblesreconstructed using tent pole technique without platelet–rich plasma[J]. J OralMaxillofac Surg, 2012, 70:2543.

[4] Wang HL, Boyapati L. "PASS" principles or predictable one regeneration Implant Dent[J], 2006 Mar, 15(1):8–17.

上前牙根尖囊肿摘除+Onlay植骨延期种植修复1例

程景阳　曹睿　王迩睿　郭玉萌　周巧珍　郑雅元　翟军凯　张宝平　余占海　张凯亮

摘要

目的：本文介绍1例上前牙根尖囊肿波及缺牙区并伴有严重水平向骨缺损的病例，采用Onlay植骨并行GBR术进行水平向骨增量，并同期根治囊肿。探讨本病例使用的相关种植外科及修复技术，总结获得良好种植美学效果的临床经验，为今后的临床治疗及科研提供参考。**材料与方法**：以3年前来我院就诊的上前牙缺失的一位男性患者为研究对象，首先对患者进行病史询问及口腔检查，结合CBCT，明确患者上前牙区存在严重的水平向骨缺损，邻牙根方有一较大囊肿并波及缺牙区，对患者客观存在的美学风险进行评估，与患者充分交流沟通后，告知可能存在的美学风险，制订种植治疗方案。于下颌骨外斜线处取自体骨块外置法移植到缺牙区，并同期根治囊肿，待延期愈合后植入Ankylos（A11：3.5mm×11mm）种植体1颗。待种植体骨结合良好、牙龈软组织健康稳定，利用临时修复体诱导软组织成形；最后通过个性化印模技术精确复制穿龈轮廓外形，制作Wieland二氧化锆全瓷冠，完成最终修复。**结果**：本病例在观察期内取得了良好的软硬组织美学效果与功能稳定，患者对治疗效果非常满意。**结论**：伴有重度骨缺损的前牙美学种植因其苛刻的解剖条件以及更高的美学风险，一直是最具挑战性的临床难点。在上前牙重度水平向骨缺损的病例中，Onlay植骨有着明确的治疗效果，本病例通过取下颌骨外斜线处小骨块并联合人工骨粉良好地恢复了缺牙区的骨缺损，为后期种植体的成功植入奠定了坚实的基础。后期通过延期种植、二期手术、临时修复体塑形、全瓷冠永久修复，取得了良好的美学修复效果。同时通过摘除囊肿和人工骨替代材料充填囊肿空腔，根治邻牙囊肿。本病例临床思路明确、循证支持充足、临床效果良好，是切实可行的治疗方式。

关键词：Onlay植骨；前牙美学；根尖囊肿；延期种植

随着口腔种植技术的日渐成熟完善，种植义齿稳固并行使功能已不再是单一目的，与天然牙协调美观一致成为更高的目标。牙缺失后牙槽窝三维位置的改建将难以避免，特别是前牙，由于缺牙后薄层束状骨的迅速吸收往往导致水平向、垂直向骨缺损。水平向骨缺损可以选择不同的骨增量方法，例如GBR、牙槽嵴骨劈开术、块状骨移植等，但学界对于某种技术更优并无明确结论。Onlay块骨移植是通过外置法将供区切取的块状骨，整块或分成几块移植到受区的技术，众多长期的随访研究证实Onlay植骨恢复前牙水平向骨缺损取得了良好的临床效果。根据水平向骨增量临床决策树，当牙槽嵴可用骨宽度＜4mm时，推荐使用块状骨移植。Tolstunov、Len提出水平向骨缺损牙槽嵴可用骨宽度为2～4mm时，医生可依据经验选择块状骨移植或牙槽嵴骨劈开术。

基于对Onlay植骨技术的研究和应用，本文介绍1例上前牙根尖囊肿波及缺牙区并伴有重度水平向骨缺损的病例，采用Onlay植骨并行GBR术进行水平向骨增量，并同期根治囊肿。探讨临床技术，总结临床经验，为今后的临床治疗及科研提供参考。

作者单位：兰州大学口腔医学院

通讯作者：张凯亮；Email: zhangkl@lzu.edu.cn

一、材料与方法

1. **病例简介**　18岁男性患者，因"左上前牙缺失3年余，要求种植修复"就诊。检查：颌面部对称，颞下颌关节无压痛弹响，开口型、开口度正常。21缺失，缺牙间隙正常，22扭转，11舌侧见充填物。口腔卫生良好，牙龈色粉、质韧，无明显红肿，中厚龈生物型；前牙浅覆𬌗、浅覆盖，中位笑线。

2. **诊断**　上牙列缺损（21缺失）；11根尖囊肿。

3. **治疗计划**

（1）11囊肿摘除同期人工骨替代材料充填空腔。

（2）21 Onlay植骨后延期种植延期修复。

4. **治疗过程**（图1～图30）

（1）2017年7月6日：患者自带CBCT示：21可用骨高度为15～16.5mm，宽度为3～4mm；12-21根方见一10mm×16mm空腔，11根尖位于空腔内，患者自述已于外院行根管治疗。明确治疗方案、完善术前准备后进入手术室，消毒，铺巾，12-21区4%阿替卡因（注册证号：H20110264）局麻下切开翻瓣，暴露术区，11根方有一较大空腔，11根尖位于空腔内，境界从12近中至21近中。弯钳摘除囊肿，刮匙彻底搔刮囊壁，生理盐水冲洗。于下颌骨外斜线处切开翻瓣暴露骨面，环钻预备取下骨块（5mm×6mm），修整后放入生理盐水中备用。球钻预备受植区，将备用骨块置于骨缺损区并紧贴骨床，钛钉固定，将混有自体骨屑的Bio-Oss骨粉（Geistlich Bio-Oss，瑞士）充填空腔及骨块周围骨缺损区，覆盖Bio-Gide（Geistlich Bio-Oss，瑞士）胶原膜，充分减张后严密缝合。给予抗感染支持治疗，嘱患者注意口腔卫生，2周后拆线。术后CBCT示：钛钉贯通21牙槽嵴，牙槽嵴宽度扩增明显，21可用骨宽度由术前3～4mm扩增为7～9mm，囊肿空腔已被完全充填。

（2）2017年7月18日：术区黏膜无明显肿胀。0.5%碘伏术区消毒，拆线。调磨隐形义齿试戴。

（3）2018年1月28日：CBCT示术区成骨稳定良好，无明显骨吸收。4%阿替卡因局麻下于21牙槽嵴顶切开翻瓣，取出钛钉，球钻定位，先锋钻导航，麻花钻逐级备孔，引导杆显示备孔方向及深度良好，生理盐水冲洗后植入Ankylos（A11：3.5mm×11mm）种植体1颗，植入扭矩为20N·cm，覆盖封闭螺丝，Bio-Oss骨粉填塞牙槽嵴顶，覆盖Bio-Gide胶原膜，充分减张后无张力缝合。给予抗感染支持治疗，嘱患者注意口腔卫生，1周后拆线。术后CBCT示：种植体植入方向位置良好，唇腭侧均有超过3mm骨包绕。

（4）2018年2月4日：见术区黏膜愈合良好。0.5%碘伏术区消毒，拆线。

（5）2018年7月12日：CBCT示21种植体骨结合良好稳定，种植体周未见异常影像。局麻下术区切开，见种植体平台位于骨下约1mm，安装愈合基台，间断缝合。

（6）2018年7月19日：见术区黏膜愈合良好。0.5%碘伏术区消毒，拆线。制作个性化转移杆，取模制作塑形义齿。

（7）2018年7月29日：取下隐形义齿，试戴塑形义齿，调整义齿龈端形态，调𬌗，嘱患者勿咬硬物，注意口腔卫生，定期复诊。

（8）2018年9月20日：牙龈塑形2个月复查，临时修复体完好，软组织形态质地良好、位置稳定。制作个性化转移杆并安装就位，硅橡胶（3M ESPE ISO 4823 Type美国）开窗取模、比色（3L1.5）。修复工艺中心运用CAD/CAM辅助技术进行设计，制作氧化锆全瓷修复体（Wieland公司，德国）。

（9）2018年9月25日：取下临时修复体，口内试戴最终修复体，确认就位，邻接合适，调𬌗，高度抛光，卸下基台，生理盐水冲洗龈缘，口外使用光固化树脂（3M ESPE RelyX Unicem）粘接修复体，去除修复体边缘多余的粘接剂，安装基台和修复体，扭矩扳手加力至15N·cm，聚四氟乙烯封闭基台螺丝通道，Z350树脂（3M ESPE Filtek Z350 XT 美国）封闭修复体螺丝通道。

二、结果

本病例在观察期内取得了良好的软硬组织美学效果与功能稳定。

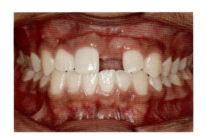
图1 Onlay植骨术前口内情况

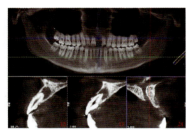
图2 Onlay植骨术前CBCT

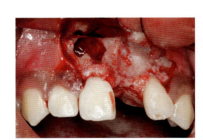
图3 切开翻瓣

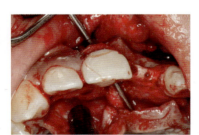
图4 探查病变范围

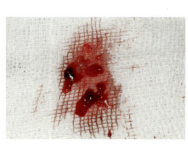
图5 摘除囊肿

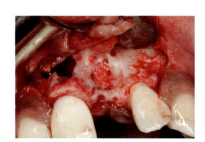
图6 测量并预备受区

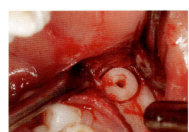
图7 下颌骨外斜线处取骨

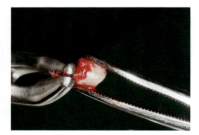
图8 修整骨块

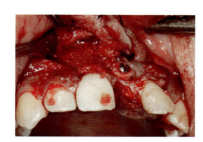

图9 固定骨块并植入人工骨替代材料

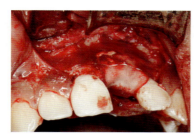

图10 覆盖双层可吸收胶原膜

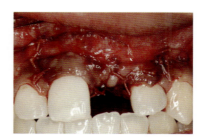

图11 无张力缝合

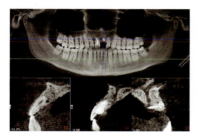

图12 Onlay植骨术后即刻CBCT

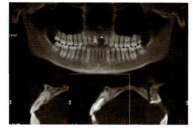

图13 Onlay植骨6个月后/种植术前CBCT

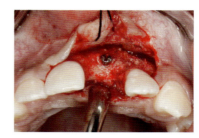

图14 切开翻瓣暴露植骨钉

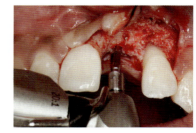

图15 逐级备孔

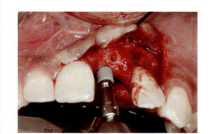

图16 植入种植体

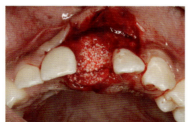

图17 植入骨替代材料

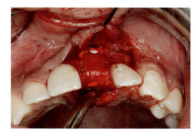

图18 覆盖屏障膜

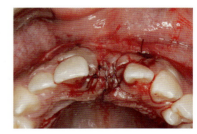

图19 无张力缝合

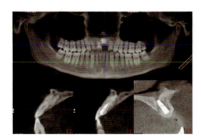

图20 种植术后即刻CBCT

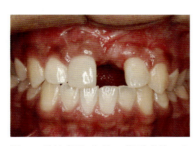

图21 种植术后5个月/二期手术前口内情况

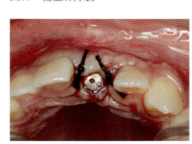

图22 连接愈合基台间断缝合

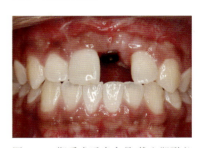

图23 二期手术后半个月/戴入塑形义齿前口内情况

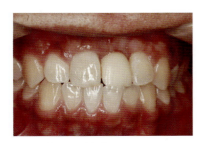

图24 戴入塑形义齿

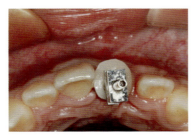

图25 塑形2个月结束取模，个性化转移杆口内就位

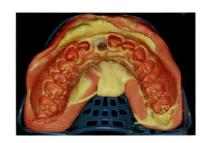

图26 硅橡胶开窗取模模型

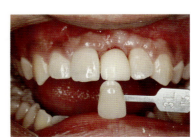

图27 比色

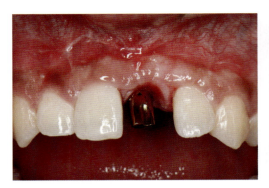
图28　最终修复，旋入修复基台

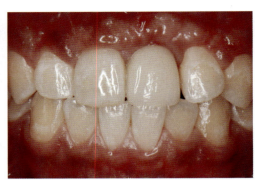
图29　最终修复完成口内情况

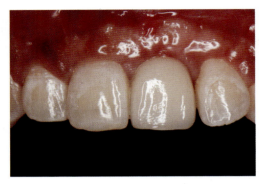
图30　最终修复1年后口内情况

三、讨论

块状自体骨移植主要来自口内取骨，主要包括下颌升支、颏部、鼻嵴等。下颌骨外斜线处骨块结构致密、拥有良好的机械性能，同时膜内成骨能较好地抵抗早期的骨吸收，且术后反应较小、并发症少。然而自体骨移植也有早期骨吸收及并发症较常见的问题，研究表明，利用Onlay植骨联合GBR显示较低的骨吸收和并发症的发生。因此，本病例采用下颌骨磨牙外斜线区取骨并通过Bio-Oss骨粉、Bio-Gide胶原膜行GBR术，有效地增宽了牙槽嵴，为后期种植体的成功植入及良好的美学修复奠定了坚实的基础。

对于较大范围的根尖囊肿，通过摘除根管治疗后患牙根方囊肿，彻底去除囊壁，人工骨替代材料填塞囊肿空腔，得以重新成骨。

参考文献

[1] Mccarthy C, Patel RR, Wragg PF, et al. Dental implants and onlay bone grafts in the anterior maxilla: analysis of clinical outcome[J]. Int J Oral Maxillofac Implants, 2003, 18(2):238–241.

[2] Fu JH, Wang HL. Horizontal bone augmentation: the decision tree[J]. Int J Periodontics Restorative Dent, 2011;31:429–436.

[3] Tolstunov, Len. Classification of the alveolar ridge width: implant-driven treatment considerations for the horizontally deficient alveolar ridges [J]. J Oral Implantol, 2014, 40 Spec No(S1):365–370.

[4] Smolka W, Eggensperger N, Carollo V, et al. Changes in the volume and density of calvarial split bone graft after alveolar ridge augmentation [J]. Clin Oral Implants Res, 2006, 17(2) 149–155.

[5] Naenni N, Lim HC, Papageorgiou SN, et al. Efficacy of lateral bone augmentation prior to implant placement: A systematic review and meta-analysis[J]. J Clin Periodontol, 2019, 46(Suppl 21), 287–306.

[6] Lin LM, Ricucci D, Lin J, et al. Nonsurgical Root Canal Therapy of Large Cyst-like Inflammatory Periapical Lesions and Inflammatory Apical Cysts[J]. J Endodont, 2009, 35(5):607–615.

强基础、建体系、防风险——前牙美学区连续多牙缺失种植修复1例

熊艺璇　朱震坤

摘要

目的：本病例旨在分享1例利用Onlay植骨联合引导骨组织再生术（GBR）、数字化技术及种植修复对骨量不足的前牙连续缺失进行美学修复的病例，评估这一序列治疗的最终修复效果，从而为临床上此类患者的种植修复提供思路。**材料与方法**：首先对患者进行全身情况及口腔专科检查，进行美学风险评估。之后通过CBCT扫描，评估患者缺牙区骨量及骨质情况，患者牙槽嵴狭窄，颊侧骨量缺损范围较大，首先于双侧外斜线区取块状自体骨行Onlay植骨，并联合GBR技术进行骨增量。术后6个月分析骨量情况，进行DSD设计。另外，利用数字化技术术前设计种植体植入三维位置并进行数字化手术导板的打印，术中在数字化导板的引导下于13、11、21、23位点植入种植体。3个月后进行二期手术及临时修复体的制作，进行牙龈诱导成形以及评估咬合、发音及舒适性等，最终进行永久修复体的制作与佩戴。**结果**：美学风险评估患者为中高性风险患者，前牙缺失区牙槽骨厚度及高度明显不足，进行Onlay植骨术6个月，受植区颊侧骨轮廓丰满，骨高度增量不明显，影像学检查受植区成骨效果良好，种植骨量厚度充足，进行DSD设计，患者表示满意，之后进行种植体植入，种植体具有初始稳定性，且位置方向与术前数字化设计基本一致，3个月后影像学检查显示种植体与骨之间形成良好的骨结合，且牙槽嵴无明显吸收，临时修复体牙龈塑形有待提高，龈乳头未能充满龈间隙，咬合可，舒适性好，最终修复体佩戴后患者较为满意。**结论**：Onlay植骨联合GBR技术能有效修复牙槽骨大面积骨缺损，数字化技术有效地提高种植手术的精准度，从而获得满意的种植体三维位置，最终获得较为满意的美学及功能效果，但远期效果有待进一步随访观察。

关键词：美学区；连续多颗牙缺失；Onlay植骨；引导骨组织再生；数字化；种植

近年来，随着口腔种植学的发展以及人们对美观的要求越来越高，前牙美学修复逐渐被人所重视，前牙美学修复需要考虑3个治疗层次：骨组织轮廓，软组织轮廓及质地，修复体轮廓、位置、质地和色泽。前牙缺失后，由于唇侧骨板菲薄，因此水平向及垂直向的骨吸收更为明显，而选择正确的骨增量技术是获得长期稳定、美观效果的前提。研究表明，对于骨缺损较为严重的患者，将自体骨移植与GBR联合应用能够获得理想的骨轮廓，并且长期效果较为稳定。另外，前牙美学区修复对种植体植入位置方向有更高的要求，数字化导板技术能够辅助医生更精准地植入种植体，实现以修复为导向的种植，且能够保证唇侧更多的骨板，因此应用逐渐广泛。其次，软组织轮廓及质地，临时修复体具有良好的外形突度，其颈部突度对牙龈产生一定的压力，从而诱导种植体周围软组织形成自然的穿龈轮廓。另外，同时观察修复体对患者美观、咬合及发音功能的影响。最后，制作符合白色美学标准的种植修复体，DSD设计可分析患者美学缺陷，并设计出修复体形态，患者满意则可根据设计结果进行修复体制作，最终获得较为理想的美学效果。基于以上，本病例为骨缺损较为严重的前牙连续缺失，首先进行Onlay植骨联合GBR技术进行骨增量，延期进行种植修复，术前首先进行DSD设计修复体形态，并于数字化导板的引导下进行种植修复，使用临时修复体进行牙龈塑形，最后行最终修复体修复。

一、材料与方法

1. 病例简介　30岁女性患者。主诉：上前牙缺失1年，要求种植修复。现病史：患者1年前上前牙因龋缺失，曾于外院行可摘义齿修复（具体信息不详），患者自觉美观及功能不佳，来我院要求种植修复。既往史及全身状况：既往体健，无吸烟习惯，否认药物过敏史，否认其他系统性疾病。颌面部检查：患者颌面部基本对称，面下1/3基本协调，下颌后缩，颏部发育不足，笑线为低位笑线。口腔检查：13-23连续缺失，牙龈生物型为薄龈型，无明显炎症，缺牙区牙槽骨厚度明显不足，唇侧轮廓塌陷，且牙槽嵴低平，颌龈距离过大。CBCT检查示：13-23牙槽骨丰满度差，唇侧骨板明显不足，颊舌向宽度为2.5~3.5mm，垂直骨高度为15~18mm。

2. 诊断　上颌牙列缺损。

3. 治疗计划

（1）前期准备及美学风险评估。

作者单位：山东大学口腔医院
通讯作者：朱震坤；Email: 181960047@qq.com

（2）第一阶段骨增量：双侧外斜线取骨，13-23进行Onlay植骨联合GBR术。

（3）第二阶段种植修复：6月个后，进行DSD设计，数字化引导下于13、11、21、23植入Straumann BLT种植体，3个月后进行二期手术，临时修复体进行牙龈塑形，最终修复体戴入。

4. 治疗过程

（1）初诊：拍摄CBCT、面相及口腔内照片，取研究模型，进行美学风险评估，制订治疗方案（图1~图3，表1）。

（2）Onlay植骨+GBR：术前准备，消毒，铺巾。受区准备：14-24区局部浸润麻醉，切开、翻瓣，见13-23区域颊侧骨板明显凹陷，确定移植骨块大小，黏骨膜瓣暂时复位，压迫止血（图5）。制备供区：双侧下颌骨外斜线处行局部浸润麻醉，切开、翻瓣，暴露取骨部位，于双侧外斜线处使用超声骨刀截骨，骨凿撬动后取出骨块，供区放置CGF膜，严密缝合，压迫止血。修整骨块锐利边缘，湿润保存（图4）。制备受区：于颊侧骨板去皮质化，预备滋养孔，修整骨块使之与受植床贴合，使用钛钉将自体骨块固定于颊侧骨板缺损处，骨块稳定性较好，周围填入Bio-Oss骨粉，覆盖Bio-Gide胶原膜，减张严密缝合（图5）。术后CBCT示：供区骨缺损，受区骨增量明显（图6）。术后10天复查术区愈合良好，骨块无暴露，黏膜无异常（图7）。

（3）DSD设计及数字化导板引导下种植：骨增量术后6个月进行复查，缺牙区牙槽嵴丰满，附着龈健康。CBCT示：受植区骨量得到很好的维持和再生，较之前植骨后没有发生明显的吸收，拟进行种植体植入（图8、图9）。术前进行DSD设计，患者对修复预期效果较为满意（图10），之后利用数字化技术术前设计种植体植入三维位置并进行数字化导板的打印（图11、图12）。进行种植手术，切开、翻瓣，取出钛钉，数字化导板就位后进行种植窝的预备，导向杆探查种植体植入方向，最终于13、11、21、23位点各植入Straumann BLT 3.3mm×10mm种植体1颗，严密缝合（图13）。术后CBCT示种植体位置方向好，唇侧骨厚度>2mm（图14）。种

植术后3个月进行复查，牙龈无异常，种植体骨结合良好且周围骨组织无明显吸收（图15），因此进行二期手术安装愈合基台，同期取模并制作临时修复体，完成后戴入口腔，进行牙龈诱导成形，并观察患者发音及功能适合度（图16~图18）。2个月后，制取个性化印模，进行永久修复体的制作，试戴永久修复体，调𬌗后进行粘接固位（图19~图21）。

二、结果

本病例最终修复体形态、色泽良好，龈乳头未充满龈间隙，但患者为高笑线，美学风险相对较小，咬合关系良好，覆盖、覆𬌗正常，患者对美学及功能修复均较为满意。

表1 美学风险评估

美学风险因素	风险水平		
	低	中	高
健康状况	健康，免疫功能正常		免疫功能低下
吸烟习惯	不吸烟	少量吸烟，<10支/天	大量吸烟，>10支/天
患者美学期望值	低	中	高
唇线	低位	中位	高位
牙龈生物型	低弧线形、厚龈生物型	中弧线形、中龈生物型	高弧线形、薄龈生物型
牙冠形态	方圆形	卵圆形	尖圆形
位点感染情况	无	慢性	急性
邻面牙槽嵴高度	到接触点≤5mm	到接触点5.5~6.5mm	到接触点≥7mm
邻牙修复状态	无修复体		有修复体
缺牙间隙宽度	单颗牙（≥7mm）	单颗牙（≤7mm）	2颗牙或2颗牙以上
软组织解剖	软组织完整		软组织缺损
牙槽嵴解剖	无骨缺损	水平向骨缺损	垂直向骨缺损

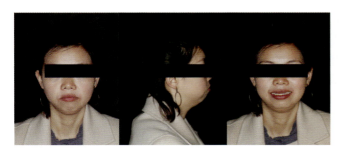

图1 初诊面像及微笑像

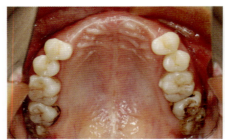

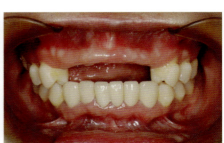

图2 初诊口内像

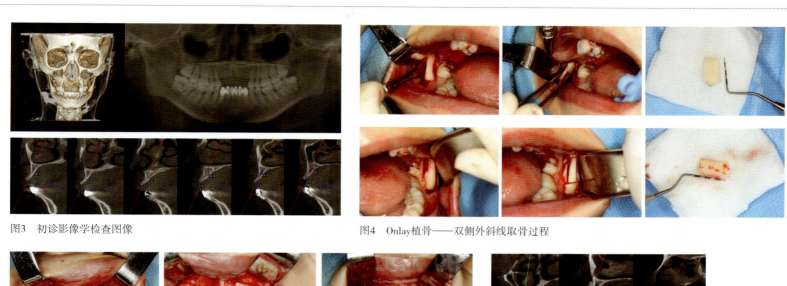

图3　初诊影像学检查图像

图4　Onlay植骨——双侧外斜线取骨过程

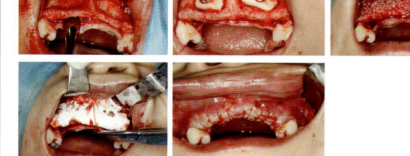
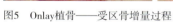

图5　Onlay植骨——受区骨增量过程

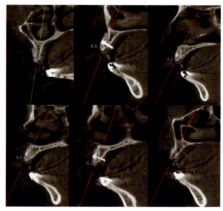

图6　Onlay植骨术后当天影像学检查图像

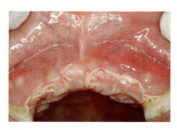

图7　Onlay植骨术后10天口内像

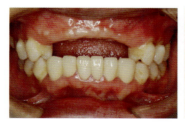

图8　Onlay植骨术后6个月口内像

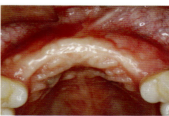

图9　Onlay植骨术后6个月影像学检查图像

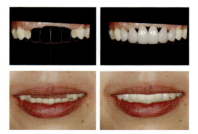

图10　DSD设计效果

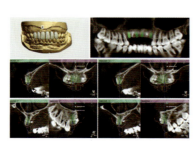

图11　数字化导板的设计

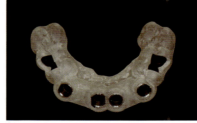
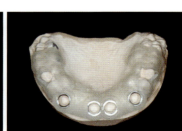

图12　数字化导板制作完成

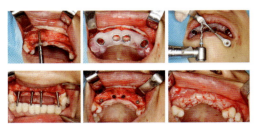

图13　种植体植入手术过程

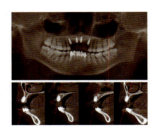

图14　种植体植入术后当天影像学检查

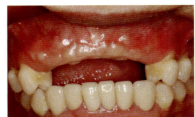

图15　种植术后3个月后口内像及影像学检查图像

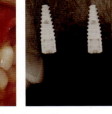

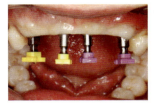

图16　种植术后3个月二期手术并同期取模

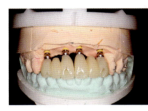

图17　临时修复体制作完成

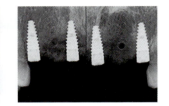

图18　种植植入术后3个月影像学检查

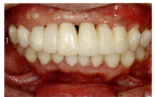

图19　临时修复体佩戴2个月口内像

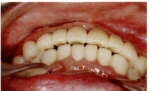

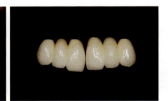

图20　最终修复体制作完成

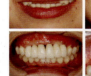

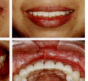

图21　最终修复效果

三、讨论

　　前牙区的美学修复是目前关注的重点问题，同时也是难点问题。本病例中，患者上前牙连续缺失1年余，且在牙缺失期间佩戴可摘局部义齿，因此牙槽骨发生更为严重的骨吸收，不能保证种植体植入的初始稳定性，因此需进行骨增量，该患者牙槽骨呈刃状，骨厚度<3mm，单纯置入骨替代材料及屏障膜不能达到充分的骨增量，长期效果并不理想。因此，选择在植入种植体之前进行块状骨移植来达到骨增量的目的是最佳的治疗方案，自体块状骨通常取自下颌骨正中联合及下颌骨外斜线处，该患者下颌后缩，颏部发育不足，无法提供足够的硬组织以修复缺损的牙槽嵴，因此选择双侧下颌骨外斜线区取骨。另外，将块状骨移植与GBR技术联合应用，一方面自体骨具有骨诱导性及良好的支撑作用，骨移植材料填满间隙，能够恢复骨轮廓；另一方面骨粉表面覆盖Bio-Gide胶原膜，能够防止结缔组织对骨生成的干扰

作用，本病例中，6个月后进行复查，可见水平向骨增量明显，但垂直向骨增量不理想。本病例在种植手术之前进行DSD设计，患者近远中间隙小，颌龈距离过大，DSD设计无法达到理想的目标，但患者较为满意，之后在数字化导板引导下进行种植手术，最终种植体植入方向、位置与术前设计基本一致，种植体唇侧保留更多的骨板，证明了数字化导板的精准性及可靠性。另外，患者种植二期手术之后，戴入与DSD设计相符的临时修复体进行牙龈塑形，2个月后复查，检查发现龈乳头无法充满龈间隙，无法获得一个满意的牙龈轮廓，这可能由于患者牙槽嵴高度降低，且垂直向骨增量比较有限，进一步进行垂直向骨增量以及软组织塑形，美学效果会更为理想，但患者对于美观、功能舒适性均满意，因此最终按临时修复体形态进行永久修复体制作及戴入。在此病例中，同时应用多种技术，从而强化骨量基础，建立以终为始的种植修复体系，防止美学风险的发生。

参考文献

[1] Buser, Daniel. 牙种植学的引导骨再生——20年的进展[M]. 宿玉成译. 北京：人民军医出版社，2011.

[2] Cordaro L, Torsello F, Miuccio MT, et al. Mandibular bone harvesting for alveolar reconstruction and implant placement: subjective and objective cross-sectional evaluation of donor and recipient site up to 4 years[J]. Clinical Oral Implants Research, 2011, 22(11):1320-1326.

[3] 李风帆,曹庆堂,王宏志. 影响前牙区种植美学因素的研究进展[J]. 口腔颌面修复学杂志, 2020, 021(001):57-61.

[4] Yongdi Z, Ziang Z, Guang Y, et al. Digital design and 3D printing of dental implant guide[J]. Heb Journal of Industrial ence and Technology, 2018.

[5] 宋淑玲. 数字化导板在多牙缺失种植中的临床应用研究[D]. 山东:青岛大学, 2017.

上颌单根牙骨缺损种植修复病例

戴超 戴印和 张晗 李昊

摘 要

目的：本文报道1例上颌单根牙骨缺损种植修复病例，术中采用微创拔除患牙，同期即刻种植+GBR技术+即刻过渡义齿制作技术，6个月后行个性化印模柱制取印模，复制穿龈轮廓并最终完成种植修复的病例。**材料与方法**：患者为26岁女性，22残根未拔除，22区弹性义齿修复4年，现美观及固位不佳来诊，要求修复治疗。患者22残根在位，唇侧丰满度尚可，CBCT示：22残根在位，根方骨量较为充盈，未见明显急、慢性根尖炎症，22唇侧骨板存在，连续性待诊断。患者术中在未翻瓣下微创拔除患牙，探查唇侧骨板连续性良好，在修整牙槽窝后使用级差备洞技术于理想的三维位置植入ADIN种植系统ISF1335种植体1颗，植入扭矩＞35N·cm，同期以人工骨粉（Bio-Oss）+富血小板纤维蛋白（PRF）混合颗粒压实置入跳跃间隙内，并覆盖可吸收屏障膜（Bio-Gide），行GBR骨增量技术。术后即刻使用ADIN种植系统临时基台，以光固化树脂材料制作过渡性临时义齿，螺丝固位，进行无咬合处理。6个月后复查CBCT，种植体唇侧骨板丰盈，取下过渡性临时义齿，制作个性化印模柱复制成形的穿龈轮廓制取终印模，制作全瓷冠修复体，完成最终修复，期间患者完成11、21全瓷冠制作，12、13、23瓷贴面制作。**结果**：最终种植体修复、瓷贴面及全瓷冠修复体外形自然、色泽逼真，患者对于最终修复效果满意。**结论**：对于上颌单根牙骨缺损种植修复的病例，在术中遵循外科原则的情况下，选择合适的手术操作方式，将种植体植入正确的三维位置，并同期进行GBR骨增量技术，可以实现持续稳定的软硬组织，获得持久的种植修复效果。

关键词：不翻瓣微创拔牙；骨增量手术；GBR；过渡性临时义齿；个性化印模技术

以修复为导向，具有初始稳定性的、正确的三维位置植入是获得美学种植效果的必要条件。并且为了获得长久稳定的美学效果，在外科手术时使用适量的增量程序，进行硬组织和软组织的处理是必要的，甚至即使骨量充足，也有必要进行辅助性的软组织移植。充足健康的骨量与软组织在种植修复病例中非常重要。但上颌单根牙区域因其具有特殊的临床特点经常因为种种原因导致种植区的骨量不足，给种植手术带来困难，需要同期进行骨增量技术，甚至在同期进行骨增量技术后需要延期进行种植修复。目前，临床上常用的骨增量方法包括：引导骨组织再生术、上颌窦提升、块状骨移植、夹层骨移植、骨劈开、牵引成骨、拔牙位点保存等。大多数骨缺损病例可以通过引导骨组织再生术实现骨增量，最终完成种植手术。

本病例患者22残根4年，弹性义齿修复，术中微创拔除患牙后即刻种植，人工骨粉（Bio-Oss）颗粒混合富血小板纤维蛋白（PRF）和可吸收屏障膜（Bio-Gide）同期行GBR骨增量术，过渡性临时义齿即刻修复，后期个性化印模柱复制穿龈轮廓制取最终印模后完成最终修复。

一、材料与方法

1. 病例简介 26岁女性患者，22残根在位，行弹性义齿修复4年，现美观及固位不佳要求修复治疗。无系统性疾病。专科检查：22残根，22唇侧丰满度尚可，咬合关系良好，散在牙石及菌斑存在。CBCT示：22残根在位，根方骨量较为充盈，未见明显急、慢性根尖炎症，22唇侧骨板存在，连续性待诊断（图1～图5）。患者美学评估表见表1。

2. 诊断 22残根；牙龈炎。

3. 治疗计划

（1）牙周基础治疗。

（2）不翻瓣下微创拔除患牙。

（3）即刻种植+同期GBR技术。

（4）过渡性临时义齿制作。

（5）个性化印模技术，上部结构修复。

（6）牙周定期维护。

4. 治疗过程

（1）外科程序：①局麻下行不翻瓣微创拔除患牙，探查唇侧骨板连续性良好，修整牙槽骨，小球钻定点，以级差备洞技术在正确的三维位点植入ADIN种植系统ISF1335种植体1颗，植入扭矩＞35N·cm，将人工骨粉（Bio-Oss）颗粒混合富血小板纤维蛋白（PRF）压实植入2mm以上的跳跃间隙内，可吸收屏障膜（Bio-Gide）覆盖植骨表面行同期GBR骨增量技术（图6～图12）。②术后即刻使用ADIN种植系统临时基台，以光固化树脂材料制作过渡性临时义齿，螺丝固位，无咬合处理（图13～图16）。

作者单位：青县人民医院口腔科

通讯作者：戴超；Email: 751009703@qq.com

表1　美学风险评估

美学风险因素	风险水平		
	低	中	高
健康状况	健康，免疫功能正常		免疫功能低下
吸烟习惯	不吸烟	少量吸烟，<10支/天	大量吸烟，>10支/天
患者美学期望值	低	中	高
唇线	低位	中位	高位
牙龈生物型	低弧线形、厚龈生物型	中弧线形、中龈生物型	高弧线形、薄龈生物型
牙冠形态	方圆形	卵圆形	尖圆形
位点感染情况	无	慢性	急性
邻面牙槽嵴高度	到接触点≤5mm	到接触点5.5~6.5mm	到接触点≥7mm
邻牙修复状态	无修复体		有修复体
缺牙间隙宽度	单颗牙（≥7mm）	单颗牙（<7mm）	2颗牙或2颗牙以上
软组织解剖	软组织完整		软组织缺损
牙槽嵴解剖	无骨缺损	水平向骨缺损	垂直向骨缺损

表2　PES及WES美学评分

红色美学评分（PES）Furhauser		白色美学评分（WES）Belser	
近中龈乳头	2	牙冠形态	2
远中龈乳头	2	牙冠体积	2
唇线龈缘新水平	1	修复体色调	1
软组织形态	1	修复体表面纹理	1
牙槽突外形	1	透明度	1
软组织颜色	1		
软组织质地	2		
总计	10	总计	7

（2）修复程序：①种植术后6个月，种植体唇侧软组织量丰满，CBCT示种植体周围骨量充足。去除过渡性临时义齿，种植体袖口形态健康，利用过渡性临时义齿制作个性化印模柱，制取终印模，制作全瓷冠，期间患者完成11、21全瓷冠制作，12、13、23瓷贴面制作（图17~图24）。②患者最终戴入全瓷冠修复，完成最终修复（图25~图27）。修复完成后红白美学评分见表2。

二、结果

在即刻种植手术中同期进行GBR骨增量技术及过渡性临时义齿制作，获得了持续稳定的软硬组织，最终达到良好的种植修复效果。患者对修复效果十分满意。

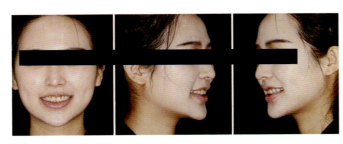

图1　患者术前微笑像

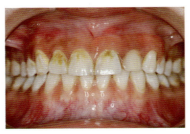

图2　弹性义齿修复口内像

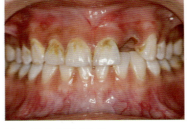

图3　患者术前口内像

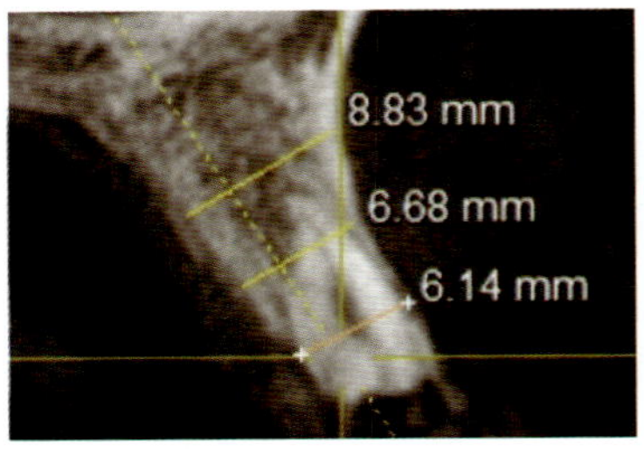

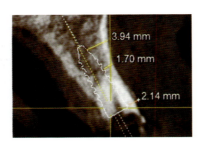

图4　术前CBCT影像

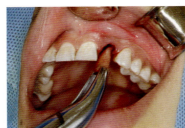

图5　术前模拟种植CBCT影像

图6　术中微创拔牙

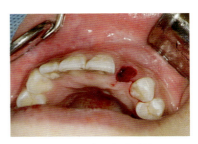

图7　术中探查唇侧骨板连续性

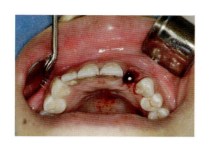

图8 术中种植体轴位检查

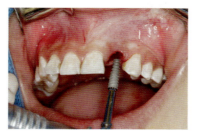

图9 术中种植体植入

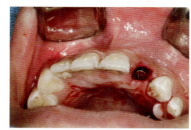

图10 术中种植体唇侧跳跃间隙

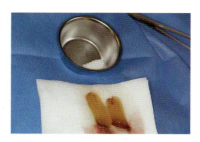

图11 术中Bio-Oss + PRF混合

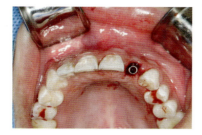

图12 术中植骨覆膜

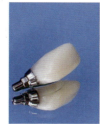

图13 术后过渡性临时性义齿制作

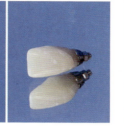

图14 术后过渡性临时义齿佩戴

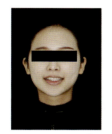

图15 术后患者微笑像

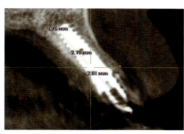

图16 术后种植CBCT检查影像

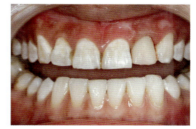

图17 术后6个月患者口内像

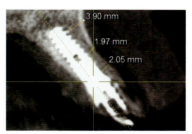

图18 术后6个月种植CBCT检查影像

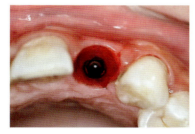

图19 术后种植体穿龈轮廓影像

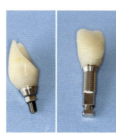

图20 个性化印模柱制作

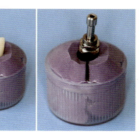

图21 个性化印模柱制取最终印模

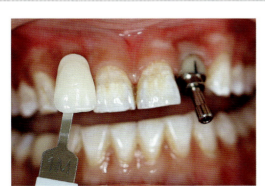

图22 修复前比色

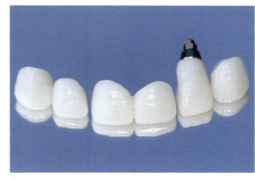

图23 修复体照片

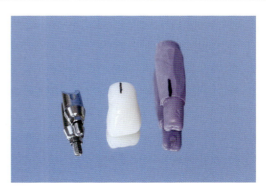

图24 种植修复体照片

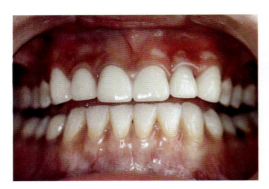
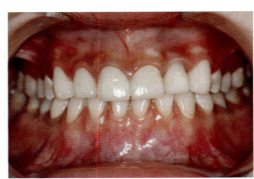
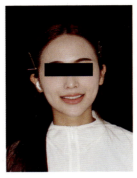

图25　患者术后口内像　　　　　　　图26　患者最终修复后9个月口内像　　　　　　图27　患者最终修复后9个月微笑像

三、讨论

本病例患者为年轻女性，22残根在位，唇侧轮廓较为丰满，CBCT示：22残根在位，根方骨量较为充盈，未见明显急、慢性根尖炎症，22唇侧骨板存在，连续性待诊断。术中在不翻瓣下微创拔除残根，即刻种植，同期行GBR骨增量技术，过渡性临时义齿制作。6个月后复查CBCT示：种植体周围骨量充足。制作个性化印模柱复制成形的穿龈轮廓，制取硅橡胶印模，同期制作11、21全瓷冠及12、13、23瓷贴面。修复义齿佩戴后患者对最终的修复效果满意。

上颌单根牙骨缺损的种植修复一直是种植领域极具挑战性的工作，临床上植入区骨量及软组织不足的问题，给种植手术带来极大的难度。在上颌单根牙骨缺损的种植修复病例中，外科操作需要以最终修复为导向，将种植体在正确的三维位点植入并获得满意的初始稳定性，同时术中进行适量的GBR骨增量技术用以保证后期拥有长期稳定的软硬组织量。临床上常用的骨增量方法包括：引导骨组织再生技术、上颌窦提升、块状骨移植、夹层骨移植、骨劈开、牵引成骨、拔牙位点保存等。GBR技术是在软组织与骨缺损之间植入生物材料制成的屏障膜，用以阻止软组织中的上皮细胞和成纤维细胞生长进入骨缺损区，维持空间，促进骨缺损周围骨的再生，同时还能保护血凝块，稳定伤口。根据本病例特点，患者为年轻女性，22患牙微创拔除后，探查唇侧骨板轮廓连续性尚可，在正确的三维位置以级差备洞的方式植入种植体，初始稳定性良好，同期行GBR技术进行骨增量，术后即刻制作过渡性临时义齿螺丝，以螺丝方式旋入，6个月后软硬组织量稳定，修复效果满意。

参考文献

[1] 宿玉成译. 国际口腔种植学会（ITI）口腔种植临床指南第三卷：拔牙位点种植——各种治疗方案[M]. 北京: 人民军医出版社, 2015.

[2] 宿玉成译. 国际口腔种植学会（ITI）口腔种植临床指南第七卷：口腔种植的牙槽嵴骨增量程序：分阶段方案[M]. 沈阳: 辽宁科学技术出版社, 2016.

[3] 宿玉成译. 牙种植学的SAC分类[M]. 北京: 人民军医出版社, 2015.

[4] 宿玉成译. 牙种植学的引导骨再生——20年的进展[M]. 2版. 北京: 人民军医出版社, 2011.

[5] 黄懂, 张鹏, 马开宇等译. 垂直向和水平向牙槽嵴骨增量[M]. 沈阳: 辽宁科学技术出版社, 2018.

[6] Araujo MG. Socket grafting with the use of autofogous bone:an experimental study in the dog[J]. Clin Oral Implants Res, 2011, 22(1):9–13.

[7] Bhola M, Jacobs Lc, kolhatkar S. Imaudiate implants for aesthetic success: New guidelines[J]. J Int Clin Dent Res Organ, 2015, 7:138–147.

[8] Grunder U. Stability of the mucosal topography around single–tooth implants and adjacent teeth: 1–year results[J]. Int J Periodontics Restorative Dent, 2000 Fed, 20(1):11–17.

[9] Kan JYK, Roe P, Rungcharassaeng K, et al. Classification of sagittal root position in relation to the anterior maxillary osseous housing for immediate implant placement: a cone beam computed tomography study[J]. Int J Oral Maxillofac Implants, 2011, 26(4):873–876.

[10] Belser UC, Gratter L,Vailati F, et al. Outcome evaluation of early placed maxillary anterior single–tooth implants using objective esthetic ceteria: a cross–sectional,retrospective study in 45 petients with a 2–to4–year follow–up using pink and white, esthetic scores[J]. J periodantol, 2009, 80(1):140–151.

[11] Rudolf Fürhauser, Florescu D, Benesch T, et al. Evaluation of soft tissue around single–tooth implant crowns: the pink esthetic score[J]. Clinical Oral Implants Research, 2010, 16(6):639–644.

第2章
牙列缺失种植治疗
Implant Therapy for Edentulous Patients

"数字化三维虚拟患者"——面扫辅助数字化全口种植固定修复病例1例

张天旭 刘楠馨 蔡潇潇

摘要

目的：本病例主要讨论以面扫为辅助手段的"数字化三维虚拟患者"的建立，以及其在潜在牙列缺或无牙颌患者种植修复中的应用。**材料与方法**：患者初诊时进行垂直距离、侧貌、咬合关系及颞下颌关节的评估，同时进行患者信息采集，CBCT采集颌骨信息，口扫采集口内余留牙及软组织信息，面扫采集患者不同状态面部信息（闭口、微笑、大笑）。通过患者前牙信息将患者面扫与口扫及CBCT进行拟合，从而建立"数字化虚拟患者"，辅助患者后续的虚拟排牙，微笑设计及种植术前规划。在"虚拟患者"中参考面部信息进行虚拟排牙，术前打印虚拟排牙口内试托。根据虚拟排牙进行术前数字化种植规划，以修复为导向进行种植体三维位置的设计，打印数字化外科导板。在数字化外科导板的辅助下，完成上下颌种植体的全程引导植入。上颌种植体初始稳定性不足，埋置愈合，下颌拟即刻修复。上颌根据术前虚拟排牙在设计软件中加入基托，数字化切削上下颌临时修复体，上颌临时活动义齿修复，下颌种植固定义齿修复。6个月后上颌行种植二期手术，根据术前虚拟排牙数字化切削上颌固定临时义齿。戴入6个月后进行关节及咬合评估，数字化全口摄影测量PIC（precise implants capture）取模，口内复制临时修复体，数字化设计并切削钛支架，最终修复。**结果**：利用面扫完成患者信息整合后，根据患者面部信息及颌位关系进行虚拟排牙，术后临时修复体的制作完全依据以面扫为辅助参考的虚拟排牙，修复体戴入后患者唇侧丰满度、侧面型、前牙美学及咬合关系等恢复良好。**结论**：以面扫为中心的信息拟合可将患者的面部信息、口内软组织信息、颌骨信息进行拟合，构建"数字化虚拟患者"，更加全面地辅助进行虚拟排牙及种植规划。

关键词：面扫；信息整合；虚拟患者；数字化全口取模；数字化种植

以修复为导向的数字化种植已广泛应用，同时数字化辅助"以终为始"的种植理念更多被提及，以术前的理想修复体的设计来贯穿整个种植治疗流程，指导后续种植流程。对于较为复杂的潜在牙列缺失或者无牙颌的患者，如何在术前设计阶段采集更全面的患者信息，为修复体的设计提供更为全面的信息参考，将"以修复为导向'理念中的'修复"在治疗起始就设计得更为完善。目前数字化的种植设计规划中，通常缺少患者面部信息的参考。因此，以面扫辅助进行患者信息采集与整合，在口内软硬组织基础上，加入患者面部信息进行患者个性化的微笑美学设计及三维虚拟排牙，提供更为完整真实的患者信息。

一、材料与方法

1. 病例简介 63岁男性患者。主诉：全口多颗牙缺失及龋坏数年。现病史：患者因牙周病及龋病先后缺失多颗牙，现因影响咀嚼来我科就诊，要求种植修复。既往史：无特殊。临床检查：11、15、16、21、22、24-27、31、32、34-37、41、42、44、47缺失；23、33、43伸长，45、46近中倾斜；16 I 度松动，23、43、45 II 度松动，33、46 III 度松动。患者口腔卫生较差，关节检查未见明显异常。垂直距离评估：面下1/3与面中1/3接近；双侧颞下颌关节评估：患者无主观症状，双侧髁突骨皮质连续，未见明显异常。CBCT检查示：上颌前牙区及前磨牙区骨量尚可，磨牙区窦嵴距3~5mm，下颌剩余牙槽嵴骨量尚可，余留牙根尖周骨吸收明显。

2. 诊断 牙列缺损。

3. 治疗计划 多学科综合评估；上下颌全口即刻种植；全口种植固定修复。

4. 治疗过程（图1~图30）

（1）数字化治疗设计流程

①患者信息采集及整合：数字化面扫（3dMD）采集患者不同状态下的面部信息，包括静息、微笑以及大笑状态；数字化口扫采集患者口内余留牙信息及软组织信息；拍摄CBCT采集患者颌骨信息及双侧颞下颌关节信息。利用患者微笑及大笑状态前牙信息将面扫数据与口扫数据进行拟合，利用余留牙信息将口扫数据与CBCT数据拟合，实现患者信息的全面采集与整合。

②面扫辅助三维虚拟排牙：完成患者面部、口内及颌骨信息整合后，进行三维虚拟排牙，面扫辅助确定前牙切端位置，完成数字化虚拟排牙。根

作者单位：四川大学华西口腔医（学）院

通讯作者：蔡潇潇；Email: xcai@scu.edu.cn

据虚拟排牙抠出余留牙位置，留出口内试戴空间，打印虚拟排牙进行口内试戴与评估，确认患者试戴虚拟排牙前牙切端暴露量、侧面型以及发音等。

③数字化种植规划及外科种植导板设计：确认虚拟排牙后，以修复为导向进行种植设计。上下颌各6颗植体设计，以双侧2、4、6位点为种植位点进行设计，种植体在上下颌牙槽骨内均匀分布，减少修复并发症发生概率。上颌双侧6位点行斜行植入，30°角度基台进行修复角度纠正，避免复杂的上颌窦底提升术。因上颌拟种植位点涉及口内余留牙位点，故上颌采用固位针导板+种植外科导板方式，利用口内相对较为稳固的余留牙就位固位针导板，随后种植导板共享固位针。下颌较稳固余留牙未涉及拟种植位置，采用牙及黏膜共同支持式种植外科导板。

（2）数字化种植外科过程

①上颌种植流程：利用较为稳固余留牙（12、13、14、16）就位固位针导板，预备好固位针位置后，拔除余留牙，利用相同固位针位置就位种植外科导板。在全程导板引导下逐级扩孔，于14-12-22-24牙位点植入ITI/BLT 4.1×12mm种植体，16、26位点沿上颌窦壁斜行植入ITI/BLT 4.8×10mm种植体。上颌种植体初始稳定性不足，埋置愈合。下颌种植流程：拔除松动余留牙43、45、46，利用38辅助就位数字化种植导板，在全程导板引导下逐级扩孔，于34-32-42-44位点植入ITI/BLT 4.1mm×12mm种植体，36、46位点植入ITI/BLT 4.8mm×10mm种植体。6颗种植体初始稳定性均良好≥35N·cm，下颌拟即刻修复。术后拍摄CBCT显示种植体位置良好，种植体周骨量充足。

②上下颌临时修复体戴用：根据术前虚拟排牙，数字化切削上颌活动

临时修复体及下颌固定临时修复体。戴入后患者前牙切端暴露量、侧面型、唇侧丰满度、发音等恢复良好，患者自身主观感受也较为良好，调殆，嘱患者勿咬硬物，定期复查。6个月后拍摄CBCT，上下颌种植体骨结合良好，行上颌种植二期手术，根据上颌活动临时修复体制作上颌固定临时修复体，定期复诊。患者戴用上下颌固定临时修复体6个月，患者关节及咬合尚可，T-Scan检查咬合均匀分布，行肌电检测，双侧咀嚼肌对称，肌力正常。

③数字化全口PIC定位取模：数字化口扫扫描临时修复体，全口种植PIC定位仪立体摄影整体捕捉种植体位置，行全口无牙颌数字化取模。根据获得种植体位置及软组织信息切削铝制杆卡，口内试戴，验证PIC取模的精确性，铝制杆卡口内就位良好，全景片示铝制杆卡与SRA基台间密合。

④最终修复：根据临时修复体信息回切进行上下颌钛支架设计，原厂数字化切削，患者口内试戴，钛支架就位良好。上颌氧化锆单冠修复，下颌金属内冠烤塑单冠修复，便于后期维护。给予口腔卫生宣教指导。

二、结果

数字化面扫的加入使得患者信息采集更加全面，利用患者面扫数据进行信息整合后，虚拟排牙加入面部信息作为参考，使虚拟排牙更加直观及准确，提前预告患者整体修复效果。在数字化辅助设计种植导板辅助种植体的植入，术后临时修复体整体数字化切削，完整还原面扫辅助下的三维虚拟排牙设计。数字化全口扫描定位仪取模更为高效，减少传统取模连接取模柱的烦琐与患者的不适以及常规口内扫描的数据重叠误差，同时更好地实现信息传递。

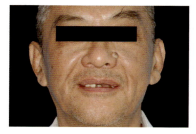

图1 患者初诊面像

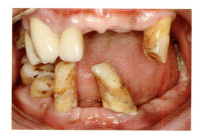

图2 患者初诊口内情况

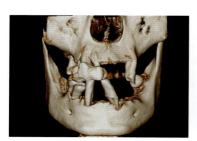

图3 患者初诊CBCT

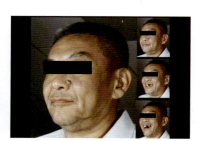

图4 利用数字化面扫采集患者不同状态面部信息（静息/微笑/大笑）

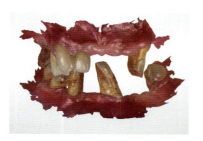

图5 数字化口扫采集口内余留牙及软组织信息

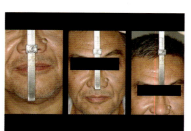

图6 评估患者垂直距离

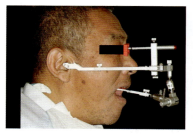

图7 面弓转移上殆架

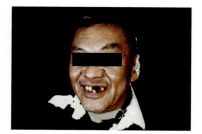

图8 获得三维面扫数据，用于患者信息整合

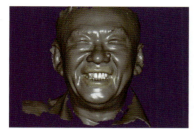

图9　根据患者信息整合后面部及口内信息进行虚拟排牙

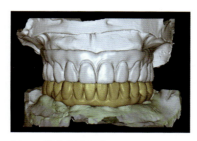

图10　完成虚拟排牙

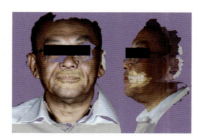

图11　完成排牙后的虚拟患者

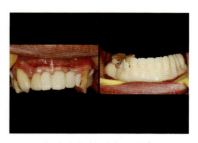

图12　抠出虚拟排牙中口内余留牙位置，3D打印后进行口内试戴评估

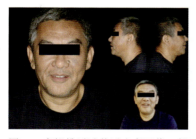

图13　虚拟排牙试戴后患者面像、侧面型及前牙暴露量良好

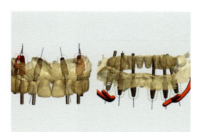

图14　根据虚拟排牙进行"以修复为导向"种植规划设计

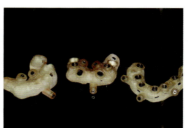

图15　打印数字化种植外科导板，上颌为固位针导板+共享固位针位置的种植全程导板，下颌为牙及黏膜共同支持种植全程导板

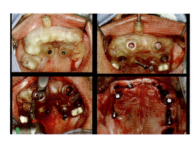

图16　上颌手术流程。利用余留牙就位固位针导板，全程导板引导下植入种植体，初始稳定性不足，埋置愈合

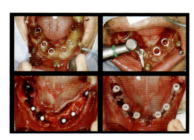

图17　下颌手术流程。拔除Ⅲ度松动余留牙，就位种植导板，全程引导种植体植入，初始稳定性良好

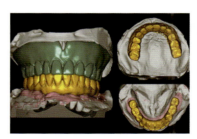

图18　根据术前虚拟排牙，上颌虚拟排牙增加基托部分

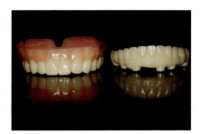

图19　数字化切削上下颌临时义齿（上颌活动临时义齿，下颌种植支持固定临时义齿）

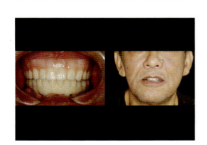

图20　上下颌临时义齿戴入

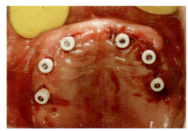

图21　6个月后行上颌种植二期手术

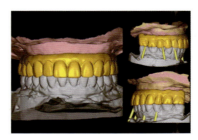

图22　根据术前虚拟排牙，调整上颌临时修复体

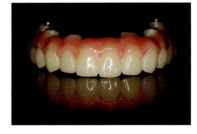

图23　数字化切削上颌固定临时义齿

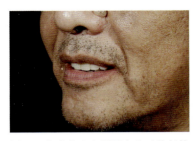

图24 患者戴入上颌固定临时修复体后美观及面型良好

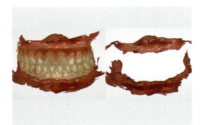

图25 数字化口扫获取临时修复体及软组织信息

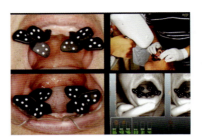

图26 立体摄影测量PIC全口数字化印模

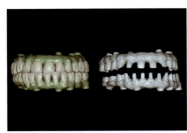

图27 回切设计最终桥架

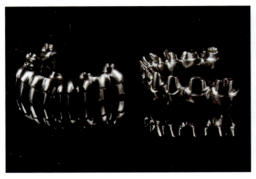

图28 数字化切削原厂钛桥架

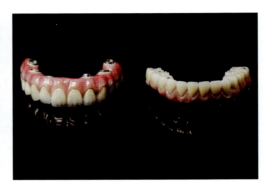

图29 最终修复体

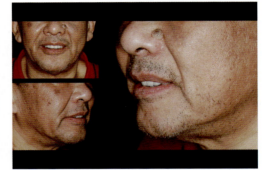

图30 最终修复后患者面像

三、讨论

1. 数字化面扫辅助下的患者信息采集与整合

目前全口种植患者数字化设计，在术前设计过程中通常缺少患者面部信息的参考，缺少患者笑线、唇侧丰满度、面中线等重要参考指标。数字化面扫可获得患者的三维面部信息，通过与口扫数据及CBCT数据拟合后获得更加全面的患者信息，构建数字化的虚拟患者。构建的三维虚拟患者用于虚拟排牙，提供与患者面部特征更为协调的术前虚拟微笑及全口排牙设计。

以数字化面扫为中心，进行患者口扫数据与CBCT数据拟合，其在数字化治疗流程中所体现的优势包括：①实现患者所有信息的整合。②整个治疗计划流程的无创模拟。③直观的三维修复效果预告。④医生、患者及技师之间更直观的交流与信息传递。对于需全口种植修复的患者，传统流程需在无面部信息参考的排牙与临床试戴间进行来回调改以获得理想的修复效果。而数字化面扫所获得的面部三维数据，为医生及技工提供了可视化的虚拟设计，在数字化微笑及排牙设计中提供更为完整真实的患者信息，而不仅局限于口内的软硬组织信息。但目前的数字化面扫技术仅可在相对静态的面部表情下创建虚拟患者进行设计，无法进行模拟患者发音或其他面部运动状态下的动态捕捉，动态的面部成像及模拟将是数字化面扫技术未来的发展方向，以提供更全面的诊断信息。

2. 无牙颌数字化全口定位取模

以数字化方式取模在单颗或部分牙齿缺失的患者应用已较为常用，相较于传统印模材料取模相对更为高效，且利于信息的保存与传递。而对于无牙颌种植患者的数字化取模，由于缺乏足够的可重叠参考点，获得临床可接受准确度的种植体三维位置较为困难。利用PIC数字化印定位，整体捕捉种植体间相对位置，配合口扫仪获得临时修复体及软组织信息后，与PIC定位获得的种植体间相对位置信息文件进行拟合，进行最终修复体的制作。与扫描杆加口扫仪的印模方式相比，全口定位取模整体捕捉种植体相对位置，可减少扫描杆口扫取模时数据重叠带来的误差问题，为无牙颌种植印模提供高效优化的数字化解决方案。

参考文献

[1] Harris BT, Montero D, Grant GT, et al. Creation of a 3-dimensional virtual dental patient for computer-guided surgery and CAD-CAM interim complete removable and fixed dental prostheses: A clinical report[J].J Prosthet Dent, 2017, 117(2): 197-204.

[2] Sánchez-Monescillo Andrés, Sánchez-Turrión Andrés, Vellon-Domarco E, et al. Photogrammetry Impression Technique: A Case History Report[J]. Int J Prosthodont, 2016;29(1):71-73.

[3] Peñarrocha-Oltra, Pradies, Guillermo, et al. Maxillary Full-Arch Immediately Loaded Implant-Supported Fixed Prosthesis Designed and Produced by Photogrammetry and Digital Printing: A Clinical Report[J]. J Prosthodont, 2017, 26(1):75-81.

[4] Li J, Chen Z, Dong B, et al. Registering Maxillomandibular Relation to Create a Virtual Patient Integrated with a Virtual Articulator for Complex Implant Rehabilitation: A Clinical Report[J]. J Prosthodont, 2020 Aug, 29(7):553-557.

颧种植赝复体修复左侧上颌骨缺损1例

王娟　周子谦　秦海燕　吴国锋　景建龙　童昕

摘要

目的：通过颧种植赝复体修复技术对左侧上颌骨缺损患者进行上颌修复。**材料与方法**：一名54岁男性患者，因左侧上颌骨缺损就诊。经过详细体格检查、病情评估和治疗方案讨论后，患者决定采用上颌种植义齿修复。根据术前计算机种植设计系统中模拟的种植体植入位置，于上颌左侧颧骨植入2颗常规种植体，上颌右侧植入2颗常规种植体，6个月后对患者行上颌永久修复。**结果**：患者上颌种植术后6个月、7个月复诊，牙龈无红肿疼痛，伤口愈合良好。影像学检查见全口种植体位置良好，种植体骨结合良好。修复后1周后复诊，口内检查未见明显异常，腭咽闭合良好，口外见左侧面颊部塌陷有所改善，语音清晰度改善明显，吞咽功能恢复正常。患者对义齿美观及功能满意。**结论**：颧种植赝复体修复技术可较好地恢复上颌骨单侧缺损患者的腭咽闭合、牙列，同时获得良好的固位力及稳定性，增加了患者的舒适度。

关键词：上颌骨缺损；颧种植；赝复体；腭咽闭合

上颌骨缺损是口腔颌面和头颈部肿瘤术后较为常见的颌骨缺损类型，常造成软硬组织大范围缺损，口鼻腔相通，对患者的语音、吞咽、咀嚼、呼吸等功能造成严重障碍，给患者的生理、心理均带来极大影响。上颌骨缺损修复常用的方法包括赝复体修复、植骨修复、个体化植入物修复等。目前，临床上对单侧上颌骨缺损多以牙支持式活动赝复体进行修复，术后功能恢复较为理想。但双侧上颌骨缺损患者或口内无余留牙患者，活动式赝复体无法获得理想的固位力，修复效果较差。随着种植技术在口腔颌面缺损修复中的应用越来越广泛，穿颧种植术成为上颌骨缺损修复的有效治疗方式。穿颧骨种植体及磁附着体固位、套筒冠固位联合应用，可以有效解决上颌骨大面积缺损后活动赝复体的固位和稳定。本病例通过上颌左侧穿颧骨种植与右侧常规种植体支持式赝复体对一位肿瘤术后左上颌骨缺损的患者进行修复，探讨这种种植修复方式的临床效果。

一、材料与方法

1. 病例简介　54岁男性患者，因"左上颌骨切除术后1年"于我院就诊。患者左侧上颌骨因上颌骨角化囊肿并发骨髓炎行切除术，上颌多颗牙齿也于术中拔除，影响患者进食、发音，遂至我院要求种植修复。有高血压病史，服药控制良好，否认糖尿病、心脏病等系统病史。否认药物过敏史。患者颌面部左右不对称，左侧眶下及面颊部软组织塌陷，左侧的上唇红缺损。发音不清晰，喝水后水会从鼻腔流出。同时由于上颌牙列的缺损无法进行正常咀嚼。双侧颞下颌关节对称，运动可，未及弹响及压痛。开口度三指，

开口型正常。口内检查见左侧腭部有一个巨大的洞形缺损，口鼻腔相通，上颌仅余留18，无明显松动，17—28缺失，下颌可见38—48在位。口腔卫生一般。CT片示：左侧上颌骨完全缺损，梨状孔下缘缺失，缺损范围超过中线达对侧尖牙区。右侧上颌骨骨高度不足，右侧上颌骨底壁仅余2~3mm。左侧颧骨可见骨量充足。

2. 诊断　上颌牙列缺损；左侧上颌骨缺损。

3. 治疗计划

经与患者沟通，为患者制订以下治疗方案：

（1）于左侧颧骨植入2颗Straumann软组织水平种植体。

（2）行右侧上颌窦提升术同期于15、16区植入2颗Straumann软组织水平种植体。

（3）种植术后6个月行上颌赝复体永久修复。

4. 治疗过程（图1~图64）

（1）上颌手术过程

①本病例采用了Materialise公司的Simplant三维设计软件，术前将患者CBCT数据导入，模拟左侧颧骨的种植体植入方向和位置。②患者取仰卧位，经鼻气管插管，全麻显效后，常规消毒、包头、铺巾。③左上颌牙龈切开翻瓣，显露左侧颧骨，系列钻孔，按照既定手术方案植入Straumann软组织水平种植体RN 4.1mm×10mm、3.3mm×10mm各1颗，放置愈合基台。左侧缝合后碘包加压。右侧于15、16上颌窦外提升术同期植入Straumann软组织水平种植体RN 4.8mm×8mm 2颗，放置愈合螺丝后严密缝合创口。④术后患者清醒后拔除气管插管安返病房。

（2）上颌二期手术-第一次

上颌手术6个月后行上颌二期手术。局麻下切开暴露15、16牙区封闭螺丝，更换为愈合基台，牙龈成形；切开暴露左侧颧种植区愈合基台，更换为

作者单位：南京大学医学院附属口腔医院，南京市口腔医院
通讯作者：童昕；Email：419311196@qq.com

个性化愈合基台，缝合手术创口。

（3）上颌二期手术–第二次

二期术后1个月复诊见左侧种植区软组织愈合，完全覆盖印模帽，口内不可见，于是进行了第二次二期手术并利用开窗式印模帽结合自凝塑料制作个性化基台。10天后取研究模型。

（4）上颌赝复体修复

第二次二期手术后1个月，试戴上部阻塞器赝复体，测试腭咽封闭效果。为达到应力中断作用，我们将左侧颧种植体设计为磁性固位体，右侧通过套筒冠与种植体相连。个性化托盘制取精印模，灌注石膏模型，制作上部阻塞器赝复体及下部蜡牙。口内试戴蜡牙，对牙冠形态及咬合进行调整。制作最终修复体，上部阻塞器赝复体和下部义齿通过磁性固位体连接。戴入赝复体底托及义齿后进行初步调𬌗。使用Tee-Tester咬合力测试系统进一步精确调𬌗。

二、结果

患者上颌穿颧骨种植术后CBCT示种植体位置良好，术后常规抗炎、消肿治疗，患者无明显不适。术后6个月复查，患者上颌黏膜愈合良好。CBCT示上颌种植体骨结合良好，未见明显异常。二期术后取模，制作阻塞器赝复体及义齿。永久修复后，患者对修复效果满意。使用Tee-Tester咬合力测试系统进一步精确调𬌗，调𬌗前，后牙区咬合不均匀，调𬌗后有所改善，左侧是磁性固位体，咬合时有一定的"让行"，所以右侧咬合力略大于左侧。洼田饮水试验显示患者吞咽功能恢复正常，语音测试发现语音清晰度改善明显。基本上完成了患者的诉求，解决了发音、吞咽、咀嚼的问题。术前、术后对比照可以看到左侧面颊部塌陷也有所改善。但是因为面部的瘢痕及唇红的缺损，所以颜面部的美观性欠缺，要解决这个问题，需要依靠整形外科。患者对最终修复效果满意。

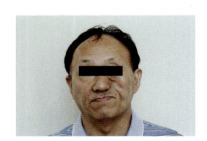

图1　术前正面像

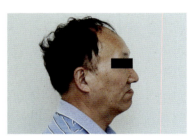

图2　术前侧面像1

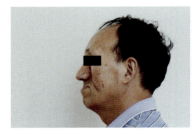

图3　术前侧面像2

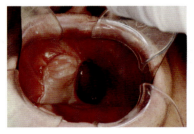

图4　术前上颌像

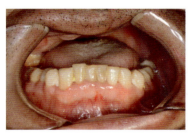

图5　术前口内像

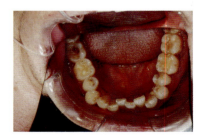

图6　术前下颌像

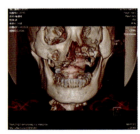

图7　术前螺旋CT1

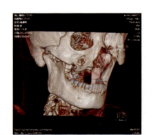

图8　术前螺旋CT2

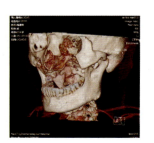

图9　术前螺旋CT3

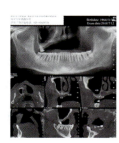

图10　术前CBCT

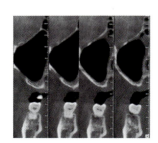

图11　术前16区CT

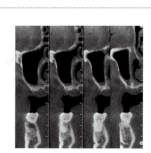

图12　术前15区CT

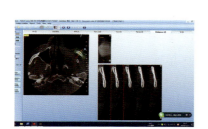
图13 术前颧骨CT1

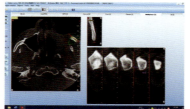
图14 术前颧骨CT2

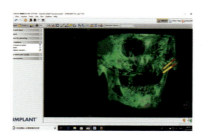
图15 术前Simplant软件设计1

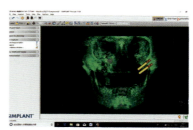
图16 术前Simplant软件设计2

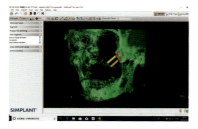
图17 术前Simplant软件设计3

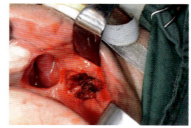
图18 术中翻瓣

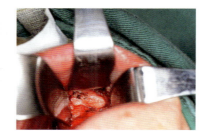
图19 术中暴露颧骨

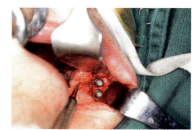
图20 植入种植体

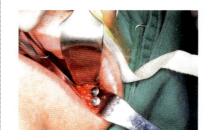
图21 上愈合基台

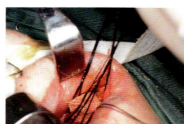
图22 左侧缝合后碘包加压1

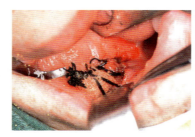
图23 左侧缝合后碘包加压2

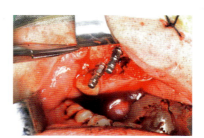
图24 15、16区植入种植体

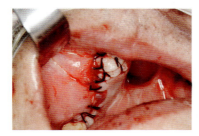
图25 缝合右侧术区

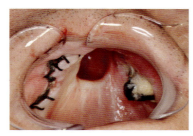
图26 10天后牙龈愈合情况

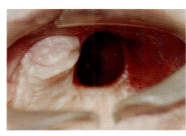
图27 6个月后牙龈愈合情况

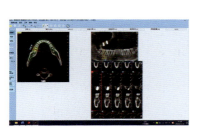
图28 术后6个月CBCT1

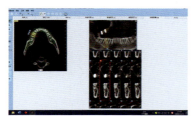
图29 术后6个月CBCT2

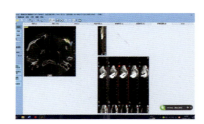
图30 术后6个月CBCT3

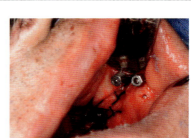
图31 二期手术（左侧）

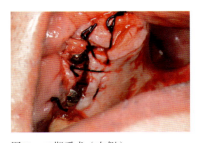

图32　二期手术（右侧）

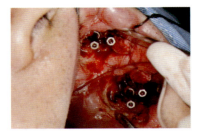

图33　1个月后的第二次二期手术

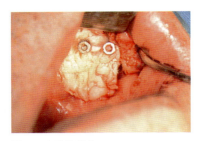

图34　个性化基台

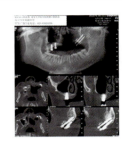

图35　二期术后CBCT

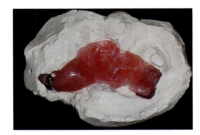

图36　试戴赝复体

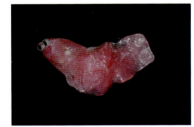

图37　赝复体初始模型

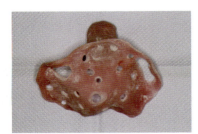

图38　个性化托盘

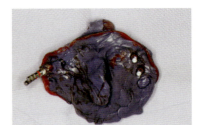

图39　个性化托盘取模

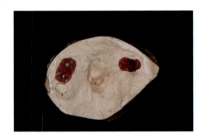

图40　精印模

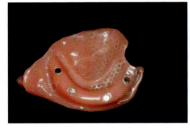

图41　最终阻塞器赝复体1

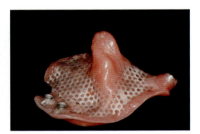

图42　最终阻塞器赝复体2

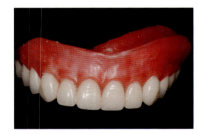

图43　下部蜡牙

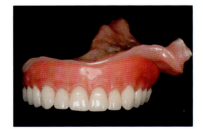

图44　上部阻塞器赝复体及下部蜡牙

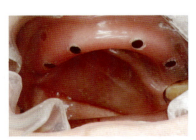

图45　口内试戴赝复体

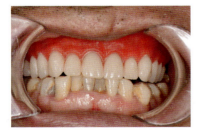

图46　口内试戴赝复体及蜡牙

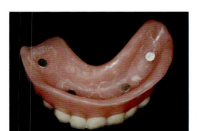

图47　最终义齿1

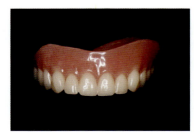

图48　最终义齿2

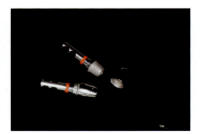

图49　左侧固位体

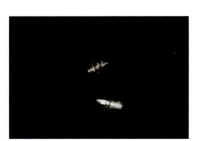

图50　右侧固位体

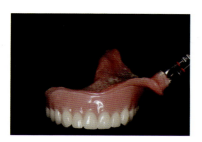
图51　最终赝复体及义齿

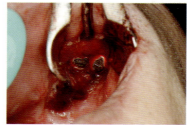
图52　口内戴基台及固位体

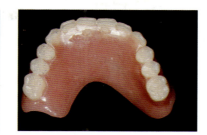
图53　调𬌗

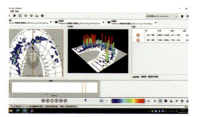
图54　Tee-Tester调𬌗前

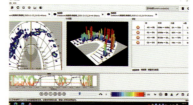
图55　Tee-Tester调𬌗后

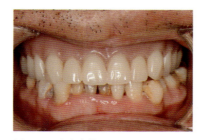
图56　口内咬合像

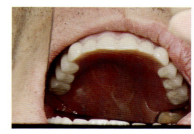
图57　最终上颌

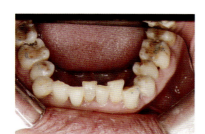
图58　最终下颌

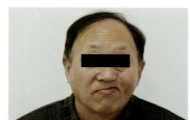
图59　术后像1

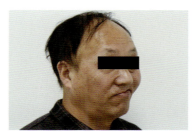
图60　术后像2

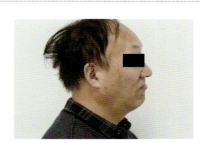
图61　术后像3

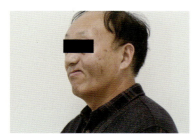
图62　术后像4

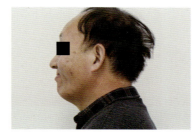
图63　术后像5

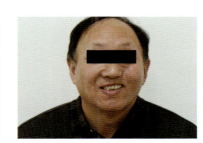
图64　术后微笑像

三、结论

颧种植赝复体修复技术可较好地恢复上颌骨单侧缺损患者的腭咽闭合、牙列，同时获得良好的固位力及稳定性，增加了患者的舒适度。

四、讨论

对于本例上颌缺损并上颌牙大部分缺失的病例，常见的传统赝复体是一个活动的整体，关闭口鼻交通、重建牙列，恢复部分的咀嚼功能，但是它的固位多依靠健侧牙，并且缺损处没有骨支持，固位和稳定不佳，尤其是在口内余留牙数量不足情况下。利用颧种植体支持式赝复体修复上颌骨缺损已在临床逐渐应用，常规穿颧种植修复，利用双皮质骨固位，可以获得良好的固位、稳定，但当上颌骨缺损时，只有颧骨固位，出现悬臂过长的情况，而研究表明种植体应力的增加与悬臂长度的增加成正比，骨内植入物的过度负载是种植体丧失的重要原因，这也是本病例为什么没有选择长的颧种植体。应用磁性固位连接赝复体与颧种植体，从而可使赝复体获得较好的固位及稳定效果。

本病例中，采用了分体式的颧种植活动赝复体修复。既能形成良好的腭咽闭合、恢复牙列，同时也获得良好的固位力。并且阻塞器赝复体与左侧颧种植体，阻塞器赝复体与义齿之间都是利用磁性固位体固位，起到很好的应力中断作用，保护颧种植体。

参考文献

[1] Lu Y, Wang S, Yang F, & Yan QH. Clinical effectiveness and influential factors of maxillary rehabilitation with zygomatic implant following tumor resection[J]. Saudi Medical Journal, 2013, 34(8):848-853.

[2] Aparicio, C, Manresa, C, Francisco, K, et al.2014The Long - Term Use of Zygomatic Implants: A 10 - Year Clinical and Radiographic Report[J]. Clinical Implant Dentistry and Related Research, 2014, 16(3):447-459.

[3] Goker F, Grecchi E, Del Fabbro M, et al. Clinical outcome of 302 zygomatic implants in 110 patients with a follow-up between 6 months and 7 years[J]. Clinical Implant Dentistry and Related Research, 2020, 22(3):415-423.

[4] Ozaki H, Ishikawa S, Kitabatake K,et al. Functional and aesthetic rehabilitation with maxillary prosthesis supported by two zygomatic implants for maxillary defect resulting from cancer ablative surgery: a case report/technique article[J]. Odontology, 2016, 104(2):233-238.

[5] Atalay B, Doğanay Ö, Saraçoğlu BK, et al. Clinical Evaluation of Zygomatic Implant-Supported Fixed and Removable Prosthesis[J]. The Journal of Craniofacial Surgery, 2017, 28(1):185-189.

[6] Kulkarni PR, Kulkarni RS, Shah RJ, et al. Prosthetic Rehabilitation of a Partially Edentulous Patient with Maxillary Acquired Defect by a Two-Piece Hollow Bulb Obturator (Using a Dentogenic Concept) [J]. J Coll Physicians Surg Pak, 2017 Aug, 27(8):514-516.

[7] Almeida PHT, Cacciacane SH, França FMG. Stresses generated by two zygomatic implant placement techniques associated with conventional inclined anterior implants[J]. Ann Med Surg (Lond), 2018 Apr, 21;30:22-27.

数字化的种植修复方案在上颌严重牙列缺损中的应用

伍昕宇 晏奇 施斌

摘要

目的：利用数字化辅助的种植方案设计，修复上颌严重牙列缺损，恢复患者的咀嚼功能和面部美观。**材料与方法**：患者上颌多颗牙缺失，上唇部塌陷，要求种植修复。拔除不能保留的患牙后，上颌15-26缺失，计划植入5颗种植体后覆盖义齿修复。术前设计活动义齿恢复患者面部轮廓及咬合关系，待咬合关系稳定后设计手术导板，在手术导板引导下完成种植窝洞初步预备，14位点经牙槽嵴的上颌窦底提升术后植入种植体Nobel CC，24和26位点行侧壁开窗式上颌窦底提升术后植入2颗Nobel PMC种植体，12和21位点植入2颗Nobel CC种植体同期使用Bio-Oss和Bio-Gide行引导骨组织再生。全部种植体采用埋入式愈合，术后继续佩戴活动义齿，经过6个月的愈合期后行二期手术，安装复合基台，制取印模，复制颌位关系，制作覆盖义齿，完成最终修复。**结果**：术后CBCT示，在数字化导板引导下准确地植入了5颗种植体，经过覆盖义齿修复，恢复了患者的咬合和美观功能，上唇丰满度也得到了很大的改善。**结论**：数字化辅助的手术和修复方案可以成功用于修复上颌严重的牙列缺损，获得可预期的功能和美学效果。

关键词：数字化；手术导板；覆盖义齿

本病例报告了1例上颌严重牙列缺损病例，通过数字化的种植方案设计，得到良好的功能和美学效果。

一、材料与方法

1. **病例简介** 52岁女性患者。主诉：上颌多颗牙缺失、上唇塌陷影响美观，要求种植修复。患者初诊CBCT（图1）示：26残根，13、12、21、22、24、25牙槽骨吸收至根尖，剩余骨量见表1。患者决定于外院植入种植体45、46、47，拔除12、13、21、22、24、25及26残根，后又转诊至我院要求修复上颌牙列缺损。此时口外检查患者上唇塌陷（图2）。口内检查：15-26、36、37缺失，45、46、47位点见种植体愈合基台；口腔卫生状况一般，牙龈局部红肿，有软垢及牙石，OHI-S：1~2，全口探诊深度5~7mm，BOP（+）60%；中厚龈生物型（图3）。

表1 各位点剩余骨量

牙位	14	12	21	24	26
剩余骨宽度（mm）	3	5	4	6	5
剩余骨高度（mm）	5	10	10	<1	3

作者单位：武汉大学口腔医院
通讯作者：施斌；Email: shibin_dentist@whu.edu.cn

2. **诊断** 慢性牙周炎；肯氏Ⅳ类上颌牙列缺损；肯氏Ⅰ类下颌牙列缺损。

3. **治疗计划** 向患者讲解各方案治疗程序、费用和修复效果。治疗步骤如下：牙周基础治疗，制作临时活动义齿恢复患者咬合关系与面型，种植手术，制取印模，记录颌位关系，种植支持杆卡覆盖义齿修复，复诊。

4. **治疗过程**

（1）牙周基础治疗：全口龈上、龈下洁治+根面平整。

（2）制作临时活动义齿、放射导板及手术导板：①待拔牙创软组织完全愈合后。②制取模型，确定垂直距离，蜡堤记录咬合关系，制作临时活动义齿。患者佩戴临时活动义齿，适应咬合关系，达到咬合稳定（图4）。③3个月后将临时活动义齿改为放射导板。④患者佩戴此放射导板拍CBCT以及放射导板单独拍CBCT，制作手术导板（图5）。

（3）术前准备：与患者再次共同沟通方案流程、费用、手术风险及可能并发症，术前常规查血，签署知情同意书。

（4）种植一期手术：①局麻下消毒，铺巾。②固定种植手术导板，初步预备种植窝洞，取下导板（图6）。14位点行经牙槽嵴的上颌窦底提升术（CAS工具盒），植入Bio-Oss，同期植入Nobel CC 4.3mm×8mm（图7）；24、26位点行侧壁开窗的上颌窦底提升术并植入Bio-Oss，24倾斜植入Nobel PMC 3.5mm×13mm，26植入Nobel PMC 4.3mm×8mm，植入Bio-Oss，覆盖Bio-Gide（图8）；12、21位点植入Nobel CC 3.5mm×10mm，唇侧预备滋养孔，膜钉固定Bio-Gide，植入Bio-Oss。所有种植体连接覆盖螺丝，严密缝合切口（图9）。术后CBCT示种植体位置良好（图10）。

（5）种植二期手术：6个月后影像学检查示种植体边缘骨水平稳定

（图11），行二期手术，安装复合基台及基台保护帽（图12）。

（6）制取最终印模：①取下基台保护帽，上水平开窗转移杆，用牙线将各转移杆之间连接，并用自凝塑料形成硬性连接，个性化托盘取开窗式聚醚印模，安装替代体，灌制石膏模型（图13）。在模型上制作蜡堤用于记录咬合高度。②记录患者正常息止颌位时面下1/3的高度，即鼻底到颏点的距离，烤软蜡堤，固定于患者口中，嘱其正常咬合，观察颞肌、咬肌用力情况，使面下1/3高度与之前记录值一致，记录此时咬合关系。取下蜡堤，将该咬合记录与上下颌模型固定，上𬌗架，制作修复体蜡型。③将临时过渡义齿就位于模型上，利用临时过渡义齿与下颌天然牙稳定的咬合关系，确定上下颌水平及垂直位置关系，上𬌗架。④制作最终修复体（图14）。

（7）佩戴最终修复体：取下临时过渡义齿，戴入杆卡附着体加扭力至15N，戴入覆盖义齿（图15）。调整咬合，抛光，封闭螺丝孔。影像学检查示杆卡附着体就位良好（图16）。患者上唇丰满度恢复（图17）。

（8）复诊：医嘱按时复诊，口腔卫生维护。

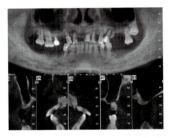
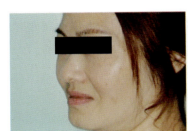
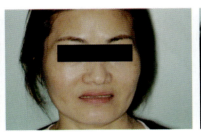
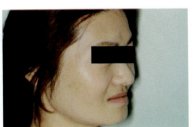

图1　初诊CBCT，从左至右依次为14、12、21、24、26位点　　图2　术前口外像

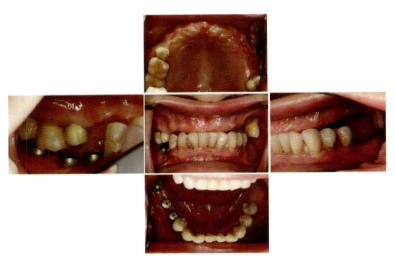

图3　术前口内像

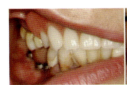
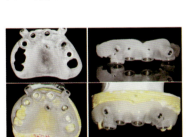
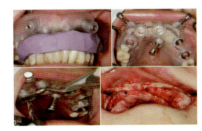

图4　制作临时活动义齿

图5　手术导板

图6　导板在口内就位良好，植入固定针，导板引导下逐级备洞

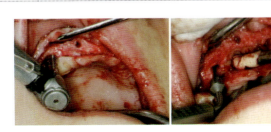
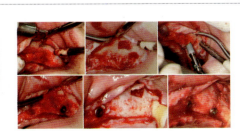
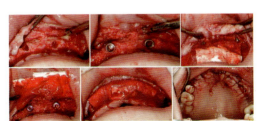

图7　14位点行经牙槽嵴的上颌窦底提升术

图8　24、26位点行侧壁开窗的上颌窦底提升术

图9　12、22位点种植同期GBR，缝合

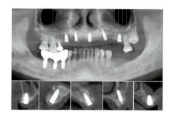
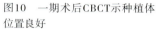

图10　一期术后CBCT示种植体位置良好

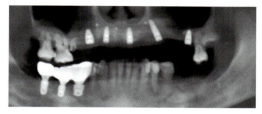

图11　一期术后6个月曲面断层片示种植体边缘骨水平稳定

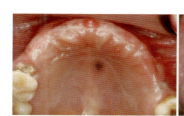

图12　一期术后6个月伤口愈合良好，行二期手术

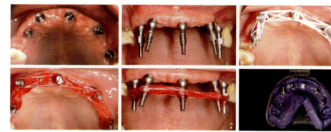

图13　制取印模

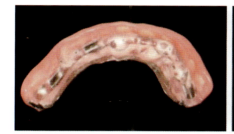

图14　最终修复体

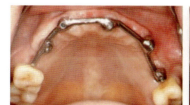
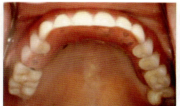
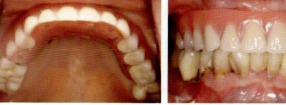
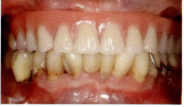

图15　戴入最终修复体

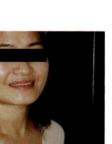
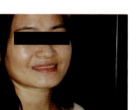

图16　戴牙后曲面断层片

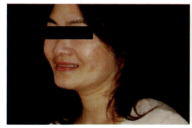
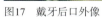

图17　戴牙后口外像

二、讨论

本例患者上颌骨骨质较差，修复设计困难，且多个位点都需要进行骨增量手术，因此采用了数字化导板。导板由余留牙和固定针共同支持，有助于确保植入种植体的精准性，并确定上颌窦底提升术中侧壁开窗的位置。近期研究报告，导板手术植入种植体的角度偏差（2.2°）显著低于自由手植入的种植体（3.5°），能有效辅助种植体的准确植入。

本例患者上唇塌陷严重，且上颌骨量不足、骨质较差，因此考虑选择覆盖义齿的修复方式，利用覆盖义齿的基托恢复患者的面部轮廓。相比种植体支持的固定义齿，覆盖义齿有较好的唇侧外形和软组织恢复效果，易于口腔卫生的维护和牙周检查，且需要的种植体数目少，可以简化临床操作流程。由于本例植入种植体数目较多，使用杆卡附着体将种植体夹板相连，有助于均匀分散咬合力。

对于种植体的选择，本病例中选择了两种不同型号的阳极氧化多孔表面的Nobel种植体，分别为骨水平的CC种植体和带有0.75mm光滑颈圈的PMC种植体。前牙区域选择骨水平种植体，将种植体埋入骨下以补偿唇侧的骨板吸收；左侧后牙区骨高度较低，为了将修复平台尽量放在同一高度，而选择带光滑颈圈的种植体。研究显示，无论是否带光滑颈圈，种植体都能得到很好的种植体留存率和较少并发症。

参考文献

[1] Magrin GL, Rafael SNF, Passoni BB, et al. Clinical and tomographic comparison of dental implants placed by guided virtual surgery versus conventional technique: A split-mouth randomized clinical trial[J]. J Clin Periodontol, 2020, 47(1):120-128.

[2] Misch CE. Contemporary Implant Dentistry[M]. 3rd ed. St Louis:Elsevier Mosby, 2008.

[3] Velzen FJJ V, Ofec R, Schulten EAJ M, et al. 10-year survival rate and the incidence of peri-implant disease of 374 titanium dental implants with a SLA surface: a prospective cohort study in 177 fully and partially edentulous patients[J]. Clin Oral Implants Res, 2015, 26(10):1121-1128.

[4] Meijndert Caroliene M, Raghoebar Gerry M, Santing Hendrik J, et al. Performance of bone-level implants with conical connections in the anterior maxilla: A 5-year prospective cohort study[J]. Clin Oral Implants Res, 2020, 31(2):173-180.

截骨在颌间距离严重不足患者全口固定种植咬合重建中的应用

汤雨龙

摘要

目的：对于余留牙均无对颌牙咬合支撑导致的颌龈间距严重不足患者，采用截骨方案来创造充足的颌间距离，同期全口即刻种植即刻负重，最终全口固定螺丝桥修复，评估该术式的临床应用效果及意义，以及该术式适应证范围和优缺点。**材料与方法**：67岁男性患者，上下颌局部活动义齿修复数年，现要求下颌种植固定修复。检查患者颌面部对称，面下1/3高度尚可。全口余留牙13颗，且均无对颌牙咬合支撑，上颌前磨牙和磨牙伸长极明显，颌龈距4~5mm。CBCT示：多颗牙龋病和根尖阴影，上下颌骨剩余骨量极充裕，窦嵴距和管嵴距17~20mm，骨宽度5~8mm。术前多次尝试诊断性粭垫抬高咬合，最终颌间距仅抬高2mm，记录颌间距离和垂直高度。术前采用数字化DSD模拟排牙后放弃正畸压低和截冠咬合重建方案，拟采用上下颌各6颗轴向种植体即刻种植即刻负重的设计方案。常规麻醉消毒，铺单，拔除下颌余留牙，戴入混合支持式数字化先锋钻手术导板备洞，切开翻瓣按预计截骨高度利用超声骨刀行前牙区截骨，常规备洞并植入6颗Dentium Superline种植体（4mm×12mm、4.5mm×12mm和5mm×12mm），初始稳定性>50N·cm，将螺栓固位直基台30N·cm旋紧；上颌拔除所有余留牙，戴入黏膜支持式数字化先锋钻手术导板备洞，切开翻瓣并利用超声骨刀按预设截骨高度行前后牙区截骨，在新形成的骨平台上植入6颗Dentium Superline种植体（4mm×12mm、4.5mm×12mm和5mm×12mm），初始稳定性>30N·cm，同样全部用螺栓固位直基台30N·cm旋紧，术后上下颌利用12颗种植体即刻负重。术后3个月复诊，转移粭关系及面弓，树脂切削的临时桥架制作完毕后进行试戴，确定中线、粭平面、笑线及颊廊，进行精细调粭，然后按照试戴支架回切制作最终修复体——全口螺丝固位钛支架烤塑桥，患者满意，咬合关系良好，开口度和笑线正常。**结果与讨论**：修复后2年CBCT复查可见种植体唇侧骨板厚度>2mm，边缘骨未见骨吸收，复诊期临床检查见基台周围角化龈充足且牙龈状态良好。修复后半年复查，修复体无松动、无崩瓷，螺丝无松动，黏膜健康状态良好，无红肿出血。修复后1年复查，23、36崩瓷，重新烤塑修补。修复后1年半复查，11崩瓷，将上颌13-23及下颌36修复材料改为全锆单冠，另做磨牙粭垫。修复后2年复查，14、24崩瓷，将上颌余留牙冠材料改为全锆单冠。修复后2年半复查，未见异常。由此可见截骨对于颌龈距严重不足但骨量充足的患者或许是一个简洁且高效的方案，且截骨后嵴顶骨宽度和角化龈宽度均更理想，也利于患者自洁。此外，半口6颗种植体的固定螺丝桥设计不仅可避免早期受力导致的种植失败风险，更利于上部修复体应力分布，但也应看到钛支架烤塑桥更易发生机械并发症，比如崩瓷，在咬合力量较大的男性患者中，全口固定种植修复体材料选择应更谨慎。

关键词：数字化导板；全口种植；即刻种植；即刻负重；截骨术；咬合重建

目前全口固定种植义齿修复患者来源主要源于以下4类：全口重度牙周炎余牙松动患者、全口烤瓷长桥基牙无法保留患者、全口余留牙数量较少且存在龋坏根尖周炎等症状患者，以及全口无牙颌患者。传统的拔牙后择期种植修复的方案，缺牙后等待周期较长，且过渡期需佩戴活动义齿，这会压迫造成骨吸收，不利于种植手术方案的实施，因此即刻种植即刻负重的全口固定种植方案越来越得到患者和医生的欢迎。

全口固定种植的方案其实由来已久，最初Brånemark教授开创现代口腔种植学伊始，既是给患者实施了全口种植修复的方案，只不过早期多采取延期种植延期负重的手术方案及分段桥粘接固定的修复方案，也取得了很好的远期效果。然而，随着口腔种植技术的不断提高，尤其是Maló教授提出的All-on-4方案，使越来越多的患者可以在拔牙同期即刻种植，并利用复合基台进行整体螺丝桥即刻负重，从而大大缩短了缺牙周期，减少了植骨的并发症，且目前文献显示，其5年成功率为97.6%~98.2%。然而，随着缺牙患者越来越年轻，对于饮食的要求和义齿使用年限的期待，这些客观需要均加大了All-on-4种植失败的风险。另外，考虑到骨密度不高的上颌骨后牙区以及骨量充足的下颌骨后牙区游离端悬臂梁设计的缺陷，我们更建议采用单颌

作者单位：中国人民解放军北部战区总医院
Email: tangyulong2009@foxmail.com

6颗负重的方案，这不仅更利于种植体的力学分布和美观效果，且可消除游离端，对于患者的咀嚼功能即刻恢复以及远期成功率更为有利。

本文介绍1例余留牙均无对颌牙咬合支撑导致颌龈间距严重不足但骨量极其充足的患者，采用截骨方案来创造充足的颌间距离，同期全口即刻种植即刻负重，最终全口固定螺丝桥修复，恢复了患者的功能和美观，得到了短期良好的临床效果，但同时也存在一些可控的机械并发症，现将诊疗过程和随访汇报如下。

一、材料与方法

1. 病例简介　67岁患者男性，下颌局部活动义齿修复数年，现无法咀嚼影响正常生活，遂来我科就诊，要求下颌种植固定修复恢复功能和美观。有糖尿病史，口服药控制，吸烟10支/天。口外检查：颌面部对称，开口度及开口型正常，颞下颌关节无异常动度和弹响，面下1/3高度尚可。专科检查：患者全口卫生条件尚可，牙石（+），余留牙13颗，上颌17、16、15、14、11、21、22、24、25，下颌38、33、43、44，23残根，除44Ⅱ度松动外，余均不松动，个别牙有龋坏及重度磨耗，所有余留牙均无对颌牙咬合支撑，17、16、15、14、24、25、38、33、43均伸长极明显，17、16根分叉暴露，15、14、24、25、33颈部楔缺，多颗牙殆面磨耗较严重，颌龈距4~5mm。CBCT示：14根尖周炎，44牙槽骨吸收至根尖，上下颌剩余骨量极充裕，上下颌磨牙区窦嵴距和管嵴距17~20mm，上颌前牙区骨高度17~24mm，可用骨宽度5~8mm。颞下颌关节骨质和结构未见明显异常。

2. 诊断　上下颌牙列缺损；上颌余留牙伸长。

3. 治疗计划　术前3次尝试采用下颌活动义齿作为诊断性殆垫抬高咬合让患者适应，最终患者能适应的抬高高度仅颌间距抬高2mm，记录此时颌间距和面下1/3垂直高度。其后按正常殆曲线采用数字化DSD模拟排牙，评估发现后牙区无法采用正畸压低或者根管治疗术后截冠的咬合重建方案，经与患者协商，拟拔除所有余牙行上下颌各6颗轴向种植体即刻种植即刻负重，最终采用全口螺丝固位钛支架烤塑桥永久修复方案。

4. 治疗过程（图1~图40）

（1）术前制作数字化手术导板：术前通过CBCT数据和石膏模型仓扫数据，进行计算机模拟种植手术设计，拟于32、42（4mm×12mm）；34、44（4.5mm×12mm）；36、46（5mm×12mm）、12、22（4mm×12mm）；14、24（4.5mm×12mm）；16、26（5mm×12mm）位置植入Dentium Superline种植体，制作半导航手术导板。

（2）手术过程：局麻下拔除下颌33、43，彻底搔刮牙槽窝，清除肉芽组织和感染牙周组织，利用43和38戴入数字化混合支持式半导航导板，导板稳定性良好且密合，利用3个固定针固定手术导板，按照导板的操作规范逐级备洞，备洞直径2.3mm、深度14mm。取下导板，沿嵴顶做一字形切口，唇侧正中纵切减张，翻全厚黏骨膜瓣，根据术前设计截骨高度，利用Mectron超声骨刀截除牙槽嵴，修整嵴顶。根据导板已备洞定点及定向位置，按照Dentium Superline种植系统操作流程逐级备洞，于32、34、36、42、44、46位点分别植入Dentium Superline种植体，种植体植入扭矩50N·cm，且种植体颈缘位于骨下0.5~1mm，安装螺栓固位直基台，上白色保护帽，5-0丝线穿龈缝合伤口。常规局麻，拔除上颌余留9颗牙，彻底搔刮牙槽窝，清除肉芽组织及感染的牙周组织，戴入数字化黏膜支持式导板，导板稳定性良好且密合，利用3颗固定针固定种植导板，按照导板的操作规范逐级备洞，备洞直径2.3mm、深度14mm。取下导板翻全厚黏膜瓣，根据术前设计截骨高度利用Mectron超声骨刀截除前后牙区牙槽骨，同期去除感染的牙槽骨并修整嵴顶。根据导板已备洞定点及导板定向位置，按照Dentium Superline种植系统操作流程逐级备洞，于12、14、16、22、24、26位点分别植入Dentium Superline种植体，种植体植入扭矩50N·cm，且种植体颈缘位于骨下0.5~1mm，安装螺栓固位直基台，上白色保护帽，将上颌腭侧多余角化龈行去上皮VGT瓣转移至唇颊侧，3-0尼龙线穿龈缝合。术后CBCT显示：种植体植入位置跟预期一致，所有种植体平行度极佳，距离下颌神经管、窦底和鼻底均＞2mm，基台与种植体密合。术后即刻进行椅旁制作即刻负重临时树脂桥架，当天戴入口内，被动就位，5N·cm旋紧，全景片检查修复体密合，调殆。术后常规医嘱，1周拆线。

（3）永久修复：术后3个月复诊进行取模及颌关系转移，树脂切削临时桥架制作完毕后进行试戴，检查就位、中线、殆平面、笑线及颊廊，并精细调殆，最终修复体采用全口螺丝固位钛支架烤塑桥。

（4）随访：修复后每6个月复诊1次。

（5）使用材料：KaVo口腔锥束CT（卡瓦集团公司，德国）；Dentium种植机、Dentium Superline一代种植体、Dentium螺栓固位直基台及相关配件（Dentium公司，韩国）；Mectron Piezo Surgrey超声骨刀（迈创公司，意大利）；数也种植手术导板（杭州数也公司，中国）。

二、结果

患者12颗种植体在术后及修复随访2年半观察期，均未出现松动、疼痛等症状，种植存留率100%。修复后6个月随访复查，检查修复体完整无崩瓷现象，桥体下方无牙石和软垢；牙龈状态无红肿；患者发音情况良好。修复后1年复查，23、36发生崩瓷，重新取下修复体行烤塑修补。修复后1年半复查，11崩瓷，将上颌13-23及下颌36修复材料全改为全锆单冠，另做磨牙殆垫，并再次调殆观察。修复后2年复查，14、24崩瓷，将上颌余留牙冠材料改为全锆单冠，至此上颌改成螺丝固位钛支架全锆桥设计。修复后2年半复查，未见异常。修复后2年CBCT复查可见种植体唇侧骨板厚度＞2mm，边缘骨高度及骨宽度未见骨吸收。复诊期间临床检查可见基台周围角化龈充足且牙龈状态良好，无牙龈退缩基台暴露，牙周探针深度（PD）不超过2mm，BOP均为0。检查患者发音情况，卷舌音及爆破音均正常。

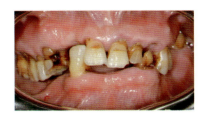

图1　上下颌咬合情况，常年缺牙，后牙无咬合支撑，反殆曲线

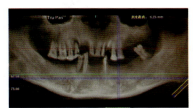

图2　术前拍摄CBCT评估全口余留牙情况

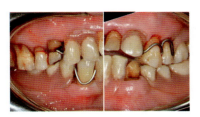

图3　多次尝试抬高患者后牙咬合，患者仅能打开咬合2mm

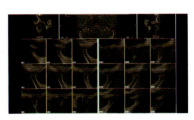

图4　术前评估患者颞下颌关节情况

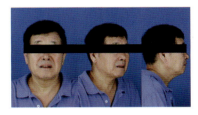

图5　患者面下1/3高度合适，并记录垂直高度

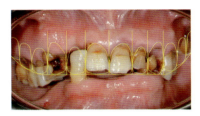

图6　术前利用数字化DSD模拟设计咬合重建后牙冠所在位置

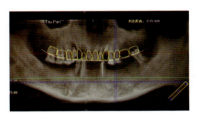

图7　术前在全颌片上用DSD模拟设计牙冠位置，后牙截冠齐龈

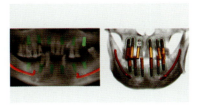

图8　术前设计上下颌各植入6颗轴向种植体

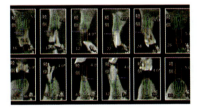

图9　术前设计各位点种植体植入情况，并测量截骨高度数据

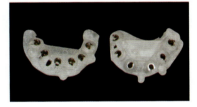

图10　3D打印的数字化混合支持式和黏膜支持式手术导板

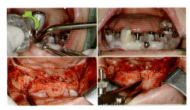

图11　下颌戴入混合支持式半导航种植手术导板进行备洞

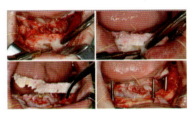

图12　基于预计截骨高度，采用超声骨刀进行下颌前牙区截骨

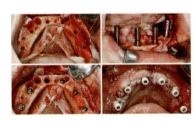

图13　下颌截骨后可见新骨平台宽度充足，逐级备洞，并植入6颗Dentium Superline种植体，初始稳定性50N·cm

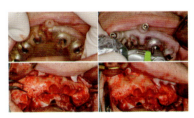

图14　上颌拔牙后戴入黏膜支持式半导航种植手术导板进行备洞

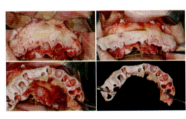

图15　基于术前设计的预计截骨高度，采用超声骨刀进行前后牙区截骨

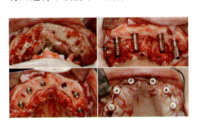

图16　上颌截骨后可见新骨平台宽度充足，逐级备洞，并植入6颗Dentium Superline种植体，初始稳定性50N·cm

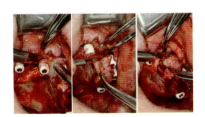

图17　上颌将腭侧富余的角化龈进行去上皮化转VGT瓣于唇颊侧

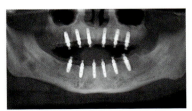

图18　术后即刻拍摄CBCT显示种植体近远中平行度非常理想

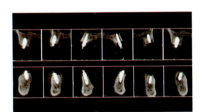

图19　术后即刻拍摄CBCT显示所有种植体唇颊侧骨板厚度均>2mm

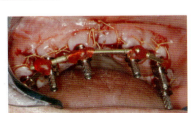

图20　采用车针+红自凝进行夹板式开窗法取模

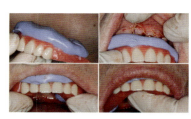

图21 采用上颌蜡牙排牙法确定笑线、中线和𬌗平面

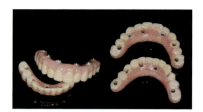

图22 椅旁制作上下颌螺丝固位一体临时桥

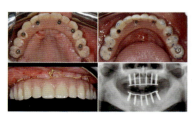

图23 全口螺丝固位一体临时桥架戴入口内并调𬌗，拍全景片确定就位

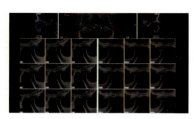

图24 术后评估患者颞下颌关节情况

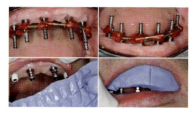

图25 术后3个月采用开窗夹板法取模，并利用围模法转移颌关系、中线和笑线

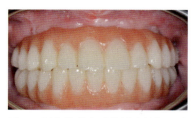

图26 制作并戴入试戴树脂桥架，临床检查就位、咬合、中线及颊廊等

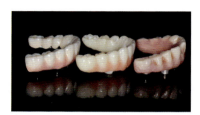

图27 临时桥、试戴桥和最终钛支架烤塑桥

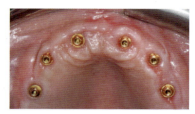

图28 最终牙戴入前上颌牙龈愈合情况良好，角化龈宽度充足

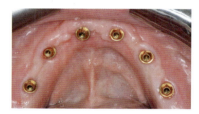

图29 最终牙戴入前下颌牙龈愈合情况良好，角化龈宽度充足

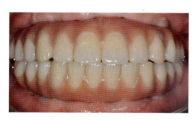

图30 最终钛支架烤塑桥戴入口内

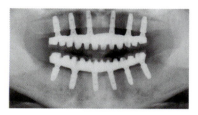

图31 全口钛支架烤塑桥戴入后拍摄全景片检查修复体就位良好，种植体周围骨平面清晰

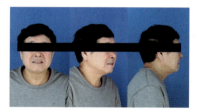

图32 全口最终修复体戴入后拍摄正侧面像及微笑像

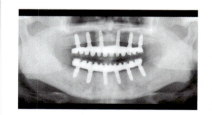

图33 修复后6个月复查，全景片检查未见明显骨吸收

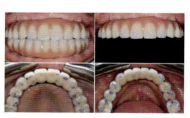

图34 修复后6个月检查，可见牙龈健康程度良好，咬合良好，未见崩瓷

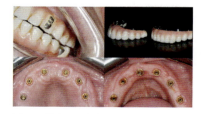

图35 修复后1年复查可见23、36颊侧崩瓷，余无异常

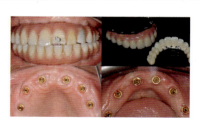

图36 修复后1年半复查可见11崩瓷

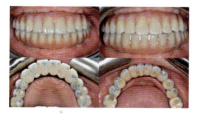

图37 钛支架烤塑桥返厂，13-23及36饰瓷更换为全锆单冠，下颌制作软质磨牙𬌗垫

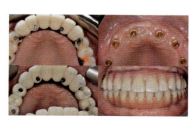

图38 修复后2年复查14、24、26腭侧崩瓷，更换上颌余牙为全锆单冠

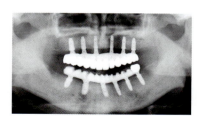

图39 修复后2年复查全景片可见牙槽嵴边缘嵴未见明显骨吸收

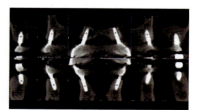

图40 修复后2年复查CBCT可见种植体唇颊侧骨板厚度>2mm

三、讨论

1. 截骨及骨修整在颌龈距不足患者中的应用

临床上，当患者罹患龋病、牙周病、外伤、肿瘤等，均可引起牙齿的松动、脱落，也有一部分患者因磨耗过重、外伤或先天缺失致使临床颌间距离过低，这都给修复造成困难。颌间距离过低通常指的是全口余留牙牙尖交错𬌗时，缺牙区对颌牙𬌗面功能尖到缺牙区牙槽嵴顶之间的垂直距离少于常规种植修复所需要的5.5mm以上的修复高度，这一空间要求主要是基于基台、中央螺丝和牙冠等修复部件的高度。当单颗牙齿缺失时，多是由于长时间没有咬合支撑导致的对颌牙伸长或者邻牙过度磨耗和深覆𬌗导致的颌间距缩短，通常需对颌牙进行调磨，甚至于进行完善根管治疗后截冠并冠修复，从而创造出理想的颌间距，这也利于后期咬合关系的稳定；抑或是采用正畸压低的方案，临床上多采用微种植支抗钉法，具体方法是在伸长后牙颊舌侧近膜龈联合的附着龈上各植入1颗微种植钉，随后通过支抗钉及链状橡皮圈与粘接于伸长后牙上的颊面管和舌侧扣连接，施予根向的力量，从而达到将伸长磨牙压回解剖临床冠高度。传统义齿修复此类缺失，无论是固定桥修复，还是可摘局部义齿修复，都存在基牙固位差、义齿牙冠低平、无良好的牙冠外形、咀嚼效率低下等缺点。

在缺牙区骨量充足的情况下，临床上可选择对牙槽嵴进行局部截骨，这会相对地增加种植深度，以牺牲骨组织来增加上部修复的空间。此方法适用于种植区骨高度充足，伴有牙槽嵴嵴顶较窄或不齐的患者，治疗后患者咀嚼功能正常，但也因此导致牙冠过长，牺牲一部分美学效果。与此同时，截骨术使部分牙槽骨的骨皮质被截除，会使得种植体的初始稳定性受到一定影响，这项技术在临床被称为牙槽嵴骨面修整。

2. 上下颌弓垂直位置关系分类及截骨应用的理论依据

在2011年Ahuja S的一篇经典文献中，将上下颌弓的垂直位置关系分为4类：I型指的是上下颌前牙区距离咬合平面17mm、后牙区15mm；Ⅱ型指的是上下颌前牙区距离咬合平面14mm、后牙区12mm；Ⅲ型指的是上下颌前牙区距离咬合平面10mm、后牙区9mm；Ⅳ型指的是上下颌前牙区距离咬合平面7mm、后牙区5mm。作者建议Ⅳ型可适当截骨再进行种植固定修复。本病例中患者长期余留牙均无对颌牙咬合支撑，导致颌龈距严重不足，在患者面下1/3高度未见明显萎缩，且关节无明显异常情况下，仅通过抬高患者咬合无法达到种植固定修复所需的单颌14~15mm颌间距离要求，因此需创造更充足的颌间距离，虽也考虑过上颌余留牙根管治疗后截冠的方案以及正畸压低的方案，但术前DSD模拟显示，为达到合理的𬌗曲线，均需将后牙牙冠压至几乎根分叉区域，显然无法实现，故放弃截冠和正畸两种方案进行咬合重建，且患者可通过截骨来取得一个高度一致的骨平台，这更利于全口种植，也减少了植骨并发症的风险，还有就是该患者剩余骨骨高度极其充裕，即使我们去掉部分骨组织，种植体根尖部仍距离上颌窦底和下颌神经管有一段安全距离。综上所述，该患者最终选择了下颌前牙区截骨、上颌前后牙区牙槽嵴截骨的方案，从而创造充足的颌间距离，为后续的颌重建提供有利的修复空间，在随访期也取得了良好效果。

3. 超声骨刀在截骨中应用的优势

关于截骨工具的使用，口腔种植外科常用的有咬骨钳、金刚砂球钻、骨磨、裂钻、摆动锯和超声骨刀。相较于其他几项手动或电动工具，超声骨刀具有准确性高、选择性骨切割和微创骨切割等优点。超声骨刀振幅为60~200μm，振动频率25~29kHz，可将骨组织有效切割，很好地避免了以往所使用不锈钢刀头切割速度慢和深度浅等缺陷，且刀头不会损伤任何软组织，切割精确性和效率均得到明显提升。此外，较之于其他电动切割工具，安全性好是其最大的优势，以往所使用的骨切割工具偶有损伤附近神经、血管的报道，如截骨过深，这会对深部血管造成损伤、损伤神经或引发大出血等，而超声骨刀对骨组织存在较高的声阻抗，软组织则具备较低的声阻抗，给予超声骨刀进行干预，其频率<29kHz，可只切割声阻抗高的矿化硬组织和骨组织，仪器中压力传感器灵敏度高、组织识别功能加强，刀头接触到软组织后，也不会出现损伤。此外，以往所使用的骨切割工具如摆动锯，会产生较大热量，影响周围组织，而实施超声骨切割时，经冲洗后，控制骨切割部位温度低于38℃，避免了骨坏死或组织过热。尽量降低骨切割过程中骨损伤程度，这也会大大缩短术后愈合时间，减轻肿胀、疼痛等症状，因此超声骨刀在全口种植截骨中推荐常规使用。

4. 采用6颗轴向种植体行全口固定种植的优势

Maló教授早在2003年就提出了一种新型种植修复方式All-on-4，即在无牙颌患者的上颌或下颌各植入4颗种植体，其中2颗前牙区种植体按轴向垂直植入，2颗靠后的种植体则采用角度倾斜植入较长的种植体并避免损伤解剖结构（如颏神经或上颌窦），植入后采用固定修复行即刻负重。经典All-on-4方案的特点是：上下颌4颗种植体中有2颗种植体为轴向相互间平行植入，位点多在侧切牙和尖牙之间，远中2颗种植体倾斜角度植入（种植体常规直径≥4mm，长度13~16mm），上颌远中2颗种植体位于上颌窦前壁前方，下颌2颗远中长种植体位于颏孔前，均呈30°~45°向远中倾斜，而此时终修复体远中即会存在一个磨牙位的游离端。有研究表明，距游离端最近的种植体承受90%的力，距游离端第二位的种植体承受其余10%的力，倾斜种植体受力后是否会引起过度负荷所致的颈部吸收是All-on-4设计中首先需要考虑的问题。此外，Maló教授建议下颌无论任何情况，植入4颗种植体已足够，上颌在无须植骨情况下植入长度为10mm以上、标准直径的植体，那么4颗也是充分的，如果无法植入足够尺寸的种植体或者是需要内提升、外提升或骨块移植的病例，可增加种植体数量到6~7颗。Maló甚至认为，在相对致密的下颌骨，可以做2~3个牙位的游离端，但在相对疏松的上颌骨，游离端应该控制在1个牙位。然而，随着目前缺牙患者年轻化趋势，其对饮食的要求和义齿使用年限的期待，这些均增加大了All-on-4的失败风险。另外，考虑到一些骨密度不高的颌骨区域以及骨量充足的下颌骨游离端悬臂梁设计的弊端，我们均给患者建议单颌植入6颗的方案，这更利于种植体的力学分布和美观效果，且可以消除游离端。本病例中，种植体的初始稳定性均>50N·cm，可保证维持正常的咀嚼功能的同时，安全地度过至少3个月愈合期，对患者的饮食诉求、心理压力及社交困扰均有一定的积极正向影响，故患者的临床满意度较高，且由于增加了种植体数量，也为未来个别种植体，一旦失败留有容错空间。

5. 全口固定种植上部修复饰瓷材料的选择

目前，全口种植支架上部修复体饰瓷包括烤瓷熔附金属、氧化锆和树脂（丙烯酸树脂、聚合瓷）等。金属烤瓷修复体在临床上应用广泛，其力学性能好，但透光性较差，且由于金属的存在使得龈缘透黑，龈缘形态不自然。氧化锆因具有良好的机械、化学性能及生物相容性，而被越来越多地应用于口腔修复领域，但也存在饰瓷崩瓷发生率较高，支架断裂甚至螺丝折断的严重并发症。金属支架烤塑修复体质量轻，且可达到美观、易于修理，同时缓冲咬合力的效果，但聚丙烯树脂或复合树脂随时间推移会出现人工牙折裂、染色等现象，强度不足、维修频繁、龈缘形态不佳、美观性不如陶瓷类材料。聚合瓷是一种光固化类瓷树脂材料，该材料是在聚合有机基质中加入硅化物陶瓷无机填料，具有保持瓷不变色的优点，同时也降低了树脂不耐磨、易染色等不足，成为临床上一种新选择。除此以外，在整体钛支架外粘接烤瓷冠或全瓷冠也是目前比较流行的设计方案，此种修复设计首先制作金属支架，再在支架上制作单冠，将单冠分别粘接于支架上，其优点是恢复的咀嚼效率高，患者使用舒适；可避免螺丝孔暴露、美观性好，当出现崩瓷等并发症时，无须拆卸整体支架，只需修理单冠即可，便于临床操作。在本病例中，我们最初采用了钛支架上部烤塑修复的方案设计，但在随访2年半期间，先后发生3次不同牙位的崩瓷现象，可见烤塑材料确实存在如上述文献所述的缺陷，这在我们其他全口固定种植男性病例中也时有发生，疑为男性患者咬合力过大或者咀嚼习惯所致。当改为钛支架全锆单冠修复后，崩瓷现象大为改善，综合我们临床经验，建议对于全口种植男性患者，首选上颌钛支架全锆单冠及下颌钛支架烤塑设计方案，但这仍有待远期随访观察及更多临床文献支持和佐证。

四、结论

在本病例中，我们针对一类特殊的余留牙无对颌牙咬合支撑导致的颌龈间距严重不足但颌骨高度充足的患者，采用了数字化先锋钻导板和术中大量截骨的方案，在上下颌分别植入6颗轴向种植体即刻负重，从而来咬合重建。在随访2年半时间内，唇侧骨板厚度和边缘骨高度未见明显吸收，复合基台周围角化龈充足且牙龈状态良好，由此可见截骨对于颌龈距严重不足但骨量充足的患者或许是一个简洁且高效的方案。与此同时，上下颌6颗间隔种植的设计方案，可消除All-on-4方案悬臂梁的隐患，也有利于种植体的力学分布和美观效果，6颗种植体的联合稳定性也更利于术后当天恢复患者的咀嚼功能。但也应看到，钛支架烤塑桥在全口固定种植中更易发生崩瓷现象，上颌钛支架全锆单冠修复下颌钛支架烤塑桥或许对此类男性患者是更合理的设计方案，但这仍有待长期多中心临床文献予以支持。

参考文献

[1] Al-Sawai AA, Labib H. Success of immediate loading implants compared to conventionally loaded implants: a literature review[J]. J Investig Clin Dent, 2016 Aug, 7(3):217–224.

[2] Niedermaier R, Stelzle F, Riemann M, et al.Implant Supported Immediately Loaded Fixed Full-Arch Dentures: Evaluation of Implant Survival Rates in a Case Cohort of up to 7 Years[J]. Clin Implant Dent Relat Res, 2017 Feb, 19(1):4–19.

[3] Dellepiane E, Pera F, Zunino P, et al. Patient satisfaction and comfort after a full-arch immediate loaded prosthesis[J]. J Oral Implantol, 2020 Jul, 13.

[4] Brånemark PI, Adell R, Albrektsson T, et al. Osseointegrated titanium fixtures in the treatment of edentulousness[J]. Biomaterials, 1983 Jan, 4(1):25–28.

[5] Brånemark PI, Svensson B, van Steenberghe D. Ten-year survival rates of fixed prostheses on four or six implants ad modum Brånemark in full edentulism[J]. Clin Oral Implants Res, 1995 Dec, 6(4):227–231.

[6] Brånemark PI, Hansson BO, Adell R, et al. Osseointegrated implants in the treatment of the edentulous jaw. Experience from a 10-year period[J]. Scand J Plast Reconstr Surg,1977 Suppl,16:1–132.

[7] Malö P, Rangert B, Nobre M. "All-on-Four" immediate-function concept with Brånemark System implants for completely edentulous mandibles: a retrospective clinical study[J]. Clin Implant Dent Relat Res, 2003, 5 Suppl 1:2–9.

[8] Malö P, Rangert B, Nobre M. All-on-4 immediate-function concept with Brånemark System implants for completely edentulous maxillae: a 1-year retrospective clinical study[J]. Clin Implant Dent Relat Res, 2005, 7:S88–S94.

[9] Malö P, de Araújo Nobre M, Moura Guedes C,et al. Short-term report of an ongoing prospective cohort study evaluating the outcome of full-arch implant-supported fixed hybrid polyetheretherketone-acrylic resin prostheses and the All-on-Four concept[J]. Clin Implant Dent Relat Res, 2018 Oct, 20(5):692–702.

[10] Malö P, Araújo Nobre MD, Lopes A,et al. Double Full-Arch Versus Single Full-Arch, Four Implant-Supported Rehabilitations: A Retrospective, 5-Year Cohort Study[J]. J Prosthodont, 2015 Jun, 24(4):263–270.

[11] Malö P, de Araújo Nobre M, Lopes A, Ferro A, et al. The All-on-4 concept for full-arch rehabilitation of the edentulous maxillae: A longitudinal study with 5-13 years of follow-up[J]. Clin Implant Dent Relat Res, 2019 Aug, 21(4):538–539.

[12] Malö P, Lopes A, de Araújo Nobre M, et al. Immediate function dental implants inserted with less than 30Ncm of torque in full-arch maxillary rehabilitations using the All-on-4 concept: retrospective study[J]. Int J Oral Maxillofac Surg, 2018 Aug, 47(8):1079–1085.

[13] 陈冬雷，汤春波. 后牙区颌间距离不足的种植修复策略[J]. 口腔医学, 2017, 37(6): 562–565.

[14] Ahuja S, Cagna DR. Classification and management of restorative space in edentulous implant overdenture patients[J]. J Prosthet Dent, 2011 May, 105(5):332–337.

[15] 刘洋. 超声骨刀在口腔颌面外科的应用进展[J]. 智慧健康, 2019, 5(01):73–75.

[16] McLeod NM, Bowe DC. Nerve injury associated with orthognathic surgery. Part 2: inferior alveolar nerve[J]. Br J Oral Maxillofac Surg, 2016 May, 54(4):366–371.

[17] Tighe D, Williams M, Howett D. Treatment of iatrogenic sialoceles and fistulas in the parotid gland with ultrasound-guided injection of botulinum toxin A[J]. Br J Oral Maxillofac Surg, 2015 Jan, 53(1):97–98.

[18] Duyck J1, Van Oosterwyck H, Vander Sloten J,et al. Magnitude and distribution of occlusal forces on oral implants supporting fixed prostheses: an in vivo study[J]. Clin Oral Implants Res, 2000 Oct, 11(5):465–475.

[19] Malö P, Nobre Mde A, Petersson U, et al. A pilot study of complete edentulous rehabilitation with immediate function using a new implant design: case series[J]. Clin Implant Dent Relat Res, 2006, 8(4):223–232.

[20] Takaba M, Tanaka S, Ishiura Y,et al. Implant-supported fixed dental prostheses with CAD/CAM-fabricated porcelain crown and zirconia-based framework[J]. J Prosthodont, 2013 Jul, 22(5):402–407.

[21] Priest G, Smith J, Wilson MG. Implant survival and prosthetic complications of mandibular metal- acrylic resin implant complete fixed dental prostheses [J]. J Prosthet Dent, 2014, 111(6): 466– 475.

[22] Turkyilmaz I, Tozum TF, Fuhrmann DM, et al. Seven-year follow-up results of TiUnite implants supporting mandibular overdentures: early versus delayed loading[J]. Clin Implant Dent Relat Res, 2012 May, 14 Suppl 1:e83–e90.

穿颧种植体与自体牙联合支持磁性附着体义齿在少汗型外胚层发育不全综合征患者口腔修复中的应用

姚博文[1,2] 马淑芳[1] 杨卓[1] 杨坤[1] 魏建华[2] 董岩[2] 王艳丽[3] 马威[2] 田磊[2] 丁明超[2]

摘要

目的：外胚层发育不全综合征患者牙槽骨骨量严重不足，采用穿颧种植体的治疗方案可避免植骨，减小创伤，缩短治疗周期。**材料与方法**：20岁男性患者。自幼牙齿缺失，曾行活动义齿修复但未能行使功能，要求重新修复。临床检查：毛发稀少，皮肤干燥，面中部凹陷，鼻梁下陷呈鞍状鼻、上下唇前突、外翻，口内可见11、21两颗锥形牙，牙冠完整，上下颌弓窄小，前牙区牙槽嵴呈反𬌗状态，后牙区牙槽嵴低平，与前牙槽嵴高度差 > 15mm。影像学检查：口内全景片示11、21牙根发育良好，牙周组织未见异常。后牙区牙槽嵴低平，窦嵴距 < 5mm，颌骨内无牙胚。一期采用Le Fort Ⅲ型截骨，头颅外固定牵张器牵引成骨纠正面中部发育不足，二期数字化导板辅助下植入2颗Nobel穿颧种植体，下颌植入4颗Nobel Replace种植体。三期根管治疗11、21锥形牙，与穿颧种植体联合支持磁性附着体义齿完成上颌修复重建，杆卡式种植覆盖义齿完成下颌修复重建。**结果**：修复完成后，患者面中部凹陷面型明显改善，咬合良好，咀嚼功能正常，X线片示种植体骨结合良好。**结论**：上颌骨牵引成骨可以有效改善外胚层发育不全综合征患者面中部凹陷面型、上下颌骨相对矢状位置关系，联合应用穿颧种植体及天然牙支持的磁性附着体义齿可以有效地修复牙列缺损。

关键词：外胚层发育不全；穿颧种植；磁性附着体义齿

外胚层发育不全综合征（ectodermal dysplasia）是一种先天性遗传性疾病，其发病率为1：10000～1：100000，男性多见，其中80%的外胚层发育不全综合征患者伴有面部及牙齿发育异常，表现是毛发稀疏、少汗或无汗、先天性多颗恒牙缺失或牙列缺失等，除此之外，患者常伴有牙槽骨的严重萎缩，成为非常棘手的修复病例。外胚层发育不全综合征患者成年后进行种植牙修复是一种理想的选择，但由于骨量的严重不足，往往需要采用自体骨移植、同种异体骨移植、牙槽骨牵引成骨等方法进行骨增量，极大增加了手术的创伤、手术周期及时间，并产生高昂的治疗费用。穿颧种植适用于牙槽骨量严重不足的病例，但也伴有上颌窦炎、皮瘘、眶周并发症等风险，穿颧种植对于外胚层发育不全综合征患者的治疗报道相对较少。

一、材料与方法

1. **病例简介** 20岁男性患者。主诉：先天缺牙并伴"地包天"。既往身体健康，否认家族遗传病史。7年前曾在当地医院进行活动义齿修复，但因佩戴不适无法咀嚼。临床检查：患者头发、眉毛稀少，面中部凹陷，"地包天"面型，鞍鼻形态。张口度约3.5cm，双侧颞颌关节区无弹响、无疼痛。面部皮肤及口腔黏膜干燥，11、21为锥形牙，牙冠完整，牙周组织健康。上、下颌弓窄小，前牙区牙槽嵴成反𬌗，双侧上颌后牙区牙槽嵴低平，下颌牙槽嵴呈刃状，角化黏膜薄。影像学检查：CBCT示11、21牙根发育良好，根尖周组织健康。颌骨内无牙胚，上颌后牙区牙槽嵴低平，与上颌前牙区牙槽嵴顶高度差明显，双侧上颌窦嵴距 < 2mm，下颌磨牙区管嵴距 < 3mm。腔黏膜病理性增厚，双侧颞颌关节位置不稳定，头影测量示颌骨骨性Ⅲ类关系。

2. **诊断** 少汗型外胚层发育不全综合征；上颌牙列缺损；下颌牙列缺失。

3. **治疗计划** 一期采用Le Fort Ⅲ型截骨，头颅外固定牵张器牵引成骨纠正面中部发育不足；二期数字化辅助种植体植入。三期根管治疗11、21锥形牙，与穿颧种植体联合支持磁性附着体义齿完成上颌修复重建，杆卡式种植覆盖义齿完成下颌修复重建。

4. **治疗过程**（图1～图48）

（1）上颌骨牵引成骨术：应用Dolphin软件进行头影测量和数字化虚拟设计，制订手术方案。患者全麻下行上颌骨Le Fort Ⅲ型截骨、安装头颅外固定牵张器，牵引成骨纠正骨性Ⅲ类关系。术后6个月颌骨骨性纠治为Ⅰ类关系，拆除牵张器。

（2）种植数字化设计：获取颌骨扫描CBCT Dicom格式原始数据，制作并试戴阻射全口义齿，验证颞颌关节无异常后，佩戴义齿拍摄CBCT

作者单位：1. 联合佳医医疗美容门诊部
　　　　　 2. 第四军医大学口腔医学院
　　　　　 3. 西安市中心医院
通讯作者：丁明超；Email: blackdoctor@163.com

获取Dicom格式数据，应用Mimics软件、Guidemia软件根据虚拟修复体位置，上颌设计植入2颗穿颧种植体Zygoma TiUnite（型号：34739），长度50mm，种植体与眶外侧壁之间的距离＞3mm；增加外科长钻头加装套筒与导板联合使用，增加植入精度。下颌颏孔区设计平行植入4颗Nobel Replace CC种植体（型号：36707），φ4.3mm×11.5mm。

（3）种植体植入：患者全麻下采用牙槽嵴顶部切口和附加松弛切口，显露上颌窦前外侧壁和颧牙槽嵴，暴露上颌骨和颧骨。上颌窦前外侧壁开窗5mm×10mm，暴露上颌窦黏膜，钝性分离后将其推向内上方，并保持上颌窦黏膜的完整性。种植导板就位后使用圆钻确定种植体植入位点，逐级制备种植窝，低速植入种植体，置入覆盖螺丝，对位缝合黏膜。下颌在黏膜支持种植导板辅助下，常规植入4颗种植体，埋入式愈合。术后处理和影像学检查：术后冷敷，面颊部加压，抗生素预防感染，术后10天拆线。CBCT检查

种植体植入方向与设计位置偏差＜2mm。

（4）义齿修复：6个月后行种植二期手术，局麻下牙槽嵴顶切口，显露覆盖螺丝，将其移除后旋入愈合基台。软组织愈合4周后，利用开窗式托盘技术硅橡胶一次法取模。上颌通过种植体与11、21天然牙联合支持磁性附着体义齿修复，下颌杆卡式种植覆盖义齿修复。

二、结果

上颌缺牙区利用2颗穿颧种植体和上颌中切牙联合支持磁吸附式义齿恢复14个单位的牙弓，下颌利用4颗种植体修复14单位的牙弓。修复完成后6个月、1年、2年复查，患者咬合良好，咀嚼功能正常，X线片示种植体骨结合良好。双侧颞颌关节位置稳定，上颌窦黏膜无明显病理性变化。

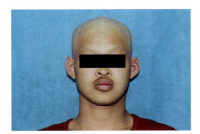

图1　术前口外正面像

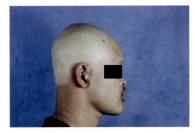

图2　术前口外侧面像

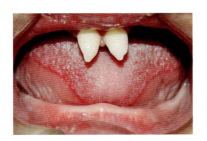

图3　术前口内正面像

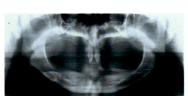

图4　术前全口曲面断层片

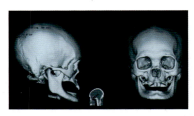

图5　术前头颅CT三维影像

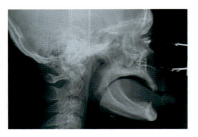

图6　Le Fort Ⅲ型截骨并安置头颅外固定牵张器术后标准头颅侧位X线片

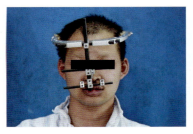

图7　牵引成骨术后口外正面像

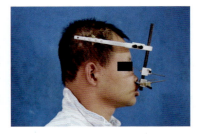

图8　牵引成骨术后口外侧面像

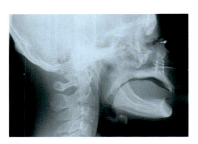

图9　牵引成骨术后2个月，标准头颅侧位X线片

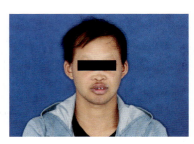

图10　牵引成骨术后口外正面像

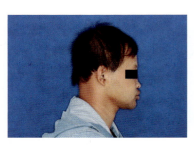

图11　牵引成骨术后口外侧面像

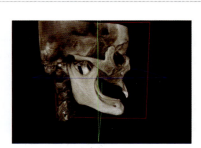

图12　牵张器拆除术后CBCT三维重建

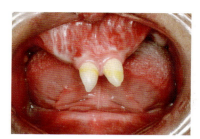

图13　牵引成骨术后口内正面像

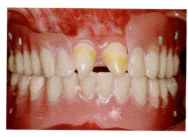

图14　制作可摘义齿确定咬合关系，进行咬合重建

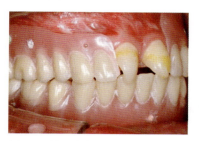

图15　可摘义齿修复侧面咬合像（右）

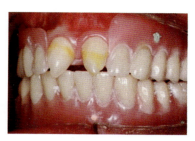

图16　可摘义齿修复侧面咬合像（左）

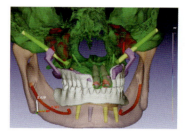

图17　虚拟植入穿颧种植体

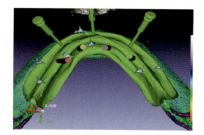

图18　下颌骨虚拟植入4颗种植体（底面像）

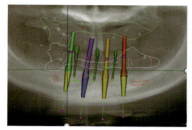

图19　下颌骨虚拟植入4颗种植体（全口曲面断层片）

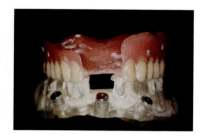

图20　上颌阻射义齿与下颌种植导板口外正面像

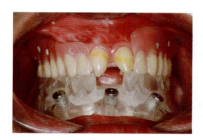

图21　上颌阻射义齿与下颌种植导板口内正面像

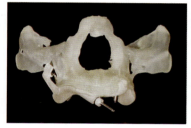

图22　头颅模型与穿颧种植定位手术导板（右）

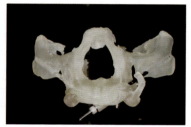

图23　头颅模型与穿颧种植定位手术导板（左）

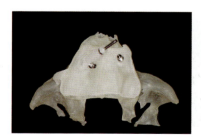

图24　穿颧种植定位手术导板腭侧观（右）

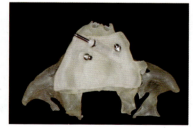

图25　穿颧种植定位手术导板腭侧观（左）

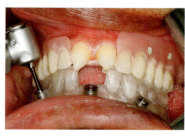

图26　利用咬合关系就位下颌种植导板，并制备固位孔

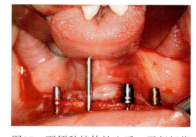

图27　下颌种植体植入后，平行杆指示种植体方向

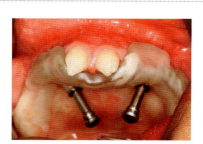

图28　利用黏膜支持导板确认穿颧种植导板的固位孔

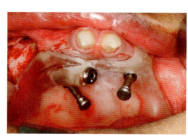

图29　上颌窦侧壁开窗，穿颧种植导板就位

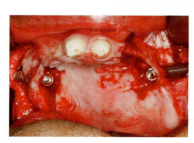

图30　穿颧种植体植入后口内像

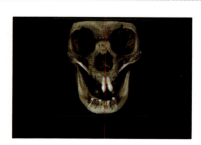

图31　穿颧种植体植入后三维CBCT正面像

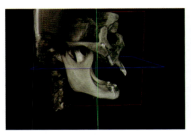

图32 穿颧种植体植入后三维CBCT侧面像（右）

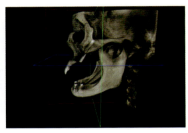

图33 穿颧种植体植入后三维CBCT侧面像（左）

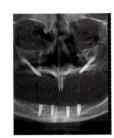

图34 种植体植入后颌骨正位X线片

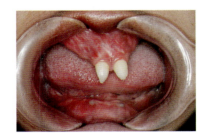

图35 种植体植入后（6个月）口内正面像

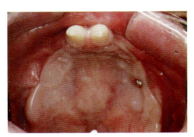

图36 种植体植入后（6个月）口内上颌像

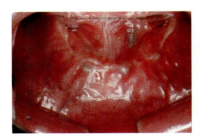

图37 种植体植入后（6个月）口内下颌像

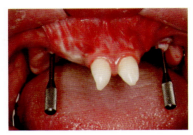

图38 上颌穿颧种植体安装复合基台

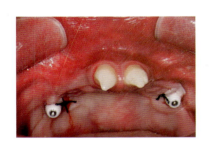

图39 上颌穿颧种植体安装复合基台保护帽

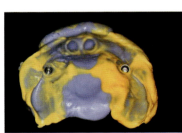

图40 上颌种植取模

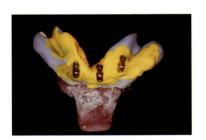

图41 下颌种植取模

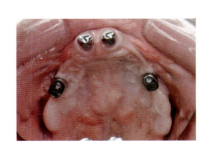

图42 上颌磁性附着体就位

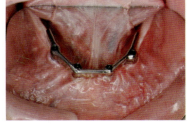

图43 下颌CAD/CAM切削杆卡就位

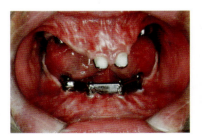

图44 磁性附着体–杆卡就位后口内正面像

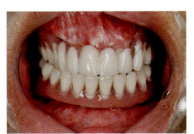

图45 佩戴最终修复体口内正面像

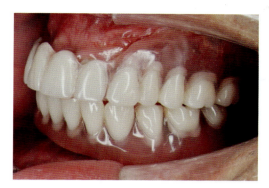

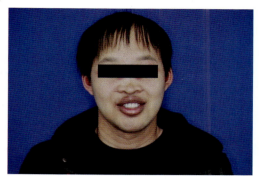

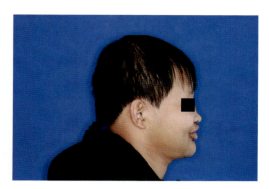

图46　佩戴最终修复体口内侧面像（左）　　　图47　佩戴最终修复体口外正面笑像　　　图48　佩戴最终修复体口外侧面笑像（右）

三、讨论

该病例患者全口仅存在上颌2颗中切牙，缺牙区牙槽骨低平，解剖条件限制，常规可摘义齿或全口义齿固位力差，无法达到功能及美观修复要求。对于牙槽骨严重萎缩的患者，种植修复需要进行骨增量、软组织增量，治疗周期长，创伤大。

该病例治疗应用上颌骨牵张术改善面中部凹陷面型，改善颌骨矢状向相对位置关系，有利于种植修复时兼顾功能与美观，提高义齿长期稳定性。对于后牙区骨量严重不足的病例，采用穿颧种植体进行功能重建，起到上颌骨、颧骨双重骨固位作用，增加初始稳定性，有利于早期修复治疗。导板或导航辅助种植手术，可以精准把控种植体植入的位置和方向，有效避免损伤重要解剖结构的风险，降低植骨手术可能性，缩短治疗周期。

鉴于该病例口内2颗上颌锥形中切牙牙周及牙根情况良好，若将其拔除，需要行种植体植入并同期GBR手术，且存在愈后不良的风险。故对2颗前牙进行根管治疗，粘接磁性附着体附件，与双侧穿颧种植体联合支持磁性附着体义齿修复上颌牙列缺损。下颌采用种植体支持的杆卡式义齿修复下颌牙列缺失。由于少汗型外胚层发育不全患者伴有口干、牙槽骨骨量差、骨质硬、角化黏膜缺失等解剖特点，可摘义齿修复方案有利于基牙及种植体的卫生维护，可以延长义齿的使用寿命。因此修复后患者满意度高，对义齿的适应性好。

该病例长期临床观察效果表明，通过上颌骨牵张术可以有效改善外胚层发育不全综合征患者的面型和上下颌相对位置关系，应用穿颧种植体与天然牙联合支持的磁性附着体义齿可，以有效修复外胚层发育不全综合征患者的牙列缺损。

参考文献

[1] Ramesh K, Vinola D, John JB. Hypohidrotic ectodermal dysplasia – diagnostic aids and a report of 5 cases[J]. J Indian Soc Pedod Prev Dent, 2010, 28(1): 47–54.

[2] Wojtyńska E, Bączkowski B, Przybyłowska D, et al. A multidisciplinary treatment of patients with craniofacial disorders[J]. Own experience. Dev Period Med, 2015, 19(4): 464–470.

[3] Bergendal B, Bjerklin K, Bergendal T, et al. Dental Implant Therapy for a Child with X–linked Hypohidrotic Ectodermal Dysplasia––Three Decades of Managed Care[J]. Int J Prosthodont, 2015, 28(4): 348–356.

[4] Wu Y, Zhang C, Squarize CH, et al. Oral Rehabilitation of Adult Edentulous Siblings Severely Lacking Alveolar Bone Due to Ectodermal Dysplasia: A Report of 2 Clinical Cases and a Literature Review[J]. J Oral Maxillofac Surg, 2015, 73(9): 1733.e1–e12.

[5] Nkenke E, Hahn M, Lell M, et al. Anatomic site evaluation of the zygomatic bone for dental implant placement[J]. Clin Oral Implants Res, 2003, 14(1): 72–79.

[6] Peñarrocha–Diago M, Uribe–Origone R, Rambla–Ferrer J, et al. Fixed rehabilitation of a patient with hypohidrotic ectodermal dysplasia using zygomatic implants[J]. Oral Surg Oral Med Oral Pathol Oral Radiol Endod, 2004, 98(2): 161–165.

数字化技术辅助即刻种植、即刻修复1年随访病例

梁杰　许胜　陈琳

摘要

目的：探讨牙列缺失患者采用数字化辅助技术进行固定式种植义齿修复方式和临床应用体会，为牙列缺失患者的临床治疗提供一些有意义的参考。在功能和美学适宜的位置植入种植体才能保证美种植修复效果的长期稳定。**材料与方法**：患者因牙周病牙齿松动明显来诊要求种植修复，利用余留牙存在相对稳定的咬合关系，在3Shape软件设计上颌种植体的位点及打印数字化导板（拔牙前、拔牙后双导板），术中完成上颌种植体植入，因骨量限制双侧后牙采用了倾斜种植体，同期进行即刻修复，缩短患者缺牙时间并恢复一定的咬合关系；下颌缺牙区骨量条件良好，植入2颗种植体，同期行即刻修复。**结果**：种植体骨结合良好，种植体位于理想三维位置。修复后1年随访，所有种植体周围骨结合稳定，取得良好的修复效果，患者满意度较高。

关键词：种植固定修复；牙列缺失；即刻种植；即刻修复

随着生活水平的提高，传统的修复方式不能满足老年人对生活质量的要求，种植牙成为老年人牙齿缺失的首选。牙列缺失多见于老年人，指整个牙弓上不存留任何天然牙或牙根。我国第三次全国口腔健康流行病学调查报告：在65~74岁年龄组，无牙颌患者占6.8%。常规种植修复需患牙拔除后3个月才能植入修复，即延期种植修复，软组织形态、种植位置不理想，影响修复效果，且治疗周期较长，难以满足患者需求。随着种植修复技术的不断改进，即刻种植修复已逐渐应用于临床，可减小创伤，缩短治疗进程，加快康复，并且种植体存留与常规种植无明显差异。本病例患者长期佩戴可摘局部义齿，余留牙齿存在不同程度的松动，结合种植设计软件为患者确定种植位点，利用双导板在牙槽骨愈合位点及拔牙位点同时植入种植体，完成上颌种植体支持的全口固定义齿修复，下颌牙列缺损也完成种植体植入即刻修复，最终完成种植固定义齿修复。

一、材料与方法

1. 病例简介　54岁男性患者。上颌余留13-23，Ⅰ~Ⅲ度松动；下颌32-42缺失，要求种植修复。自述既往体健。有吸烟史。

2. 诊断　牙列缺损，牙周病。

3. 治疗计划　（1）全口牙周治疗。（2）上颌拔除余留牙行即刻种植即刻修复，最终行种植体支持的全口固定义齿修复。（3）下颌缺失牙行种植修复。（4）改变吸烟习惯。

4. 治疗过程（图1~图25）

（1）3Shape口扫后，设计双导板，利用上颌余留牙支持制作第一副导板，完成上颌后牙种植体植入后，拔除上颌余留牙后再利用第二副导板及已经植入的种植体完成上颌前牙种植体的植入。下颌参考邻牙及对颌牙位置按照种植原则植入2颗种植体。种植体型号：11、21：Nobel Active 3.5mm×10mm；13、15、23、25：Nobel Active 4.3mm×11.5mm；32、42植入Straumann（骨水平）3.3mm×10mm种植体；11、13、15、21、25、32、42扭矩>35N·cm，上颌利用6颗种植体，下颌利用2颗种植体完成种植即刻固定临时修复。术后2周拆线，恢复良好。临时义齿戴用6个月后更换为永久修复体，上颌制作纯钛支架试戴被动就位后制作上部烤塑牙冠，下颌制作氧化锆全瓷基台+固定桥，完成永久修复后戴入口内。戴牙后1年复查，通过T-Scan检测进行调𬌗，保证咬合的长期稳定性。

（2）使用材料：32、42 Straumann种植系统，螺纹柱状，SLA表面处理（Straumann公司，瑞士）。11、21、13、23、15、25上颌植入Nobel Active种植体。骨代用品：Bio-Oss骨粉，使用Bio-Gide可吸收胶原膜（Geistlich公司，瑞士）。

二、结果

该病例共植入8颗种植体，术后全部形成骨结合，患者对固定义齿的咀嚼功能、舒适感、美观性均十分满意。最终修复体完成后追踪1年，无种植体失败，骨结合良好。

作者单位：烟台市口腔医院

通讯作者：梁杰；Email: 303340362@qq.com

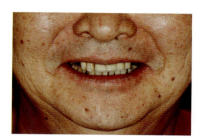

图1 患者正面像

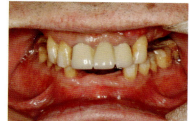

图2 患者口内像

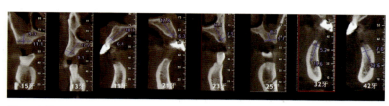

图3 术前CT

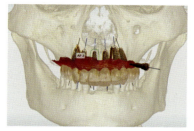

图4 术前设计

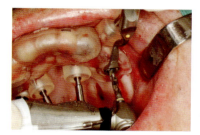

图5 手术导板引导手术1

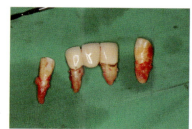

图6 拔除上颌余留牙

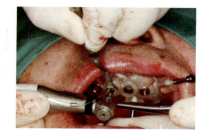

图7 手术导板引导手术2

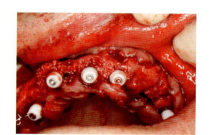

图8 23引导骨组织再生

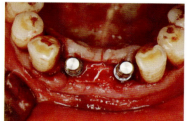

图9 下颌种植体植入

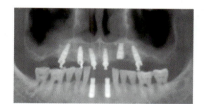

图10 术后曲面断层片

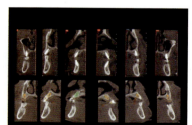

图11 术后CT与术前设计对比

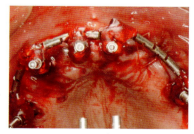

图12 术后即刻修复取模（上颌）

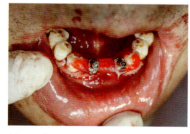

图13 术后即刻修复取模（下颌）

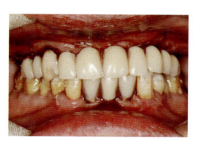

图14 术后即刻修复

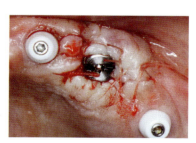

图15 23二期手术

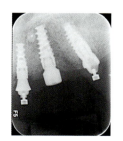

图16 23二期手术后X线片

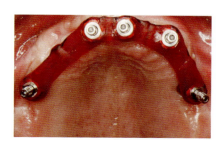

图17 永久修复取模

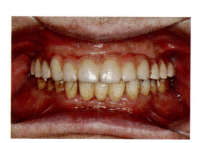

图18 永久修复完成（正面）

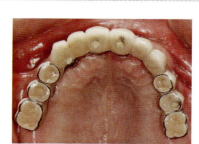

图19 永久修复完成（上颌）

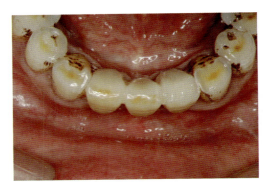

图20 永久修复完成（下颌）

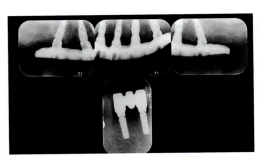

图21 永久修复X线片

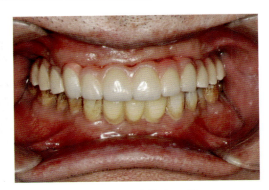

图22 修复完成1年复查口内像（正面）

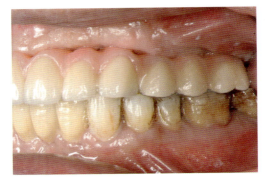

图23 修复完成1年复查口内像（左侧面）

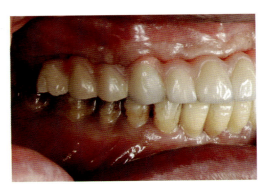

图24 修复完成1年复查口内像（右侧面）

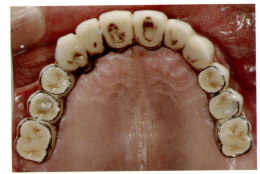

图25 修复完成1年复查口内像（上颌）

三、讨论

无牙颌患者选择何种种植义齿修复，应根据患者的具体情况而定，良好的沟通和完善合理的修复计划是治疗成功的关键。为缺牙患者选择合适固位方式的义齿，是种植修复医生必须考虑的问题，大多数患者都希望固定义齿修复，但固定义齿修复必须充分考虑患者颌骨的种植条件，结合X线片、口腔CT以及患者的全身情况进行综合评估。该病例患者为牙周病患者且要求全口固定修复，在进行正规牙周治疗后，辅助数字化技术完成种植即刻种植即刻修复，既满足了患者要求又能保证种植手术成功率，减少了患者的缺牙时间，是一种相对高效又有保障的治疗方案。

参考文献

[1] 齐小秋. 第三次全国口腔健康流行病学调查报告[M]. 北京:人民卫生出版社, 2008.

[2] Panos, Papaspyridakos, Chun-Jung, et al. Implant Loading protocols for edentulous patients with fixed prostheses:a systematic review and meta analysis[J]. J.oral maxillofac implants, 2014, 29(suppl):256-270.

[3] Ciabattoni G, Acocella A, Sacco R. Immediately restored full arch-fixed prosthesis on implants placed in both healed and fresh extraction sockets after computer-planned flapless guided surgery. A 3-year follow-up study[J].J. Clin Implant Dent Relat Res, 2017, 19:997-1008.

双颌前突全牙弓种植美学修复1例

蔡搏搏　姒蜜思　王宇　王心华　程志鹏　章杰苗

摘要

目的：报道和评估双颌前突全牙弓种植美学修复1例的临床效果。**材料与方法**：57岁女性患者，以"前牙前突伴双侧后牙缺失，要求种植修复"为主诉就诊。拔除上下颌余留牙后，上颌截骨4～6mm，下颌截骨5～7mm，行全牙弓种植固定修复，分别于前牙区植入2颗轴向种植体，后牙区植入2颗斜行种植体，术后1周戴用螺丝固位一段式树脂临时修复体。术后6个月更换为螺丝固位一段式纯钛切削支架聚合瓷全牙弓固定修复体，完成最终修复。于修复后1、3、6、12、24个月进行复查随访。**结果**：最终修复后1年，影像学检查显示上下颌各4颗种植体骨结合情况良好，近远中边缘骨水平保持稳定。口内检查见：修复体完整，咬合关系良好，基台周围软组织健康，未见明显红肿或退缩。患者对咀嚼功能和美学效果表示满意。**结论**：牙2颗轴向种植体、后牙区2颗斜行种植体支持的全牙弓种植固定修复可避免植骨手术，种植体存留率较高，临床效果稳定。通过精准的术前设计、术中截骨以获得合适的牙槽骨水平宽度，及过渡转换区与笑线的合理位置关系，能够最大限度改善种植体植入位置与角度，满足患者对于美观和功能的双重需求。

关键词：全牙弓种植固定修复；即刻种植；即刻修复；截骨

随着中国社会老龄化进程的加剧和人民经济水平的提高，老年患者对义齿修复的要求也逐渐提高。人们不仅要求义齿固位、咬合、美观舒适的全方位完善，还希望能最大限度地减小手术创伤、缩短治疗周期。全牙弓即刻种植即刻修复技术的出现便满足了这些要求。此外，术前完善的截骨设计可以消除牙槽骨垂直高度不一致，改变龈缘过渡区位置，改善面型，在满足咀嚼功能的同时，达到理想的美学预期。

一、材料与方法

1. **病例简介**　57岁女性患者。主诉：前牙前突伴双侧后牙缺失，要求种植修复。现病史：多年来因龋病和牙周炎陆续拔除双侧后牙，未行修复至今。既往史：失眠症；否认其他系统病史，否认药物过敏史，否认吸烟史。患者凸面型、上下牙列前突，高位笑线。口内检查见17、16、14、24、25、26、27、47、46、45、41、31、36、37缺失，缺牙区牙槽骨高度、宽度均不足，附着龈狭窄，殆龈距尚可。13、23为烤瓷冠修复，边缘密合度差，颈缘金属暴露，存在继发龋，13Ⅱ度松动，叩（+），21、22全瓷联冠修复，12、11、32、33邻面龋，23根面龋，38近中殆面银汞充填。32、42牙根颈1/3暴露，32Ⅲ度松动，44殆面及颊侧可见牙色充填物。牙石（++），软垢（++），口腔卫生差。

2. **诊断**　双颌前突；牙列缺损；慢性牙周炎；13牙周牙髓联合病变；

11、12、23、32、33龋；15、34、35楔状缺损。

3. **治疗计划**

（1）术前完善牙周治疗。

（2）术前利用软件设计拔牙后上下颌骨的截骨线，确定截骨量。

（3）拔除余留牙截骨后行全口即刻种植即刻修复，前牙植入2颗轴向种植体，后牙区植入2颗斜行种植体。术后即刻修复。

（4）术后6个月更换为螺丝固位一段式纯钛切削支架聚合瓷终修复体。

（5）术后定期随访和维护。

4. **治疗过程**（图1～图30）

（1）术前根据全景片和CBCT测量预期植入位点牙槽骨高度和宽度，利用软件进行三维重建，确定截骨量并模拟种植体植入。

（2）告知患者病情、治疗方案、费用与风险等，签署知情同意书。术前完善血常规、凝血功能、生化全套、乙肝三系、丙肝、梅毒、HIV。术前完善牙周治疗。

（3）术中常规消毒，铺巾，阿替卡因肾上腺素行上颌局部浸润麻醉。行牙槽嵴顶T形切口，翻瓣，拔除余留牙。按照术前设计截去4～6mm骨量，确定上颌窦前壁位置。用精准钻前牙区1、2牙位之间偏腭侧，后牙区4、5牙位之间定位，逐级扩孔，预备窝洞。植入4颗Nobel Active种植体，逐个测量植入后的扭矩，安装复合基台。具体种植体型号、基台型号及最终扭矩值见表1。安装基台保护帽后无张力缝合创口。术后拍摄口腔全景X线片确认基线期种植体方向、近远中骨水平和基台就位情况。

（4）下颌拔牙后截去5～7mm骨量。充分暴露两侧颏孔，保留神经血

作者单位：浙江大学医学院附属口腔医院

通讯作者：蔡搏搏；Email: caibobo@zju.edu.cn

管。利用简易导板，用精准钻在前牙区牙位2、后牙区牙位5定位，余下步骤同上颌。具体种植体、基台型号及最终扭矩值见表1。

（5）术后即刻安装开窗式转移杆：使用正畸结扎钢丝和自凝塑料口内连接转移杆。硅橡胶取模，安装基台及种植体替代体，注射人工牙龈，灌注石膏模型。技工室制作螺丝固位一段式树脂固定临时义齿。术后1周拆线，同时戴入上下颌临时义齿，调整咬合关系，交代医嘱。于戴入后48小时、1周、1个月、3个月复诊，进行咬合调整。

（6）术后6个月复查：拍摄全景片确认种植体骨结合情况。卸除临时义齿，使用正畸结扎钢丝和自凝塑料口内连接开窗式转移杆，口内使用金刚砂车针切断连接后，再次使用自凝塑料连接，制取硅橡胶印模。同法灌注模型。参考临时义齿确定垂直距离和颌位关系，面弓转移，上𬌗架，制作螺丝固位一段式纯钛切削支架聚合瓷终修复体。制作完成后戴入患者口内，于戴入后当天、48小时、1周、2周、1个月、3个月、6个月复诊，进行咬合调整。嘱患者进行渐进性负荷，宣教自我维护种植修复体的基本方法。

（7）终修复后6个月及1年复诊随访：口内检查并拍摄全景片或CBCT，检查修复体及种植体稳定性、口腔卫生维护情况、种植体周围软组织情况和咬合关系等。

二、结果

患者戴用临时义齿4个月出现22牙位崩瓷，经口内堆塑、调𬌗、抛光，

表1　种植体、基台型号及最终扭矩值

牙位	种植体型号	基台型号	最终扭矩
15	4.3mm × 13mm RP	30° 3.5mm	35N·cm
12	3.5mm × 15mm NP	17° 3.5mm	35N·cm
22	3.5mm × 15mm NP	17° 3.5mm	35N·cm
25	4.3mm × 13mm RP	30° 3.5mm	35N·cm
35	4.3mm × 13mm RP	30° 3.5mm	35N·cm
32	3.5mm × 13mm NP	0° 3.5mm	35N·cm
42	3.5mm × 13mm NP	0° 3.5mm	35N·cm
45	4.3mm × 13mm RP	30° 3.5mm	35N·cm

不影响使用。术后6个月，临时义齿稳定，基台周围软组织健康。永久修复后1年，最终修复体稳定，组织面接触良好，牙龈无红肿。取下最终修复体，见种植体及基台稳定，无松动，叩诊无不适，探诊无深袋和明显出血。X线片示种植体周围骨致密，与基线资料对比见边缘骨水平保持稳定。医生及患者对义齿咬合功能及美观表示满意，VAS评分在为9分。

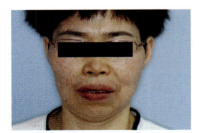

图1　患者术前正面像

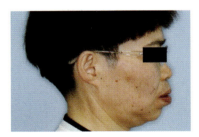

图2　患者术前侧面像

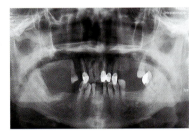

图3　术前全景片

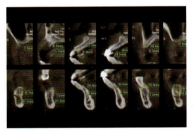

图4　术前CBCT

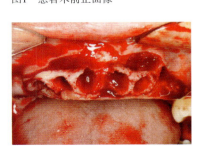

图5　上颌拔牙

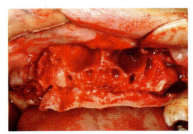

图6　上颌截骨

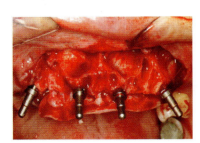

图7　上颌窝洞预备

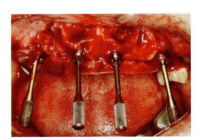

图8　上颌置入复合基台

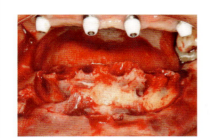

图9　下颌拔牙

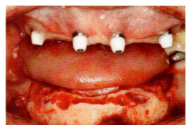

图10　下颌截骨

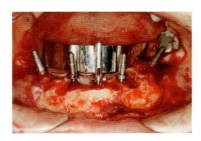

图11　下颌窝洞预备

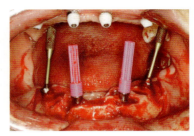

图12　下颌置入复合基台

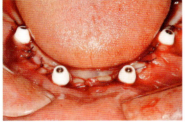

图13　下颌戴入基台保护帽并缝合创口

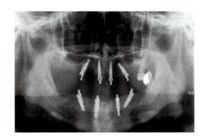

图14　术后全景片

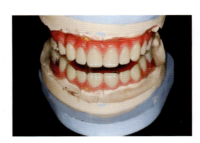

图15　试排蜡牙

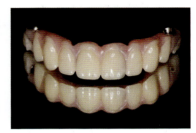

图16　制作螺丝固位一段式树脂固定临时修复体

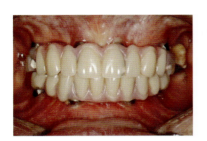

图17　临时修复体口内戴入正面口内像

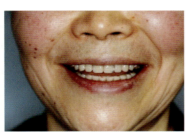

图18　临时修复体口内戴入面下1/3像

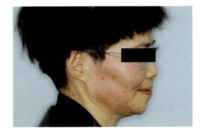

图19　临时修复体口内戴入侧面像

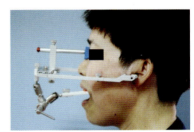

图20　面弓转移

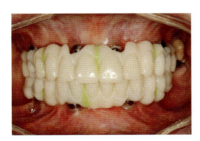

图21　试戴树脂桥架

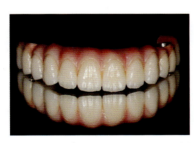

图22　上颌螺丝固位一段式纯钛切削支架聚合瓷固定终修复体

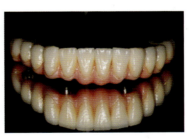

图23　下颌螺丝固位一段式纯钛切削支架聚合瓷固定最终修复体

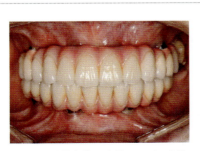

图24　最终修复体口内戴入正面口内像

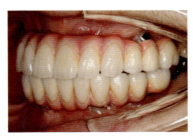

图25　最终修复体口内戴入侧口内像（左）

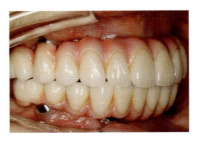

图26　最终修复体口内戴入侧面口内像（右）

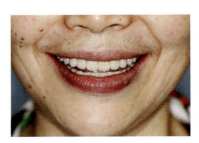

图27　最终修复体戴入口内面下1/3像

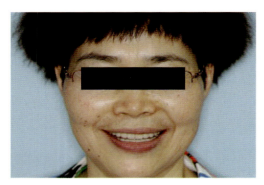

图28   最终修复体戴入口内正面像

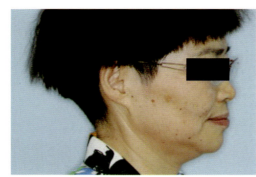

图29   最终修复体戴入口内侧面像

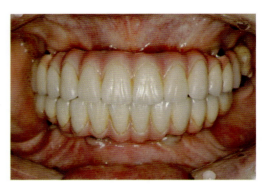

图30   修复后1年复查口内正面像

三、讨论

1. 全牙弓即刻种植即刻负荷

对于骨质条件较差的老年患者来说，传统种植修复需要忍受较长的缺牙期，对患者的日常生活和社会交往造成较大影响，存在植骨手术风险，创伤大。前牙2颗轴向种植体、后牙区2颗斜行种植体支持的全牙弓种植固定修复的出现，创伤小且缩短治疗周期，满足了无牙颌患者对美观和功能的期待。

2. 全牙弓种植修复术前设计——截骨考量因素

在制订全牙弓种植修复方案时，临床医生需考虑到是否需要术中截骨来获得更加平整的牙槽骨和功能美学效果。决定是否截骨的考虑因素有：①选择何种修复体，是否有足够的修复空间。②笑线与龈缘过渡区的位置关系。③创造平整的骨平面，能够更准确地将种植体植入偏舌侧的位置。④增加修复材料的厚度，减少修复体机械并发症的产生。⑤使修复体的龈端轮廓呈凸形，更易于清洁，利于种植体的长期维护。

本病例中患者凸面型、高笑线，在术前利用软件三维模拟植入位点，确定截骨量，以获得平整的骨面，使种植体偏舌腭侧植入，同时极大地改善了患者的侧貌，使患者获得了功能与美观的满足。

3. 终修复体的设计

修复体采用纯钛支架与聚合瓷牙冠，重量较轻，且聚合瓷材料弹性模量较小，利于应力传导与分布。此外，聚合瓷可在常温下光固化，方便维修。取模时刚性连接转移杆，可以减少材料形变，也利于修复体获得被动就位。采用螺丝固位方式，便于后期维护和拆卸，螺丝孔均开口于殆面或舌侧，美观效果佳。本病例中纯钛支架的舌腭侧未添加牙龈瓷，且金属支架延伸至前牙舌侧螺丝孔周围，既增加了支架厚度以增强修复体强度，又不影响唇颊侧美观度。修复过程中每一个步骤都精心设计，环环相扣，方能步步为"赢"。

本病例存在其特殊性，治疗方案涉及策略性拔牙，目前尚无策略性拔牙的原则和标准，需综合考虑患者诉求、年龄、创伤、治疗周期等因素，谨慎对待。

参考文献

[1] 金辰.All-on-4临床技术与技巧[M]. 沈阳：辽宁科学技术出版社，2015.

[2] 宿玉成. 口腔种植学[M]. 2版. 北京：人民卫生出版社，2014.

[3] Weir, D. 无牙颌种植外科及修复操作技术[M]. 周国辉等译. 沈阳：辽宁科学技术出版社，2018.

[4] Behl N. ITI treatment guide. volume 4: Loading protocols in implant dentistry. edentulous patients[J]. Br Dent J, 2011, 210(8):390.

[5] Penarrocha-Diago M, Penarrocha-Diago M, Zaragozí-Alonso R, et al. On Behalf Of The Ticare Consensus M. Consensus statements and clinical recommendations on treatment indications, surgical procedures, prosthetic protocols and complications following All-On-4 standard treatment. 9th Mozo-Grau Ticare Conference in Quintanilla, Spain[J]. J Clin Exp Dent, 2017, 9(5):e712-e715.

[6] Del Fabbro M, Bellini CM, Romeo D, et al. Tilted implants for the rehabilitation of edentulous jaws: a systematic review[J]. Clin Implant Dent Relat Res, 2012, 14(4):612-621.

[7] Paulo Maló, Miguel de Araújo Nobre, Armando Lopes, et al. The All-on-4 concept for full-arch rehabilitation of the edentulous maxillae: A longitudinal study with 5-13 years of follow-up[J]. Clinical implant dentistry and related research, 2019 Aug;21(4):538-549.

[8] Charles A Babbush, Ali Kanawati, Georgios A Kotsakis, et al. Patient-related and financial outcomes analysis of conventional full-arch rehabilitation versus the All-on-4 concept: a cohort study[J]. Implant dentistry, 2014, 23(2):218-224.

[9] Jensen OT. Complete arch site classification for all-on-4 immediate function[J]. The Journal of prosthetic dentistry, 2014, 112(4):741-751.

上颌牙列缺失数字化辅助种植修复病例1例

王桐月　徐淑兰

摘要

目的：利用数字化技术辅助无牙颌种植修复病例1例。**材料与方法**：上颌无牙颌，首先进行双侧外提升（Bio-Oss骨粉，海奥膜，CGF），术后1年在外科导板下植入7颗种植体（Straumann BLT），即刻修复。4个月后重新制作临时义齿，CAD/CAM按照新义齿制作最终氧化锆义齿。**结果**：患者对上颌种植固定修复美观及功能满意。**结论**：数字化导板及数字化修复能缩短手术时间，使手术及修复更精确，有助于医生开展无牙颌种植修复。

关键词：无牙颌；数字化；种植修复

牙列缺失是指牙齿缺损造成上颌或下颌牙列缺失的现象，严重影响患者正常的咀嚼和发音功能，对患者的日常生活和心理健康造成较大负担。而随着口腔种植的发展，特别是基于CBCT扫描数据的计算机辅助软件的应用，3D打印制作的数字化种植导板受到越来越多种植医生的青睐。数字化导板作为一类可视化种植方案，不仅患者对最终的治疗效果有着更直观的了解，而且对于年轻种植医生牙列缺失的种植手术难度显著下降，本篇病例就口腔种植修复中应用数字化技术的效果进行分析，报告如下。

一、材料与方法

1. **病例简介**　66岁男性患者，体健。上颌余留牙Ⅲ度松动，下颌46缺失。

2. **诊断**　15、16、17、21、22、24、25、26、27、46缺失；11、12、13、14、23慢性重度牙周炎。

3. **治疗计划**

（1）全口牙周治疗。

（2）46种植修复。

（3）拔除上颌松动的余留牙，种植固定修复（双侧上颌窦外提升，延期种植8颗种植体，一段式即刻修复）。

4. **治疗过程**（图1~图30）

（1）拔除11、12、13、14、23。

（2）下颌牙周治疗。

（3）双侧上颌窦外提升：Bio-Oss骨粉，海奥膜，CGF。

（4）1个月后46种植：Bicon种植体。

（5）3个月后46修复。

（6）半年后制作放射导板，打印两副手术导板，21位置骨量不足，放弃21位点，导板引导下植入7颗种植体（Straumann，BLT），即刻取模制作临时义齿，即刻负重。4个月后根据临时义齿，复制最终义齿（氧化锆支架全瓷修复）。

二、结果

患者对上颌种植固定修复美观及功能满意。

三、讨论

对于无牙颌患者口颌系统的恢复有多种修复方案。数字化技术为种植临床提供更为精确、更加高效的设计及加工方式。无牙颌数字化种植修复的流程包括：数据收集、数据整合及多学科分析诊断，种植修复设计，数字化种植手术，过渡修复体设计及制作，最终修复体设计及制作、维护。本病例中的数字化流程为：①数据收集：临床数据、影像数据、数字化照片、视频、扫描数据。②数据整合及多学科分析诊断：口内分析、模型分析、美学分析、语音分析、影像分析、功能分析。③种植修复设计：咬合设计：垂直距离、牙齿形态；美学设计。④数字化种植手术。⑤过渡修复体制作。⑥最终修复体制作。

然而，由于数字工作流程中多个步骤中可能出现的累积错误，会导致种植体虚拟规划和真实位置之间可能会出现偏差。列举几种可能性：①有些患者的开口度小，可能不允许导板手术的器械在后牙区操作。②CBCT的软组织对比和灰度值不及螺旋CT强，数据整合时的错误可能导致重要解剖结构位置的不精确。拍摄过程中患者的移动或受口内金属修复体的影响造成图像的扭曲。③口扫在无牙颌的精确性现在还不是很高。④导板和修复体的制作过程中会产生误差。⑤导板的支持方式：使用带固位钉的不翻瓣全程导板是最精确的。牙支持导板的精度高于混合支持式导板，前二者高于黏膜支持式导板。

这些因素都可能会影响最终的精确度。本病例也是有一些计划之外的

作者单位：南方医科大学口腔医院

通讯作者：徐淑兰；Email：xushulan@vip.163.com

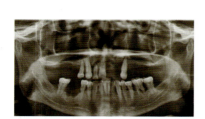

图1　患者初诊全景片

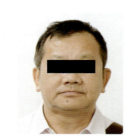

图2　患者初诊正面像

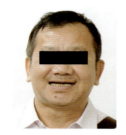

图3　患者初诊微笑像

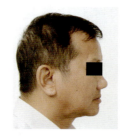

图4　患者初诊侧面像

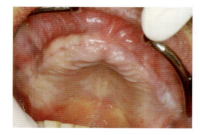

图5　拔牙后3个月口内像

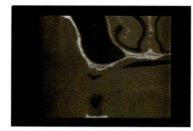

图6　外提升前15位点CT

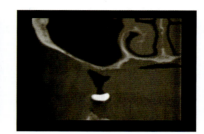

图7　外提升前17位点CT

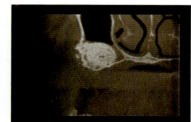

图8　外提升后即刻15位点CT

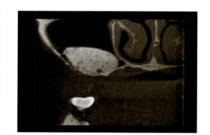

图9　外提升后即刻17位点CT

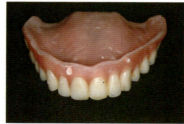

图10　放射导板

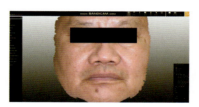

图11　结合面扫对患者进行设计

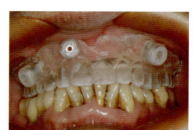

图12　定位导板

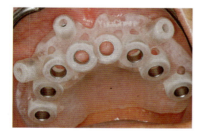

图13　种植导板

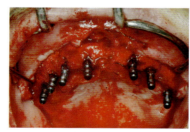

图14　植入种植体

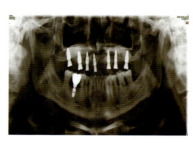

图15　术后即刻全景片

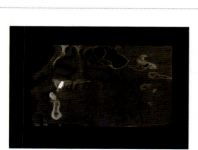

图16　骨增量后种植11位点CT

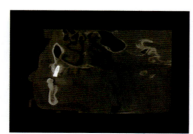

图17　骨增量后种植13位点CT

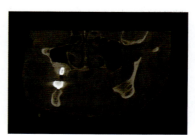

图18　骨增量后种植15位点CT

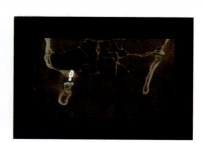

图19　骨增量后种植17位点CT

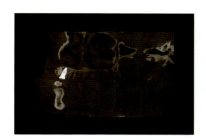
图20　骨增量后种植23位点CT

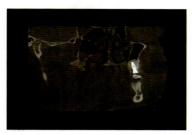
图21　骨增量后种植25位点CT

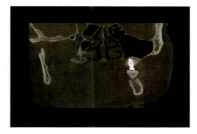
图22　骨增量后种植27位点CT

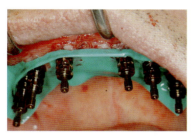
图23　术后即刻取模型，用U形橡皮帐隔离软组织

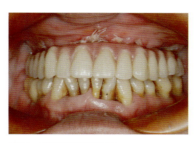
图24　即刻临时牙修复

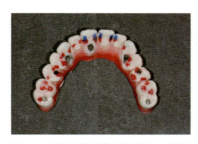
图25　对临时修复体进行调改，重新确定咬合关系

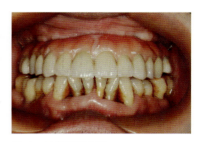
图26　最终修复义齿

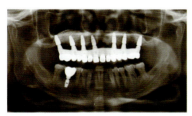
图27　戴牙后全景片

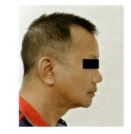
图28　最终修复侧面像

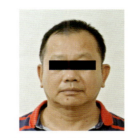
图29　最终修复口外像

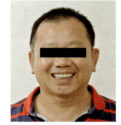
图30　最终修复微笑像

情况发生：21位点钻孔时发现唇侧骨量不足，因为7颗植体也可以支撑一段式修复，术中即放弃了21位点的植入，只植入了7颗种植体。所以在数字化的基础上为了应对不可预见的并发症要准备一个非数字化的备选方案。

优势并不应该成为我们盲目地信任和依赖它的理由。只有具备基本外科技能的临床医生，包括掌握传统的种植操作，才能够更好地解决任何不可预见的并发症。

四、结论

数字化手术简化了手术程序，并提供最佳的临床效果。数字化技术的

参考文献

[1] 陈江, 张思慧. 无牙颌种植修复的数字化临床诊疗流程[J]. 口腔医学研究, 2020, 36(03):193–198.

[2] Al Yafi F, Camenisch B, Al–Sabbagh M. Dent Clin North Am, 2019 Jul, 63(3):381–397

[3] Pauwels R, Nackaerts O, Bellaiche N, et al. Variability of dental cone beam CT grey values for density estimations[J]. Br J Radiol, 2013 Jan, 86(1021):20120135.

[4] Zhou W, Liu Z, Song L, et al. Clinical Factors Affecting the Accuracy of Guided Implant Surgery–A Systematic Review and Meta–analysis[J]. J Evid Based Dent Pract, 2018 Mar, 18(1):28–40.

静脉镇静下全牙弓种植同期上颌窦外提升即刻负重1例

王燕　邓悦　王美洁

摘要

目的：本病例旨在探究牙列缺失伴严重骨量不足的种植固定修复方案。**材料与方法**：患者中年男性，因口内多颗牙缺失数年就诊要求修复，检查发现全口余留牙Ⅲ度松动，牙槽骨吸收至根尖1/3以上，诊断为牙列缺损+慢性牙周炎，建议患者拔除全口余留牙后行种植固定修复。**结果**：患者拔除预留牙后拍摄CBCT，显示上颌后牙区骨量严重不足，前牙区骨宽度不足，因此决定前牙区采用窄颈种植体，上颌后牙区同期行上颌窦外提升，通过2次种植手术完成All-on-6全牙弓桥种植固定修复。

关键词：牙列缺失；即刻负荷；全牙弓桥

一、材料与方法

1. 病例简介　主诉：口内多颗牙缺失数年。现病史：患者口内多颗牙缺失数年，自觉影响咀嚼，来诊要求种植修复治疗。既往史：既往体健，否认系统性疾病，否认药物过敏史，否认材料过敏史，否认夜磨牙史，重度吸烟（＞10只/天）。检查：口腔卫生条件差，牙石（＋＋），牙龈红肿明显；12-16、21、25、26、34-37缺失，缺牙区牙槽骨丰满度欠佳，角化龈量尚可；24-27、33-43固定桥修复体，牙龈红肿退缩，口内余留牙皆有Ⅲ度松动。影像学检查：曲面断层片示余留牙牙槽骨吸收至根尖1/3，双侧上颌后牙区骨量不足；11牙根腭侧及22根尖上方可见埋伏多生牙。

2. 诊断　慢性牙周炎；牙列缺损；11、22埋伏多生牙。

3. 治疗计划

（1）拔除余留牙及11腭侧的埋伏多生牙。

（2）3个月后数字化导板引导下种植手术+同期上颌窦外提升。

（3）即刻修复。

（4）6个月后二次种植手术。

（5）最终修复。

4. 治疗过程（图1～图30）

（1）拔除口内余留牙及11腭侧的埋伏多生牙。

（2）过渡义齿修复。

（3）3个月后术前信息采集，制作放射导板，拍摄CBCT。

（4）数字化虚拟设计，制作外科手术导板。

（5）种植手术：上颌植入4颗种植体，下颌植入6颗种植体，双侧上颌窦外提升术。

（6）即刻负重。

（7）6个月后行16、26种植体植入术。

（8）种植临时义齿固定修复。

（9）2个月后行最终修复（原厂桥架+氧化锆全瓷冠）。

（10）定期复查。

（11）使用材料（表1）。

表1　种植体Straumann系统具体型号

牙位	种植体型号	牙位	种植体型号
16	4.8mm × 10mm BL	46	4.8mm × 10mm BLT
14	3.3mm × 10mm BLT	44	4.1mm × 10mm BLT
12	3.3mm × 12mm BLT	42	3.3mm × 12mm BLT
21	3.3mm × 12mm BLT	32	3.3mm × 10mm BLT
24	4.1mm × 12mm BLT	34	4.1mm × 10mm BLT
26	4.8mm × 10mm BL	36	4.8mm × 10mm BLT

二、结果

一期手术后进行了上颌4颗种植体（含3颗窄径种植体）以及下颌5颗种植体（含2颗窄径种植体）支持的即刻修复。二期手术后进行了上下颌All-on-6全牙弓桥的种植固定义齿修复。

三、讨论

1. 本病例通过建立静脉通道，在镇静麻醉下完成种植手术，对患者实行了良好的疼痛控制，患者体验佳。

2. 本病例在数字化导板引导下进行全牙弓种植手术，在骨量不足的情

作者单位：青岛大学附属青岛市口腔医院

通讯作者：王美洁；Email: mangel93@foxmail.com

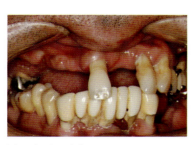

图1　初诊口内像1

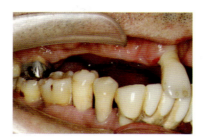

图2　初诊口内像2

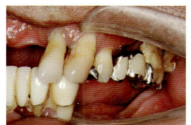

图3　初诊口内像3

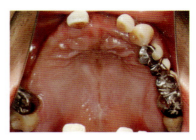

图4　初诊口内像4

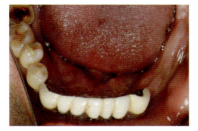

图5　初诊口内像5

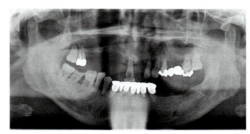

图6　初诊影像

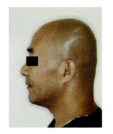

图7　术前面部像1

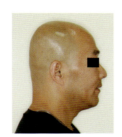

图8　术前面部像2

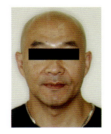

图9　术前面部像3

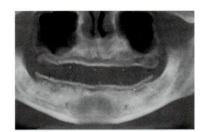

图10　术前影像

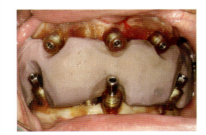

图11　手术过程1

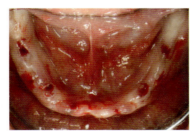

图12　手术过程2

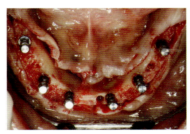

图13　手术过程3

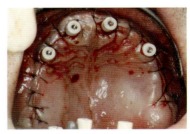

图14　手术过程4

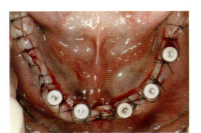

图15　手术过程5

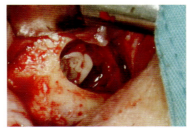

图16　手术过程6

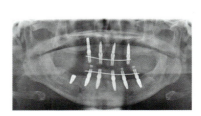

图17　术后影像

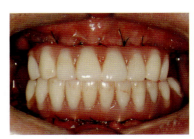

图18　即刻修复像1

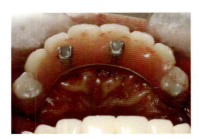

图19 即刻修复像2

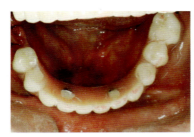

图20 即刻修复像3

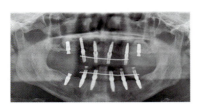

图21 二次种植术后影像

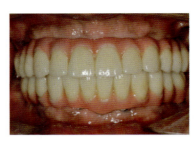

图22 最终修复口内像1

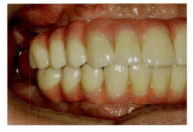

图23 最终修复口内像2

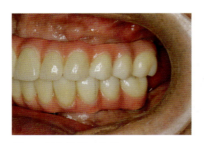

图24 最终修复口内像3

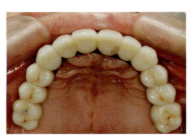

图25 最终修复口内像4

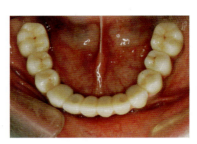

图26 最终修复口内像5

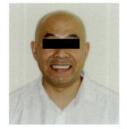

图27 最终修复面部像1

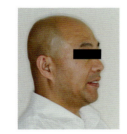

图28 最终修复面部像2

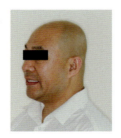

图29 最终修复面部像3

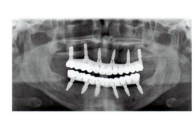

图30 修复后影像

况下达到了精准植入，且通过术前设计巧妙地避开了埋伏牙。

3. 本病例在第一次种植手术时同期进行双侧上颌窦外提升术，对严重骨缺损的上颌后牙区进行了骨增量，保证了6颗直种植体的植入。

4. 本病例术后进行全口即刻修复，在最短时间恢复了患者的美观和功能，患者满意度高。

5. 跨弧式牙弓夹板的修复设计，将多颗种植体连成一体，有效地限制了种植体的微动，种植体骨结合情况良好。

6. 本病例使用了窄径种植体，结果显示良好的种植体和修复体成功率，与以往研究相符。

参考文献

[1] Babbush CA, Kanawati A, Brokloff J. A new approach to the All-on-Four treatment concept using narrow platform NobelActive implant [J]. J Oral Implantol, 2013, 39(3):314–325.

[2] Maló P, Rangert B, Nobre M. "All-on-Four" Immediate-Function Concept with Branemark System® Implants for Completely Edentulous Mandibles: A Retrospective Clinical Study[J]. clinical implant dentistry & related research, 2003, 5:2–9.

[3] Ghoul W E, Chidiac J. Prosthetic requirements for immediate implant loading: a review[J].J Prosthodont, 2012, 21(2) :141–154.

重度牙周炎致无牙颌患者种植夹板式固定义齿修复——纯钛支架+树脂堆塑技术

李德利　邹立东

摘要

本研究是采用纯钛支架加树脂堆塑技术制作下颌螺丝固位夹板式固定义齿修复下颌无牙颌1例。患者因慢性牙周炎陆续拔除上下颌余留多颗牙齿后，咀嚼功能严重受损，遂来北京大学口腔医院第二门诊部咨询能否进行种植义齿修复，以期恢复咀嚼、发音及美观功能。患者身体状况良好，临床检查发现患者口内余留牙齿有重度慢性牙周炎。拍摄CBCT后确认发现牙槽嵴骨量适中。同患者详细沟通后制订治疗计划及设计方案：上下颌采用夹板式种植固定义齿修复。常规制作总义齿后，根据上下颌总义齿排牙位置，结合CBCT，确定种植位点，制作种植导板，完成上下颌各4颗种植体植入，重衬上下颌总义齿后作为临时义齿戴用3个月后，两步法取开窗式印模，面弓转移上殆架后制作上下颌固定临时义齿，继续戴用3个月后，使用下颌运动轨迹描记仪记录下颌运动各项参数，采用开窗式印模两步法制取终印模，取颌位关系记录，面弓转移、上殆架后，根据所获参数排列人工牙，口内试排牙确认颌位关系及美观性，将过渡义齿放入模型扫描仓内扫描后，计算机辅助设计义齿支架，使用纯钛材料计算机辅助切削完成义齿支架制作，树脂堆塑人工牙及牙龈，临床试戴后抛光最终完成修复体制作。本病例采用纯钛支架，结合树脂堆塑技术进行种植夹板式固定修复，不仅可以减少种植上部结构修复体受力后的应力集中，使应力分布更合理，同时大大降低了生物并发症和机械并发症对种植上部结构修复后所造成的影响，笔者认为是目前种植上部结构修复中值得广泛推广的选择方式和修复方案。

关键词：种植；纯钛支架；树脂；固定义齿

随着人口老龄化的不断加剧，中国无牙颌人群的数量不断增加，而种植义齿在恢复无牙颌患者咀嚼功能方面较传统全口义齿有其优势，具体体现在其设计方式多样，可以在不同程度上增加义齿的支持和固位，稳定性也增强，因此近年来越来越成为无牙颌患者修复的首选方式。

但是，随着不同设计的种植义齿在临床上的应用逐渐增多，在使用一段时间后，各种机械及生物并发症随之而来，尤其是烤瓷技术制作的修复体，发生崩瓷后，义齿修补难度大，往往需要进行重新制作，增加了修复的成本和制作周期，而单纯使用粘接固位制作的修复体，由于粘接剂残留、义齿清洁等原因，在不同程度上增加了菌斑附着的可能性，同时使种植后的维护治疗变得相对困难，生物学并发症发生的风险增高。

针对上述临床问题，本病例采用纯钛切削支架+树脂堆塑技术制作螺丝固位无牙颌种植固定义齿，以期解决临床常见的生物学并发症及机械并发症所带来的相关问题，提高无牙颌种植修复技术的远期效果。

一、材料与方法

1. **病例简介**　41岁男性患者，全身情况良好，无手术禁忌，口内下颌牙齿因重度慢性牙周炎松动而全部拔除，遂来北京大学口腔医院第二门诊部就诊，要求全口检查后能否进行种植义齿修复，以便提高咀嚼功能、美观效果及生活质量。口外检查：上唇部丰满度可，上下颌牙齿缺失后，面容较同龄人显苍老。口内检查：全口余留牙齿重度牙周炎，有Ⅱ～Ⅲ度松动，龈退缩明显，黏膜未见明显异常。锥形束CT（CBCT）检查显示：上下磨牙骨量不足，无法直接进行种植体植入，上下颌双侧第二前磨牙之间区域可植入种植体（图1～图3）。

2. **诊断**　上下颌牙列缺损；重度慢性牙周炎；口腔美学缺陷。

3. **治疗计划**　针对上下颌余留牙齿牙周状况不佳，磨牙区骨量不足情况，提供3个方案。方案一：将上下颌全部牙齿拔除，上下颌总义齿过渡修复。方案二：将上下颌全部牙齿拔除，上下颌总义齿过渡修复。最终上颌常规总义齿修复，下颌种植覆盖义齿修复。方案三：将上下颌全部牙齿拔除，行上下颌夹板式种植固定义齿修复。患者考虑后，选择方案三（图4）。

4. **治疗过程**

（1）确定颌位关系及制作手术导板：术前确定颌位关系，面弓转移上殆架，试排牙（图5）。在术前评估牙槽骨位置与理想修复体位置的相互关

作者单位：北京大学口腔医院

通讯作者：邹立东；Email: doudouyi01@qq.com

系，评价种植固定修复的可行性及具体方式。制作上下颌过渡式活动义齿，上下颌总义齿有2个用途：一是术中作为过渡义齿使用；二是种植术后可以用于制作种植过渡义齿使用。

（2）种植手术——上下颌植入种植体（图6~图9）：术前，根据上下颌总义齿牙齿排列位置，结合CBCT显示牙槽骨的三维位置，确定种植体的植入位置，下颌制作种植导板，导板指引下进行逐级备洞，上下颌分别植入4颗种植体，初始稳定性良好，扭矩均＞35N·cm，CBCT显示种植体位置及方向良好。术毕，严密缝合关闭创面。修整重衬上下颌总义齿为种植过渡义齿。

（3）种植修复——临时修复：术后3个月，制作个别托盘，两步法开窗印模，面弓转移，取颌位关系，技工室制作上下颌固定临时修复体（图10、图11）。

（4）评估临时义齿戴用后情况：临时义齿戴用1个月后复查，肌电图检查显示咀嚼肌功能正常，双侧咬肌及颞肌对称性及同步性均较好，使用下颌运动轨迹描记仪记录下颌运动各项参数，取上下颌开窗式印模，技工室使用成型树脂将转移体相互连接后口内试戴，分离后重新连接，取终印模，面弓转移，上𬌗架，根据下颌运动轨迹描记仪获得参数，调整𬌗架，排列人工牙。临床试支架及排牙，检查颌位关系（图12、图13）。

（5）种植修复——恢复咀嚼、发音及美观功能（图14）：在𬌗架上验

证颌位关系后，使用树脂进行牙齿和牙龈的塑形，打磨，高度抛光，完成修复体制作。口内戴入修复体，正中𬌗为所有牙均匀接触，前伸𬌗为多颗前牙同时接触，侧方𬌗为尖牙保护𬌗。对患者进行充分的口腔卫生宣教，每2颗种植体之间都保证桥体牙线的顺利通过，教会患者如何进行桥体部位的清洁。修复体最终戴入后的曲面体层放射线片显示修复就位良好。患者对最终的修复效果十分满意。长期效果有待进一步临床观察。

（6）种植维护治疗（图15）：种植上部结构修复体戴牙完成后，随即进入修复体维护阶段，应定期对种植体及上部结构修复体进行临床检查，尤其是咬合检查至关重要，及时发现潜在问题，有助于预防机械和生物学并发症的发生。

二、讨论

本病例采用CAD／CAM技术，将纯钛切削支架应用到种植上部结构修复中，利用其优良的理化性能取代传统的金属材料制作的义齿支架，同时结合树脂堆塑技术，恢复软硬组织缺损，完成种植上部结构修复。采用树脂进行人工牙和牙龈的堆塑，可以快速对牙齿进行塑形，利于进行修复体的设计和精细调整，同时后期如出现修复体树脂崩脱或折裂等机械并发症，可在椅旁快速进行修补，从而真正实现快速、有效可持续的种植上部结构修复。

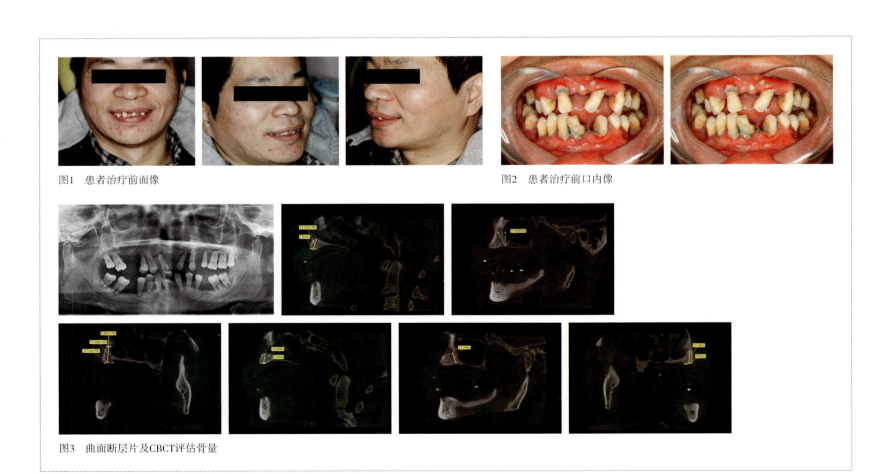

图1　患者治疗前面像

图2　患者治疗前口内像

图3　曲面断层片及CBCT评估骨量

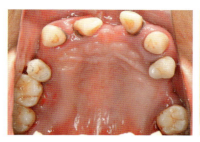
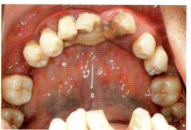

图4 方案三：将上下颌全部牙齿拔除，上下颌夹板式种植固定义齿修复

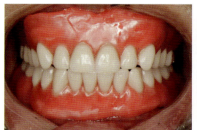
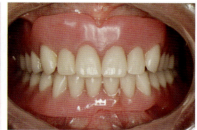
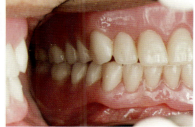
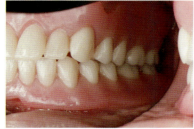

图5 上下颌总义齿过渡修复

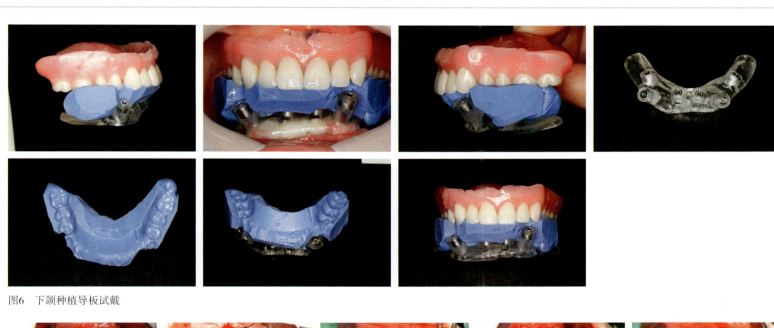

图6 下颌种植导板试戴

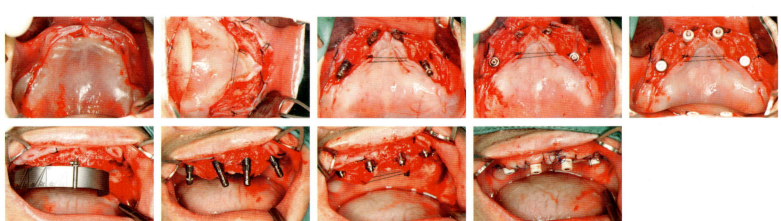

图7 上颌种植体植入

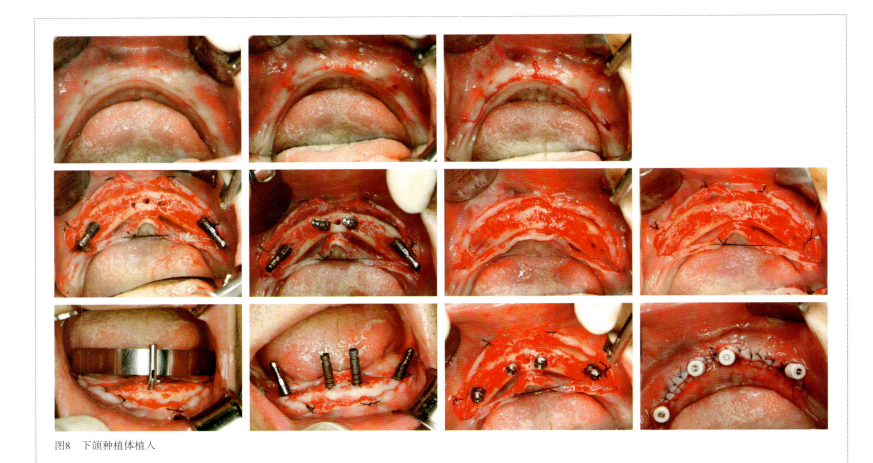

图8　下颌种植体植入

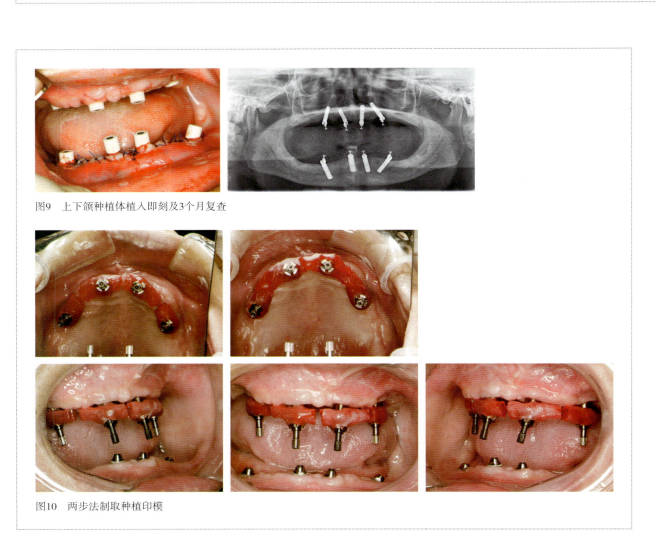

图9　上下颌种植体植入即刻及3个月复查

图10　两步法制取种植印模

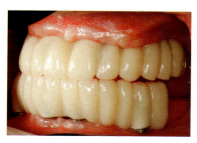
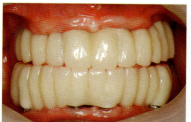
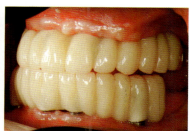

图11　上下颌种植固定临时上部修复体

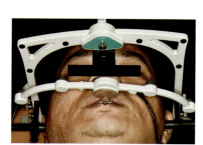
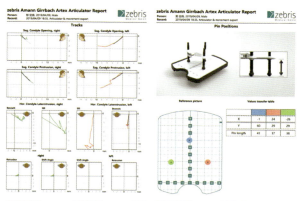

图12　Zebris电子面弓测量下颌运动参数

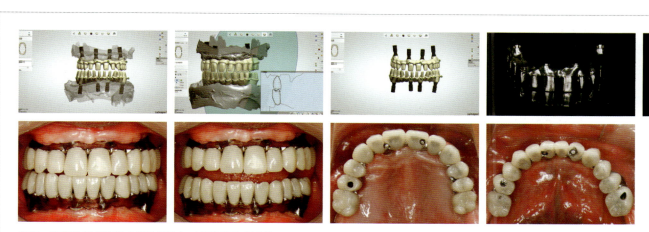

图13　数字化完成纯钛支架的设计加工制作及临床试戴

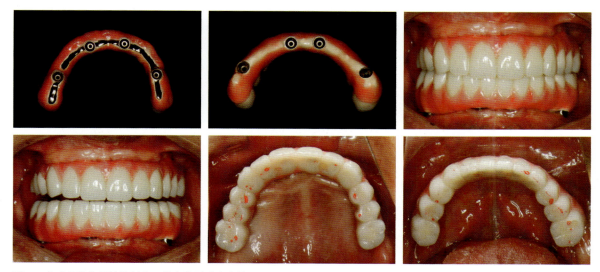

图14　完成种植修复体的制作，临床戴牙及咬合检查

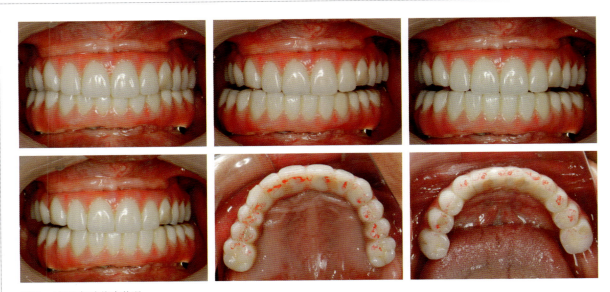

图15　1年后复诊临床状况

三、结论

综上所述，采用纯钛切削支架，结合树脂堆塑技术进行种植夹板式固定修复，不仅可以减少种植上部结构修复体受力后的应力集中，使应力分布更合理，同时降低了生物学并发症和机械并发症对种植上部结构修复后所造成的影响，笔者认为是目前无牙颌种植上部修复中不可多得的选择方式和修复方案。

参考文献

[1] Wennerberg A, Albrektsson T. Current challenges in successful rehabilitation with oral implants[J]. J Oral Rehabil, 2011, 38(4):286–294.

[2] Aglietta M, Siciliano VI, Zwahlen M, et al. A systematic review of the survival and complication rates of implant supported fixed dental prostheses with cantilever extensions after an observation period of at least 5 years[J]. Clin Oral Implants Res, 2009, 20(5):441–451.

[3] Del Corso M, Aba G, Vazquez L, et al. Optical three–dimensional scanning acquisition of the position of osseointegrated implants: an in vitro study to determine method accuracy and operational feasibility[J]. Clin Implant Dent Relat Res, 2009, 11(3):214–221.

[4] Naccnecy MM, Teixeira ER, Shinkai RS, et al. Evaluation of the accuracy of 3 transfer techniques for implant–supported prostheses with multiple abutments[J]. Int J Oral Maxillofac Implants, 2004,19(2):192–198.

[5] Winter W, Mohrle S, Holst S, et al. Bone loading caused by different types of misfits of implant–supported fixed dental prostheses: a three–dimensional finite element analysis based on experimental results[J]. Int J Oral Maxillofac Implants, 2010, 25(5):947–952.

[6] Taylor TD, Agar JR, Vogiatzi T. Implant prosthodontics: current perspective and future directions[J]. Int J Oral Maxillofac Implants .2000,15(1):66–75.

[7] Ono S, Yamaguchi S, Kusumoto N, et al. Optical impression method to measure three–dimensional position and orientation of dental implants using an optical tracker[J]. Clin Oral Implants Res, 2013, 24(10):1117–1122.

[8] Guichet DL, Yoshinobu D, Caputo AA. Effect of splinting and interproximal contact tightness on load transfer by implant restorations[J]. J Prosthet Dent, 2002, 87(5):528–535.

[9] Karl M, Winter W, Dickinson AJ, et al. Different bone loading patterns due to fixation of three–unit and five–unit implant prostheses[J]. Aust Dent J, 2007, 52(1):47–54.

[10] Bergkvist G, Sahlholm S, Nilner K, et al. Implant–supported fixed prostheses in the edentulous maxilla. A 2–year clinical and radiological follow–up of treatment with non–submerged ITI implants[J]. Clin Oral Implants Res, 2004, 15(3):351–359.

[11] Akca K, Akkocaoglu M, Comert A, et al. Bone strains around immediately loaded implants supporting mandibular overdentures in human cadavers[J]. Int J Oral Maxillofac Implants, 2007, 22(1):101–109.

[12] Jivraj S, Chee W. Treatment planning of implants in posterior quadrants[J]. Br Dent J, 2006, 201(1):13–23.

[13] Abduo J, Bennani V, Waddell N, et al. Assessing the fit of implant fixed prostheses: a critical review[J]. Int J Oral Maxillofac Implants, 2010, 25(3):506–515.

[14] Eliasson A, Ortorp A. The accuracy of an implant impression technique using digitally coded healing abutments[J]. Clin Implant Dent Relat Res, 2012, 14 Suppl 1:30–38.

从外科到修复——数字化技术引导下的全口种植咬合重建病例1例

岳喜龙　任光辉　许胜

摘要

目的： 探讨数字化技术在1例牙列缺失患者全口种植咬合重建病例中的应用。**材料与方法：** 对1例上颌牙列缺失/下颌牙列缺损的患者行全口种植咬合重建，上颌植入7颗straumann种植体，下颌植入2颗straumann种植体，2个月后行临时修复，8个月后行永久修复。**结果与结论：** 此病例外科借助数字化导板技术在有限的骨量内精准地植入了种植体，同时后期修复通过面扫、虚拟𬌗架及T-Scan咬合描记系统等，理想地恢复了患者垂直距离并重建了良好的咬合关系，使患者的口颌系统恢复了正常的生理功能，最终取得满意的治疗效果。

关键词： 数字化；全口种植；咬合重建

一、材料与方法

1. 病例简介　69岁女性患者，定居海外。口内多颗牙缺失3年余，上下颌活动义齿修复，因佩戴不适，来诊要求种植。口外检查：颌面部左右对称，唇丰满度良好，上唇长度适中，面部比例协调。下颌运动正常。侧面像呈直面型。颞下颌关节无疼痛、弹响，张口困难，开口度正常。口内检查：上下唇系带附着正常，与面部中线一致；腭穹隆正常；舌体大小轻度肥大，舌运动正常，无习惯性后缩；唾液黏稠中度，唾液量正常，口干不明显。11-17、21-27、31、32、35-37、41缺失，缺牙区拔牙窝愈合良好，无骨尖、骨突，无倒凹，无指压痛，表面黏膜无红肿、破溃。上颌总义齿修复，下颌可摘局部义齿修复，33、34、43-47烤瓷固定桥修复，边缘不密合，42邻面龋坏，探诊（–），叩诊（–），冷刺激无反应，无明显松动。旧义齿形态、功能欠佳，患者适应性一般，无折裂、破损，对邻近软硬组织无不良刺激和损伤。口腔卫生一般，牙石（+），色素（+）（图1~6）。面像（无牙，图7；戴牙，图8）；面下1/3（无牙，图9；戴牙，图10）。行影像学检查（图11）。

2. 诊断　上颌牙列缺失；下颌牙列缺损；42龋齿。

3. 治疗计划

（1）与患者沟通后最终确定治疗方案，拟于上颌植入6~8颗种植体，术后即刻修复，最终行种植体支持一体式桥架修复；36、37植入2颗种植体行种植修复。

（2）33、34、42、43、44、45、47经完善根管治疗后先行临时冠修复，于上颌种植无牙颌行全口咬合重建，同时完成最终修复。

（3）方案：上颌原总义齿固位尚可，因此利用其制作放射导板，于总义齿颊、腭侧选取6~8个放射点，填充显影牙胶，拍摄CBCT，将所得数据导入3Shape设计软件中，最终确定于16、14、13、21、23、24、26植入7颗Straumann种植体，下颌36、37徒手植入2颗Straumann种植体。于总义齿颊、腭侧选取6~8个放射点，填充显影牙胶，患者佩戴后拍摄CBCT（图12、图13）将放射导板及患者CBCT数据以Dicom格式导入3Shape，进行外科导板设计（图14~17）。

4. 治疗过程

（1）外科手术程序

①一期手术：术前试戴外科导板（图18、图19）。利多卡因行眶下神经阻滞麻醉，3颗固位钉固定导板（图20、图21）。依据Straumann推荐外科流程逐级备洞（图22、图23）。于16、14、13、21、23、24、26、36、37位点植入9颗Straumann种植体，骨缺损位点植入Bio-Oss骨粉及术中收集的自体骨屑（图24、图25）。16、14、13、23、26、36、37种植体植入扭矩35N·cm，21、24植入扭矩20N·cm，于16、14、13、23、26种植体上安装SRA基台，加力至35N·cm，26种植体发生转动，因此安装基台保护帽，取消术后即刻修复计划，原总义齿重衬后暂时过渡，2个月后复诊，行临时修复。21、24、36、37安装愈合基台。术后行平行投照检查（图26）。术后行CBCT检查（图27~29）。

②二期手术：2个月后复诊，X线片显示骨结合良好，ISQ值均高于75，21、24安装SRA基台，13更换高穿龈SRA基台，加力至35N·cm，行临时修复（图30）。

（2）修复操作

作者单位：烟台市口腔医院

通讯作者：许胜；Email: xsh0529@hotmail.com

①临时修复（图31、图32）。②永久修复。面扫：患者习惯性右侧咀嚼，右侧上颌磨耗严重，咬合重建时将右侧的咬合平面上抬，适应患者的正常咬合习惯（图33、图34）。患者上唇有内收的趋势，说明上颌临时牙的颈部位置不足以支撑患者的面部形态，将上颌的前牙牙弓向唇侧倾斜1mm（图35）。电子面弓：利用传感器找到铰链轴的精确位置，引导患者下颌做相应运动，由传感器记录患者的下颌运动数据并分析关节数据得到𬌗架设置数据（图36）。上虚拟𬌗架（图37）。设计最终修复体：上颌设计原厂Pro-Arch纯钛支架烤塑冠，下颌氧化锆。全瓷冠桥（图38）。戴入最终修复体（图39～图44）。利用T-Scan调𬌗（图45、图46）。拍面像照（图47、图48）。戴牙后行影像学检查（图49、图50）。

（3）使用材料：Straumann种植体，Bio-Oss骨粉（表1）。

二、结果与结论

此病例外科借助数字化导板技术在有限的骨量内精准的植入了种植体，同时后期修复通过面扫、虚拟𬌗架及T-Scan咬合描记系统等，理想地恢复了患者垂直距离并重建了良好的咬合关系，使患者的口颌系统恢复了正常的生理功能，最终取得满意的治疗效果。

表1 种植体型号

牙位	种植体型号	牙位	种植体型号
16	4.1mm × 12mm BL Active	24	3.3mm × 8mm BL TiZr
14	4.1mm × 8mm BL Active	26	4.8mm × 12mm BL Active
13	4.1mm × 8mm BL Active	35	4.1mm × 10mm SRN Active
21	3.3mm × 10mm BL TiZr	37	4.8mm × 10mm SRN Active
23	4.1mm × 8mm BL Active		

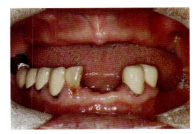
图1 咬合像

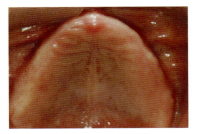
图2 上颌𬌗面像

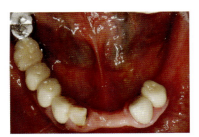
图3 下颌𬌗面像

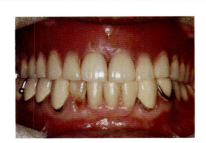
图4 咬合像（戴假牙）

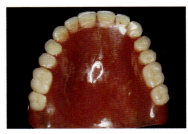
图5 上颌临时牙

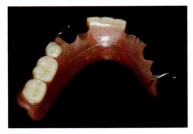
图6 下颌临时牙

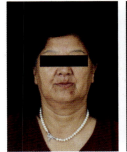
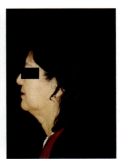
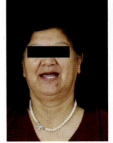
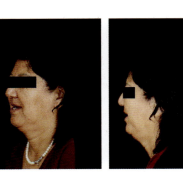
图7 面像（无牙）

图8 面像（戴牙）

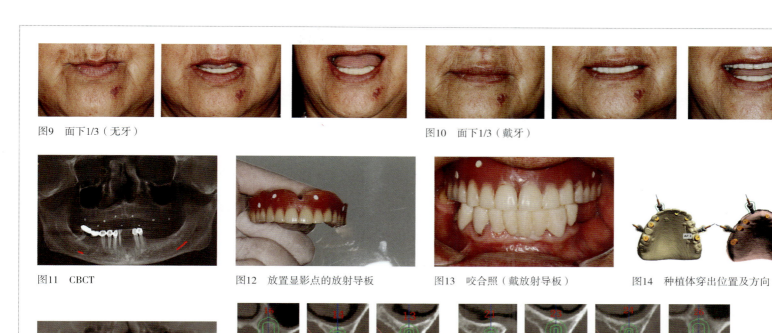

图9　面下1/3（无牙）　　　　　　　　　　　　　　图10　面下1/3（戴牙）

图11　CBCT　　　　　　图12　放置显影点的放射导板　　　　图13　咬合照（戴放射导板）　　　图14　种植体穿出位置及方向

图15　种植体位置1　　　　图16　种植体位置2　　　　图17　种植体位置3

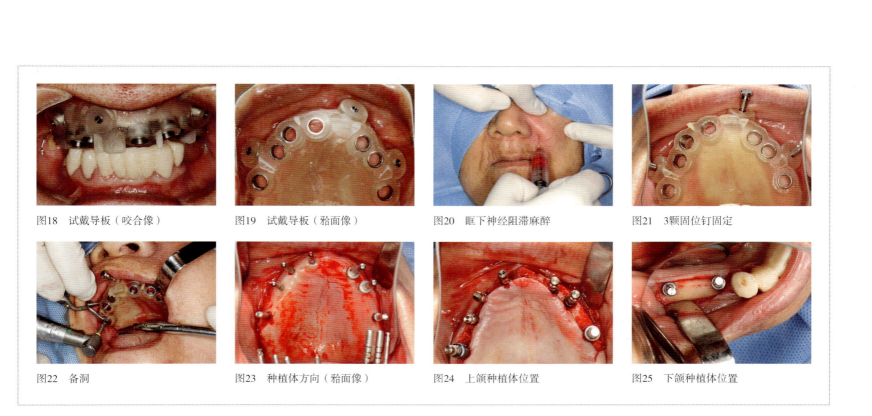

图18　试戴导板（咬合像）　　　图19　试戴导板（骀面像）　　　图20　眶下神经阻滞麻醉　　　图21　3颗固位钉固定

图22　备洞　　　　　　　　图23　种植体方向（骀面像）　　　图24　上颌种植体位置　　　图25　下颌种植体位置

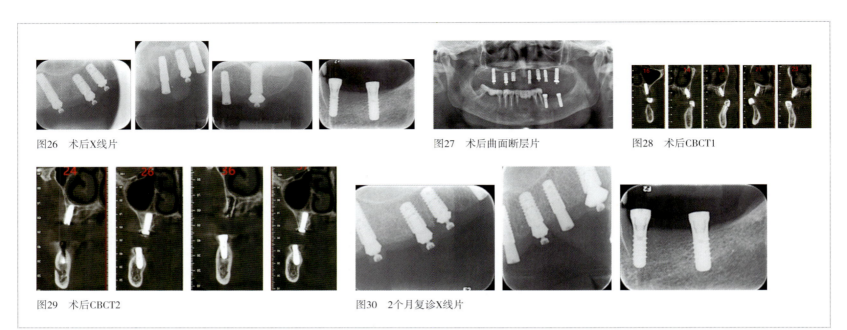

图26 术后X线片　　　　　　　　　图27 术后曲面断层片　　　　　　　图28 术后CBCT1

图29 术后CBCT2　　　　　　　　　图30 2个月复诊X线片

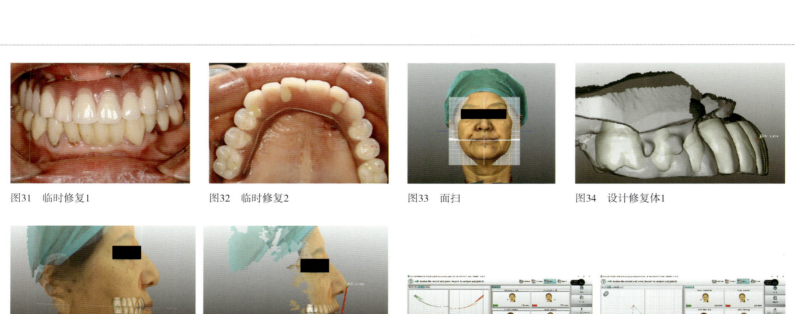

图31 临时修复1　　　　图32 临时修复2　　　　图33 面扫　　　　图34 设计修复体1

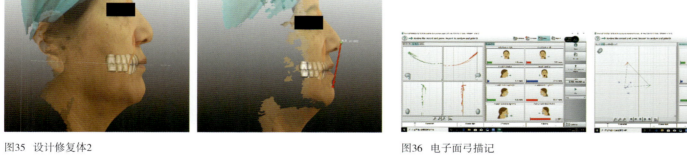

图35 设计修复体2　　　　　　　　図36 电子面弓描记

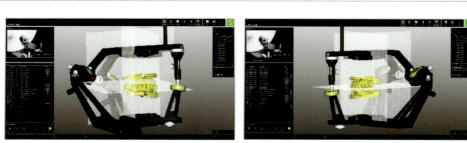
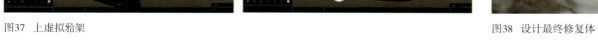
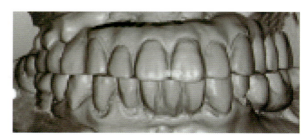

图37 上虚拟𬌗架　　　　　　　　　　　　　　　　　　图38 设计最终修复体

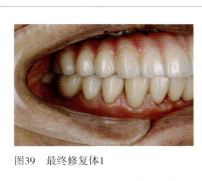
图39　最终修复体1

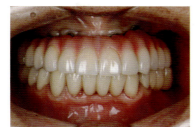
图40　最终修复体2

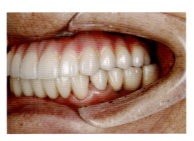
图41　最终修复体3

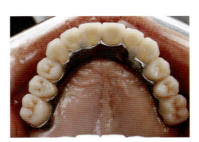
图42　最终修复体4

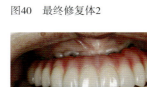

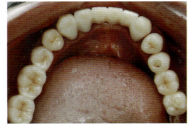
图43　最终修复体5

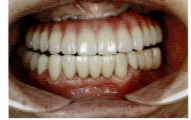
图44　最终修复体6

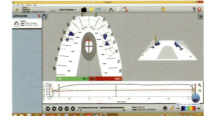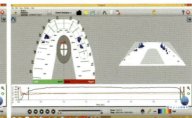
图45　T-Scan调𬌗

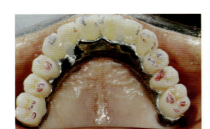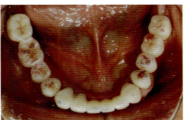
图46　咬合印记

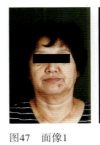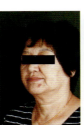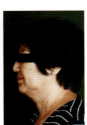
图47　面像1

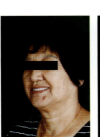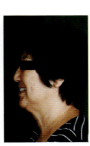
图48　面像2

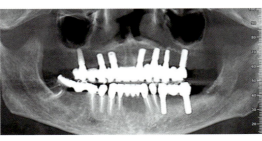
图49　戴牙后CBCT

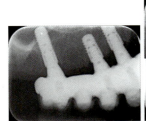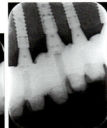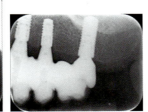
图50　戴牙后X线片

三、讨论

1. 因患者牙弓近似软圆形，因此作者选择上颌前部设计3颗种植体，2颗位于尖牙区、1颗位于前牙区。后牙区设计4颗种植体，以增加A-P距离，为最终修复体提供了更好的生物力学支持。

2. 此病例因26种植体在安装SRA基台加力过程中发生转动，遂取消术后即刻修复计划，分析原因为：①患者老年女性，上颌骨质松软，按正常外科备洞流程易导致种植体初期稳定较差。②Strauamnn BL种植体无自攻性，建议使用Straumann BLT等具有自攻性设计的种植体或骨挤压等术式，增加种植体初始稳定性。

3. 种植体所承受的咬合力对于种植义齿的长期稳定性有显著影响。有学者研究表明，种植体对𬌗力的敏感度是天然牙的1/8，故过大的咬合力易导致种植失败。而种植全口义齿的咬合关系更是临床的难点。长期以来临床医生大多依靠咬合纸法、咬合蜡法、硅橡胶法等来检查全口义齿的咬合情况，并根据临床经验进行调𬌗。以上方法主要依赖操作者的技术水平和主观经验，缺乏准确性，且调𬌗后不能确定全口义齿两侧的咬合力是否平衡。然而，数字化咬合分析系统能够弥补上述不足，它通过咬合感应片精确地记录咬合接触点的分布情况以及动态的咬合过程，量化患者的咬合情况，为建立种植全口义齿稳定协调的咬合关系提供重要参考。

参考文献

[1] 汤春波. 种植全口义齿咬合重建的颌位与咬合[J]. 口腔颌面修复学杂志, 2017(3).

数字化腓骨肌皮瓣重建右侧下颌骨缺损术后种植覆盖义齿修复

孟茂花 刘睿 孙昆俊 王远达 向航 李英 陈新 石飞 王勤英 陈镜桥 徐星星 董强

摘要

目的：探讨颌骨肿瘤切除术后，腓骨肌皮瓣修复重建种植修复的临床技术特点。**材料与方法**：腓骨肌皮瓣移植修复固定1年后，行种植体植入术和腭部游离龈移植，上段行杆卡式种植覆盖义齿修复，定期复查。**结果**：种植体植入1年后骨结合良好，CBCT示种植体周围骨质稳定，无病理性吸收。杆卡式种植覆盖义齿提高咀嚼效率，顺利完成种植修复。**结论**：腓骨肌皮瓣重建下颌半侧颌骨缺损后，杆卡式种植覆盖义齿固位和稳定性较好。

关键词：数字化腓骨肌皮瓣移植；游离龈移植；杆卡式覆盖义齿

颌骨肿瘤术后或外伤导致颌骨半侧缺损的患者，导致颌骨高度和宽度严重不足，面部塌陷，对患者的面部外形、咀嚼功能、语音改变以及心理造成很大的影响。近年，随着腓骨肌皮瓣修复下颌骨缺损的技术越来越成熟，腓骨肌皮瓣重建颌骨缺损后的种植病例逐渐增多，重建后的颌骨高度不足以及附着龈缺失，种植修复仍是修复治疗的难点，经过缜密的研究和精细的测量，我们采用了先行种植体植入后，6个月后再行游离龈移植术（free gingival graft，FGG），以改善种植体周附着龈质量，足够的附着龈对维持种植体长期稳定具有重要意义，为后期上部修复提供较好的基础。上段修复采用杆卡式种植覆盖义齿，有利于患者口腔卫生的维护，有固位好、咀嚼功能恢复较好的优点。

一、材料与方法

1. 病例简介 23岁男性患者，因"右侧下颌骨肿瘤切除术后8年多，术后进食困难，要求种植修复"，遂就诊于种植科。患者一般情况良好，否认系统性疾病及家族遗传性疾病，未发现药物过敏史，无吸烟、饮酒史。专科检查：双侧面部不对称，右侧面部塌陷，右侧颌下区可见长约8cm瘢痕。口内检查：31-47缺失，对颌牙伸长，缺牙区无成形的牙槽嵴，附着龈缺失，左侧咬合关系不稳定。

2. 诊断 右侧成釉细胞瘤切除术后；右侧下颌骨缺损；右侧下颌牙列缺损；附着龈缺失。

3. 治疗计划

（1）第一阶段：拍摄颌骨CBCT和双下肢CT，数字化辅助腓骨肌皮瓣

治疗颌骨缺损。

（2）第二阶段：重建腓骨愈合良好后，种植义齿修复。附着龈缺失处行腭部游离龈移植，制作上部结构。

4. 治疗过程（图1~图30）

（1）腓骨肌皮瓣移植：术前进行数字化设计截骨导板、塑形导板和个性化钛板。术中在左侧腓骨体部安装截骨导板后，对腓骨进行折裂塑形，安装塑形导板，在体外进行个性化钛板的固定。皮瓣断蒂后，整体移植到右侧下颌骨缺损区域，加强钛板固定下颌骨和游离腓骨，血管吻合，分层缝合。术后1年CBCT可见下颌骨与重建腓骨断端有骨质愈合。

（2）种植手术：常规外科消毒，铺巾，局部浸润麻醉，沿右侧下颌嵴顶切开，翻瓣，暴露术区，取出部分固定钛钉，安装种植导板，球钻定位，按Osstem种植程序逐级备洞，骨挤压，颈部成形，生理盐水冲洗，于43、46和47分别植入Osstem种植体，4.5mm×10mm，TSⅢ，3颗，均上封闭螺丝，缝合，创口检查，止血。

（3）游离龈移植：6个月后，在局麻下，右侧下颌黏膜切开翻瓣，取双侧腭部游离龈，缝合于43-47创面，腭部创口悬吊缝合，腭护板保护，棉卷压迫止血。

（4）术后护理：术后口服抗生素1周，氯己定漱口2周，2周拆线。

（5）上部修复：软组织移植术后6个月，进行二期手术，局麻下，微创切开种植牙位点上方黏膜，暴露封闭螺丝，换愈合帽。2周后创口愈合良好，取模制作个别托盘，取种植模型，进行个性化基台的制作，取模制作杆卡式覆盖义齿的支架，支架试戴后拍摄X线片，确认支架就位后，进行支架粘接。再取模制作杆卡式覆盖义齿，试排牙，调整咬合关系后，确定种植覆盖义齿的外形。

（6）疗效观察：覆盖义齿戴入后定期随访，进行临床观察和放射片检查，了解种植体周围软组织健康和种植体骨的稳定情况。

作者单位：贵州医科大学附属口腔医院

通讯作者：董强；Email: dongq666@163.com

二、结果

腓骨肌皮瓣移植重建右侧下颌骨术后2年，游离腓骨稳定，与下颌骨断端愈合良好。种植体植入后1年后，周围骨结合情况良好，种植体稳定无松动，X线片示种植体边缘无明显骨吸收。游离龈移植后在种植体周围可见角化龈生成，种植体周围附着龈稳定，无炎症。覆盖义齿修复后，无不良的咬合接触，咀嚼效率稍提高，还需要长期观察和调整。

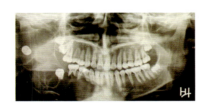

图1　右侧下颌骨成釉细胞瘤（2011年3月4日）

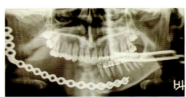

图2　成釉细胞瘤切除术后钛板固定（2011年3月18日）

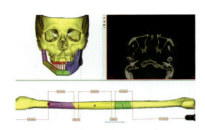

图3　数字化腓骨重建模型设计

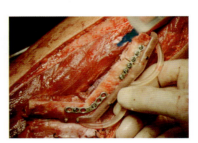

图4　腓骨肌皮瓣移植术中（折裂塑形+个性化钛板固定）

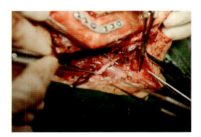

图5　腓骨肌皮瓣移植术中（血管吻合）

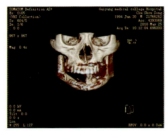

图6　腓骨肌皮瓣重建术后CT

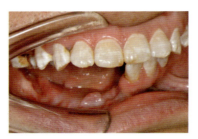

图7　种植术前口内右侧像

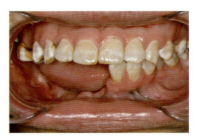

图8　种植术前口内正面像

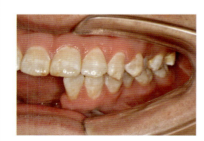

图9　种植术前口内左侧像

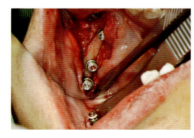

图10　种植体植入（43、46、47分别植入Osstem种植体，4.5mm×10mm，TSⅢ，3颗）（2019年4月26日）

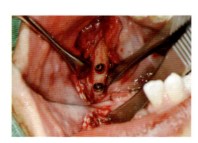

图11　种植体植入完成

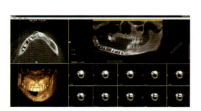

图12　种植体植入术后即刻CBCT

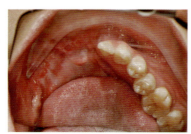

图13　结缔组织移植术前（口底黏膜与颊黏膜相通）

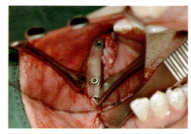

图14　种植体与重建腓骨愈合良好

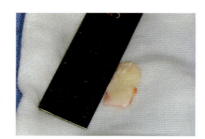

图15　腭部结缔组织 2cm×1cm

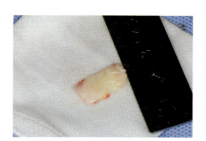

图16　腭部结缔组织2.5cm×1cm

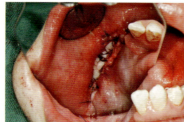

图17　结缔组织移植缝合

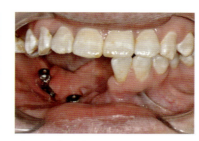

图18　二期手术

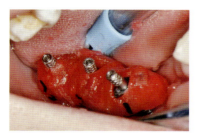

图19　个性化取模

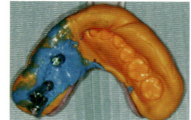

图20　印模

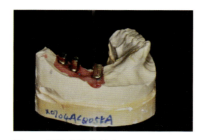

图21　制作个性化基台

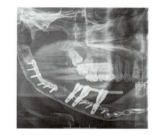

图22　试支架

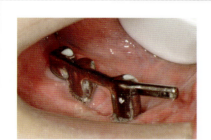

图23　支架就位

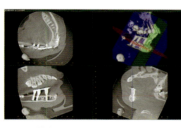

图24　修复后CBCT

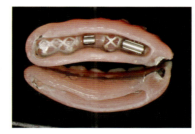

图25　杆卡式覆盖义齿

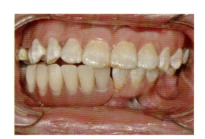

图26　覆盖义齿戴牙口内正面像

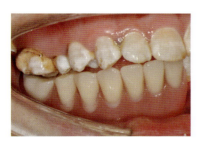

图27　种植覆盖义齿戴牙口内右侧像

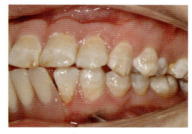

图28　种植覆盖义齿戴牙口内左侧像

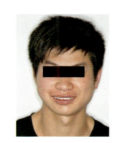

图29　修复前患者正面微笑像

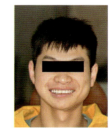

图30　修复后患者正面微笑像

三、讨论

对于颌骨大面积缺损重建常血管化骨移植有游离腓骨皮瓣、旋髂深动脉皮瓣、肩胛骨和前臂桡侧游离皮瓣，腓骨有双层皮质骨，有足够的长度、宽度和高度，血供丰富，可以折裂，根据颌骨的3D打印模型，在术中沿预制钛板走向折裂塑形，因此成为下颌骨半切术的常用的骨来源。

对于半侧无牙颌患者可以采用活动义齿、种植义齿和种植覆盖义齿修复，但此患者较年轻，对咀嚼功能要求较高，腓骨重建后连接处不能承受较大的应力，综合考虑，颌间距离较大，选择了修杆卡式覆盖义齿，可自行取戴，对于口腔卫生的控制和种植体的维护较佳，固位和稳定性好，对咀嚼功能的恢复较好；其设计方法较灵活，承受的咬合力量较分散，减少了腓骨重建折裂愈合的区应力集中。本病例根据术前测量的腓骨重建的高度刚好可以容纳10mm种植体长度，不需要再行骨增量。术前CT提示在41与42靠近骨断端愈合的连接区，在此处植入后可能会因为修复后受力过大导致骨折。种植体植入还需要避开钛钉固定的位置，可用位置较局限，我们采取了43、46、47位置植入种植体。

腭部游离龈移植适用于角化龈质量较好，厚度足够。其缺点是增加第二术区，新形成的附着龈与邻牙附着龈的颜色和形态稍有差别，需特别注意游离龈移植愈合时易收缩的问题。游离龈移植后可以在腓骨重建的颌骨上方形成附着龈，可以紧密地贴合，减少种植体周围炎的发病率。

颌骨缺损患者的缺牙时间较久，患者的饮食习惯和咀嚼方式已经发生了改变，对后期的修复造成了一定的困难，引导患者进行功能训练，需要长期的密切观察和调整。

参考文献

[1] Urken ML, Buchbinder D, Weinberg H, et al. Functional evaluation following microvascular oromandibular reconstruction of the oral cancer patient: a comparative study of reconstructed and nonreconstructed patients[J]. Laryngoscope, 1991, 101: 935–950.

[2] Lonie Sarah, Herle Pradyumna, Paddle Alenka, et al. Mandibular reconstruction: meta–analysis of iliac– versus fibula–free flaps[J].ANZ J Surg, 2016, 86: 337–342.

[3] Jackson Ryan S, Price Daniel L, Arce Kevin, et al. Evaluation of Clinical Outcomes of Osseointegrated Dental Implantation of Fibula Free Flaps for Mandibular Reconstruction[J]. JAMA Facial Plast Surg, 2016, 18: 201–206.

[4] Lee Z–Hye, Alfonso Allyson R, Ramly Elie P, et al. The Latest Evolution in Virtual Surgical Planning: Customized Reconstruction Plates in Free Fibula Flap Mandibular Reconstruction[J]. Plast Reconstr Surg, 2020, 146: 872–879.

[5] Thoma Daniel S,Naenni Nadja,Figuero Elena, et al. Effects of soft tissue augmentation procedures on peri–implant health or disease: A systematic review and meta–analysis[J]. Clin Oral Implants Res, 2018, null: 32–49.

[6] Lim Hyun–Chang,An Sang–Chun, Lee Dong–Woon. A retrospective comparison of three modalities for vestibuloplasty in the posterior mandible: apically positioned flap only vs. free gingival graft vs. collagen matrix[J]. Clin Oral Investig, 2018, 22: 2121–2128.

[7] Khadembaschi Darius,Brierly Gary I, Chatfield Mark D, et al. Systematic review and pooled analysis of survival rates, success, and outcomes of osseointegrated implants in a variety of composite free flaps[J]. Head Neck, 2020, 42: 2669–2686.

数字化双导板指引下的重度牙周炎全口即刻种植即刻修复1例

董凯 柳忠豪 肖慧娟

摘要

目的：在数字化导板指引下对重度牙周炎患者进行即刻种植即刻修复，观察最终修复后的临床效果。**材料与方法**：患者口内余留牙重度牙周炎，牙齿Ⅲ度松动，软组织退缩，后牙缺失影响咀嚼，要求行固定修复解决美观与功能。术中拔除松动患牙，数字化导板指引下即刻植入种植体，并行全口临时即刻修复。术后4个月采用螺丝固位完成永久修复。**结果**：数字化导板指引下的种植位置精确，全口即刻种植修复后行使功能，4个月见种植体骨结合良好，最终修复体重建患者功能和美观，短期观察未见种植体周围软硬组织感染。**结论**：重度牙周炎即刻种植即刻修复方案可采用以下方法提高治疗成功率：术前种植体的虚拟设计，数字化导板的精确指引，手术中彻底去除感染组织，减少种植外科潜在危险；修复时采用一体式桥架和螺丝固位，便于复查与维护；即刻修复使患者即时恢复咀嚼功能，保证患者正常生活。

关键词：牙周炎；双导板；数字化；种植牙

一、材料与方法

1. 病例简介 56岁男性患者，2018年3月首次就诊。上下颌双侧后牙多年前拔除未修复，口内预留牙松动，牙龈反复肿胀，影响进食和正常社交。要求即刻种植和固定修复。既往健康，无系统性疾病，不吸烟。检查：口外检查见面下1/3垂直距离正常，颞下颌关节无异常，微笑口角右侧歪斜。口内检查：14-17、21、26、27、45残根，46、47缺失，35-37缺失，牙槽骨低平，软组织色泽质地正常。上颌口内预留牙牙龈轻度红肿，探诊牙周袋>5mm。下颌为烤瓷固定桥，Ⅱ度松动。CBCT检查可见全口余留牙均有不同程度的垂直向和水平向骨吸收。

2. 诊断

（1）上下颌牙列缺损（肯氏Ⅰ类1分类）。

（2）慢性牙周炎。

（3）右侧第二前磨牙牙体缺损。

3. 治疗计划

（1）控制口内余留牙的牙周炎症，术前洁治刮治，控制软组织感染。

（2）口扫行术前计算机虚拟设计，设计牙支持式导板和黏膜支持式导板。

（3）术中顺序拔除预留牙，在双导板指引下，在11、13、21、23、

15、25位点植入6颗种植体，31、41、34、44、36、46植入6颗种植体。术后即刻取模，制作临时修复体，即刻负重。

（4）4个月后取模制作一体桥架式螺丝固位永久修复体，上下颌修复范围均为第一磨牙。

4. 治疗过程（图1～图29）

（1）术前准备：术前1周口内余留牙行牙周基础治疗，口扫，计算机虚拟设计，制作牙支持式及黏膜支持式双导板。

（2）外科手术：患者进入手术室，取仰卧位，消毒，于11-15、21-25、31-36、41-46牙区阿替卡因肾上腺素局部浸润麻醉，随后行牙槽嵴顶做横行切口，剥离术区黏骨膜，显露术野，生理盐水冲洗冷却及种植定位装置指引下，扩孔钻逐级预备种植窝，导向杆反复查探种植体植入方向，最终于12、13、15、21、23、25、33、34、43、44、46及36牙区分别植入WGEO种植体11颗及Straumann种植体1颗，植入扭矩为35N·cm，查种植体方向和间隙良好，旋入复合基台，严密缝合创口。

（3）即刻修复：术后即刻取模，使用开窗式印模法制取复合基台水平印模，当天制作临时修复体，5小时后口内安装临时义齿，螺丝固位，15N·cm锁紧中央螺丝。

（4）永久修复：术后4个月，X线检查种植体骨结合良好。取下临时修复体再次取开口式印模，试被动位后试树脂桥架，随后切削一体式桥架，试被动就位，确保实现完全就位后行全瓷冠修复，桥架中央螺丝扭矩为20N·cm。

作者单位：烟台市口腔医院

通讯作者：柳忠豪；Email: dentlzh@163.com

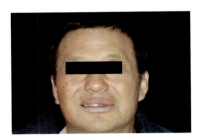

图1 术前正面像

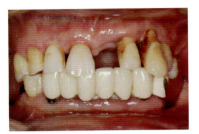

图2 术前口内正面像

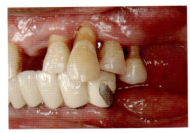

图3 术前口内左侧面像

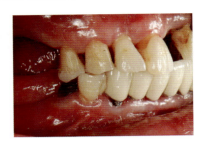

图4 术前口内右侧面像

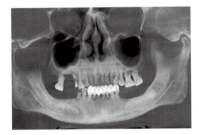

图5 术前CBCT

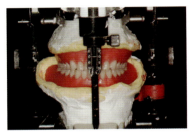

图6 术前记录原有咬合关系

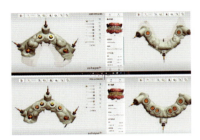

图7 术前双导板设计

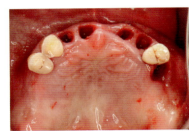

图8 上颌顺序拔牙

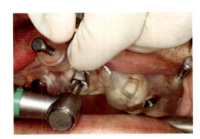

图9 上颌第一副牙支持式导板确定固位钉位置，并植入15、12、21、25种植体

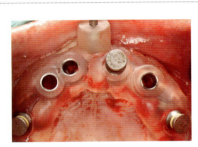

图10 上颌第二副黏膜支持式导板戴入

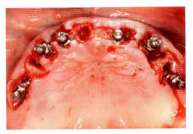

图11 上颌种植体植入后

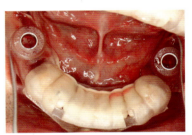

图12 下颌第一副牙支持式导板

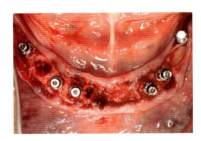

图13 下颌种植体植入后

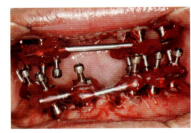

图14 术后即刻行复合基台水平取模

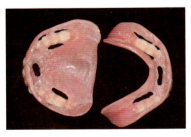

图15 术前全口义齿掏空组织面，协助获取颌位关系

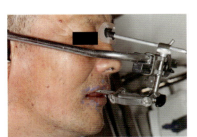

图16 面弓转移

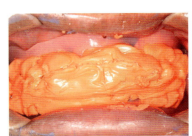

图17 硅橡胶颌位记录记录颌位关系

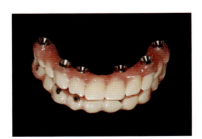

图18 上颌即刻临时修复体

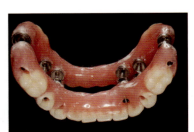

图19 下颌即刻临时修复体

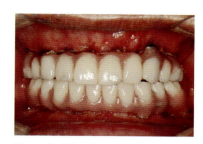
图20　临时修复体即刻戴入后正面像

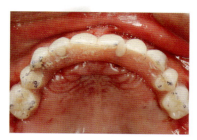
图21　临时修复体戴入后上颌殆面像

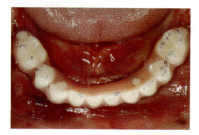
图22　临时修复体戴入后下颌殆面像

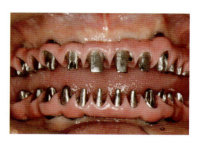
图23　试戴钛支架

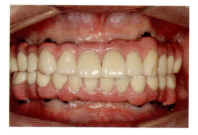
图24　氧化锆全瓷修复体戴入后正面像

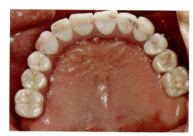
图25　氧化锆全瓷修复体戴入后上颌殆面像

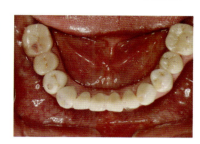
图26　氧化锆全瓷修复体戴入后下颌殆面像

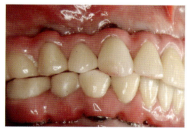
图27　氧化锆全瓷修复体戴入后右侧像

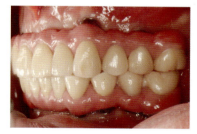
图28　氧化锆全瓷修复体戴入后左侧像

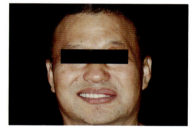
图29　最终修复体后正面像

二、结果

在牙支持式及黏膜支持式的双导板指引下，获得精准的种植体三维位置，从而能够成功地进行后续的即刻种植即刻修复，4个月后骨结合良好，最终修复使用一体钛桥架的全瓷冠修复，获得理想的螺丝固位修复体，后期维护方便，美观及功能均得以恢复，有利于患者牙周组织健康。

三、讨论

1. 双导板设计能够实现精准的种植体植入，第一副牙支持式导板利用稳定性良好的预留牙进行支持，获得准确的固位钉位置；第二副黏膜支持式导板在准确的固位钉指引下，能够确保剩余种植体的精准植入。

2. 一体式钛支架的螺丝固位修复体便于患者清洁及后期维护，长期效果得以保证。

3. 牙周炎患者进行即刻种植即刻修复，除了需要确保种植体的精准三维位点以及足够的长度及直径。同时，一体式桥架的被动就位至关重要，确保其对种植体无不良的作用力。即刻修复体的咬合要确保受力均匀，避免咬合干扰。

4. 桥架制作过程中，要求印模的精确性，多次试戴桥架的被动就位，对于后期的修复成功起决定性作用。

参考文献

[1] Yap AK, Klineberg I. Dental implants in patients with ectodermal dysplasia and tooth agenesis: a critical review of the literature[J]. International Journal of Prosthodontics, 2009, 22(3):268–276.

[2] Thomason J M, Kelly S A M, Bendkowski A, et al. Two implant retained overdentures——A review of the literature supporting the McGill and York consensus statements[J]. Journal of Dentistry, 2012, 40(1):22–34.

[3] Taylor TD. Indications and treatment planning for mandibular implant overdentures. In: Feine JS, Carlsson GE, editors. Implant overdentures as the standard of care for edentulous patients[M]. Chicago: Quintessence, 2003.

[4] Krekmanov L, Kahn M, Rangert B, et al. Tilting of posterior mandibular and maxillary implants for improved prosthesis support[J]. Int J Oral Maxillofac Implants, 2000, 15(3):405–414.

[5] Bevilacqua M, Tealdo T, Pera F, et al. Three–dimensional finite element analysis of load transmission using different implant inclinations and cantilever lengths[J]. International Journal of Prosthodontics, 2008, 21(6):539–542.

[6] Almeida EO, Rocha EP, Freitas Júnior AC, et al. Tilted and Short Implants Supporting Fixed Prosthesis in an Atrophic Maxilla: A 3D – FEA Biomechanical Evaluation[J]. Clin Implant Dent Relat Res, 2015, 17.

多颗牙缺失余留牙过度伸长的种植修复咬合重建病例

焦铁军¹ 傅娜¹ 黄晓欢¹ 李博龙¹ 江淑敏²

摘要

目的：58岁女性患者，因口内多颗牙缺失多年，影响咀嚼功能及美观，要求种植修复缺牙。DSD设计，拔除过度伸长的余留牙，利用种植修复，恢复患者的缺牙和美观问题。**材料与方法**：先行口内外检查，患者上下颌多颗牙缺失，余留牙伸长，DSD设计，考虑拔除部分伸长的余留牙，部分牙调𬌗。设计导板，确定种植体植入的三维位置，导板引导下植入种植体，2个月后上下颌缺失牙临时修复体修复，戴用1年后，评估美观及功能，制作最终修复体。**结果**：最终功能及美学修复效果患者十分满意，经6个月后复诊，口腔卫生良好，软组织健康，未见修复体损坏。**结论**：多颗牙缺失患者，若余留牙过度伸长，无保留价值，可以考虑拔除，去骨修整，创造修复空间，行种植修复恢复患者的咀嚼及美观功能。

关键词：多牙缺失；咬合重建；修复空间

现如今，牙齿缺失后种植义齿已经成为首选的修复方式，我们可以通过种植修复解决患者牙齿缺失问题，但临床中很多患者长时间缺牙，往往除了缺牙以外还存在一些其他问题，比如余留牙伸长、𬌗曲线异常、局部骨量不足等，此时整个口颌系统需要整体考虑，术前周密设计，既考虑到功能问题又考虑到美观问题。再通过数字化的手段实现设计方案，最终完成高质量的修复。

一、材料与方法

1. 病例简介 58岁女性患者。口内多颗牙缺失多年，因影响咀嚼功能及美观，要求种植修复缺牙。既往史：平素体健，全身状况良好。无糖尿病、无吸烟嗜好。口内检查：15、13-23、25、27、36、37、34、43-47缺失，缺牙区上颌前牙槽嵴较窄，其余缺牙位置牙槽嵴宽度尚可，下颌前牙明显伸长，已与上颌腭侧黏膜接触，无修复空间。14、16、24、26伸长明显，龋坏；38、48近中倾斜明显，不松动，与对颌牙有稳定的咬合关系。口外检查：高位笑线，唇部丰满度尚可。口外检查：面部对称，微笑时下颌前牙暴露1/2以上。颞下颌关节检查：无弹响，无开口偏斜，无张口受限等关节症状。CBCT示：上颌前牙区骨量菲薄，约2mm，后牙区及下颌缺牙区骨量尚可。CT重建图像：上颌前牙区骨量菲薄，倒凹明显。双侧髁突形态及位置无异常。

2. 诊断 牙列缺损。

3. 治疗计划

（1）病例难点

作者单位：1. 天津医科大学口腔医院
　　　　　2. 武安市第一人民医院

通讯作者：焦铁军；Email: zzkqjtj@126.com

高美学风险（高笑线）；上颌前牙区骨宽度严重不足；口内余留牙𬌗曲线异常，尤其下前牙伸长明显，无修复空间。是否保留过度伸长的余留牙。DSD设计前牙切缘位置，通过设计可以发现问题：①上颌：牙槽嵴过长，临床牙冠不足。需去骨，增加上颌切牙长度，同时14、24伸长较多，需去髓后降𬌗或拔除，16、26适当调磨调整𬌗曲线，缺牙区种植修复。②下颌：前牙伸长过多，如想恢复正常的覆𬌗关系，需截冠1/2，再行冠延长手术，但冠延长术后下颌前牙根位于骨内的长度不足，考虑下颌牙拔除后即刻种植行全口固定种植。CT上颌骨量分析：11、21位置骨量严重不足，如需植入种植体需要先期植骨，6个月后再进行种植，如14、24牙冠延长术后预留牙根长度不足4mm，预后不佳，因此考虑拔除14、24，于13、15、23、25及鼻嵴处植入5颗种植体，修复体采用一体桥恢复15-25。CT下颌骨量分析：下颌余留牙拔除后去除牙槽嵴顶3～5mm薄层骨，下半口骨量充足，可于33、34、36、43、44、46植入6颗种植体行种植固定修复。

（2）最终治疗方案

上颌拔除14、24、15-25缺牙区植入5颗种植体，其中1颗需要同期植骨；下颌暂时保留38、48便于确定咬合关系；下颌拔除35、33-42，植入6颗种植体；最终修复体上下颌均采用一体式桥架，马龙桥修复。

4. 治疗过程（图1~图31）

（1）DSD设计。

（2）制作数字化导板。

（3）导板引导下上下颌共植入11颗Straumann BLT钛锆亲水种植体。

（4）2个月后行临时义齿修复。

（5）临时义齿待用1年后进行最终修复，最终修复体上下颌均采用Straumann原厂切削纯钛一体式桥架+氧化锆全瓷冠修复，结果满意。

（6）1周、1个月、3个月、6个月复查，无并发症发生，结果满意。

二、结果

最终功能及美学修复效果患者十分满意。经6个月后复诊，口腔卫生良好，牙龈未见异常，未见修复体损坏。

三、结论

多颗牙缺失患者，若余留牙过度伸长，无保留价值，可以考虑拔除，去骨修整，创造修复空间，行种植修复恢复患者的咀嚼及美观功能。

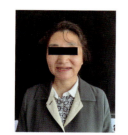

图1 初诊时面像

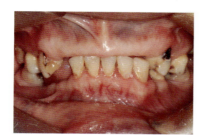

图2 口内像

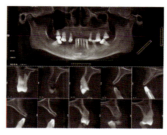

图3 上颌骨量前牙区严重不足

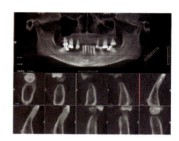

图4 下颌骨量尚可

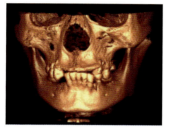

图5 CT重建图像1

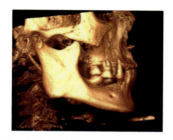

图6 CT重建图像2

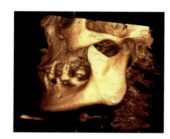

图7 CT重建图像3

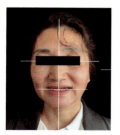

图8 DSD设计图1

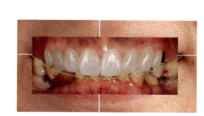

图9 DSD设计图2

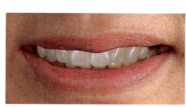

图10 DSD设计图3

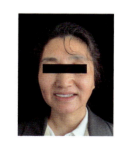

图11 DSD设计图4

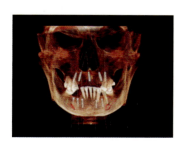

图12 上颌植入5颗种植体、下颌植入6颗种植体

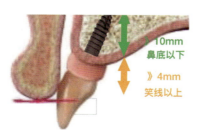

图13 截骨线位于最大笑时唇线以上4mm

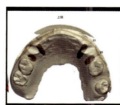
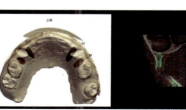

图14 上颌导板数字化设计

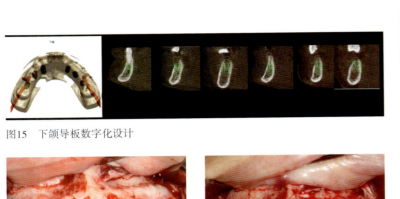

图15 下颌导板数字化设计

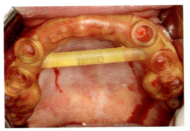

图16 上颌手术过程1

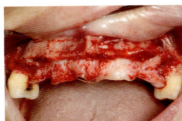

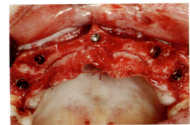

图17 上颌手术过程2

图18 上颌手术过程3

图19 上颌手术过程4

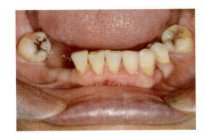

图20 下颌手术过程1

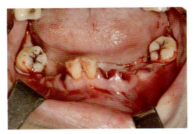

图21 下颌手术过程2

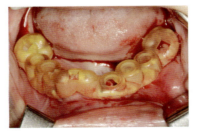

图22 下颌手术过程3

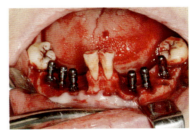

图23 下颌手术过程4

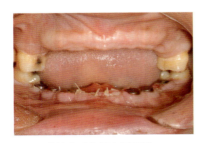

图24 种植术后修复空间足够

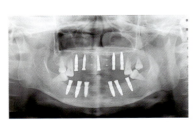

图25 种植体植入后的全口片

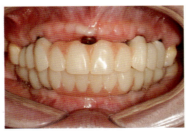

图26 临时修复体戴入口内像

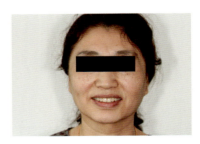

图27 临时修复体戴入口内后面像

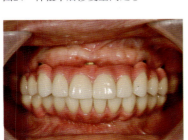

图28 最终修复体戴入口内像

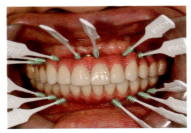

图29 清洁通道均预留，便于清洁

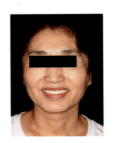

图30 患者对最终修复体非常满意

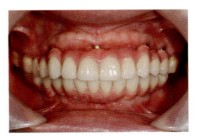

图31 6个月后复查，软组织健康，修复体无崩瓷

四、讨论

1. 口内多颗牙缺失患者，余留牙因无对颌牙，过度伸长，可通过去髓后降骀、正畸压低的方法，还可整体考虑全口牙的修复方案，拔除过度伸长的牙齿，进行种植修复。

2. 种植体植入垂直向位置相关因素分析：种植体植入的垂直向位置，决定咬合空间的大小，从而决定了未来修复体的形式；修复体所要求的空间，金属支架+氧化锆烤瓷需要8~12mm；义龈部分与软组织的边缘线大笑时应位于唇线以上，以降低美学风险。

3. 美学引导确定截骨线：截骨线因位于患者大笑唇线以上4mm，同时满足截骨线到鼻底的距离≥10mm。

参考文献

[1] Adrien Pollini, Jack Goldberg, Ricardo Mitrani, et al. Lip-Tooth-Ridge Classification: A Guidepost for Edentulous Maxillary Arches. Diagnosis, Risk Assessment, and Implant Treatment Indications[J]. Int J Periodontics Restorative Dent, 2017 Nov/Dec, 37(6):835-841

[2] Bidra, Avinash S. Technique for systematic bone reduction for fixed implant-supported prosthesis in the edentulous maxilla[J]. Journal of Prosthetic Dentistry, 2015, 113(6):520-523.

牙列缺失行杆卡式种植覆盖义齿修复及种植体周围附着龈增宽1例

田慧 滕凯 文勇

摘要

目的：本病例旨在探讨老年牙列缺失患者使用杆卡式种植覆盖义齿的临床应用优势，同时评价行游离牙龈移植术（FGG）及改良根向复位瓣（MRDF）增宽种植体周围附着龈的临床效果。**材料与方法**：患者上下颌牙列缺损多年，于外院行可摘义齿修复。因其固位不佳，咀嚼时易脱位来我院种植科就诊。检查发现上颌仅保留12、13，下颌牙列缺失，活动义齿修复固位及稳定性差。CBCT示：牙槽嵴顶吸收，仅存牙槽基骨，垂直距离充足。于上颌植入4颗、下颌植入2颗Anthogyr种植体行杆卡式种植覆盖义齿修复；术后3个月复诊，种植体骨结合良好，因前庭沟深度及附着龈宽度不足，下颌行游离牙龈移植术，上颌行改良根向复位瓣，增宽种植体周围附着龈宽度，夹板式印模，试排牙，戴入Straumann Cares原厂桥架，种植修复后使用T-Scan精确记录和分析咬合力。**结果**：杆卡式种植覆盖义齿修复可满足患者以较低的费用改善义齿固位的要求，达到良好临床修复效果，是老年牙列缺失患者可靠的修复方式。本病例同时结合游离牙龈移植术和改良根向复位瓣为种植体周围软组织健康稳定提供有力支持。

关键词：覆盖义齿；杆卡；游离牙龈移植术；改良根向复位瓣；T-Scan

种植覆盖义齿相比于传统全口义齿，具有更佳的固位及稳定性，提高了患者的咀嚼功能及生活质量，且所需要的种植体数目少、后期修复制作工艺简单，治疗费用较低，为牙列缺失患者提供了新的修复方案。杆卡附着体由杆、圆柱体、固定螺钉、附着夹组成，是种植覆盖义齿应用最广泛的附着体类型。

临床研究显示，如果菌斑控制良好，种植体周围角化黏膜不足不会引起种植体周围炎症。然而，如果菌斑控制不良，在角化黏膜少或无角化黏膜的位点则会出现黏膜动度增加，引起食物存留和菌斑堆积，从而导致种植体周相关指标异常，进而发展为种植体周围黏膜炎、种植体周围炎，最终导致种植体的脱落。所以，如何妥善处理种植体周围软组织质和量是目前临床高度关注的内容。

一、材料与方法

1. **病例简介** 67岁女性患者。主诉：上下颌义齿不稳定，要求改善义齿的功能。现病史：因龋坏、牙周病等导致上下颌牙列缺损多年，上颌余留2颗前牙、松动，曾于外院行活动义齿修复，因固位不良来我科要求种植修复。既往史：患者自述体健，否认高血压、糖尿病、心脏病等系统病史，无药物过敏史。口内检查：口腔卫生较差，软垢（++），牙石（++）。上下

颌颌间距较大，上颌余留12、13牙牙槽骨吸收至根中1/3，Ⅲ度松动，龈缘见软垢牙石，牙龈略红肿，附着龈宽度不足。下颌牙列缺失，牙槽嵴前高后低，吸收至刀刃状，附着龈严重不足（图1）。口外检查：面部基本对称，无颞下颌关节弹响，无张口受限。低位笑线，衰老面容，鼻唇沟加深，面下1/3凹陷，咬合时呈轻微反殆形态，侧面像唇丰满度欠佳。辅助检查：CBCT示：全口牙槽骨水平吸收严重，余留牙牙槽骨吸收至根中下区域，12、14、22、24、33、43牙位牙槽嵴宽度不足，高度尚可（图2）。

2. **诊断** 下颌牙列缺失；上颌牙列缺损。

3. **治疗计划**

CBCT检查显示骨量属于Carames Ⅲ分类（图3）。依照国际无牙颌Pro Arch治疗方案，与患者充分讨论了种植治疗的评估风险和治疗流程，患者知情同意以下治疗计划。

（1）拔除12、13。

（2）上颌拟于12、14、22、24牙位及下颌拟于33、43牙位共植入Anthogyr种植体6颗。

（3）二期行种植体周围软组织增量手术。

（4）杆卡式种植覆盖义齿修复。

4. **治疗过程**

（1）种植一期手术（图4~图6）。①局麻下行牙槽嵴顶正中切口，翻全厚瓣暴露剩余牙槽嵴，用菠萝钻进行骨平整去除刃状牙槽嵴。②于12、22牙位植入Anthogyr PX 4.0mm×8.0mm种植体2颗；14、24牙位植入Anthogyr PX 4.6mm×8.0mm种植体2颗；33、43牙位植入Anthogyr REG

作者单位：山东大学口腔医院

通讯作者：文勇；Email: wenyong@sdu.edu.cn

4.0mm×8.0mm种植体2颗。安放封闭螺丝，关闭创口。

（2）二期同期行种植体周围软组织增量（图7～图12）：①X线显示种植体骨结合良好，口内检查下颌种植位点的前庭沟深度及附着龈宽度不足，上颌颊侧附着龈宽度不足。②上颌偏腭侧切开，制作全厚瓣，并移向愈合基台颊侧，呈半立状。间隙内置胶原海绵，无张力缝合。③下颌行FGG，从双侧腭部距前磨牙及磨牙边缘牙龈2～3mm处进行切开，采集游离牙龈瓣，立即置于预备好的下颌前牙受区，严密缝合，同期置愈合基台。

（3）软组织增量定期复查（图13～图19）：软组织增量术后3天、1周、2周、4周、6周、8周进行复诊。种植体周围附着龈宽度得到良好的重建。

（4）最终修复（图20～图29）：①附着龈宽度稳定后使用个别托盘及聚醚橡胶，夹板式印模，制作上下颌蜡堤，取颌关系，面弓转移，上𬌗架，试支架及排牙。②戴入Cares原厂桥架，将基台种植体连接并加力至25N·cm，完成最终修复。③采用T-Scan数字化咬合分析系统精确记录和分析牙尖交错位、前伸位、侧方位的咬合关系，协助调整咬合。④全景片检查杆与种植体连接的密合性。

（5）患者满意度调查及复查（图30、图31）：①对治疗前后患者的口腔健康影响程度量表（OHIP）评分及治疗后满意度模拟评分（VAS）进行分析。旧义齿OHIP评分为20，主要为对咀嚼及发音功能不满意；治疗后评分为3，即旧义齿的不适症状得到明显改善。VAS除清洁为75外，其余项均为100。说明最终修复后患者对面部外形、义齿颜色及咀嚼功能恢复满意。②修复完成后3个月复诊，检查见义齿固位良好，无折断或破损。种植体周围软组织健康，无红肿；附着龈宽度维持稳定。

（6）使用材料：Anthogyr REG 种植体、Anthogyr PX 种植体；胶原海绵，海奥B膜。

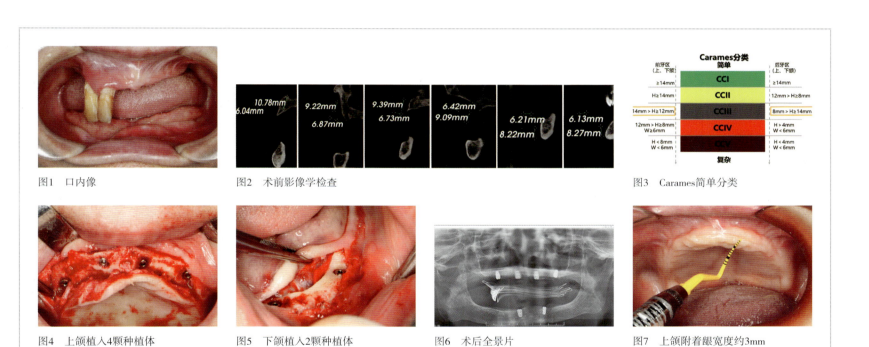

图1　口内像

图2　术前影像学检查

图3　Carames简单分类

图4　上颌植入4颗种植体

图5　下颌植入2颗种植体

图6　术后全景片

图7　上颌附着龈宽度约3mm

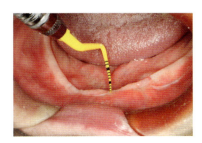

图8　下颌附着龈宽度约2mm

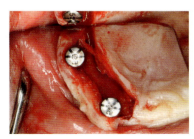

图9　改良根向复位瓣

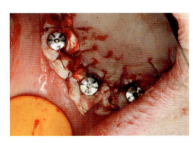

图10　胶原海绵充填间隙

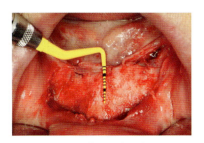

图11　下颌种植体受植床预备

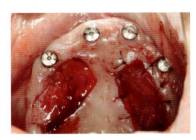
图12 上颌腭部制取游离牙龈瓣

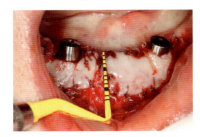
图13 游离皮瓣紧密固定

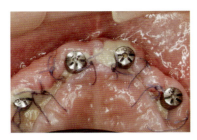
图14 改良根向复位瓣术后2周复查

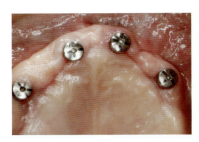
图15 改良根向复位瓣术后4周复查

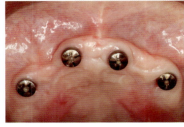
图16 改良根向复位瓣术后8周复查

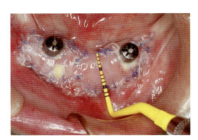
图17 FGG术后2周复查

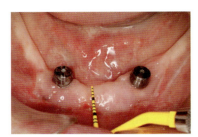
图18 FGG术后4周复查

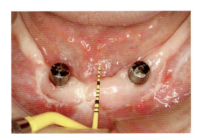
图19 FGG术后8周复查

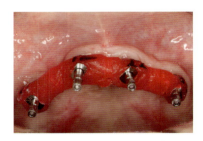
图20 上颌低收缩不饱和聚酯树脂连接开窗转移杆

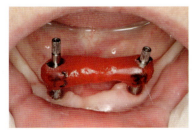
图21 下颌低收缩不饱和聚酯树脂连接开窗转移杆

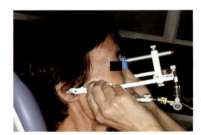
图22 面弓转移

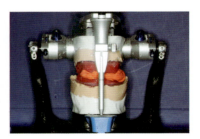
图23 上𬌗架

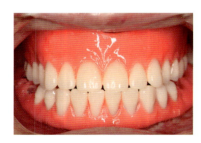
图24 试支架及排牙

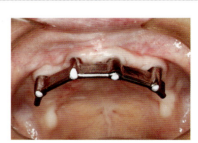
图25 上颌杆卡就位

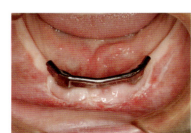
图26 下颌杆卡就位

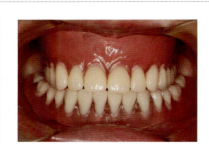
图27 最终修复

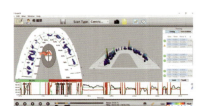
图28 T-Scan协助调整咬合

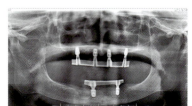
图29 修复后全景片

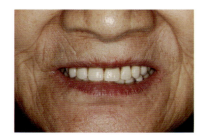
图30 戴牙后面像

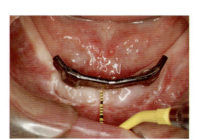
图31 术后3个月复查，软组织维持稳定

二、讨论

对于年龄较大、身体状况不佳的无牙颌患者来说，降低治疗成本、减少手术风险同时又能提供足够的义齿固位力显得非常重要。杆卡式覆盖义齿既可以增强义齿的固位、支持与稳定，也可以分散殆力，减轻单颗种植体的负担。在上颌植入4颗分布良好、夹板式相连的种植体，而下颌在骨量充足的双侧颏孔之间植入2颗种植体后常规负荷，行覆盖义齿修复，是获得科学与临床证实的。

杆卡式覆盖义齿发生种植体周围炎以及种植体周围黏膜炎的概率较其他支持方式高，尤其是种植体周围角化组织不足的病例。附着龈可有效避免菌斑滞留，维持种植体龈缘稳定性。但临床发现，部分长期牙列缺损，或重度牙周炎导致骨高度明显不足的患者，其附着龈也随之减少甚至缺失。附着龈缺失或狭窄会导致菌斑大量聚集，加重种植体黏膜炎症，与种植体颈部牙槽骨吸收或附着丧失显著相关。

传统的根向复位瓣为半厚瓣设计，存在制备技术要求高、收缩率大的缺点，而且裸露的创面，患者不适感较强。本病例采用改良根向复位瓣技术，偏腭侧切口，翻起全厚瓣向前庭沟方向推移，使原先靠腭侧的角化龈在愈合基台的挤压下发生位移至颊侧，并于暴露骨床放置胶原海绵，患者不适感减少。但是，该治疗方案具有一定的适应证，对于种植体周围角化组织严重缺失情况不适用。因此在下颌选用FGG增加附着龈宽度。结果显示，这两种方法均可取得良好的角化龈重建效果。

参考文献

[1] Schrott A, Riggi–Heiniger M, Maruo K, et al. Implant loading protocols for partially edentulous patients with extended edentulous sites–a systematic review and meta–analysis[J]. International Journal of Oral & Maxillofacial Implants, 2014, 29 Suppl(Supplement):239–255.

[2] Alexander Heschl, Michael Payer, Volker Clar et al. Overdentures in the edentulous mandible supported by implants and retained by a Dolder bar: a 5–year prospective study[J]. Clin Implant Dent Relat Res, 2013, 15(4): 589–599.

[3] Berglundh T, Armitage G, Araujo MG, et al. Peri–implant diseases and conditions: Consensus report of workgroup 4 of the 2017 World Workshop on the Classification of Periodontal and Peri–Implant Diseases and Conditions[J]. J Clin Periodontol, 2018, 45(Suppl 20): S286–S291.

[4] Raúl Ayuso–Montero, Yumaysla Mariano, Laura Khoury–Ribas, et al. Reliability and Validity of T–scan and 3D Intraoral Scanning for Measuring the Occlusal Contact Area[J]. J Prosthodont, 2020, 29(1): 19–25.

[5] Gomes CR, Melo Laércio Almeida de, Seabra BGA, et al. Impact of mandibular conventional denture and overdenture on quality of life and masticatory efficiency[J]. Brazilian oral research, 2016, 30(1):e102.

[6] Feine JS, Carlsson GE, Awad MA, et al. The McGill consensus statement on overdentures. Mandibular two–implant overdentures as first choice standard of care for edentlous patients[J]. Gerodontology, 2002, 19(1): 3–4.

[7] Park JH, Shin SW, Lee JY. Bar versus ball attachments for maxillary four–implant retained overdentures: A randomized controlled trial[J]. Clin Oral Implants Res, 2019, 30(11): 1076–1084.

[8] Zigdon H, E.E. Machtei. The dimensions of keratinized mucosa around implants affect clinical and immunological parameters[J]. Clin Oral Implants Res, 2008, 19(4): 387–392.

[9] Bouri A, Bissada N, Al–Zahrani MS, et al. Width of keratinized gingiva and the health status of the supporting tissues around dental implants[J]. Int J Oral Maxillofac Implants, 2008, 23(2): 323–326.

[10] Chung DM, Tae–Ju Oh, Shotwell JL, et al. Significance of keratinized mucosa in maintenance of dental implants with different surfaces[J]. J Periodontol, 2006, 77(8): 1410–1420.

[11] Tavelli L, Barootchi S, Avila–Ortiz G, et al. Peri–implant soft tissue phenotype modification and its impact on peri–implant health: A systematic review and network meta–analysis[J]. Journal of Periodontology, 2020(21).

上半口缺失种植修复1例

乔磊

摘要

目的：上半口缺失，上颌窦囊肿较大，避开上颌窦倾斜种植。**材料与方法**：上颌植入5颗种植体，最远端2颗种植体避开上颌窦倾斜种植，跨牙弓相连后固定桥修复。**结果**：随访1年，种植体周围软组织健康，无明显骨吸收。**结论**：上半口缺失，倾斜种植，可作为上颌窦囊肿患者避开上颌窦种植的方法之一。

关键词：上颌窦囊肿；倾斜种植；多颗牙缺失；固定桥

一、材料与方法

1. 病例简介　68岁男性患者。就诊时上半口缺失2年余，曾于外院行活动义齿修复，由于对活动义齿咀嚼效果不满意，要求我院种植修复。患者全身性医疗风险评估未见异常，否认药物过敏史，吸烟数量每天5根。因此，经过完善的牙周评估后，未见种植禁忌证。检查见患者上半口牙缺失，牙槽嵴萎缩，附着龈宽度良好（图1）。对颌牙36–46见烤瓷冠修复，无松动，叩痛（－），龈（－）。33–43见伸长。放射线显示上颌牙缺失，双侧上颌窦内可见囊性病变，上颌骨量条件尚可（图2、图3）。

2. 治疗计划

方案一：建议患者双侧上颌窦外提+囊肿摘除术+骨增量手术后6个月，13、15、16、23、25、26植入6颗种植体，桥架修复。方案二：建议患者种植4颗种植体，最远端2颗倾斜种植，进行All–on–4修复，但考虑到最终修复桥体跨度过大，增加1颗种植体，共植入5颗种植体，避免骨增量手术，3个月后桥架修复。该患者双侧上颌窦囊肿，为避免上颌窦外提升+骨增量创伤过大，等待时间过长，患者选择了方案二。

3. 治疗过程

（1）外科程序：术前氯己定含漱1分钟，常规消毒，铺巾，局麻下行牙槽嵴顶正中切口，翻全厚黏骨膜瓣，修整骨面，逐级扩孔，植入Osstem

种植体5颗（R4.0mm×10mm、R4.0mm×8mm、R4.0mm×10mm、R4.0mm×10mm、R4.0mm×10mm），置入覆盖螺丝，严密缝合（图4～图10）。

（2）修复程序：①埋入式愈合3个月后进行二期手术（图11）。②二期术后2周制取闭口式初印（图12）。③定制复合基台，制作开窗印模连接杆和个别托盘（图13、图14）。④复合基台安装于患者口内，0膨胀红树脂连接开窗印模杆，个别托盘制取终印模活动义齿定患者咬合（图15～图18）。⑤制作过渡树脂桥进行咬合调整和美学评估（图19～图21）。⑥2个月后咬合达到稳定后进行最终义齿制作。⑦最终义齿制作前，进行面弓转移（图22）。⑧最终义齿采用纯钛支架+烤塑牙的修复方式（图23～图25）。⑨术前和术后患者面向照片对比，患者面部丰满度得到一定改善（图26、图27）。⑩术后X线可见最终义齿达到被动就位（图28）。⑪1年后复查，见烟斑和色素沉着，对患者进行进一步口腔卫生宣教，建议患者戒烟（图29～图31）。

二、结果

上半口缺失，上颌窦囊肿较大，上颌植入5颗种植体，最远端2颗种植体避开上颌窦倾斜种植，跨牙弓相连后固定桥螺丝固位修复。随访1年，种植体周围软组织健康，无明显骨吸收，达到了很好的修复和美学效果。

作者单位：苏州美奥口腔

Email: 625626643@qq.com

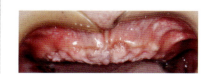

图1 上半口牙缺失，牙槽嵴萎缩

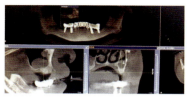

图2 放射线片显示上颌牙缺失，双侧上颌窦内可见囊性病变，上颌骨量条件尚可1

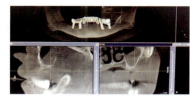

图3 放射线片显示上颌牙缺失，双侧上颌窦内可见囊性病变，上颌骨量条件尚可2

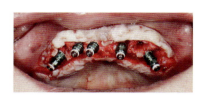

图4 局麻下切开翻瓣，修整骨面，植入Osstem种植体5颗

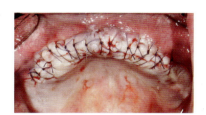

图5 严密缝合

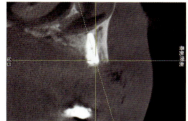

图6 术后CT1

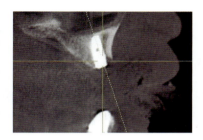

图7 术后CT2

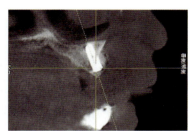

图8 术后CT3

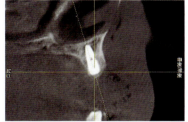

图9 术后CT4

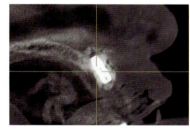

图10 术后CT5

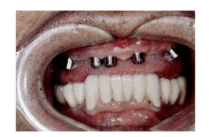

图11 埋入式愈合3个月后进行二期手术

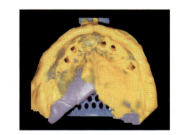

图12 制取闭口式初印

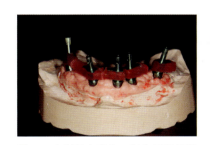

图13 定制复合基台，制作开窗印模连接杆

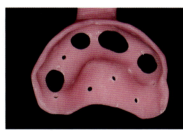

图14 个别托盘

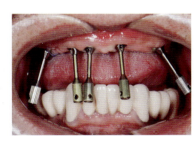

图15 复合基台安装于患者口内

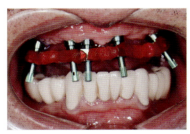

图16 连接开窗印模杆

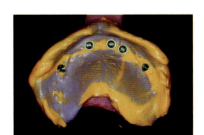

图17 个别托盘制取终印模

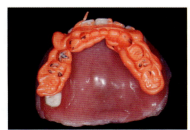

图18 活动义齿定患者咬合

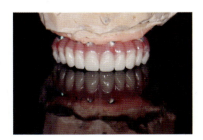

图19 制作过渡树脂桥

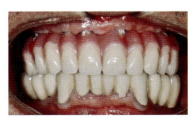

图20 过渡树脂桥进行口内咬合调整和美学评估

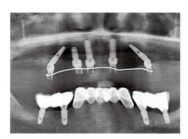

图21 过渡树脂桥试戴后X线片

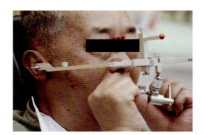

图22 面弓转移

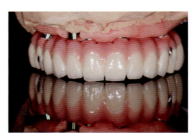

图23 最终义齿

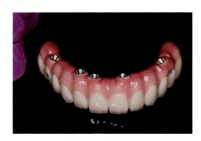

图24 纯钛支架+烤塑牙

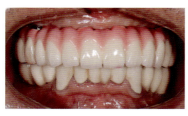

图25 最终义齿戴入患者口内像

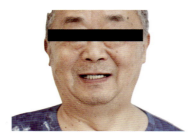

图26 术前面部像

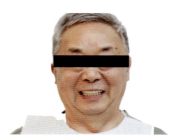

图27 术后面部像

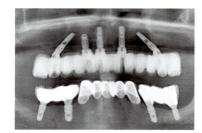

图28 术后X线可见最终义齿达到被动就位

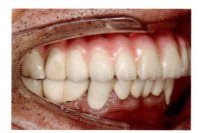

图29 1年后复查1

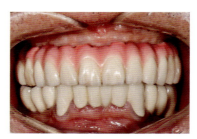

图30 1年后复查2

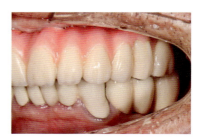

图31 1年后复查3

三、讨论

根据国际口腔种植学会（ITI）口腔种植临床指南《上颌窦提升的临床程序》，上颌后部成角度植入的种植体与植入在前部自体骨内至少2颗的种植体，并采用跨牙弓的稳定方式，与上颌窦底提升程序进行骨增量，植入粗糙表面的种植体获得的成功率相同（Block等2009；Jensen和Terheyden 2009）。

四、结论

上半口缺失，倾斜种植，可作为上颌窦囊肿患者避开上颌窦种植的方法之一。

参考文献

[1] 周磊. 上颌窦底提升术的研究进展[J]. 国际口腔医学杂志, 2011, 38 (1):1-6.

[2] 王方, 范震, 王佐林. 改良上颌窦提升术的临床应用[J]. 口腔颌面外科杂志, 2013, 23(2):110-115.

[3] 范震, 王方, 王佐林. 超声骨刀在上颌窦内提升术中的应用[J]. 口腔颌面外科杂志, 2010, 20(1):24-27.

[4] Tuszki Al-zabib, 王佐林. 上颌窦提升不同高度对种植义齿受力影响的三维有限元分析[J]. 口腔颌面外科杂志, 2012, 22(3):192-196.

[5] 吴铁群, 黄伟, 张志勇, 等. 倾斜种植体在上颌后牙区骨量不足患者中的应用[J]. 上海口腔医学, 2011, 20(5):506-511.

[6] Aparicio C, Perales P, Rangert B. Tilted implants as analternative to maxillary sinus grafting: a clinical, radiologic, and periotest study[J]. Clin Implant Dent RelatRes, 2001, 3(1):39-49.

[7] 顾章愉, 黄健, 阮宏, 等. 两个种植体倾斜植入联合修复时应力分布的初步研究 [J]. 中国临床医学, 2007, 14(6):906-908.

数字化导板引导上颌后牙骨量不足倾斜种植固定修复1例

李小宇　王丽萍

摘　要

目的：通过数字化种植导板，采用倾斜种植技术，安全微创实现上半口双侧后牙区骨量严重不足的即刻负荷和永久种植固定修复。**材料与方法**：选用4颗Straumann BLT种植体，通过数字化种植导板，采用倾斜种植技术，实现上半口双侧后牙骨量严重不足的即刻负荷和永久种植固定修复。**结果**：通过数字化种植导板，采用倾斜种植技术，安全微创地实现了上半口双侧后牙骨量严重不足的即刻种植固定修复，最终实现了稳定的永久修复。

关键词：种植导板；倾斜种植；即刻负荷

目前双侧上后牙严重骨量不足的患者想要实现种植固定修复时，常需要先通过上颌窦外提升技术进行分阶段骨增量，半年甚至更久后才能进行种植固定修复，上颌窦外提升术技术复杂，技术敏感性强，创伤大，治疗时间长，难以实现即刻修复，无法满足想在短期内拥有种植固定修复患者的需求。大量文献显示，倾斜种植技术已经在临床上得到广泛应用，并取得了理想的临床效果，能很好地解决后牙区骨量不足的问题。倾斜种植即刻技术取得了较好的美学及功能效果。而数字化种植导板联合倾斜种植技术不仅可以安全地避开上颌窦，微创实现倾斜种植，条件允许的情况下可实现即刻修复，治疗时间短，创伤小，满足了患者在短期内拥有种植固定修复患者的需求。对于只需要实现短牙弓修复老年患者更加适用。

一、材料与方法

1. 病例简介　72岁男性患者。近5年来上颌牙齿陆续松动脱落，现自觉影响进食及美观，要求种植固定修复上颌牙。自诉吸烟多年，每日10支左右。否认全身系统疾病，无药物过敏，未行肾上腺皮质激素治疗，无双磷酸盐类药物服用史。面部检查显示中位笑线，侧貌正常，无明显凹凸。口腔卫生一般，上颌仅余留11和21，伸长明显，Ⅰ度松动，Ⅲ度深覆𬌗。上颌牙槽嵴宽度尚可，颊舌向角化龈宽度尚可，卵圆形牙弓。下颌前牙为RPD，固位可。CT显示上颌后牙区骨量明显不足，上颌前牙区骨量尚可，双侧关节间隙无明显异常（图1～图12）。

2. 诊断　上颌肯氏Ⅰ类牙列缺损；慢性牙周炎。

3. 治疗计划

研究表明，不同修复方式对颌间距离的要求不一样，种植固定修复单颌颌间距离应介于8～12mm，种植覆盖义齿修复单颌颌间距离应>12mm。

患者上颌颌间距离为8～10mm，空间满足种植固定修复。

有研究将上颌牙槽骨分为3个区域，Ⅰ区为前牙区，Ⅱ区为前磨牙区，Ⅲ区为磨牙区，根据剩余骨量存在情况，可以选择不同的种植固定修复手术方案（表1和图13）。患者上颌剩余骨量主要位于Ⅰ区、Ⅱ区，所以可以选择后牙倾斜种植（包括All-on-4）及前牙传统轴向种植或上颌窦提升后传统轴向种植。众所周知，倾斜植入的优点明显，包括能充分利用余留骨、微创、增加颌弓长度、增加AP间距、减小悬臂梁长度。

表1　根据剩余骨量存在情况，可以选择不同的种植固定修复手术方案

剩余骨量存在情况	种植固定修复手术方案
Ⅰ区、Ⅱ区、Ⅲ区	传统的轴向种植
Ⅰ区、Ⅱ区	后牙倾斜种植（包括All-on-4）及前牙传统轴向种植或上颌窦提升后传统轴向种植
仅Ⅰ区	穿颧种植或上颌窦提升后种植，前牙传统轴向种植

2015年第4届欧洲骨结合学会共识声明中提到，导板引导种植手术的适应证包括：①复杂解剖结构需要微创手术时。②对种植要求较高的美学区病例。③需要即刻修复病例。

根据ITI口腔种植临床指南，上颌或下颌牙列缺失各种负荷方案证据水平如表2。

表2　上颌或下颌牙列缺失各种负荷方案证据水平

负荷方案	覆盖义齿		种植固定义齿	
	上颌	下颌	上颌	下颌
常规负荷	CWD	SCV	SCV	CWD
早期负荷	CD	CWD	CD	CD
即刻负荷	CID	CWD	CWD	CWD
即刻种植、即刻负荷	CID	CID	CD	CID

SCV：获得科学和临床的证实；CWD：获得临床文献的充分证实；CID：临床文献的证据不充分；CD：获得临床文献的证实

作者单位：广州医科大学附属口腔医院

通讯作者：王丽萍；Email: wangliplj@126.com

2018年ITI关于种植与修复共识声明中提到：①在全牙弓上应最大限度扩大前后种植体的分布。②存在解剖限制时，种植体可故意倾斜植入。③即刻负荷的定义为：种植体在植入后1周内与对颌牙弓实现咬合接触。④与5颗或5颗以上植体支持的种植固定修复体相比，少于5颗者种植体及修复体成功率无差别。

综上，给出了2个治疗方案：

方案一：拔除11和21，数字化导板下倾斜种植4颗植体恢复短牙弓，避免双侧行复杂上颌窦外提术，条件允许下行即刻负荷。

方案二：拔除11和21，双侧行上颌窦外提术6个月后，轴向植入6颗种植体，恢复12～14颗牙。

方案一省时、微创、可即刻修复，适合年龄大或无法耐受复杂手术者；方案二时间长，创伤大，无法即刻修复，适合年轻患者或可耐受复杂手术者。综合考虑后患者选择了方案一。

4. 治疗过程（图14～图59）

（1）种植导板设计：转移颌位关系，制作诊断蜡型，进行面型评估、颌位关系评估、修复空间评估，若无特殊情况则用诊断蜡型制作放射导板，患者戴着有稳定固位及稳定咬合的放射导板拍摄CBCT，数据传给导板设计公司后设计固位钉导板及种植导板。

（2）手术过程：2020年1月21日，患者术前先口外进行固位钉导板试戴，确保无就位障碍，消毒后进入手术室，固位钉导板先口内就位，与固位钉孔内打少量麻药，进行固位钉备洞，取下固位钉导板，拔除11、21，牙槽嵴顶切开，小翻瓣，上种植导板，固位钉固位种植导板，逐级备洞，捏鼻鼓气检查上颌窦是否穿孔，无问题则取下种植导板，12和21均植入Straumann BL T3.3mm×12mm种植体各1颗，初期稳定性均达35N·cm，均上2.5mm复合直基台各1个。15和25均植入Straumann BLT 4.1mm×12mm植体各1颗，初始稳定性均达35N·cm，均上4mm复合基台（30°）各1个。上方指示杆检查方向无问题后，均上5mm保护帽。翻大

切口，行牙槽嵴修整，去除骨刺骨尖，于拔牙窝处植入Bio-Oss骨粉，盖BIO-Gide膜，不可吸收线缝合，常规种植术后医嘱。

（3）即刻修复：术后第二天取模，常规创口保护，夹板式取模，面弓转移颌位关系，灌模，上殆架，上临时基台，临床技师排牙，试蜡牙，拍全景片合适后充胶完成，调殆，抛光，完成即刻修复。全景片显示15、25种植体位置与导板设计基本相符，未穿通上颌窦壁，窦腔内无明显炎症。

（4）拆线：术后2周拆线，创口愈合良好，即刻修复义齿使用良好。

（5）定期复诊：原则上患者应该每隔1个月定期回来复查，调整咬合，由于疫情一直未复诊，电话回访诉无不适。

（6）永久修复：2020年6月06日患者复诊行永久修复，CBCT显示种植体骨结合良好，种植体周围无阴影。患者对临时牙咬合满意，形态满意，希望最终修复时上前牙不暴露螺丝孔开口。藻酸盐先复制临时牙形态，咬合硅橡胶记录临时牙咬合，面弓转移上颌与TMJ关系，取下临时牙，链接树脂形成夹板，二次法取最终修复模型，打牙龈胶，涂分离剂，灌模，用原上颌临时牙上殆架，将临时牙戴入患者口内。2周后试戴永久钛支架及蜡牙，拍片检查支架密合，患者对蜡牙形态满意。最终修复体12-22设计局部马龙桥，12-22烤瓷单冠，将螺丝孔转移至牙龈处，牙龈开孔处龈色树脂封闭螺丝孔，保证美观。

表3 患者术前导板设计与术后CT对比得到的误差分析

牙位	颈部误差	根端误差	角度误差
15	0.70mm	1.00mm	0.7°
12	0.56mm	0.70mm	1.2°
22	0.35mm	0.54mm	1.9°
25	1.08mm	1.15mm	2.1°
文献平均参考值	0.85～1.12mm	1.07～1.12mm	2.0°～4.3°

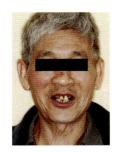
图1　术前正面像

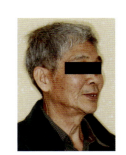
图2　术前侧面像1

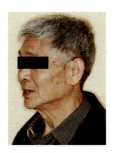
图3　术前侧面像2

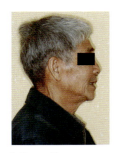
图4　术前90°像1

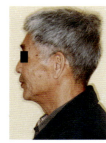
图5　术前90°像2

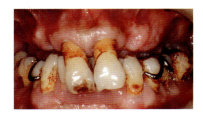
图6　术前口内像

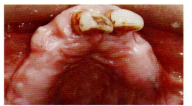
图7　术前口内像

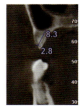
图8　15术前CT

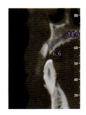
图9　12术前CT

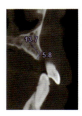
图10　22术前CT

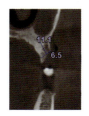
图11　25术前CT

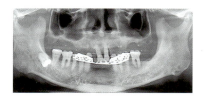

图12 术前全景片

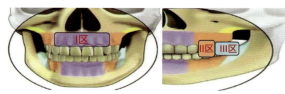

图13 上颌牙槽骨分为3个区域，Ⅰ区为前牙区，Ⅱ区为前磨牙区，Ⅲ区为磨牙

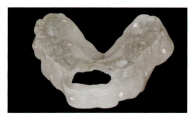

图14 放射导板

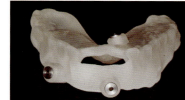

图15 固位钉导板

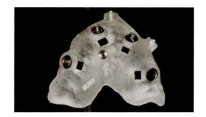

图16 种植导板

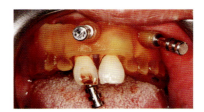

图17 上固位钉导板

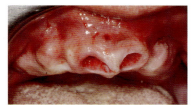

图18 拔除上颌余留牙11和21

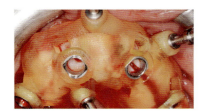

图19 将与固位钉导板共享固位钉的种植导板就位

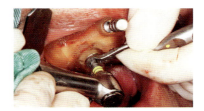

图20 导板下逐级备洞

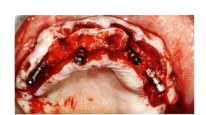

图21 种植体植入

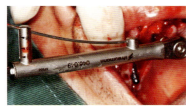

图22 术中4颗种植体初稳均达35N·cm

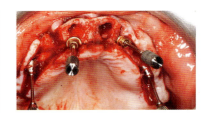

图23 上复合基台，上方向杆检查共同就位道

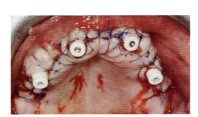

图24 复合基台将方向调整合适后取下方向杆，上保护帽，不可吸收线缝合缝

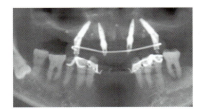

图25 术后全景

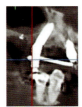

图26 15术后CT

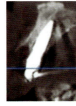

图27 12术后CT

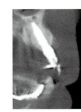

图28 22术后CT

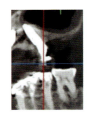

图29 25术后CT

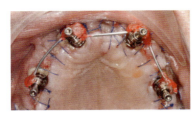

图30　术后第二天夹板式取模

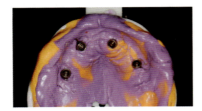

图31　即刻修复取硅橡胶模型

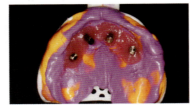

图32　即刻修复硅橡胶模型打牙龈胶

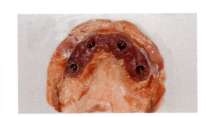

图33　即刻修复灌超硬石膏模型

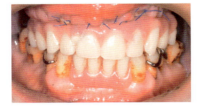

图34　即刻修复体口内戴牙

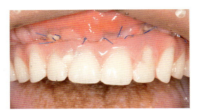

图35　即刻修复

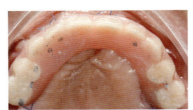

图36　即刻负荷，咬合良好，恢复功能

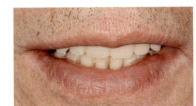

图37　即刻修复微笑像，恢复美学

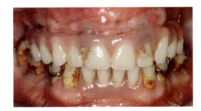

图38　即刻修复6个月后复诊

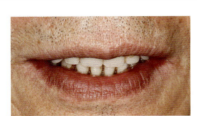

图39　即刻修复6个月后复诊

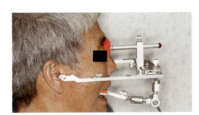

图40　面弓转移

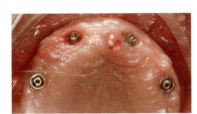

图41　取下临时牙牙龈健康

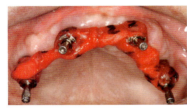

图42　二次连接夹板式取最终模型

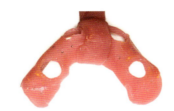

图43　取最终模型制作的个性化托盘

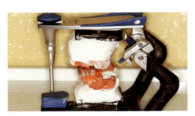

图44　用原即刻修复义齿上𬌗架

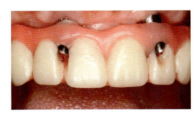

图45　蜡牙试戴

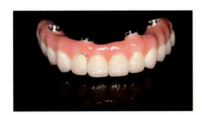

图46　永久修复体1

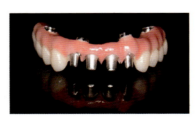

图47　永久修复体，12-22设计局部马龙桥，将螺丝开孔转移至牙龈处

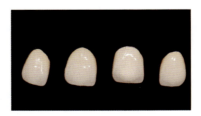

图48　12-22钴铬烤瓷单冠

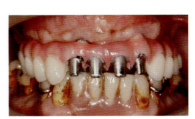

图49　永久修复体日内戴牙

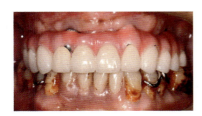

图50　永久修复体日内戴牙

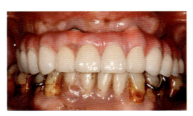

图51　龈色树脂封闭唇侧螺丝开孔

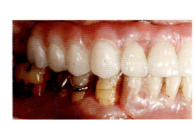

图52　右侧正中咬合

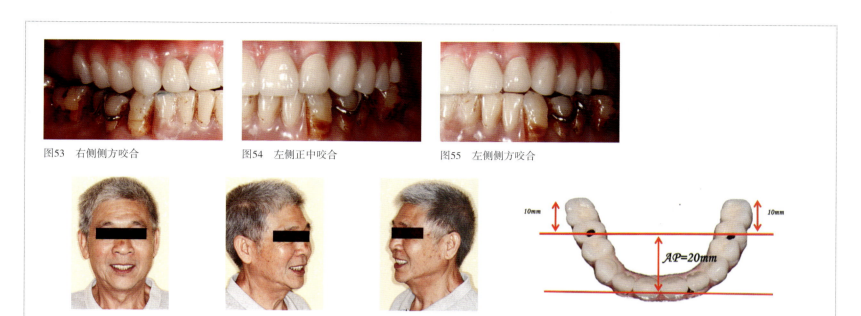

图53　右侧侧方咬合　　　　　图54　左侧正中咬合　　　　　图55　左侧侧方咬合

图56　永久修复正面像　　　　图57　永久修复侧面像　　　　图58　永久修复侧面像　　　　图59　AP间距良好

二、讨论

1. 导板误差分析

见表3，患者术前导板设计与术后CT对比得到的误差分析显示，无论是颈部误差，根端误差，还是角度误差，均位于文献的平均参考值之内，说明数字化导板的精度值得信赖，能够安全微创的实现倾斜植入。

2. 种植固定全口义齿的咬合设计原则

种植固定全口义齿的咬合设计原则主要有以下几条：①种植固定全口义齿在AP间距良好的情况下（>10mm），可以设计悬臂梁的上颌悬臂梁长度应小于12mm，下颌应小于15mm。②悬臂梁处设计降低咬合约100μm。③种植支持式覆盖义齿也要尽量减小悬臂。④对颌为全口义齿时，设计为平衡殆。⑤当对颌牙为天然牙或固定义齿时，应设计为相互保护殆。本病例患者AP间距良好，双侧远中悬臂长度约为10mm，见图59。正中咬合为牙尖交错殆，前伸侧方为相互保护殆，设计合理。

三、总结

本病例主要有以下四大特色：①倾斜植入技术的使用：选择了倾斜种植方案避免了上颌窦提升复杂手术，通过简化手术方案很好的解决后牙区骨量不足的问题。②数字化种植导板的使用：种植导板的设计安全避开上颌窦，实现微创及安全手术，实现了即刻修复。③即刻负荷技术的使用：为患者短期内恢复了功能和美学。④局部马龙桥的设计：设计了局部马龙桥和牙龈色树脂，实现了无牙颌前牙美学。通过以上几大技术的使用，很好地为患者实现了固定修复，美观省时，微创省钱的诉求，患者满意度高。

参考文献

[1] Malo P. A longitudinal study of the survival of All-on-4 implants in the mandible with up to 10 years of follow-up[J]. J Am Dent Assoc, 2011, 142(3): 310-320.

[2] Misch CE. Consensus Conference Panel Report: Crown-Height Space Guidelines for Implant Dentistry—Part 1. Implant Dentistry, 2005, 14(4): 312-321.

[3] Bedrossian E. Fixed-prosthetic implant restoration of the edentulous maxilla: a systematic pretreatment evaluation method[J]. J Oral Maxillofac Surg, 2008, 66(1): 112-122.

[4] Hämmerle CH. Digital technologies to support planning, treatment, and fabrication processes and outcome assessments in implant dentistry[J]. Clin Oral Implants Res, 2015, 26 Suppl 11: 97-101.

[5] Wismeijer Buser, Belser. ITI Treatment Guide.Loading Protocols in Implant Dentistry: Edentulous Patients[M]. Berlin: Quintessenz Verlags, 2010.

[6] Morton D. Group 2ITI Consensus Report: Prosthodontics and implant dentistry[J]. Clinical Oral Implants Research, 2018, 29(S16): 215-223.

[7] Pettersson A. Accuracy of virtually planned and template guided implant surgery on edentate patients[J]. Clin Implant Dent Relat Res, 2012, 14(4): 527-37.

[8] Kim Y. Occlusal considerations in implant therapy: clinical guidelines with biomechanical rationale[J]. Clinical Oral Implants Research, 2005, 16(1): 26-35.

[9] Davies SJ, RJ Gray, MP Young. Good occlusal practice in the provision of implant borne prostheses[J]. Br Dent J, 2002, 192(2): 79-88.

[10] Brånemark PI. Osseointegrated implants in the treatment of the edentulous jaw. Experience from a 10-year period[J]. Scand J Plast Reconstr Surg Suppl, 1977, 16: 131-132.

数字化导板引导下无牙颌种植即刻修复1例

李晶[1,2]　梅东梅[1,2]　赵保东[1,2]

摘　要

目的：通过对1例重度牙周炎患者的全口无牙颌的序列治疗，探究数字化导板引导下种植的精准性及即刻修复即刻负重的临床应用。**材料与方法**：根据骨量情况和口内情况，结合患者意愿，决定分次拔牙行上下半口种植修复。拔除下颌余留牙，在简易导板引导下行Nobel CC 6颗种植体，术后即刻椅旁修复；分次拔除上颌余留牙，拔牙3个月后在数字化导板引导下植入Nobel CC 6颗种植体行上半口微创种植，上后牙行骨增量，术后即刻椅旁修复。6个月后上后牙区行二期手术，7个月后行全口固定种植修复纯钛桥支架+二氧化锆全瓷单冠+牙龈修饰瓷。**结果**：上下颌12颗种植体均避开重要解剖结构且行使功能良好，种植方向与术前设计基本一致，咬合功能正常，患者较满意。**结论**：重度牙周炎患者大多骨吸收严重，且后期维护较难，在数字化导板引导下种植修复，可在微创下达到较精准的种植位点，术后即刻修复即刻负重，减轻患者痛苦，临床效果可靠。

关键词：重度牙周炎；无牙颌；数字化导板；即刻修复

　　牙周炎是引起牙齿缺失的主要原因之一，是口腔常见疾病之一，长期牙周炎症引起牙龈炎症和牙齿松动，牙槽骨吸收，给患者美观功能带来不便。如何解决牙周炎患者缺失牙问题，并使其长期修复效果得到稳定，是国内外口腔医生的共同目标。近年来，计算机技术和三维影像技术不断进步，数字化种植技术飞速发展，应用数字化导板引导种植可以精准、安全、微创、高效地完成种植手术，是未来种植发展趋势。

一、材料与方法

　　1. 病例简介　51岁男性患者。主诉为"上颌牙松动不适"。患者数年前因牙周炎致全口多颗牙分次拔除，下颌曾行可摘局部义齿修复，上颌曾行烤瓷固定桥修复，自觉余留牙仍松动，活动义齿固位不良，咀嚼效率低，现来我院要求行种植修复。既往史：体健，无种植手术禁忌证，无吸烟史及其他不良嗜好。检查：口腔卫生一般，牙石（+），全口牙龈红肿，BOP（+），15-17、32、34-36、41-46缺失，14-23、24-27烤瓷桥修复体，Ⅲ度松动；33Ⅱ度松动，38、48Ⅰ度松动，43拔牙窝未愈合，患者口唇丰满度欠佳。X线片示：全口牙槽骨低平，余留牙牙槽骨均吸收至根中1/2～根尖1/3。

　　2. 诊断　牙列缺损；重度牙周炎。

　　3. 治疗计划

　　（1）简易导板引导下下颌植入6颗Nobel CC种植体，术中同期拔除32

作者单位：1. 青岛大学口腔医学院

　　　　　2. 青岛大学附属医院

通讯作者：赵保东；Email: zbd315@sina.com

余留牙（考虑到患者意愿，结合骨量情况和口内情况，暂时保留不影响咬合的38、48）。

　　（2）拆除上后牙固定桥、拔除上后牙后延期种植，数字化导板引导下上颌植入6颗Nobel CC种植体，术中拆除上前牙固定桥。

　　（3）上下颌行即刻修复。

　　4. 治疗过程（图1~图36）

　　（1）初诊，拍X线片，检查口内余留牙，结合患者意愿及经济条件，制订治疗方案。

　　（2）取研究模型，制作研究模型，利用下颌原有旧义齿制作放射模型，佩戴拍摄CBCT，设计以修复为导向的种植位点植入设计。

　　（3）常规消毒，铺巾，局麻下，下颌佩戴简易导板，先锋钻定位后取下导板，拔除33余留牙，翻瓣，逐级备洞，在32、42位点植入2颗Nobel CC 4.3mm×11.5mm，在34、44位点植入2颗 Nobel CC 4.3mm×11.5mm，在36、46位点植入2颗 Nobel CC 5.0mm×11.5mm，植入扭矩均>35N·cm，即刻安放复合基台。

　　（4）术后椅旁行下半口种植义齿即刻修复，咬合均匀接触。

　　（5）拆除上颌后牙固定桥，拔除余留牙，考虑美观问题，结合患者骨量及口内情况，决定暂时保留前牙固定桥，术中同期拆除，拔牙后延期种植。

　　（6）常规消毒，铺巾，局麻下，拔除上颌前牙固定桥，上颌佩戴数字化导板，先锋钻定位后取下导板，逐级备洞，在12位点植入1颗Nobel CC 4.3mm×13mm，在22位点植入1颗 Nobel CC 3.5mm×11.5mm，在14位点植入1颗Nobel CC 4.3mm×10mm，在24位点植入1颗Nobel CC 4.3mm×11.5mm，在16、26位点微创翻瓣，植入2颗Nobel CC 4.3mm×10mm，16、26垂直向高度不足，采用盘钻法行上颌窦内提升，植入骨粉，埋入封闭螺丝，待种植体与周围骨结合，其余牙位种植体即刻安放复合基台，椅旁即刻修复即刻负重，咬合均匀接触。术后拍摄CBCT。

（7）6个月后，上颌后牙行二期手术，暴露封闭螺丝更换为愈合基台。

（8）7个月后，行永久修复，参考临时修复体做永久修复体，转移咬合关系、试蜡牙、试支架，最终牙为纯钛支架+二氧化锆全瓷单冠+牙龈修饰瓷修复。

（9）材料：Nobel CC种植体、保护帽、转移杆、替代体、临时基台、

Bio-Oss骨粉（Geistlich，瑞士）。

二、结果

下颌应用简易导板，上颌应用数字化导板，上下颌共植入12颗Nobel CC种植体，均避开重要解剖结构且行使功能良好，种植方向与术前设计基本一致。临时修复和最终修复体，咬合功能正常，恢复患者美观，患者对修复效果满意。

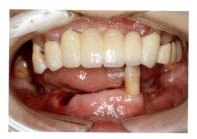
图1 初诊口内像，余留牙不同程度牙根暴露，上颌固定桥松动

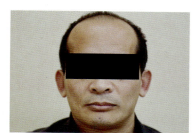
图2 初诊口外正面像

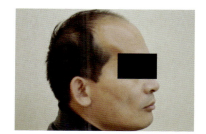
图3 初诊口外侧面像

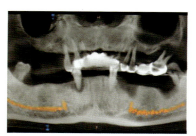
图4 术前CBCT，全口余留牙牙槽骨吸收至根中1/2～根尖1/3

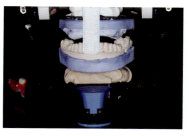
图5 术前翻至患者咬合模型，设计后期修复

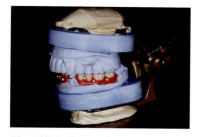
图6 利用下颌旧义齿制作放射导板，确定下𬌗平面

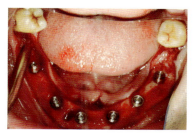
图7 下颌植入6颗Noble CC种植体，同期拔除下颌余留牙

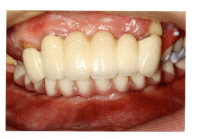
图8 下颌种植术后椅旁即刻修复，戴临时牙

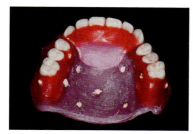
图9 上颌放射导板

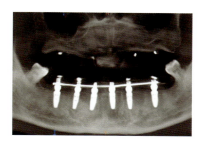
图10 戴入上颌放射导板拍摄CBCT

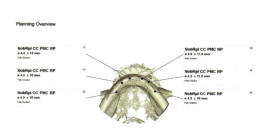
图11 上颌术前设计，植入方向和植入种植体数量、型号

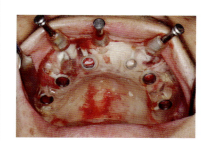
图12 上颌一期手术，植入6颗Nobel CC种植体

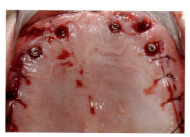
图13 上后牙行盘钻法上颌窦内提升

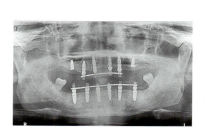
图14 上颌术后即刻X线片

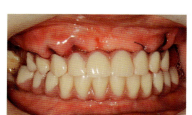
图15 上颌术后即刻椅旁修复，戴临时牙

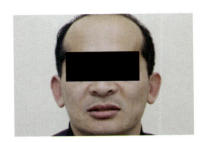

图16　上颌术后口外正面像

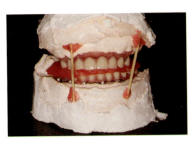

图17　翻制模型，确定咬合关系

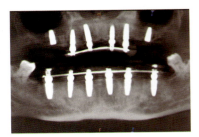

图18　上颌一期术后6个月CBCT

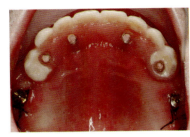

图19　上颌二期手术，暴露36、46种植体

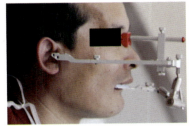

图20　转移面弓，取咬合关系

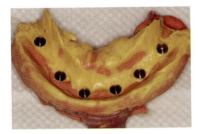

图21　取上颌终模型

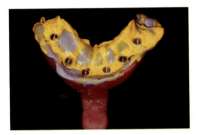

图22　取下颌终模型

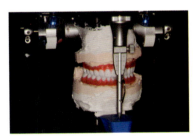

图23　确定最终咬合关系

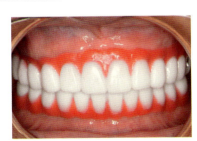

图24　试蜡牙口内像

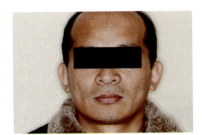

图25　试蜡牙面像

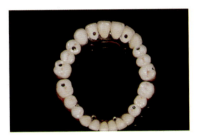

图26　临时牙：纯钛支架+临时牙

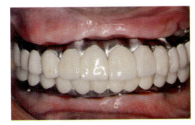

图27　试支架口内像

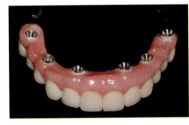

图28　上颌最终义齿

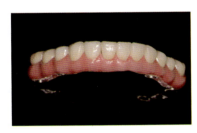

图29　下颌最终义齿

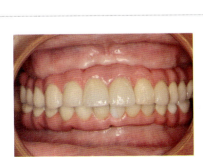

图30　最终戴牙口内像（上颌术后1年）

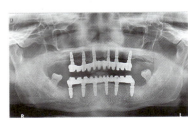

图31　上颌术后1年X线片

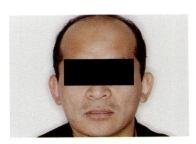

图32　最终戴牙口外正面像

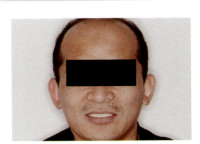

图33　最终戴牙口外微笑像

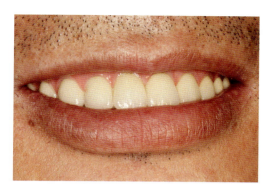

图34 最终戴牙微笑像

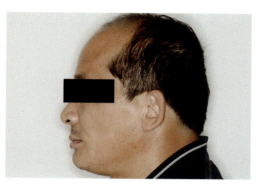

图35 最终戴牙左侧面像

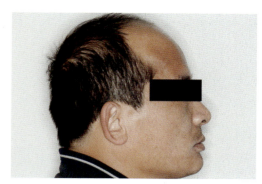

图36 最终戴牙右侧面像

三、讨论

1. 数字化导板的应用

静态数字化导板仍然存在一定的误差，无法实现术前、术后的完美融合，从而带来一些问题，但其优点是不可忽略的。提供解剖外形和修复体轮廓信息，实现以修复为导向的种植体植入；通过术前设计来减少或避免骨增量手术，同时有效避开危险区；实现不翻瓣或微创翻瓣，缩短手术时间，减轻术后肿胀、不适等。

数字化口腔种植技术是一种发展趋势，客观地评价其存在的不足和产生的误差，从而充分发挥数字化带给我们的低风险、微创、可预期的修复效果。

2. 无牙颌上部修复材料的选择

树脂牙修复体价格低，强度不足，易折断；金属烤塑修复体便宜，制作周期短，美观性优于树脂牙，但崩塑发生率较高，不耐磨；二氧化锆全瓷单冠修复体，美观性更好，耐磨性更好，不易附着菌斑，便于后期维护拆卸，但价格相对昂贵。因此病例为中年男性，咀嚼力大，美观要求高，同时要求修复体有更长的使用寿命和维护便利性，因此选择全瓷单冠修复的上部修复方式。但仍需要更长的临床观察和定期维护复诊。

参考文献

[1] Malo P, Nobre MDA, Lopes A, et al. A longitudinal study of the survival of All-on-4 implants in the mandible with up to 10 Years of follow-up[J]. Journal of the American Dental Association (1939), 2011, 142(3):310-320.

[2] Hämmerle CHF, Cordaro L, Van Assche N, et al. Digital technologies to support planning, treatment, and fabrication processes and outcome assessments in implant dentistry. Summary and consensus statements. The 4th EAO consensus conference 2015[J]. Clin Oral Implants Res, 2015, 26 Suppl 11: 97-101.

[3] Andreas Pettersson, Ai Komiyama, Margareta Hultin, et al. Accuracy of virtually planned and template guided implant surgery on edentate patients[J]. Clin Implant Dent Relat Res, 2012, 14(4): 527-537.

全口无牙颌微创种植及咬合重建修复1例

杨金锋　岳金戈　张玉　吴豪阳

摘要

目的：全口牙列缺失微创种植的手术过程、即刻修复及永久修复的程序以及3年随访观察。**材料与方法**：54岁男性患者，因全口牙列缺失，要求种植固定修复。排除系统性疾病，在CBCT指导下全口微创植入12颗种植体，垂直位点植入。手术当天行球型基台临时覆盖义齿即刻修复。术后4个月更换为永久固定修复体。**结果**：全口植入12颗种植体，覆盖义齿即刻修复，4个月后，种植体全部形成骨结合，最终修复体获得了稳定的颌关系，患者对美观和咀嚼功能满意，精确调整咬合+定期复查，保证修复体的完整性，严格控制修复体周围菌斑，种植体周围无明显骨吸收。**结论**：微创种植应用于牙列缺失的种植修复病例中，能够大大减小术后反应，减少组织创伤，临时修复体采用球型基台覆盖义齿修复的合理性及循证依据需进一步验证讨论，最终修复体纯钛基底桥架+氧化锆全瓷固定修复，很大程度上满足了美观及自洁需求。

关键词：All-on-6；微创种植；即刻负重；全口咬合重建

牙列缺失不仅是老年患者的常见病，由于牙周病和龋病等原因，使中年患者也常出现牙列缺失。牙列缺失给患者带来的一系列功能及美观问题，使多数患者迫切希望尽快拥有一副新的牙齿，种植修复成为牙列缺失的重要手段，常规种植修复时间需要约4个月，微创种植最大限度地减轻患者的术后不适感，即刻修复恢复患者的功能和美观，保证患者的正常生活。

一、材料与方法

1. **病例简介**　54岁男性患者。主诉：上下颌牙齿缺失2个月。现病史：2个月前余留牙在外院拔除，今特来我院要求种植修复。既往史：平素体健，无高血压、心脏病、糖尿病等全身系统性疾病，无药物、金属过敏史，无吸烟史。颌面部检查：面部左右对称，无肿块，面下1/3高度降低，口唇丰满度欠佳。TMJ：关节动度一致，无偏斜；开口度和开口型正常，关节无弹响。咀嚼肌：翼外肌触诊轻度不适。口内检查：拔牙创愈合良好，牙龈色泽正常，中厚牙龈生物型，唾液量正常，无明显骨突、骨尖。

2. **诊断**　上下颌牙列缺失。

3. **治疗计划**　上下颌环切微创、自由手植入12颗种植体；球型基台辅助固位、覆盖义齿即刻临时修复；骨结合后行纯钛基底桥架、全口氧化锆全瓷固定修复；定期复查维护。

4. **治疗过程**（图1~图27）

（1）术前准备：术前拍摄口内照片、面部照片、CBCT，对骨质骨量、骨缺损情况进行测量和评估。

（2）外科手术：口腔颌面部消毒，于局麻下环切钻定位，按照种植系统操作规范，分别植入预定的种植体。12、17、22、25、33、37、43、47植体初始稳定性良好，扭矩均达到45N·cm以上，安放球型基台、球帽，即刻负荷，15、27、35、45种植体初始稳定性欠佳，故安装愈合基台。

（3）即刻修复：上下颌分别硅橡胶取模，灌注石膏模型，转移颌位关系、上𬌗架、制作全口过渡义齿。

（4）永久修复：术后4个月，种植体获得良好的稳定性，软组织健康，各个种植位点牙龈袖口形成良好，附着龈基本充足，进行永久修复阶段。更换口内球型基台及愈合基台，调试、安装复合基台，确定及转移颌位关系、试排牙等多个步骤，完成CAD/CAM技术制作的种植体支持螺丝固位一体化纯钛支架+全口氧化锆全瓷固定修复，调𬌗，抛光，戴入。评估美学效果、发音和功能均恢复良好。患者对最终修复体表示满意，同时制作𬌗垫。

（5）定期维护：一期手术1年、2年及3年后复查，口内见全口种植支持固定义齿均无明显异常。CBCT见种植体周围骨水平稳定。检查咬合，过氧化氢清洗并应用桥体牙线及冲牙器清理修复体组织面菌斑。

（6）使用材料：种植系统（Dentium，登腾）；Dentium球型基台+球帽；Dentium复合基台。

二、结果

本病例全口颌植入12颗种植体，覆盖义齿即刻修复，4个月后，种植体全部形成骨结合，最终修复体获得了理想的外形轮廓，重建了咬合关系，咬合接触均匀，牙龈颜色与口内牙龈协调一致，患者对美观效果和咀嚼功能满意。永久修复后随访观察，严格控制修复体周围菌斑，种植体周围无明显骨吸收。

作者单位：郑州乐帆口腔医院

通讯作者：岳金戈；Email: 1370937444@qq.com

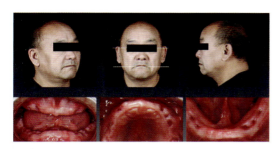

图1　术前面像及上、下颌口内像

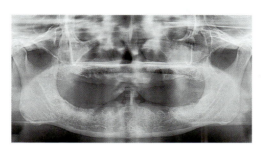

图2　术前曲面断层片

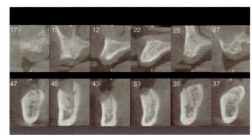

图3　术前CBCT检查

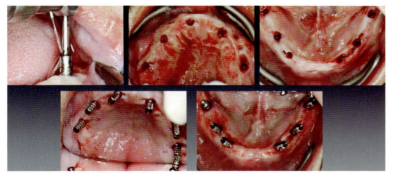

图4　手术过程

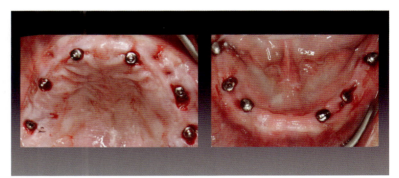

图5　术后口内安放球型基台、球帽和愈合基台

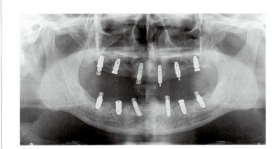

图6　术后曲面断层片

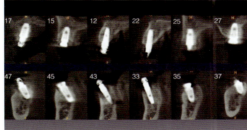

图7　术后CBCT检查

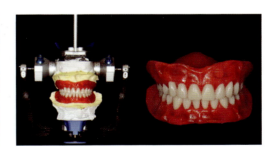

图8　转移颌位关系、上𬌗架、制作全口过渡义齿

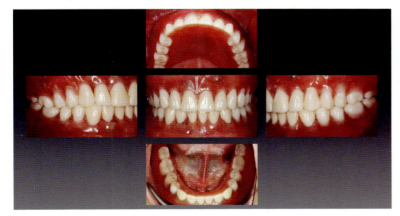

图9　过渡义齿戴入口内像

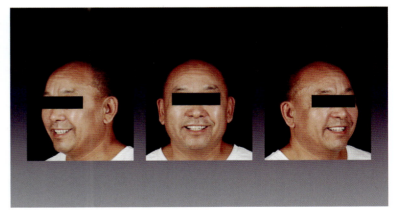

图10　即刻修复面像

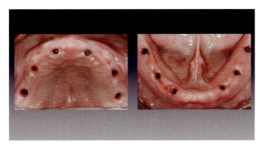

图11 上、下颌口内像显示：软组织健康，各个种植位点牙龈袖口形成良好，附着龈基本充足

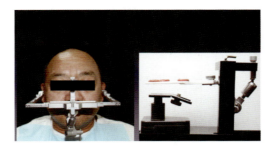

图12 确定及转移颌位关系

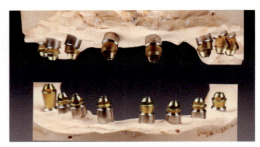

图13 调试、安装复合基台

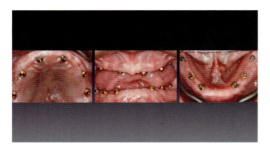

图14 口内调试、安装复合基台

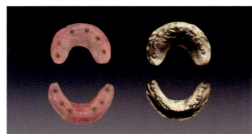

图15 扫描口内及模型数据

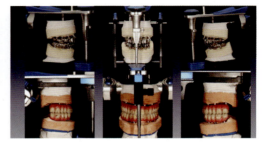

图16 CAD/CAM设计切削钛支架及𬌗架调试咬合

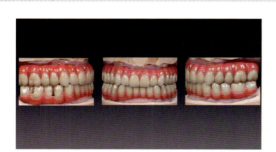

图17 制作完成永久修复体

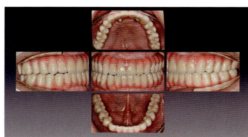

图18 永久修复体戴入口内像

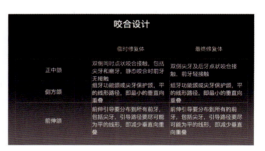

图19 咬合设计

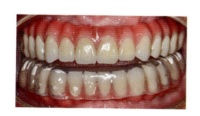

图20 嘱患者下颌佩戴磨牙𬌗垫及口腔卫生护理

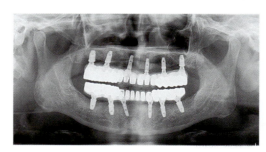

图21 永久修复体戴入曲面断层片

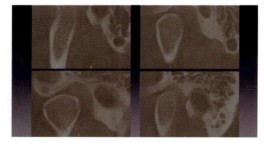

图22 永久修复体戴入前后下颌关节对比

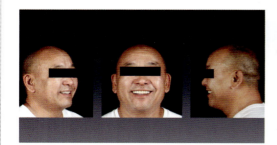

图23 永久修复体戴入口内，恢复面部比例协调，中线居中，唇部丰满度尚可

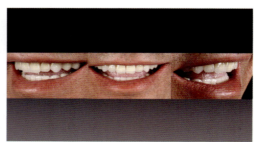

图24 3年后复查面下1/3像

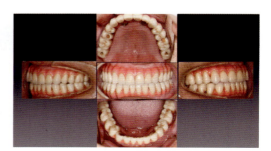

图25 3年后复查口内像

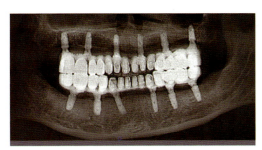

图26 3年后复查曲面断层片

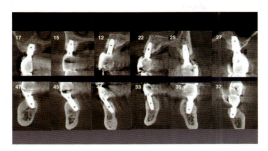

图27 3年后复查种植位点CBCT

三、讨论

1. 数字化种植定位导板在环切微创无牙颌种植病例中的重要性。随着CBCT的出现和CAD/CAM技术的不断完善，口腔数字化导航种植技术早已被大家所熟知，并广泛应用于微创种植、即刻修复种植、半口及全口无牙颌种植等复杂病例中，其优势在于术前充分考虑患者软硬组织情况，量化风险，并能实现以修复为导向的个性化种植方案，术中利用导板快速制备种植窝，减少了手术时间，降低了手术出错的概率。

2. 术后球型基台、球帽辅助覆盖义齿固位的合理性及循证依据。术后覆盖义齿即刻修复，有利于加快形成稳定的咬合关系和正确颌间距离，此病例临时过渡义齿的方式，按照循证医学的证据来说是不足的，但为什么我们的临时义齿没有问题，实际上讲，我们也是有一些优势的，比如下颌即刻覆盖义齿，文献上大多数是2颗种植体，但我们采用的4颗种植体，上颌虽然文献上大多数也是4颗种植体，但我们的临时义齿是完全按照总义齿的要求来制作的，软组织覆盖范围非常广，支持力充足，同时多颗种植体支持式临时覆盖义齿采用的都是弹性模量较大的垫片，否则义齿不易就位，对种植体的侧向力非常微弱，外加上良好的医嘱、勿使用过硬食物等，这些因素使我们的临时过渡义齿得以安全行使功能。

3. 术后定期回访检查及口腔卫生宣教的必要性。定期维护可减少因患者自身清洁不彻底造成修复体周围菌斑堆积，减少因细菌堆积造成的种植体周围骨吸收，延长种植体使用寿命。

参考文献

[1] Cawood JI, Howell RA. A classification of the edentulous jaws[J]. Int J Oral Maxillofac Surg, 1988, 17: 232–236.

[2] Malo P, de Araujo Nobre M, Lopes A, Francischone C Rigolizzo M. "All-0n-4 immediate-function concept for completely edentulous maxillae: a clinical report on the medium(3years)and long-term(5years)outcomes[J]. ClinImplant Dent Relat Res, 2012, 14(suppl 1): e139–e150.

[3] Reychler H, Olszewski R Intracerebral penetration of a zygomatic dental implant and consequent therapeutic dilemmas: case report[J]. Int J Oral Maxillofac Implants, 2010, 25:416–418.

[4] Aghaloo TL, Moy PK. Which hard tissue augmentation techniques are the most successful in furnishing bony support for implant placement? [J]. Int J Oral Maxillofac Implants, 2007, 22(suppl): 49–70.

[5] Urban IA, Jovanovic SA, Lozada JL. Vertical ridgeaugmentation using guided bone regeneration(GBR) in three clinical scenarios prior to implant placement: a retrospective study of 35 patients 12 to 72 months after loading[J]. Int J Oral Maxillofac Implants, 2009, 24: 502–510.

[6] Urban IA, Monje A, Lozada JL, Wang HL. Long-term evaluation of peri-implant bone Level after reconstruction of severely atrophic edentulous maxilla via vertical and horizontal guided bone regeneration in combination with sinus augmentation: a case series up to 15 years of loading[J]. Clin Oral Impl Rel Res, 2016.

上颌牙列缺失种植固定修复

徐东前　丁熙

摘要

目的：本文介绍在数字化导板技术下进行上颌牙列缺失种植固定修复的病例。**材料与方法**：本病例患者上颌牙列缺失，术前应用数字化软件进行种植方案确定，Nobel Guide数字化导板下植入5颗Nobel Active种植体，术后即刻临时修复体修复，术后6个月进行最终修复体的戴入，随访至戴牙后2年半。**结果**：种植体周围支持组织稳定，修复体无松动，咬合关系尚可，牙龈质地正常，面部丰满度尚可，患者对治疗过程以及最终功能、美学效果满意。

关键词：牙列缺失；数字化导板

世界卫生种植组织认为牙列缺失是一种不利于健康的状态，其严重影响了人类的进食和语言功能，对患者的生活质量有极大的影响。牙列缺失的种植治疗一直是种植界的关注重点，由于对于牙列缺失患者从术前设计、手术操作、修复设计、负荷时机到并发症的处理，对患者和医生都是很大的挑战。利用数字化影像结合计算机设计、3D打印技、制作外科导板，促进手术精准性以及最终修复效果。

一、材料与方法

1. 病例简介　68岁男性患者。主诉：上颌全口义齿修复5年，要求种植固定修复，来我院就诊。既往体健，少量吸烟。口腔检查：上颌牙列缺失，牙龈颜色质地正常，牙槽骨轻度吸收，上颌牙弓形态正常，口腔卫生维护一般，牙周情况一般，残留食物残渣。面型左右对称，中位笑线，上唇丰满度不足。33-37、43-37金属冠桥，松动度（－），32-42牙龈退缩，牙根暴露，叩痛（－）。CBCT提示：上颌骨骨密度良好，前牙区垂直高度和宽度尚可，右侧后牙牙槽骨高度不足。下颌33、34、43牙根尖充填欠缺。

2. 诊断　上颌牙列缺失；下颌牙列缺损。

3. 治疗计划　在Nobel Guide数字化导板引导下在上颌16、12、22、24、26位置植入5颗Nobel Active种植体，术后即刻完成临时固定修复体，待种植体与骨结合完成后行永久修复。

4. 治疗过程（图1～图30）

（1）术前CBCT检查，借助种植设计软件进行种植方案的规划，三维重建CT数据，与患者沟通方案，制作生成黏膜支持式种植放射导板并校准导板。术前硅橡胶取模，转移咬合记录，灌注石膏模型。

（2）常规消毒，铺巾，种植导板消毒后进行导板就位，固定钉固定，在导板下利用牙龈环切钻环切黏膜，定点钻定位，逐渐扩孔。在种植位点16植入Nobel Active 5.0mm×13mm的种植体，旋入扭矩约30N·cm；12植入Nobel Active 3.5mm×13mm的种植体，旋入扭矩约30N·cm；在22植入Nobel Active 3.5mm×1.5mm的种植体，旋入扭矩约30N·cm；在24植入Nobel Active 5.0mm×11.5mm的种植体，旋入扭矩约35N·cm；在26植入Nobel Active 5.0mm×11.5mm的种植体，旋入扭矩约35N·cm。取下种植导板，拍摄CBCT检查种植体位置。

（3）术后安装取模转移杆，拍摄CBCT确认就位后自凝树脂连接固定，进行硅橡胶取模，替代体就位，灌注人工牙龈。灌注石膏模型，制作暂基托、蜡堤，转移咬合关系，送技工室制作临时固定修复体，安装复合基台，将临时修复体戴入患者口内，螺丝固位。调整咬合，消除种植体所受的侧向力。

（4）术后10天复查，种植体稳定，临时修复体无松动。周围软组织愈合良好，无红肿，口腔卫生良好。患者术后定期复查，以监测种植体和软组织的稳定性，临时修复体无松动。使用牙线清洁，氯己定冲洗，进行卫生维护指导。

（5）术后3个月，取下临时修复体，制作个性化托盘，安装开窗转移杆，光固化树脂固定，取模，制作石膏模型。制作永久修复体，口内试戴，调整咬合后患者对舒适度及面型满意，制作最终修复体。

（6）完成永久修复体制作后，戴入患者口内，螺丝固位，被动就位，调整咬合至前牙无接触，后牙多点面接触，无压痛及其他不适，患者面部丰满度好，CBCT确认种植体周围骨组织稳定性良好，永久修复体被动就位。患者对修复体功能及美学效果满意。

二、结果

随访至修复后2年半，种植体方向角度良好，周围支持组织稳定，修复

作者单位：温州医科大学附属第一医院

通讯作者：徐东前；Email: 328421739@qq.com

体无松动，咬合关系尚可。牙龈质地正常，面部丰满度好，未发现外科及修复并发症，患者对治疗过程以及最终功能、美学效果满意。嘱患者使用牙线、间隙刷、冲牙器保持口腔卫生，减少菌斑和食物残渣附着，定期复查。

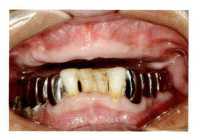

图1 患者术前口内正面像

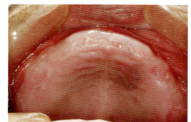

图2 患者术前口内殆面像

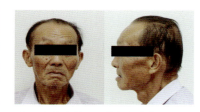

图3 患者术前正面像与侧位像

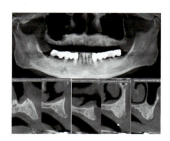

图4 术前影像片及断层CBCT

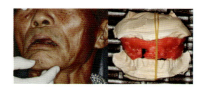

图5 术前取模转移咬合关系

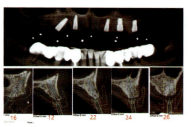

图6 术前计算机虚拟植入

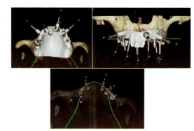

图7 术前计算机虚拟植入三维重建

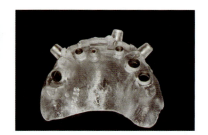

图8 种植导板

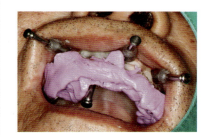

图9 在咬合记录下种植导板的固定就位

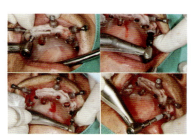

图10 在种植导板引导下制备种植窝植入种植体

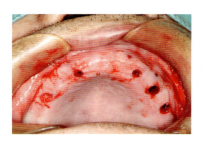

图11 患者种植植入术后口内像

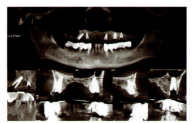

图12 患者术后影像及CBCT

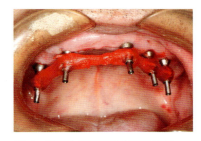

图13 安装取模转移杆并连接固定

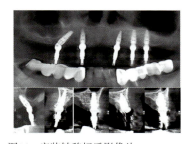

图14 安装转移杆后影像片

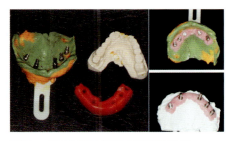

图15 术后取模后灌注石膏模型制作临时修复体

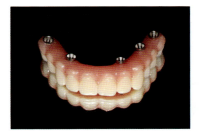

图16 临时修复体

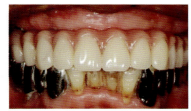

图17 患者戴入临时修复体后口内像

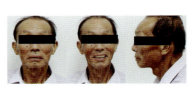

图18 患者戴入临时修复体后面型

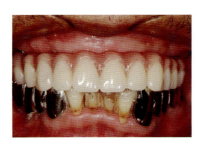

图19 术后30天患者口内正面像

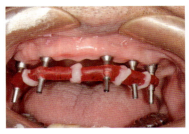

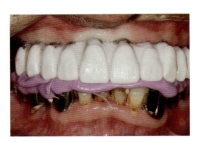

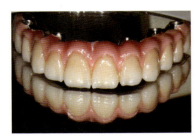

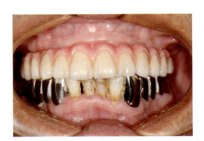

图20 术后3个月修复取模安装转移杆并固定

图21 最终修复体试戴

图22 最终修复体

图23 戴入最终修复体后口内像

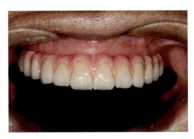

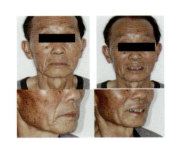

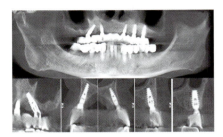

图24 戴牙后遮光板下口内正面像

图25 戴牙后患者面型

图26 戴牙后影像片及CBCT

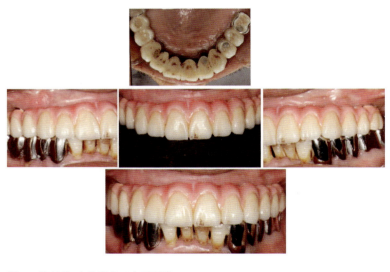

图27 修复后5个月患者口内正面像

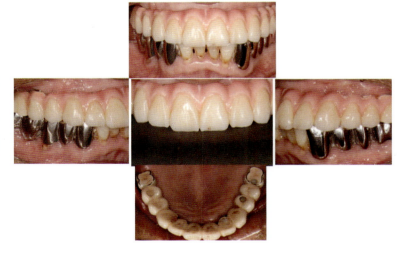

图28 修复后18个月患者口内正面像

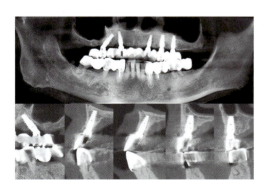

图29 修复后18个月影像片及CBCT

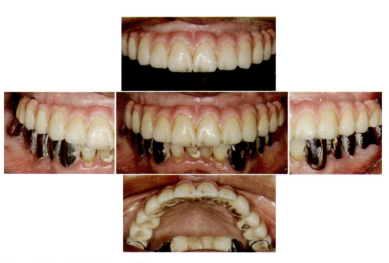

图30 修复后2年半患者口内像

三、讨论

无牙颌病例中，理想的无牙颌修复要以修复为导向，有2个重要方面——美学和功能，其中美学方面有3个要素（面部美学、唇齿美学、牙列美学），具体我们要考虑唇侧丰满度、笑线与修复体龈线、唇线的弧度、桥体龈端−组织面对接形态等。当患者的笑线很高，这条交界线会被暴露出来的时候，我们有两种选择：第一种方法进行去骨，降低骨高度，上移交界线；另一种方法就是使用唇侧基托去遮盖。最终修复体的修整，预留出清洁区以便术后患者自洁，底部修整为卵圆形，兼顾美学的同时能够很好地起到清洁作用。有文献表明，人工牙龈与唇侧牙槽嵴之间的角度越大，唇的运动越不协调，食物越容易潴留，该角度不宜超过45°。

功能方面有5个要素：颌位、垂直距离、𬌗平面、功能𬌗、牙尖斜度。在垂直距离上不光是口面部的垂直距离，还包括口内垂直距离，它与修复空间密切相关。那么理论上，对于上颌最好能有14～16mm以上的修复空间，其中包括复合基台穿龈2～3mm，人工牙龈2～3mm，牙冠10～11mm。临时修复体应尽量避免功能负重，即在前伸𬌗和正中𬌗时减少与对颌牙的接触或无接触。当种植体数目较多时，可将临时修复体连成一整体，起到夹板作用，控制种植体的微动。我们还需检查骨平面的高度一致性。修复体每个部位的厚度不一致，并且桥体的位置高度也不一致，这样对于修复体的制作、

强度、维护、清洁以及美观都会有不利的影响。所以，如果我们计划做成一体式修复体，牙槽骨要注意调整到同一个水平高度。以达到更好的美观、更好的强度、更好的后期自洁。

缩短种植体植入与功能负载之间的过程，解决愈合期患者的不适，是临床上牙列缺失患者种植修复需要解决的问题。早期的观点显示，无咬合接触是骨结合成功的重要因素。而有研究表明，种植体在即刻负载的情况下仍可以正常愈合。本病例对牙列缺失患者行种植固定即刻负载，解决了患者治疗期正常的生活和社交问题，避免了二期手术，避免了可摘义齿的不便。

倾斜种植体有更多优点：可植入密度更高的牙槽骨中；避开重要解剖结构；减少植骨的需要；可植入长度更长的种植体；种植体的分布更为合理，可获得更短的悬臂和更佳的A−P距，机械并发症更少。因此，现在多采用前牙区种植体垂直植入、后牙区倾斜植入的方法。而骨增量手术与倾斜植入相比，有供区的创伤、缝合固定的技术难点、种植修复时间延长、有血肿感染等并发症、增量效果不确定、费用昂贵等诸多缺点，因此不植骨的无牙颌种植修复方案对于医生和患者都是更好的选择。All−on−4种植中，倾斜种植体的植入缩短了悬臂长度，从而减少了皮质骨中种植体周围应力。All−on−4种植修复体10年成功率在95%以上，在无牙颌种植修复方面不失为一种成功率较高的修复方式。

参考文献

[1] Meloni S M, De Riu G, Pisano M, et al. Full arch restoration with computer−assisted implant surgery and immediate loading in e− dentulous ridges with dental fresh extraction sockets. One year re− sults of 10 consecutively treated patients; guided implant surgery and extraction sockets[J]. J Maxillofac Oral Surg, 2013, 12(3) : 321−325.

[2] 邓飞龙. 即刻种植和即刻修复[J]. 中华口腔医学杂志, 2006, 41(4) : 206−208.

[3] Soto−Penaloza D, Zaragozi−Alonso R, Penarrocha−Diago M, et al. The all−on− four treatment concept: a systematic review[J]. J Clin Exp Dent, 2017, 9(3):474−488.

[4] Kim KS, Kim YL, Bae JM, et al. Biomechanical comparison of axial and tilted implants for mandibular full−arch xed prostheses[J]. Int J Oral Maxillofac Implants, 2011, 26(5):976−984.

[5] Paulo, Mal6, Miguel, et al. The All−on−4 treatment concept for the rehabilitation of the completely edentulous mandible: A longitudinal study with 10 to 18 years of follow−up[J]. Clinical implant dentistry and related research, 2019.

[6] Takahashi T, Shimarmura I, Sakurai K.Influence of number and inclination angle of implants on stress distribution in mandibular cortical bone with All−on−4 Concept[J]. J Pros Res, 2010, 54,179−184.

第3章
美学区种植治疗
Implant Therapy in Esthetic Zone

前牙区美学修复、种植、牙周技术的碰撞、融合病例1例

毛英杰

摘 要

上前牙美学区再修复治疗一直是口腔美学修复中的难点，这个再修复病例也属于相对复杂案例，历时将近1年完工。初诊时存在的问题：整体美观不协调、散隙、牙龈红肿、冠边缘过深、根尖炎及牙周化脓、21严重的垂直向贯通骨缺损（最严重的问题）等。这些问题在结束诊疗时都合理解决：21位骨缺损恢复理想、牙周健康，美观、软硬组织得到大幅度改善。运用了各种技术：取自体骨环同期种植技术、引导骨组织再生术（GBR）、牙周冠延长术、结缔组织转瓣技术、垂直方向牙备技术（BOPT）、根管治疗、超薄烤瓷贴面等，合理运用，击破各个难点。

关键词：美学区；数字化；垂直方向牙备技术；早期种植

上前牙美学区再修复治疗一直是口腔美学修复中的难点，通常需要运用各种临床技术、多学科联合治疗，一般治疗周期较长、风险系数高、难度大，对临床医生也提出全方面更高的治疗要求及挑战。

一、材料与方法

1. 病例简介 33岁女性患者。因"上前牙区反复肿痛1年余"就诊。主要临床检查：高位笑线；12-21固定桥修复，Ⅱ度松动，唇侧牙龈红肿明显，探之易出血，12根尖瘘管，21牙周溢脓。21、22间散隙1.5mm，中厚型牙龈，前牙区覆𬌗、覆盖正常。全口口腔卫生情况一般，牙石（+），少量色素沉着。X线片及CBCT示：21根周大量骨缺损，12根尖阴影明显，唇侧骨壁少量破坏，11根充不完善。病例特点：①青年女性，对美观要求高。②再修复治疗，原修复体严重影响牙周组织健康。③21位点牙槽骨严重吸收，呈垂直向贯通缺损，软硬种植增量难度大。④前牙区间隙分布不合理，牙冠长宽比例失调，对全局美学要求高。

2. 诊断 12、11、21固定桥修复后；12、11根尖周炎；21牙周脓肿；慢性牙周炎。

3. 治疗计划

（1）全局美学分析设计，合理调整上前牙区间隙。

（2）21位点软硬组织增量，选择早期种植、常规负荷、二期软组织处理。

（3）12、11牙周处理、垂直方向牙备技术（BOPT）。

（4）22超薄瓷贴面修复。

（5）治疗过程严格控制咬合。

4. 治疗过程（图1～图28）

（1）12、11拆冠，拔除21牙根，见牙根腐坏，刮尽炎性肉芽组织。

（2）完善12、11根管治疗及全口牙周治疗。

（3）拔牙后8周行早期种植：局麻下12~22牙槽嵴顶及龈缘沟内切口，附加唇侧垂直切口，翻瓣，21位点严重垂直、水平混合骨缺损，颏部取自体骨环，穿骨环同期植入Nobel Active 3.5mm×13mm种植体1颗，最终扭矩＞35N·cm。颏部同期取小颗粒自体骨（自体骨：Bio-Oss人工骨粉以1：1混合）于种植体及周围骨缺损处植骨，黏膜减张，唇侧覆盖Bio-Gide大膜25mm×25mm 1张，双层盖膜，无张力严密缝合创口。术后常规应用抗生素5～7天，并进食软质非刺激食物。

（4）术后2周拆线，创口愈合良好，调整临时冠桥。

（5）术后4个月复查：牙龈健康，21位点唇侧软组织偏嵴顶明显凹陷，21、11牙龈退缩，临时冠不密合。进行数字化美学分析设计（DSD）结合传统美学分析，重新制作临时冠。21、11牙周探查原冠肩台位置及与牙槽嵴间距离，初步微创BOPT预备，重衬临时冠桥。

（6）术后6.5个月复查：21位点唇侧软组织偏嵴顶明显凹陷，12牙龈轻度红肿，提示理想临时冠形态影响生物学宽度。行种植二期手术时，21结缔组织转瓣技术，21、11牙周冠延长术及BOPT预备，重衬21、11临时冠桥，21制作种植体支持式临时冠，合理分配前牙区间隙。

（7）二期术后4.5个月复查：21位点唇侧软组织丰满度理想，12、11牙龈健康，患者对前牙区临时修复体外观形态弧度满意后，取最终模型，制作完成。并于21戴入氧化锆全瓷一体冠，21、11氧化锆全瓷单冠修复、刃状边缘。同时行22超薄瓷贴面预备。

（8）2周后完成22超薄烤瓷贴面粘接。

（9）6个月后复查，修复体周围牙龈健康，龈缘形态满意，咬合关系稳定协调。

作者单位：浙江大学医学院附属口腔医院

Email: myj0571@163.com

二、结果

在观察期内，21种植修复获得了良好的软硬组织稳定性和美学效果，21、11恢复了稳定的牙周健康及美学效果，22超薄烤瓷贴面合理协调了前牙区缺牙间隙，短期整体美学效果非常满意。

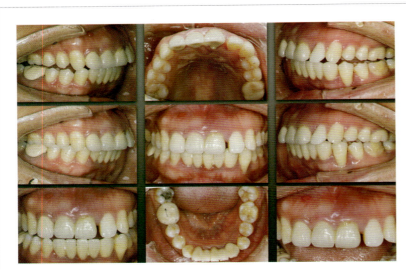

图1　术前口内像

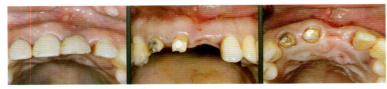

图4　拔牙后8周早期种植手术前口内检查像

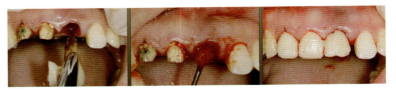

图2　拔牙，刮尽炎性肉芽组织

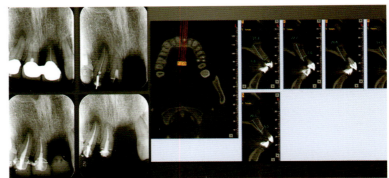

图3　影像学检查（X线片及CBCT）

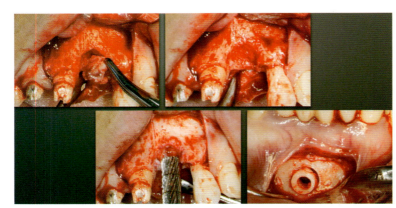

图5　拔牙后8周种植手术1

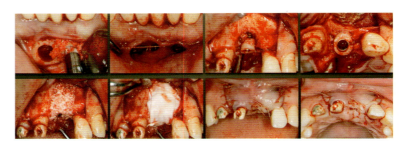

图6　拔牙后8周种植手术2

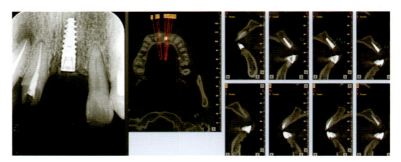

图7　种植手术后影像学检查（X线片及CBCT）

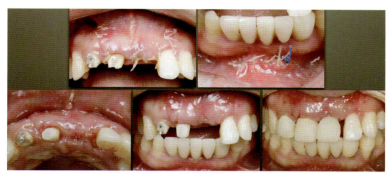

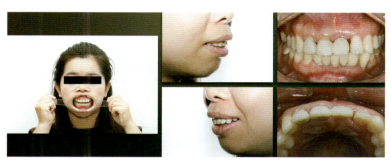

图8　术后2周拆线，创口愈合良好，调整临时冠桥

图9　术后4个月复查，牙龈健康，21位点唇侧软组织偏嵴顶明显凹陷

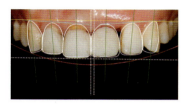

图10　数字化微笑设计（DSD）结合传统美学分析

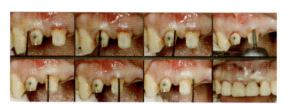

图11　牙周探查，临时冠调整

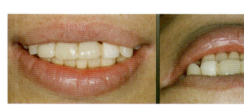

图12　临时冠调整，唇齿关系理想

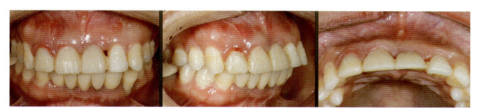

图13　术后6.5个月复查，21位点唇侧软组织偏嵴顶明显凹陷，12牙龈轻度红肿

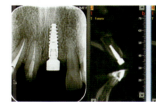

图14　术后6.5个月影像学检查，唇侧骨量充足

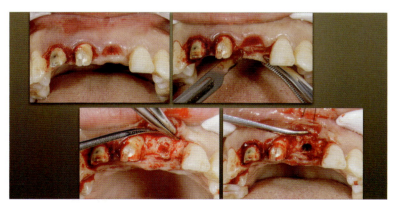

图15　行种植二期手术时，21结缔组织转瓣技术

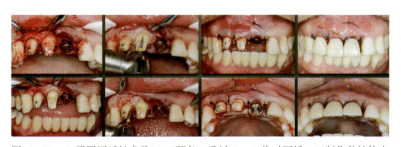

图16　21、11牙周冠延长术及BOPT预备，重衬21、11临时冠桥，21制作种植体支持式临时冠，合理分配前牙区间隙

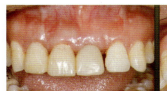

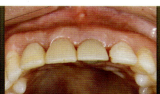

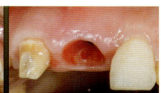

图17　二期术后4.5个月复查，21穿龈轮廓理想

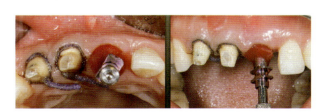

图18　二期术后4.5个月复查，21个性化取模，12、11双线排龈取模

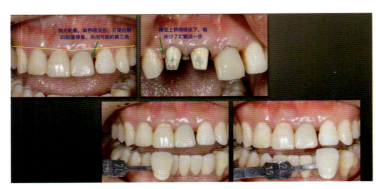

图19   医技沟通

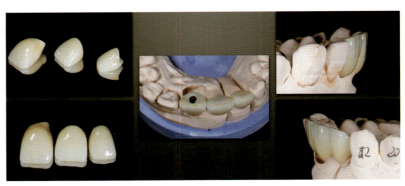

图20   修复体展示

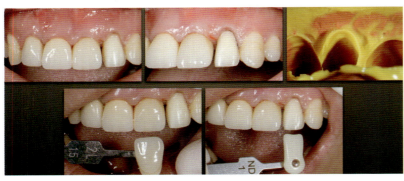

图21   种植戴牙当天22超薄瓷贴面预备

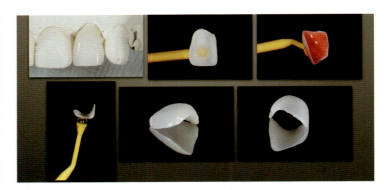

图22   超薄瓷贴面修复体展示

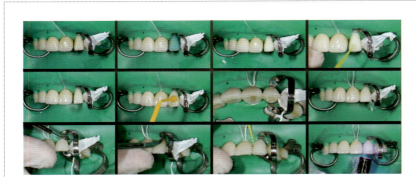

图23   超薄瓷贴面粘接过程

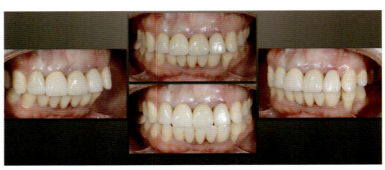

图24   完成22超薄烤瓷贴面粘接，完成整个治疗流程

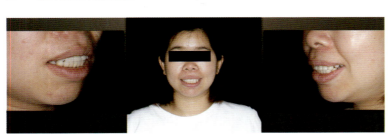

图25   治疗后颜面部美学展示

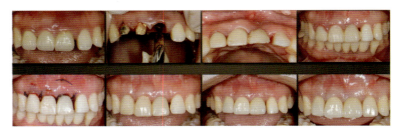

图26   治疗过程前牙区变化

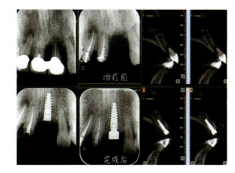
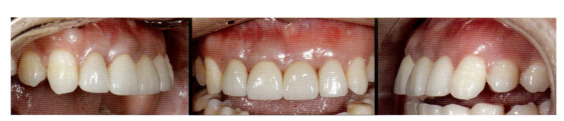

图27　影像学检查，治疗前后对比　　　图28　6个月后复查，修复体周围牙龈健康，龈缘形态满意，咬合关系稳定协调

三、讨论

该患者综合了上前牙美学区再修复治疗病例中的诸多问题，而且表现得相对比较严重：因为不完善的早期治疗，导致非常严重的根尖周病变及牙周病变，严重影响美学、功能。对这类患者，治疗前综合的分析设计显得尤其重要，从整体全局功能美学的角度统筹规划。

初诊时存在的问题：整体美观极其不协调、散隙、牙龈红肿、根尖瘘管及严重牙周化脓、21严重的垂直向贯通骨缺损等，这些问题在结束诊疗时都需要得到合理解决，需要医生掌握各种能力技巧来联合处理。从种植角度出发，鉴于严重的垂直向贯通骨缺损合并21严重牙周脓肿，本病例正确地选择了早期种植，该病例在美学风险评估中也属于高度复杂美学风险，如何合理地恢复21位点的软硬组织、合理的手术技巧及后期美学轮廓塑形

等；从修复角度出发，美学区多颗牙位的再修复治疗也是高难度要求，合理分配间隙，如何解决相对理想的冠根比例及相邻牙的比例关系，构建良好的唇齿关系，实现白色美学效果；从牙周角度出发，如何解决早期预备不良导致生物学宽度破坏的问题，及解决21与邻牙龈乳头高度协调的问题，整体龈缘弧度及牙周健康稳定，实现红色美学效果；从牙体牙髓、咬合分析等角度，也要尽力配合，达到远期效果的长期稳定。

综合运用各种临床技术、多学科联合治疗，这些问题在结束诊疗时都得到了合理完美的解决：21位软硬组织恢复理想，前牙区牙周健康，牙冠形态比例合适，咬合功能稳定，最大限度地实现了美学、牙周健康、生物功能的合理统一。

参考文献

[1] 宿玉成. 口腔种植学[M]. 2版. 北京: 人民卫生出版社, 2014.

[2] Jensen SS, Bosshardt DD, Gruber R, et al. Long-term stability of contour augmentation in the esthetic zone Histologic and histomorphometric evaluation of 12 human biopsies 14 to 80 months after augmentation[J]. J Periodontol, 2014, 85(11):1549–1556.

[3] Simion M, Fontana F, Rasperini G, et al. Vertical ridge augmentation by expanded–polytetrafluoroethylene membrane and a combination of intraoral autogenous bone graft and deproteinized anorganic bovine bone(Bio Oss)[J]. Clin Oral Implants Res, 2007, 18(5):620–629.

[4] Buser D, Chen ST, Weber HP, et al. The concept of early implant placement following single tooth extraction in the esthetic zone: Biologic rationale and surgical procedures[J]. Int J Periodont Rest Dent. J Periodontics Restorative Dent, 2008, 28(5):441–451.

[5] Cordaro L, Torsello F, Morcavallo S, et al. Effect of bovine bone and collagen membranes on healing of mandibular bone blocks: a prospective randomized controlled study[J]. Clin Oral Implants Res, 2011, 2(1):1145–1150.

[6] 宿玉成译. 国际口腔种植学会(ITI)口腔种植临床指南: 第1卷 美学区种植治疗: 单颗牙缺失的种植修复[M]. 北京: 人民军医出版社, 2008.

美学区连续缺失"以终为始"的数字化引导种植修复1例

杨仁丽[1]　周楠[1]　刘莎[2]　杨醒眉[1]

摘要

目的：本病例主要目的是观察数字化引导的种植修复在美学区连续缺失病例中的应用及疗效观察。**材料与方法**：30岁男性患者，车祸导致多颗牙缺失、牙体缺损及美学区严重瘢痕；种植设计：进行DSD设计，制作诊断蜡型，mock-up后根据修复体位置进行数字化种植体三维位置设计；种植手术：在数字化动态导航引导下进行种植体植入（Straumann ITI/BL），同期采用GBR技术进行骨增量；二期手术时通过腭侧半厚瓣、条带技术及游离结缔组织移植对美学区进行软组织增量+角化黏膜增量；临时修复：数字化面扫辅助下打印临时牙桥并临时修复，进行软组织塑形及龈乳头诱导；最终修复：采用个性化取模制取永久修复印模，使用𬌗架记录前伸、侧方关系，制作全瓷牙桥永久修复。**结果**：患者最终修复，修复后3个月随访显示，美学区龈缘位置维持良好，龈乳头充盈，软组织增量效果维持良好，白色美学、红色美学及轮廓都达到了临床可接受的效果。**结论**：对于美学区连续缺失，采用数字化设计、数字化引导进行"以终为始"的整体规划，有利于实现可预期的美学效果，数字化方法在美学区的应用辅助了临床医生对复杂患者进行"以终为始"的治疗规划。

关键词：微笑美学设计；数字化；美学修复；软组织增量

近年来，数字化诊疗在口腔医学领域飞速发展，在临床中逐渐普及，使全程数字化引导种植修复治疗成为可能。美学区连续缺失对于临床医生来说是一个巨大的挑战。结合数字化方式，从DSD设计到最终修复，都能够实现精确计划和实施，患者预后更加可期。在本病例中，通过DSD设计，动态导航引导种植体植入，数字化面扫辅助临时冠设计，准确实现了术前设计的美学效果，满足了患者预期，实现了修复指导外科的"以终为始"的治疗理念。

一、材料与方法

1. 病例简介　30岁男性患者。主诉：外伤导致美学区多颗牙缺失及牙体缺损（6个月），要求种植修复。现病史：外伤致颌面部多发骨折及口内多颗牙缺失、折断，曾行"颌骨骨折切开复位内固定术+颌间牵引+咬合重建术"，未行活动义齿修复、固定义齿修复。既往史：无特殊。临床检查：11-13、23、31-32、35、41缺失，牙槽骨丰满度欠佳，35近远中距离约3mm，21-22、24、25残根；33-34、42-43伸长，接触对颌牙槽嵴顶；左侧磨牙Ⅲ类关系，右侧磨牙Ⅰ类关系。CBCT检查示：牙槽骨丰满度欠佳，21、22残根位于牙槽骨外，24残根位于牙槽骨内，长度约8mm；骨质Ⅱ类。

作者单位：1. 四川大学华西口腔医院
　　　　　2. 国药北方医院
通讯作者：杨醒眉；Email: xingmeiyang@qq.com

2. 诊断

（1）牙列缺损（11-13、23、31-32、35、41缺失）。

（2）错𬌗畸形。

（3）21、22、24、25残根。

（4）35、46、47龋坏。

3. 治疗计划

（1）DSD设计。

（2）动态导航引导下种植体植入。

（3）角化龈增量手术。

（4）临时修复体制作。

（5）最终修复。

4. 治疗过程（图1～图30）

（1）DSD及种植计划设计：留取口内及面部记录，按照DSD设计制作诊断蜡型。将诊断蜡型mock-up到患者口内，患者满意后佩戴导航配准装置拍摄CBCT。仓扫诊断蜡型，于导航（迪凯尔，中国，苏州）设计软件中进行拟合，按照修复体位置进行种植体三维位置设计，拟于13、11、21、23位点各植入1颗Straumann种植体，拟于单端固定桥修复。

（2）种植手术：导航装置标定、配准后备用。拔除21、22、23、24残根，数字化动态导航全程引导进行备孔和植入，最终于11、13、23分别植入Straumann BL NC 3.3mm×12mm种植体各1颗，21植入Straumann BL RC 4.1mm×10mm种植体1颗，初始稳定性均达到35N·cm。制备CGF，剪碎后混合患者自体骨屑及Bio-Oss骨粉，严密填塞于唇侧，恢复唇侧骨弓轮廓，覆盖Bio-Gide胶原膜行GBR。术后CBCT示：种植体位置、方向良好，骨弓轮廓恢复。

（3）二期手术+软组织增量：术后7个月复查CBCT示，种植体唇侧骨厚度良好。患者口内见13-23唇侧角化龈0.5～1mm，唇侧丰满度一般。拟采用条带技术增加角化龈宽度，腭侧半厚瓣唇侧插入技术增加唇侧丰满度，游离结缔组织移植增加种植体之间龈乳头高度。腭侧半厚瓣唇侧插入技术：于13-23腭侧沿牙弓弧度做横行切口，两侧做垂直切口，片取半厚瓣后根方离断，并向唇侧翻起带半厚瓣的黏骨膜瓣，于11、13、23更换4.8mm×5mm愈合帽，21更换6mm×4mm愈合帽。条带技术：保留唇侧冠方0.5mm角化龈组织，翻起半厚瓣，越过15及24后弧形向下，半厚瓣根向复位，T形褥式缝合固定，待增量范围约60mm。双侧上颌3-7范围，获取长度30cm、宽度2～3mm、厚度1～1.5mm角化结缔组织移植物，紧贴根向复位瓣冠方固定于骨膜，交叉缝合固定。结缔组织移植手术：腭侧取条带后使用单切口法取游离结缔组织，去除脂肪组织，修剪充填于愈合帽之间，修剪唇侧半厚瓣，愈合帽对应的半厚瓣卷入唇侧，愈合帽之间的半厚瓣对位缝合；腭侧供区使用三角褥式缝合，辅以腭侧加压包扎。

（4）临时修复及软组织塑形：二期术后8周，软组织增量效果良好，唇侧恢复为不可动黏膜，丰满度良好。利用面扫数据结合诊断蜡型进行三维数字化微笑美学设计，3D打印树脂牙桥，患者戴临时牙桥进行软组织塑形及龈乳头诱导，每月复诊调整。

（5）最终修复：临时牙桥塑形3个月后，软组织塑形完成，利用美学区个性化取模复制穿龈形态，半可调𬌗架记录患者前伸及侧方髁导斜度，参考数字化设计的临时修复体形态制作最终修复体，舌面开排溢孔。牙冠就位顺利，X线片示密合度良好，最终粘接，利用牙线清除残余粘接剂。咬合调整为前伸𬌗、侧方𬌗均匀接触，保持口腔卫生，定期复诊。

二、结果

最终修复后，美学区龈缘位置维持良好，龈乳头充盈，软组织增量效果维持良好，白色美学、红色美学及轮廓都达到了临床可接受的效果，患者感到满意。戴牙后3个月随访，红色美学评分上升，软组织增量效果维持良好。通过数字化"以终为始"的修复设计、数字化引导的治疗方案的实施，本病例成功实现了前牙区美学和功能的重建，达到了较好的临床效果。

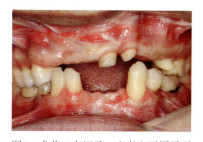

图1　术前口内记录，患者上下颌牙列缺损

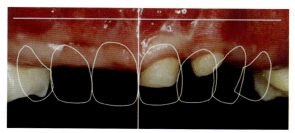

图2　参考年轻时牙列进行二维DSD设计

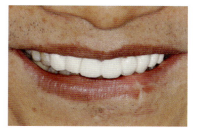

图3　mock-up

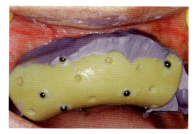

图4　佩戴U形管拍摄CBCT/Dicom

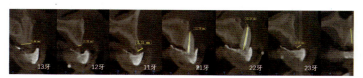

图5　CBCT检查唇侧骨量不足，骨高度尚可，21、22、23残根无保留价值

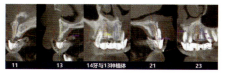

图6　数字化导航设计

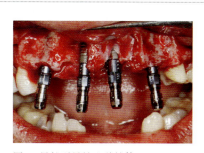

图7　导航引导植入种植体

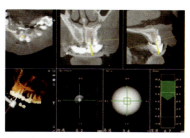

图8　导航屏幕

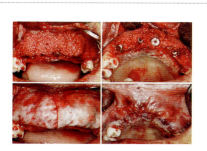

图9　GBR

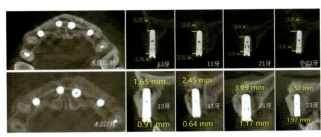

图10 术后即刻及术后7个月复查CBCT，种植体骨整合良好，骨弓轮廓恢复

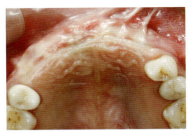

图11 唇侧角化黏膜缺损

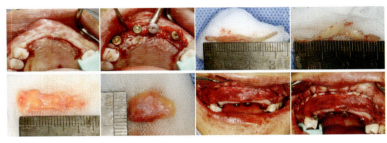

图12 二期手术同期软组织增量术中记录

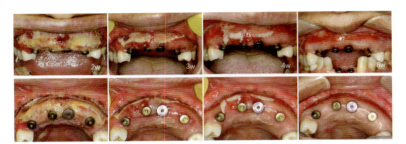

图13 术区随访

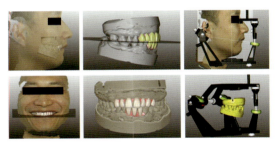

图14 结合面扫数据设计进行三维DSD设计临时牙桥

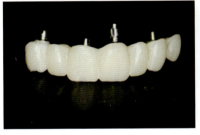

图15 3D打印树脂临时牙桥

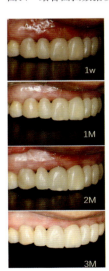

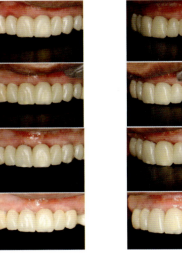

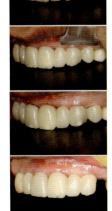

图16 软组织塑形及龈乳头诱导

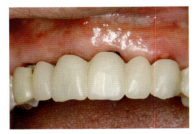

图17 软组织塑形效果

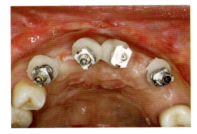

图18 美学区个性化取模

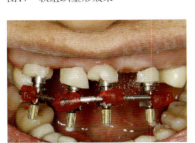

图19 刚性连接取模柱

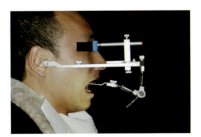

图20 前牙转关系

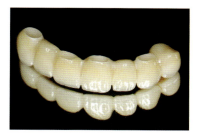

图21　氧化锆全瓷粘接桥

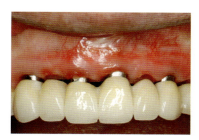

图22　牙龈塑形效果

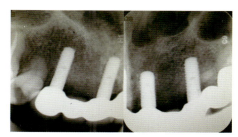

图23　X线片示基台与牙冠密合

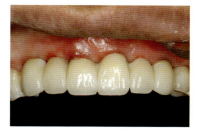

图24　永久粘接，由于清理粘接剂龈缘略有红肿

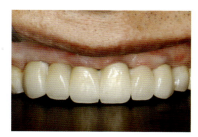

图25　戴牙后5天，美学区黑面板像

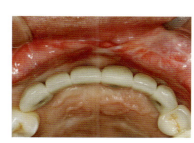

图26　唇侧丰满度良好

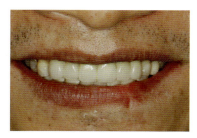

图27　戴牙后5天，局部微笑记录

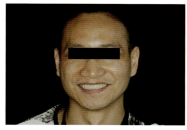

图28　戴牙后5天，面部微笑记录

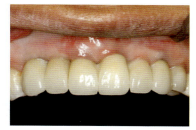

图29　戴牙后3个月，美学区黑面板像

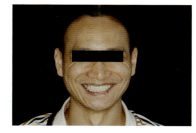

图30　戴牙后3个月，面部微笑记录

三、讨论

1. 悬臂设计风险把控

Zurdo等对悬臂部分对于种植体支持式固定义齿修复（FPDP）的成功率的潜在影响的一项系统评估显示，带有悬臂的FPDP 5年成功率在89.9%～92.7%（加权平均91.9%），而不带悬臂的FPDP 5年随访成功率在96.2%～96.3%（加权平均95.8%），悬臂桥体修复主要的并发症为悬臂崩瓷和桥体螺丝松动，但两种设计对于种植体周围骨水平的改变没有明显统计学差异。对于这位患者，由于骨内空间不足，23-24位点只能摆放1颗种植体，若选择在24位点植入种植体，则可能伤及25根尖，患者拒绝正畸治疗，因此选择了悬臂设计的桥体修复。此患者依从性良好，能够维持一定频率的复诊，后期种植体的维护是有保障的。但我们仍然建议谨慎选择悬臂设计。

2. 数字化动态导航全程引导种植体植入

与自由手相比，计算机引导下种植具有更高的准确性，尤其适用于需要严格把控种植体位置的美学区，因此我们选择了在数字化动态导航引导下植入种植体。目前，常用的数字化引导种植方式包括导航与导板，研究表明二者的准确性无明显差异，临床工作者可以根据条件选择适宜的数字化种植方式。

参考文献

[1] Renzo G Bassetti, Alexandra Stähli, Mario A Bassetti, et al. Soft tissue augmentation procedures at second-stage surgery: a systematic review[J]. Clinical Oral Investigations, 2016, 20(7):1369-1387.

[2] Schmitt CM, Moest T, Lutz R, et al. Long-term outcomes after vestibuloplasty with a porcine collagen matrix (Mucograft®) versus the free gingival graft: a comparative prospective clinical trial[J]. Clinical oral implants research, 2016, 27(11): e125-e133.

[3] HC Lim, SC An, DW Lee A retrospective comparison of three modalities for vestibuloplasty in the posterior mandible: apically positioned flap only vs. free gingival graft vs. collagen matrix[J]. Clinical oral investigations, 2018, 22(5): 2121-2128.

[4] L. Tavelli, S. Barootchi, A. Ravidà, et al. Wang, What Is the Safety Zone for Palatal Soft Tissue Graft Harvesting Based on the Locations of the Greater Palatine Artery and Foramen? A Systematic Review, Journal of oral and maxillofacial surgery : official[J]. J journal of the American Association of Oral and Maxillofacial Surgeons, 2019, 77(2):271.e1-271.e9.

[5] I.A. Urban, J.L. Lozada, K. Nagy, et al. Treatment of severe mucogingival defects with a combination of strip gingival grafts and a xenogeneic collagen matrix: a prospective case series study[J]. The International journal of periodontics & restorative dentistry, 2015, 35(3):345-353.

[6] J. Cosyn, A. Eghbali, H. De Bruyn, et al. Immediate single-tooth implants in the anterior maxilla: 3-year results of a case series on hard and soft tissue response and aesthetics[J]. Journal of clinical periodontology, 2011, 38(8): 746-753.

[7] J. Zurdo, C. Romão, J.L. Wennström. Survival and complication rates of implant-supported fixed partial dentures with cantilevers: a systematic review[J]. Clinical oral implants research, 2009, 20 Suppl 4:59-66.

[8] J. D'Haese, J. Ackhurst, D. Wismeijer, et al. Current state of the art of computer-guided implant surgery[J]. Periodontology, 2017,2000 73(1): 121-133.

[9] D. Kaewsiri, S. Panmekiate, K. Subbalekha, et al. The accuracy of static vs. dynamic computer-assisted implant surgery in single tooth space: A randomized controlled trial[J]. Clinical oral implants research, 2019, 30(6):505-514.

尽善尽美、方守初心——前牙美学区不翻瓣即刻种植即刻修复1例

张佳　肖慧娟　孙显寅　夏利鹏　柳忠豪

摘要

目的：报道以修复为导向的上前牙美学区数字化即刻种植即刻修复技术，探讨数字化即刻种植即刻修复以及角度螺丝通道基台在美学区种植中的应用。**材料与方法**：上前牙外伤1例拟拔除患牙后即刻种植即刻修复，通过口内数字化光学扫描印模，结合CBCT扫描，CAD/CAM技术虚拟植入种植体、设计临时修复体形态，并生成种植手术导板及临时冠，辅助完成微创手术，即刻戴入临时修复体。术后10个月行永久修复，完成角度螺丝通道固位最终修复体。分别于永久修复后2周、1个月、7个月、15个月复查，红白美学、软硬组织及轮廓美学良好，牙龈乳头完全充盈，与邻牙协调一致，种植体周围骨稳定，患者满意。回顾相关文献结果表明，基于CBCT及口扫数据结合数字化软件进行的术前设计和数字化导板使即刻种植更加精准、安全，它不仅可以规避重要的解剖结构、避免严重的手术并发症，还可以将种植体植入到最佳的三维位置。此外，3D打印的数字化临时修复体能够最大限度地满足患者快捷、简便、舒适、美观的需求，临时修复体及最终修复体更加精密、制作更加便捷，缩短临床修复时间，极大提高了临床效率。**结论**：美学区采用数字化即刻种植即刻修复并结合角度螺丝通道基台修复，可以很好地恢复缺失牙美观和功能，并能避免粘接剂残留带来的并发症，是一种良好的修复方法。

关键词：前牙美学区；数字化技术；即刻种植；即刻修复

上前牙外伤导致牙齿无法保留的患者往往迫切希望恢复原有牙齿的美观和功能。在部分病例中可以通过即刻种植即刻修复的方式来实现这一愿望。本病例为一名中年女性因上前牙外伤求诊。

一、材料与方法

1. **病例简介**　47岁女性患者。自由职业，平素体健。1天前不慎摔伤致右上前牙劈裂，自述外伤后无头晕、恶心等不适症状，否认药物过敏史。颌面部检查：精神状况良好，面部无损伤，面部对称，比例基本协调（图1），侧面凸面型（图2），颞下颌关节无异常，露龈笑，高位笑线（图3）。口腔检查：11自近中切端斜向远中颈部冠折，伴有切端近远中向裂隙，腭侧未探及劈裂边缘，牙体颜色变暗。12近中切端折断，暴露少许牙本质，探（–），松（–）（图4、图5）。前牙覆盖8mm（图6），无咬合，13-23龈缘位置基本协调，11与21位于同一高度，22龈缘较12高约1mm，后牙咬合稳定。牙周状况欠佳，牙石（+），色素（+），软垢（++），上前牙因不敢触碰软垢尤多，全口牙龈缘略有红肿，PD=3～4mm。CBCT检查双侧髁突骨质连续，上下颌无明显骨折影像，11

作者单位：烟台市口腔医院

通讯作者：柳忠豪；Email: dentlzh@163.com

唇、腭侧骨板完整，纵向劈裂至腭侧牙槽嵴顶，根方劈裂纹不清晰，根尖周无明显异常（图7）。患者中厚龈生物型，美学风险评估为中风险。

2. **诊断**　11复杂冠折；12冠折；慢性牙周炎；错𬌗畸形。

3. **治疗计划**　牙周基础治疗；正畸治疗（正颌手术）；11即刻种植即刻修复；12树脂充填。患者拒绝正畸治疗后，行牙周基础治疗，计划行数字化引导下11即刻种植即刻修复，待11修复后完成12树脂充填。

4. **治疗过程**

数字化设计流程：11复制21冠形态，最大限度保留原有穿龈轮廓和牙冠形态（图8），以修复为导向，合理设计种植体三维位置，保证种植体唇侧充足骨量，以实现根尖固位，达到良好的初始稳定性（图9）。预成临时树脂冠（图10），保证良好的穿出位置。术中微创拔除11，牙根长约11mm，探唇侧骨板完整，牙槽嵴顶位于龈缘下3.5mm（图11）。数字化种植导板引导下行11种植窝洞预备（图12），植入Nobel Replace CC 3.5mm×13mm种植体1颗，ISQ值达到65，扭矩>35N·cm，初始稳定性良好，测跳跃间隙2mm（图13），种植体唇侧肩台位于龈缘下4mm（图14），置入Bio-Oss骨粉，进行即刻临时修复（图15）。术后CT显示种植体位置方向良好，与术前设计一致，唇侧骨自颈部至根尖区分别为3.6mm、1.7mm、2.8mm（图16）。术后3天复查，龈缘位置协调，无红肿（图17），患者展现良好的笑容。术后11天调整11牙切端长度，随后于术后18天、1个月（图18）、3个月（图19）、4个月、5个月（图20）、6个

月（图21）复查，龈乳头逐渐丰满直至完全充盈，龈缘位置协调一致，唇侧丰满度良好（图22），种植体周围骨十分稳定，患者满意。永久修复阶段，取下临时冠，11牙龈袖口健康（图23），采用个性化取模方式复制11穿龈轮廓，设计ASC基台制作诊断蜡型，患者满意后制作氧化锆饰瓷冠。完成修复后牙龈缘位置协调，11、21间龈乳头完全充盈（图24），唇侧丰满度佳，11唇侧原有根部骨隆突保存完好，与邻牙协调（图25），红白美学、轮廓美学佳，对比术前龈缘位置及丰满度，无明显差异，患者露出自信满意的笑容（图26）。在永久修复完成2周、1个月（图27）、7个月（图

28）、15个月（图29）复查，牙龈稳定，美学效果佳，种植体周围骨稳定（图30）。对比2018年、2019年、2020年CT检查：11种植体唇侧骨稳定，无明显吸收。

二、结果

通过数字化设计辅助完成上前牙外伤即刻种植即刻修复1例，实现从虚拟设计到现实的精准转移。随访25个月，美学效果佳，种植体周围骨稳定，患者满意。

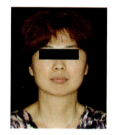

图1　术前面部像

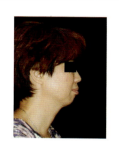

图2　侧面凸面型

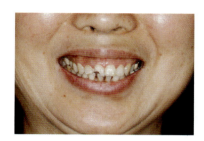

图3　高笑线

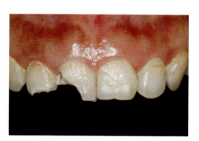

图4　11、12冠折

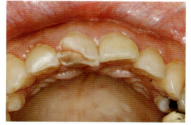

图5　11近远中向裂隙

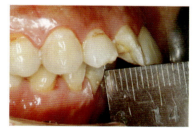

图6　深覆盖8mm

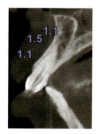

图7　CT显示11纵折

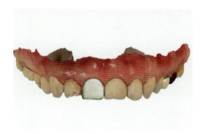

图8　11复制21冠形态

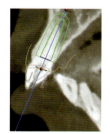

图9　虚拟种植体三维位置

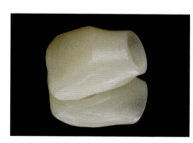

图10　预成临时树脂冠

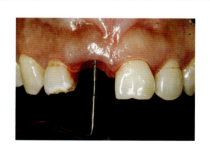

图11　唇侧牙槽嵴顶位于龈缘下3.5mm

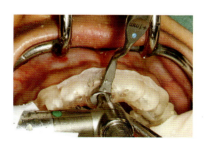

图12　数字化种植导板引导下行11种植窝洞预备

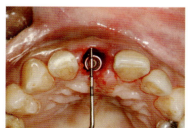

图13　跳跃间隙2mm

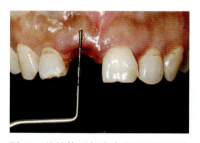

图14　种植体唇侧肩台位于唇侧龈缘下4mm

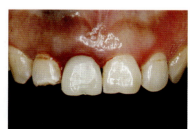

图15　即刻修复

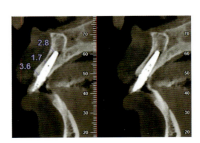
图16　术后CT显示11种植体位置良好

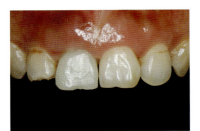
图17　术后3天复查

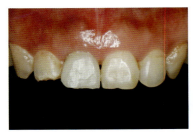
图18　临时修复1个月复查

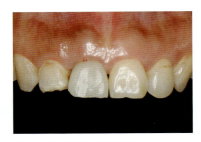
图19　临时修复3个月复查

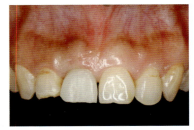
图20　临时修复5个月复查

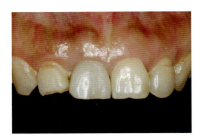
图21　临时修复6个月复查

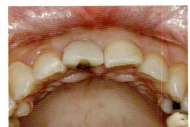
图22　临时修复6个月唇侧丰满度良好

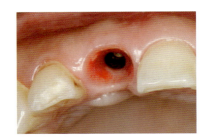
图23　11牙龈袖口健康

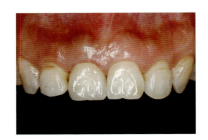
图24　11、21龈乳头完全充盈

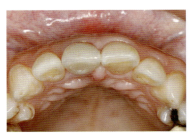
图25　11唇侧丰满度良好，骨隆突存在

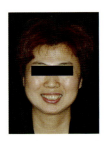
图26　永久修复当天患者面像

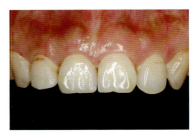
图27　永久修复后1个月复查

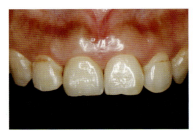
图28　永久修复后7个月复查

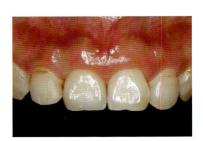
图29　永久修复后15个月复查

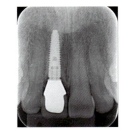
图30　术后25个月根尖片

三、讨论

美学区即刻种植对适应证的选择、种植体三维位置要求高，拔牙后其独特的腭侧斜坡状骨对术者的操作要求同样较高，属于高风险病例。想要实现良好的红色美学、白色美学、轮廓美学，需要精准的种植体三维位置设计及良好的修复体形态，这一过程需要数字化技术助力。2018年ITI共识中提到数字化导板的精准度较高，能够满足临床操作需求。有文献表明，在上前牙美学区不翻瓣即刻种植即刻修复病例中，采用自身对照方式对比自由手和牙支持式导板的精准度，结果表明牙支持式数字化导板在种植体肩台、根部、角度等方面均比自由手操作更精准，具有统计学差异。本病例将会继续追踪，完成长期的随访，观察美学效果。

参考文献

[1] Chen Z, Li J, Sinjab K, et al. Accuracy of flapless immediate implant placement in anterior maxilla using computer-assisted versus freehand surgery: A cadaver study[J]. Clinical Oral Implants Research, 2018.

数字化引导下美学区即刻种植伴个性化穿龈轮廓塑形1例

葛奕辰 蔡潇潇

摘 要

目的：本病例旨在观察新设计理念指导下数字化CAD/CAM的个性化临时修复体/个性化愈合基台在美学区单颗牙即刻种植中应用的临床效果，以及该方法对种植体周穿龈形态塑造的指导意义。**材料与方法**：术前进行DSD设计，根据DSD制作美观蜡型，将患者的CBCT的Dicom数据与患者的口扫数据以及美蜡的仓扫数据三者拟合进行数字化种植外科导板的设计与制作。在Simplant软件中分离对侧同名牙，并在3Shape Dental System翻转复制排列于缺牙位点。保留龈缘下1mm的冠方部分，去除根方部分。龈下1mm根方部分至修复体底部在软件中设计，形成唇侧凹面、近远中微凸面、腭侧平直的形态。软件中截取半冠，设计引导就位翼，通过CAD/CAM获得个性化半冠。术中微创拔除11残根，在全程数字化外科种植导板的引导下，不翻瓣植入Nobel Active种植体1颗（3.5mm×13mm），颊侧跳跃间隙内严密填塞Bio-Oss骨粉，引导半冠就位并与临时基台连结，进一步截为个性化愈合基台封闭术区。术后4个月戴入CAD/CAM翻转复制21的临时修复体。临时修复2个月数字化取模，制作ASC基台纠正螺丝开口位置于舌侧，氧化锆全瓷冠修复，定期随访。**结果**：术后即刻戴入个性化愈合基台，4个月后戴入临时牙，直到最终修复前患者的龈缘位置，龈乳头丰满度始终维持在一个理想的稳定状态。最终修复后，患牙龈缘与邻牙协调，龈乳头充盈佳，牙龈粉红、质地坚韧。种植体周软硬组织健康，修复后CBCT显示唇侧骨板厚度达2.5mm。红色美学、白色美学、轮廓美学都达到了满意效果。**结论**：在美学区即刻种植即刻修复的病例中，全程运用数字化手段，配合"以终为始"的治疗理念，镜像翻转复制对侧同名牙龈下1mm穿龈形态的临时牙/愈合基台，能够取得良好的美学修复效果。远期效果需要长期随访观察。

关键词：即刻种植；穿龈袖口；镜像翻转复制；CAD/CAM 临时修复体

一、材料与方法

1. 病例简介 25岁男性患者。主诉：前牙外伤折断2年（图1）。现病史：患者2年前因外伤致右上颌中切牙冠折，腭侧折断面位于龈下。现于我院就诊，要求种植修复。既往史：无特殊。临床检查：患者口腔卫生尚可，低位笑线，中厚龈生物型，牙槽嵴丰满度尚可。下颌前牙轻度拥挤。11残根，松动（−），叩痛（−）；腭侧断面位于龈下，腭侧可见牙折片。CBCT示：11根管内可见致密充填物，根尖有暗影、直径约1mm，残根骨内长度约为11mm。唇侧骨板完整（图2）。

2. 诊断 11残根。

3. 治疗计划

（1）即刻种植。

（2）数字化治疗设计。①DSD设计：进行数字化DSD设计，对患者现有龈缘及牙冠外形轮廓进行DSD设计（图3），并严格按照DSD设计制作美观蜡型（图4）。②数字化种植外科导板设计：将DSD设计的美观蜡型戴入患者口内进行口扫，拟合患者术前Dicom数据及美蜡口扫STL数据，进行种植体三维位置（包括深度与轴向）设计（图5）。拟在理想龈缘（即现有龈缘）位置下3~4mm植入Nobel Active 3.5mm×13mm种植体1颗，偏腭侧植入以保证唇侧骨壁≥2mm，种植体轴向从未来临时修复体切端穿出，之后最终修复时，用ASC基台纠正穿出位点于舌侧，并螺丝固位。③个性化镜像翻转复制CAD/CAM临时牙或愈合基台：本病例中11缺失，故牙冠形态根据DSD设计制作采用镜像翻转21的方法。确定种植体三维位置后，设计穿龈轮廓形态：在Simplant软件中，通过将Dicom数据分层抠取对侧同名牙（21）穿龈形态（图6）。在3Shape Dental System软件中，对获得的21进行镜像翻转复制，并排列于11牙位，删除多余部分，只保留龈下1mm的冠方部分（图7）。种植体平台到龈下1mm这一区域的唇侧内收呈凹面，近远中面微凸，腭侧平直（图8）。为避免咬合的风险截为半冠，添加引导就位翼。设计完成后CAD/CAM个性化半冠（图9）。

4. 治疗过程

（1）数字化种植外科过程：微创拔除11（图10），搔刮拔牙窝，用长探针小心探查骨壁，唇侧骨壁连续完整。导板引导下对种植窝逐级进行预备（图11），预备完成后，植入Nobel Active 3.5mm×13mm种植体1颗，查种植体初始稳定性良好，扭矩＞35N·cm，于跳跃间隙及冠方部分软组织内严密填入Bio-Oss骨粉0.25g实现双区植骨（图12）。术后将之前已制作完

作者单位：四川大学华西口腔医院

通讯作者：蔡潇潇；Email: xcai@scu.edu.cn

成的个性化CAD/CAM半冠戴入并进一步截短为个性化愈合基台，拧紧，封洞（图13）。

（2）牙龈成形：患者术后4个月复查过程中，11龈缘位置良好，更换个性化愈合基台为临时修牙，保持穿龈部分一致（图14）。临时修复2个月复查，种植位点牙龈状态稳定，龈缘位置较为理想（图15），期间并未对11个性化临时牙进行穿龈部分调改。拍摄CBCT复查，显示骨组织愈合和骨增量情况良好，唇侧骨板厚度>2.5mm（图16）。

（3）数字化取模和制作最终修复体：临时修复2个月，龈缘始终位于术前设计的理想龈缘位置，唇侧丰满度良好。对患者进行口扫及临时牙穿龈轮廓扫描（图17），从而进行数字化取模并制作最终修复体。

（4）永久修复：11制作ASC基台一体化冠，唇侧回切，上饰面瓷，腭侧螺丝固位，调𬌗，抛光，戴入，基台和修复体就位良好，调整咬合使其轻接触，可见牙冠形态色泽与邻牙协调一致，近远中龈乳头充盈，唇侧丰

满度良好，龈缘达到理想位置（图18）。

（5）复查随访：患者术后16个月随访显示唇侧龈缘形态协调，中点位置稳定；龈乳头充盈佳（图19）。CBCT示：硬组织状态稳定，唇侧骨板厚度依然>2.5mm（图20）。

二、结果

11即刻种植，种植体三维位置及初始稳定性良好，术后戴入数字化分区设计的个性化愈合基台，到最终修复的过程中，种植体周围软组织形态良好，总体协调对称。整个治疗过程中并未对临时牙穿龈部分进行调改，也取得了良好的美学修复效果。整个治疗过程都是全程数字化设计，实现了高可控的、高精度的、高预期的种植治疗，充分体现了以修复为导向的种植治疗理念，也真正实现"以终为始"，从初诊至最终，修复种植体周围软组织形态始终维持理想状态。

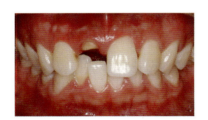

图1　术前正面咬合像

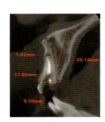

图2　术前CBCT矢状面显示牙根骨内长度约11mm，唇侧骨壁完整、腭侧骨量充足

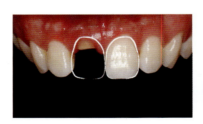

图3　翻转复制21牙冠的DSD设计

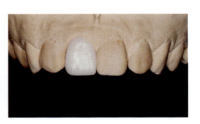

图4　制作美观蜡型将DSD设计实体化

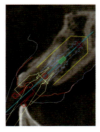

图5　将CT数据与戴蜡型的口扫数据导入设计软件，根据未来修复体的位置设计种植体的位点、轴向、深度

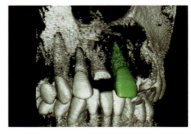

图6　在Simplant软件中分层扣取21

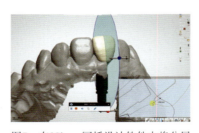

图7　在3Shape冠桥设计软件中将分层扣取的21镜像翻转，根据种植体位置信息置于11位点，龈下只保留1mm

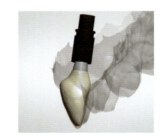

图8　临时修复体分区设计后的侧面像

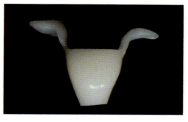

图9　CAD/CAM戴引导就位翼的树脂个性化半冠

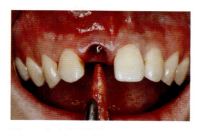

图10　术中微创拔除11

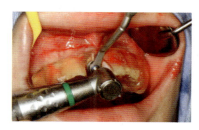

图11　导板引导下逐级备洞

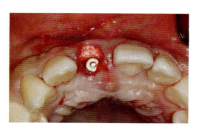

图12　种植体植入后双区植骨

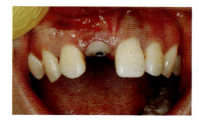

图13　术后就位的个性化愈合基台，维持龈缘位置

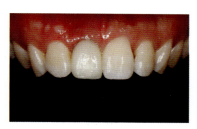

图14　术后4个月戴入完整的临时修复体

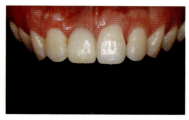

图15　戴临时修复体2个月后

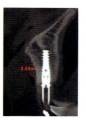

图16　临时修复2个月CBCT显示唇侧骨板＞2.5mm

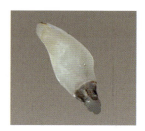

图17　扫描临时修复体穿龈部分，指导最终修复体制作

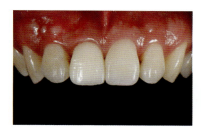

图18　最终修复后

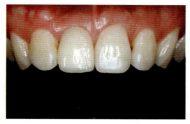

图19　术后16个月复查

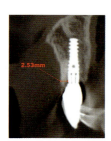

图20　术后16个月CBCT显示唇侧骨板厚度＞2.5mm

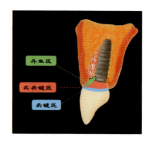

图21　穿龈轮廓分区设计模式图

三、讨论

1. 美学区数字化牙龈塑形理念与方法

临时修复体对于软组织形态至关重要，对于即刻种植即刻修复或即刻戴入个性化愈合基台的位点而言，其可起到维持穿龈轮廓的作用；对于二期手术后直接进行临时修复的位点，可以起到引导软组织穿龈轮廓的作用；对于用临时修复体取代标准愈合基台的位点，临时修复体可以对穿龈轮廓进行重塑。近年来，关于种植修复体穿龈轮廓应该如何设计在学术界讨论很多，近一两年，越来越多学术文献都提到了穿龈轮廓"关键区与次关键区"这一概念，即龈缘至龈缘下1mm为关键区，龈下1mm至种植体平台为次关键区（图21）。对即刻种植的位点而言，对穿龈轮廓的设计最主要的目的是保存现有的软硬组织。关键区对龈缘水平、唇侧龈缘中点位置等相关的龈缘形态影响最大。对应穿龈部分修复体应该给予软组织更多支撑，尽可能去模拟原天然牙的支撑效果。在该病例中，为了准确还原天然牙穿龈对软组织的支撑效果，通过数字化的方式将缺牙位点对侧同名牙穿龈形态关键区进行了复制，从而诱导两侧软组织形态尽可能趋于一致。次关键区对软组织厚度、软组织颜色影响较大。唇侧次关键区做凹面可给予软组织更多空间，以利于其生长，有助于软组织增厚。与次关键区相对应的软组织与修复体之间的空隙被称为"再生区"。再生区对于即刻种植后双区植骨、软组织移植等临床操作也具有重要意义，其可作为骨替代材料、软组织移植物等放置的空间。近远中面微凸主要作用是龈乳头成形，支撑龈乳头避免形成"黑三角"。腭侧对美观影响较小，可做平直。

2. 美学区全程数字化种植治疗

全程数字化种植治疗可辅助实现高可控的、高精度的、高预期的种植治疗，确保实现可预期的修复效果。而且还可以降低患者就诊次数，减少椅旁操作时间；修复效果更加直观，有利于医生与患者的交流，使整个治疗过程简便、快捷；一步成形穿龈轮廓，修复体摘戴次数少，避免反复破坏软组织封闭。充分体现了"以修复为导向"的种植治疗理念，真正做到"以终为始"。

参考文献

[1] Chu SJ, Hochman MN, Tan-Chu JH, et al. A novel prosthetic device and method for guided tissue preservation of immediate postextraction socket implants[J]. Int J Periodontics Restorative Den, 2014, 34 Suppl 3:S9–S17.

[2] Furze D, Byrne A, Alam S, et al. Esthetic Outcome of Implant Supported Crowns With and Without Peri-Implant Conditioning Using Provisional Fixed Prosthesis: A Randomized Controlled Clinical Trial[J]. Clin Implant Dent Relat Res, 2016 Dec, 18(6):1153–1162.

[3] Su H, Gonzalez-Martin O, Weisgold A, et al. Considerations of implant abutment and crown contour: critical contour and subcritical contour[J]. Int J Periodontics Restorative Dent, 2010 Aug, 30(4):335–343.

[4] González-Martín O, Lee E, Weisgold A, et al. Contour Management of Implant Restorations for Optimal Emergence Profiles: Guidelines for Immediate and Delayed Provisional Restorations[J]. Int J Periodontics Restorative Dent, 2020 Jan/Feb, 40(1):61–70.

[5] Chu SJ, Salama MA, Salama H, et al. The dual-zone therapeutic concept of managing immediate implant placement and provisional restoration in anterior extraction sockets[J]. Compend Contin Educ Dent, 2012 Jul-Aug, 33(7):524–532, 534.

[6] Frizzera F, de Freitas RM, Muñoz-Chávez OF, et al. Impact of Soft Tissue Grafts to Reduce Peri-implant Alterations After Immediate Implant Placement and Provisionalization in Compromised Sockets[J]. Int J Periodontics Restorative Dent, 2019 May/June, 39(3):381–389.

[7] Joda T, Ferrari M, Braegger U. A digital approach for one-step formation of the supra-implant emergence profile with an individualized CAD/CAM healing abutment[J]. J Prosthodont Res, 2016 Jul, 60(3):220–223.

[8] Liu X, Tan Y, Liu J, et al. A digital technique for fabricating implant-supported interim restorations in the esthetic zone[J]. J Prosthet Dent, 2018 Apr, 119(4):540–544.

前牙区不翻瓣即刻种植、即刻修复联合贴面修复1例

丁继群　陈庆生

摘 要

目的：研究探讨上前牙不翻瓣即刻种植、即刻修复联合贴面修复应用于美学区修复病例的临床效果。**材料与方法**：40岁女性患者，1周前因咬硬物导致上前牙烤瓷冠松动，同时伴有上前牙区牙齿形态比例不对称，影响美观，患者要求通过修复方式解决前牙区的美观问题。CBCT显示：21根中1/3处折裂影像。经与患者沟通后制订治疗方案，21微创拔除后确定获得完整的拔牙窝骨壁行不翻瓣即刻种植，术后即刻行种植体支持式临时冠修复以诱导牙龈软组织塑形，同时腭侧取不带上皮的游离结缔组织对21唇侧进行软组织增量，经过6个月的临时修复体牙龈诱导成形，达到稳定和预期的龈缘形态后行最终的永久修复。11近中微瓷贴面、22瓷贴面修复改善前牙区牙齿形态比例。**结果**：患者术后6个月完成永久修复，种植体与骨组织整合良好。唇侧骨轮廓丰满，牙龈形态、色泽均正常，牙龈乳头充盈修复体间隙状况良好，龈缘维持在稳定水平，术后24个月随访观察种植体唇侧软硬组织维持稳定状态，11微瓷贴面、21瓷贴面修复后使前牙区牙齿形态比例达到协调，中线也达到一致。**结论**：前牙区不翻瓣即刻种植、即刻修复对于维持前牙区牙槽嵴骨轮廓及牙槽嵴形态具有良好的修复效果，同时结合贴面修复局部改善前牙区牙列不齐的美观程度，以达到微创美学修复的目的。

关键词：不翻瓣即刻种植；即刻修复；软组织增量；贴面修复

当前的种植技术不断地发展，传统种植手术是指拔除牙齿后12周实施种植手术，虽然可促使牙槽窝愈合，但易损伤患者牙槽嵴结构、牙龈形态，影响修复效果，即刻种植即刻修复可缩短患者缺牙期及疗程，并可保护缺牙组织的解剖形态，已成为美学区列缺损使用率较高的修复术式，同时配合微创拔牙、不翻瓣技术、软组织增量，术后即刻行种植体支持式临时冠修复技术，以达到种植体稳定的骨结合和理想的美学效果，符合近年来提出的以修复为导向的种植理念。随着口腔材料学和粘接技术的发展，瓷贴面修复已广泛应用于各种需要美学重建的病例中，如前牙轻度的扭转、散在性的间隙等。本文拟根折的上前牙微创拔除后不翻瓣即刻种植及软组织增量、即刻修复，联合贴面修复技术，获得了较佳的美学修复效果。

一、材料与方法

1. 病例简介　40岁女性患者。主诉：上前牙松动1周。现病史：患者10年前上前牙在外院行烤瓷冠修复，1周前因咬硬物致上前牙松动，牙齿无自发性疼痛，今来我院要求治疗。既往史：既往体健，否认高血压等系统性疾病，否认传染病史，否认过敏史。专科检查：颌面部左右对称，开口度、开口型正常，高位笑线，颞下颌关节无压痛及弹响，前牙覆𬌗、覆盖正常，21金属烤瓷冠，方圆形牙冠，腭侧探及龋损达龈下3mm松动Ⅱ度，厚龈生物型，11、21龈缘不对称，上下颌中线不对称，22近中唇倾扭转，21-22间

作者单位：杭州口腔医院城西分院

通讯作者：陈庆生；Email: zjhzcqs@163.com

隙约1.5mm，31-41间隙约1mm，口腔卫生一般，下前牙舌侧牙石（+）。CBCT示：21根中1/3处折裂影像，可用骨高度约17mm、骨宽度约7.5mm。美学风险评估见表1。

2. 诊断　21根折；牙列不齐。

表1　美学风险评估

美学风险因素	风险水平		
	低	**中**	**高**
健康状况	健康，免疫功能正常		免疫功能低下
吸烟习惯	不吸烟	少量吸烟，< 10支/天	大量吸烟，>10支/天
患者美学期望值	低	中	高
唇线	低位	中位	高位
牙龈生物型	低弧线形、厚龈生物型	中弧线形、中龈生物型	高弧线形、薄龈生物型
牙冠形态	方圆形	卵圆形	尖圆形
位点感染情况	无	慢性	急性
邻面牙槽嵴高度	到接触点≤5mm	到接触点5.5 ~ 6.5mm	到接触点≥7mm
邻牙修复状态	无修复体		有修复体
缺牙间隙宽度	单颗牙（≥7mm）	单颗牙（≤7mm）	2颗牙或2颗牙以上
软组织解剖	软组织完整		软组织缺损
牙槽嵴解剖	无骨缺损	水平向骨缺损	垂直向骨缺损
唇侧骨板厚度	>1mm	1mm	<1mm

3. 治疗计划

（1）21微创拔除后即刻种植+即刻修复+软组织增量（6个月后进行最终修复）。

（2）利用正畸或11近中微瓷贴面、22瓷贴面修复治疗上颌牙列不齐（下颌患者暂不考虑），医患沟通后确定采用11近中微瓷贴面、22瓷贴面修复方案。

4. 治疗过程（图1~图45）

（1）术前常规服药，口内外消毒，铺巾，术区阿替卡因肾上腺素局部浸润麻醉下用牙周膜刀微创拔除21，仔细探查拔牙窝唇侧骨壁，确保其无缺损及穿孔，在21拔牙窝腭侧定位，行种植窝洞预备，植入Nobel CC 3.5mm×16mm种植体1颗，初始扭矩>35N·cm，种植体与唇侧骨板间预留2mm以上间隙，间隙内植入Bio-Oss骨替代材料0.25g，上腭区取游离结缔组织瓣，植入种植体唇侧缝合固定。术后CBCT示：种植体三维轴向良好，术后即刻行种植体支持式临时冠修复的开窗取模制作并戴入，咬合调整为无接触状态。

（2）经过术后6个月临时冠诱导塑形，复诊检查，口腔卫生良好，21牙龈色泽、质地正常，龈缘形态均与邻牙协调，21穿龈袖口形态良好，通过种植体水平印模制作21个性化氧化锆全瓷基台戴入后，又进行22贴面牙体预备，11微贴面取模比色（21为氧化锆全瓷冠，11、22为E-Max瓷贴面），2周后完成永久修复，永久修复体颜色和形态均与邻牙协调一致，牙龈质地、色泽健康，红色美学及白色美学评分分别为12分和9分（表2、表3）。

（3）复查：术后1年及2年复查，口腔卫生维持良好，修复体形态、颜色逼真，牙龈健康，龈缘形态轮廓与邻牙协调，未见明显龈退缩，唇侧骨轮廓丰满，21X线片及CBCT复查均显示：种植体颈部及唇侧骨板未见明显骨吸收。

表2　红色美学评分（PES）

项目	最终牙龈轮廓	等级	分数
1	近中龈乳头	0~2	1
2	远中龈乳头	0~2	2
3	唇侧黏膜水平	0~2	1
4	唇侧黏膜弧度	0~2	2
5	牙根凸度	0~2	2
6	软组织颜色	0~2	2
7	软组织质地	0~2	2
分数（14分为最佳）		合计：12	

表3　白色美学评分（WES）

项目	最终牙龈轮廓	等级	分数
1	牙齿外形	0~2	2
2	牙齿轮廓和体积	0~2	2
3	颜色(色调和纯色)	0~2	2
4	修复体表面质地	0~2	2
5	透明度和特征	0~2	1
分数（10分为最佳）		合计：9	

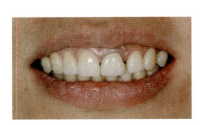

图1　种植术前正面像

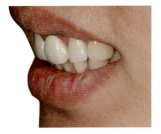

图2　种植术前侧面像

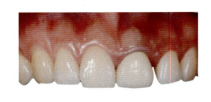

图3　种植术前口内正面像

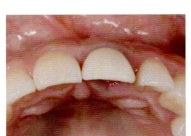

图4　种植术前𬌗面像

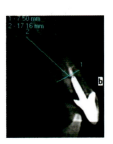

图5　种植术前CBCT

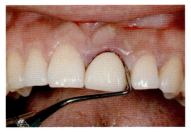

图6　牙周膜刀楔入牙周膜间隙

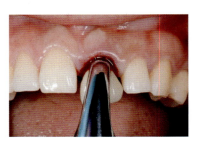

图7　微创拔除21

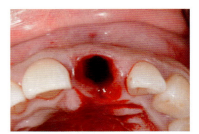

图8　拔牙窝𬌗面像

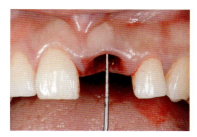

图9　探查拔牙窝骨壁完整

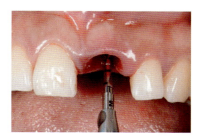

图10　拔牙窝腭侧定位，逐级种植窝洞预备

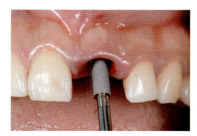

图11　植入Nobel CC 3.5mm×16mm种植体

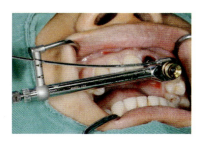

图12　初始扭矩＞35N·cm

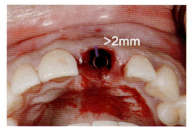

图13　种植体颊侧跳跃间隙＞2mm

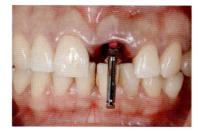

图14　种植体三维轴向像

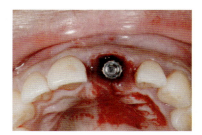

图15　种植体殆面像

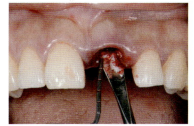

图16　种植体颊侧跳跃间隙内植入Bio-Oss骨替代材料

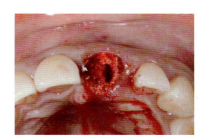

图17　Bio-Oss骨替代材料填满跳跃间隙

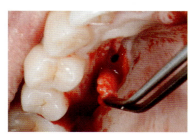

图18　上腭区取游离结缔组织瓣

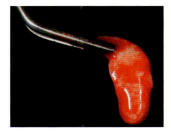

图19　切取到的游离结缔组织

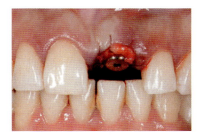

图20　游离结缔组织植入种植体唇侧，缝合固定

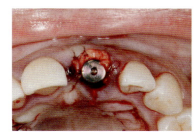

图21　种植创口缝合完成后的殆面像

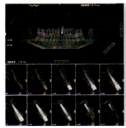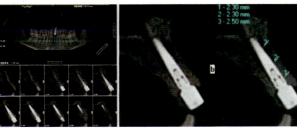

图22　种植术后即刻CBCT

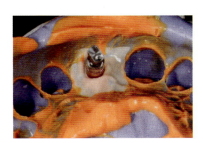

图23　术后即刻制取种植体水平开窗印模

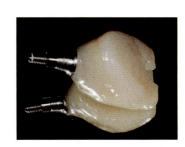

图24　制作种植体支持式螺丝固位树脂临时冠

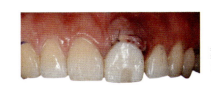

图25　戴入树脂临时冠

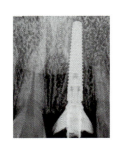

图26　X线片示：临时冠就位良好

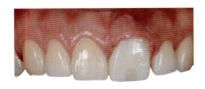

图27 术后2周拆线牙龈状况理想

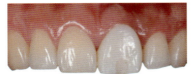
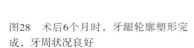

图28 术后6个月时，牙龈轮廓塑形完成，牙周状况良好

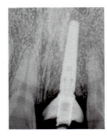

图29 术后6个月X线片复查：种植体颈缘水平稳定

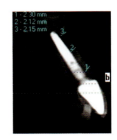

图30 术后6个月CBCT示：种植体唇侧骨厚度>2mm

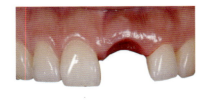

图31 牙龈袖口唇面像

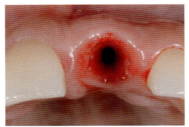

图32 牙龈袖口𬌗面像

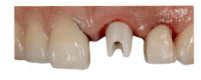

图33 取模制作21个性化氧化锆基台戴入后进行22贴面的牙体预备

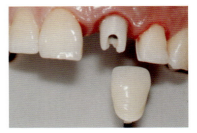

图34 制作最终修复体比色

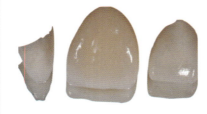

图35 制作完成的21氧化锆全瓷冠，11微E-Max瓷贴面，22E-Max瓷贴面

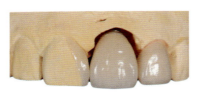

图36 修复体在模型上就位像

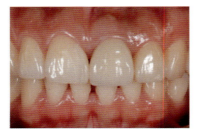

图37 戴入最终修复体

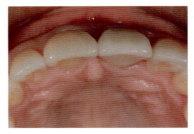

图38 戴入修复体的𬌗面像

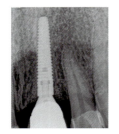

图39 X线显示：11、21、22就位

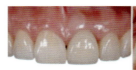
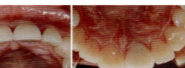
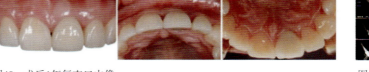

图40 术后1年复查口内像

图41 术后1年复查X线片及CBCT

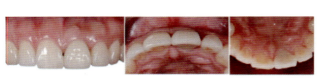

图42 术后2年复查口内像

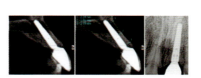

图43 术后2年复查X线片及CBCT

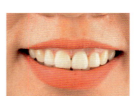

图44 治疗后正面像

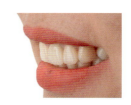

图45 治疗后侧面像

二、总结

本病例通过微创拔牙获得完整的拔牙窝骨壁，行即刻种植术，由于术中种植体初始稳定性良好，故行21的即刻修复，术中同期进行游离结缔组织移植，以增加唇侧牙龈厚度，同时对关闭术区创口也起重要的作用，11、22瓷贴面修复以达到上前牙美学修复的效果，术后1年及2年复查，种植体周围软硬组织的轮廓形态维持稳定，修复体的形态、色泽与邻牙协调，因此前牙区如严格把握适应证，即刻种植即刻修复及软组织增量，联合贴面修复，可以获得良好美学修复效果。

三、讨论

即刻种植是新型口腔种植术，即在牙齿拔除后即刻植入种植体并有效保存患者正常牙槽骨高度和宽度，即刻修复技术从美观角度来看，对维持近远中端龈乳头、龈缘弧度及形态具有良好美学效果，大大减少患者治疗时间和手术次数。即刻种植即刻修复是近年来美学区种植的首选治疗方式。对于即刻种植、即刻修复适应证的选择至关重要，2013年第5次ITI共识会议提出：即刻种植要满足以下要求：①牙槽窝骨壁完整。②拔牙窝唇侧骨壁≥1mm。③厚龈生物型。④种植区无急性炎症。⑤拔牙窝腭侧及根方具有足够的骨量以提供种植体初始稳定性。⑥种植体植入理想的三维位置。⑦种植体颈部平台及颊侧骨壁的内壁至少有2mm的跳跃间隙，在间隙中植入低吸收替代率的植骨材料。

不翻瓣即刻种植即刻修复可减轻对牙龈的损伤，利于缩短手术时间、缓解手术创伤，提升患者的治疗舒适度，同时该术式可对唇侧骨瓣、牙龈轮廓外形进行保存，对于骨膜血供无影响，有助于减轻牙槽嵴顶的吸收，进而

可对牙龈形态变化进行控制。而不翻瓣即刻种植的前提是要保障拔牙区骨壁完整，微创拔牙对于保存完整牙槽骨壁来说是一种重要的方式，也是规避种植风险的主要措施。本病例21用牙周膜刀微创拔除后，获得Ⅰ类拔牙窝，拔牙窝腭侧定位植入小直径平台转移种植体，以增加种植体唇颈部的组织再生室，创造成骨空间。种植体与唇侧骨板间的跳跃间隙＞2mm，间隙内植入Bio-Oss骨替代材料，Chen等认为即刻种植后龈退缩明显，术后1~3年回访中评估发现26%患者种植体唇侧牙龈≥1mm的龈退缩，对于这类风险很多文献也指出，无论厚龈生物型或薄龈生物型，结缔组织移植可减少种植体唇侧软组织退缩，本病例从腭侧取游离结缔组织移植于种植体唇侧缝合固定，以增厚种植体唇颈部牙龈和关闭创口，有效预防了术后种植体唇侧软组织退缩。Tarrow等研究表明：不翻瓣即刻种植、间隙植骨，及临时冠牙龈塑形对维持种植体唇侧软硬组织轮廓和形态是最为理想的。本病例临时冠塑形6个月时，龈缘形态趋于稳定并与邻牙协调，穿龈袖口形态良好，CBCT示：唇侧骨板厚度＞2mm，我们认为21种植体唇侧软硬组织均达到稳定状态，通过取模完成最终修复，也验证了这种术式能获得良好的种植体唇侧软硬组织支撑。11近中微瓷贴面、22瓷贴面修复使之牙冠的宽长比例得到明显改善，龈缘曲线与邻牙协调，关闭了间隙，上下颌中线也达到一致，并且获得了良好的唇齿关系。术后1年及2年复查时，口腔卫生维持良好，牙龈色泽、质地健康，龈缘轮廓与邻牙对称，未见明显龈退缩，唇侧骨轮廓丰满，修复体颜色和轮廓与邻牙协调。CBCT复查示种植体颈部及唇侧骨厚度未见明显的骨吸收。患者对修复效果非常满意。

在此病例中，由于术前严密谨慎的诊断设计，充分的医患沟通、医技沟通，术中严格按照标准的治疗流程，最后我们获得了良好的功能和稳定的美学修复效果。

参考文献

[1] Hochman MN, Chu SJ, Tarnow DP. Maxillary anterior papilla display during smiling: a clinical study of the interdental smile line[J]. Int J Periodontics Restorative Dent, 2012, 32(4):375–383.

[2] Mauricio G. Araujo Jan Lindhe :Dimensional ridge alterations following tooth extraction. An experimental study in the dog[J]. J Clin Periodontol, 2005, Feb, 32(2):212–218.

[3] Daniel Buser, Vivianne Chappuis, Urs C Belser, et al. Implant placement Post Extraction In Esthetic Single Tooth Sites : When mmediate, When Early. When Late?[J] Article In Periodontology, 2000 January, 2017.

[4] Elian N , Cho S C, Froum S, et al. A simplified socket classification and repair technique[J]. Practical Procedures & Aesthetic Dentistry Ppad, 2007, 19(2):99–104.

[5] Joseph G , Adnaan M , Edward M . Cone Beam Computed Tomography Assessment of the Buccal Bone Thickness in Anterior Maxillary Teeth: Relevance to Immediate Implant Placement[J]. The International journal of oral & maxillofacial implants, 2018, 33(4):880–887.

[6] Caneva M, Salata L A, Souza S S D, et al. Influence of implant positioning in extraction sockets on osseointegration: histomorphometric analyses in dogs[J]. Clin Oral Implants Res, 2010, 21(1):43–49.

[7] Hanae Saito, Stephen J Chu, Jonathan Zamzok. Flapless Postextraction Socket Implant Placement: The Effects of a Platform Switch–Designed Implant on Peri–implant Soft Tissue Thickness–A Prospective Study[J]. Int J Periodontics Restorative Dent, 2018, 38(Suppl):s9–s15.

[8] Stephen T, Chen L. Clinical and esthetic outcomes of implants placed in postextraction sitesInt [J]. J Oral Maxillofac Implants, 2009, 24 Suppl:186–217.

[9] Zuiderveld E G, Meijer H J A, Den Hartog L, et al. Effect of connective tissue grafting on peri–implant tissue in single immediate implant sites: a RCT[J]. Journal of Clinical Periodontology, 2018 Feb. 45(2):253–264.

[10] Dennis P Tarnow, Stephen J Chu.Flapless postextraction Implant Placement in the Esthetic Zone: Part 1. The Effect of Bone Grafting and/or Provisional Restoration on Facial–Palatal Ridge Dimensional Change–A Retrospective Cohort Study[J]. Periodontie Restorative Dent, May–Jun 2014, 34(3):323–331.

[11] Bonnet F, Karouni M, Antoun H. Esthetic evaluation of periimplant soft tissue of immediate single–implant placement and provisionalization in the anterior maxilla[J]. The international journal of esthetic dentistry, 2018, 13(3):378–392.

以终为始、向美而生——上前牙连续缺失种植修复3年复查病例1例

于惠　陈泉林　张静

摘 要

目的：报道和评估上前牙连续缺失行Ⅱ型种植即刻修复的临床效果，探讨影响上前牙美学区种植修复效果的临床因素。**材料与方法**：50岁女性患者，上颌2颗中切牙拔除1个月余，进行Ⅱ型种植，在正确的三维位置方向上植入种植体，同期植入Bio-Oss骨粉，覆盖Bio-Gide胶原膜。术后6个月行微创二期手术，同时完成即刻修复，进行牙龈塑形。6个月后，进行口内数字化印模制取，完成个性化永久修复。**结果**：修复后3年随访观察，红色美学、白色美学及轮廓美学效果理想。CBCT及平行投照根尖片显示种植体骨结合良好，唇侧骨板厚度充足，边缘骨水平稳定。患者满意。**结论**：通过正确的临床操作，上前牙连续缺失种植修复可以获得良好的美学效果。

关键词：美学区；连续缺失；即刻修复；数字化印模

美学区的种植治疗具有较高的风险性及挑战性，在病例选择、术前设计、手术操作、牙龈塑形及永久修复等治疗流程中出现的任何失误都可能导致最终美学修复的失败。

上颌前牙连续缺失种植固定修复的病例，理想美学的获得，尤其是种植体间软组织形态的获得是非常困难的。本病例进行Ⅱ型种植，确保正确的种植位点和方向，较Ⅰ型种植，软组织量明显增加，同时利于同期骨增量，这些都是获得理想美学效果的基本保障；采用U形瓣微创二期手术，进一步完善唇侧软组织的形态；通过即刻修复，不断优化软组织的轮廓；借助口内数字化印模技术、记录和转移过渡义齿软组织的形态；最终通过个性化全瓷基台精准的复制和传递软组织的形态，从而获得理想的种植美学修复。

一、材料与方法

1. **病例简介**　50岁女性患者。上颌2颗中切牙因龋坏拔除1个月余，曾行可摘局部义齿修复，义齿戴用不适、美观性差，来诊要求种植修复。平素体健，无过敏史和重大手术病史，无吸烟、酗酒等不良生活习惯。无夜磨牙及单侧咀嚼习惯。患者美学期望值高。检查：11、21缺失，拔牙窝愈合中，中厚龈生物型，邻牙卵圆形，下颌切牙扭转唇倾。颞下颌关节及开口度、开口型未见明显异常。CBCT示：可用骨高度充足，宽度6~7mm，根方唇侧凹陷明显，牙槽嵴顶低密度影像明显（图1~图4）。

作者单位：烟台市口腔医院

通讯作者：于惠；Email：yuhui1119@126.com

2. **诊断**　上颌牙列缺失。

3. **治疗计划**

（1）术前美学风险评估，Ⅱ型种植体植入。

（2）二期手术即刻修复，牙龈塑形。

（3）个性化永久修复。

4. **治疗过程**

（1）术前美学风险评估（表1），Ⅱ型种植体植入。

表1　美学风险评估

美学风险因素	风险水平		
	低	中	高
健康状况	健康，免疫功能正常		免疫功能低下
吸烟习惯	不吸烟	少量吸烟，<10支/天	大量吸烟，>10支/天
患者美学期望值	低	中	高
唇线	低位	中位	高位
牙龈生物型	低弧线形、厚龈生物型	中弧线形、中龈生物型	高弧线形、薄龈生物型
牙冠形态	方圆形	卵圆形	尖圆形
位点感染情况	无	慢性	急性
邻面牙槽嵴高度	到接触点≤5mm	到接触点5.5~6.5mm	到接触点≥7mm
邻牙修复状态	无修复体		有修复体
缺牙间隙宽度	单颗牙（≥7mm）	单颗牙（≤7mm）	2颗牙或2颗牙以上
软组织解剖	软组织完整		软组织缺损
牙槽嵴解剖	无骨缺损	水平向骨缺损	垂直向骨缺损

按照ITI指导原则，近远中安全距离≥2mm，唇侧安全距离≥2mm，垂直向位于未来修复体龈缘下3～4mm处。11、21位点植入Straumann BL SLActive 3.3mm×10mm种植体2颗，安放覆盖螺丝（图5、图6）。同期植入Bio-Oss骨粉，覆盖Bio-Gide胶原膜（图7、图8）。术后平行投照根尖片显示种植体植入方向位置理想（图9）。

（2）微创二期手术，即刻修复，牙龈塑形：平行投照根尖片显示种植体–骨结合良好。U形瓣切口，微创二期手术，取出覆盖螺丝，安放愈合基台。同时完成种植体支持的树脂单冠即刻修复（图10、图11）。

（3）永久修复：即刻修复后6个月，龈缘线协调，龈乳头充盈。平行投照根尖片显示：种植体与周围骨结合良好。ISQ值均大于75，口内数字化印模制取，戴入个性化全瓷基台及氧化锆全瓷单冠（图12～图16）。患者满意。

（4）复查：分别于修复后1年、2年、3年复查。修复体完整，红色美学、白色美学及轮廓美学效果理想。CBCT及平行投照根尖片显示：种植体骨结合良好，唇侧骨板厚度充足，边缘骨水平稳定。患者满意（图17～图25）。

（5）使用材料：Straumann BL SLActive 种植体，Bio-Oss骨粉，Bio-Gide可吸收胶原膜。

二、结果

修复后3年随访观察，11、21修复体颜色、纹理、唇侧轮廓、唇侧龈缘、龈乳头充盈、牙龈颜色质地与上颌其他牙齿协调一致。随访CBCT及平行投照根尖片显示：唇侧骨板厚度>1.5mm，且骨缘在种植体平台的冠方。PES为12～13，WES为8～9，患者对美观和功能满意（表2、表3）。

表2　红色美学评分（PES）

红色美学评分（PES）Furhauser R	11评分	21评分
近中龈乳头	2	2
远中龈乳头	2	2
唇侧龈缘曲线	2	2
唇侧龈缘最高点位置	2	1
根部凸度	1	1
软组织的颜色	2	2
软组织的质地	2	2
PES总分	13	12

表3　白色美学评分（WES）

白色美学评分（WES）Urs C. Belser	11评分	21评分
牙冠形态	2	1
牙冠外形轮廓	2	2
牙冠颜色	1	1
牙冠表面质地	2	2
透明度/个性化	2	2
WES总分	9	8

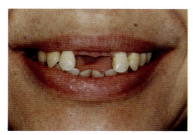
图1　患者高位笑线

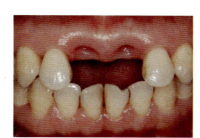
图2　术前口内像

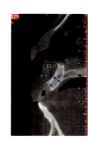
图3　术前CBCT（11位点，矢状面）

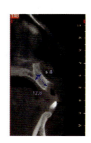
图4　术前CBCT（21位点，矢状面）

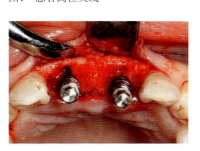
图5　植入种植体（𬌗面像）

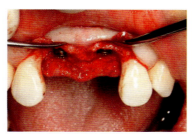
图6　植入种植体（唇面像）

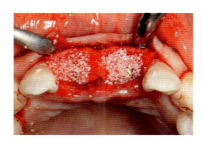
图7　植入Bio-Oss骨粉

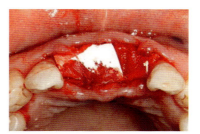
图8　覆盖Bio-Gide胶原膜

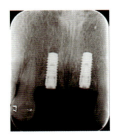

图9 术后平行投照根尖片显示种植体植入位置和方向理想

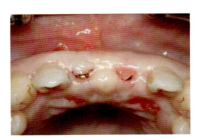

图10 微创二期手术

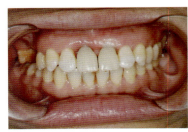

图11 即刻修复

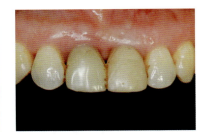

图12 即刻修复6个月，龈缘协调，龈乳头充盈

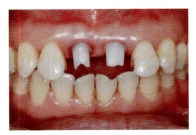

图13 个性化全瓷基台

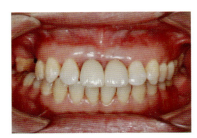

图14 氧化锆全瓷单冠

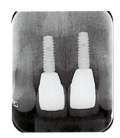

图15 平行投照根尖片显示修复体边缘密合

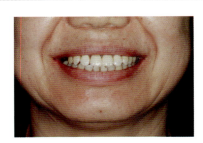

图16 戴牙后面部像，患者满意

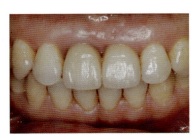

图17 1年复查口内像

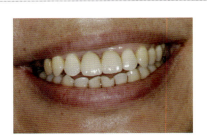

图18 1年复查面部像

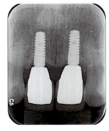

图19 1年平行投照根尖片显示种植体骨水平稳定

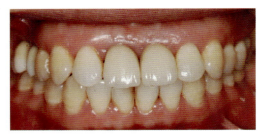

图20 2年复查口内像

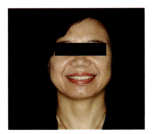

图21 2年复查面部像

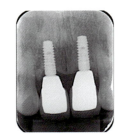

图22 2年平行投照根尖片显示种植体骨水平稳定

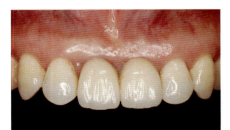

图23 3年复查口内像

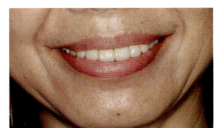

图24 3年复查面部像

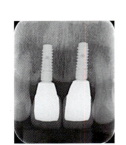

图25 3年平行投照根尖片显示种植体骨水平稳定

三、讨论

美学区的种植治疗具有较高的风险性及挑战性。本病例为上颌前牙连续缺失，难以获得理想的"红白美学"效果，属于美学高风险病例，而患者高位笑线，美学期望值高，这无疑又给此病例增添了一定的挑战性。

获得理想的"红白美学"效果往往需要考量3个关键因素：种植体周围骨组织的保留或者重建、软组织维持塑形以及修复体颜色形态的和谐重建。

本病例上颌2颗中切牙连续缺失1个月余就诊。临床操作中，进行Ⅱ型种植，在正确的三维位置方向上植入种植体，同期GBR治疗，最大限度地实现了种植体周围骨组织的保留或者重建。术后6个月行微创二期手术，同时完成即刻修复，进行牙龈塑形。永久修复时，充分利用数字化技术，完成个性化修复，实现修复体颜色形态的和谐重建。

综上所述，通过正确的临床操作实施，上颌前牙连续缺失种植修复可以获得理想的美学效果。

参考文献

[1] 宿玉成. 口腔种植学[M]. 2版. 北京: 人民卫生出版社, 2014.

[2] D.WiSmeijer. ITI Treatment Guide(第六卷)[M]. 宿玉成译. 北京:人民军医出版社, 2014.

[3] Giovanni Zucchelli, Sharma Praveen, Ilham Moumssif.Esthetics in periodontics and implantology[J]. Periodontology, 2000, 2018, 1:1–12.

[4] Tiziano Testori, Tommaso Weinstein, Fabio Scutella.Implant placement in the esthetic area: criteria for positioning single and multiple implants[J]. Periodontology 2000, 2018, 1:1–21.

美学区牙外伤即刻种植、延期修复病例报告1例

田芳芳　曲哲　赵佳明

摘要

目的：本文主要介绍美学区牙外伤即刻种植、延期修复的病例报告1例。**材料与方法**：选取大连市口腔医院种植中心就诊的一名男性患者为研究对象；术前对患者进行全面的口腔检查、CBCT检查及ERA/SAC美学风险评估，确定治疗方案。手术当天微创拔除根裂的残冠并采用不翻瓣技术在术区植入2颗种植体（Straumann BL，NC），术中应用隧道成形术进行软组织增量，并在跳跃间隙内超量植入Bio-Oss人工骨粉（Geistlich Bio-Oss，瑞士），覆盖胶原基质（Geistlich Mucograft Seal，瑞士）。种植术后5个月，戴入纵向螺丝固位的临时修复体，进行6个月牙龈诱导成形，期间对临时修复体进行调改，待软硬组织稳定后采用个性化印模复制穿龈轮廓，最终利用CAD/CAM技术制作个性化氧化锆基台及氧化锆全瓷冠完成最终美学修复。**结果**：应用不翻瓣技术即刻种植技术使牙龈自然解剖形态保存好，没有瘢痕；软组织增量技术弥补了硬组织轮廓的不足，达到更加逼真自然的美学效果；临时修复体经过6个月的软组织诱导成形，较好地维持了软硬组织轮廓并且获得了理想的穿龈形态及协调的龈缘曲线；通过戴入CAD/CAM技术制作的氧化锆个性化基台及氧化锆全瓷冠获得最终的美学修复效果，患者非常满意。**结论**：上颌前牙美学区选择合适的病例，行不翻瓣的即刻种植合并软组织增量及术后牙龈诱导塑形，可以获得良好而稳定的美学效果。

关键词：微创拔牙；不翻瓣技术；即刻种植；软组织增量技术；牙龈诱导塑形；CAD/CAM

随着口腔种植技术的发展，越来越多的患者关注种植治疗周期的长短、损伤性及修复后的美学效果。而传统种植修复治疗周期过长，涉及美学区域修复的患者由于其美学诉求更为强烈，难以接受传统种植义齿的治疗方案。即刻种植技术凭借其治疗周期短、创伤少等优点开始应用于临床，并通过临床肯定了该技术的成功率。然而，常规的即刻种植术在翻瓣下进行，术后存在明显瘢痕，可影响患者软组织的美观。不翻瓣即刻种植技术最大可能保存了牙龈和唇侧骨板的轮廓外形，减少了手术的创伤，使人体组织的天然美在一定程度上得以保存，为未来进行仿生修复提供了良好的基础条件。本例患者采用不翻瓣即刻种植技术，为了弥补术后唇侧硬组织吸收，同时进行了软组织增量手术。术后采用牙龈诱导成形术，获得了良好的牙龈形态与邻牙协调的穿龈轮廓，再通过制作个性化氧化锆基台全瓷冠，上颌美学区其余牙进行常规修复，最终达到了预期的美学效果。

一、材料与方法

1. 病例简介　36岁男性患者。主诉：上前牙外伤折断1个月。现病史：1个月前摔倒，上颌前牙冠折，行根管治疗时发现11、21残冠牙根有隐裂。影响口腔功能，要求种植修复治疗。既往史：否认既往系统性疾病、传染病、药物过敏史、材料过敏史。检查：上下颌牙列完整，咬合关系：双侧

作者单位：大连市口腔医院

通讯作者：赵佳明；Email: dlkq_zhaojiaming@126.com

磨牙中性关系，前牙Ⅱ度深覆𬌗、Ⅰ度深覆盖，中线居中。口腔卫生状况良好，牙周情况良好。11、21、22残冠，表面黏膜平整无异常。11、21近远中距离约17.0mm，𬌗龈距离约9.0mm；牙龈生物型为中厚型。CBCT示：11、21根折，牙槽骨宽度约7.0mm，拔牙窝腭侧及根方有5.0mm以上的骨量，11、21唇侧骨壁完整连续，厚度约1.0mm。影像学显示骨质分类为Ⅲ类；邻牙根尖无透射影，根尖与牙周组织未见异常。

2. 诊断　11、21（外伤根折）；22牙体缺损。

3. 治疗计划

（1）术区可用骨高度充足，唇侧骨板完整连续，拟手术当天即刻种植植入种植体（Straumann BL，NC），术中行软组织增量。

（2）术后3~6个月，待种植体稳定后，戴入纵向螺丝固位的临时修复体，进行软组织诱导塑形。

（3）塑形4~6个月，待牙龈形态稳定后，拟行CAD/CAM制作的氧化锆个性化基台及氧化锆全瓷冠修复。22同期贴面修复。

（4）定期复查。

4. 治疗过程（图1~图29）

（1）术前检查

对患者进行详细的口腔专科检查以及影像学检查：CBCT示11、21可用牙槽骨宽度约7.0mm，牙根腭侧及根方有5.0mm以上的骨量，骨密度正常，骨质分类为Ⅲ类，唇侧骨板较完整且有一定厚度。

（2）种植手术

术前验血等常规检查，使用0.12%的复方氯己定漱口液含漱3次，每

次15mL，含漱1分钟。采用无痛麻醉机（STA），局麻。微创拔出11、21，用球钻在缺牙区牙槽窝内偏腭侧定点，使用种植体及其配套器械（Straumann，瑞士），根据拟植入种植体长度以及直径大小，逐级备洞，植入2颗骨水平种植体（Straumann BL，NC）。由于唇侧骨壁完整且种植体与唇侧有2mm以上的间隙，因此在不翻瓣的情况下应用隧道成形术进行软组织增量，并在跳跃间隙内超量植入Bio-Oss骨粉（Geistlich Bio-Oss，瑞士），覆盖胶原基质（Geistlich Mucograft Seal，瑞士）以扩增硬组织，术后上愈合基台并严密缝合创口。

（3）软组织诱导成形

种植手术后5个月，制作纵向螺丝固位的临时修复体，对牙龈软组织进行诱导塑形，螺丝固位的临时修复体便于拆卸，调改形态。嘱患者勿用临时修复体咬硬物，注意口腔卫生，用牙线或冲牙器等将种植体周围清洁干净，每月进行复查，视软组织恢复情况调改临时冠的穿龈形态，并充分进行高度抛光，让出软组织生长空间，直至诱导牙龈形成类似于天然牙的穿龈袖口形态。

（4）牙龈形态稳定后，复制穿龈轮廓，行全瓷美学修复

①制取个性化转移杆：首先制取上颌印模，将塑形牙就位于制取的印模上，然后用硅橡胶围模，硅橡胶硬固后将塑形牙换成开窗转移杆，再将成型树脂注入转移杆与硅橡胶之间的空隙内即获得了较精确的穿龈袖口形态。

因22牙体缺损，同期行22牙体瓷贴面预备。

②制取开窗印模：用DMG Light+Mono加聚型硅橡胶（DMG，德国）制取开窗式印模，比色，检查印模制取情况，确认准确无误后，连接替代体，涂布分离剂，注入人工牙龈材料（Coltene，瑞士），灌注超硬石膏。修复工艺中心运用CAD/CAM技术进行设计，制作个性化的氧化锆基台及氧化锆全瓷冠修复体（Wieland公司，德国）。

③戴入永久修复体：试戴氧化锆基台及氧化锆全瓷冠，修复体与周围软硬组织相协调，确认邻接以及修复体颜色、形态良好，患者满意。咬合调整，正中及前伸无殆干扰，然后高度抛光，超声振荡修复体，消毒后气枪吹干。口内戴入个性化基台后，扭矩扳手加力至35N·cm，聚四氟乙烯封闭螺丝通道，树脂封闭，光固化20秒。使用自粘接树脂水门汀于口外预粘接氧化锆全瓷冠，排除多余粘接剂后在口内进行永久粘接，光固化20秒，用牙线去除多余的粘接。拍摄根尖片确认基台和牙冠完全就位。

二、结果

缺牙区种植体植入后骨结合良好，未见明显病理性骨吸收，无种植体周围炎，软组织健康。经临时修复体塑形后，获得了理想的穿龈形态及协调的龈缘曲线。最终通过戴入CAD/CAM制作的氧化锆个性化基台及氧化锆全瓷冠，修复体获得了理想的效果，患者很满意。

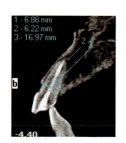
图1 11术前CBCT局部观

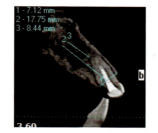
图2 21术前CBCT局部观

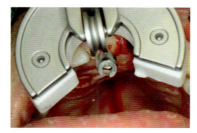
图3 微创拔牙

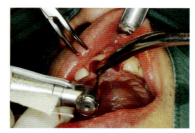
图4 球钻定位及修整拔牙窝

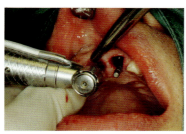
图5 插入方向杆确定种植体腭侧穿出

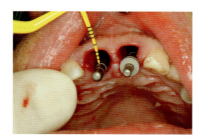
图6 测量跳跃间隙

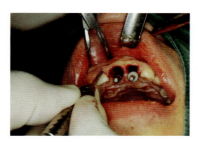
图7 沟内切口

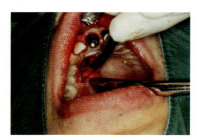
图8 取腭侧结缔组织移植瓣

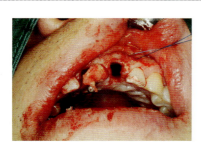
图9 结缔组织就位中

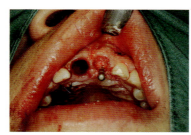
图10 跳跃间隙内植入骨粉

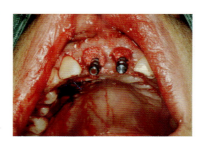
图11 偏腭侧植入种植体

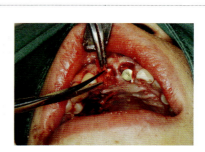
图12 覆盖胶原基质及安放愈合基台

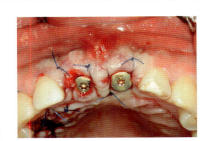

图13 严密缝合

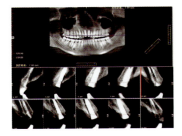

图14 手术当天CBCT

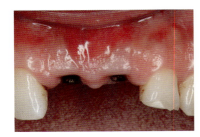

图15 塑形当天口内局部观

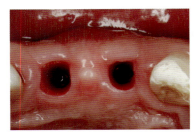

图16 塑形当天袖口形态

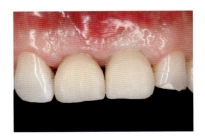

图17 临时修复体戴入口内

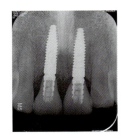

图18 临时修复体戴入口内根尖片

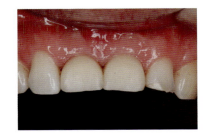

图19 塑形1个月

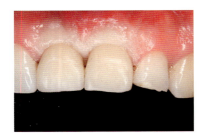

图20 塑形3个月

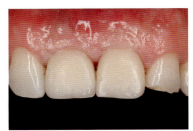

图21 塑形4个月

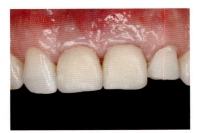

图22 塑形6个月永久取模口内局部观

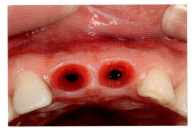

图23 永久取模袖口形态

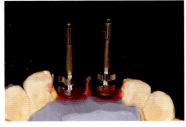

图24 制作个性化转移杆

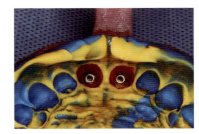

图25 永久印模

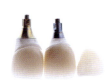

图26 永久修复体

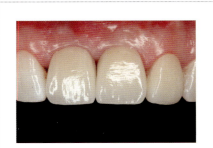

图27 永久修复体口内像

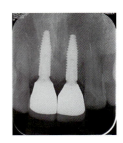

图28 永久修复当天根尖片

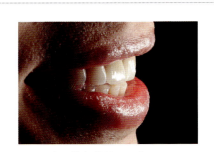

图29 永久修复体戴入口内

三、讨论

1. 不翻瓣即刻种植及软组织增量技术

种植体周围软硬组织的长期稳定性是种植体成功的关键，相关研究表明不翻瓣即刻种植骨吸收显著低于翻瓣即刻种植。不翻瓣即刻种植技术最大限度地保存了牙龈和唇侧骨板的轮廓外形，减少了手术的创伤，使牙龈组织的天然美在一定程度上得以保存，为未来进行仿生修复提供良好的基础条件。另外，拔牙窝内即刻植入种植体有助于减少手术次数、缩短治疗时间、减少患者的痛苦和不适，而且具有高度可预期性。

虽然不翻瓣技术能显著降低即刻种植的骨吸收，但拔牙后唇侧骨板还是会出现不可避免的吸收改建。研究发现，当种植体唇侧软组织厚度超过2mm时，有助于维持边缘骨水平，防止唇侧骨板吸收。软组织增量，从轮廓角度讲，可弥补种植修复体唇侧骨壁的凹陷，尽量恢复与天然牙根形处同样的丰满度。

本病例在严格把握适应证的情况下，微创拔除患牙，不翻瓣偏腭侧即刻植入种植体，并跳跃间隙内超量植入骨粉以扩增硬组织，在唇侧应用"信封瓣"联合结缔组织移植技术进行软组织增量，有效增加了角化龈，软组织的边缘位置得到了明显改善。随访期内龈缘位置稳定，软硬组织轮廓协调，患者对最终修复效果满意。

2. 动态加压技术

本病例制作了纵向螺丝固位的临时修复体，并高度抛光形成光滑表面，从而减少菌斑的形成，螺丝固位的临时修复体便于拆卸，为后期复诊时修复体的调磨改形提供了便利。通过临时修复体的形态诱导软组织重新建立与邻牙牙龈相协调和谐的黏膜形态。将去除愈合帽后较为狭小的黏膜形态诱导成更接近天然牙的三角形，产生临时冠仿佛从龈沟内萌出的视觉效果。待牙龈软组织形态稳定后，最终制作个性化转移杆，将种植体周围软组织的外形轮廓精确地转移到工作模型上，为永久修复体的制作完成提供最精确的印模信息，有利于种植体周围牙龈软组织的健康与长期稳定。

参考文献

[1] Schulte W, Kleineikenscheidt H, Lindner K, et al. The Tübingen immediate implant in clinical studies[J]. Deutsche Zahnrztliche Zeitschrift, 1978, 33(5):348–359.

[2] Guarnieri R, Ceccherini A, Grande M. Single-tooth replacement in the anterior maxilla by means of immediate implantation and early loading:clinical and aesthetic results at 5 years[J]. Clin Implant Dent Relat Res, 2015, 17(2):314–326.

[3] Assaf JH,Assaf DD, Antoniazzi RP, et al. Correction of buccal dehiscence during immediate implant placement using the flapless technique: a tomographic evaluation[J]. J Periodontol, 2017, 88(2):173–180.

[4] Witteben J, Buser D, Belser UC, et al. Peri-implant Soft Tissue Conditioning with Provisional Restorations in the Esthetic Zone: The Dynamic Compression Technique[J]. The International Journal of Periodontics & Restorative Dentistry, 2013, 33 (4):447–455.

[5] 岳嵌,胡秀莲,林野,等. 上颌前牙翻瓣与不翻瓣即刻种植修复临床效果比较研究[J]. 中国实用口腔科杂志, 2015.

[6] Kan JY, Rungcharassaeng K, Lozada JL, et al. Facial gingival tissue stability following immediate placement and provisionalization of maxillary anterior single implants: a 2- to 8-year follow-up[J]. Int J Oral Maxillofac Implants, 2011 Jan–Feb, 26(1):179–187.

[7] 贺刚,张晓真,赵毅,等. 薄龈生物型患者前牙区的即刻种植即刻修复[J].口腔医学, 2014, (6):409–413.

[8] Stoupel J, Lee CT, Glick J, Sanz-Miralles E, Chiuzan C, Papapanou PN. Immediate implant placement and provisionalization in the aesthetic zone using a flapless or a flap-involving approach: a randomized controlled trial[J]. J Clin Periodontol, 2016, 43(12):1171–1179.

前牙美学区即刻种植延期负重1例

李晓明 李晓飞 秦雁雁 王鹏来

摘 要

目的：前牙美学区牙齿根折脱位，通过即刻种植延期负重，恢复患者咀嚼功能及美学效果。**材料与方法**：31岁女性患者，3日前因外伤致右上前牙折断后逐渐下垂，通过DSD美学设计，采用微创不翻瓣拔牙，即刻植入Straumann SLActive Roxolid Φ3.3mm×12mm 1颗，跳跃间隙严密填塞骨粉，术后连接个性化穿龈愈合基台维持穿龈轮廓，马里兰桥修复，6个月后制作个性化穿龈转移杆复制穿龈轮廓，行全瓷永久修复。**结果**：患者修复后自觉功能良好，美学效果佳。1年复查牙龈健康，种植体周围未见明显骨吸收。**结论**：通过即刻种植即刻修复，恢复了患者的咬合，达到了良好的美学效果。

关键词：即刻种植；美学区；个性化穿龈轮廓

随着生活水平及审美意识的提高，人们逐渐对牙齿的美学要求越来越高。在临床种植修复中，基于患者解剖生理对设计方案进行综合考量，达到患者的高期望值和高美学要求，在前牙区展现粉白美学，实现口腔功能和美观的协调。

一、材料与方法

1. **病例简介**　31岁女性患者，3日前因外伤致右上前牙折断后逐渐下垂，影响美观及咀嚼，要求拔除后种植固定修复。既往体健。颌面部检查：面部对称，上唇丰满，低位笑线，开口度、开口型无异常，颞下颌关节及咀嚼肌扣诊阴性，关节无弹响。口内检查：患者口腔卫生良好，11牙冠下垂约4mm，松动Ⅲ度。近远中向间隙正常，厚龈生物型，附着龈3～4mm，21切1/3垂直向裂纹，探（－），叩（－），松动（－），覆𬌗、覆盖基本正常。CBCT示：11牙根颈1/3折断，唇侧断面于骨下2mm，腭侧断面平滑，牙根长度约6mm，唇侧骨壁厚度约1.2mm。11区骨密度为Misch分类的D2～D3类，余牙未见明显异常。

2. **诊断**　11根折；21隐裂。

3. **治疗计划**　11种植单冠修复，21贴面修复。

4. **治疗过程**（图1～图26）

DSD微笑设计修复体后，常规消毒，铺巾，局部浸润麻醉后，11离断牙周膜微创拔除，于拔牙窝腭侧颈1/3定点，逐级备孔，骨挤压后，植入Straumann BLT Φ3.3mm×12mm种植体1颗，稳定性约20N·cm，跳跃间隙内逐层填入Bio-Oss骨粉，压实。术后拍摄CBCT可见：种植体三维位置

良好，唇侧骨壁厚度＞4mm。由于种植体初始稳定性不足35N·cm，制作并与种植体连接个性化穿龈愈合基台，马里兰桥粘接修复。6个月后复查：牙龈愈合良好，丰满度佳，近远中龈乳头高度协调，X线显示种植体周围未见明显骨吸收。21牙体预备，11制作个性化转移杆，开口式取模，制作11最终修复体和21贴面。2周后戴入，调𬌗。

二、结果

患者对义齿的美学效果、咀嚼功能、舒适度均非常满意。1年复查可见牙龈轮廓未见明显改变，种植体周未见明显骨吸收。

三、讨论

本病例患者右上前牙根折脱位，因为美观的需要而要求种植修复。由于患者为年轻女性，对美学要求的心理期望值高，治疗计划应该建立在详细的综合分析之上，包括患者的年龄、缺牙间隙的大小、修复体形态和色泽，修复体周围软组织的颜色、轮廓、质地、厚度，以及牙龈乳头、牙龈曲线等。根据本病例患者唇侧骨壁＞1mm，厚龈生物型，可以达到良好的初始稳定性；跳跃间隙＞2mm，可以达到最理想的不翻瓣即刻种植的条件。即刻修复可以引导牙龈组织以类似天然牙颈部的形态生长，给软组织提供支撑，充分保存牙龈乳头的丰满度，有助于取得最终修复体的美学效果。本病例因种植体初始稳定性不足35N·cm，没有选择即刻修复，而是制作与牙龈形态相符的个性化穿龈愈合基台维持软组织形态，达到与即刻修复相同的美学效果。在最终修复时，软组织各项指标均理想，制作个性化转移杆复制个性化穿龈愈合基台的穿龈形态。修复后获得良好的美学效果，美学评分：PES为9分；WES为9分。

作者单位：徐州市口腔医院

通讯作者：王鹏来；Email: wpl0771@163.com

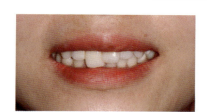

图1 术前面像

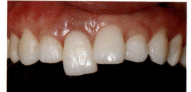

图2 口内正面像

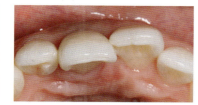

图3 口内殆面像

图4 术前CT

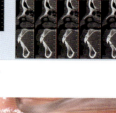

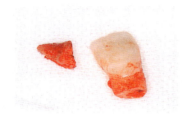

图5 微创拔牙

图6 牙根

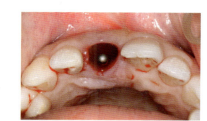

图7 导向杆殆面像

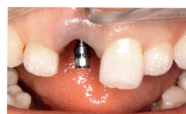

图8 植入正面像

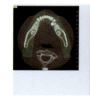

图9 术后CT

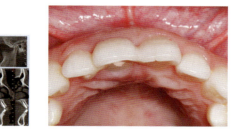

图10 即刻修复3个月殆面像

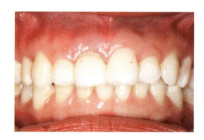

图11 即刻修复3个月正面像

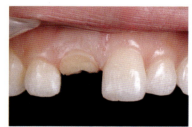

图12 即刻修复6个月正面像

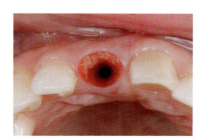

图13 即刻修复6个月殆面穿龈形态

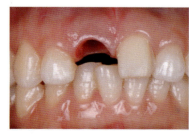

图14 即刻修复6个月正面穿龈形态

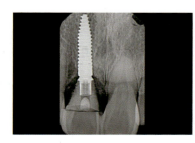

图15 即刻修复6个月复查X线

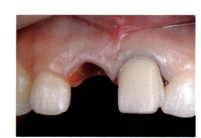

图16 21牙体预备

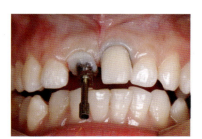

图17 个性化转移杆

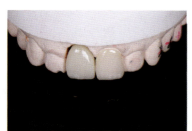

图18 修复体模型像

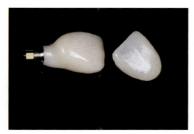

图19 修复体

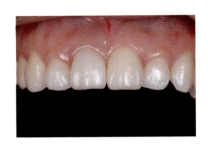

图20　戴牙正面像

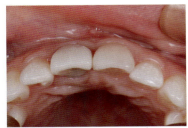

图21　戴牙𬌗面像

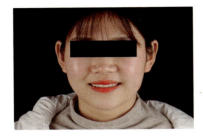

图22　戴牙正面像

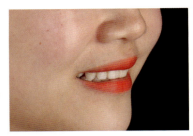

图23　戴牙侧面像

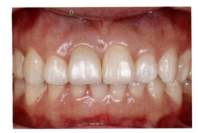

图24　1年后复查正面像

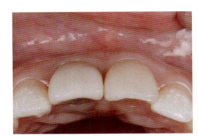

图25　1年后复查𬌗面像

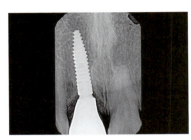

图26　戴牙1年后复查

参考文献

[1] Morton D, Chen ST, Martin WC, et al. Consensus statements and recommended clinical procedures regarding optimizing esthetic outcomes in implant dentistry[J]. Int J Oral Maxillofac Implants, 2014, 29 Suppl:216–220.

[2] Slagter KW, den Hartog L, Bakker NA, et al. Immediate placement of dental implants in the esthetic zone: a systematic review and pooled analysis[J]. J Periodontol, 2014, 85(7):e241–e250.

[3] Ruales-Carrera E, Pauletto P, Apaza-Bedoya K, et al. Peri-implant tissue management after immediate implant placement using a customized healing abutment[J]. J Esthet Restor Dent, 2019, 31(6):533–541.

[4] Atieh MA, Tawse-Smith A, Alsabeeha NHM, et al. The One Abutment-One Time Protocol: A Systematic Review and Meta-Analysis[J]. J Periodontol, 2017, 88(11):1173–1185.

[5] Schwarz F, Sanz-Martín I, Kern JS, et al. Loading protocols and implant supported restorations proposed for the rehabilitation of partially and fully edentulous jaws Camlog Foundation Consensus Report[J]. Clinical oral implants research, 2016, 27(8):988–992.

上下颌美学区多颗牙连续缺失种植修复1例

杨佳康　王心华　姒蜜思　王宇　王柏翔　俞梦飞　程志鹏　章杰苗

摘要

22岁男性患者，因车祸外伤导致上下颌前牙区多颗牙连续缺失，属种植修复中高美学风险病例。我们通过常规时期种植+同期GBR，长时间、多阶段的临时修复体牙龈塑形，辅以相邻天然牙冠修复及个性化精准印模，最终为患者恢复了缺失牙，取得了令人满意的美学效果。

关键词：美学种植修复；多颗牙连续缺失；临时修复体

随着口腔种植学材料技术的飞速发展、学科理念的快速提升，美学预后越来越成为前牙区种植修复的核心考量标准。如何通过牙种植体支持式义齿，为患者恢复缺失牙，获得自然逼真的形态和良好的红白美学效果，已然是患者和医生最关注的问题。美学区种植修复，已经发展成为涵盖种植外科、口腔固定修复、数字化技术，涉及生物学、力学、美学等多方面因素的复杂学科。遵循美学种植原则和诊治规范的前牙区单颗牙种植修复，能够获得良好而稳定的长期美学预后，红色美学令人满意。然而，因外伤或牙周炎导致的前牙区多颗牙连续缺失，因其不可避免的缺牙后骨吸收、难以预期的软硬组织改建效果、牙龈成形困难等原因，一直被视为高风险的美学修复类型；关于此类连续缺牙种植修复预后的临床统计研究也罕有报到。多数患者需要经过复杂的软硬组织增量手术、烦琐的数字化种植修复设计甚至牙龈瓷弥补，才能取得相对较好的疗效。如何应对前牙区多颗牙连续缺失的高美学风险，个性化地设计诊疗方案，始终是口腔种植科医生绕不开的难题。

一、材料与方法

1. 病例简介　22岁男性患者。主诉：上下颌多颗牙因外伤缺失3个月。现病史：患者3个月前（2016年12月29日）因车祸外伤导致上下颌前牙区多颗牙缺失，于我院急诊科就诊，后拔除无保留希望的左上中切牙。今（2017年3月23日）至我院种植科，要求行缺失牙种植义齿修复。患者一般状况良好，神志清，配合度好。既往史：3个月前车祸外伤史。否认高血压、糖尿病、心脏病等系统性疾病，否认食物、药物过敏史，否认手术史、输血史。家族遗传史无殊。体格检查：患者颜面部基本对称，开口度、开口型无殊，双侧颞下颌关节活动度对称，触诊无殊。口内见11、12、21、22、23、31、32、41、42、43、44缺失；缺牙区骨弓轮廓轻中度凹陷，黏膜愈合良好，色、质无殊，角化龈宽度＞3mm；13牙冠舌倾，余牙未

作者单位：浙江大学医学院附属口腔医院

通讯作者：王心华；Email: wxhalex@163.com

见明显松动异位。口腔卫生尚可，未见明显龈上结石/软垢，牙龈无明显炎症，未探及深牙周袋。术前（22拔牙前）CBCT示：患者缺牙区牙槽骨愈合良好；上颌缺牙区牙槽嵴顶骨宽度6~7mm，下颌缺牙区牙槽嵴顶骨宽度7~11mm；22根尖周低密度影，唇侧骨板缺如；13内倾，根尖位于唇侧骨板外方。实验室检查：患者血液化验结果无殊，血细胞指标正常，凝血功能良好，无乙肝、丙肝、艾滋、梅毒等传染病。

2. 诊断　牙列缺损（11、12、21、22、23、31、32、41、42、43、44缺失）；13舌倾。

3. 治疗计划

（1）上下颌美学区种植修复。

（2）余牙密切随访观察，RCT+冠修复准备。

4. 治疗过程（图1~图31）

（1）术前设计。①术前美学风险评估：患者为上下颌美学区多颗牙连续缺失，缺牙区牙槽嵴水平向轻中度吸收，中位笑线，凹厚型牙龈生物型，尖圆形牙冠，美学期望值高，整体为高度美学风险（表1）。②术前DSD设计：患者唇形整体协调对称，与标准唇线存在一定差异。对口内上颌、下颌正面照试排牙，使美学区预期修复体形态、大小对称协调，遵循红白美学原则。13计划全冠修复调改外形。将排牙后的口内像与面部照拟合，得到预期的修复效果模拟图。依照DSD设计效果，指导口外取模排牙，并制作上下颌压膜式简易导板。③种植设计：分析术前CBCT数据，拟于上颌11、21、23位点及下颌31、42、44位点植入种植体，行上下颌固定桥修复（均为远中1牙位悬臂），设计符合生物力学原则、美学原则、经济原则。

（2）种植手术。①上颌种植手术：2017年3月30日，患者缺牙后3个月，行上颌种植手术。行缺牙区牙槽嵴顶切口，颊侧近远中垂直减张切口，翻起黏骨膜瓣。在压膜式简易导板引导下，完成11、21、23牙位种植窝备洞，可见种植体方向均开口于对应牙位舌侧窝。均植入Straumann BL 3.3mm×12mm种植体1颗，就位良好，初始稳定性可，唇侧无骨开裂、骨开窗。术中同期采用Bio-Oss骨粉+Bio-Gide胶原膜行GBR，过量堆塑。唇侧黏膜瓣减张，严密缝合创口。术后常规口服抗生素（头孢呋辛酯片+替硝

表1 美学风险评估

美学风险因素	风险水平		
	低	中	高
健康状况	健康，免疫功能正常		免疫功能低下
吸烟习惯	不吸烟	少量吸烟，<10支/天	大量吸烟，>10支/天
患者美学期望值	低	中	高
唇线	低位	中位	高位
牙龈生物型	低弧线形、厚龈生物型	中弧线形、中龈生物型	高弧线形、薄龈生物型
牙冠形态	方圆形	卵圆形	尖圆形
位点感染情况	无	慢性	急性
邻面牙槽嵴高度	到接触点≤5mm	到接触点5.5~6.5mm	到接触点≥7mm
邻牙修复状态	无修复体		有修复体
缺牙间隙宽度	单颗牙（≥7mm）	单颗牙（≤7mm）	2颗牙或2颗牙以上
软组织解剖	软组织完整		软组织缺损
牙槽嵴解剖	无骨缺损	水平向骨缺损	垂直向骨缺损

唑胶囊）3天。②下颌种植手术：2周后，相同术式下行下颌种植手术，于31、42、44牙位植入3颗Straumann BL 3.3mm×12mm种植体，均开口于对应牙位舌侧窝或中央窝，术中同期GBR。术后全景片+CBCT显示，上下颌6颗种植体三维位置良好，植体唇侧过量骨增量影像。③术后复查：2017年9月30日，种植术后5个月，复查见患者口内术区愈合良好，黏膜色、质无殊，骨弓轮廓较丰满。

（3）临时修复阶段。①二期取模：行常规二期手术切开，暴露种植体，安装转移杆，硅橡胶取开放式印模，安装适宜尺寸的愈合基台；制作高强度耐磨树脂临时修复体。②佩戴上下颌第一副临时修复体：19天后复诊，佩戴上下颌第一副临时修复体。11天后复诊，评估红白美学状况。整体红白美学欠佳，牙冠形态存在明显失调，软组织欠丰满，部分龈乳头缺失。③上颌临时牙第一次调改：上颌再次硅橡胶印模，制备石膏+蜡阳模，精确复制种植体三维位置及软组织形态，人工排牙，硅橡胶制取预期形态阴膜。采用高流动性临时牙调改材料重衬临时牙外形。患者佩戴调改后上颌临时牙继续软组织塑形。④上颌临时牙第二次调改：2个月后复诊，可见患者红白美学明显改善，"黑三角"消失，软组织较前更丰满。适度调磨12外形，减小牙冠长度，增大其外展隙。⑤下颌临时牙第一次调改：针对下颌临时牙软硬组织缺陷，适当重衬、调磨。⑥临时牙软组织塑形结束：2018年2月22日，临时修复4个月后，红白美学较协调稳定，种植体周围具有良好的穿龈轮廓和牙龈形态，未见明显软组织炎症，种植体无松动、无叩痛。

（4）终修复阶段。①制作终修复体：13、14经复查发现牙髓坏死，行根管治疗后常规全冠牙备。取上下颌初印模，在口外石膏+蜡阳模上制作上下颌个性化转移杆，口内试戴可。硅橡胶制备个性化终印模，上颌牙冠比色3M2，下颌3R2.5。上下颌均制作纯钛基台+高强度氧化锆固定桥，螺丝固定，开孔于舌侧窝或中央窝；13、14为氧化锆全冠。②终修复体戴牙：2018年5月9日，种植手术后1年，佩戴上下颌终修复体。可见整体红白美学较好，牙冠形态整体协调对称，颜色自然美观，角化龈丰满，部分位点如12、13之间龈乳头高度有所欠缺。全景片见：种植体+修复体在位良好，无明显边缘骨吸收，13、14根充可。术后面像及微笑像，患者面型对称、侧貌丰满协调，微笑时无牙龈暴露。

（5）复查阶段。①终修复后1个月、3个月、6个月复查。美学效果稳定，软硬组织无明显退变。②终修复后2年复查：可见美学效果稳定，口内软硬组织形态同终修复后即可无明显变化，牙冠形态大小协调对称、颜色美观自然，无明显软组织炎症或"黑三角"，种植体无松动、无叩痛，BOP（-）。CBCT示：所有种植体唇侧骨板完整，边缘骨吸收<0.5mm，颈部骨板厚度1.0~3.3mm。

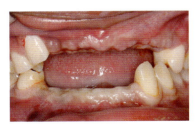

图1 术前口内正面像

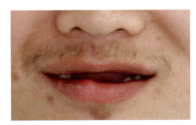

图2 术前微笑像

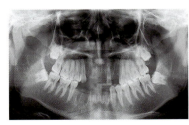

图3 术前全景片

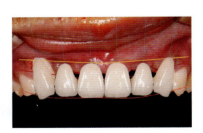

图4 上颌DSD排牙

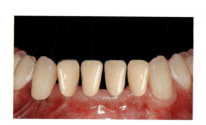

图5　下颌DSD排牙

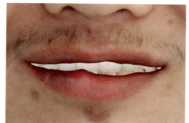

图6　预期修复效果口外像

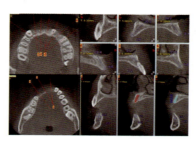

图7　CBCT预期种植位点断层影像

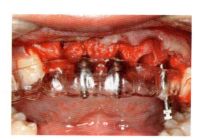

图8　上颌种植窝备洞

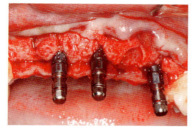

图9　上颌种植体植入

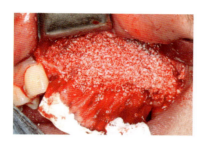

图10　同期GBR

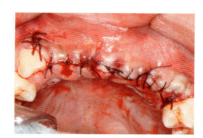

图11　减张严密缝合

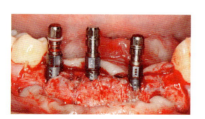

图12　下颌种植体植入

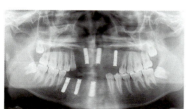

图13　种植术后全景片

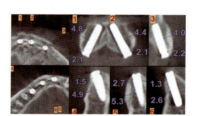

图14　术后5个月复查CBCT影像

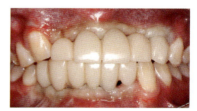

图15　上下颌第一副临时牙

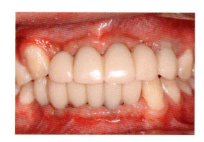

图16　上下颌第一副临时牙修复11天后

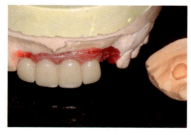

图17　上颌临时牙第一次调改

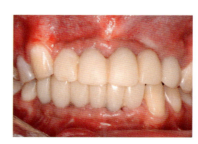

图18　2周复诊

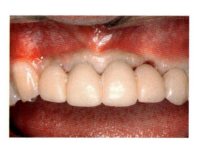

图19　上颌临时牙第二次调改

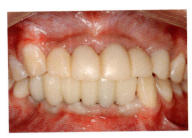

图20　3周后复诊，下颌临时牙调改

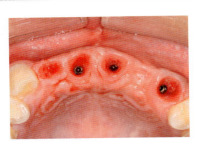

图21　临时牙修复4个月后上颌软组织形态

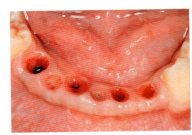

图22　临时牙修复4个月后下颌软组织形态

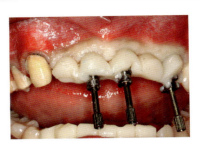

图23　13、14全冠牙备，安装个性化转移杆

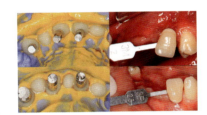

图24　个性化取模、比色

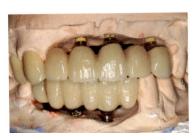

图25　螺丝固位最终修复体

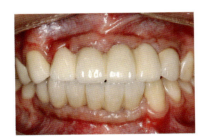

图26　最终修复体戴牙口内正面像

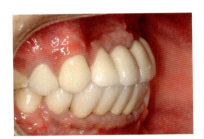

图27　最终修复体戴牙口内侧面像

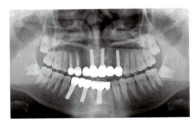

图28　最终修复戴牙全景片

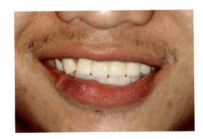

图29　最终修复戴牙后面部微笑像

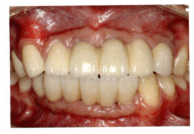

图30　最终修复2年后复查口内正面像

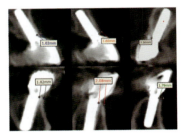

图31　最终修复2年后CBCT断层影像

二、讨论

回顾整个病例，患者从愈合基台到第一副临时牙，患者种植体周围穿龈轮廓及角化龈形态不断改善，趋于成熟，并稳定在符合最终修复体桥体形态的组织面。患者从牙列缺损，到第一副临时牙，经过临时牙不断塑形，再到最终修复超过2年，缺失牙得到了恢复，红白美学不断改善，取得了令人满意的修复效果。

本病例为上下颌美学区多颗牙连续缺失种植修复，美学风险高，且关于此类病例的临床统计研究报道较少。Boon等通过前瞻性研究发现，多颗牙连续缺失的种植修复（具有可以对比评分的对侧牙），修复后6个月和12个月的红色美学评分（PES）均低于单冠和连续单冠修复，且63.2%的位点

PES低于6。对于此类美学区多颗牙缺失种植，无须逐个牙位植入种植体。受限于牙槽骨量，通常不建议在侧切牙位点植入，本病例上颌区我们选择了11、21、23的位点植入，避开了两侧侧切牙位点，选择了骨量相对充足的中切牙和尖牙位点。上下桥体均为1单位短悬臂设计，在负荷较小的前牙区，此类设计的5年累计生存率高达94.3%。

本患者为缺牙后3个月常规时机种植，其牙槽骨愈合良好，骨量较充足，牙槽嵴顶宽度在6mm以上，这在前牙区相对而言是较好的位点条件。尽管种植体植入并无骨开裂、骨开窗，我们仍然进行了术中同期GRB并过量植骨。RCT研究发现，前牙美学区常规延期种植行同期GBR能有效保存颊侧骨量，术后6个月种植体颈部唇侧骨宽度2.07~2.3mm，且使用Bio-Gide胶原膜与不可吸收聚乳酸膜效果无明显差异。

临时修复体牙龈塑形对美学区种植预后的作用至关重要，我们通过长时间、多阶段的临时牙调改与软组织塑形，构建了形态良好且稳定的种植体穿龈轮廓和角化龈形态，并采用个性化印模进行精确转移，使最终修复体对软组织恰当贴合，减少了最终修复后牙龈退行及美学并发症的风险。RCT研究发现，临时牙修复对于前牙区种植的美学预后具有重要作用，6~8周早期种植+同期GBR患者，经过6个月的临时牙塑形，其最终修复后3~12个月红白美学评分（PES/WES）均显著高于没有行临时牙修复的对照组；术后3年随访发现，经过临时牙塑形的患者，红色美学评分（PES）显著高于没有行临时牙修复的对照组；白色美学评分（WES）无明显差异。

患者因外伤导致牙齿缺失，13、14余留牙舌倾，CBCT 3D重构后可以明显看出13、14根部唇侧骨板缺如。在治疗过程中我们密切随访关注13、14等余留牙的牙髓状态，对表现出完全牙髓坏死的13、14牙行根管治疗，并行全冠修复，提升其整体美学效果。

综上所述，本病例为上下颌美学区多颗牙连续缺失种植修复，其风险高、难度大，我们通过详尽的术前分析与设计、精准的外科种植、同期GBR植骨、长时间多阶段的临时修复体牙龈塑形、个性化取模以及适当的余留牙外形调改，最终为患者恢复了缺失牙，维持了种植体周围软硬组织的稳定，取得了令人满意的修复效果。

参考文献

[1] 宿玉成. 口腔种植学[M]. 2版. 北京: 人民卫生出版社, 2014.

[2] Shi JY, Wang R, Zhuang LF,et al. Esthetic outcome of single implant crowns following type 1 and type 3 implant placement: a systematic review[J]. Clin Oral Implants Res, 2015, 26(7):768–774.

[3] Boon L, De Mars G, Favril C, et al. Esthetic evaluation of single implant restorations, adjacent single implant restorations, and implant–supported fixed partial dentures: A 1–year prospective study[J]. Clin Implant Dent Relat Res, 2020, 22(1):128–137.

[4] Belser UC, Mericske–Stern R, Bernard JP, et al. Prosthetic management of the partially dentate patient with fixed implant restorations[J]. Clin Oral Implants Res, 2000, 11 Suppl 1:126–145.

[5] Becker CM, Kaiser DA. Implant–retained cantilever fixed prosthesis: where and when[J]. J Prosthet Dent, 2000, 84(4):432–435.

[6] Aglietta M, Siciliano VI, Zwahlen M, et al. A systematic review of the survival and complication rates of implant supported fixed dental prostheses with cantilever extensions after an observation period of at least 5 years[J]. Clin Oral Implants Res, 2009, 20(5):441–451.

[7] Arunjaroensuk S, Panmekiate S, Pimkhaokham A. The Stability of Augmented Bone Between Two Different Membranes Used for Guided Bone Regeneration Simultaneous with Dental Implant Placement in the Esthetic Zone[J]. Int J Oral Maxillofac Implants, 2018, 33(1):206–216.

[8] Furze D, Byrne A, Alam S, et al. Esthetic Outcome of Implant Supported Crowns With and Without Peri–Implant Conditioning Using Provisional Fixed Prosthesis: A Randomized Controlled Clinical Trial[J]. Clin Implant Dent Relat Res, 2016, 18(6):1153–1162.

[9] Furze D, Byrne A, Alam S, et al. Influence of the fixed implant–supported provisional phase on the esthetic final outcome of implant–supported crowns: 3–year results of a randomized controlled clinical trial[J]. Clin Implant Dent Relat Res, 2019, 21(4):649–655.

DSD指导下的美学区不翻瓣即刻种植修复1例

柳毅　王丽萍

摘要

目的：以终为始，以修复为导向实现美学区不翻瓣即刻种植修复。**材料与方法**：DSD指导下修复排牙基础上设计种植导板，选用Straumann BLT种植体，采用不翻瓣即刻种植技术安全精准地种植固定修复。**结果**：精准地实现了不翻瓣的即刻种植修复，实现了红白美学及轮廓美学的修复。

关键词：DSD；不翻瓣；即刻种植

目前前牙区种植修复风险很高，决定前牙区美学种植风险的主要因素是骨量不足时剩余唇侧骨板厚度以及种植体入位点的把握，前牙区种植技术敏感性强、难度大，初学者往往难以把控，DSD指导下的数字化导板技术的广泛推广为临床医生带来了福音，利用术前种植导板的设计可以很好地规避植入位点偏唇侧导致的美学风险，实现精准植入，满足了患者的美学要求。

一、材料与方法

1. 病例简介　25岁男性患者。双侧上颌乳牙滞留，前牙缝隙大，现自觉影响美观，要求种植固定修复上颌牙。既往史无殊。双侧上颌CⅠ度松动，无叩痛。CT显示上颌前牙区骨量尚可。

2. 诊断　双侧上颌C滞留。

3. 治疗计划

方案一：拔除双侧上颌C，即刻种植，贴面修复11、12、21、22。方案二：正畸治疗关闭缝隙，拔除双侧上颌C，即刻种植。患者选择方案一。

4. 治疗过程（图1～图30）

（1）DSD指导二维的排牙，结合口扫数据，实现三维排牙，打印3D模型，与患者沟通后确定方案。

（2）种植导板设计：在DSD指导下排牙的辅助下，进行数字化导板的设计，参考以下原则进行设计，垂直向种植体位于未来龈缘下3～4mm，唇舌向上位于唇侧骨弓轮廓线内侧至少2mm，近远中向距离邻牙1.5mm以上，制作并打印数字化导板。

（3）手术过程：患者术前先口外进行导板试戴确保无就位障碍，消毒后进入手术室，先口内就位，打麻药，不翻瓣，上种植导板，逐级备洞，13和23均植入Straumann BLT 3.3mm×12mm种植体各1颗，初始稳定性均达35N·cm，均上封闭螺丝各1个，唇侧跳跃间隙植入低替代率的骨移植材料，盖Bio-Gide及CGF膜，4-0不可吸收线缝合，常规种植术后医嘱。

（4）拆线：术后2周拆线。

（5）二期手术：注射少量麻药，切开取出封闭螺丝，上愈合帽，利用口扫椅旁制作马里兰桥临时修复。

（6）最终修复：双侧上颌2-2全瓷贴面修复，13、23全瓷冠修复。

作者单位：广州医科大学附属口腔医院

通讯作者：王丽萍；Email: wangliplj@126.com

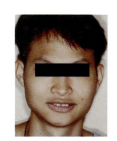

图1　术前正面像

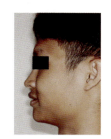

图2　术前左侧面像

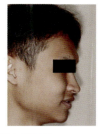

图3　术前右侧面像

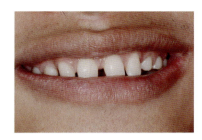

图4　术前面下1/3正面像

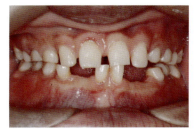

图5　术前口内正面像

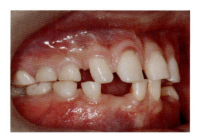

图6　术前口内45°像1

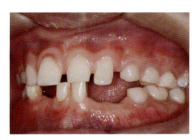

图7　术前口内45°像2

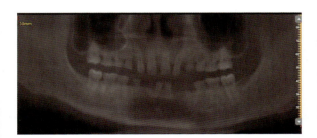

图8　术前影像

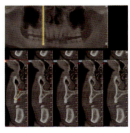

图9　术前CT显示骨量

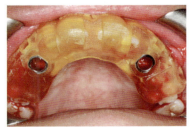

图10　导板下备洞

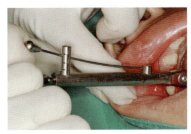

图11　初始稳定性良好，扭矩达35N·cm

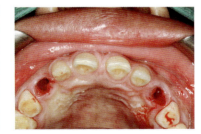

图12　备洞完成

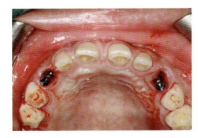

图13　植入BLT 3.3mm×12mm种植体各1颗，初始稳定性均达35N·cm

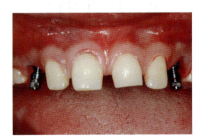

图14　唇侧观

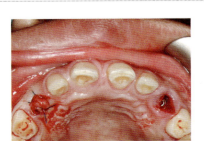

图15　CGF膜覆盖

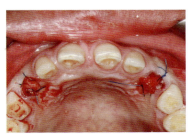

图16　缝合

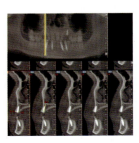

图17　CT显示种植体位置1

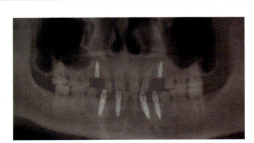

图18　CT显示种植体位置2

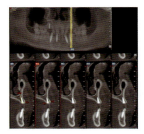
图19 CT显示种植体位置3

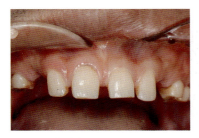
图20 二期手术1

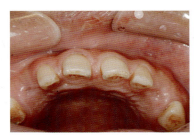
图21 二期手术2

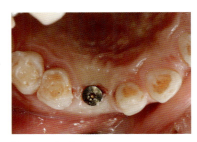
图22 二期手术3

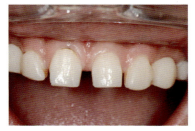
图23 二期手术4

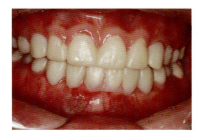
图24 诊断蜡型1

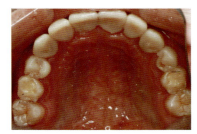
图25 诊断蜡型2

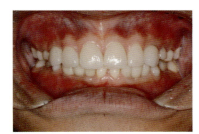
图26 最终修复

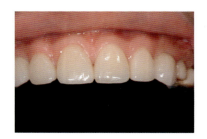
图27 最终修复完成

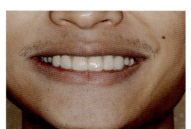
图28 修复后面下像1

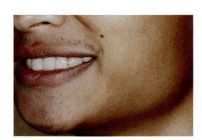
图29 修复后面下像2

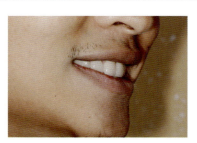
图30 修复后面下像3

二、讨论

（1）美学区种植修复：唇侧骨板厚度和种植体的位置是决定种植修复后牙槽骨及牙龈稳定性的重要因素。

（2）本病例特色：DSD指导下的排牙为数字化导板的设计提供数据支持（垂直向种植体位于未来龈缘下3～4mm，唇舌向上位于唇侧骨弓轮廓线内侧至少2mm，保证植种体唇侧至少2mm的骨量，近远中向距离邻牙1.5mm以上），保证了未来植体的精准三维位置，为不翻瓣的即刻种植修复提供了技术保障。

参考文献

[1] Rojas-Vizcaya F. Prosthetically guided bone sculpturing for a maxillary complete-arch implant-supported monolithic zirconia fixed prosthesis based on a digital smile design: A clinical report[J]. J Prosthet Dent, 2017,118(5):575–580.

[2] Z. Jafri, N. Ahmad, M. Sawai, et al. Digital Smile Design–An innovative tool in aesthetic dentistry[J]. J Oral Biol Craniofac Res, 2020, 10(2): 94–198.

[3] C. Coachman, M.A. Calamita, N. Sesma.Dynamic Documentation of the Smile and the 2D/3D Digital Smile Design Process[J]. Int J Periodontics Restorative Dent, 2017, 37(2) : 183–193.

2颗中切牙早期种植即刻修复1例

曹霄宇 陆春露 刘璐

摘要

目的：本文介绍因外伤导致2颗中切牙缺失Ⅱ型种植并即刻修复1例。**材料与方法**：选取苏州口腔医院就诊的1例2颗中切牙因外伤缺失1个月，要求种植修复患者为研究对象；术前对患者进行全面的口腔检查、CBCT检查及DSD分析，并制作数字化种植导板。确定种植方案后，手术当天在导板指引下植入2颗种植体并于跳跃间隙植入Bio-Oss骨粉，制作种植体支持式临时修复义齿进行即刻修复，术后3个月利用动态挤压技术进行牙龈塑形；术后6个月后进行永久性修复。**结果**：种植体植入6个月复诊，CBCT显示骨结合良好，唇侧骨板完整。临床检查发现上颌2颗中切牙骨弓轮廓维持稳定，龈缘形态良好并维持稳定，并无"黑三角"产生。最终永久修复，白色美学效果良好。2年后复查，红白美学效果保持良好，患者对治疗效果非常满意。远期效果有待进一步观察。

关键词：外伤；Ⅱ型种植；数字化导板；即刻修复

种植修复治疗已成为牙列缺损及牙列缺失患者首选修复方案，针对美学区牙列缺损状况，种植修复治疗常常被视为复杂或高度复杂的临床程序，而美学区多颗牙缺失相对于单颗牙的种植修复治疗，其对于种植医生挑战性更高。美学区连续多颗牙缺失，面临的一个主要问题是种植体之间的软组织缺损。与单颗牙缺失相比，多颗牙缺失的多颗种植体支持式固定修复较难取得满意的软组织美学效果。2颗种植体之间的龈乳头高度取决于种植体之间的骨高度。种植体之间的牙槽嵴高度通常较低。一方面是由于拔牙之后牙槽嵴的降低或扁平化，另一方面是因为种植体之间距离不足所导致。若2颗种植体距离太近，相邻的吸收性骨缺损会叠加，导致种植体之间的骨高度降低，继而龈乳头降低，导致"黑三角"的产生。相邻2颗种植体之间距应>3mm才可恢复种植体间龈乳头高度。为满足此临床要求，一方面，可选择直径较小或种植平台缩窄的种植体；另一方面，利用数字化导航技术可以帮助种植体植入正确的三维位置，达到精准种植，减少美学并发症。对于美学区多颗种植修复唇侧龈缘水平位置则是由唇侧牙龈厚度与种植体边缘骨高度共同决定。

近年来，不翻瓣种植已成为一种可供选择的治疗方案。进行不翻瓣手术有利于保护种植体颈部牙龈形态，如牙龈乳头形态和龈缘与颈部牙槽嵴的自然结合，提高美学效果。不翻瓣需要合适的临床条件，这些条件包括厚的牙龈组织生物型、完整的唇颊侧骨壁。本病例因外伤2颗中切牙拔除1个月，唇侧骨板完整，骨弓轮廓无明显塌陷，中切牙之间牙龈乳头高度无明显降低，为获得良好美学效果，选择不翻瓣的早期种植，并选择使用窄直径种

植体及利用数字化导板技术辅助种植体精确植入，且跳跃间隙植骨来减少唇侧骨板吸收及牙龈萎缩等美学并发症。

一、材料与方法

1. **病例简介** 20岁女性患者。主诉：上颌两颗门牙因外伤于外院拔除1个月，要求种植修复。现病史：患者上颌2颗门牙1个月前因外伤致根折，于外院拔除，为求治疗，来我院就诊。既往史：既往体健，否认系统性疾病史，否认药物过敏史，无吸烟习惯。临床检查：颌面部左右对称，颞下颌关节无疼痛及弹响，口腔卫生状况尚可。开口度及开口型正常。双侧磨牙正中关系，前牙浅覆𬌗、浅覆盖，上颌2颗中切牙缺失，拔牙窝软组织已愈合，上颌前牙唇侧无明显凹陷，缺牙区无牙龈红肿、溃疡（图1~图5）。CBCT示：缺牙区唇侧骨板完整，拔牙窝内低密度影像，右上颌中切牙可用骨宽度约7.6mm，左上颌中切牙可用骨宽度约8.1mm，垂直向骨高度约16mm（图6、图7）。

2. **诊断** 上颌牙列缺损。

3. **治疗计划** 根据临床和CBCT检查并结合患者的美学期望值，进行美学风险评估。患者美学期望值高，笑线为高笑线，牙龈生物型属于中厚龈生物型，牙冠形态为卵圆形，且属于美学区多颗牙缺失，所以此病例具有高度美学风险（表1）。

（1）术前DSD分析（图8）。

（2）口腔扫描结合CBCT制作种植导板，拟于缺牙区11、21位点分别植入Nobel Active NP 3.5mm×13mm种植体1颗，并于跳跃间隙植入骨粉，即刻修复。

（3）种植体支持式临时修复义齿进行牙龈塑形。

作者单位：苏州口腔医院

通讯作者：曹霄宇；Email: cxy549824717@163.com

表1　美学风险评估

美学风险因素	风险水平		
	低	中	高
健康状况	健康，免疫功能正常		免疫功能低下
吸烟习惯	不吸烟	少量吸烟，＜10支/天	大量吸烟，>10支/天
患者美学期望值	低	中	高
唇线	低位	中位	高位
牙龈生物型	低弧线形、厚龈生物型	中弧线形、中龈生物型	高弧线形、薄龈生物型
牙冠形态	方圆形	卵圆形	尖圆形
位点感染情况	无	慢性	急性
邻面牙槽嵴高度	到接触点≤5mm	到接触点5.5~6.5mm	到接触点≥7mm
邻牙修复状态	无修复体		有修复体
缺牙间隙宽度	单颗牙（≥7mm）	单颗牙（≤7mm）	2颗牙或2颗牙以上
软组织解剖	软组织完整		软组织缺损
牙槽嵴解剖	无骨缺损	水平向骨缺损	垂直向骨缺损

（4）11、21单冠永久修复。

4. 治疗过程

（1）术前检查：拍摄口外及口内照片，进行DSD分析设计，制作美学蜡型，与患者沟通设计效果。拍摄CBCT评估骨质、骨量，结合口腔数字化扫描制作种植导板，术前1周行血常规、凝血功能及血糖检查。签署手术知情同意书（图9~图11）。

（2）一期种植手术：常规消毒，铺巾，术区阿替卡因局部浸润麻醉。种植导板指引下枪钻定位，偏腭侧利用15C手术刀片去除种植位点周围少量牙槽嵴顶牙龈组织，保留11、21位点间牙龈乳头，清除拔牙窝上部少量软组织，在种植导板指引下逐级备洞，方向杆反复确定植入位置、方向和深度，于11、21位点分别植入Nobel Active NP 3.5mm×13mm种植体1颗，初始稳定性35N·cm，口内安放临时基台，利用流体树脂初步粘接术前制作的甲冠，卸下临时基台及甲冠，口外调整穿龈部分，并进行高度抛光。口内安放封闭螺丝后，于两侧跳跃间隙内分别植入Bio-Oss骨粉，术后CBCT示种植体方向位置良好。临时修复义齿制作完成后，口内试戴，加扭矩至

15N·cm，将咬合调至无咬合接触（图12~图17）。

（3）术后2周复查：牙龈愈合良好（图18）。

（4）临时修复及牙龈塑形：术后3个月，X线片示种植体骨结合良好。11、21临时修复体为单冠螺丝固位树脂临时修复体。利用动态挤压技术多次对临时牙穿龈轮廓进行调整，诱导牙龈成形，1个月调整1次，共计调整3次（图19~图21）。

（5）个性化取模：过渡义齿修复后6个月，牙龈形态稳定。制作个性化取模杆，利用GC树脂分别将开窗式印模硬性连接，准确地将种植位置关系以及口内牙龈的穿龈形态转移到工作模型上。修复工艺中心利用CAD/CAM进行设计，制作个性化ASC基台氧化锆一体冠修复体（图22~图26）。

（6）最终修复：术后6个月拍摄CBCT示种植体骨愈合良好。11、21采用ASC基台实现螺丝固位，穿出位点位于腭侧，修复体与周围软硬组织协调，红白美学效果良好，患者非常满意，咬合调整，抛光（图27~图36）。

（7）术后随访：患者最终修复完成后1年复查，种植修复体固位稳定，11、21近远中牙龈乳头充盈，无明显"黑三角"，2颗种植修复体唇侧龈缘高度稳定，且协调一致，影像学显示种植体骨结合良好。对于种植体周围软组织的变化，我们利用数字化口扫技术进行了记录对比，发现术后1年半与术后2年的软组织情况，无论是软组织的体积轮廓及唇侧唇侧龈缘位置均无明显变化（图39、图40）。

（8）使用材料：Nobel Active 种植体（Nobel Biocare，瑞典）；Bio-Oss骨粉0.25g（Geistlich，瑞士）；Nobel角度螺丝通道基台（ASC基台，Nobel Biocare，瑞典）。

二、结果

种植体最终修复完成1年后复诊，CBCT显示种植体周围骨影像较为致密，唇侧骨板完整，且厚度＞1mm。临床检查发现2颗中切牙骨弓轮廓维持稳定，11、21龈缘曲线协调一致，且种植体周围软组织色粉、质韧，附着龈点彩明显，龈乳头充满牙间隙。种植修复体牙冠的形态、色泽和大小匹配，自然协调。红白美学效果良好，患者对治疗效果非常满意。远期效果有待进一步观察。

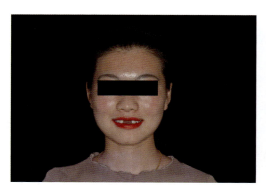

图1　术前正面像

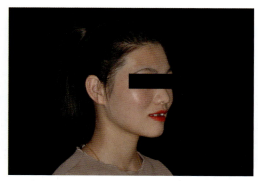

图2　术前45°侧面像

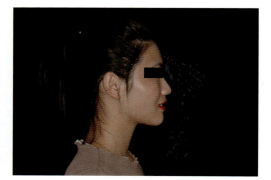

图3　术前90°侧面像

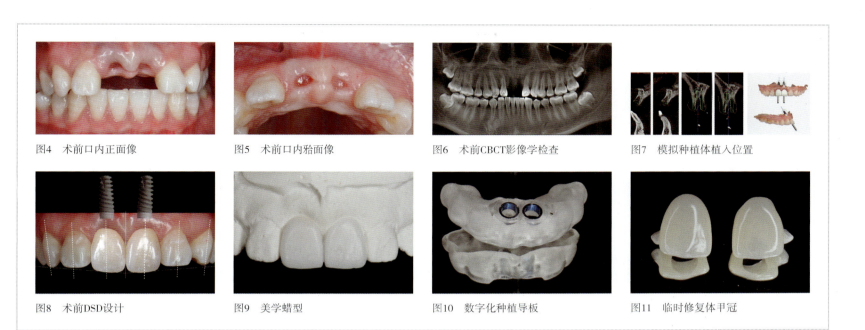

图4 术前口内正面像　图5 术前口内殆面像　图6 术前CBCT影像学检查　图7 模拟种植体植入位置

图8 术前DSD设计　图9 美学蜡型　图10 数字化种植导板　图11 临时修复体甲冠

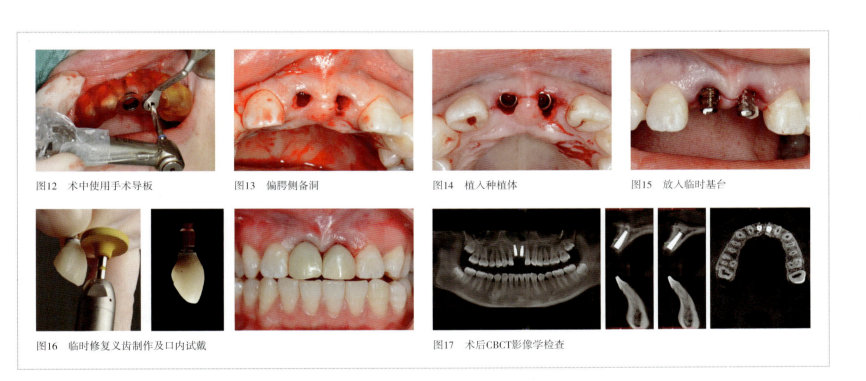

图12 术中使用手术导板　图13 偏腭侧备洞　图14 植入种植体　图15 放入临时基台

图16 临时修复义齿制作及口内试戴　图17 术后CBCT影像学检查

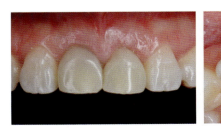

图18 术后2周复诊口内正面像及殆面像

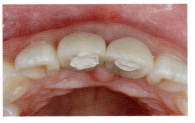

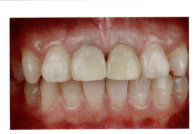

图19 牙根塑形3个月　图20 牙根塑形6个月

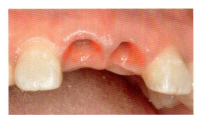

图21 最终修复前牙龈袖口形态

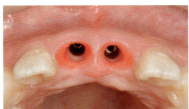

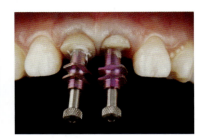

图22 制作个性化转移杆

图23 口内个性化取模

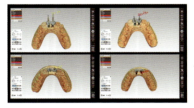

图24 ASC基台设计

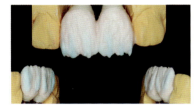

图25 全瓷冠的加工，上瓷染色

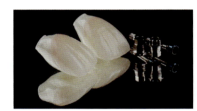

图26 永久修复体口外像

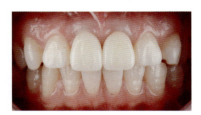

图27 永久修复体口内正面咬合像

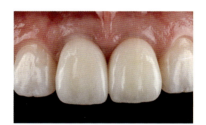

图28 最终修复体口内正面像

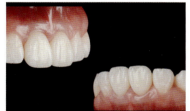

图29 最终修复后口内侧面像

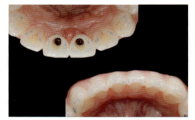

图30 最终修复秴面像

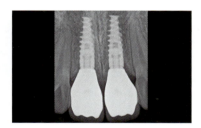

图31 修复后即刻拍摄X线片

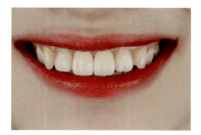

图32 口外微笑像

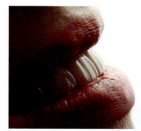

图33 口唇像

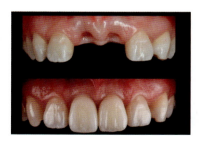

图34 术前、术后口内正面像对比

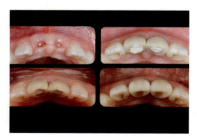

图35 术前、术后骨弓轮廓对比

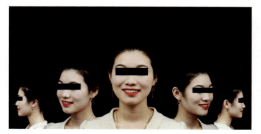

图36 最终修复完成后口外面像

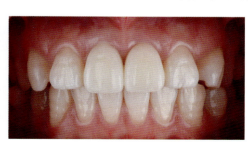

图37 修复完成后1年口内正面像

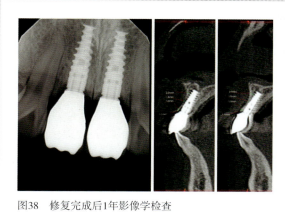

图38　修复完成后1年影像学检查

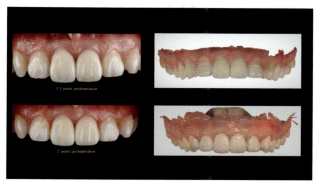

图39　术后1年半及术后2年软组织数据采集

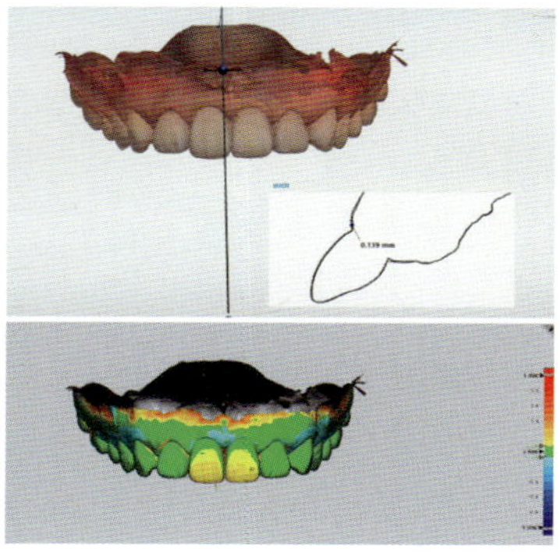

图40　术后1年半及术后2年软组织数据对比

三、讨论

1. 种植时机的选择

2003年和2008年国际口腔种植学会共识研讨会上，提出种植时机分类：即刻种植（Ⅰ型种植）、软组织愈合的早期种植（Ⅱ型种植）、部分骨愈合的早期种植（Ⅲ型种植）、延期种植（Ⅳ种植）。Ⅱ型种植属于拔牙后4~8周进行种植，此时牙槽嵴三维变化较小，牙槽窝的骨组织条件与Ⅰ型牙槽窝特点相似。并且有利条件是牙槽窝表面软组织已经愈合。进行Ⅱ型种植时，通常在牙槽窝的根尖区缺乏具备临床意义的新骨充填，种植窝预备和种植体植入与Ⅰ型种植相似。Ⅰ型、Ⅱ型和Ⅲ型种植，若种植体周围所有骨壁完整（或基本完整），若跳跃间隙<2mm，为避免牙槽窝唇侧骨板在愈合过程中发生骨吸收，仍植入低替代率的Bio-Oss植骨材料。通过跳跃间隙植骨，以低替代率骨移植材料充填并促进间隙骨质生成，最终获得种植体周围稳定骨质，为软组织的稳定提供支撑。本病例患者就诊时，已于外院拔除2颗外伤牙1个月，缺牙区骨质佳、骨量足，牙槽嵴唇侧丰满度可，因此我们采用早期种植即刻修复的治疗方案。并于种植同时于跳跃间隙植入了Bio-Oss骨粉，用于维持唇侧骨板厚度。种植体的植入扭矩>35N·cm，术后进行了即刻修复。即刻修复不但可满足患者尽快恢复美观的需求，还有利于稳定植骨材料并维持软组织的形态。序列化的牙龈塑形是获得红色美学的关键步骤，为获得协调美观的软组织形态，需要进行多次临时牙冠穿龈形态调整来改变穿龈轮廓。本病例在经过3个月骨结合后，共调整3次临时修复体形态，最终11、21龈缘形态协调，种植体间牙龈乳头高度维持稳定。

2. 不翻瓣植入

Blanco认为不翻瓣种植及选择窄直径种植体在即刻种植中可以有效减少骨吸收及牙龈萎缩。我们进行不翻瓣手术有利于保护种植体颈部牙龈形态，如牙龈乳头形态和龈缘与颈部牙槽嵴的自然结合，提高美学效果。不翻瓣种植需要合适的临床条件，这些条件包括厚的牙龈组织生物型、完整的唇颊侧骨壁。本病例因外伤2颗中切牙拔除1个月，唇侧骨板完整，骨弓轮廓无明显塌陷，中切牙之间牙龈乳头高度无明显降低，为获得良好美学效果，选择不翻瓣的早期种植，并选择使用3.5mm宽的窄直径种植体及利用数字化导板技术辅助种植体精确植入。

3. 多颗牙缺失数字化导板指引种植

前牙多颗种植修复不仅要求恢复患者咀嚼、言语等生理功能，同时还要求恢复其美观功能。因此，需特别注意的两个问题：其一，多颗种植体均在理想的三维位置（多颗牙缺失种植时，缺乏参照物，定位效果困难，故建议使用数字化导板辅助定位）。其二，种植体之间牙龈乳头的重建。修复多颗缺失牙时，应注意各种植体近远中，为未来牙龈乳头的美学重建留出必要空间。上颌前部多颗相邻牙缺失的固定修复，尤其是与种植体之间软组织轮廓相关的美学效果缺乏可预期性。种植牙周围软组织较天然牙缺少牙周韧带来源的血液供应，龈乳头萎缩更为明显。多颗牙缺失种植修复时，Tarnow等研究显示，种植体间龈乳头高度平均可达3.4mm。Tarrow等的另一项研究显示，种植体周围骨组织有1.34~1.4mm的改建范围。为预防牙龈乳头的萎缩，2颗种植体基台连接处应保持3mm的水平距离。利用数字化技术，可以精确定位种植体之间的距离，减少因种植体植入位点不佳引起的美学并发症。

4. 牙龈塑形

种植体支持式临时修复进行牙龈塑形可以为最终的种植美学修复提供理想的软组织条件。对美学区种植永久冠修复前用树脂临时冠进行牙龈塑形，使种植体修复体颈部龈缘接近自然牙齿状态，使龈缘光滑、美观、与邻牙协调一致，真正有种植牙冠从牙龈中"长出来"的美观效果。而和谐美观的种植修复体周围牙龈美学，是与诸多因素相关，如缺牙区的骨丰满度、牙龈厚薄、牙龈是否存在炎症、牙龈乳头部位是否有相应的牙槽突起等。只有在满足上述条件的基础上进行牙龈诱导才能达到比较满意的美学效果。对于种植体穿龈部分，Suhuan等学者提出了关键轮廓区及次要关键轮廓区的概念，关键轮廓区是指龈缘下方1.0～1.5mm，理想上，关键轮廓区的形态设计与同名天然牙一致。一方面，关键轮廓区在唇侧决定龈缘水平和临床冠长度；另一方面，在邻面确定龈外展隙形态，决定牙冠的形态（方圆形/卵圆形/尖圆形）。次要关键轮廓区是指关键轮廓区下方至种植平台。次要关键轮廓区首选略凹的形态设计，预留软组织增厚的空间。本病例在即刻修复制作临时修复时，将次要关键轮廓区调整为浅凹形态，为Bio-Oss植骨材料预留空间，同时避免对软组织过度施压。对于关键轮廓区的唇侧修除0.5~1mm以使龈缘略向冠向移位，并避免炎性肿胀期过度的压力导致龈缘退缩。待骨结合良好后，利用流体树脂对唇侧及邻面关键轮廓区进行调整，使11、21龈缘协调，牙龈乳头轻微增长，充满邻间隙。

5. ASC基台的使用

本病例通过使用ASC角度螺丝通道基台实现螺丝固位，避免粘接固位可能造成的粘接剂残余引发种植体周围炎的风险。另外，将螺丝孔位于切端的穿出点移至腭侧，有益于获得理想美学修复效果。同时基台采用Nobel Procera使用的冷焊接技术，基台金属适配器与氧化锆全瓷基底依靠机械固位，具有非常高的精确就位和密合程度。

综上所述，美学区多颗牙缺失种植修复具有极大的美学风险。正确合理的治疗程序是获得良好美学效果的关键。本病例通过术前美学分析、数字化导航技术、精确三维位置植入、跳跃间隙植骨、即刻修复、牙龈塑形、个性化取模、个性化全瓷修复获得了较为理想的短期内的美学修复效果，长期美学效果有待继续观察、随访。

参考文献

[1] Buser D, Chappuis V, Belser UC. Implant placement post extraction in esthetic single tooth sites: when immediate, when early, when late?[J]. Periodontol 2000, 2017 Feb, 73(1):84–102.

[2] Furze D, Byrne A, Alam S, et al. Influence of the fixed implant–supported provisional phase on the esthetic final outcome of implant–supported crowns: 3–year results of a randomized controlled clinical trial.Clin Implant Dent Relat Res, 2019 Aug, 21(4):649–655.

[3] Wittneben JG, Buser D, Belser UC, et al. Peri–implant soft tissue conditioning with provisional restorations in the esthetic zone: the dynamic compression technique. Int J Periodontics Restorative Dent[J].Int J Periodontics Restorative Dent, 2013 Jul–Aug, 33(4).

[4] Limmer et al. Complications and Patient–Centered Outcomes with an Implant–Supported Monolithic Zirconia Fixed Dental Prosthesis: 1 Year Results[J]. J Prosthodont, 2014, 23(4):267–275.

[5] Moscovitch. consecutive case series of monolithic and minimally veneered zirconia restorations on teeth and implants: up to 68 months[J]. Int J Periodontics Restorative Dent, 2015, 35(3):315–323.

[6] González–Martin O, Lee E, Weisgold A, et al. Contour Management of Implant Restorations for Optimal Emergence Profiles: Guidelines for Immediate and Delayed Provisional Restorations[J]. Int J Periodontics Restorative Dent, 2020 Jan/Feb, 40(1).

[7] Greer AC, Hoyle PJ, Vere JW, et al. Mechanical complications associated with angled screw channel restorations[J]. Int J Prosthodont, 2017, 30(3):258–259 .

上前牙即刻种植即刻修复合并天然牙牙体及软组织缺损的修复1例

雒琪玥　满毅　杨醒眉　伍颖颖　向琳

摘　要

美学区种植修复相比颌骨其他区域更具风险与挑战性。理想的修复效果取决于患者风险评估、正确的种植体位置、软组织稳定性、临时修复体的应用等因素。在本病例中，患者为年轻女性，22牙根纵折，断面位于根中1/3，拟行种植修复。通过CBCT可以看到，患牙唇侧骨板完整，唇侧骨板厚度1.1mm，牙槽嵴宽度6.7mm。同时，伴有11、21的缺损以及23 Miller I 类牙龈退缩。患者无吸烟习惯、中位笑线、薄龈生物型，总体风险评估为中风险；微创分根拔牙，最大限度地保留唇侧牙槽骨；种植体唇侧边缘设计在距离唇侧骨壁外缘2.5mm，通过数字化全程导板实现精准植入，跳跃间隙内植骨，唇侧丰满的骨轮廓可为软组织提供充足的支撑；种植手术同期行游离结缔组织移植（CTG），供区为上后牙腭侧，软组织固定采用经前庭切口骨膜下隧道技术，保证了软组织稳定性；术前数字化预成牙壳，术后即刻修复，利用临时修复体双交叉悬吊缝合，种植位点邻牙唇侧粘舌扭，帮助邻牙冠向复位。在最终修复阶段，同样遵循美学引导的原则。戴用临时修复体3个月后，牙龈袖口得到充分塑形；修复前遵循术前DSD设计，获取理想修复体形态；mock-up引导下牙体预备，保证了备牙的精确性；基牙预备体与种植牙一同取模，种植位点制作个性化转移体，使穿龈袖口形态得以复制。通过术前分析与设计、即刻种植同期软组织增量、临时修复、最终修复这4个阶段的治疗，1例上前牙即刻种植合并天然牙牙体及软组织缺损的病例，取得了较为理想的美学效果。

关键词：即刻种植即刻修复；天然牙牙体及软组织缺损修复；游离结缔组织移植；经前庭沟切口的骨膜下隧道技术（vestibular incision subperiosteal tunnel access，VISTA）；数字化导板

一、材料与方法

1. **病例简介**　患者为年轻女性，22根折无修复价值，拟拔除后行即刻种植；11、21、22根管治疗后3个月，伴有切端牙体缺损累及切角，11、21根尖均有阴影，无自觉症状，牙体牙髓科会诊后建议观察。23牙可见Miller I 类牙龈退缩。

2. **诊断**　22根折；11、21、22慢性根尖周炎；11、21、22牙体缺损。

3. **治疗计划**　22即刻种植即刻修复；23冠向复位；11、21全冠修复。

4. **治疗过程**（图1～图27）

（1）第一阶段：术前设计。口内分析：患者11、21、22牙体缺损，23龈缘退缩；面部分析：中位笑线，面下1/3高度不足。CBCT示：22唇侧骨壁完整，牙槽嵴顶宽度6.3mm，牙槽窝内根长7.5mm左右。在术式的选择上，根据22骨量以及牙槽窝未见急性炎症，且患者咬合稳定，无夜磨牙习惯，我们认为22可以进行即刻种植即刻修复；同时，患者为薄龈生物型，

需要同期进行游离结缔组织移植以增加软组织厚度，避免唇侧牙龈退缩风险；另外，针对23的Miller I 类牙龈退缩同样需要进行软组织增量，可以采用经前庭沟切口的骨膜下隧道技术（VISTA）固定CTG，实现23的冠向复位。经过分析，设计Nobel Active 3.5mm×13mm种植体全程导板，种植体肩台设计在龈缘下3.5mm，种植体距离唇侧骨壁外缘2.5mm，种植体长轴从切端穿出，未来利用20° ASC基台可将螺丝通道开口修整至腭侧，实现螺丝固位。同时结合CBCT的Dicom数据与模型扫描地STL数据，设计并打印临时修复体的牙壳，以供术后Pick-up。

（2）第二阶段：种植手术。术前分根，微创拔除患牙，避免对唇侧骨壁的损伤。导板全程引导备孔，使用平行杆检查备孔的轴向及深度，备孔完成后可见偏唇侧的拔牙窝洞以及偏腭侧的种植窝洞；手动植入种植体，可见唇侧跳跃间隙＞2mm。之后就位临时基台，使用术前切削的牙壳及光固化树脂进行Pick-up。临时修复体唇侧穿龈轮廓应为凹面形，龈缘冠方为凸面形，呈S形曲线。这样的形态有利于龈缘向冠方爬行，并在颈部形成足够厚的软组织。同时，穿龈部分近远中向应缩窄，为龈乳头的附着预留空间。下面，进行经前庭沟切口的骨膜下隧道技术。

首先做21-23龈沟内切口，再在前庭沟处做2个垂直小切口，以该切口为入路，将牙龈组织与骨面潜行分离，形成隧道，分离范围为冠方达龈沟及

作者单位：四川大学华西口腔医学院

通讯作者：满毅；Email: 780203@126.com

龈乳头，根方超过膜龈联合，使龈瓣能充分松弛并无张力复位至釉牙骨质界。相比于传统的隧道技术，这种技术由于增加了垂直切口，操作更加简便，分离更加彻底。

接着，从上颌后牙区腭侧获取上皮下结缔组织，这里我们采用的是单切口技术，一共分为6刀：首先为距离龈缘2~4mm的垂直切口，接下来做半厚的信封切口，最后做远中垂直切口，取下了一块20mm×4mm的CTG，三角褥式缝合关创。使用6-0普理林缝线将获得的上皮下结缔组织从受区龈沟内切口处牵引植入隧道内，使其覆盖23根方及22唇侧骨板外缘，结缔组织两端分别固定于22近中及23远中龈乳头根方。跳跃间隙内严密填塞骨替代材料，这里我们采用的是去蛋白牛骨基质。间断缝合关闭前庭沟切口。

最后，进行受区关创。23远中添加树脂翼，双交叉悬吊缝合牵拉远中龈乳头；23唇面酸蚀后粘舌纽，帮助冠向复位，就位调整好的临时修复体，临时修复体近远中同样制备树脂翼，22近远中龈乳头双交叉悬吊缝合，向冠方牵拉龈乳头；23唇侧7-0普理林龈缘悬吊缝合将龈瓣悬吊在釉牙骨质界稍冠方，利用流体树脂将缝线固定在舌纽上。

（3）第三阶段：临时修复。术后进一步调整临时修复体：咬合调整，至22正中、前伸、侧方均无咬合接触；形态调整，至与12形态协调。术后每个月复查，可见种植体周逐渐形成成熟的软组织，"黑三角"逐步关闭；23冠向复位效果稳定至3mm；检查咬合，确保22各向运动无接触。

（4）第四阶段：最终修复。术后4个月，CBCT确认种植体周骨结合良

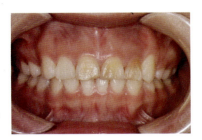
图1　初诊口内像

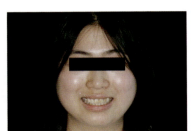
图2　初诊面部像

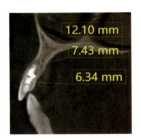
图3　术前CBCT

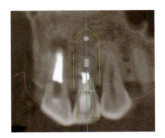
图4　种植导板设计

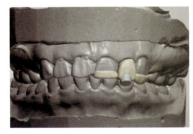
图5　数字化牙壳设计

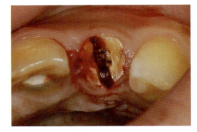
图6　分根

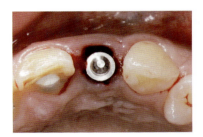
图7　种植体植入

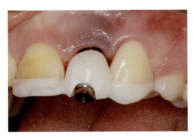
图8　术中Pick-up

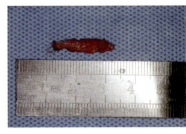
图9　游离结缔组织

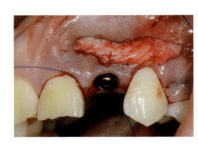
图10　隧道技术

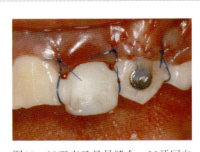
图11　22双交叉悬吊缝合，23牙冠向复位

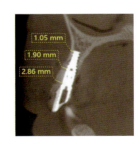
图12　术后CBCT

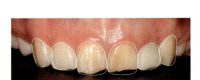
图13　DSD设计

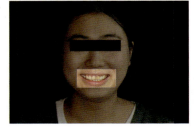
图14　DSD设计

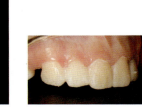
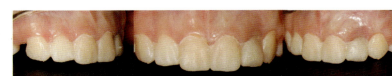
图15　mock-up后口内像

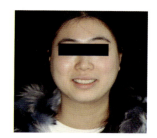
图16　mock-up后口外像

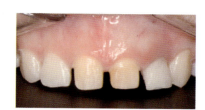
图17　牙体预备

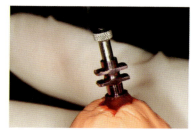
图18　个性化取模

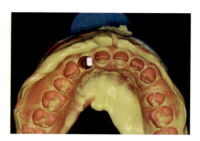
图19　完成印模

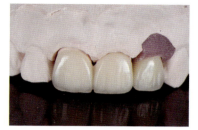
图20　最终修复体

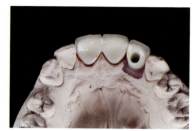
图21　最终修复体

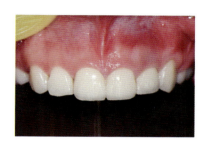
图22　戴牙后口内像

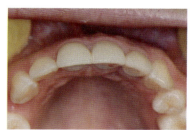
图23　戴牙后口内像

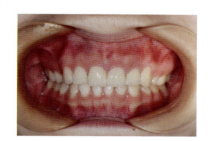
图24　戴牙后口内像

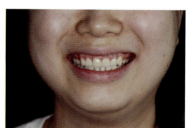
图25　戴牙后口外像

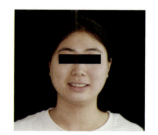
图26　戴牙后面部微笑像

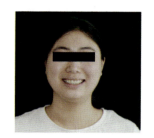
图27　戴牙后面部大笑像

好后，拟进行最终修复。沿用术前的DSD设计并再次在口内mock-up11、21mock-up引导下牙体预备，22牙位制作个性化转移体，复制临时修复体的穿龈轮廓，双组分硅橡胶一次法完成天然牙与种植体的取模。最终修复完成，可见牙龈凸度良好，龈缘高度协调。

戴牙6个月后复查，种植体周软组织保持健康，充盈，23龈缘高度未见明显退缩；种植体边缘骨高度维持良好。

二、讨论

本病例的亮点在于兼顾种植位点与天然牙，实现美学区整体、协调的美学效果，这一结果的实现依赖于以下几个要素：不翻瓣即刻种植，保存骨膜及骨膜下血管，减少边缘骨丧失；即刻修复，使临时修复体在愈合期可以更好地适应、塑形软组织；数字化导板，保证种植体理想的三维位置及轴向；软组织增量，实现种植体周更好的龈缘稳定性；天然牙冠向复位，改善龈缘高度，实现更协调的美学效果。

参考文献

[1] Chen ST, Darby IB, Reynolds EC. A prospective clinical study of non-submerged immediate implants: clinical outcomes and esthetic results[J]. Clin Oral Implants Res, 2007 Oct,18(5):552-562.

[2] Araújo MG, Silva CO, Souza AB, et al. Socket healing with and without immediate implant placement[J]. Periodontol 2000.,2019 Feb,79(1):168-177.

[3] Hämmerle CH, Araújo MG, Simion M.Osteology Consensus Group 2011. Evidence-based knowledge on the biology and treatment of extraction sockets[J]. Clin Oral Implants Res, 2012 Feb, 23 Suppl 5:80-82.

[4] Chappuis V, Araújo MG, Buser D. Clinical relevance of dimensional bone and soft tissue alterations post-extraction in esthetic sites[J]. Periodontol 2000, 2017 Feb,73(1):73-83.

[5] Morton D, Chen S, Martin W, et al. Consensus Statements and Recommended Clinical Procedures Regarding Optimizing Esthetic Outcomes in Implant Dentistry[J]. The International Journal of Oral & Maxillofacial Implants, 2014 29(Supplement), 186-215.

[6] Kyung Chul Oh, et al. Digital workflow to provide an immediate interim restoration after single-implant placement by using a surgical guide and a matrix-positioning device[J]. Journal of Prosthetic Dentistry, 2019 Jan, 121(1):17-21.

[7] Gil A, Bakhshalian N, Min S, et al. Treatment of multiple recession defects with vestibular incision subperiosteal tunnel access (VISTA): A retrospective pilot study utilizing digital analysis[J]. Journal of Esthetic and Restorative Dentistry, 2018, 30.

数字化引导下的美学区即刻种植及正畸种植联合治疗1例

文俊儒　谭震

摘要

目的：以合理的种植规划为基础，应用数字化技术精准引导美学区即刻种植，结合软组织塑形及正确的修复策略，以取得良好的美学效果。**材料与方法**：26岁男性患者，因上下前牙外伤前来就诊。患者11、21、31缺失，12、43牙根折，43Ⅲ度松动，下前牙排列不齐。建议患者拔除43，行下颌正畸治疗关闭31缺牙间隙。正畸治疗期间，行数字化导板引导下的12即刻种植，21延期种植。于12位点不翻瓣植入ITI BLT 3.3mm×12mm NC，SLA种植体1颗，于21位点植入ITI BLT 3.3mm×12mm NC，SLA种植体1颗，跳跃间隙内植入Bio-Oss骨粉。并采用临时修复体进行软组织塑形以取得理想的龈缘形态及穿龈轮廓。采用SRA基台联合切削Stramann PIB钛支架取得良好的修复轴向。正畸治疗结束后，在下颌牙列进行数字化导航引导下的43牙延期种植，在43位点植入ITI BLT3.3mm×12mm NC，SLA种植体1颗，采用Bio-Oss骨粉植骨并覆盖Bio-Gide膜。二期进行自体结缔组织移植，以进一步恢复种植位点颊侧轮廓凹陷。后期拟行临时修复及软组织塑形。**结果**：在合理治疗计划指导下，结合多学科联合治疗及数字化技术，实施美学区即刻种植。上颌在数字化导板引导下实现了不翻瓣精确植入。术中植骨取得了良好的颊侧骨组织增量效果。术前12颊侧骨壁厚度0.77mm，术后即刻12颊侧骨壁厚度3.04mm、21颊侧骨壁厚度2.85mm。术后1年随访，12颊侧骨壁厚度2.64mm、21颊侧骨壁厚度2.64mm。经软组织塑形及正确的修复策略，取得了良好的红色美学、白色美学效果。下颌在数字化导航的引导下完成种植体植入。种植手术同期引导骨组织再生取得了良好的骨增量效果，恢复了凹陷的颊侧轮廓，并结合软组织移植以进一步实现软组织增量，为理想的美学效果打下了基础。

关键词：即刻种植；数字化导板；数字化导航；自体结缔组织移植

美学区种植一直是口腔种植领域关注的焦点。为了达到理想的美学效果，合理的治疗流程与高水平的种植技术缺一不可。合理的种植流程依托于准确的术前诊断、全面的治疗计划、合理的时间管理，以及多学科联合治疗评估。除此以外，精确的种植手术与良好的软组织管理更是缺一不可。在数字化技术的辅助下，种植医生可以更有保证地实现种植设计的精确实施。数字化导板、导航技术的灵活应用，合理选择使"虚拟照进现实"。软组织塑形、软组织移植等软组织管理技术使种植体周软组织健康及良好的红色美学得以实现。本病例将通过1例数字化引导下的美学区即刻种植及正畸种植联合治疗，论述上述因素在美学区种植中扮演的重要角色。

一、材料与方法

1. **病例简介**　26岁男性患者。主诉：上下颌前牙外伤3月，于我科要求行种植修复。现病史：患者3个月前因车祸致上下颌前牙外伤。11、21拔除3个月，43Ⅱ度松动。既往史：既往体健，无吸烟史，否认高血压、心脏病、糖尿病等系统性疾病史。否认过敏史、传染病史。无口服双膦酸盐类药物史。口外检查：面下1/3高度正常。颜面部基本对称，开口型、开口度正

常，双侧颞下颌关节区无压痛、弹响。口内检查：患者口腔卫生情况一般，龈上牙石（＋），软垢（＋），BOP（＋），未探及深牙周袋。11、21、31缺失；12冷侧（－），叩诊（－），无自发痛及夜间痛；31先天缺牙，近远中间隙约2mm；43Ⅱ度松动，龈缘红肿，冷侧（＋），叩诊（＋）。安氏Ⅰ类关系，下颌牙列不齐，中覆𬌗、中覆盖。影像学检查：12根折，折线位于根尖1/3，未见根尖周暗影；43根折，折线位于根中1/3，周围可见暗影。

2. **诊断**　11、21、31缺失；12、43根折；43慢性根尖周炎。

3. **治疗计划**

（1）拔除43。

（2）下颌正畸治疗，关闭31缺牙间隙，排齐牙列（正畸总时间约8个月）。

（3）正畸治疗期间，在导板引导下行12即刻种植，11、21延期种植。

（4）正畸治疗结束后，行43延期种植。

4. **治疗过程（图1～图29）**

（1）口内检查：患者拔除43，开始正畸治疗后，再次于我科就诊。见上颌缺位点颊侧丰满度良好。下颌缺牙区颊侧丰满度欠佳。牙冠形态为尖圆形。口外检查：患者瞳孔连线与𬌗平面基本平行。中位笑线。刻意闭口，唇部肌肉紧张。鼻唇角＜90°，上唇轻微塌陷。影像学检查：12牙折线位于根尖1/3，根尖周无暗影，颊侧骨壁厚度0.77mm，牙槽嵴最薄处4.97mm，颊侧有倒凹。21牙槽嵴最薄处5.16mm，少量垂直向骨缺损，邻面触点到牙

作者单位：四川大学华西口腔医学院

通讯作者：谭震；Email: tzdentist@163.com

槽嵴顶高度>7mm。43牙槽嵴近远中向宽度为6.67mm，牙槽嵴颊舌向厚度5.24mm。美学风险评估：中风险。

（2）设计数字化导板：对患者口腔软硬组织进行口扫，制作美观蜡型并仓扫，获得stl格式数据。患者术前CBCT导出为Dicom格式数据。进行种植设计。计划于12、21位点植入2颗ITI BLT 3.3mm×12mm NC，SLA种植体。穿龈设计4mm，颊侧骨壁1.5mm，颊侧预留跳跃间隙。12、21穿出轴向均偏唇侧，拟采用SRA角度基台改向。3D打印支架式导板。3D打印临时修复体：术前打印带翼板就位的临时修复体，预备口内Pick-up，行即刻修复。因患者有执勤任务，无法频繁复诊，放弃即刻修复。

（3）导板引导下不翻瓣即刻种植：术中微创拔除12，清理牙槽窝。导板引导下，不翻瓣植入种植体。12：ITI BLT 3.3mm×12mm NC，SLA；21：ITI BLT 3.3mm×12mm NC，SLA。12跳跃间隙内紧密填入Bio-Oss骨粉。初始稳定性达35N·cm。愈合帽关闭创口，龈乳头完整保留。术后CBCT：种植体轴向良好，12颊侧骨壁完整，厚度3.04mm。21颊侧骨壁厚度2.85mm。术后随访：术后1周、7周随访，软组织愈合良好。

（4）Pick-up制作临时修复体：术后12周，SRA基台将种植体穿出轴向由唇侧改为舌侧。置入临时基底，就位临时修复体，打入流体树脂。光固化后，修整出良好穿龈轮廓及卵圆形桥体黏膜面形态，抛光后戴入。戴入临时修复体：患者唇部肌肉紧张度缓解，鼻唇角约90°，上唇丰满度恢复。

（5）软组织塑形：临时修复体戴入后2周，可见初步形成的穿龈轮廓及龈缘形态。4周、8周、10周继续行软组织塑形。患者因疫情推迟复诊，戴入临时修复体5个月余，软组织形态良好。个性化印模：印模帽就位后，向穿龈部打入流体树脂，复制穿龈轮廓，形成个性化印模帽。轻体和重体硅橡胶取模。

（6）最终修复。制作桥架：切削Straumann原厂钛支架。口内试戴，可见支架与基台边缘密合，咬合间隙足够。制作最终修复体。戴入最终修复

体：可见红色美学及白色美学效果理想。红色美学评分9分，白色美学评分9分（满分10分）。修复后面像：与术前相比，患者鼻唇角恢复，上唇丰满度改善。唇部紧张缓解，患者微笑自然放松美观，不再刻意紧闭双唇。定期随访：终修复后1个月复查，可见龈缘位置稳定。术后1年CBCT显示：12颊侧骨壁厚度2.64mm，21颊侧骨壁厚度2.64mm。

（7）设计数字化导航方案：正畸治疗结束后，拟行43种植手术。术前检查可见43颊侧塌陷。由于患者仅单颗牙缺失，跨度较小，适合U形管固位，且时间紧张，拟采用导航手术，尽快缩短术前准备流程。制作美观蜡型，设计导航方案。CBCT示：牙槽嵴最薄处仅3.83mm。试戴U形管，注入速凝树脂，患者戴U形管拍摄CBCT。

（8）种植手术+GBR：导航引导下植入ITI BLT 3.3mm×12mm NC，SLA种植体。旋入愈合基台。在愈合基台支撑下填入Bio-Oss骨粉并覆盖Bio-Gide胶原膜。以实现部分垂直向骨增量。术后即刻CBCT示：颊侧硬组织厚度达3.57mm。

（9）二期手术同期自体结缔组织移植：术后3个月，行二期手术，暴露原愈合基台，更换为高愈合基台。于患者腭部取上皮下结缔组织，移植在43牙区。口扫取模：二期前口扫，虚拟模型上剪切下缺牙区软组织形态，术后上扫描杆，完成口扫取模。

二、结果

数字化引导下精准植入种植体的同时，取得了良好的软硬组织增量效果。术后1年随访，12颊侧骨壁厚度2.64mm，21颊侧骨壁厚度2.64mm。经软组织塑形及正确的修复策略，取得了良好的红白美学效果。下颌引导骨组织再生取得了良好的骨增量效果，恢复了凹陷的颊侧轮廓，并结合软组织移植以进一步实现软组织增量，为理想的前牙区美学效果打下了基础。

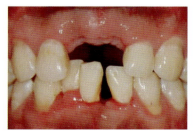

图1　正畸前口内像

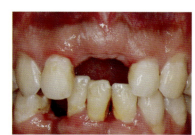

图2　正畸后口内像

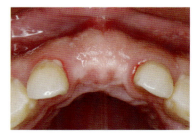

图3　上颌缺牙区牙槽嵴

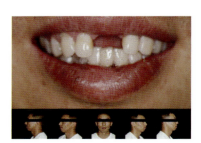

图4　术前面像

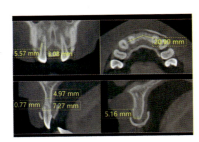
图5　术前CBCT（12-21）

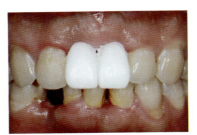
图6　上颌美观蜡型

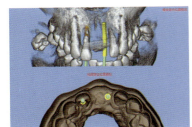
图7　导板设计

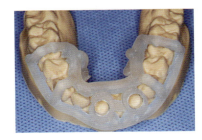
图8　3D打印支架式导板

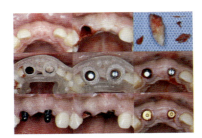
图9　上颌种植手术过程

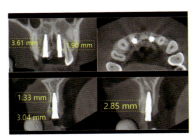
图10　术后CBCT（12-21）

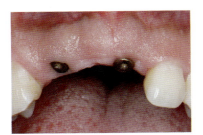
图11　术后12周口内愈合情况

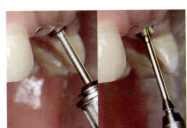
图12　SRA基台改向

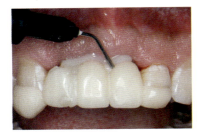
图13　口内Pick-up制作临时修复体

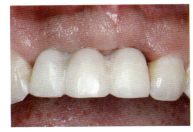
图14　戴入临时修复体

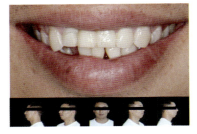
图15　临时修复后面像

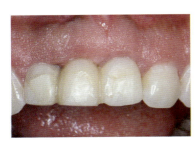
图16　软组织塑形后牙龈形态

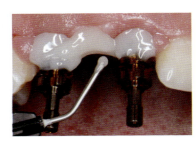
图17　个性化取模

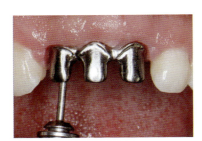
图18　试戴支架

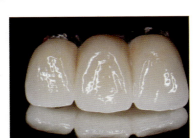
图19　最终修复体

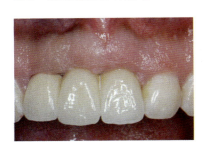
图20　最终修复口内像

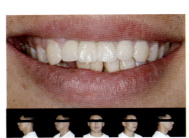
图21　最终修复后面像

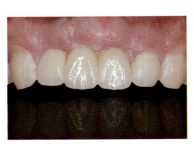
图22　最终修复后1个月复查

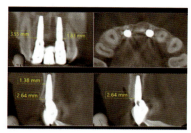
图23 术后1年CBCT（12-21）

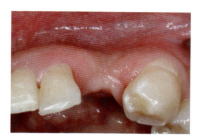
图24 上颌缺牙区牙槽嵴

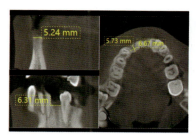
图25 术前CBCT（43）

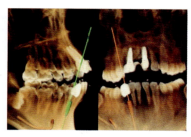
图26 导航设计

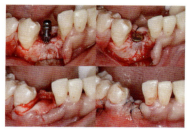
图27 下颌种植手术流程

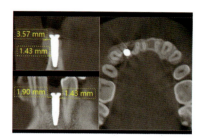
图28 术后CBCT（43）

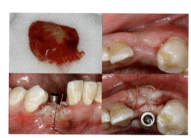
图29 二期手术同期结缔组织移植

三、讨论

理想条件下，前牙区即刻种植颊侧骨板厚度应 > 1mm。但实际临床工作中，尤其是东亚人群可能很难达到这一条件。美学区颊侧骨板厚度 < 1mm能否进行即刻种植尚存在争议。系统评价表明，单颗牙即刻种植与延期种植对颊侧骨板厚度影响可能并无统计学差异。虽然即刻种植后颊侧骨板的吸收不可避免，但适当的骨增量策略可以有助于维持颊侧骨板的稳定。关于术式的选择，系统评价表明，不翻瓣即刻种植的可预期性很高，也更有利于维持颊侧骨壁水平。同时，在掌握适应证的前提下，不翻瓣手术可以获得更好的美学效果，尤其是龈缘位置的维持。为了确保不翻瓣手术植入位点的精确性，数字化技术不可忽视。带固位钉导板引导下的不翻瓣手术被认为是最精确的数字化术式。随着数字化技术的发展与普及，数字化引导种植手术的可靠性及精确性已得到广泛承认，但也应当认识到数字化技术可能存在的误差及局限性。例如数据配准误差、模型制备误差、数据获取误差、3D打印误差、设计误差等。临床上，数字化流程的误差控制需要丰富的经验和标准化的数据处理流程，对种植医生来说，一定时间的学习曲线是必要的。越来越多的随机对照研究及系统评价认为，数字化引导种植手术较自由手更为准确，也正在美学区种植中展现出更大的潜力。

参考文献

[1] Chochlidakis KM, Geminiani A, Papaspyridakos P, et al. Buccal bone thickness around single dental implants in the maxillary esthetic zone[J]. Quintessence Int. 2017, 48(4).

[2] Araújo MG, Silva CO, Souza AB, et al. Socket healing with and without immediate implant placement[J]. Periodontol 2000, 2019, 79(1):168–177.

[3] Weigl P, Strangio A. The impact of immediately placed and restored single–tooth implants on hard and soft tissues in the anterior maxilla[J]. Eur J Oral Implantol, 2016, 9 Suppl 1:S89–S106.

[4] Xie YT, Jiang LL, He J, et al. Comparison of short–term clinical effect and assessment of influencial factors around single–tooth in the aesthetic area: immediate implant placement versus delayed implant placement[J]. Shanghai Kou Qiang Yi Xue[J]. 2019, 28(2):148–153.

[5] de Carvalho BC, de Carvalho EM, Consani RL. Flapless single–tooth immediate implant placement[J]. Int J Oral Maxillofac Implants, 2013, 28(3):783–789.

[6] Al Yafi F, Camenisch B, Al–Sabbagh M. Is Digital Guided Implant Surgery Accurate and Reliable?[J]. Dent Clin North Am, 2019, 63(3):381–397.

[7] Smitkarn P, Subbalekha K, Mattheos N, et al. The accuracy of single–tooth implants placed using fully digital–guided surgery and freehand implant surgery[J]. J Clin Periodontol, 2019, 46(9):949–957.

[8] Alsharbaty MHM, Alikhasi M, Zarrati S, et al. A Clinical Comparative Study of 3–Dimensional Accuracy between Digital and Conventional Implant Impression Techniques[J]. J Prosthodont. 2020 Mar, 29(3):277.

[9] Menini M, Setti P, Pera F, et al. Accuracy of multi–unit implant impression: traditional techniques versus a digital procedure. Clin Oral Investig, 2018, 22(3):1253–1262.

上前牙美学区即刻种植、即刻修复

白书荣

摘要

目的：前牙区即刻种植、即刻修复一直以来都是种植领域的热点话题。拔牙后即刻种植，有效缩短了手术疗程，减少了患者需多次手术的痛苦；即刻修复在缺牙等待期，满足了患者对美观的要求；另外，即刻修复有利于保存原有牙龈的形态，从而获得理想的软组织美学效果。本病例采用不翻瓣即刻拔牙即刻种植技术，术后通过即刻修复的暂时冠维持牙龈轮廓，牙龈诱导重塑牙龈外形，最终获得了良好的美学效果。

关键词：即刻种植；即刻修复；前牙区

一、材料与方法

1. 病例简介　24岁男性患者。主诉：上前牙外伤致牙冠折裂1天。现病史：患者骑车不慎跌倒致上前牙折裂、疼痛、出血、松动，口唇及面部软组织擦伤。排除颅脑损伤后，因上前牙折裂疼痛松动出血，要求前牙尽快修复。既往史：体健，无吸烟史，无过敏史。面部检查：11、22牙冠折裂；11、21、22牙龈出血肿胀，22近中龈乳头撕裂；前牙区开颌；口腔卫生不佳；低位笑线；口唇及颜面部轻度软组织挫伤。口内检查：11横行冠折，唇侧断端位于切1/3，腭侧断端位于牙冠中1/3，Ⅱ度松动，牙龈出血肿胀，附着龈宽度充足；21牙冠完好，牙龈出血肿胀，Ⅱ度松动，附着龈宽度充足；22牙冠斜行折裂，近中侧断端平龈，牙龈出血肿胀，近中牙龈乳头撕裂伤，牙齿不松动，附着龈宽度充足。影像学检查：11根折，根折线位于骨下2mm，剩余在骨内牙根长度约为8mm。唇侧骨壁完好，骨厚度约为1mm；21根折，根折线唇侧位于骨下约6mm，腭侧位于骨下约1.5mm。唇侧骨壁完好，骨厚度约为1mm。剩余在骨内牙根长度约为5mm；22牙根完好，斜行折线位于牙冠颈中1/3交界处，有＞1.5mm的牙本质肩领，未破坏生物学宽度，剩余牙体组织量约为17mm。

2. 诊断　11根折；21根折；22牙体缺损；慢性牙龈炎。

3. 治疗计划

（1）方案一：拔除11、21，可摘局部义齿修复；22根管治疗后纤维桩核+冠修复。

（2）方案二：拔除11、21，上颌3-3固定桥修复；22根管治疗后纤维桩核+冠修复。

（3）方案三：拔除11、21，早期种植修复；22根管治疗后纤维桩核+冠修复。

（4）方案四：拔除11、21，即刻种植修复；22根管治疗后纤维桩核+冠修复。

向患者交代病情及可选方案，同时告知患者各种方案的优缺点、治疗程序、可能出现的并发症和预后及费用等问题，患者选择方案四。

文献表明，即刻种植的适应证为Ⅰ类拔牙窝内唇侧骨板完整、唇侧骨厚度≥1mm、厚龈生物型、无感染，腭侧有足量的骨保证初始稳定性。本病例符合即刻种植的适应证，采用不翻瓣即刻种植技术，可获得良好的临床治疗效果。因患者前牙开𬌗，建议即刻修复。最终治疗方案：全口牙周洁治+22根管治疗+纤维桩+冠修复+11、21即刻种植+同期植骨+即刻修复。

治疗目标：恢复上前牙区的功能和美学效果。11、21微创拔牙后，采用不翻瓣即刻种植。跳跃间隙内植骨；术后采用即刻修复维持牙龈轮廓；术后3个月通过牙龈诱导，重塑牙龈生理外形；最后全瓷冠永久修复。22根管治疗后桩核加全瓷冠修复。

4. 治疗过程（图1~图27）

（1）第一阶段：22根管治疗；11、21手术阶段。①4%阿替卡因肾上腺素局部浸润麻醉，微创拔除11、21。②探查确认唇侧骨壁完整。③偏腭侧逐级制备种植窝洞。④11植入T-TECH 3.5mm×13mm种植体，21植入T-TECH 3.5mm×13mm种植体，种植体三维位置良好，种植体位于理想龈缘下方3~4mm，种植体初始扭矩为35N·cm，种植体与唇侧骨板跳跃间隙＞2mm，先安装直径4.5mm愈合基台，跳跃间隙内植骨，旋出愈合基台，取模型，制作临时牙，口内戴入临时牙。

（2）第二阶段：术后1周：11、21拆线；22纤维桩+暂时冠修复；术后2个月：11、21牙龈塑形。术后2个月复查可见11、21近远中牙龈乳头保存完好，唇侧轮廓丰满。测量11、21 ISQ值为75。取下临时冠，重新牙龈塑形，最终获得了良好的穿龈轮廓和袖口形态。暂时冠DSD，最终获得了符合前牙美学标准的暂时冠外形。

（3）第三阶段：11、21、22修复阶段。制作个性化转移杆，口内就

作者单位：山西大同书荣口腔门诊部

Email: 43664933@qq.com

位；制作个性化氧化锆基台，完成最终修复体，3周后口内戴入最终全瓷修复体，红白美学效果理想。

（4）复查阶段：戴牙3个月、6个月、12个月复查。

（5）使用材料：C-TECH 3.5mm×13mm种植体2颗，Bio-Oss 0.25g小颗粒骨粉1瓶，直径4.5mm、穿龈高度4mm的修复基台2个。

二、结论

在严格掌握适应证的情况下，前牙区即刻种植即刻修复可以获得良好的功能与美学效果。

三、讨论

前牙美学区不翻瓣即刻种植要求严格的术前规划，熟练的外科操作，将种植体植入到正确的三维位置上，并在唇侧预留2mm以上的间隙，以填入低替代率的骨移植材料，减少术后束状骨吸收导致的唇侧牙龈退缩。

上前牙区即刻种植并不能避免唇侧束状骨的吸收，但可以通过在间隙内植入低替代率的骨移植材料减少水平向骨丧失及软组织塌陷，严格掌握适应证，才能获得良好的修复治疗效果。

种植体初始扭矩＞35N·cm，并且没有咬合力过大风险因素时，首选即刻修复。

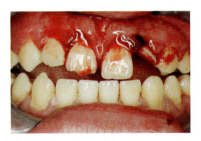

图1　术前口内正面像

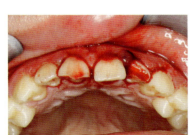

图2　术前口内𬌗面像

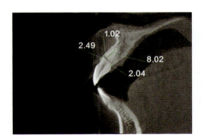

图3　术前CBCT显示11根折

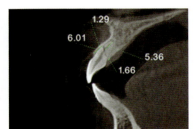

图4　术前CBCT显示21根折

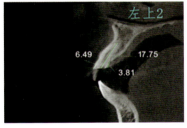

图5　术前CBCT显示22牙根正常

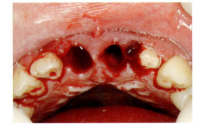

图6　术中微创拔除11、21

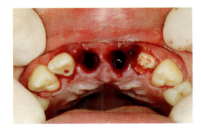

图7　术中11、21偏腭侧备洞

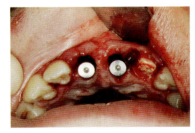

图8　术中种植体植入后旋入愈合基台，跳跃间隙内植骨

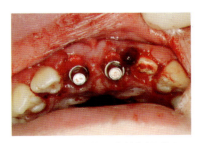

图9　术中旋入修复基台制作暂时冠

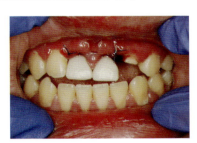

图10　术后

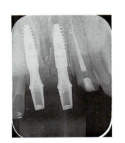

图11　术后种植体拍根尖片

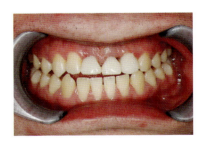

图12　术后1周

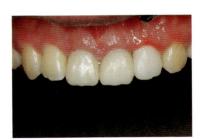

图13　术后2个月软组织塑形

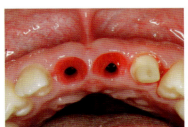

图14　11、21软组织塑形𬌗面像

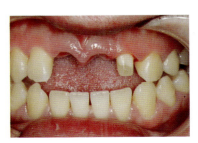

图15　11、21软组织塑形口内正面像

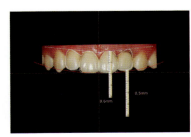

图16　DSD

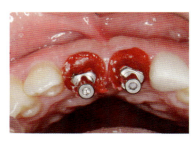

图17　制作个性化转移杆

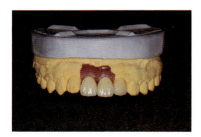

图18　完成全瓷牙

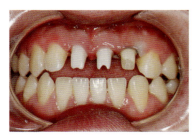

图19　11、21氧化锆个性化基台戴入口内的正面像

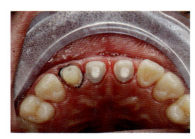

图20　11、21氧化锆个性化基台戴入口内的𬌗面像

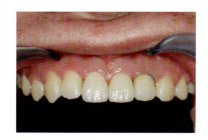

图21　11、21、22全瓷冠戴入口内正面像1

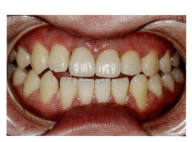

图22　11、21、22全瓷冠戴入口内正面像2

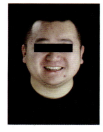

图23　11、21、22全瓷冠戴入正面像

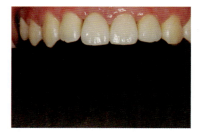

图24　11、21、22全瓷冠戴入口内1年的正面像1

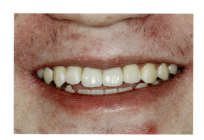

图25　11、21、22全瓷冠戴入口内1年的正面像2

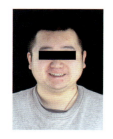

图26　11、21、22全瓷冠戴入口内1年的正面像3

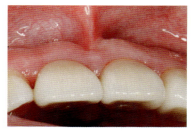

图27　11、21、22全瓷冠戴入口内1年的𬌗面像

参考文献

[1] Cardaropoli D, Gaveglio L, Gherlone E, et al. Soft tissue contour changest immediate implants: a randomized controlled clinical study[J]. Int J Periodontics Restorative Dent, 2014, 34(5):631–637.

[2] Cardaropoli D, Casentini P. Soft tissues and Pink Aesthetics, Quintessence Publishing, 2018.

[3] Botticelli D, Berglundh T, Buser D, et al. The jumping distance revisited: An experimental study in the dog[J]. Clin Oral Implants Res, 2003 Feb, 14(1):35–42.

[4] Redemagni M, Garlini G, D'Amato S. Key factors for predictable aesthetics in single tooth immediate implantation with provisionalization[J]. Oral Health Dent Manag, 2013, (4):222–229.

[5] Weigl, P; Strangio, A; The impact of immediately placed and restored single–tooth implants on hard and soft tissues in the anterior maxilla[J]. Eur J Oral Implantol, 2016, Suppl 1(9):S89–S106.

[6] de Carvalho BC, de Carvalho EM, Consani RL. Flapless single–tooth immediate implant placement[J]. Int J Oral Maxillofac Implants, 2013, 28(3):783–789.

Socket Shield技术在薄龈型左上侧切牙即刻种植中的临床应用及10个月临床随访

冯冰芝 刘传通

摘要

目的：探讨Socket Shield技术在美学区即刻种植中的临床应用，评估其随访10个月后的美学修复效果。**材料与方法**：女性患者，因左上前牙咬物折裂1周，影响美观及咀嚼功能前来就诊，要求行种植义齿修复。临床检查见22牙颈部折裂，达龈下1mm，根管口有牙胶充填物，牙根无松动，牙龈为薄龈生物型。CBCT示22牙长轴与骨长轴不一致，唇侧骨板＜1mm。诊断为22冠根折。术中近远中向分根，微创拔除腭侧牙片，保留约1mm厚度唇侧牙片，尽量偏切端方向预备种植窝洞，植入1颗Straumann BL 3.3mm×10mm种植体，放置愈合帽，约1mm跳跃间隙内植入Bio-Gene骨粉，取腭侧带上皮结缔组织填入愈合帽与唇侧牙龈间，缝合。2个月后制作种植体支持的临时冠修整牙龈，1个月后个性化取模制作Ti-base支持的氧化锆基台与铸瓷冠永久修复。**结果**：牙冠形态、牙龈轮廓、龈缘高度、骨弓轮廓与邻牙协调一致，近远中龈乳头充盈于邻间隙，种植修复效果良好。10个月随访观察显示，种植体周围软硬组织得到了良好的保存与维持，实现了良好的白色美学、红色美学、轮廓美学效果。**结论**：Socket Shield技术保留了黏骨膜瓣和牙周膜来源的血供，有利于保存唇侧薄层的束状骨，有效地维持了骨弓轮廓和唇侧牙龈的丰满度。但是该技术目前仍缺乏大量长期的临床观察、组织学证据和共识性操作指南，对术者的技术敏感性较高，存在一定的风险。

关键词：根膜技术；即刻种植；薄龈型

在拔牙后6个月内，牙槽骨水平向吸收达56%，垂直向吸收达11%～22%。然而即刻种植并不能阻止唇侧骨壁的吸收。最大限度地保存缺失牙周围的软硬组织是医患双方对种植治疗的共同目标。基于此，德国Hürzeler MB教授于2010年首次报道了Socket Shield技术，其研究证明：存留的唇侧牙片并未影响种植体的骨整合，并有利于唇侧骨壁的保存。本病例为左上侧切牙冠根折，通过Socket Shield技术对其进行种植修复治疗，并评价其美学修复效果。

一、材料与方法

1. 病例简介 40岁女性患者。左侧上侧切牙咬物折裂1周，影响美观及咀嚼功能，曾于外院行烤瓷冠修复10年余，现要求种植义齿修复。无系统性疾病史、无吸烟史，否认夜磨牙等副功能咬合史。临床检查：22牙颈部折裂，达龈下1mm，根管内有牙胶充填物，牙根无松动，薄龈生物型，高位笑线，PD2～3mm，BOP(−)，附着龈宽度可，Ⅱ度深覆𬌗。CBCT示：22牙长轴与骨长轴不一致，根尖未见明显阴影，唇侧骨壁厚度近颈部约0.5mm，近根中尖部菲薄。

2. 诊断 22冠根折。

3. 治疗计划

（1）术中微创拔除22腭侧牙片，预备种植窝，植入种植体，跳跃间隙植骨，当天应用透明压膜过渡义齿。

（2）术后2个月行种植支持的临时冠修整牙龈。

（3）术后3个月行永久修复。

4. 治疗过程（图1～图28）

（1）术前常规消毒，铺巾。局麻后应用高速涡轮机制备近远中向折裂沟，微创牙挺离断牙片，微创拔除腭侧牙片，保留约1mm厚度唇侧牙片，并使其不发生松动移位。徒手腭侧侧切，尽量偏切端方向逐级备洞，手感配合根尖部黏膜垂直切口探查根部无穿孔，植入1颗Straumann BL 3.3mm×10mm种植体，种植体颈部位于龈缘下3mm、骨面下1mm，扭矩25N·cm。植体未接触唇侧牙片，放置NC3mm高愈合帽，将Bio-Gene骨粉植入跳跃间隙，将腭侧带上皮结缔组织放置在愈合帽与唇侧牙龈间隙，5-0可吸收线缝合创口。

（2）因患者深覆𬌗，术后当天应用透明压膜过渡义齿即刻修复。

（3）术后10天，拆线。

（4）术后2个月，取模制作种植体支持的临时冠修整牙龈，削减临时冠唇侧颈部突度，引导牙龈生长。

（5）术后3个月，患者对于牙龈曲线和切端位置满意，个性化取模制

作者单位：温州医科大学附属口腔医院

通讯作者：刘传通；Email: 532314493@qq.com

作个性化氧化锆基台和铸瓷牙冠进行永久修复。

二、结果

历时3个月，完成了该患者22的种植修复治疗。患牙的牙冠形态、牙龈轮廓、龈缘高度、骨弓轮廓与邻牙协调一致，近远中龈乳头充盈于邻间隙，

种植修复效果良好。10个月随访观察显示，种植体周围软硬组织得到了良好的保存与维持，牙龈未见明显退缩，牙槽骨未见明显吸收，实现了良好的白色美学、红色美学、轮廓美学效果。术后10个月CBCT示唇侧骨壁仍保留＞2mm的厚度，根尖片示牙槽嵴顶骨量未见明显吸收，种植体周围未见明显的阴影。患者对修复效果满意。

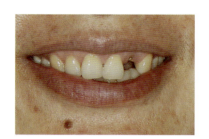

图1　术前微笑像

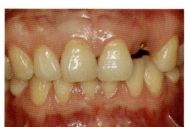

图2　术前口内正面像

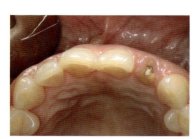

图3　术前口内𬌗面像

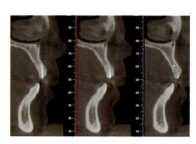

图4　术前CBCT矢状位截图

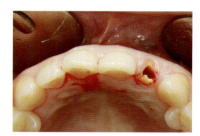

图5　术中近远中向分根

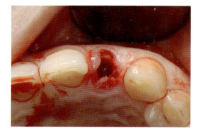

图6　拔除腭侧部分牙根，修整唇侧牙片

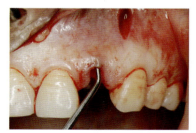

图7　确认牙片磨到牙槽嵴顶

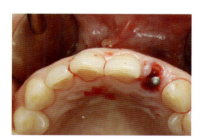

图8　尽量偏腭侧侧切定位种植体，保证跳跃间隙

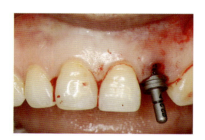

图9　深度位于未来龈缘下3～4mm

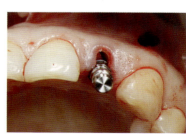

图10　切端穿出

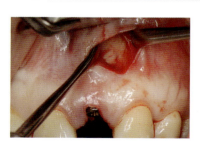

图11　根尖小切口确认有无骨穿孔

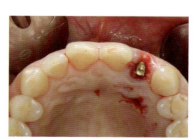

图12　punch取腭侧上皮封闭跳跃间隙

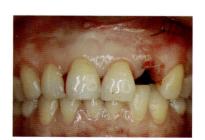

图13　缝合正面像

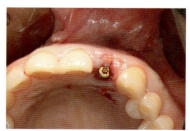

图14　缝合𬌗面像

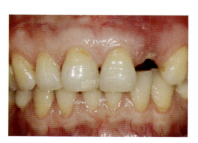

图15　术后1周口内正面像

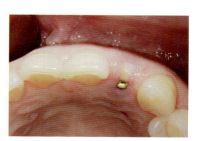

图16　术后1周口内𬌗面像

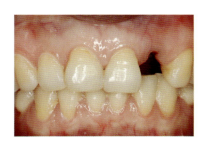
图17　术后1个月口内正面像

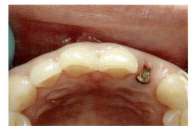
图18　术后1个月口内殆面像

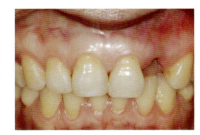
图19　术后2个月口内正面像

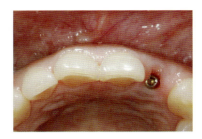
图20　术后2个月口内殆面像

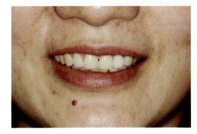
图21　术后2个月种植体支持临时冠初
　　　戴微笑像

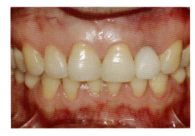
图22　术后2个月种植体支持临时冠初
　　　戴口内正面像

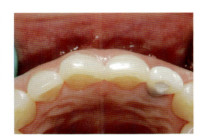
图23　术后2个月种植体支持临时冠初
　　　戴口内殆面像

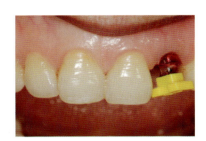
图24　术后3个月个性化取模

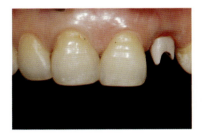
图25　永久修复个性化氧化锆基台

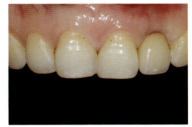
图26　永久修复铸瓷冠

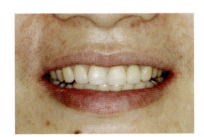
图27　永久修复微笑像

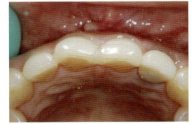
图28　永久修复口内殆面像

三、讨论

本病例患牙为薄龈型左上侧切牙，且根据朱一博等发表的上颌切牙解剖分型分类归为Ⅱ类：①牙根长轴与牙槽突长轴不一致。②唇侧骨板厚度＜0.5mm或缺如。③牙槽突唇侧凹形，根尖上有骨的凹陷。④牙根与唇侧骨板紧贴，该类牙槽窝种植体植入后，根尖区通常发生穿孔，影响种植体的初始稳定性，通常不适宜即刻种植。然而对于薄龈生物型无救前牙，如果不做即刻种植，而选择早期种植或者延期种植，不论位点保存与否，失去牙周膜血供的束状骨唇侧骨板都会出现不可避免的改建吸收。为了弥补吸收造成的骨量不足，在后期种植手术时势必要做GBR或Onlay植骨等较复杂的植骨程序，翻瓣范围大、切口线长，牙龈乳头也会受到损伤。尤其是薄龈型上颌侧切牙作为上颌美学区近远中及颊舌向牙槽窝宽度最窄的牙位，即刻种植

的美学风险尤其显著。

1980年，Casey等研究表明，保留牙根组织同期配合覆盖义齿修复能有效减少牙槽骨吸收。2010年，Hürzeler等通过动物实验研究发现，保留部分唇侧牙根组织并同期植入种植体4个月后，在种植体与根膜之间发现了新形成的牙骨质，在根膜唇侧仍有正常的牙周韧带与牙槽骨相连，且种植体腭侧与骨组织可以形成良好的骨结合。在一则病例报告中也显示，人类的牙根与种植体之间可以形成具有哈弗式系统的骨组织。以此为基础，Hürzeler发明了根膜技术，即在行即刻种植手术前，保留部分唇侧牙根组织，同期植入种植体。Bäumer等对10例行根膜技术的种植体进行了5年的随访观察，发现唇侧软硬组织厚度总量减少了（0.37±0.18）mm；Degidi等在传统引导骨组织再生术后随访1年，发现种植体唇侧水平向骨吸收平均0.88mm。这些研究结果表明，应用根膜技术虽然无法完全避免唇侧骨板的改建，但可以

有效减少唇侧骨板的吸收量。

由此理念延伸开来，为了保存束状骨来自牙周膜的血供，减少薄龈型唇侧骨板的塌陷，当无救牙根稳固没有松动度时，保留部分牙根来维持牙槽骨量的技术一定程度上降低了Ⅱ类牙槽窝即刻种植的种植体方向偏切端或唇侧带来的远期牙龈退缩的美学风险。本病例属于Ⅱ类牙槽窝，偏腭侧植入容易引起根方穿孔没有初始稳定性，因此本病例微创拔牙保留唇侧1mm的牙片，尽量偏腭侧骨板侧切使种植体在切端方向穿出，通过根方小切口探查磨牙片时以及备洞时根方唇侧骨板有无骨穿孔，保留1mm与唇侧牙片的跳跃间隙不接触，小直径愈合帽与带上皮结缔组织进行拔牙创封闭保证了严格安全的临床操作程序的实施，在2个月时种植体支持的临时冠早期负重修整牙龈，3个月时永久修复，减少手术次数和手术复杂程度，最大限度地减少患者的痛苦和不适，缩短治疗时间、降低风险，微创高效地实现了良好的美学修复效果。

四、结论

针对薄龈型且Ⅱ类解剖分型的上颌侧切牙的高风险美学区种植病例，本病例采用保留唇侧牙片的微创即刻种植程序，能够获得功能、美观、健康的治疗结果。但该技术目前仍缺乏大量长期的临床观察、组织学证据和共识性操作指南，对于术者的技术敏感性较高，仍存在一定的风险，需严格把控其适应证。

参考文献

[1] Markus B Hürzeler, Zuhr O, Schupbach P, et al. The socket-shield technique: a proof-of-principle report[J]. J Clin Periodontol, 2010, 37(9):855-862.

[2] Schwimer Charles, Pette Gregory A, Gluckman Howard, et al. Human histologic evidence of new bone formation and osseointegration between root dentin (unplanned socket-shield) and dental implant: Case Report[J]. Int J Oral Maxillofac Implants, 2018, 33(1):e19-e23.

[3] Mourya A, Mishra SK, Gaddale R, et al. Socket-shield technique for implant placement to stabilize the facial gingival and osseous architecture: a systematic review[J]. J Investig Clin Dent, 2019, 10(4):e124-e149.

[4] Ennio Bramanti, Antonio Norcia, Marco Cicciù, et al. Postextraction dental implant in the aesthetic zone, socket shield technique versus conventional protocol[J]. J Craniofac Surg, 2018, 29(4):1037-1041.

[5] Dary HA, Hadidi AA. The socket shield technique using bone trephine: a case report[J]. Int J Dent Oral Sci, 2015:1-5.

[6] Arabbi K, Sharanappa M, Priya Y, et al. Socket shield: a case report[J]. J Pharm Bioallied Sci, 2019, 11(Suppl 1):S72-S75.

[7] Bumer D, Zuhr O, Rebele S, et al. The socket-shield technique: first histological, clinical, and volumetrical observations after separation of the buccal tooth segment – a pilot study[J]. Clin Implant Dent Relat Res, 2015, 17(1):71-82.

[8] Bumer D, Zuhr O, Rebele S, et al. Socket shield technique for immediate implant placement –clinical, radiographic and volumetric data after 5 years[J]. Clin Oral Implants Res, 2017, 28(11):1450-1458.

[9] Cherel F, Etienne D. Papilla preservation between two implants: a modified socket-shield technique to maintain the scalloped anatomy? A case report. Quintessence Int, 2014, 45(1):23-30.

[10] Dayakar MM, Waheed A, Bhat HS, et al. The socket-shield technique and immediate implant placement[J]. Journal of Indian Society of Periodontology, 2018, 22(5):451-455.

美学区伴完全骨埋伏牙及龈炎的即刻种植、即刻修复1例

李长健 李岩峰 吴炎 赵喆喆

摘要

目的：评估美学区伴埋伏牙及牙龈炎等多重障碍时进行即刻种植与即刻修复的临床效果。**材料与方法**：45岁女性患者，上颌门牙变色20年余，现要求修复。患者20年前右上门牙曾外伤，后一直未曾治疗，牙齿逐渐变色，且出现一定松动，现来我院要求修复。患者11牙变色，牙龈轻度红肿，Ⅰ～Ⅱ度松动。CBCT检查：11根折，牙根区未见明显骨附着，23完全横向骨埋伏，位于11至22根方，牙根贴近鼻窦底和上颌窦底。术前对患者进行详细的治疗方案分析，以终为始，确定最终治疗方案为牙周基础治疗与宣教，11、23牙微创拔除，即刻种植与即刻修复，同期行结缔组织移植与GBR，以维持原始牙龈形态及防止远期牙龈退缩。**结果**：微创拔除患牙，术中自由手种植结合简易导板获得理想轴向及位置，完成了即刻种植、即刻修复，患者术后仅轻度肿胀为明显不适，4个月后行永久修复，患者对即刻修复及永久修复效果均非常满意。**结论**：前牙美学区种植风险高，需术前、术中术后均有详细的设计，"立足全局谋一域"，以终为始，以生物学及修复为导向。本病例在一个不算长的随访时间，基本获得理想的美学及功能效果，远期效果基本可期。

关键词：前牙美学；即刻种植；即刻修复；埋伏牙

一、材料与方法

1. 病例简介 45岁女性患者。主诉：上颌门牙变色20年余，现要求修复。现病史：患者20年前右上门牙曾外伤，后一直未曾治疗，牙齿逐渐变色，现来我院要求修复。既往史：全身情况良好，无药物过敏史，无特殊。检查：11牙变色，牙龈轻度红肿，Ⅰ～Ⅱ度松动。24、25、34、35、44、45楔状缺损等。CBCT示：11根折，牙根区未见明显骨附着，23完全横向骨埋伏，位于11至22根方，牙根贴近鼻窦底和上颌窦底。

2. 诊断 11根折，牙变色；牙龈炎；23骨埋伏；24、25、34、35、44、45楔状缺损。

3. 治疗计划 牙周基础治疗与口腔卫生宣教，11、23牙微创拔除，11区简易导板下即刻种植，同期行结缔组织移植与GBR，11牙以临时修复基台制作植体支持式树脂牙即刻修复，4个月后永久修复。

4. 治疗过程（图1～图51）

（1）风险评估：患者右上1为美学区，伴埋伏牙及牙龈炎，即刻种植风险高；拔除埋伏牙后即刻种植，植体初始稳定性可能会欠佳，即刻修复的难度较大。

（2）术式考量与选择：①延期种植，伴缺牙期，周期长，牙槽骨可能出现吸收和凹陷，故此方案未考虑。②即刻种植后延期修复，患者存在缺牙，影响美观，患者原始的龈缘及牙龈乳头会丢失，二期重建时也比较麻烦，未考虑此方案。③即刻种植后即刻修复，即刻种植获得理想初始稳定性后，以临时修复基台制作种植体支持式树脂牙即刻修复，患者获得舒适美观的修复效果。并且同期结缔组织移植及GBR有助于减少远期牙龈退缩的风险。

（3）术前准备：取研究模型，分析CBCT，拍口内像，牙周洁治，口腔卫生宣教，提前准备临时修复基台及植体支持式临时冠，准备简易透明压膜手术导板。

（4）术中微创拔牙后即刻种植：11-22根方膜龈联合处切口，分块微创拔牙23；11区保留原始龈缘及牙龈乳头，微创拔除11。使用简易导板指示下先锋钻定点，开始备洞时钻针偏腭侧，反复确认轴向及位置。备洞结束后，植入Nobel 3.5mm×15mm种植体，植入扭矩>35N·cm。术中检查种植体位于唇侧龈缘中点下方3.5mm，种植体顶端近远中距离邻牙>1.5mm。测量需要移植结缔组织量，腭部取去上皮的结缔组织，并以隧道方式缝合固定在种植体唇侧。在埋伏牙拔牙区处植入Bio-Oss骨粉，覆盖胶原膜，种植体唇侧缺隙处植入小颗粒骨粉。

（5）即刻修复：术前参照原始牙形态制作了临时冠及临时冠导向板。术中先固定临时修复基台，在临时冠导向板的辅助下Pic<-up方式将临时冠与修复基台连接在一起，在基台底部使用流体树脂过度形成连续的凹面形态，模拟原始的牙颈部形态。调磨抛光后，15N固定于种植体上，牙龈初步诱导与维持，并调整至临时修复体无咬合接触。

（6）永久修复：经过4个月后，牙龈健康，龈缘及牙龈乳头趋于稳定，制作个性化转移杆，开窗取模型。永久冠设计为方圆形，有利于龈缘及

作者单位：解放军总医院第四医学中心

通讯作者：李岩峰；Email: 494955789@qq.com

牙乳头的稳定，并模拟邻牙制作特殊染色。修复基台旋转了原厂直基台，口内获得35N大扭力的螺丝固位，美学效果理想。

（7）修复后随访：永久修复1年及2年后随访，见患者唇侧龈缘轮廓及牙乳头位置健康稳定，11、21龈缘平齐，术后CBCT示种植体唇侧骨量充足，远期效果基本可期。

二、结果

前牙美学区种植风险高，本病例术前、术中、术后均有详细的设计，"立足全局谋一域"，以终为始，以生物学及修复为导向。术中自由手种植结合简易导板获得理想轴向及位置，完成了即刻种植、即刻修复，患者对即刻修复及永久修复效果均非常满意。

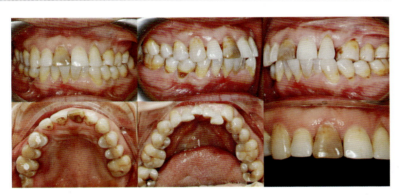

图1　术前口内像

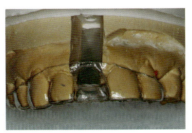

图2　透明压膜简易导板1

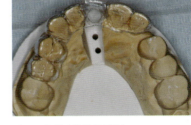

图3　透明压膜简易导板2

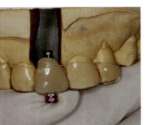

图4　临时冠导向板

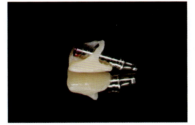

图5　临时冠与修复基台

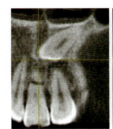
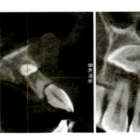

图6　术前CBCT

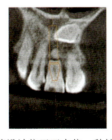

图7　若设计位于正中位，种植体末端将有暴露，初始稳定性不佳

图8　若设计根端偏向12，种植体末端暴露少，颊舌侧骨量更好，初始稳定性佳

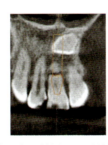

图9　超声骨刀及反角手机分块拔除骨埋伏牙

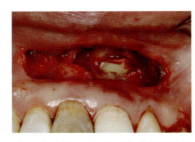

图10　微创拔除11，暴露龈缘及牙乳头位置

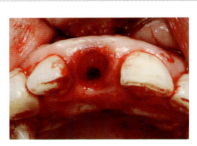

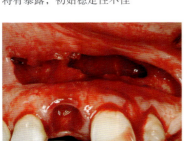

图11　切口设计优点，可直视种植区骨情况，利于轴向控制

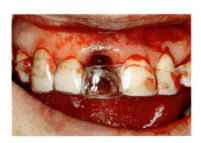

图12　简易种植导板就位

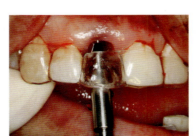

图13　先锋钻定点预备

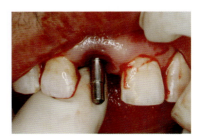

图14　指示杆验证轴向及位置

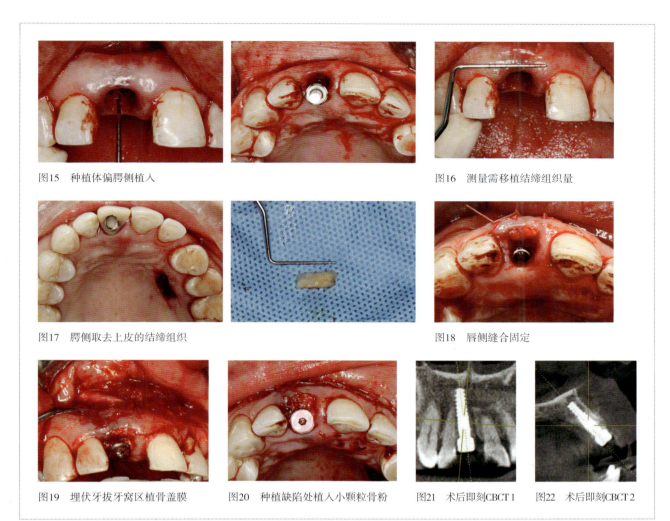

图15 种植体偏腭侧植入　　　　　　　　图16 测量需移植结缔组织量

图17 腭侧取去上皮的结缔组织　　　　　图18 唇侧缝合固定

图19 埋伏牙拔牙窝区植骨盖膜　图20 种植缺陷处植入小颗粒骨粉　图21 术后即刻CBCT 1　图22 术后即刻CBCT 2

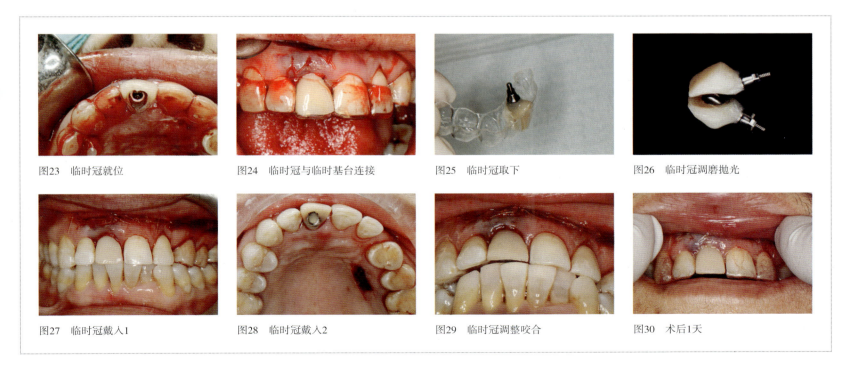

图23 临时冠就位　图24 临时冠与临时基台连接　图25 临时冠取下　图26 临时冠调磨抛光

图27 临时冠戴入1　图28 临时冠戴入2　图29 临时冠调整咬合　图30 术后1天

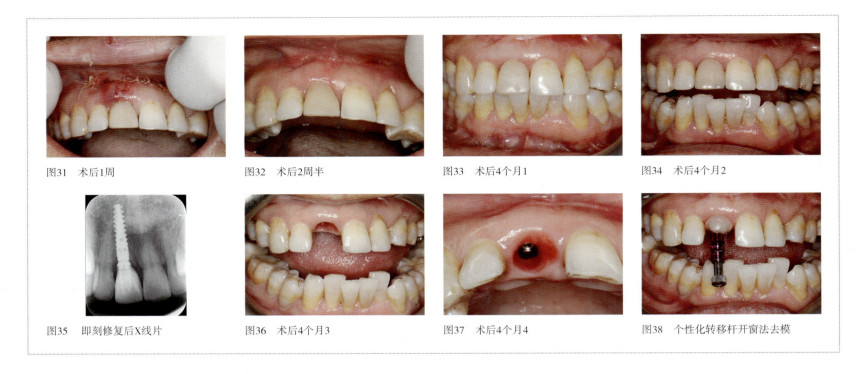

图31 术后1周

图32 术后2周半

图33 术后4个月1

图34 术后4个月2

图35 即刻修复后X线片

图36 术后4个月3

图37 术后4个月4

图38 个性化转移杆开窗法去模

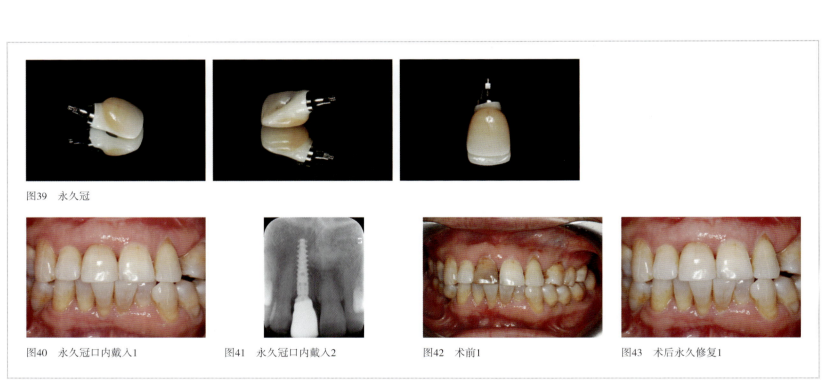

图39 永久冠

图40 永久冠口内戴入1

图41 永久冠口内戴入2

图42 术前1

图43 术后永久修复1

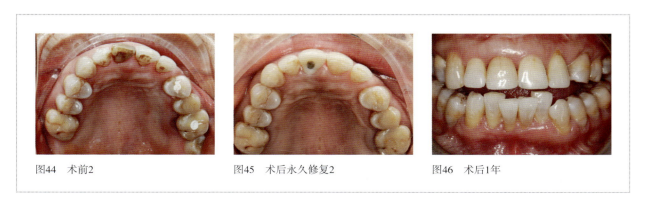

图44 术前2

图45 术后永久修复2

图46 术后1年

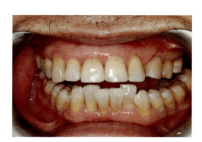

图47　术后2年1

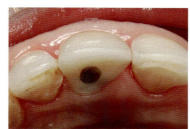

图48　术后2年2

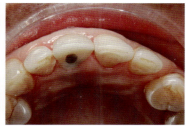

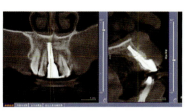

图49　术后2年CBCT示种植体唇侧骨量充足

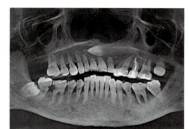

图50　术前曲面断层片

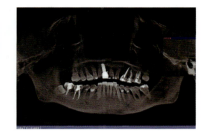

图51　术后2年曲面断层片

三、讨论

前牙美学区伴完全骨埋伏牙进行种植手术时，将面临巨大的抉择。关于埋伏牙的"拔除"与"不拔除"，需要考虑诸多因素。比如活动修复与冠桥修复可不拔除埋伏牙，其修复方式相对简单，但其难以代替种植修复所达到足够美学及功能效果。如果进行种植修复，需拔除埋伏牙，手术难度及创伤均较大，对患者是否为最佳选择？其次，如果患者选择种植治疗方案，是否行即刻种植还是延期种植？是否即刻修复还是延期修复？也是需要进行详细的考虑。另外，若果进行临时修复，以何种过渡修复方式才是最佳的选择，也是值得我们术前考量的因素。

前牙美学区即刻种植与即刻修复风险较高，应"立足全局谋一域"，以终为始，以生物学及修复为导向。本病例通过自由手种植结合简易导板获得理想轴向及位置，并应用临时修复基台制作种植体支持式临时冠，实现患者无缺牙期，舒适美观，自洁性好，同时维持原始的龈缘及龈乳头的退缩。并且，同期行结缔组织移植与GBR，以期避免远期牙龈退缩或凹陷。本病例在永久修复时选择了原厂直基台，精确度高，强度及稳定性好，同时可实现35N大扭力的螺丝固位方式，避免粘接剂的残留。最终牙冠设计为方圆形，也有利于远期龈缘及牙乳头的远期稳定。综上所述，本病例通过详细的术前、术中、术后设计，基本获得理想的美学及功能效果，远期效果基本可期。

参考文献

[1] Branemark PI. Osseo integration and its experimental background[J]. J Prosthetdent, 1983, 50:399–410.

[2] Jung RE, Ioannidis A, Hammerle CHF, et al. Alveolar ridge preservation in the esthetic zone[J]. Periodontol 2000, 2018, 77(1): 165–175.

[3] Schulte W, Kleineikenscheidt H, Lindner K, et al.The Tubingen immediate implant in clinical studies[J] . Dtsch Zahnarztlz, 1978, 33 (5): 348–359.

[4] 宁晔, 吴海珍, 胡芳芳, 等. 美学区单牙即刻种植即刻诱导牙龈成形的临床观察[J]. 口腔医学, 2016, 36(4):361–365.

[5] Scott B, Gregory A, William B. Gingival margin changes in maxillary anterior sites after single immediate implant placement and provision:a 5year restropective study of 47 patients[J]. Int J Oral Max.llofacial Implant, 2014, 29(1): 127–134.

[6] 宿玉成译. 国际口腔种植学会（ITI）口腔种植临床指南第三卷: 拔牙位点种植——各种治疗方案[M]. 北京: 人民军医出版社, 2015.

[7] Jung N, Prasit A. Achieving the optimal peri-implant soft tissue profile by the selective pressure method via provisional restorations in the esthetic zone[J]. J Esthet Restor Dent, 2015, 27(3):136–144.

[8] Bobby Butler. Masking buccal plate remodeling in the esthetic zone with connective tissue grafts: immediate implant concepts, techniques[J]. Compendium of Continuing Education in Dentistry, 2014, 35(7): 486–493.

上颌中切牙即刻种植、即刻修复1例

郑胜

摘要

本案例为前牙美学区2颗中切牙种植修复案例。患者上颌中切牙10年前曾行牙髓治疗及金属烤瓷连冠修复，近期因咬硬物致原修复体松脱，要求即拔即种、即刻修复。经临床检查和评估，上颌中切牙唇侧骨壁基本完整，根据可用牙槽骨高度及宽度，综合我院现有的种植体品类及患者的经济能力，选择相应的种植体型号，于11种植位点拔除残根并摘除其根尖区囊肿，21唇侧牙根盾预备并保留，完成种植窝洞预备后同期植入种植体和骨替代材料。经手术种植体获得良好的初始稳定性，最终修复效果满足患者美观与基本功能的需求。

关键词：前牙美学区；即刻种植；即刻修复；牙根盾技术

一、材料与方法

1. 病例简介　40岁女性患者。主诉：门牙烤瓷连冠松脱1个月，要求重新修复。现病史：患者1个月前咬硬物致原修复体松动脱落，影响美观及发音，否认自发痛、咬合痛，今来我院就诊，要求重新修复。既往史：患者10年前因门牙缺损变色于外院就诊，诊断为11、21牙髓炎，予以11、21根管治疗+烤瓷连冠修复，修复后使用尚可。专科病史：牙周病史（−）；正畸史（−）；修复治疗史（＋）；牙体牙髓病治疗史（＋）；口腔外科治疗史（＋）；颞下颌关节治疗史（−）；口腔黏膜病史；（−）磨牙症（−）。口外检查：颌面部检查：面部对称，比例基本协调；颞下颌关节区检查：双侧关节活动度较对称，无疼痛及偏斜，开口型正常无偏斜，肌肉无压痛，开口度约4.0cm。口内检查：①11残根，根管口暴露，根管内有食物残渣嵌入，探（−）剩余牙体组织色深、质软，颈部原修复体肩台不光滑且软垢覆盖，松动度"0"，叩（−）；21残根，剩余牙体有继发龋，颈周无完整均匀牙本质肩领，根管口暴露，根管内有充填物，探（−），松动度"0"，叩（−）；12、13、22充填治疗，冷热敏感正常。②软组织检查：前牙区龈缘轻度红肿；舌、口底、前庭沟、唇颊、软硬腭、腺体等软组织及系带附着未见异常。③咬合检查：上颌前牙12−22牙轴直立，12近中轻度舌向扭转，32−42切端位置近上颌切牙舌隆突处，覆盖浅、覆𬌗深；双侧咬合基本对称。④CBCT示：11根管未见充填，中上段增宽，下段显像不清，根尖腭侧可见团块样高密度影，周围低密度影像包绕；21根管中段见高密度充填影，根尖周见低密度影；11、21唇侧骨板基本连续完整。

2. 诊断

（1）11、21残根。

（2）11根尖周区骨结构不良。

（3）32、31、41、42牙体磨损。

（4）牙列不齐、Ⅱ度深覆𬌗。

（5）牙龈炎。

3. 治疗计划

（1）美学分析：患者希望尽快恢复前牙美观，治疗过程无缺牙期，并希望修复后能获得长期稳定的疗效。①面部分析：瞳孔连线、口角连线、水平线三者相互平行；面中线居中；面部1/3比例基本相等；侧面型正常；上下唇位于E线后；唇形中等厚度。②唇齿分析：笑线中位；颊廊正常；𬌗平面与口角连线平行。③种植治疗整体风险评估：免疫性疾病（−）；不可控制的糖尿病（−）；服用类固醇类药物（−）；进行性牙周病（−）；顽固性牙周病（−）；遗传倾向（−）；菌斑（＋）；牙石（−）；磨牙症（−）。④种植美学风险评估：患者美学期望值高；全身情况健康，免疫功能正常；不吸烟；中位笑线；中厚型牙周生物型；方圆形牙冠形态；种植位点无感染；邻面牙槽骨到接触点<5.5mm；位点宽度>5.5mm；软组织完整；骨组织无缺损。

（2）确定治疗计划：排除种植手术禁忌证，拔除11、21残根，即刻种植即刻修复。

4. 治疗过程（图1~图24）

（1）牙周治疗：①口腔健康指导：口腔卫生宣教及指导。②牙周基础治疗：全口牙周洁治，控制菌斑。

（2）外科手术过程：种植一期手术。告知患者术中术后注意事项及可能的并发症，患者知情同意签署知情同意书；口内外消毒后，11、21种植位点局部浸润麻醉，牙周探针探查牙槽嵴顶高度；高速涡轮机分牙拔除11，于21根面轴角处分割牙根，完全去除根尖，去尽腐质，将唇侧根面降

作者单位：浙江中医药大学附属口腔医院

Email: daniel_3@163.com

至龈缘下1mm，制备厚度约1.5mm唇侧根盾，制备后根盾稳定不松动，搔刮并冲洗21拔牙窝；戴入压膜式种植定位装置，先锋钻定位，标志杆指示植入方向及深度无误后，逐级备洞；于11种植点根方彻底搔刮根尖区，充分冲洗后探查唇侧骨板仍保持完整；11、21位点植入Straumann Bone Level φ3.3mm×12mm NC，SLA种植各1颗，植入扭矩达35N·cm，安装覆盖螺丝；同期于跳跃间隙及拔牙窝间隙内植入Bio-Oss骨粉。

（3）修复操作：制作种植支持式暂时冠。种植体上部安放临时修复基台，将流动树脂注射于临时基台穿龈部分（牙龈内侧与临时基台间隙）内，充分光固化后取下临时基台，充分打磨抛光穿龈部分树脂。用树脂包裹临时基台上部，光固化并对其预备；25N的力固定临时基台，特氟龙封口后，3Shape口扫并制作11、21CAD/CAM树脂联冠，粘固于预备后的临时基台树脂核外部，调整咬合，使暂时冠无咬合接触。

（4）术后影像学检查：术后CBCT示种植体方向良好，颊侧骨板厚度约3mm。

（5）定期检查，评估植体及牙龈情况：术后6个月复诊时，11、21龈缘高度略有不同，邻接区龈乳头少量退缩；制取印模，对21人工牙龈往根方少量修整，制作11、21树脂单冠对软组织塑形。

（6）制取印模，制作最终修复体：临时冠塑形后，11、21牙龈高度基本一致且"黑三角"问题改善，根尖片示种植体骨结合情况良好，拟行永久修复；面弓转移，取下临时修复体，安放个性化转移杆，制取硅橡胶印模；制取对颌藻酸盐印模，比色，拍摄比色照；制作最终修复体（Straumann NC Variobase、氧化锆个性化基台、氧化锆全瓷冠，粘接固位）。

（7）修复体试戴及粘接：口外制作粘接代型，在基台就位导板辅助下试戴修复基台，检查基台边缘位于龈下1mm以内，以35N的力固位；试戴全冠，调整邻接及咬合，患者满意美学效果。抛光，消毒，借助粘接代型及橡皮障去除多余粘接剂，粘接固位全瓷冠，保证种植体稳定预后。

（8）随访及维护：告知患者戴牙后注意事项，再次进行口腔卫生宣教，嘱定期复诊。

（9）使用材料：一期种植时使用了Straumann Bone Level φ3.3mm×12mm NC，SLA；同期植入Bio-Oss骨粉；Straumann NC临时基台制作临时冠；Straumann NC Variobase基底+氧化锆个性化基台；终冠采用粘接固位形式。

二、结果

本病例在术前进行了严谨的评估，选择适合患者的治疗方案与种植材料，手术过程创伤小且种植体获得良好的初始稳定性，并利用临时修复体对软组织塑形，最终修复效果满足患者美观与基本功能的需求，成功地完成了前牙高美学风险的即刻种植修复。

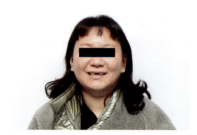
图1　术前正面宽微笑像，分析面部比例及唇齿关系

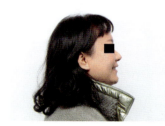
图2　术前90°侧面宽微笑像，判断面型、颌骨、唇齿关系

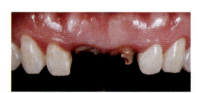
图3　上前牙黑背景像

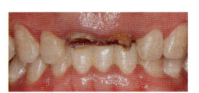
图4　前牙区咬合像

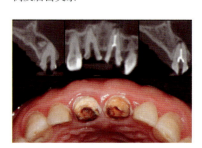
图5　前牙区殆面像及术前CBCT

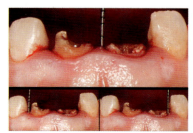
图6　术区麻醉后牙周探针骨嵴探查

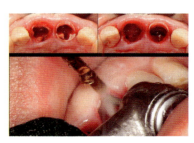
图7　微创拔牙及21根盾制备

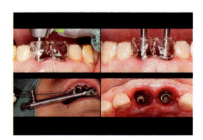
图8　压膜式种植定位装置偏腭侧种植

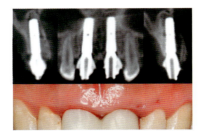

图9 CAD/CAM树脂连冠即刻修复及术后CBCT

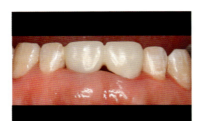

图10 临时冠戴入6个月后复诊，11、21龈缘高度不一致且中央龈乳头少量退缩

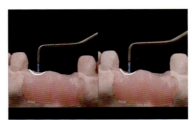

图11 制备人工牙龈将11、21软组织修形一致

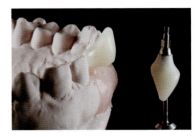

图12 制作种植上部临时单冠

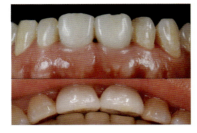

图13 临时冠戴入1周后龈缘高度基本一致

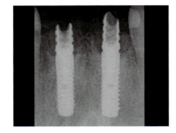

图14 11、21根尖片示：种植体周围骨结合良好

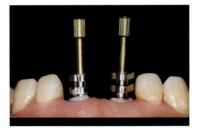

图15 复制穿龈轮廓，制作个性化取模杆，开窗式取模

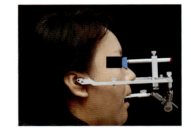

图16 面弓转移

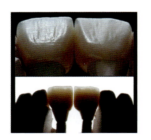

图17 修复体切端透明度良好，表面纹理制作精良

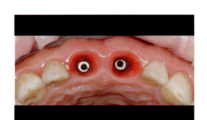

图18 上颌前牙区唇侧骨弓轮廓丰满

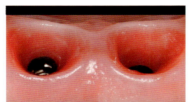

图19 种植袖口质地优韧

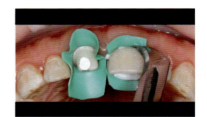

图20 安放基台，35N加力拧紧，橡皮障下去除多余粘接剂

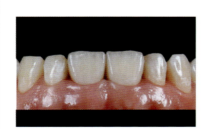

图21 粘接后上前牙列黑背景像

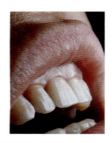

图22 冠边缘牙龈情况理想

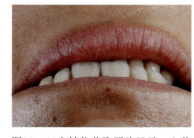

图23 12点钟位获取照片显示，上前牙切端与下唇干湿线相切

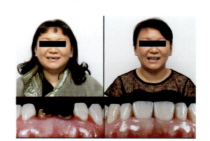

图24 术前、术后正面宽微笑像对比

三、讨论

1. 牙根盾技术（Socket Shield Technique）

牙根盾技术是口腔种植学科中一项新兴的自体组织保存技术，通过保留种植位点无症状的天然牙根组织，利用局部的自体Sharpey纤维——骨内的一种胶原纤维，将骨外膜内的胶原纤维穿入骨组织，使骨外膜连接到骨上形成束状骨复合体维持种植体周围牙槽骨、龈组织形态。

本病例中21位点种植体植入前对剩余牙体应用了牙根盾技术，去除根尖部分牙体组织，保留牙槽嵴冠方的生物学宽度，最终获得良好的软硬组织美学效果。虽然该技术发展时间不长，但目前为止科研结果及临床回顾研究显示其临床美学效果优异，但有许多方面仍值得探究，例如远期的软组织形态、骨与牙根之间的动态变化；可能发生的并发症：例如牙槽盾内外暴露、盾移动、感染致种植失败等问题及其相应的处理方式；术式上的细节如何执行，如牙根预备形态及方式以及是否需要做软硬组织增量等。牙根盾技术有严格选择适应证、保留健康无炎症的牙根盾是成功的关键。目前公认的适应证包括：①活髓或去除牙髓炎症的无症状牙根。②无急慢性根尖周炎。③牙周附着丧失＜3mm，经系统牙周治疗后无进展性骨吸收、病理性松动。因此，建议对标准的即刻种植术式非常熟练后再尝试牙根盾技术。

2. 种植体的选择

多项研究表明，采用较细直径或常规直径的种植体进行前牙种植可以防止颊侧牙槽骨的吸收，本病例选择Straumann Bone Level φ3.3mm×12mm NC，SLA柱状种植体是基于本院种植体采购库存、患者经济能力等原因，如果有条件在类似的前牙美学区种植病例中优先选择锥柱状种植体，特别在根尖区牙槽骨宽度不足的病例，选择锥柱状种植体有一定的容错率（种植体根尖不易穿出唇侧骨板）同时也更容易获得良好的初始稳定性。

3. 即刻种植适应证的选择

根据SAC分类，最理想的即刻种植适应证要符合以下标准：①颊侧骨板完整，厚度＞1mm。②牙周健康，拔牙时没有急性炎症。③厚龈生物型。④根尖周无急性炎症。⑤根尖及腭部有足够量的骨，植入后能保证种植体的初始稳定性。

然而大多数人（87.2%）唇侧骨板生理厚度在1mm内，虽然术者可以通过跳跃间隙内植骨将唇侧骨壁增厚，但这并不能阻断拔牙后骨质吸收，因为牙齿拔除后由于束状骨逐渐吸收，垂直向以及水平向均会出现骨丧失。因此，在临床工作中需要严格把握即刻种植的适应证。

参考文献

[1] Khalil J. Socket shield and immediate implantation[M]. Porto, Portugal: Universidade Fernando Pessoa, 2016.

[2] Siormpas KD, Mitsias ME, Kontsiotou-Siormpa E, et al. Immediate implant placement in the esthetic zone utilizing the "root-membrane" technique: clinical results up to 5 years postloading[J]. Int J Oral Maxillofac Implants, 2014, 29(6): 1397-1405.

[3] Davarpanah M, Szmukler-Moncler S, Davarpanah K, et al. Unconventional transradicular implant placement to avoid invasive surgeries: toward a potential paradigm shift[J]. Rev Stomatol Chir Maxillofac, 2012, 113(4):335-349.

[4] Glocker M, Attin T, Schmidlin P. Ridge preservation with modified "socket-shield" technique a methodological case series[J]. Dent J, 2014, 2:11-21.

[5] Araujo MG, Wennstrom JL, Lindhe J. Modelig of the buccal and lingual bone walls of fresh extraction sites following implant installation [J]. Clinical oral implants research, 2006, 17(6):606-614.

[6] Caneva M,Salata LA, de Souza SS, et al. Hard tissue formation adjacent to implants of various size and configuration immediately placed into extraction sockets: an experimental study in dogs[J]. Clinical oral implants research, 2010, 21(9):885-890.

[7] Covani U, Cornelini R, Calvo-Guirado JL, et al. Bone remodeling around implants placed in fresh extraction sockets[J]. The International journal of periodontics & restorative dentistry, 2010, 30(6):601-607.

[8] Barone A, Ricci M, Romanos GE, et al. Buccal bone deficiency in fresh extraction sockets: a prospective single cohort study [J]. Clincal oral implants research, 2015, 26(7):823-830.

美学区种植与正畸联合治疗1例

赵世勇　林柄鹏　叶芷彤　柳毅　王丽萍

摘要

目的：本文通过1例上颌侧切牙缺失病例，探讨正畸与种植跨学科治疗的理念、美学区骨缺损分类及引导骨组织再生术要点等。**材料与方法**：术前临床与影像学检查初步明确诊断，利用微笑设计分析唇齿关系与牙齿比例、制订方案与模拟修复，与患者沟通后确定治疗计划；术前正畸创造12种植空间、排齐牙列；术中植入种植体后，利用胶原膜和低替代率骨粉进行引导骨组织再生术，一期关闭创口，术后6个月行二期手术，采取数字化印模进行临时修复和永久修复，最终修复体采取粘接固位方式，永久修复完成后再拆除正畸钢丝与托槽，制作保持器，完成治疗。**结果**：术后6个月，CBCT示种植体唇侧骨板厚度为2.7～5.3mm，戴入永久修复体1年后回访，修复体未松动，种植体周软组织健康，唇侧牙龈轮廓、龈缘线和龈乳头高度均稳定，白色美学评分为10分，粉色美学评分为9分，患者对治疗结果非常满意。**讨论**：随着学科分工越细，复杂临床病例需多学科配合才能实现更好的治疗效果，本病例通过种植术前正畸达到预期效果，永久修复前利用正畸托槽维持牙列稳定性，利用数字化口内印模制作临时修复体与永久修复体，避免钢丝和托槽对传统印模的影响。本病例存在中度水平向骨缺损，骨增量治疗方案与种植体植入时机的选择尤其重要，通过标准规范的引导骨组织再生程序，达到理想的骨增量效果。

关键词：多学科综合治疗；种植牙；正畸；引导骨组织再生

一、材料与方法

1. 病例简介　28岁女性患者；10余年前于外院拔除畸形牙1颗，长期佩戴隐形义齿；既往史：既往体健，无系统性疾病和药物过敏史。临床检查：低位笑线（图1）；牙周状况良好，中厚牙龈生物型，浅覆盖、浅覆𬌗（图2）；12缺失，缺牙间隙缩小；11切缘短、龈缘线低与21存在牙间隙（图3）；12唇侧轮廓轻度塌陷，根方可见明显骨性倒凹（图4）；CBCT示：11牙根远中倾斜，12缺牙骨内间隙5mm，现有空间不能种植；嵴顶骨板宽度4mm，嵴顶腭侧存在少量缺损，鼻底下方骨宽度可（图5～图7）。

2. 诊断　牙列缺损；牙列不齐；牙间隙；牙龈退缩；确定治疗目标：排齐牙列；关闭牙间隙；改善牙龈退缩；修复缺失牙。

3. 治疗计划

（1）正畸牵引11，11控根，为12种植预留骨内间隙，排齐11、21，关闭牙间隙。

（2）正畸后，先不拆保持器，12种植同期行引导骨组织再生，术后愈合6个月以上行二期手术，数字化印模制作临时修复体，临时修复体整塑牙龈1个月后再次数字化印模制作永久修复体，永久修复体戴入后正畸科拆除托槽，制作保持器，佩戴1年。

作者单位：广州医科大学附属口腔医院

通讯作者：赵世勇；Email: syzhao86@163.com

4. 治疗过程

（1）术前分析：术前DSD进一步分析切缘线（图8）、牙齿比例（图9）；11离开切缘线1mm，现有牙齿比例正常；虚拟排牙显示，以固定桥修复（图10），11冠加长后，牙齿比例失衡（图11），红白美学效果欠佳，辅以上皮下结缔组织移植（CTG）（图12）才可达到更好的效果。与正畸医生探讨病例、共同制订治疗方案：除了排齐牙列、关闭间隙、创造种植空间外，还可通过11冠向牵引即正畸助萌（Orthodontic extrusion）（图13）来改善牙龈缘不对称问题，避免CTG移植。最终，患者选择正畸与种植方案。

（2）正畸过程：粘上半口普通金属托槽，镍钛丝（非凡，德国）排齐上牙列，澳丝（GH，美国）控根关闭上前牙散在间隙，预留12间隙，后期种植修复，治疗周期为10个月（图14～图16）。

（3）手术过程：术前牙周洁治，拆除正畸钢丝。12阿替卡因局部浸润麻醉，梯形瓣设计，翻起唇侧梯形软组织瓣（图17）；唇侧瓣固定到唇侧黏膜，视野更清，且避免术中反复牵拉造成黏膜损伤（图18）；粗针头吸取术区血液，与0.5g Bio-Oss（Geistlich，瑞士）混合后备用；清理骨面上残留的软组织，唇侧倒凹区用锋利的剥离子刮取自体骨屑（图19）。翻起腭侧瓣，充分暴露牙槽嵴顶以利于精确定点（图20）；种植窝预备，攻丝，颈部成形（图21）；植入Straumann骨水平 3.3mm×14mm种植体（Straumann，瑞士）（图22、图23），植入扭矩30N·cm，上封闭螺丝。种植体周围骨缺损处，用2.3mm球钻制备穿皮质孔。唇侧组织瓣充分减张与止血，裁剪25mm×25mm Bio-Gide可吸收胶原膜（Geistlich，瑞士），助手用宽剥离子固定胶原膜并牵拉软组织瓣，暴露的种植体表面覆盖一层自体骨屑，第二层植入血液预先润湿的Bio-Oss骨粉，裁剪下来的Bio-Gide可吸收胶原膜残片全部覆盖（图24~图27）。5-0不可吸收缝线（强生，美国）无张力缝合创口（图28、图29）。术后上正畸钢丝，保持牙列稳定性。

（4）术后1周复诊：12创口一期愈合（图30、图31），术后2周拆线。术后6个月复诊，12牙龈无异常，唇侧轮廓饱满（图32、图33）。CBCT示：种植体唇侧骨板厚度＞2mm，种植体根中与根尖段骨唇侧骨板厚度5mm（图34~图36）。二期手术时，种植体嵴顶穿龈位置角化黏膜去上皮，弧形切口，翻起软组织瓣，折叠到唇侧，缝合1针固定（图37、图38），置愈合基台。口扫印模（3Shape，丹麦）以制作临时修复体。

（5）修复过程：二期手术后2周，12拆线，卸下愈合基台，戴入基台一体化树脂临时冠（图39），进行牙龈塑形，1个月后获得理想穿龈轮廓（图40、图41），口扫印模可避免正畸钢丝与托槽对硅橡胶印模的干扰（图42~图45），扫描数据发送到加工厂，选择2mm高粘接基台，技师设计氧化锆基底与全瓷冠（图46~图49），戴入个性化全瓷基台，戴入全瓷冠，患者对牙齿外形与颜色满意，基台中央螺丝上35N·cm力，聚四氟乙烯胶带封闭基台螺丝通道，树脂粘接剂粘固全瓷冠，去净粘接剂，调正中、前伸和侧方咬合（图50~图52）。嘱患者戴牙后注意事项及清洁卫生维护措施，定期复诊。转诊正畸科拆除钢丝与托槽，制作保持器。

二、结果

戴入永久修复体后1年，12修复体无松动，种植体周软组织健康，龈缘线和龈乳头高度均稳定，龈缘线略高于对侧同名牙（图53），唇侧牙龈有充足的厚度（图54），浅覆盖、浅覆𬌗（图55），白色美学评分为10分，红色美学评分为9分。根尖片示种植体边缘骨稳定（图56）。术前预期治疗效果与术后效果（1年）比较：相对固定桥修复，通过正畸助萌，最终11牙齿比例较单纯固定桥修复得到很大的改善，达到术前设计的预期效果（图57）。

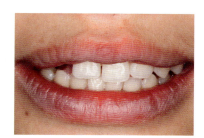

图1　低位笑线

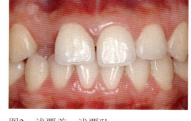

图2　浅覆盖、浅覆𬌗

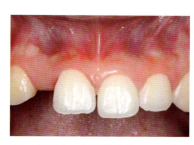

图3　12缺失、11切缘短约1mm、中切牙之间存在牙间隙

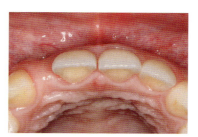

图4　12近远中间隙不足、唇侧轮廓轻度塌陷

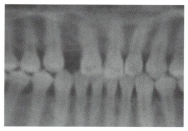

图5　11牙根远中移位

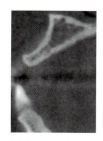

图6　12牙槽嵴顶骨板宽度4mm

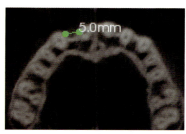

图7　11与13根中部近远中距5mm

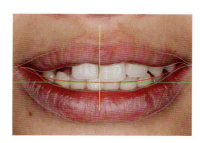

图8　上颌前牙唇齿关系分析

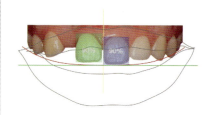

图9　11冠宽长比

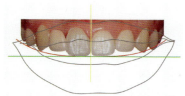

图10　11-13固定桥修复方案的诊断排牙

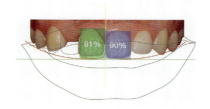

图11　以固定桥修复，11冠加长后，牙齿比例失衡

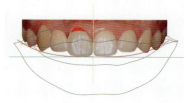

图12　辅以CTG移植，改善牙龈缘不对称问题，才可达到更好的效果

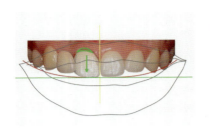

图13　与正畸医生探讨病例，可通过11冠向牵引，改善牙龈缘不对称问题

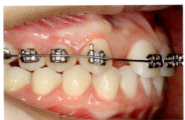

图14　正畸术后右侧咬合像

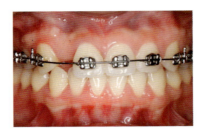

图15　正畸术后正面咬合像

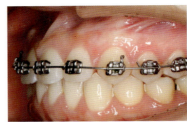

图16　正畸术后左侧咬合像

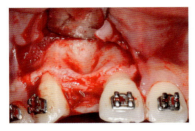

图17　梯形瓣设计，翻瓣后清理骨面残留的软组织

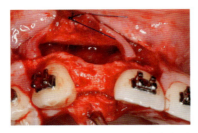

图18　固定唇侧瓣，避免反复牵拉造成组织损伤

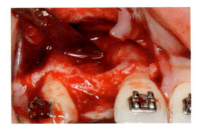

图19　唇侧倒凹区用锋利的剥离子刮取自体骨屑

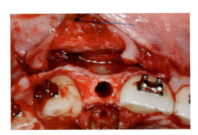

图20　种植窝预备完成（殆面像）

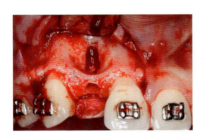

图21　种植窝预备完成（唇面像）

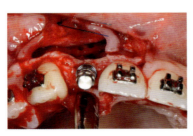

图22　植入Straumann骨水平3.3mm×14mm种植体

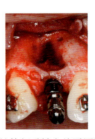

图23　种植体颊舌轴向从牙冠切端穿出

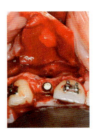

图24　用宽剥离子将Bio-Gide可吸收胶原膜固定在骨缺损根方

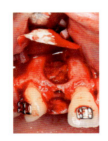

图25　暴露的种植体表面覆盖一层自体骨屑

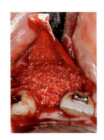

图26　植入血液预先润湿的Bio-Oss骨粉，轮廓塑形

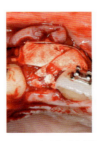

图27　Bio-Gide可吸收胶原膜反折到腭侧瓣下，将裁剪的小块胶原膜覆盖于主胶原膜上

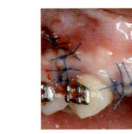

图28　创口严密缝合（唇面像）

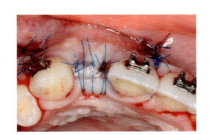

图29　创口严密缝合（殆面像）

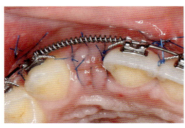

图30　术后1周复诊，创口一期愈合（殆面像）

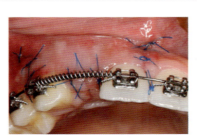

图31　术后1周复诊，创口一期愈合（殆面像）

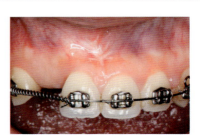

图32　术后6个月复诊（唇面像）

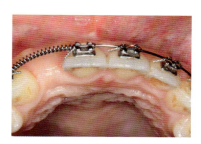

图33　术后6个月复诊（殆面像）

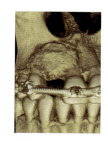

图34　术后6个月CBCT三维重建图

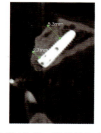

图35　术后6个月，种植体矢状面截图

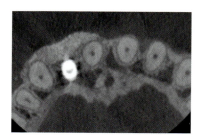

图36　术后6个月，种植体横断面截图

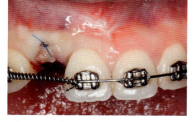

图37　12二期手术，放置愈合基台

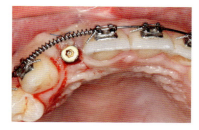

图38　12种植体顶部角化黏膜去上皮，U形瓣组织翻转到唇侧，缝合固定

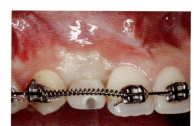

图39　戴入临时修复体

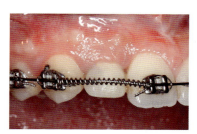

图40　临时修复体进行牙龈塑形后1个月

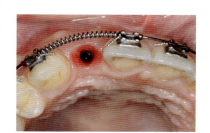

图41　12牙龈袖口

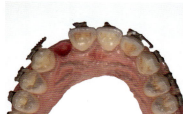

图42　12牙龈袖口及上颌牙弓扫描

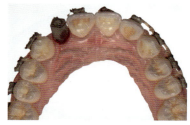

图43　12扫描杆扫描

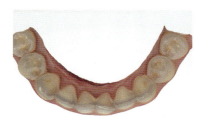

图44　下颌牙弓扫描

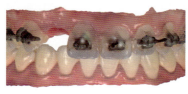

图45　咬合扫描

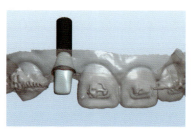

图46　设计个性化全瓷基底（唇面像）

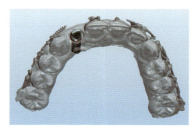

图47　设计个性化全瓷基底（殆面像）

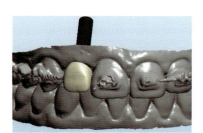

图48　设计全瓷冠（唇面像）

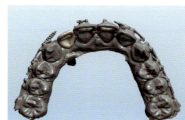

图49　设计全瓷冠（殆面像）

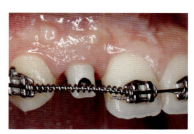

图50　戴入个性化基台（唇面像）

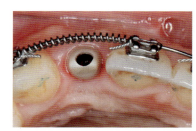

图51　戴入个性化基台（殆面像）

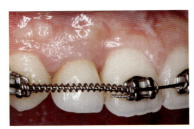

图52　戴入全瓷冠，树脂粘接剂粘接

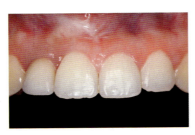

图53　永久修复1年，12软组织健康，龈缘线略高于对侧同名牙

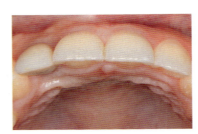

图54　永久修复1年，12唇侧软组织有充足的厚度

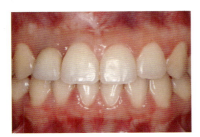

图55　永久修复1年，浅覆盖、浅覆𬌗

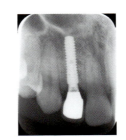

图56　永久修复1年，根尖片显示种植体边缘骨稳定

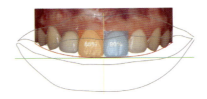

图57　术前预期治疗效果与术后效果（1年）比较：相对固定桥修复，通过正畸助萌，最终11牙齿比例得到很大的改善，达到预期效果

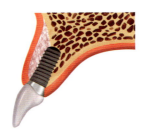

图58　Ⅱ类骨缺损（骨开窗型），植入10mm长种植体的效果图

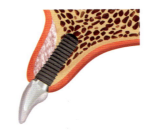

图59　Ⅱ类骨缺损（骨开窗型），植入14mm长种植体的效果图

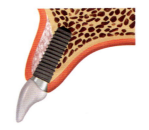

图60　本病例嵴顶腭侧存在轻度萎缩，兼顾修复与剩余骨量，选择粘接固位方式

三、讨论

学科分工越来越细，复杂临床病例往往需多学科配合才能实现更好的治疗效果。OMDT（oral multidisciplinary team）是指在MDT理念指导下，依托多学科团队针对疑难或复杂的口腔疾病患者，正确诊断并制订个性化综合治疗方案，发挥各专业的技术优势、协作配合，为患者提供系统、个性化、高效、高质量的治疗。种植术前正畸有诸多作用：排齐牙列、关闭牙间隙可改善整体美学，创造种植修复空间，正畸压低伸长牙，拔牙前正畸牵引改善位点软硬组织状况等。本病例术前正畸达到预期效果，为后期种植美学的实现打下坚实的基础。正畸牵引11，改善了牙龈缘退缩问题，消除11与21牙间隙，移动11牙根为12种植提供骨内间隙。

结合病例，术前正畸解决了：牙列不齐；牙间隙；牙龈退缩问题，为

种植创造了有利条件。正畸结束便拆除后制作保持器，种植永久修复后需再制作一副，增加患者费用与转诊次数；但保留正畸保持器，则需克服托槽与钢丝对种植印模的干扰，我们最终采取数字化印模技术来解决这一问题。另外，数字化印模技术还有以下2个优势：取模时间更短、更舒适，尤其是美学区，无须制作个性化印模杆；扫描精度高，修复体椅旁调改时间更短，提高了临床工作效率。

骨增量治疗方案与种植体植入时机的选择主要由骨缺损分类决定。骨缺损类型按方向可分为水平向、垂直向和复合型骨缺损，水平向骨缺损进一步分为骨开窗与骨开裂，骨开窗位于种植体根方，而骨开裂指牙槽嵴顶向根尖方延伸的骨缺损。Chiapasco等以未来修复体为导向，将剩余牙槽嵴分为4种类型：Ⅰ型无骨缺损，不植骨或存在软组织轮廓塌陷时可行CTG移植；Ⅱ型为轻度水平向骨缺损，种植体可植入正确的三维位置，种植体唇颊侧存

在骨开裂、骨开窗或剩余骨板厚度 < 1mm，此时种植体植入与同期GBR是可靠的治疗方案，有大量的文献所支撑；Ⅲ型为重度水平向骨缺损，种植体不能以正确的三维位置植入，需先行引导骨组织再生或块状骨移植；Ⅳ型为水平向与垂直向骨缺损，同样需先行植骨。

　　Chiapasco等对骨缺损的分类与治疗方案对临床有重要的指导意义，但临床情况复杂，部分细节有待完善，如种植体长度、种植体三维位置与未来修复体固位方式的关系。本病例属于Ⅱ型骨缺损，嵴顶骨宽度4mm，种植体植入后唇侧倒凹区出现骨开窗，但在邻牙牙槽骨轮廓内，属于有利型骨缺损。种植体长度选择上有考究，需跨过骨开窗区域到达鼻底下方，种植体可获得更好的初始稳定性与基骨骨结合面积（图58、图59）。螺丝固位方式具有较多优点：避免粘接剂滞留、维护方便、节省成本等优势，但

该固位方式要求种植体唇舌轴向从未来修复体舌隆突穿出即颈部偏腭侧、根部偏唇侧，但本病例嵴顶腭侧有轻度萎缩，选择螺丝固位时，种植体平台不能偏腭侧放置，为了保证腭侧骨板的厚度，需将种植体平台往唇侧移动少许，因此本病例选择粘接固位方式（图60）。通过标准规范的引导骨组织再生程序，术后6个月，二期手术前拍摄的CBCT显示：种植体颈部和根中部骨板厚度分别为2.7mm与5.3mm。Elnayef等经过文献系统评价与Meta分析，利用引导骨组织再生或块状骨移植后，水平骨增量后骨厚度增加（2.86 ± 0.23）mm，6个月后骨吸收为（1.13 ± 0.25）mm；具体到胶原膜与骨颗粒引导骨组织再生术，平均获得2.27mm，但标准差较大，达1.68mm，说明该技术具有一定敏感性；本病例嵴顶获得2.7mm，根方获得5.3mm，效果好于文献报道的平均水平。

参考文献

[1] 张方明. 口腔多学科协作诊疗体系的构建与实施[J]. 中华口腔医学杂志, 2020, 55(10): 722-728.

[2] Krassnig M, Fickl S. Congenitally missing lateral incisors--a comparison between restorative, implant, and orthodontic approaches[J]. Dent Clin North Am, 2011, 55(2):283-299.

[3] Kiliaridis S, Sidira M, Kirmanidou Y. Treatment options for congenitally missing lateral incisors[J]. Eur J Oral Implantol, 2016, 9 Suppl 1:S5-S24.

[4] Alsahhaf A, Att W. Orthodontic extrusion for pre-implant site enhancement: Principles and clinical guidelines[J].J Prosthodont Res, 2016 Jul, 60(3):145-155.

[5] Joda T, Lenherr P, Dedem P, et al. Time efficiency, difficulty, and operator's preference comparing digital and conventional implant impressions: a randomized controlled trial[J]. Clin Oral Implants Res, 2017, 28(10):1318-1323.

[6] Joda T, Katsoulis J, Brägger U. Clinical Fitting and Adjustment Time for Implant-Supported Crowns Comparing Digital and Conventional Workflows[J]. Clin Implant Dent Relat Res, 2016, 18(5):946-954.

[7] Chiapasco M, Casentini P. Horizontal bone augmentation procedures in implant dentistry: prosthetically guided regeneration[J]. Periodontol 2000, 2018, 77(1):213-240.

[8] Elnayef B, Porta C, Suárez-López Del Amo F, et al. The Fate of Lateral Ridge Augmentation: A Systematic Review and Meta-Analysis[J].Int J Oral Maxillofac Implants, 2018, 33(3):622-635.

[9] Wessing B, Lettner S, Zechner W. Guided Bone Regeneration with Collagen Membranes and Particulate Graft Materials: A Systematic Review and Meta-Analysis[J]. Int J Oral Maxillofac Implants, 2018, 33(1):87-100.

上颌前牙美学区即刻种植、即刻修复1例

胡刚刚　严菲　耿晓庆　张修彬　董文静　李敢

摘要

目的：观察上颌前牙外伤后即刻种植、即刻修复结合软组织塑形的临床效果。**材料与方法**：选取1例上颌中切牙外伤致冠根折的病例，术前对患者进行口腔检查，拍摄CBCT，评估牙槽骨情况。术中拔除患者外伤根折的21，即刻植入Straumann Roxolid 3.3mm×14mm BLT种植体，术后即刻利用患者21的天然牙冠制作种植体支持式螺丝固位临时修复体。22冠根折至龈下3mm，保留牙根，根管治疗后磨至龈下。种植术后4个月，21、22制作种植体支持式临时树脂单端修复体进行牙龈塑形。临时修复体戴入后3个月，21、22区牙龈形态良好，制作个性化取模柱，制取个性化终印模，精确复制穿龈轮廓形态，制作永久修复体，完成最终修复。**结果**：本病例采用即刻种植即刻修复的方法，通过对软组织进行塑形，达到前牙种植区牙龈形态的协调，获得理想的美学效果。

关键词：即刻种植；即刻修复；软组织塑形；穿龈轮廓

上颌前牙区颊侧骨板为菲薄的束状骨，牙齿缺失后，牙槽骨会发生明显吸收，导致骨高度和宽度的显著降低，为前牙美学区的种植修复带来较大的困难。即刻种植即刻修复可以有效缩短治疗时间、减少手术次数，维持软硬组织的量，易于呈现出较好的美学效果，因而被广泛运用到临床中。在即刻种植的同时放置临时修复体，可以帮助维持牙龈组织的高度和轮廓。为了获得理想的美学效果，对种植体支持的修复体进行充分的调整是非常必要的。本病例患者因外伤导致多颗前牙冠根折，通过多学科综合诊疗，最终21即刻种植即刻修复，通过临时冠进行软组织塑形，22保留残根，维持唇侧轮廓，术后均获得理想的美学效果。

一、材料与方法

1. 病例简介　36岁女性患者。主诉：上颌前牙外伤半个月，要求修复。现病史：患者半个月前外伤致多颗上前牙根折，未曾治疗，现牙齿咬合不适，影响咀嚼及美观，要求进一步治疗。患者平素体健，否认系统性疾病史，否认药物过敏史，否认吸烟史。临床检查：口外检查：患者颌面部基本对称，双侧颞下颌关节未见明显红肿与压痛，开口型及开口度正常。口内检查：11、12 Ⅰ度松动，叩诊不适；21牙冠Ⅲ度松动，21牙冠冠向移位1.5mm，叩诊（+）；22冠根折，唇侧断面至龈下3mm，唇侧颈部凹陷。前牙2-2中覆𬌗、浅覆盖。高位笑线，牙龈色粉、质韧，无明显红肿；薄龈生物型，角化龈宽度充足，龈缘高度不协调，21龈缘根向移位约1mm。CBCT示：11、12见根颈1/3根折线，无明显移位；21根颈1/3根折，冠向移位，

作者单位：徐州医科大学附属口腔医院

通讯作者：李敢；Email: ligan559@163.com

唇侧骨板完整，厚度约1mm，根尖区骨量充足；22根长约9mm。

2. 诊断　11、12、21根折；22冠根折。

3. 治疗计划　11、12暂不做处理，临床观察，必要时行进一步治疗。拔除21，即刻植入种植体；22残根根管治疗后修整至龈下，21、22行种植支持式单端固定桥修复。该患者21唇侧骨板完整，厚度1mm，根部骨量充足，按照经典即刻种植要求，牙龈要求为厚龈型，故交代软组织增量可能。22唇侧颈部轻度塌陷，考虑到保留22牙根，可以减少22唇侧骨吸收，维持唇侧轮廓，利于后期美学效果，故建议22行根管治疗，磨至龈下，软组织封闭。患者前牙区中覆𬌗、浅覆盖，视种植体术中初始稳定性，拟行即刻修复。患者知情同意，21即刻种植即刻修复，21、22单端桥修复，必要情况下行软组织增量手术。

4. 治疗过程（图1~图32）

（1）术前检查：拍摄CBCT评估骨质、骨量，术前1周行血常规，凝血功能检查。签署手术知情同意书。

（2）21微创拔牙后即刻种植：常规消毒，铺巾，术区采用阿替卡因肾上腺素局部浸润麻醉。局麻下，微创拔除21患牙，见21牙冠与牙根完全分离；仔细探查唇侧骨壁，骨壁完整，偏腭侧制备种植窝洞，植入Straumann Roxolid 3.3mm×14mm BLT种植体，植入扭矩>35N·cm，种植体三维位置良好，位于理想龈缘根方3~4mm；种植体与唇侧骨板2mm以上的跳跃间隙，间隙内植入Bio-Oss骨粉，安装愈合基台。

（3）即刻修复：利用患者21天然牙冠制作种植体支持式螺丝固位临时修复体，21螺丝孔从腭侧穿出。试戴临时修复体，调整邻接，调𬌗至正中𬌗、前伸𬌗和侧方𬌗均无接触。临时基台加力至15N。术后根尖片显示临时基台就位良好。

（4）牙龈诱导：4个月后，取下即刻修复体，见21牙龈高度与11基本

一致，穿龈轮廓初步成形，22牙龈基本覆盖断根面。取开口式印模，按照理想龈缘位置制作种植体支持式临时树脂单端修复体，口内戴入。

（5）永久修复：临时冠戴入3个月后，可见21、22间牙龈乳头冠向生长，前牙区龈缘对称，软组织获得良好的穿龈轮廓形态。为了诱导11、21间龈乳头继续冠向生长，扩大11、21龈外展隙。制作个性化转移杆制取个性化硅橡胶印模。比色，制作全瓷冠。口内就位，边缘密合，牙冠形态颜色协调，轮廓及龈缘形态基本协调对称，红白美学效果较理想，咬合微调至正中及侧方无干扰后抛光。

二、结果

本病例运用即刻种植、即刻修复技术，结合软组织管理理念，通过对临时修复体外形轮廓的设计进行软组织塑形，微创地完成了上颌前牙美学区的种植修复，获得良好的功能与美学效果。

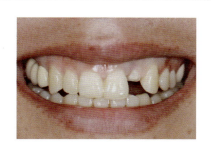

图1　术前口内咬合正面像

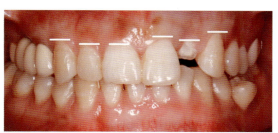

图2　术前上前牙美学区龈缘高度

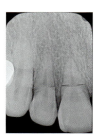

图3　11、12根折影像

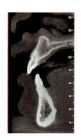

图4　11 CT影像

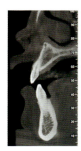

图5　12 CT影像

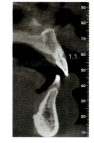

图6　21 CT影像

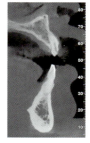

图7　22 CT影像

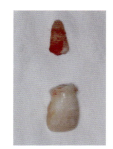

图8　术中拔除21

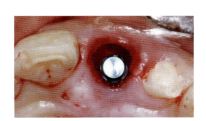

图9　植入Straumann Roxolid 3.3mm×14mm BLT种植体

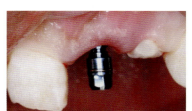

图10　种植体三维位置良好

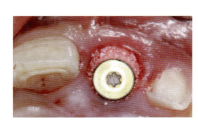

图11　跳跃间隙植骨

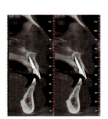

图12　术后CBCT

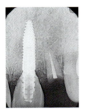

图13 即刻修复术后根尖片

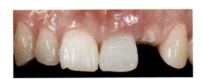

图14 术后1周，21牙龈冠向生长

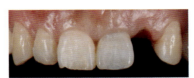

图15 术后1个月，21残根磨至龈下口内唇面像

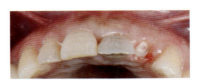

图16 术后1个月，21残根磨至龈下口内𬌗面像

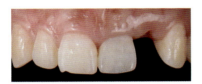

图17 术后4个月口内唇面像

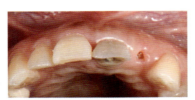

图18 术后4个月轮廓像

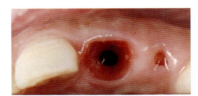

图19 21袖口像

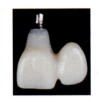

图20 临时树脂修复体

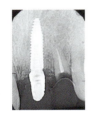

图21 临时修复体戴入后X线片

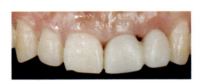

图22 临时修复体戴入后口内像

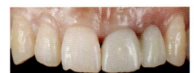

图23 牙龈诱导3个月后口内像

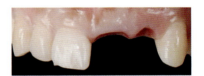

图24 牙龈诱导3个月后牙龈形态

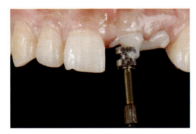

图25 个性化转移杆

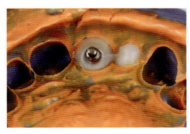

图26 终印模硅橡胶模型

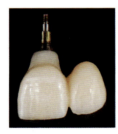

图27 永久修复体

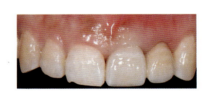

图28 戴入永久修复体后口内像

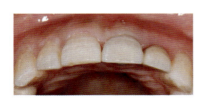

图29 戴入永久修复体切端轮廓照

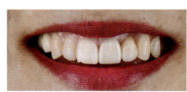

图30 正面微笑像

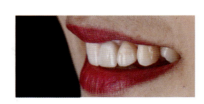

图31 侧面微笑像

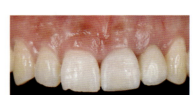

图32 1年后复查

三、讨论

根据以往文献报道及临床病例显示，根折牙齿若无松动和牙髓症状，可以尝试定期观察，以获得较好的愈后效果。该病例中，患者11、12根颈1/3见根折线，牙冠未移位，无明显松动，临床症状不明显，与患者沟通后，患者想尝试保留患牙，将愈后可能存在的风险及并发症告知患者，患者选择先进行临床观察，嘱咐患者暂时勿用患牙行使功能。目前，患牙临床状态正常，将继续进行临床观察。

22根长较短，且位于龈下，若经正畸牵引后行桩核冠修复，修复体冠根比过大，愈后较差。在美学区为了获得更好的美学效果，尽量避免连续植入种植体，因此我们选择在21位点即刻植入机械强度更高的Roxolid种植体，后期行种植体支持式的单端桥修复。

本病例中，患者为薄龈生物型，增加了种植体唇侧龈缘退缩的风险，术前已告知患者若后期软组织轮廓凹陷，龈缘高度不协调，要进行软组织增量术，改善牙龈的美观效果。患者术后7个月行最终修复时，前牙区牙龈高度协调，附着龈宽度适中，唇侧轮廓丰满度较好，美学效果理想。

为了获得理想的美学效果，可以通过对种植体支持的修复体进行合理的设计与调整。美学区种植修复体有其重要设计考量：穿龈轮廓，分为关键区（Critical Contour）和非关键区（Subcritical Contour）。根据Oscar Gonzalez-Martin博士提出的观点，在软组织愈合阶段，软组织不应发生挤压，这时临时修复体应尽可能为组织再生提供空间。修复体关键区轮廓支持现有牙龈边缘和乳头高度。临时修复体在腭侧与邻接区通常保持与天然牙的轮廓相同，而在唇侧，可将其修整至0.5~1mm，以促进愈合过程后龈缘的轻微冠状移位。次关键区轮廓尽可能凹陷，以为血凝块和移植材料留出空间，稳定并潜在进行骨重建。本病例中用患者天然牙做即刻修复体，即刻修复体唇侧关键区设计偏腭侧，穿龈轮廓为凹形，旨在诱导软组织冠向附着，为唇侧软硬组织提供充分的再生空间。患者戴入即刻修复体4个月后，骨整合和软组织成熟之后现存牙龈缘位于理想牙龈缘的冠方，我们通过在树脂修复体唇侧关键区添加树脂，以追求唇侧龈线边缘的顶部移位，最终修复体佩戴时，患者前牙区龈缘高度基本对称。本病例我们运用软组织管理理念，通过对临时修复体外形进行设计和调整，最终获得了较为满意的美学效果，避免了软组织手术对患者带来的额外创伤和痛苦。但是利用临时修复体进行软组织塑形的作用是有限的，在软组织大量缺损的病例，还需通过手术方法恢复理想的软组织形态。

参考文献

[1] Gonzalez-Martin, O., E. Lee, A. Weisgold, et al. Contour Management of Implant Restorations for Optimal Emergence Profiles: Guidelines for Immediate and Delayed Provisional Restorations[J]. Int J Periodontics Restorative Dent, 2020, 40(1):61-70.

[2] Freitas Júnior Amilcar Chagas, Goiato Marcelo Coelho, Pellizzer Eduardo Piza, et al. Aesthetic approach in single immediate implant-supported restoration[J]. The Journal of craniofacial surgery, 2010, 21(3): 792-796.

[3] Chrcanovic, B. R., V. de Carvalho Machado, et al. Immediate implant placement in the posterior mandible: A cone beam computed tomography study[J]. Quintessence Int, 2016, 47(6): 505-514.

[4] Arora, H., N. Khzam, D. Roberts, et al. Ivanovski, Immediate implant placement and restoration in the anterior maxilla: Tissue dimensional changes after 2-5 year follow up[J]. Clin Implant Dent Relat Res, 2017, 19(4): 694-702.

[5] Abbott, P. V. Diagnosis and management of transverse root fractures[J]. Dent Traumatol, 2019, 35(6): 333-347.

[6] Sanz-Martin, I., I. Sanz-Sanchez, A. Carrillo de Albornoz, et al. Effects of modified abutment characteristics on peri-implant soft tissue health: A systematic review and meta-analysis[J]. Clin Oral Implants Res, 2018, 29(1): 118-129.

[7] Martin W, Pollini A, Morton D. The influence of restorative procedures on esthetic outcomes in implant dentistry: a systematic review[J]. International Journal of Oral & Maxillofacial Implants, 2014, 29 Suppl: 142-154.

上颌前牙连续缺失伴重度骨缺损的美学重建

高忆雪[1,2]　倪杰[1,2]

摘要

目的：通过骨增量及种植、临时修复体软组织塑形完成上颌前牙连续缺失伴重度骨缺损的美学重建。**材料与方法**：拔除11、21患牙，同期进行骨增量，植入Bio-Oss 0.5g骨粉，Bio-Gide 25mm×25mm骨膜。6个月后于11、21位点各植入Straumann BL SLActive NC 3.3mm×12mm种植体1颗，3个月后采用临时修复体逐步诱导软组织成形，获得良好的美学效果后进行最终修复。**结果**：拔牙同期进行植骨获得良好的骨增量的效果，正确的三维位点植入种植体并进行软组织诱导最终达到了良好的美学效果，成功地完成了前牙连续缺失伴严重骨缺损的高美学风险的种植修复。

关键词：前牙连续缺失；骨增量；软组织塑形；数字化口扫

上颌前牙对于患者的美观及发音功能极其重要，牙周炎患者前牙缺失后往往伴有严重的软硬组织缺损，此类患者进行种植修复恢复美观及功能的同时更应维持牙周状况的稳定。本病例为上颌前牙连续缺失伴重度骨缺损的美学重建。患者上颌前牙30余年前曾因前突行"正畸治疗"，即橡皮筋勒住上颌前牙往内收，后皮筋滑入唇侧龈沟内。现牙齿松动伸长，牙龈退缩缺损，周围骨组织破坏严重，经临床检查和评估，决定拔除患牙、骨增量后种植修复。利用临时修复体进行软组织诱导，根据缺牙间隙合理设计修复体形态，最终成功地完成了上颌前牙连续缺失伴重度骨缺损的高美学风险的种植修复。

一、材料与方法

1. **病例简介**　45岁男性患者。主诉：患者上颌前牙30余年前曾行"正畸治疗"，近3年来牙齿松动伸长，牙龈退缩缺损，影像美观及发音，要求修复。既往病史：否认系统性疾病史，不吸烟，不嗜酒；牙周病史（−）；正畸治疗史（＋）；修复治疗史（−）；口腔外科治疗史（−）；无牙体牙髓治疗史（−）；颞下颌关节治疗史（−）；磨牙症（−）；口腔黏膜治疗史（−）。口外检查：①颌面部检查：面部对称，比例基本协调，直面型。②颞下颌关节区检查：双侧关节活动度较对称，无疼痛及偏斜，开口型无偏斜，肌肉无压痛，开口型约4.0cm。口内检查：①牙列检查：11、21伸长，牙根暴露，Ⅲ度松动；下前牙轻度拥挤。②软组织检查：11、21牙龈退缩；舌、口底、前庭沟、唇颊、软硬腭、腺体等软组织及系带附着未见异常。③咬合检查：前牙覆𬌗、覆盖基本正常；牙尖交错位时咬合稳定，双侧咬合基本对称。④口内一般情况检查：有菌斑、牙石，无口臭、溃疡、脓肿。影像学检查：CBCT片示11、21牙根周围大面积暗影，唇侧骨板缺失，腭侧骨

高度降低。

2. **诊断**　牙周炎。

3. **治疗计划**

（1）种植治疗整体风险评估（表1）。

（2）种植美学风险评估（表2）。

表1　种植治疗整体风险评估

全身状况	免疫性疾病	□是	√否
	不可控制的糖尿病	□是	√否
牙周情况	服用类固醇类药物	□是	√否
	进行性牙周病	□是	√否
	顽固性牙周病	□是	√否
	遗传倾向	□是	√否
口腔卫生	菌斑	√是	□否
	牙石	√是	□否
咬合情况	磨牙症	□是	√否

表2　美学风险评估

美学风险因素	风险水平		
	低	中	高
健康状况	健康，免疫功能正常		免疫功能低下
吸烟习惯	不吸烟	少量吸烟，＜10支/天	大量吸烟，＞10支/天
患者美学期望值	低	中	高
唇线	低位	中位	高位
牙龈生物型	低弧线形、厚龈生物型	中弧线形、中龈生物型	高弧线形、薄龈生物型
牙冠形态	方圆形	卵圆形	尖圆形
位点感染情况	无	慢性	急性
邻面牙槽嵴高度	到接触点≤5mm	到接触点5.5~6.5mm	到接触点≥7mm
邻牙修复状态	无修复体		有修复体
缺牙间隙宽度	单颗牙（≥7mm）	单颗牙（≤7mm）	2颗牙或2颗牙以上
软组织解剖	软组织完整		软组织缺损
牙槽嵴解剖	无骨缺损	水平向骨缺损	垂直向骨缺损
唇侧骨板厚度			缺失

作者单位：1. 江苏省口腔医院
　　　　　2. 南京医科大学附属口腔医院

通讯作者：高忆雪；Email: gaoyixue1991@163.com

（3）制订治疗计划：方案为骨增量后种植修复。

（4）具体治疗计划：①口腔卫生宣教。②全口龈上龈下洁治。③拔除11、21，同期进行骨增量。④11、21种植外科手术。⑤11、21种植临时冠进行软组织塑形。⑥软组织基本稳定后行永久修复。⑦定期随访、维护。

4. 治疗过程（图1~图22）

（1）牙周治疗：口腔卫生宣教及指导，全口牙周洁治、控制菌斑。

（2）骨增量：拔除11、21，翻瓣行骨增量，植入Bio-Oss 0.5g骨粉，Bio-Gide 25mm×25mm骨膜。

（3）种植一期手术：口内外消毒后，局麻下保留龈乳头切口、翻瓣，清除肉芽组织，超声清洁术区邻牙，12、22近中根面EDTA处理。先锋钻定位，标志杆指示植入方向及深度无误后，逐级备洞，植入Straumann BL SL Active NC 3.3mm×12mm种植2颗，安装封闭螺丝，6-0单股尼龙缝线进行减张缝合。

（4）种植二期手术：局麻下微创定点，H形切口，取出封闭螺丝，更换愈合基台。

（5）软组织塑形：常规种植取模后制作临时修复体，单冠设计，螺丝固位，临床试戴，连续3个月每月调改临时修复体外形，诱导软组织成形。

（6）制作最终修复体：数字化扫描口内临时修复体即软组织形态，扫描杆定位种植体位置及方向，计算机复制临时修复体形态至最终修复体，高透变色瓷块切削全锆冠，螺丝固位。

（7）随访及维护：告知患者戴牙后注意事项，再次进行口腔卫生宣教，嘱定期复诊。

二、结果

本病例在拔牙同期进行植骨获得良好的骨增量效果，正确的三维位点植入种植体并进行软组织诱导，数字化扫描复制临时修复体形态，最终达到了良好的美学效果，成功地完成了前牙连续缺失伴重度骨缺损的高美学风险的种植修复。

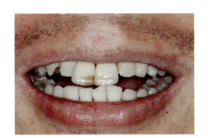
图1 术前口外微笑像示患者低位笑线

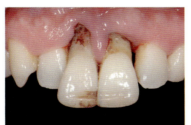
图2 术前口内前牙像示11、21伸长，牙龈退缩

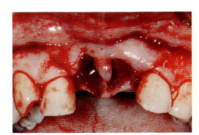
图3 拔除11、21

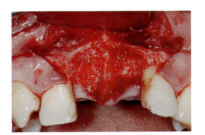
图4 翻瓣清除肉芽组织后可见11、21颊侧骨板缺失，腭侧骨高度降低

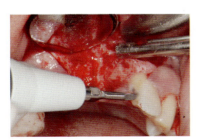
图5 超声清洁术区邻牙

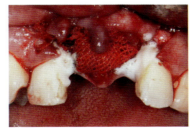
图6 12、22 EDTA根面处理

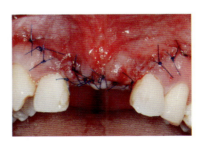
图7 植骨后严密缝合创口

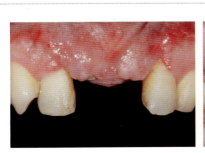
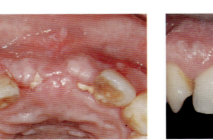
图8 骨增量术后15天术区软硬组织情况

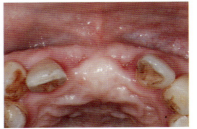
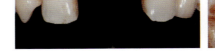
图9 骨增量术后6个月术区软硬组织情况，颊侧骨弓轮廓饱满

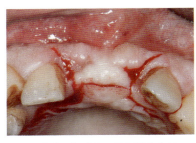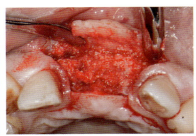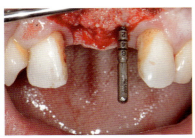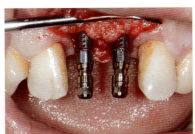

图10　种植一期手术，保留龈乳头切口，植入Straumann BL SLActive NC 3.3mm×12mm种植体2颗，6-0单股尼龙缝线进行减张缝合

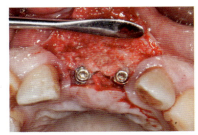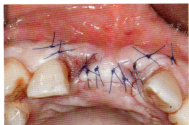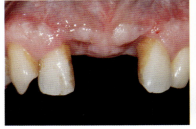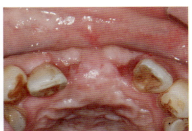

图11　种植一期术后3个月软硬组织情况

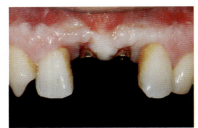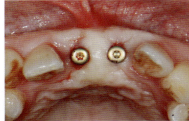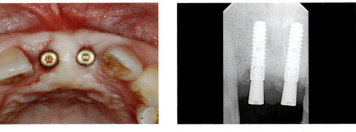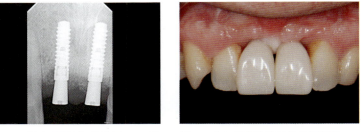

图12　种植二期手术，取下封闭螺丝，更换愈合基台　　图13　二期术后即刻X线片示11/21种植体周围骨量良好　　图14　临时修复体进行软组织塑形1

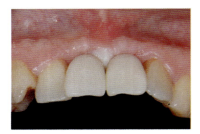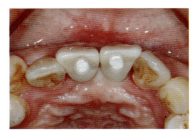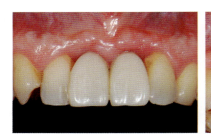

图15　临时修复体进行软组织塑形2　　图16　临时修复体进行软组织塑形3　　图17　软组织塑形3个月后，龈乳头充盈，无明显"黑三角"

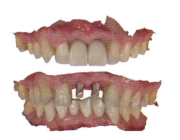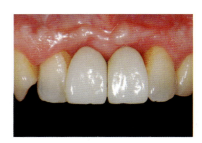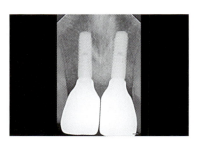

图18　数字化扫描口内临时修复体即软组织形态，扫描杆定位种植体位置及方向，计算机复制临时修复体形态至最终修复体　　图19　最终修复体口内试戴　　图20　戴牙后即刻X线片示11/21就位，周围骨量良好

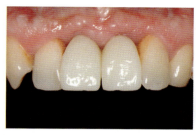
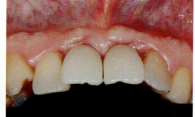
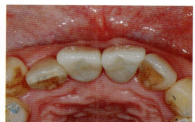
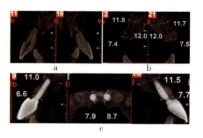

图21　术后1年复查，软硬组织情况稳定

图22　治疗前后CBCT：（a）术前片示11、21牙根周围大面积暗影，唇侧骨板缺失，腭侧骨高度降低；（b）骨增量6个月后示术区颈部牙槽骨宽度约7.5mm；（c）术后1年复查示11、21种植体周围牙槽骨稳定

三、讨论

种植体周围骨组织的重建、软组织塑形与维持及修复体颜色形态的设计是获得和谐美学效果的关键。"以修复为导向"的种植理念应贯穿整个治疗过程，尤其是在美学区，临床医生需要在手术前进行详尽的美学修复设计，从而评估现有的软硬组织量。本病例中术区唇侧骨量缺失，腭侧骨高度降低，在拔牙同期进行骨增量，尽可能恢复牙槽嵴的宽度和高度，为后期种植治疗提供条件。获得良好的软硬组织增量后，根据ITI种植指南，在唇舌向、近远中向和冠根向理想的三维位置植入种植体是取得良好的美学效果的前提。该患者缺牙区近远中间隙较窄，常规设计难以取得理想的宽长比例，因此，我们参考原牙齿形态设计远中稍外翻，局部盖过邻牙，保证利于清洁的同时尽可能获得令人满意的前牙比例。临时修复体诱导软组织成形，获得良好的修复体形态后采用数字化扫描精准复制穿龈轮廓和修复体形态。同时最终修复体采用高透渐变色氧化锆，未进行染色或堆瓷处理，避免了修复体翻制过程中的误差。术后1年复查显示术区软硬组织情况稳定。

参考文献

[1] MacBeth, Neil, Trullenque-Eriksson, et al. Hard and soft tissue changes following alveolar ridge preservation: a systematic review[J]. Clinical Oral Implants Research,2017,28(8):982-1004.

[2] Mauricio G. Araújo, BirgittaLiljenberg, Jan Lindhe. Dynamics of Bio-Oss Collagen incorporation in fresh extraction wounds: an experimentalstudy in the dog[J]. Clin. Oral Impl. Res, 2010, 21, 55-64.

[3] Weng D, Stock V, Schliephake H. Are socket and ridge preservation techniques at the day of tooth extraction efficient in maintaining the tissues of the alveolar ridge?[J]. European Journal of Oral Implantology, 2011, 4(5):59-66.

[4] Mauricio G Araújo, Jan L Wennström, Jan Lindhe. Modeling of the lingual bone walls of fresh extraction sites following implant installation[J]. Clinical Oral Implants Research, 2006,17(6):606-614.

[5] Chappuis V, Engel O, Reyes M, et al. Ridge Alterations Post-extraction in the Esthetic Zone: A 3D Analysis with CBCT[J]. J Dent Res, 2013 Dec, 92(12 Suppl): 195S-201S.

[6] Maximillian Willenbacher, Bilal Al-Nawas, Manfred Berres, et al. The Effects of Alveolar Ridge Preservation: A Meta-Analysis[J]. Clinical Implant Dentistry and Related Research, 2015,18(6).

[7] Tjan AHL, Miller GD, The JGP. Some esthetic factors in a smile[J]. Journal of Prosthetic Dentistry, 1984, 51(1):24-28.

[8] Fürhauser R, Florescu D, Benesch T, et al. Evaluation of soft tissue around single-tooth implant crowns: the pink esthetic score[J]. Clinal Oral Implants Research, 2005, 16(6):639-644.

[9] Cho HS, Jang HS, Kim DK, et al. The effects of interproximal distance between roots on the existence of interdental papillae according to the distance from the contact point to the alveolar crest[J]. Journal of Periodontology, 2006, 77(10):1651.

[10] Mauricio G Araújo, João Carlos Costa da Silva, Arthur Furtado de Mendonça, et al. Ridge alterations following grafting of fresh extraction sockets in man. A randomized clinical trial[J]. Clin Oral Implants Res, 2015 Apr, 26(4):407-412.

前牙种植美学修复

董豫　王丽萍

摘要

目的：探讨结缔组织移植对于种植牙和天然牙根面覆盖的效果及适应证。**材料与方法**：对于11缺失，12龈缘退缩的患牙，术前通过DSD微笑设计确定采取的手术方式以及时机。因为11水平向骨量严重不足，拟植入Straumann BLT 3.3mm×10mm种植体，仅通过根尖获得种植体初始稳定性，进行大量水平向骨增量。为了保证骨增量效果，减少一期手术时软组织对术区的压迫，本病例采取二期进行软组织移植的方式进行12牙龈退缩的根面覆盖术。术后6个月进行11二期手术时，在种植位点进行了第一次的结缔组织移植，因为患者术区清洁不到位，导致11龈缘红肿及退缩。11-12分离隧道瓣，将结缔组织牵拉进入11-12唇侧隧道内，缝线固定。术后6周再次调改临时义齿塑形穿龈轮廓，术后10周，12根面覆盖效果、11种植体唇侧丰满度及龈缘水平理想，进行个性化印模。最终修复采用钛基底上全瓷基台+全瓷冠修复。定期随访和影像学检查，观察牙槽骨的稳定性、龈缘是否退缩、口腔卫生的维护状况。**结果**：手术过程顺利，患者软硬组织移植术后反应轻、时间短，通过两次软组织移植，种植牙唇侧龈缘及丰满度效果理想，天然牙唇侧获得理想的根面覆盖效果。**讨论**：通过结缔组织移植，天然牙和种植牙唇侧丰满度都获得明显改善。通过增加种植义齿唇侧牙龈厚度，可以显著增加种植义齿唇侧龈缘的高度。选择结缔组织移植，而非去上皮的游离龈，可以更好地保证前牙的美学效果。整个治疗过程，包括种植手术以及第二次的结缔组织移植均在预期，效果理想。**结论**：结缔组织移植可以明显改善种植义齿唇侧丰满度及龈缘高度，同时覆盖退缩的天然牙根面，且在短期内维持稳定的效果。

关键词：前牙；隧道瓣；游离龈；根面覆盖

种植与正畸治疗已经成为两个学科互相的"羁绊"。不少先天缺牙的患者因为早期没有得到有效治疗以及保持足够的缺牙间隙，出现牙列紊乱，严重影响美观。患者四处求医后，没有得到满意的治疗方案。因为在多数公立医院，正畸科与种植科医生沟通欠佳，很难协同完成治疗方案，通过我院正畸科与种植科的多次沟通、协同治疗，以及多次软硬组织增量，最终恢复了理想的美学效果。

一、材料与方法

1. **病例简介**　25岁女性患者。主诉：右上前牙先天缺失，要求种植修复。现病史：患者2年前于我院正畸科就诊，要求排齐牙列并修复上前牙。临床检查：患者已进行正畸治疗，为中低位笑线患者。前牙浅覆𬌗、覆盖。11缺失，牙槽嵴菲薄，近远中龈乳头高度可。12唇侧龈缘退缩1.5mm，牙颈部充填物变色，叩（-）、松（-），牙龈未见红肿。CBCT示：11牙槽骨宽度2.6mm、高度约12mm，唇侧未见明显倒凹，根尖未见异常低密影。

2. **诊断**　上颌牙列缺损；12牙龈退缩。

3. **治疗计划**　拟上颌植入1颗根形种植体，Strauamnn BLT SLActive

作者单位：广州医科大学附属口腔医院

通讯作者：王丽萍；Email: dyuandy@163.com

3.3mm×10mm种植体，二期手术时进行根面覆盖改善12唇侧牙龈退缩情况。

4. **治疗过程（图1～图41）**

（1）种植体植入方案：通过CBCT模拟种植体植入位点，因为牙槽宽度严重不足，牙槽骨高度尚可，约12mm，为保证不破坏鼻底骨质，选择Strauamnn BLT SLActive 3.3mm×10mm 种植体，仅能通过种植体根尖1/3获得初始稳定性，种植体颈部部分暴露于唇侧骨板外，需覆盖自体骨屑，通过膜钉固定胶原膜行GBR保证植骨效果。术后拟通过正畸钢丝固定临时牙恢复美观。

（2）种植手术：常规牙槽嵴顶切口，邻牙12、21远中轴角做垂直附加切口，翻瓣至膜龈联合下方3mm后做骨膜减张切口。见牙槽嵴顶菲薄，球钻在牙槽嵴顶颊侧定点，保证腭侧骨板0.5mm。常规逐级备洞，植入Strauamnn BLT SLActive 3.3mm×10mm种植体1颗，初始稳定性约15N·cm，种植体位于腭侧骨面下0.5mm，唇侧暴露约3mm螺纹，接入覆盖螺丝。骨刨收集自体骨覆盖种植体唇侧，唇侧皮质骨通过球钻去皮质化，植入Bio-Oss+Bio-Gide膜。通过尼龙线缝合术区及垂直附加切口。术后CBCT示：种植体植入理想的位点，唇侧骨板厚度约3.7mm，种植体距鼻底约2mm的安全距离。

（3）二期手术+临时牙塑形：患者因为拒绝12的根面覆盖术，因此在二期手术时仅进行12唇侧结缔组织移植增加唇侧丰满度，临时牙塑形穿龈轮廓。

（4）初次戴牙：经过6周2次临时义齿塑形达理想的唇侧丰满度及穿龈轮廓后，进行个性化印模。在印模及戴牙期间，患者因为口腔卫生维护较差，导致龈缘红肿，11唇侧龈缘不平整，丰满度轻度塌陷。延期修复。患者再次提出想改善12根面覆盖的情况，于是再次调改临时牙，缩窄基台穿龈部分。安排2周后进行根面覆盖术。

（5）隧道瓣移植结缔组织：拆除11临时修复体，使用15C刀片在11、12唇侧牙龈做半厚瓣，11与12之间牙龈乳头不切断，贯通11、12唇侧的半厚瓣，形成隧道瓣。13-15腭侧通过一刀法获取结缔组织，大小约8mm×16mm。4-0尼龙线通过12远中进入隧道内，从11唇侧龈缘内穿出，穿过结缔组织后，再次进入隧道，从进针点根方穿出缝线。通过尼龙线牵拉，将结缔组织牵入隧道内，缝合固定，戴入临时牙。流动树脂固定13-22之间龈乳头，尼龙线悬吊缝合龈乳头。术后6周，结缔组织移植效果理想，12根面覆盖效果理想，11唇侧丰满度理想。

（6）临时义齿塑形：结缔组织移植术后6周开始进行11种植临时义齿塑形唇侧牙龈，经过2次调改，去除12唇侧原树脂充填物后进行美学树脂充填。11-12唇侧牙龈获得理想美学效果。个性化印模行最终修复。

（7）最终修复：最终义齿采用多能基台+全瓷基台+全瓷冠，全瓷基台有利于恢复唇侧牙龈色泽，全瓷基台与全瓷冠粘接线位于龈缘下方0.5mm，可以更彻底地去除粘接剂。

（8）复查：修复1个月后复诊，患者未诉不适，11、12龈缘稳定，牙龈乳头充盈良好，未见牙龈红肿。患者对形态及功能满意。

二、结果

本病例为正畸术后进行11种植修复的患者。通过水平向骨增量同期种植体植入增加水平骨量，二期手术时行第一次结缔组织移植增加唇侧丰满度，第二次结缔组织移植行根面覆盖，经过临时义齿多次调改后塑形龈缘获得理想的穿龈轮廓。个性化印模进行最终修复。患者对美学效果满意。修复后短期观察红白美学效果理想。

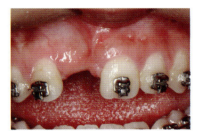
图1　术前口内唇面像

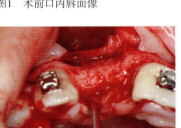
图2　术前口内殆面像

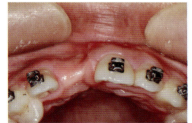
图3　术前CBCT及种植体模拟植入

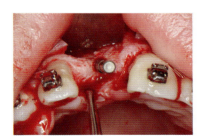
图4　切开翻瓣后殆面像

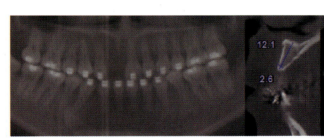
图5　方向指示杆示意穿出位点

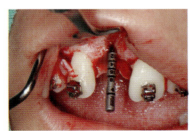
图6　方向指示杆示意近远中向

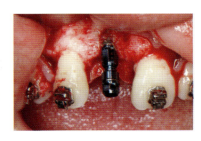
图7　种植体植入唇面像

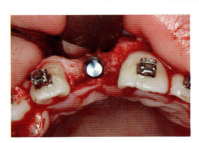
图8　种植体植入殆面像

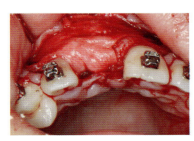
图9　引导骨组织再生术

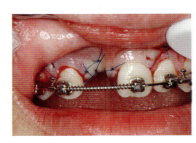
图10　术后缝合

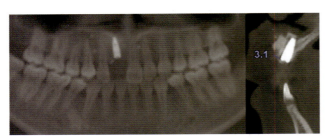

图11　术后CBCT

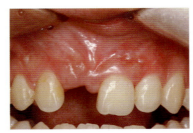

图12　伤口愈合6个月唇面像

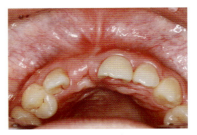

图13　伤口愈合6个月殆面像

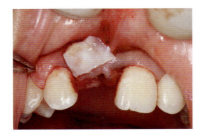

图14　结缔组织移植

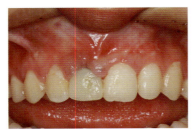

图15　临时修复2周唇面像

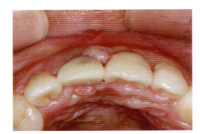

图16　临时修复2周殆面像

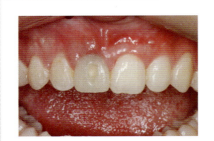

图17　临时修复4周唇面像

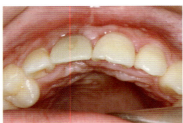

图18　临时修复4周殆面像

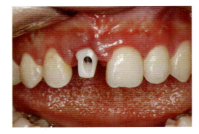

图19　初次戴牙基台就位

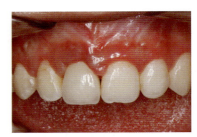

图20　初次戴牙唇面像

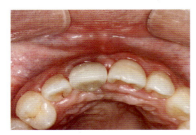

图21　初次戴牙殆面像

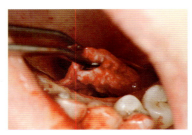

图22　第二次结缔组织移植

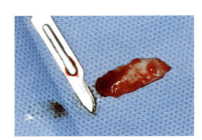

图23　取下的结缔组织

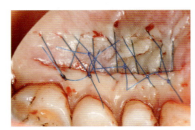

图24　供区缝合

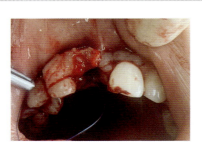

图25　受区结缔组织就位

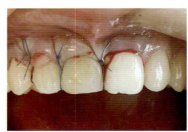

图26　受区悬吊缝合

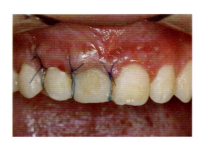

图27　第二次结缔组织移植后2周唇面像

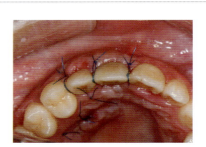

图28　第二次结缔组织移植后2周殆面像

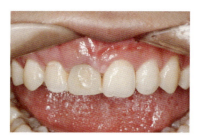

图29　第二次结缔组织移植后6周唇面像

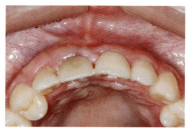

图30　第二次结缔组织移植后6周殆面像

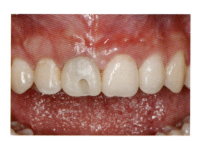

图31　第一次临时义齿唇面像

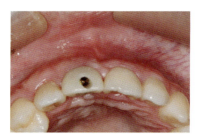

图32　第一次临时义齿殆面像

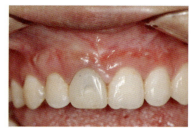

图33　第二次临时义齿唇面像

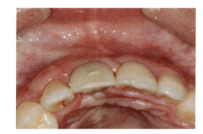

图34　第二次临时义齿殆面像

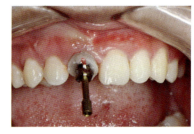

图35　个性化印模

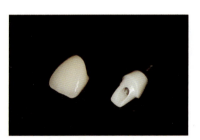

图36　全瓷基台全瓷冠

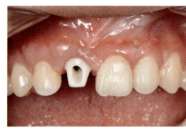

图37　全瓷基台就位

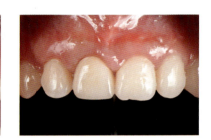

图38　戴牙唇面像

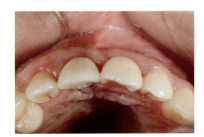

图39　戴牙殆面像

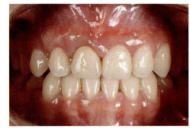

图40　戴牙咬合像

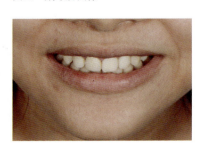

图41　修复后微笑像

三、讨论

本病例通过正畸治疗排齐牙列，控制11缺牙间隙，为种植修复创造条件。通过水平向骨增量同期种植手术获得足够的骨量，二期手术时通过两次牙龈移植改善种植牙唇侧丰满度和邻牙龈缘退缩状态。

早期，通过游离牙龈移植增加唇颊侧角化龈，游离牙龈移植美观效果欠佳，不适用于美观区，结缔组织移植可以很好改善唇侧丰满度及龈缘退缩，在美学区也能获得理想的美学效果。通过结缔组织移植不仅能改善唇侧丰满度，还能增加龈缘高度。通过测量14名种植修复3～5年的患者颊侧牙龈的高度和厚度，结果显示种植体颊侧牙龈宽度大于牙龈高度，种植牙颊侧牙龈高度与宽度的比值为1∶1.58。而天然牙牙龈高度大于牙龈宽度，通过改变种植体与天然牙的牙龈生物型，可以改变天然牙和种植体周围牙龈的高度。

本病例使用全瓷基台+全瓷冠的修复方式，首先是为了将粘接线放在龈缘下0.5mm的位置，便于清除粘接剂；其次是可以避免薄龈生物型的唇侧牙龈金属透色，但是本病例通过结缔组织移植，使其变成厚龈生物型，有效避免了金属基台的透色，同样有利于美观，也减弱了全瓷基台的这个作用。

四、结论

前牙种植修复通过结缔组织移植可以改变牙龈生物型，获得稳定的牙龈厚度及龈缘形态，有利于保证长期的美学效果，实现理想的红白美学。

参考文献

[1] Kan J Y, Roe P, Rungcharassaeng K, et al. Classification of sagittal root position in relation to the anterior maxillary osseous housing for immediate implant placement: a cone beam computed tomography study[J]. The International Journal of Oral & Maxillofacial Implants, 2011 Jul–Aug, 26(4):873–876.

[2] Xu D, Wang Z, Sun L, et al. Classification of the Root Position of the Maxillary Central Incisors and its Clinical Significance in Immediate Implant Placement[J]. Implant Dentistry, 2016 Aug, 25(4):520–524.

[3] Ronald E Jung, Irena Sailer, Christoph H F Hämmerle. In vitro color changes of soft tissues caused by restorative materials[J]. Int J Periodontics Restorative Dent, 2007 Jun, 27(3):251–257.

[4] Takeshi Nozawa, Hiroaki Enomoto, Shunzo Tsurumaki. Biologic height–width ratio of the buccal supra–implant mucosa[J]. Eur J Esthet Dent. Autumn, 2006, 1(3):208–214.

上颌中切牙Onlay植骨后延期种植、即刻修复1例

韩雨希　曲哲　张翔

摘要

目的：本病例介绍治疗上颌牙列缺损Onlay植骨手术过程、全程外科导板延期种植、即刻修复伴牙龈诱导成形，及最终应用CAD/CAM技术制作螺丝固位一体冠永久修复的程序以及骨增量效果的观察。**材料与方法**：21岁患者女性，5年前因外伤导致11根尖周炎，经根管治疗及根尖切除术后仍未能保留，于3个月前拔除，要求种植固定修复。排除系统性疾病及磨牙症。手术前对患者进行口腔检查及CBCT检查、SAC美学评估，确定治疗方案。下颌升支取骨，修整骨块后利用钛钉将骨块固定于缺损区，放置自体骨碎屑及Bio-Oss骨粉，覆盖 Bio-Gide胶原膜、海奥膜及CGF膜，覆盖骨移植材料，无张力严密缝合创口；术后6个月拍摄CBCT，示骨块愈合良好，骨宽度、骨高度满足种植体植入条件。进行口扫，采集数字化印模，利用设计软件制作全程外科导板及临时修复体。11位点行局麻下，修整唇系带同期取出钛钉，全程导板引导下植入1颗种植体（Straumann BLT 3.3mm×12mm NC），测量ISQ值（70），种植体稳定性良好，种植手术当天戴用种植体支持式临时修复体。牙龈形态稳定后，复制软组织袖口形态，利用CAD/CAM技术设计制作氧化锆螺丝固位一体冠永久修复体。**结果**：Onlay植骨能取得良好的骨增量效果。术前利用种植辅助设计软件，设计全程导板及临时修复体，种植导板的应用实现种植体的精准植入，获得良好的三维位置；即刻修复技术应用于前牙美学区牙列缺损患者，明显缩短治疗过程，最大限度减少了患者的缺牙期；在永久修复过程中，利用CAD/CAM技术设计制作氧化锆螺丝固位一体冠，从而实现精准治疗程序。

关键词：Onlay植骨；延期种植；即刻修复

上颌牙缺失对患者的美观、发音及咬合功能均有较大影响，必须尽快进行美学修复。前牙牙列缺损患者常伴有严重的硬组织缺损，前牙区是美学的敏感区，常伴有较高的美学风险，故要根据患者情况选择正确的骨增量技术才能获得长期稳定的美学效果。随着修复技术及材料的不断发展，临床中更使用多种骨增量技术及材料修复美学区骨量的缺损，而自体骨移植（Onlay植骨）仍是种植材料的"金标准"。本病例采用自体骨块游离移植，达到了良好的骨增量效果；即刻修复技术既缩短了患者的缺牙期，同时利用临时修复体诱导软组织成形，获得良好的软组织形态。复制临时修复体的穿龈轮廓后，利用CAD/CAM技术设计二氧化锆螺丝固位一体冠，获得良好的美学效果。

一、材料与方法

1. 病例简介　21岁女性患者。主诉：3个月右上前牙因缺失，要求种植修复。现病史：5年前因外伤导致右上前牙根尖周炎，经根管治疗及根尖切除术后仍未能保留，于3个月前拔除，影响口腔功能及美观，要求种植修复治疗。既往史：平素体健，无全身系统性疾病，无吸烟、夜磨牙习惯，无长期服药史，无材料、药物过敏史。口内检查：口腔卫生状况尚可，11缺失，牙冠尖圆形；缺牙区可见明显骨凹陷，中厚龈生物型。全口咬合关系

作者单位：大连市口腔医院

通讯作者：张翔；Email: zhangflyxiang@163.com

稳定，附着龈宽度可，龈𬌗距可，余留牙未见明显异常。辅助检查：拍摄CBCT示缺牙区水平向骨宽2~4mm，骨密度正常，骨质分类为Ⅲ类，无疏松影像。

2. 诊断　上颌牙列缺损。

3. 治疗计划

（1）手术行Onlay植骨。

（2）6个月后再次拍摄CBCT，同时进行口扫。

（3）导板引导下手术，拟行即刻修复。

（4）利用临时修复体进行软组织诱导成形。

（5）待牙龈形态稳定后，行永久修复。

（6）定期复查。

4. 治疗过程（图1~图30）

（1）种植手术与即刻修复。①第一次手术（植骨手术）：术前验血等常规检查，使用0.12%复方氯己定漱口液含漱3次。采用无痛麻醉机（STA），局麻。受骨区切开翻瓣后，修整受骨床，下颌升支取骨，修整骨块为L形后利用钛钉固定于受骨区，受骨区植入自体骨碎屑及Bio-Oss骨粉，用Bio-Gide胶原膜、海奥膜及CGF膜覆盖骨表面，术后放置愈合基台并严密缝合创口。种植术后6个月复查，拍摄CBCT，并进行口扫，利用种植辅助设计软件设计制作数字化外科导板，同时利用软件设计制作临时修复体，导板以及预成临时修复体制作完成后，择期进行手术。②第二次手术（种植手术）：术前试戴导板，试戴预成临时修复体。固定导板，切

开取出一期自体块状骨移植放置的钛钉，压板逐级备洞后植入1颗骨水平（Straumann NC BLT 3.3mm×12mm）种植体，初始稳定性良好，测量其ISQ值（70），术后放置愈合基台并严密缝合创口。CBCT显示种植体三维位置良好。种植手术当天行临时固定义齿即刻修复，椅旁试戴调改临时修复体，高度抛光，最终完成临时修复体的制作并戴入患者口内，利用临时修复体诱导牙龈成形。嘱患者勿用临时修复体咬硬物，注意口腔卫生，用牙线或冲牙器等将种植体周围清洁干净，每个月进行复查。

（2）制作永久修复体。种植术后9个月牙龈质地、形态良好，牙龈形态稳定，袖口已经成形，龈乳头形态良好，龈缘位置形态良好，与对侧同名牙一致。取下临时修复体，制作个性化开窗转移杆，复制穿龈轮廓进行终印模的制取，利用CAD/CAM技术，制作氧化锆螺丝固位一体冠。

（3）定期复查。永久修复后定期复诊，牙冠颈部牙龈颜色及质地健康与邻牙协调一致；RVG可见种植体周围无明显骨质吸收，对患者进行健康宣教，以获得良好的远期效果。

二、结果

种植修复的红色美学及白色美学均达到理想效果，种植区充足的骨量、精确的种植体三维位置及牙龈形态的精细调整都是取得良好治疗效果的必备条件。本病例利用自体骨游离移植，获得了充足的骨量、良好的骨弓轮廓；在种植体植入阶段，以修复为导向精准植入种植体，获得了良好的三维位置；种植当天戴入以种植体支持式的螺丝固位临时修复体，用来引导和成形种植体周围软组织，易获得最大限度的美学效果、良好的穿龈轮廓、牙龈的袖口外形；永久修复体复制了临时修复体的外形，以及天然牙相同的颜色，获得了良好的美学效果；永久修复后复查种植牙软硬组织状态良好，修复效果满意。

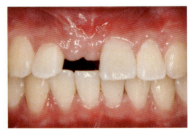

图1　初诊口内像1

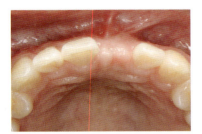

图2　初诊口内像2

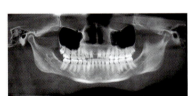

图3　初诊CBCT，缺牙区骨量1

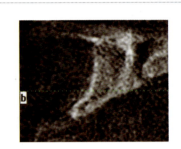

图4　初诊CBCT，缺牙区骨量2

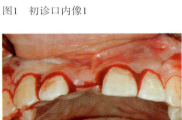

图5　切开翻瓣

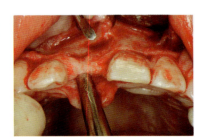

图6　暴露受骨床

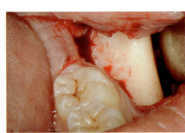

图7　暴露供骨区取骨

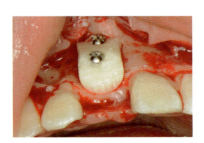

图8　利用钛钉固定骨块

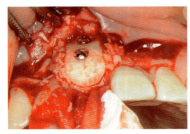

图9　植入部分自体骨碎屑和骨粉

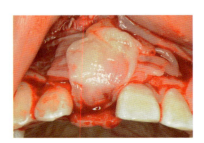

图10　盖双层可吸收胶原膜及CGF膜

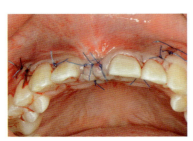

图11　严密缝合一期创口

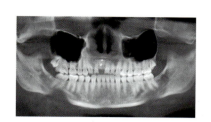

图12　植骨当天CBCT1

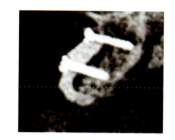

图13　植骨当天CBCT2

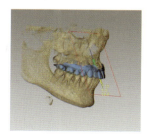

图14　确定种植体三维位置

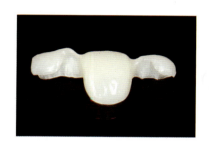

图15　术前制作的临时修复体

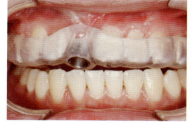

图16　导板就位

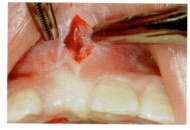

图17　修整唇系带同期取出钛钉

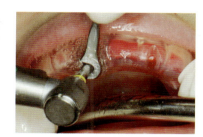

图18　预备种植窝

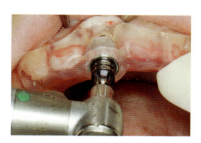

图19　植入BLT种植体

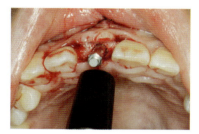

图20　种植体ISQ值为70

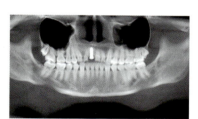

图21　种植术后当天CBCT1

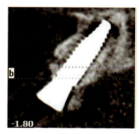

图22　种植术后当天CBCT2

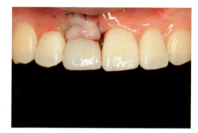

图23　临时修复体戴入口内

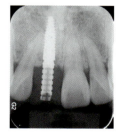

图24　根尖片显示修复体就位

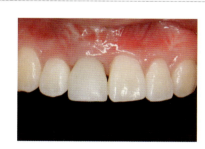

图25　牙龈形态稳定

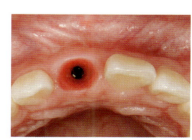

图26　袖口形态

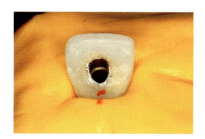

图27　复制袖口形态

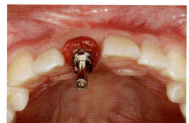

图28　制作个性化转移杆

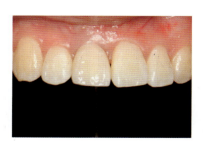

图29　永久修复口内像1

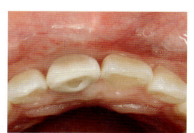

图30　永久修复口内像2

三、讨论

1. 骨增量技术

自体骨移植因其良好的骨诱导性以及骨传导等优势成为目前公认的最佳骨移植材料。因使用骨替代材料联合引导骨组织再生术塑形困难、易移位，难以取得良好的支撑作用等，骨增量效果往往不理想，进行自体块状骨移植（Onlay植骨）能取得良好的骨增量效果。

本病例患者为年轻女性，存在大量的水平向骨缺损，为保证其获得最佳的种植体三维位置，以及获得长期稳定的修复效果，遂在下颌升支处取柱状骨对其进行增量，以获得理想的可用牙槽骨量。

2. 数字化技术的使用

数字化外科导板的应用使得按照术前设计的角度、深度、方向，精确植入种植体。尽管导板的应用有精确、微创等诸多优势，但它存在一定的误差，包含从术前虚拟设计至实际应用数字化外科导板引导植入种植体整个过程的所有误差。国内外学者也证实，应用导板时存在误差，尽管导板存在误差，但应用导板的度还是优于自由手的精度。

本病例术前利用种植辅助设计软件，设计临时修复体。在永久修复过程中，利用CAD/CAM技术设计制作氧化锆螺丝固位一体冠，从而实现全程数字化的治疗程序。

3. 预成临时修复体技术

预成临时修复体技术术前即可获得临时修复体，种植术后即可戴牙，既降低了患者因印模引起的不适，又节省了临时修复体加工制作的时间，从而实现真正意义上的即刻修复。本病例报告的预成临时修复体为一次性非完全制作完成修复体，类似于半成品，只有临时修复体冠部形态，术后借助于两翼辅助口内就位，对临时修复体在口内进行重衬，利用树脂材料将临时修复体与临时基台粘接在一起，口外调改临时修复体的颈部穿龈形态，经高度抛光后最终完成临时修复体的制作。

参考文献

[1] Belser UC, Grütter L, Vailati F, et al. Outcome evaluation of early placed maxillary anterior single-tooth implants using objective esthetic criteria: a cross-sectional, retrospective study in 45 patients with a 2- to 4-year follow-up using pink and white esthetic scores[J]. J Periodontol, 2009, 80(1):140–151.

[2] Jemt T. Regeneration of gingival papillae after single-implant treatment[J]. Int J Periodontics Restorative Dent, 1997, 17(4):326–333.

[3] 李晨琳, 徐光宙. 口腔种植中骨增量技术的应用进展[J]. 中国口腔颌面外科杂志, 2018, 16(06):78–83.

[4] Hämmerle CHF, Jung R, Yaman D, et al. Ridge augmentation by applying bioresorbable membranes and deproteinized bovine bone mineral: A report of twelve consecutive cases[J]. Clinical Oral Implants Research, 2008, 19(1):19–25.

[5] Lal K, White G S, Morea D N, et al. Use of stereolithographic templates for surgical and prosthodontic implant planning and placement[J]. Part I. The concept. Journal of Prosthodontics, 2006, 15(1):51–58.

[6] Voitik A J. CT data and its CAD and CAM utility in implant planning: part I[J]. Journal of Oral Implantology, 2002, 28(6):302–303.

[7] Widmann G, Bale R J. Accuracy in computer-aided implant surgery-a review[J]. International Journal of Oral & Maxillofacial Implants, 2006, 21(2):305–313.

"覆前戒后"——前牙美学区种植修复失败再次种植治疗

慕振妮　贾玉红

摘要

目的： 上颌前牙区在种植修复治疗中非常具有挑战性，不仅要达到理想的种植三维位置，维持牙槽骨的丰满度，也需要保证良好的生物学宽度，以达到良好稳定的种植体周围软组织环境，以抵抗细菌侵入。**材料与方法：** 28岁女性患者，曾在11年前外伤致右上侧切牙冠折无法保留，继而行拔牙后即刻种植、延期修复，种植后8年间多次出现牙龈红肿、溢脓、牙槽骨吸收等种植体周围炎症状，评估原因为：患者种植体三维位置不佳，基台选择不正确，附着龈过薄。与患者沟通后，取出种植体，同期进行骨增量，保证牙槽骨水平向及垂直向骨量，6个月后数字化导板引导下进行种植手术，植入种植体，2个月后进行软组织增量，随后取模制作临时冠进行牙龈塑形，约3个月后牙龈乳头基本形成，数字化印模完成最终螺丝固位修复，戴牙6个月后随访。**结果：** 患者治疗过程高度配合，经过数字化的精准设计，保证种植体良好的三维位置，软组织增量保证了良好的生物学宽度，螺丝固位修复体保证了不会有因粘接剂导致种植体周围炎的概率，大大提升了种植修复长期稳定的概率。

关键词： 种植失败再治疗；种植体周围炎；CTG；数字化

患者的原种植修复治疗时机为即刻种植，术后种植体唇侧成骨不佳，种植体三维位点偏唇侧，基台选择不当，这些因素均为首次治疗失败的可能原因。牙龈为薄龈-高弧形牙周组织，表面附着的软组织极其脆弱，附着性软组织较少，稳定的生物学宽度，加大了种植体周围炎的风险。再治疗总结治疗失败原因，分次解决造成失败原因，最终取得良好的修复效果。

一、材料与方法

1. 病例简介　28岁女性患者，以"多年来右上前牙反复红肿、溢脓"为主诉来诊。现病史：患者11年前曾在本院种植修复右上侧切牙，多年来种植区反复红肿、溢脓，多次局部治疗效果不佳。既往史：患者否认全身系统性疾病史，否认吸烟、嗜酒及夜磨牙等不良习惯，否认药物过敏史。检查：12牙龈呈暗红色，扣诊有脓液溢出，探诊深度>6mm，修复体无松动，余牙未见异常，全口卫生良好，上颌前牙区牙龈生物型为薄龈型，开口度及开口型正常，颞下颌关节无弹响及疼痛。CBCT检查：12唇侧牙槽骨吸收至根尖1/3处，未波及邻牙，腭侧骨壁完整。

2. 诊断　12种植体周围炎。

3. 治疗计划　通过对患者的临床检查，美学风险评估（表1）以及对近几年口内照片以及X线片的对比，近期放射线检查，患者属于SAC分类中的复杂病例。同时患者对美观要求高，对种植区炎症的反复的顾虑，以及薄龈生物型均成为后期再治疗的不可控风险。结合以上情况，综合评估取出种植

体，同期进行骨增量，延期种植，软组织增量后延期修复。

表1　美学风险评估

美学风险因素	风险水平		
	低	中	高
健康状况	健康，免疫功能正常		免疫功能低下
吸烟习惯	不吸烟	少量吸烟，<10支/天	大量吸烟，>10支/天
患者美学期望值	低	中	高
唇线	低位	中位	高位
牙龈生物型	低弧线形、厚龈生物型	中弧线形、中龈生物型	高弧线形、薄龈生物型
牙冠形态	方圆形	卵圆形	尖圆形
位点感染情况	无	慢性	急性
邻面牙槽嵴高度	到接触点≤5mm	到接触点5.5~6.5mm	到接触点≥7mm
邻牙修复状态	无修复体		有修复体
缺牙间隙宽度	单颗牙（≥7mm）	单颗牙（≤7mm）	2颗牙或2颗牙以上
软组织解剖	软组织完整		软组织缺损
牙槽嵴解剖	无骨缺损	水平向骨缺损	垂直向骨缺损

4. 治疗过程（图1~图30）

（1）术前准备：常规行全身基本检查，签署手术同意书，预防服用抗生素，术前抽取患者血液20mL，离心制取CGF。

（2）手术过程：患者取仰卧位，常规消毒，铺巾，阿替卡因进行局部浸润麻醉。麻药显效后，牙槽嵴顶切开，做延伸切口，充分暴露术区，取出

作者单位：山东济宁玉红口腔

通讯作者：慕振妮；Email: mzn1030@163.com

种植体，清理窝洞，大量生理盐水冲洗，CGF混合Bio-Oss骨粉0.5g，支撑骨轮廓。Bio-Gide胶原膜双膜覆盖，膜钉固定。为封闭创口并促进软组织愈合，将制备好的CGF膜覆盖于创口后减张拉拢缝合。术后戴用透明保持器式可摘义齿，给予抗生素治疗3天。

（3）术后6个月CBCT检查：骨弓轮廓良好，骨移植材料稳定。

（4）种植体植入：扫描获得数字化资料，软件设计三维位置，制作数字化导板，导板浸泡消毒，进行局部浸润麻醉，麻药显效后，牙槽嵴顶切开，设计导板指引下预备，12植入Strumann BLT 3.3mm×10mm种植体1颗，置入覆盖螺丝。牙龈对位缝合。

（5）软组织移植：附着龈较薄，无法保证良好的生物学宽度，12局麻后牙槽嵴顶切开，置入愈合基台，右上颌腭侧局麻后行半厚切口，取半厚瓣，因患者腭侧组织较薄，未能取出足够量结缔组织，锐器剥离12位点腭侧黏膜瓣，分离取出，取出的软组织瓣置入唇侧及嵴顶处。缝合固定。上腭移植区严密缝合，腭板加压。

（6）牙龈塑形：牙龈移植后1个月，牙龈趋于稳定，常规取模制作螺丝固位临时冠，行牙龈塑形，临时冠戴入后每个月复诊1次，根据牙龈状态随时调改形态。

（7）数字化印模制作最终修复体：牙龈塑形3个月后，牙颈部外形与邻牙协调，龈乳头形态良好。取出临时修复体，即刻进行口扫，记录牙龈轮廓，制作螺丝固位全瓷冠，完成最终修复。

（8）戴牙后复诊：戴牙后8个月复诊，牙冠颈部牙龈颜色质地健康，与邻牙协调一致。CBCT示：种植体唇侧厚度约1.6mm，牙周无溢脓，软组织无退缩。

二、结果

本病例在遵循循证医学的基础上，获得了种植体良好的三维位置，保证种植体周围充足的软硬组织量，在前牙美学区取得了预想的结果。经过8个月的随访，种植体唇侧的软硬组织丰满度均得到了较好的维持，同时减轻了年轻患者对于外貌的心理压力。

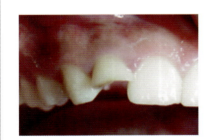

图1　患者在11年前外伤致12冠折斜行折裂至牙槽嵴顶下方

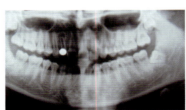

图2　术前全景片显示根尖囊肿

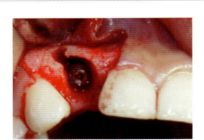

图3　拔除后进行即刻种植，同期骨增量

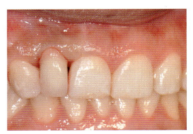

图4　修复时可见螺丝开口位于唇侧，唇侧出现龈缘高度降低

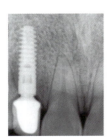

图5　牙冠设计存在盖嵴，难以良好的清洁

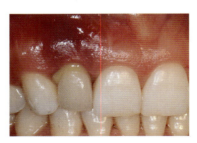

图6　修复后数年内反复红肿、溢脓

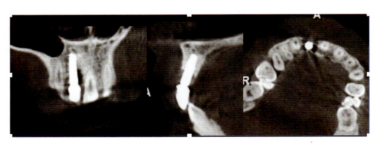

图7　影像学检查：骨吸收至种植体中段，垂直骨吸收最低处约7mm，腭侧存留少许骨壁

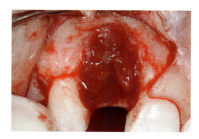

图8　翻瓣充分暴露术区显示：种植体唇侧大量肉芽组织

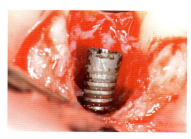

图9　充分暴露种植体，牙槽骨吸收至尖端1/3处

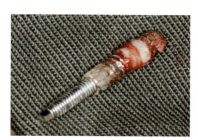

图10　完整取出种植体

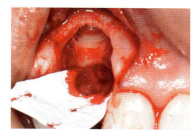

图11　清理创区，腭侧骨壁基本完整，胶原膜包裹唇腭侧

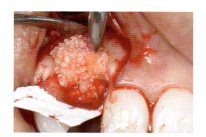

图12　局部进行骨增量

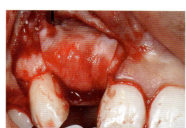

图13　双层胶原膜覆盖，膜钉固定

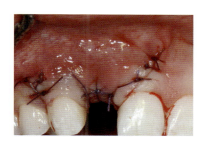

图14　牙龈充分减张缝合

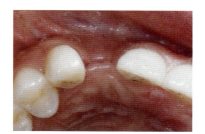

图15　软组织愈合良好

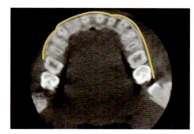

图16　6个月后复查，骨弓轮廓良好

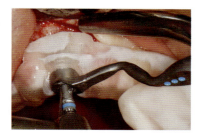

图17　数字化导板引导下进行预备

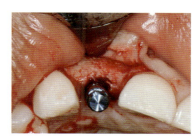

图18　种植体植入后三维位置良好

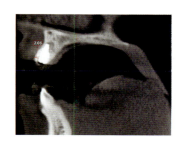

图19　CBCT示：植入三维位置良好，唇侧2mm以上厚度

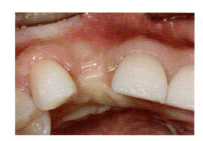

图20　附着龈宽度及厚度不足

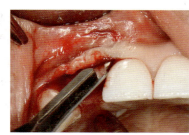

图21　二期手术同时进行软组织移植

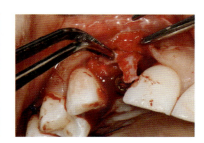

图22　CTG植入并固定

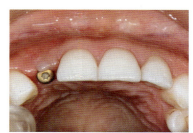

图23　软组织增量1个月，骨弓轮廓有了良好的改善

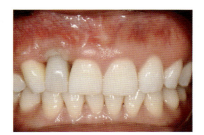

图24　临时修复体进行牙龈塑形

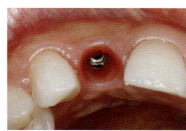

图25　良好的牙龈袖口殆面像

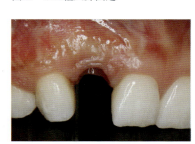

图26　良好的牙龈袖口唇面像

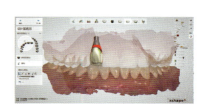

图27　设计牙冠最终形态

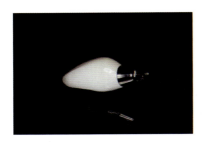
图28　修复体使用原厂Beas基台全瓷冠一体螺丝固位

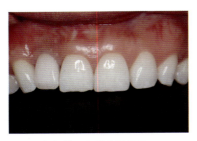
图29　良好的口内形态及颜色

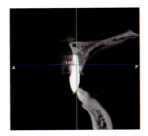
图30　CBCT示：骨形态稳定

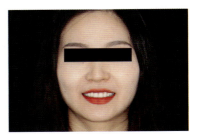
图31　患者戴入修复体后正面微笑像

三、讨论

在前牙美学区导致种植修复长期效果不佳的重要因素是软硬组织的不足、种植体三维位置不佳、修复基台的选择等多方面原因，从发现的各种造成种植体周围炎的病因中逐个更正，保证充足的软硬组织、良好的三维位置，修复体的正确选择为保证种植修复体长期健康使用打好基础。

参考文献

[1] Stajčić Z, Stojčev Stajčić LJ, Kalanović M,et al. Removal of dental implants: review of five different techniques[J]. Int J Oral Maxillofac Surg, 2016, 45(5):641–648.

[2] Greenstein G, Cavallaro J. Failed dental implants: diagnosis, removal and survival of reimplantations[J]. J Am Dent Assoc, 2014, 145(8):835–842.

[3] Zuiderveld EG, Meijer HJA, den Hartog L, et al. Effect of connective tissue grafting on peri–implant tissue in single immediate implant sites: A RCT[J]. J Clin Periodontol, 2018, 45(2):253–264.

[4] Bassetti RG, Stähli A, Bassetti MA, et al. Soft tissue augmentation procedures at second–stage surgery: a systematic review[J]. Clin Oral Investig, 2016, 20(7):1369–1387.

[5] Monaco C, Scheda L, Baldissara P, et al. Implant Digital Impression in the Esthetic Area[J]. J Prosthodont, 2019, 28(5):536–540.

[6] urze D, Byrne A, Alam S, et al. Esthetic Outcome of Implant Supported Crowns With and Without Peri–Implant Conditioning Using Provisional Fixed Prosthesis: A Randomized Controlled Clinical Trial[J]. Clin Implant Dent Relat Res, 2016, 18(6):1153–1162.

上颌前牙Socket Shield技术即刻种植、延期修复1例

丁宇翔[1,2]　刘平[1]　张林林[1]

摘要

目的：报道1例上颌前牙Socket Shield技术即刻种植、延期修复病例，观察其种植修复美学效果。**材料与方法**：1例右上颌中切牙外伤性冠折患者，局麻下不翻瓣使用高速牙科手机及钨钢拔牙专用切割钻近远中向分切牙根，保留唇侧片的厚度在2mm以上，先拔除腭侧根片，在牙槽窝腭侧骨壁上进行常规种植窝洞预备，以保证种植体与唇侧骨壁有充足的距离；然后将牙根唇侧片磨改变薄、位于牙龈缘下方3mm，植入种植体，唇侧保留的牙根片（Socket Shield）与种植体之间的间隙内植入CGF颗粒和Bio-Oss骨粉的混合物，CGF膜覆盖拔牙创，缝线固定CGF膜。人造树脂牙基底磨改形成卵圆形桥体，使用纤维带固定于邻牙，进行牙龈缘塑形。3个月后安装愈合基台，再1个月后制作种植体支持的临时牙冠继续进行牙龈塑形。临时牙冠佩戴6个月，期间经过一次修改，牙龈塑形良好。最后更换个性化氧化锆基台，全瓷冠最终修复。**结果**：右上颌中切牙Socket Shield技术即刻种植、延期修复后红白美学效果良好；种植体唇侧硬软组织丰满，轮廓美学理想。

关键词：Socket Shield技术；即刻种植；延期修复；引导骨组织再生

上颌前牙美学区种植术后容易存在美学风险，例如水平向骨量不足或软组织菲薄造成种植体唇侧丰满度不足，垂直向骨量不足或软组织退缩造成牙龈缘退缩、软组织颜色或质地异常与邻牙不协调等。目前已有很多成熟的种植技术用于保留缺牙部位骨组织与软组织，如位点保存术、骨增量与软组织增量手术，即刻种植即刻修复等，然而这些技术均不能有效地保存软硬组织，只有当种植位点硬软组织条件十分理想时才能获得理想的美学结果。Socket Shield技术是在美学区微创拔牙、不翻瓣即刻种植技术的基础上提出并衍生而来的，通过在种植体的唇侧保留部分牙根，保存种植体唇侧靠近牙龈区域的牙周组织（包括牙龈、牙周膜以及牙槽骨），理论上可以避免颊侧骨组织与软组织的吸收与改建，维持软硬组织外形轮廓，达到美学要求。

本病例报道1例右上颌中切牙外伤性冠折患者，行保留牙根唇侧片的Socket Shield技术即刻种植，延期修复，获得了理想的红色美学、白色美学和轮廓美学效果。

一、材料与方法

1. **病例简介**　43岁女性患者，右上颌中切牙外伤后折断，要求种植治疗。临床检查发现11冠折，深达龈下，牙龈无明显撕裂、红肿（图1、图2）。CBCT片示11冠折，颊侧骨壁完整，根尖区无炎症，根尖上方骨量充足（图3）。患者自述无系统性疾病，不吸烟。

2. **诊断**　11冠折。

3. **治疗计划**　11行Socket Shield技术即刻种植、延期修复。

4. **治疗过程**

（1）局麻下，不翻瓣，使用气动式外科专用拔牙手机和钨钢切割钻在牙龈缘上方截除牙冠剩余部分，将牙根近远中向分切成唇、腭侧片，唇侧片的厚度在2mm以上，微创拔牙钳小心拔除牙根腭侧片，暴露牙槽窝腭侧骨壁。在腭侧骨壁上进行种植窝洞预备，由于唇侧根片厚度在2mm以上作为参照物，可以保证种植体与唇侧骨壁有2mm间隙的距离（图4、图5）。种植窝洞预备完成后，使用金刚砂车针对牙根唇侧片进行磨改，使其厚度少于1mm，顶部位于牙龈缘下方3mm（图6、图7）。植入种植体（以色列MIS 3.75mm×13mm），将术前抽取的患者静脉血离心获取的CGF剪碎后与Bio-Oss植骨材料1∶1混合，充填至种植体与唇侧骨壁、牙根片之间的间隙内，CGF压制成膜覆盖拔牙创，用"8"字缝合法固定（图8～图10）。选择合适的人造树脂牙，磨改，使其基底呈卵圆形桥体样结构，抛光，使用纤维带、光固化树脂将人造树脂牙临时修复体粘接固位于邻牙，调整咬合，确保临时牙冠没有咬合接触（图11、图12）。术后立即拍摄CBCT（图13），口服抗生素3天。

（2）即刻种植术后12天拆线，切口愈合良好，临时修复体开始对牙龈缘塑形（图14）。

（3）临时修复体佩戴3个月，种植体周围软硬组织愈合良好，牙龈缘塑形良好，去除临时修复体，可见种植体唇侧轮廓保持良好（图15～图17）。更换愈合基台，调改原临时修复体，重新粘接固位于邻牙（图18～图20）。

（4）更换愈合基台1个月后，穿龈袖口形成，取模，口外制作种植体

作者单位：1. 第四军医大学口腔医院
　　　　　2. 中国科学院大学西安存济口腔医院

通讯作者：丁宇翔；Email: 415833410@qq.com

支持的临时冠，戴入口内，继续进行牙龈塑形（图21~图23）。

（5）佩戴种植体支持的临时冠后6个月，期间对临时冠进行了一次调改，牙龈塑形良好，牙龈乳头形态恢复，唇侧轮廓丰满（图24~图26）。

（6）最终修复取模，制作、安装个性化氧化锆基台（图27），全瓷冠完成最终修复，红白美学效果良好，唇侧轮廓美学理想（图28、图29）。复查CBCT示：种植体周围骨组织稳定，唇侧骨壁没有明显吸收（图30）。

二、结果

11行Socket Shield技术即刻种植、延期修复后红白美学效果良好；种植体唇侧软硬组织丰满，轮廓美学理想。

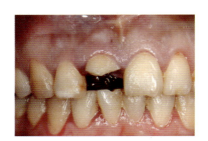

图1　患者口内情况正面像：11冠折，牙龈无明显撕裂、红肿

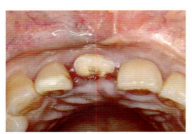

图2　患者口内情况殆面像：冠折线深达龈下

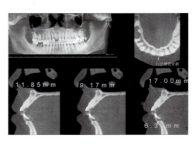

图3　患者术前CBCT示：11牙冠折，颊侧骨壁完整，根尖区无炎症，根尖上方骨量充足

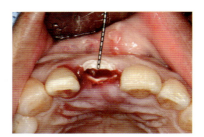

图4　不翻瓣，截除牙冠剩余部分，将牙根近远中向分切成唇、腭侧片，唇侧片的厚度在2mm以上

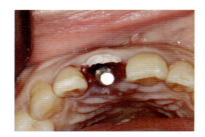

图5　小心拔除牙根腭侧片，在腭侧骨壁上进行种植窝洞预备

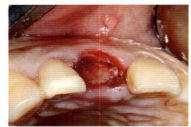

图6　种植窝洞预备完成后，对牙根唇侧片进行磨改，使其厚度少于1mm，顶部位于牙龈缘下方3mm（侧面像）

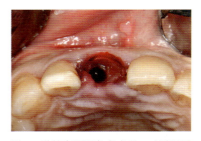

图7　种植窝洞预备完成后，对牙根唇侧片进行磨改，使其厚度少于1mm，顶部位于牙龈缘下方3mm（殆面像）

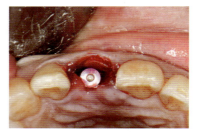

图8　植入种植体（以色列MIS 3.75mm×13mm）

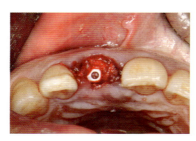

图9　CGF剪碎后与Bio-Oss植骨材料1:1混合，充填至种植体与唇侧骨壁、牙根片之间的间隙内

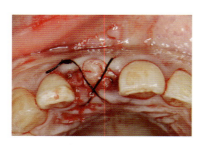

图10　CGF膜覆盖拔牙创，"8"字缝合法固定

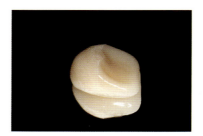

图11　人造树脂牙，磨改，使其基底呈卵圆形桥体样结构

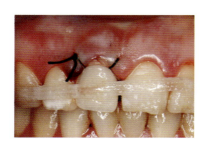

图12　使用纤维带将人造树脂牙临时修复体粘接固位于邻牙

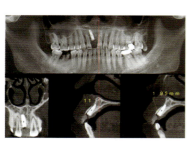

图13　术后即刻拍摄CBCT

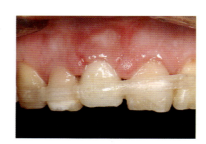

图14　术后12天拆线，切口愈合良好，临时修复体开始对牙龈缘塑形

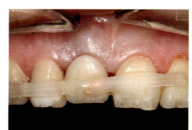

图15　临时修复体佩戴3个月，种植体周围软硬组织愈合良好

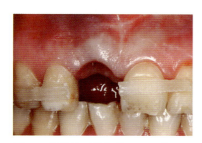
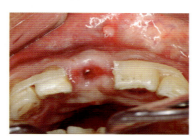
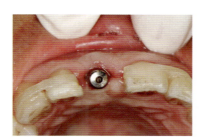
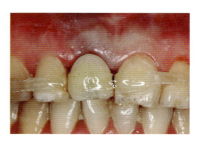

图16　去除临时修复体，正面像可见牙龈缘塑形良好

图17　去除临时修复体，殆面像可见种植体唇侧轮廓保持良好

图18　更换愈合基台

图19　调改原临时修复体，重新粘接固位于邻牙（正面像）

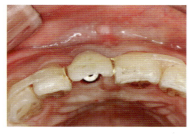
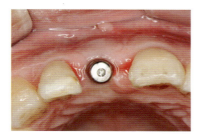
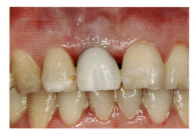
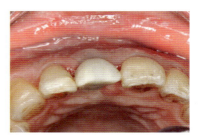

图20　调改原临时修复体，重新粘接固位于邻牙（殆面像）

图21　更换愈合基台1个月后

图22　制作种植体支持的临时冠，戴入口内，继续进行牙龈塑形（正面像）

图23　制作种植体支持的临时冠，戴入口内，继续进行牙龈塑形（殆面像）

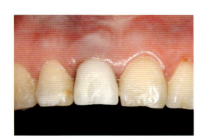
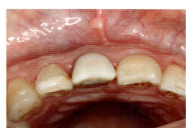
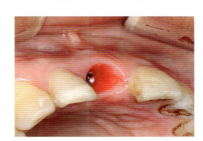

图24　佩戴种植体支持的临时冠后6个月，牙龈塑形良好，牙龈乳头形态恢复，唇侧轮廓丰满（正面像）

图25　佩戴种植体支持的临时冠后6个月，牙龈塑形良好，牙龈乳头形态恢复，唇侧轮廓丰满（殆面像）

图26　穿龈袖口健康，唇侧轮廓丰满（侧面像）

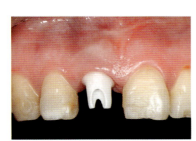
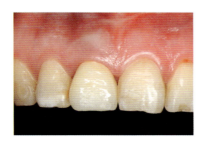
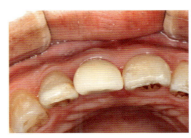
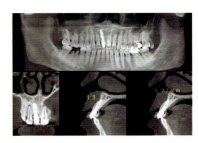

图27　安装个性化氧化锆基台

图28　全瓷冠完成最终修复，红色美学、白色美学效果良好（正面像）

图29　唇侧轮廓美学理想（殆面像）

图30　最终修复完成后拍摄CBCT

三、讨论

上颌前牙是种植领域的高难度区域，因为前牙缺失后唇侧骨板常常出现吸收并发生水平向和垂直向缺损。在上颌前牙即刻种植的病例中，会出现美学并发症：唇侧牙龈退缩，修复基台甚至种植体表面暴露，难以处理。研究证明拔牙后即刻种植并不能如想象中那样可以阻止牙槽骨的吸收退缩，骨吸收的速度与个体有关。上颌前牙区唇侧的牙槽骨板菲薄（大多数<0.5mm），唇侧骨板牙槽嵴顶部分为束状骨，束状骨通过牙周膜内的穿通纤维，和牙根面的牙骨质紧密相连，形成了一体的复合结构，束状骨的血液供应也来自牙周膜内的血管。当牙根被拔除后，牙周膜被撕裂、消失，束状骨没有了支持，没有了血液供应，不可避免地会发生吸收。

Socket Shield技术于2010年由Hürzeler医生团队第一次介绍给全世界的同仁，它的机制是利用牙根的唇侧片段来保存牙周韧带，从而达到保留唇侧骨板的目的，理论上可以避免唇侧骨组织和软组织的吸收与改建，维持软硬组织外形轮廓，达到美学要求。Hürzeler团队对牙片屏障与种植体之间的成分做了组织学分析：种植体颈部与牙片之间存在结缔组织；在此之下直到种植体根方，可见牙骨质结构。这一研究结果被认为是支持Socket Shield技术的有力证据。目前，Hürzeler团队发表使用该技术治疗的10例患者随访5年之后的临床结果，应用Socket Shield技术后种植体颊侧轮廓的形态变化为（0.21±0.18）mm，种植体颈部边缘骨吸收量分别为（0.33±0.43）mm（近中）、（0.17±0.36）mm（远中），认为骨组织与软组织稳定性良好。除此之外，其他医生也陆续发表一些成功应用该技术完成治疗的病例报告。

学者们都建议即刻种植时将种植体偏腭侧植入，在种植体与唇侧骨壁间至少留出2mm的间隙称之为跳跃间隙，在间隙内植入低替代率的骨移植材料来抵抗唇侧骨板的吸收。美学区种植手术很容易出现种植体植入位置不理想，种植体偏唇侧，唇侧硬组织吸收、软组织退缩，导致修复基台甚至种植体螺纹暴露而发生美学并发症。本病例在手术中，牙根近远中向分切成唇、腭侧片，保持唇侧片的厚度在2mm以上，拔除牙根腭侧片后在牙槽窝腭侧骨壁上进行种植窝洞预备，由于厚度2mm以上唇侧根片作为参照物，可以保证种植体与唇侧骨壁至少有2mm的间隙距离。Hürzeler团队最早提出的Socket Shield技术里主张在根片与种植体之间用釉基质蛋白，希望根片与种植体之间有牙骨质产生；后来，Hürzeler团队证实不用釉基质蛋白并不影响根片与种植体之间新骨的形成。本病例使用患者自体静脉血提取的CGF与Bio-Oss骨粉混合植入跳跃间隙内。1984年，Assoion等发现了人血浆中提取的富血小板血浆（platelet-rich plasma，PRP）中含有多种生长因子，可以促进血管有效增长，加速移植的生物材料的融合与重整，几乎不会引起任何感染。高度浓缩生长因子的血纤维蛋白（CGF）是Sacco首先研发的，属于第三代血小板衍生物，富含有大量生长因子、CD34[+]细胞（干细胞）及白细胞等生物活性成分。生长因子在促进组织新生、再生及血管化等多个方面发挥重要作用，CD34[+]细胞在血管维护、再生，组织修复及免疫调节，细胞分化等方面作用明显；白细胞在抗感染等方面作用显著。CGF可以促进血管有效增长，加速移植的生物材料的融合与重整，本病例结果显示种植体骨结合良好，没有发生感染、根片松动，种植修复红白美学效果良好；种植体唇侧硬软组织丰满，轮廓美学理想。

参考文献

[1] Hürzeler MB, Zuhr O, Schupbach P, et al. The socket-shield technique: a proof-of-principle report[J]. J Clin Periodontol, 2010, 37(9):855-862.

[2] Bäumer D, Zuhr O, Rebele S, et al. The socket-shield technique: first histological, clinical, and volumetrical observations after separation of the buccal tooth segment-a pilot study[J]. Clin Implant Dent Relat Res, 2015, 17(1):71-82.

[3] Schropp L, Wenzel A, Spin-Neto R, et al. Fate of the buccal bone at implants placed early, delayed, or late after tooth extraction analyzed by cone beam CT: 10-year results from a randomized, controlled, clinical study[J]. Clin Oral Implants Res, 2015, 26:492-500.

[4] Clementini M, Tiravia L, De Risi V, et al. Dimensional changes after immediate implant placement with or without simultaneous regenerative procedures: A systematic review and meta-analysis[J]. J Clin Periodontol, 2015, 42:666-677.

[5] Araújo MG, Silva CO, Misawa M, et al. Alveolar socket healing: what can we learn? [J]. Periodontol 2000, 2015, 68(1):122-134.

[6] Araújo MG, Lindhe J, Araújo MG, et al. Ridge alterations following tooth extraction with and without flap elevation: an experimental study in the dog[J]. Clin Oral Implants Res, 2009, 20(6):545-549.

[7] D. Bäumer, O. Zuhr, S. Rebele,et al. Socket shield technique for immediate implant placement – clinical, radiographic and volumetric data after 5 years[J]. Clin Oral Implants Res, 2017, 28:1450-1458.

[8] Tan Z, Kang J, Liu W, et al. The effect of the heights and thicknesses of the remaining root segments on buccal bone resorption in the socket-shield technique: An experimental study in dogs[J]. Clin Implant Dent Relat Res, 2018, 20(3):352-359.

[9] Calvo-Guirado JL, Benítez-García JA, Maté Sánchez de Val JE, et al. Socket-shield technique: the influence of the length of the remaining buccal segment of healthy tooth structure on peri-implant bone and socket preservation. A study in dogs[J]. Ann Anat, 2019, 221:84-92.

[10] Han CH, Park KB, Mangano FG, et al. The Modified Socket Shield Technique[J]. J Craniofac Surg, 2018, 29(8):2247-2254.

[11] Durrani F, Painuly H, Shukla A, et al. Socket shield: An esthetic success?[J]. J Indian Soc Periodontol, 2020, 24(3):289-294.

[12] Assoian RK, Grotendorst GR, Miller DM, et al. Cellular transformation by coordinated action of three peptide growth factors from human platelet[J]. Nature, 1984, 309(5971):804-806.

[13] Marx RE, Carlson ER, Eichstaedt RM, et al. Platelet-rich plasma: growth factor enhancement for bone grafts[J]. Oral Surg Oral Med Oral Pathol Oral Radiol Endod, 1998, 85(6):638-646.

[14] Saccol L. Lecture. International academy of implant prosthesis and osteoconnection, 2006.12.4.

前牙区重度骨缺损患者的红白美学精准重建1例

于文倩　马晓妮　徐欣

摘要

目的：研究美学区种植手术同期联合GBR技术应用于水平向重度骨缺损及牙龈塑形应用于红白美学重建的临床效果，评估膜钉固定后的植骨效果并验证牙龈塑形及个性化印模是美学区粉白美学精准重建的有效方式。**材料与方法**：对患者进行病史采集，左上前牙区外伤缺失后于外院行隐性义齿修复，因异物感强及美观度不佳遂来我院就诊，根据患者口内情况及CBCT显示的骨质与骨量情况进行综合评估，21水平向重度骨缺损，软组织状况可，牙槽骨高度可。考虑患者水平向骨缺损，翻瓣后植入Straumann骨水平锥形种植体3.3mm×12mm 1颗，于唇侧骨缺损处充填自体骨及Bio-Oss骨粉，覆盖Bio-Gide胶原膜，采用膜钉固定；待6个月后行种植后修复。根据术前DSD设计，为了达到良好的红白美学效果，制作临时修复体进行牙龈塑形，塑形至满意的红色美学效果并保持稳定，采用个性化取模，制作永久修复体。**结果**：种植体植入后初始稳定性及骨结合良好，牙龈形态正常；CBCT示骨缺损植骨后当天及5个月后颊腭向宽度明显增加，骨高度未见明显降低，术区新生骨密度良好；修复后患者满意度佳，红白美学评分较高，随访发现种植体周围骨及软组织保持稳定。**结论**：术前良好评估及治疗设计有助于达到良好的治疗效果。美学区重度骨缺损通过种植同期联合GBR膜钉固定后，采用牙龈塑形及个性化取印模，可以修复骨缺损并获得长期稳定的种植修复效果及美学效果。

关键词：GBR；膜钉；美学区；牙龈塑形；个性化印模；水平向骨缺损

在进行美学区种植修复的过程中，唇侧骨板的厚度是影响临床效果的重要因素，也是影响美学修复的关键。由于美学区种植存在唇侧骨板易吸收及水平向骨缺损的问题，临床上经常面临骨量不足的问题。目前可用于解决骨缺损的术式有多种，对不同的患者进行美学风险的全面评估及治疗设计，针对不同程度的骨缺损应选择合适的骨增量技术，配合CGF膜及膜钉固定等辅助方式，以获得最优化的治疗程序和良好的临床效果。

一、材料与方法

1. 病例简介　26岁女性患者，以主诉"上前牙缺失5年余，现要求行种植固定修复"就诊。现病史：患者5年前左上前牙外伤后，于外院行隐性义齿修复，因美观度不佳、异物感强，现要求行种植修复。面部检查：正面像示面部中线基本对称，面下1/3垂直距离可；中位笑线，美学风险较高。双侧颞下颌关节未触及弹响及压痛，开口度及开口型正常。口腔检查：全口卫生状况良好，21缺失，牙龈色粉红，角化龈充足。邻牙健康无明显倾斜。深覆𬌗，上下颌中线正。面型左右对称，颞下颌关节运动无异常。CBCT示：21骨高度可，但骨宽度仅为3.46mm，面临着水平向骨缺损的问题，骨质Ⅱ类。

2. 诊断　21牙列缺损。

3. 治疗计划

（1）专科检查及美学风险评估。

（2）21植入3.2mm×12mm ITI BLT种植体1颗。

（3）同期GBR手术，并行膜钉固位。

（4）骨结合后，临时冠进行牙龈塑形。

（5）个性化取模并永久修复。

4. 治疗过程（图1~图30）

（1）一期手术：21牙槽嵴顶行一字形切口，附加22远中垂直切口，剥离黏骨膜，可见术区水平向骨缺损，于21植入ITI BLT 3.3mm×12mm种植体1颗，置覆盖螺丝，唇侧植入自体骨及Bio-Oss骨粉混合物，覆盖Bio-Gide胶原膜，膜钉固定胶原膜，严密缝合创口。

（2）种植后临时冠牙龈塑形：5个月后口内检查示牙槽骨丰满度及牙龈形态良好。CBCT示种植体于牙槽骨内位置适中且周围骨结合良好。取模，2周后戴入临时修复体，依据所期望的穿龈轮廓和黏膜质量，分次调改临时修复体，形成最终理想的软组织轮廓。

（3）个性化印模后永久修复：当种植体周围黏膜趋于成熟和稳定，采用个性化印模，制作永久修复体。

二、结果

种植体植入初始稳定性良好，美学区种植联合GBR术后5个月骨结合良好，唇侧骨板厚度大幅度增加，维持了原有的骨高度，新生骨密度良好，未出现任何不良并发症。牙龈塑形后种植体周围黏膜趋于成熟和稳定，穿龈轮

作者单位：山东大学口腔医院

通讯作者：马晓妮；Email: maxiaoni0@126.com

廓及牙龈形态可，永久修复后红白美学评分较高，患者对修复体满意度高。

术后随访牙槽骨未见明显变化，种植体周围组织及美学评分良好。

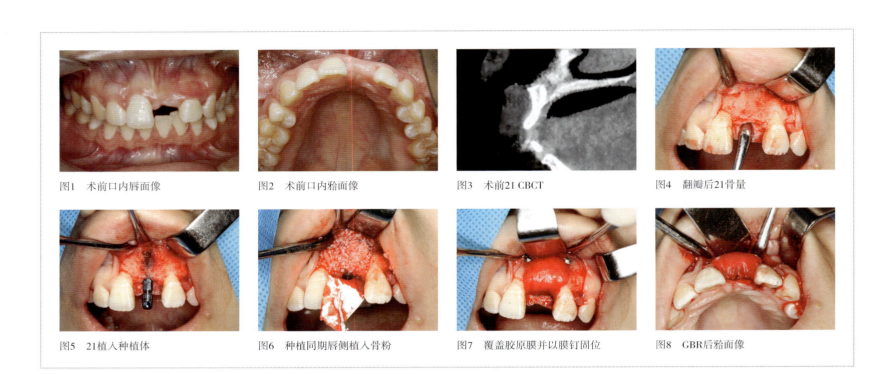

图1　术前口内唇面像　　　　图2　术前口内𬌗面像　　　　图3　术前21 CBCT　　　　图4　翻瓣后21骨量

图5　21植入种植体　　　　图6　种植同期唇侧植入骨粉　　　　图7　覆盖胶原膜并以膜钉固位　　　　图8　GBR后𬌗面像

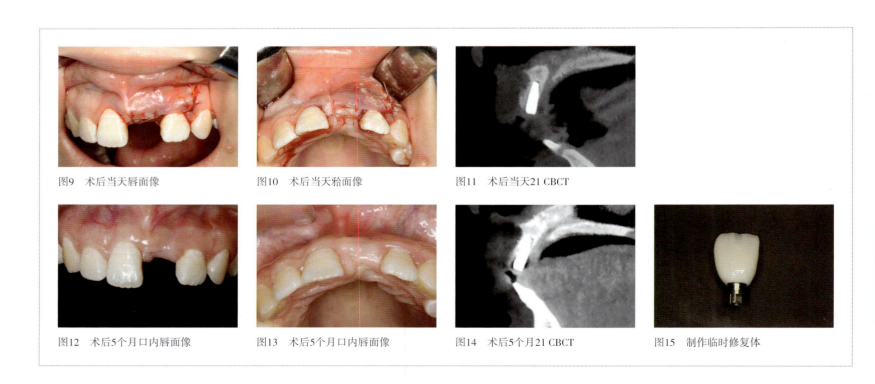

图9　术后当天唇面像　　　　图10　术后当天𬌗面像　　　　图11　术后当天21 CBCT

图12　术后5个月口内唇面像　　　　图13　术后5个月口内唇面像　　　　图14　术后5个月21 CBCT　　　　图15　制作临时修复体

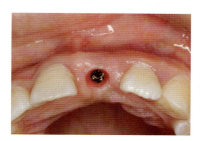

图16　取下愈合基台后牙龈轮廓

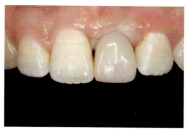

图17　戴入临时修复体当天唇面像

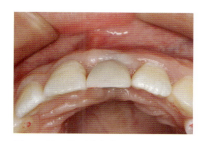

图18　戴入临时修复体当天殆面像

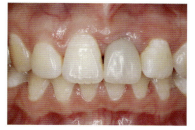

图19　21牙龈塑形1个月1

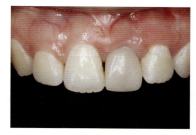

图20　21牙龈塑形1个月2

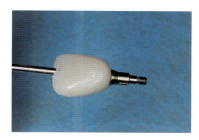

图21　调改临时修复体

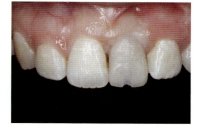

图22　第2次牙龈塑形口内唇面像

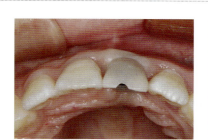

图23　第2次牙龈塑形口内殆面像

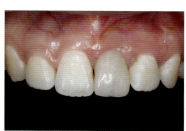

图24　第2次牙龈塑形1月后口内唇面像

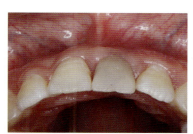

图25　第2次牙龈塑形1月后口内殆面像

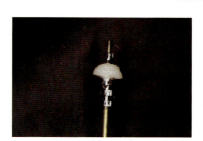

图26　个性化印模杆

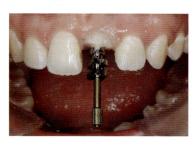

图27　个性化印模杆戴入口内

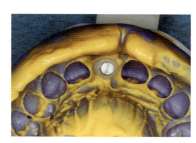

图28　取个性化印模

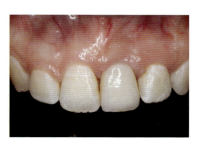

图29　戴入永久修复体口内唇面像

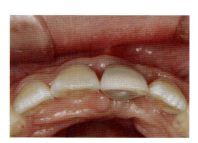

图30　戴入永久修复体口内殆面像

三、讨论

在美学区的种植修复中，术前的评估与设计至关重要，针对不同的骨缺损情况及美学风险，选择最佳的治疗方案，才能获得理想的临床效果。唇侧骨板厚度是美学区种植修复获得理想临床效果的关键因素。共识指出，唇侧骨板厚度至少为2mm、4mm最佳，方可获得理想的美学效果，而唇侧骨板缺损通常会导致唇侧丰满度不足而影响修复后的美学效果。在本病例中，21骨高度可，水平向重度骨缺损，遂采用了种植同期联合GBR手术。

目前可用于牙槽骨缺损的术式有很多种，针对不同类型的骨缺损选择合适的种植体植入时机及骨增量的方式。GBR对于水平向骨缺损具备良好的优势，以自体骨与人工骨粉混合，维持良好的骨再生空间，加速新骨的长入；CGF的使用可减轻术后肿胀，加速软组织的愈合；膜钉固定膜有利于维持空间的稳定，保障GBR的骨增量效果。本病例术后获得了良好且稳定的

骨增量效果，1年内未发现明显的骨及软组织改变。因此，在临床中术前的评估和设计非常重要，尤其是美学区的种植修复，针对不同的骨缺损情况及美学风险，选择最佳的治疗方案，采用最优化的治疗程序，获得理想的临床效果。

根据所期望的穿龈轮廓，分次调改临时修复体的外形，逐渐建立理想的修复体形态、大小和轮廓，通过削减或添加树脂材料来进行牙龈塑形，引导和塑形种植体周围软组织，使龈缘和龈乳头形成理想的美学形态。临时修复体在愈合期的组织生长起到保护作用，有利于软组织成形和愈合，临时修复体的使用比愈合帽能更快地获得理想的种植体周围软组织形态。临时修复体对未来种植体周围软组织的美学效果和最终理想的修复体外形具有诊断价值。戴入临时修复体一段时间后，种植体周围黏膜趋于成熟和稳定，在具备了类似天然牙的穿龈轮廓的黏膜外形时开始制取终印模。良好的骨增量和软组织管理为良好粉白美学效果的精准重建提供了保障。

参考文献

[1] Slagter KW, Raghoebar GM, Bakker NA, et al. Buccal bone thickness at dental implants in the aesthetic zone: a 1-year follow-up cone beam computed tomography study[J]. J Craniomaxillofac Surg, 2016, 45(1):13-19.
[2] Chen X, Wang J, Yu L, et al. Effect of concentrated growth factor (CGF) on the promotion of osteogenesis in bone marrow stromal cells (BMSC) in vivo[J]. Sci Rep, 2018, 8(1):58-76.
[3] Mirmari J, Wui H, Jung RE, et al. Influence of blinded wound closure on the volume stability of different GBR materials: an in vitro cone-beam computed tomographic examination[J]. Clin Oral Implants Res, 2016, 27(2):258-265.
[4] Van Nimwegen WG, Goene RJ, Van Daelen ACL, et al. Immediate implant placement and provisionalisation in the aesthetic zone[J]. J Oral Rehabil, 2016, 43(10):745-752.
[5] Bramanti E, Norcia A, Cicciu M, et al. Postextraction Dental Implant in the Aesthetic Zone, Socket Shield Technique Versus Conventional Protocol[J]. J Craniofac Surg, 2018, 29(4):1037-1041.
[6] Momen Heravi F, Peters SM, Garfinkle L, et al. Acellular Dermal Matrix as a Barrier for Guided Bone Regeneration of Dehiscence Defects Around Dental Implants: A Clinical and Histological Report[J]. Implant Dent, 2018, 27(4):521-524.

3D打印导板辅助上颌前牙区缺失种植修复1例

王文雪[1,2]　王大山[1,2]　赵保东[1,2]

摘要

目的：评价3D打印导板辅助上颌前牙区缺失种植修复的精确度和治疗效果。**材料与方法**：18岁男性患者，2个月前因外伤导致上前牙折断于外院拔除。拔牙窝可见，软组织愈合良好。CBCT示拔牙窝空虚。美学风险评估为中度风险。设计制作3D导板，进行早期种植。术前抽取自体血液制备CGF膜备用。11、21牙位切开翻瓣，导板引导下逐级备洞，分别植入Nobel CC 4.3mm×13mm种植体1颗，旋入3mm矮愈合基台。唇侧及跳跃间隙内植骨，覆盖CGF膜，埋入式愈合，并行系带修整。术后进行精准度分析。5个月后行种植二期手术，2周后取模行最终冠修复。**结果**：种植体偏差：颈部：0.73mm；根尖部：0.97mm；深度：0.81mm；角度：1.47°。患者软硬组织愈合良好，未出现感染。最终修复实现舌侧螺丝开孔，患者对修复效果满意。**结论**：借助3D打印导板辅助种植可较为精准地实现术前设计，考虑将CGF膜作为可吸收生物膜的替代材料进行临床使用。

关键词：3D打印导板；种植修复；CGF

早期种植是临床较为常用选择之一，此时已经实现软组织愈合，减少了牙龈退缩的风险，相比延期种植，又缩短了治疗周期。上前牙区缺失，美学风险较高，拔牙窝尚未愈合，加上唇侧生理凹陷的存在，实现最佳的修复效果对种植医生具有不小的难度。最佳的种植体三维植入是获得理想美学修复效果和长期稳定的重要因素。随着口腔CBCT、CAD/CAM等技术的迅速发展，应用3D打印导板辅助种植可以实现以修复为导向的种植理念。CGF富含多种生长因子、纤维蛋白，具有较强的促进组织再生能力，与生物材料的骨引导配合使用，在骨再生方面可具有协同作用。本病例应用3D打印导板辅助种植，联合CGF膜进行GBR，对上前牙区缺失完成了种植修复。

一、材料与方法

1. 病例简介　18岁男性患者，2个月前因外伤导致上前牙折断于外院拔除，今来诊要求种植修复。既往史：体健，无种植手术相关禁忌证。口腔检查：颌面部对称，颞下颌关节区无疼痛、弹响等异常；开口度、开口型正常。11、21缺失，近远中距离约12.5mm，咬合关系正常，口腔卫生状况可，拔牙窝可见，软组织愈合良好，无红肿、溃疡等症状。牙龈色粉、质软，中厚龈生物型。CBCT示：拔牙窝空虚，牙槽骨垂直高度约15mm，颊舌向宽度约9mm。美学风险评估表见表1，属于中度美学风险。

2. 诊断　牙列缺损（11、21缺失）。

3. 治疗计划

（1）3D打印导板辅助，11、21牙位各植入1颗Nobel CC 4.3mm×

作者单位：1. 青岛大学附属医院
　　　　　2. 青岛大学口腔医学院

通讯作者：赵保东；Email: zbd315@sina.com

13mm种植体，同期应用联合CGF膜进行GBR，矮愈合基台埋入式愈合。

（2）种植体实现骨结合后，进行最终冠修复。

4. 治疗过程（图1～图47）

（1）制作3D打印导板：取硅橡胶印模，灌制石膏模型，获取患者双扫描CBCT数据（佩戴阻射点前后）。将数据导入"Dentiq Guide种植导板软件"中，进行数据配准，以修复为导向，进行导板设计、制作。

（2）种植一期手术：常规消毒，术前抽取2支5mL自体血液，离心制备CGF膜备用。11、21牙位局麻下切开翻瓣，刮净肉芽，导板引导下逐级备洞，分别植入Nobel CC 4.3mm×13mm种植体1颗，旋入3mm矮愈合基台。唇侧及跳跃间隙内植骨，覆盖CGF膜，拉拢缝合并修整唇系带，埋入式愈合。利用导板设计软件将术前设计与术后种植体实际位置进行对比分析。术后即刻CBCT显示种植体植入三维位置可，并进行精准度分析。嘱注意事项。

（3）术后复查：术后1周拆线，牙龈愈合良好。术后1个月、3个月复查，牙龈无红肿、溃疡、瘘管等，X线片无异常。

（4）种植二期手术：术后5个月，常规消毒，局麻下切开牙龈，更换高度为5mm愈合基台，进行牙龈塑形。

（5）取模，全瓷冠修复：二期术后2周，取硅橡胶印模，行全瓷冠修复，并进行红白美学评分。

二、结果

种植体偏差：颈部：0.73mm；根尖部：0.97mm；深度：0.81mm；角度：1.47°。患者软硬组织愈合良好，未出现感染。最终修复实现舌侧螺丝开孔，红白美学评分见表2、表3，患者对最终修复效果满意。

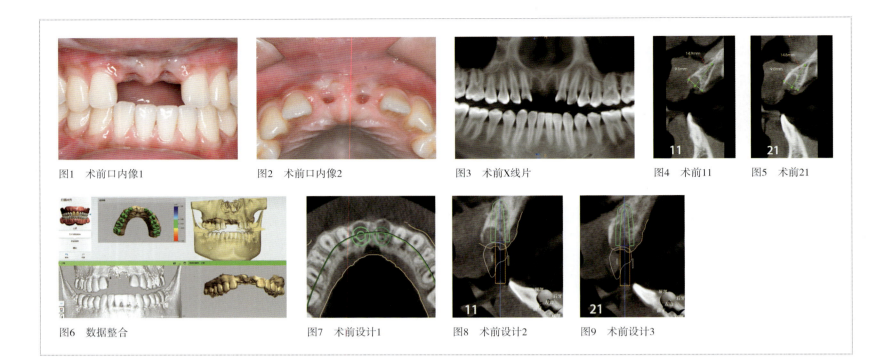

图1 术前口内像1　　　图2 术前口内像2　　　图3 术前X线片　　　图4 术前11　　图5 术前21

图6 数据整合　　　图7 术前设计1　　　图8 术前设计2　　　图9 术前设计3

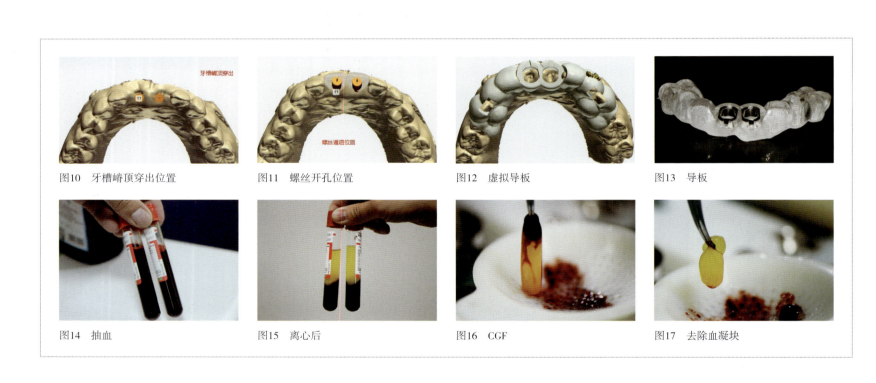

图10 牙槽嵴顶穿出位置　　　图11 螺丝开孔位置　　　图12 虚拟导板　　　图13 导板

图14 抽血　　　图15 离心后　　　图16 CGF　　　图17 去除血凝块

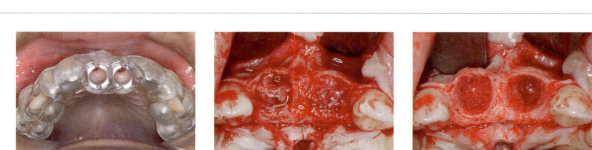

图18 导板就位　　　图19 切开翻瓣　　　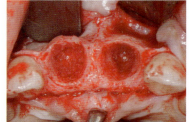图20 刮净肉芽　　　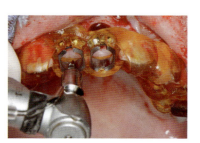图21 导板引导下定位

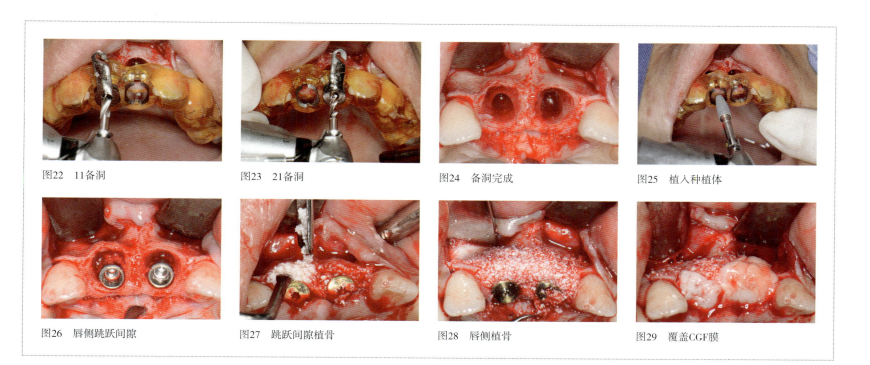

图22　11备洞　　　　　图23　21备洞　　　　　图24　备洞完成　　　　　图25　植入种植体

图26　唇侧跳跃间隙　　图27　跳跃间隙植骨　　图28　唇侧植骨　　　　　图29　覆盖CGF膜

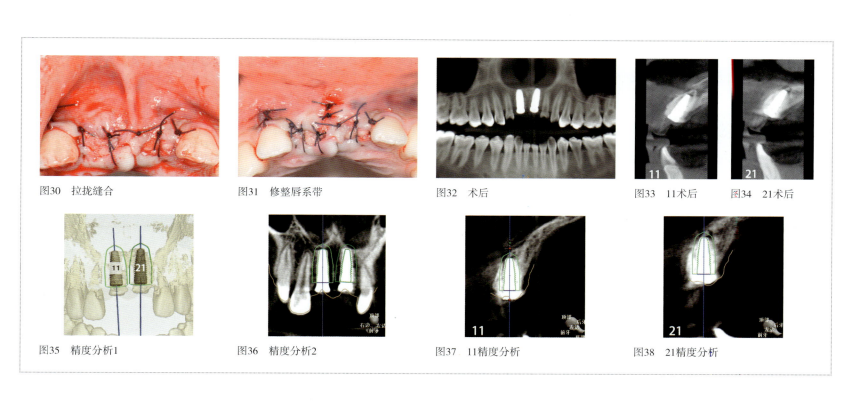

图30　拉拢缝合　　　　图31　修整唇系带　　　　图32　术后　　　图33　11术后　　图34　21术后

图35　精度分析1　　　图36　精度分析2　　　图37　11精度分析　　　图38　21精度分析

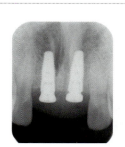
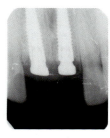
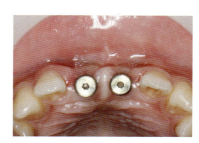
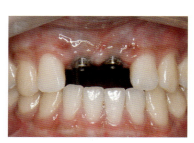
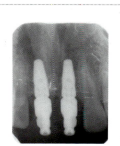

图39　1个月复查　　图40　3个月复查　　图41　5个月复查、取模1　　图42　5个月复查、取模2　　图43　转移杆就位

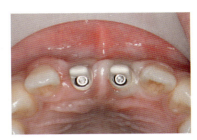
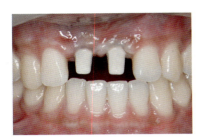
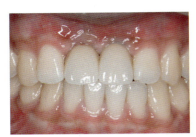
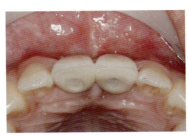

图44 戴牙1　　　　图45 戴牙2　　　　图46 戴牙3　　　　图47 戴牙4

表1 美学风险评估

美学风险因素	风险水平		
	低	中	高
健康状况	健康，免疫功能正常		免疫功能低下
吸烟习惯	不吸烟	少量吸烟，<10支/天	大量吸烟，>10支/天
患者美学期望值	低	中	高
唇线	低位	中位	高位
牙龈生物型	低弧线形、厚龈生物型	中弧线形、中龈生物型	高弧线形、薄龈生物型
牙冠形态	方圆形	卵圆形	尖圆形
位点感染情况	无	慢性	急性
邻面牙槽嵴高度	到接触点≤5mm	到接触点5.5～6.5mm	到接触点≥7mm
邻牙修复状态	无修复体		有修复体
缺牙间隙宽度	单颗牙（≥7mm）	单颗牙（≤7mm）	2颗牙或2颗牙以上
软组织解剖	软组织完整		软组织缺损
牙槽嵴解剖	无骨缺损	水平向骨缺损	垂直向骨缺损

表2 红色美学评分（PES）

PES	评分	
	11	21
近中龈乳头	1	1
远中龈乳头	2	2
牙龈高度	2	2
唇侧龈缘形态	2	2
根面凸度	1	1
牙龈颜色	1	1
牙龈质地	2	2
合计	11	11

表3 白色美学评分（WES）

WES	评分	
	11	21
牙冠形态	2	2
牙冠外形轮廓	2	2
牙冠颜色	2	2
牙冠表面质地	1	1
透明度/个性化	1	1
合计	8	8

三、讨论

1. 导板的使用

导板主要分3类：简易导板、3D打印导板、动态导航技术。简易导板只能辅助定位；动态导航技术对于复杂病例，邻近重要解剖结构、神经、血管等时，更具优势。且文献报道认为动态导航技术的精确性和3D打印导板没有差异。使用3D打印导板可以实现对常规手术精准度需求，注意把控信息采集、导板设计制作到手术应用的各个环节的误差，可以实现以修复为导向的种植修复，具有良好的临床应用价值。

2. CGF膜的应用

CGF是Sacco于2006年通过差速离心血液制备的新一代血小板浓缩制品，其纤维蛋白凝胶以类似于天然血凝块的方式缓慢重塑，纤维蛋白基质更稳定。已有研究表明，CGF几乎含离心血液内全部的生长因子，其缓慢释放更接近组织愈合的自然过程，对软硬组织愈合的促进作用更强，相较于PRP和PRF具有明显的优势。可以剪碎与骨移植材料混合使用，或者压制成膜使用。通过大量临床以及机械性能等方面的研究，众多学者认为，CGF膜可作为引导骨组织再生术中的屏障膜使用。本病例也是选择使用CGF膜的形式。

3. 牙龈诱导

由于患者自身原因，本病例未能进行牙龈诱导。

研究表明，修复体接触点到牙槽嵴顶距离≤mm，龈乳头可以100%充满邻间隙；距离为6mm，只能充满邻间隙的56%；距离≥7mm，只能充满27%。进行牙龈诱导，解决了美观问题，也能获得较为理想的牙龈形态、最终修复效果和患者满意度。最终修复体的邻接位置技工难以把握，牙龈诱导配合个性化取模是有必要的。

四、结论

借助3D打印导板辅助种植可较为精准地实现术前设计，可考虑将CGF膜作为可吸收生物膜的替代材料进行临床使用。

参考文献

[1] Jung RE, Schneider D, Ganeles J, et al. Computer technology applications in surgical implant dentistry: a systematic review[J]. Int. JOralMaxillofacImplants, 2009, 24(Suppl):92–109.

[2] 马文杰, 童昕.计算机辅助动态导航技术应用于穿颧种植[J]. 口腔生物医学, 2018, 9(04):191–195.

[3] Sacco L. Lecture. International academy of implant prosthesis and osteoconnection, 2006, 12, 4.

[4] Bonazza V, Hajistilly C, Patel D, et al. Growth factors release from concentrated growth factors: effect of β –tricalcium phosphate addition[J]. J Craniofac Surg, 2018, 29(8):2291–2295.

[5] 李贝贝, 陈明. 自体血小板浓缩物在口腔种植领域中的应用[J]. 北京口腔医学, 2020, 28(04):234–237.

[6] Bolukbasi N, Ersanlı S, Keklikoglu N, et al. Sinus augmentation with platelet–rich fibrin in combination with bovine bone graft versus bovine bone graft in combination with collagen membrane[J]. J Oral Implantol, 2015, 41(5): 586–595.

[7] Isobe K, Watanebe T, Kawabata H, et al. Mechanical and degradation properties of advanced platelet–rich fibrin (APRF), concentrated growth factors (CGF), and platelet–poor plasma–derived fibrin (PPTF)[J]. Int J Implant Dent, 2017, 3(1): 17.

[8] 于甜甜, 刘金, 尹俊景, 等.浓缩生长因子对上颌前牙区种植骨增量术后反应的影响[J].华西口腔医学杂志,2019,37(04):398–402.

[9] Tarnow DP, Magner AW, Fletcher P.The effect of the distance from the contact point to the crest of bone on the presence or absence of the interproximal dental papilla[J]. J Periodontol, 1992, 63 (12):995–996.

[10] 余玲梅,施斌. 临时冠对美学区单颗种植修复体美学效果的影响[J]. 口腔医学研究, 2012, 28(06):550–552, 555.

上颌前牙即刻种植、延期修复1例

王迩睿　郭玉萌　曹睿　程景阳　郑雅元　周巧珍　翟军凯　张宝平　张凯亮

摘要

目的：本文介绍1例外伤致右上中切牙冠根折，采用不翻瓣即刻种植手术、早期修复伴软组织诱导成形技术及永久修复的方式修复，探讨其中使用的相关种植外科及修复技术，总结此项技术在前牙区种植美学效果及长期稳定性的临床经验，为今后的临床治疗提供参考。**材料与方法**：以前牙外伤后2天来就诊的一位22岁女性患者为研究对象，对患者进行病史询问及口腔检查，拍摄CBCT，测量拟种植区的可用骨量，对患者客观存在的美学风险进行评估，与患者充分交流沟通后，告知可能存在的美学风险，最终制订种植治疗方案。本病例应用了即刻种植、牙槽窝内引导骨组织再生术（GBR）、富血小板纤维蛋白膜覆盖、游离上皮结缔组织移植术、早期修复伴软组织诱导成形等技术，最终完成个性化的美学修复。**结果**：在观察期内，即刻种植后唇侧骨板骨量充足稳定；游离上皮结缔组织移植术的软组织增量效果可靠；临时修复体进行软组织塑形效果良好，患者对最终修复美学效果满意。**结论**：外伤致前牙美学区牙齿缺失的种植修复常伴有软硬组织的不足，而成为最具挑战的临床治疗程序之一，治疗前需对患者进行全面的风险评估，并制订谨慎的治疗计划；即刻种植可有效减少手术次数，使牙槽窝的骨改建和种植体的骨结合同期进行，患者易于接受；牙槽窝内GBR结合自体富血小板纤维蛋白膜覆盖可有效保存或扩增硬组织量；采用不翻瓣的隧道潜入式植骨最大限度上保存了唇侧黏骨膜的血供；同期游离上皮结缔组织移植术封闭种植创口的同时可增厚角化龈的量，为今后的美学区软组织重建提供便利；采用临时修复体进行早期修复，缩短了患者空牙期的同时进行软组织塑形可获得理想的龈缘曲线，最终通过个性化的美学修复技术，可达到理想的美学修复效果。

关键词：前牙美学；即刻种植；不翻瓣；游离上皮结缔组织移植

一、材料与方法

1. 病例简介　22岁女性患者，外伤致上前牙折断2天，要求修复治疗。检查：口腔卫生一般，中高位笑线，牙龈中厚龈生物型，11、21、22冠折露髓，11近中断面位于龈下＜2mm，21、22断面均位于龈上，11、22探痛（＋＋），叩痛（±），冷刺激敏感，无明显松动度；21冠根折，探痛（＋＋），叩痛（＋＋），冷刺激敏感，Ⅲ度松动，11-22区黏膜水肿，表面轻微色素沉着，余未见明显异常。X线片示：11、22冠折露髓，牙周膜无明显增宽，根尖无明显异常；21冠根折，根中1/3斜行折断。CBCT示：21唇侧骨壁完整，可用骨宽度6～8mm，可用骨高度17～19mm。美学风险评估见表1。

2. 诊断　21冠根折；11、22冠折。

3. 治疗计划

（1）21：微创拔除后即刻种植。二期手术后临时修复体牙龈塑形。牙龈塑形3个月左右，制作、安装基台+全瓷单冠永久修复。

（2）11、22：根管治疗；纤维桩核+全瓷单冠修复。

4. 治疗过程（图1～图28）

（1）第一阶段：转诊牙体牙髓科行11、22根管治疗术；转诊牙周科行龈上洁治术。

（2）第二阶段：种植手术。11-22区局部浸润麻醉下，消毒，铺巾。微创挺除21。不翻瓣，球钻平整骨面，2.0钻定位，逐级备洞，同期植入Ankylos种植体（3.5/L11）；跳跃间隙内植入混有自体骨屑的低替代率的骨替代材料（Geistlich Bio-Oss，瑞士），覆盖自体富血小板纤维蛋白（PRF）膜。25-26区腭侧牙龈处取约8.5mm×7mm大小游离上皮结缔组织瓣，覆盖种植术区，无张力缝合。种植术后常规医嘱。术后CBCT示：种植区唇侧骨量充足，种植体植入方向及位置良好。

（3）第三阶段：种植术后2周拆线，同期行11、22桩核+临时修复。X线示：11、22根充完善，去暂封，行纤维桩道预备，3M双固化树脂水门汀纤维桩粘接，牙体预备，精修，抛光；制作过渡义齿修复11-22缺牙间隙。

（4）第四阶段：术后5个月行二期手术。CBCT示21区植体周围骨结合情况良好。局麻下21区牙槽嵴顶切开、翻瓣，见种植体平台位于骨下约1mm，安装愈合基台，牙龈成形，间断缝合；X线片示基台精确就位。

（5）第五阶段：术后6个月取模制作21 Wieland氧化锆内冠和11-22临时单冠修复体诱导牙龈成形。安装转移杆，硅橡胶（3M ESPE ISO 4823 Type美国）取模，制作聚甲基丙烯酸甲酯（PMMA，Wieland，德国）经CAD/CAM切削的临时单冠修复体。

作者单位：兰州大学口腔医院

通讯作者：张凯亮；Email: zhangkl@lzu.edu.cn

（6）第六阶段：试戴Ankylos睿固基台，试戴内冠。确认内冠就位良好，边缘密合。口内戴入制作的临时单冠修复体，每个月复查，间断调改临时冠穿龈形态，至牙龈形成与对侧同名牙的穿龈袖口形态一致。

（7）第七阶段：牙龈塑形2个月复查。临时修复体完好，软组织形态稳定，行最终修复。21戴内冠、11-22排龈后精确取模，比色。CAD/CAM制作氧化锆全瓷单冠修复体（Wieland，德国）。

（8）第八阶段：最终修复。取下临时修复体，口内试戴11-22氧化锆全瓷单冠，检查就位情况，确认邻接，调整咬合，抛光。口外光固化树脂（3M ESPE RelyX Unicem）粘接，口内就位，扭矩扳手加力至15N，聚四氟乙烯封闭基台螺丝通道，Z350树脂（3M ESPE Filtek Z350 XT 美国）封闭。拍摄X线片，确认基台和牙冠完全就位。

二、结果

本病例在观察期内，种植修复获得了良好的软硬组织美学效果和稳定性，红白美学评估表现出几乎完美的修复效果，随访中红色美学在永久修复后1年达到稳定满意的效果，患者对治疗效果十分满意。

表1　美学风险评估

美学风险因素	风险水平		
	低	中	高
健康状况	健康，免疫功能正常		免疫功能低下
吸烟习惯	不吸烟	少量吸烟，< 10支/天	大量吸烟，>10支/天
患者美学期望值	低	中	高
唇线	低位	中位	高位
牙龈生物型	低弧线形、厚龈生物型	中弧线形、中龈生物型	高弧线形、薄龈生物型
牙冠形态	方圆形	卵圆形	尖圆形
位点感染情况	无	慢性	急性
邻面牙槽嵴高度	到接触点≤5mm	到接触点5.5～3.5mm	到接触点≥7mm
邻牙修复状态	无修复体		有修复体
缺牙间隙宽度	单颗牙（≥7mm）	单颗牙（≤7mm）	2颗牙或2颗牙以上
软组织解剖	软组织完整		软组织缺损
牙槽嵴解剖	无骨缺损	水平向骨缺损	垂直向骨缺损

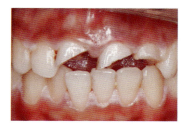
图1　术前口内正面像

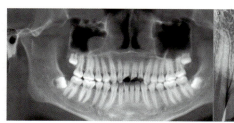
图2　术前影像学检查

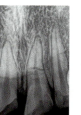
图3　术前种植术区测量

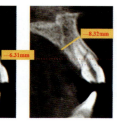

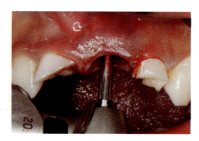
图4　术中微创拔除21

图5　逐级制备种植窝洞

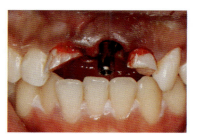
图6　植入种植体

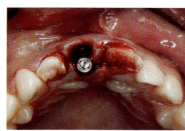
图7　检查种植体植入的三维位置良好

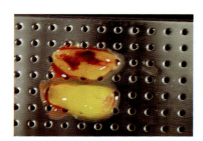
图8　制备患者自体富血小板纤维蛋白（PRF）膜

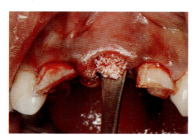
图9　跳跃间隙植入人工骨替代材料

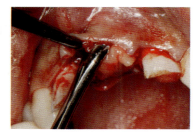
图10　覆盖PRF膜

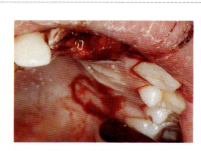
图11　腭侧取上皮结缔组织瓣

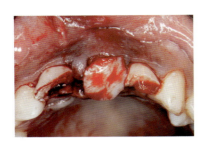

图12 上皮结缔组织瓣覆盖种植创口

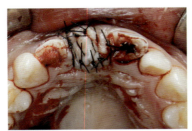

图13 牙龈无张力缝合

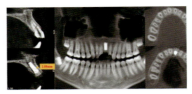

图14 术后CBCT示种植体植入位置及方向良好

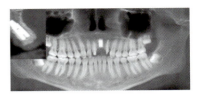

图15 种植术后5个月种植体周围骨结合良好

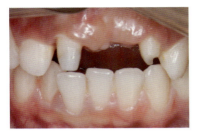

图16 二期术前口内正面像

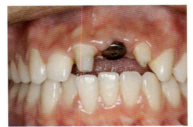

图17 二期术后口内正面像

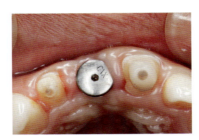

图18 二期术后口内𬌗面像

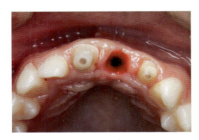

图19 二期手术后1个月，袖口及龈缘形态良好，取模制作二氧化锆内冠及塑形牙

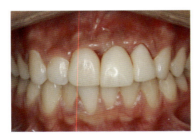

图20 11-22树脂单冠牙龈塑形1个月

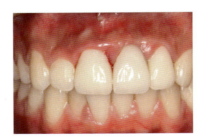

图21 塑形2个月后Wieland全瓷单冠永久修复正面像

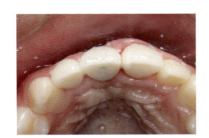

图22 塑形2个月后Wieland全瓷单冠永久修复𬌗面像

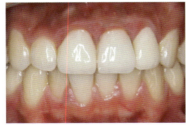

图23 永久修复后12个月随访正面像

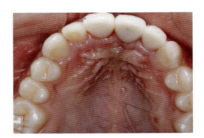

图24 永久修复后12个月随访𬌗面像

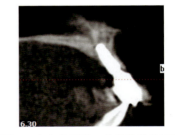

图25 永久修复后12个月种植体周围骨量充足，无明显吸收

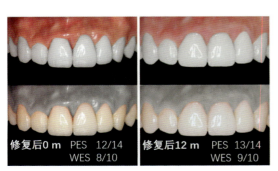

图26 永久修复后即刻、修复后12个月PES、WES评估

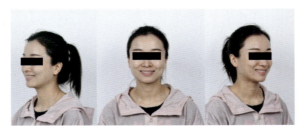

图27 患者面像及微笑像

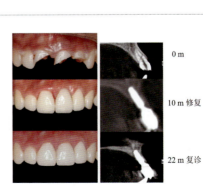

图28 治疗前后效果对比

三、讨论

即刻种植可缩短种植修复周期，减少缺牙时间，使牙槽窝的骨改建和种植体的骨结合同期进行，同时采用微创拔牙技术，尽可能保存种植骨床的连续性。

1. 拔牙窝内GBR的意义。研究表明，前牙区种植唇侧骨板容易吸收，难以获得良好的唇侧根形隆起。剥离骨膜时易致血供受阻，影响骨皮质代谢与成骨过程。本病例中采用不翻瓣的隧道潜入式植骨最大限度上保存了唇侧黏骨膜的血供，同时不改变膜龈联合的位置，对维持唇侧根形隆起以及软组织的量具有重要意义。同期，牙槽窝内植入低替代率的骨替代材料，覆盖PRF膜内含多种生长因子，保证唇侧骨板下足够骨量支撑。

2. 上皮结缔组织瓣移植可封闭种植创口保证植骨成功率，避免拉拢缝导致的膜龈联合移位及术区张力过大等问题，为种植区软组织形态恢复提供保障，使缺损区获得了理想的角化组织、稳定的软组织形态、理想的牙龈色泽与质地。

3. 种植体支持的螺丝固位临时修复体，其良好的形态对牙龈塑形中龈缘形态轮廓及龈乳头形态完整具有重要意义，易形成良好的穿龈形态、与对侧同名牙牙龈乳头及龈缘形态协调一致，获得良好的红色美学效果。

4. Jan等的研究表明，PES得分会随时间进展发生改变，前3个月变化较大，之后逐渐趋于稳定状态。本病例牙龈塑形2个月后永久修复时，红色美学评估得分12分，永久修复后1年随访，软组织形态趋于稳定，PES为13分，且红白美学逐渐协调，达到稳定状态。

参考文献

[1] Enriquez-Sacristan C, Barona-Dorado C, Calvo-Guirado J L , et al. Immediate post-extraction implants subject to immediate loading: A meta-analytic study[J]. Med Oral Patol Oral Cir Bucal, 2011, 16(7):919-924.

[2] Huang Ning, Fei-Ran Xia, Yue Zhang. Clinical observation of delayed implantation and immediate implantation after minimally invasive extraction[J]. Shanghai Kou Qiang Yi Xue, 2019, 28(6):657-661.

[3] Raes F, Cosyn J, Crommelinck E, et al. Immediate and conventional single implant treatment in the anterior maxilla: 1 - year results of a case series on hard and soft tissue response and aesthetics[J]. Journal of Clinical Periodontology, 2011, 38(4).

[4] Cabello G, María Rioboo, Javier G Fàbrega. Immediate placement and restoration of implants in the aesthetic zone with a trimodal approach: soft tissue alterations and its relation to gingival biotype[J]. Clinical Oral Implants Research, 2013, 24(10).

[5] Zhao Y H, Zhang M, Liu N X, et al. The combined use of cell sheet fragments of periodontal ligament stem cells and platelet-rich fibrin granules for avulsed tooth reimplantation[J]. Biomaterials, 2013, 34(22):5506-5520.

[6] Taschieri S, Lolato A, Ofer M, et al. Immediate post-extraction implants with or without pure platelet-rich plasma: a 5-year follow-up study[J]. Oral Maxillofac Surg, 2017, 21(2):147-157.

[7] Karthikeyan B V, Prabhuji M L V , Khanna D , et al. The versatile subepithelial connective tissue graft: a literature update[J]. Gen Dent, 2016, 64(6):e28-e33.

[8] Lee CT, Tao CY, Stoupel J. The Effect of Subepithelial Connective Tissue Graft Placement on Esthetic Outcomes After Immediate Implant Placement: Systematic Review[J]. J Periodontol, 2016, 87(2):156-167.

[9] Oh KC, Paik J, Kim JH. Esthetic Rehabilitation of Maxillary Anterior Teeth, Including an Immediate Provisionalization with an Implant-Supported Fixed Dental Prosthesis[J]. J Clin Med, 2019, 8(4):428.

[10] Jan Cosyn, Hugo De Bruyn, Roberto Cleymaet. Soft Tissue Preservation and Pink Aesthetics around Single Immediate Implant Restorations: A 1-Year Prospective Study[J]. Clinical Implant Dentistry and Related Research, 2012.

前牙美学区GBR、CTG、胶原膜替代物行FGG种植修复1例

王俐

摘 要

目的：上颌前牙骨量通常较后牙区少，上颌前牙唇侧。牙槽嵴顶束状骨在牙齿缺失后，随着牙周膜血供的中断，往往伴有束状骨的吸收。通常会造成前牙区骨开窗、骨开裂。前牙缺失后，不仅硬组织缺失，往往还造成软组织缺失。软硬组织的缺失，严重影响前牙区的美学效果。同时，由于患者有严重的深覆𬌗、深覆盖，Spee曲线过陡，下前牙咬在上颌腭侧牙龈处。在患者拒绝正畸治疗后，对下颌33-43前牙区牙周炎的牙齿进行了牙周夹板的治疗。一方面，纠正患者的深覆盖。另一方面，对患者的牙周炎患牙进行松牙固定，也减小了患牙的松动度。形成"多根巨牙"，减小应力分布，从而提高了牙齿的长期存留率。**材料与方法：** 材料：Nobel Replace CC种植体、Geistlich公司Bio-Oss骨粉、Bio-Gide胶原膜、结缔组织移植术（CTG）、游离龈移植术（FGG），愈立安胶原蛋白基质。方法：①上前牙区通过GBR引导骨组织再生术修复缺损的牙槽嵴。②结缔组织移植术（CTG）恢复上前牙美学区软组织塌陷。③游离龈移植术（FGG），增宽角化龈宽度。④下前牙固定式牙周夹板可以同时改善牙周及咬合关系。**结果：**通过前牙区引导骨组织再生术（GBR）、结缔组织移植术（CTG）、替代物的游离龈移植术（FGG）以及邻牙瓷贴面修复，使前牙美学区的软硬组织缺损得到了重建，不仅满足了患者前牙咀嚼的功能需要，还较好地恢复了前牙区美学。同时对颌下前牙慢性牙周炎的患牙进行了固定式牙周夹板的治疗，既纠正了深覆𬌗、深覆盖，又改善了下前牙的牙周状况，提高存留率。

关键词：美学区；引导骨组织再生术；结缔组织移植术；游离龈移植术；胶原蛋白基质CM（collagen matrix）；口腔种植

众所周知，缺牙区足够的软硬组织是种植体获得满意修复效果和长期成功的先决条件，然而因长期的缺牙患者往往存在着软组织和（或）硬组织的缺损，使该区域的种植修复面临巨大的挑战。并且对颌牙的不良咬合关系会进一步增加缺牙区的修复难度。种植修复往往需要克服种植体唇侧轮廓塌陷、种植体与邻牙高度不协调、唇侧角化龈宽度不足、前庭沟较浅、前牙深覆𬌗、深覆盖等相关问题。因此，种植体植入并辅以软硬组织增量，方能改善种植体周围条件，达到重建功能、改善美观的目标。本文展示并分析1例患者种植同期行引导骨组织再生技术结合软组织增量技术实现前牙区缺失牙的种植修复，并辅以固定牙周夹板纠正下颌前牙松动及覆𬌗足够咬合空间的病例，为临床解决缺牙伴有软硬组织缺损提供经验。

一、材料与方法

1. **病例简介** 55岁男性患者，主诉"左上前牙缺失1月余"，要求修复缺失牙。既往史：体健，否认传染病史，否认过敏史，否认系统病史，无糖尿病，无家族性牙周炎病史。口内情况：21缺失，牙槽黏膜未见明显异常，21唇侧牙槽骨凹陷性吸收，11近中扭转，上前牙区重度深覆𬌗、深覆盖，下颌前牙可咬在上前牙舌侧黏膜；31、41、42松Ⅱ度松动，全口口腔

作者单位：杭州口腔医院城西分院
Email: 46493517@qq.com

卫生情况尚可，舌侧牙石（+），BOP（+）、AL（+），牙龈组织不同程度退缩，牙根暴露。CBCT示：21区唇侧牙槽骨吸收，唇侧骨板吸收；31、41、42牙槽骨吸收至根尖1/3；全口牙槽骨水平向吸收至根中1/3。骨：21区牙槽骨水平向吸收，唇侧骨板呈凹陷性吸收。角化龈宽度：2~3mm。

2. **诊断** 21缺失；慢性牙周炎；错𬌗畸形（深覆𬌗、深覆盖）。

3. **治疗计划**

（1）牙周基础治疗。

（2）正畸矫正深覆𬌗、深覆盖（患者拒绝）。

（3）种植21（GBR、CTG、FGG）。

（4）下颌前牙区固定式牙周夹板。

4. **治疗过程（图1~图30）**

（1）21区植入Nobel Replace CC（3.5mm×16mm），扭矩35N·cm，同期GBR，置封闭螺丝，减张缝合。

（2）21行CTG，左上腭游离结缔组织移植至21区，增加软组织轮廓。

（3）33-43下颌前牙备牙，临时固定式牙周夹板联冠修复。

（4）通过移植替代物愈立安胶原膜的应用，行FGG，增宽角化龈宽度。

（5）21种植取模。11贴面预备，33-42取模。

（6）21种植戴牙。11贴面戴牙，33-42联冠戴牙。

二、结果

1. 21GBR引导骨组织再生种植术后8个月种植体复查：成骨良好充足、唇侧骨厚度为4~5mm，种植体稳定，无松动。

2. 21CTG游离龈移植术后1周、1个月、2个月、3个月复查：牙龈轮廓丰满，原有的凹陷恢复，牙龈组织愈合良好，色泽正常。

3. FGG移植替代物胶原蛋白基质行游离龈移植：唇侧角化龈宽度大大增加，同时改善了牙周生物型。

4. 33-42固定式牙周夹板术：既改善了下颌牙牙周，又进一步纠正患者前牙区深覆𬌗、深覆盖的问题，形成稳定的咬合。

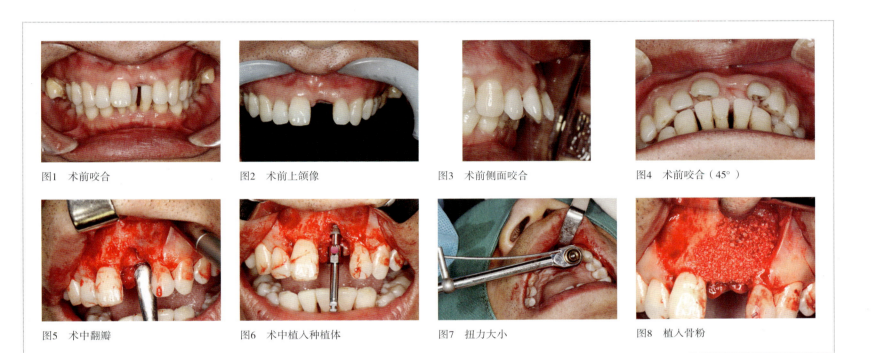

图1　术前咬合　　　　图2　术前上颌像　　　　图3　术前侧面咬合　　　　图4　术前咬合（45°）

图5　术中翻瓣　　　　图6　术中植入种植体　　　　图7　扭力大小　　　　图8　植入骨粉

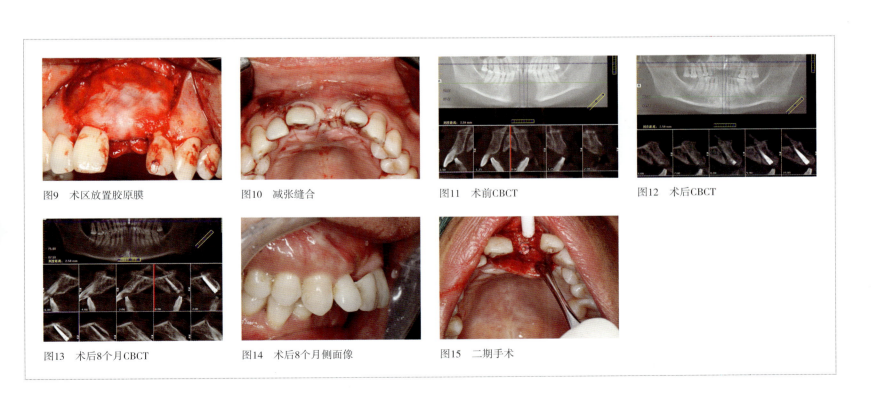

图9　术区放置胶原膜　　　　图10　减张缝合　　　　图11　术前CBCT　　　　图12　术后CBCT

图13　术后8个月CBCT　　　　图14　术后8个月侧面像　　　　图15　二期手术

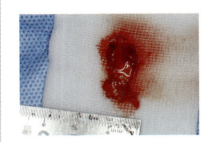

图16　游离结缔组织瓣

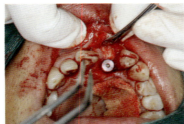

图17　游离结缔组织瓣置入

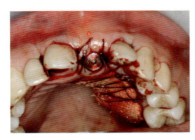

图18　游离结缔组织移植缝合

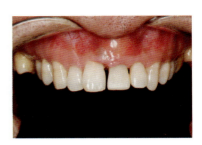

图19　种植临时冠

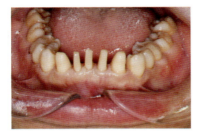

图20　下颌前牙牙体预备

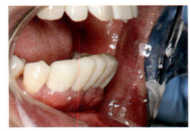

图21　下颌前牙戴临时冠

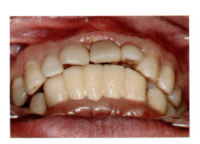

图22　下颌前牙临时冠咬合

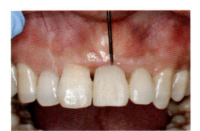

图23　CTG术后3个月

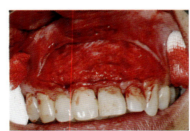

图24　上颌前牙半厚瓣

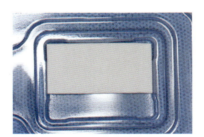

图25　愈立安胶原膜

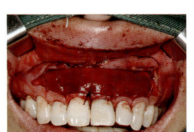

图26　移植物缝合行FGG

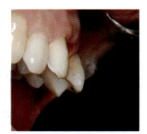

图27　FGG术后2个月

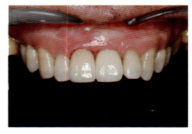

图28　戴牙咬合像

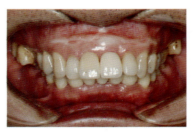

图29　上颌戴牙像

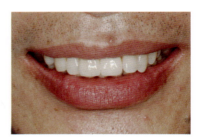

图30　戴牙微笑像

三、讨论

1. 前牙拔除后伴发束状骨的吸收。前牙缺损的类型：骨开窗和骨开裂。骨开裂难度更大。本病例为前牙骨开裂的病例，难度较大。

2. 种植四维空间的准确性是种植成功的重要因素。3A-2B理论的正确运用。

3. GBR成功的要素：成骨细胞、血供、空间、稳定性、充分减张。在本病例中通过备滋养孔，以保证术区的血供。植入Bio-Oss骨粉，这样可以很好地维持空间稳定性。要用可吸收胶原膜进行覆盖。防止软组织长入，保证骨组织的生长，维持骨组织生长所需的空间。要进行充分的减张，达到无张力的愈合。减小术区张力，防止伤口裂开。

4. CTG在前牙区增加软组织轮廓的作用：CTG结缔组织移植术后，唇侧塌陷的轮廓得以很好地恢复，牙龈组织愈合良好、色泽美观，改善了前牙美学。

5. FGG增加附着龈宽度的作用：FGG移植替代物行游离龈移植术后，唇侧角化龈宽度大大增加，同时改善了牙周生物型。

6. 移植替代物愈立安胶原膜的应用，避免了切取患者自体牙龈，减小了手术创伤，减轻了患者痛苦，提高舒适度。

7. 下颌固定式牙周夹板的应用：一方面通过联冠将多颗下颌前牙连起来，形成"多根巨牙"，分散了应力，减小牙齿松动度，改善了牙周状况，延长了牙齿的使用寿命。另一方面，牙周夹板通过截冠，改善Spee曲线，上下前牙形成轻接触、下颌咬在上颌牙的舌隆突上，并防止下颌前牙进一步伸长，形成稳定的咬合接触，改善深覆殆、深覆盖。

四、结论

1. GBR+CTG+FGG结合可以很好地改善前牙美学区因软硬组织不足带来的美学挑战，为美学区软硬组织条件不足提供了更好的策略。

2. 固定式牙周夹板术不仅可以实现松动牙的稳固、应力分散，进而减小不良颌力对牙周的进一步损害，还可以在一定程度上解决前牙深覆殆、深覆盖的问题，改善Spee曲线。

参考文献

[1] Chappuis V, Rahman L, Buser R,et al. Effectiveness of Contour Augmentation with Guided Bone Regeneration: 10-Year Results[J]. J Dent Res, 2018, 97(3):266-274.

[2] Elgali I, Omar O, Dahlin C,et al. Guided bone regeneration: materials and biological mechanisms revisited[J]. Eur J Oral Sci, 2017, 125(5):315-337.

[3] Retzepi M, Donos N. Guided Bone Regeneration: biological principle and therapeutic applications[J]. Clin Oral Implants Res, 2010, 21(6):567-576.

[4] Urban IA, Monje A. Guided Bone Regeneration in Alveolar Bone Reconstruction[J]. Oral Maxillofac Surg Clin North Am, 2019, 31(2):331-338.

[5] Benic GI, Hämmerle CH. Horizontal bone augmentation by means of guided bone regeneration[J]. Periodontol 2000, 2014, 66(1):13-40.

[6] Sheikh Z, Qureshi J, Alshahrani AM, et al. Collagen based barrier membranes for periodontal guided bone regeneration applications[J]. Odontology, 2017, 105(1):1-12.

[7] Wang HL, Carroll MJ. Guided bone regeneration using bone grafts and collagen membranes[J]. Quintessence Int, 2001, 32(7):504-515.

[8] Stoecklin-Wasmer C, Rutjes AW, da Costa BR,et al. Absorbable collagen membranes for periodontal regeneration: a systematic review[J]. J Dent Res, 2013, 92(9):773-781.

数字化引导种植联合牙体牙髓显微根尖外科手术的多颗牙美学修复

王婧　满毅

摘要

本临床病例中的患者为年轻女性，多年前因外伤导致上颌前牙缺失，一直以来佩戴隐形义齿，且上颌前牙存在散在间隙。患者希望种植修复解决上前牙缺失问题和牙齿间隙问题遂于我科就诊。口内及影像学检查，得到以下问题列表：11缺失，水平向骨量不足；12已行根管治疗，根尖超充，根尖小范围暗影；前牙12-22区散在间隙。根据患者主诉及口腔检查，总体治疗流程为：第一阶段治疗行11水平向骨增量，同期12显微根尖外科手术。第一阶段手术后6个月行第二阶段治疗：11种植一期手术。11种植手术术后4～6个月行第三阶段治疗：11二期手术和种植及天然牙临时修复。戴临时修复体2～3个月行第四阶段治疗：12-22最终修复。本病例从术前分析，治疗计划制订到最后的实施完成，数字化流程贯穿始终，指导根尖显微外科手术、骨增量手术、种植手术及最终的取模及修复。在第一阶段治疗中我们将显微根尖外科手术与种植骨增量手术合二为一同期完成，术中充分利用了根尖显微外科手术中的开窗骨壳用于种植术区的水平向骨增量，缩短了治疗时间，减少了患者的创伤及手术次数。在临床中，种植术区经常合并有邻牙的根尖周炎，类似的联合手术本课题组已经完成了10例余，其中包括骨增量同期行邻牙显微根尖外科手术，即刻或延期种植同期行邻牙显微根尖外科手术，上颌窦提升同期邻牙显微根尖外科手术，短期内均取得了较为满意的效果。

关键词：数字化引导；牙体牙髓显微根尖外科；多颗牙；美学修复

一、材料与方法

1. 病例简介　主诉：11缺失，上颌前牙散在间隙数年余。现病史：患者数年前因外伤导致11缺失，多年来一直佩戴隐形义齿修复缺失牙。12因外伤行根管治疗，牙齿变色；上颌前牙区存在散在间隙多年，为了解决牙齿缺失、牙齿间隙等导致的美观问题，患者前来求治。既往史：既往体健，无系统性疾病及药物过敏史，无吸烟饮酒等嗜好。颌面部及口腔检查：患者面部对称，中位笑线，直面型，微笑时轻度上唇偏斜，嘴唇不对称。上颌前牙散在间隙；11缺失，缺牙区轮塌陷，牙龈轻度红肿，可见隐形义齿佩戴痕迹；12牙齿变色，牙龈轻度退缩，12龈缘高于22，叩（±），Ⅰ度松动，探诊深度平均2mm。咬合关系基本正常，全口口腔卫生良好。影像学检查：11严重水平向骨量不足，嵴顶处水平向骨宽度1.27mm；12根管内高密度影像，根尖小范围低密度影。

2. 诊断　牙列缺损；慢性根尖周炎；牙齿散在间隙；牙齿变色。

3. 治疗计划

经过与患者沟通，患者拒绝正畸关闭上下前牙间隙，希望采用修复手段关闭间隙，并行种植修复缺失牙。治疗设计如下：

（1）术前美学设计：术前获取患者口扫STL数据及CBCT Dicom数据，结合泽康赞面扫进行术前美学设计，虚拟排牙，打印虚拟排牙模型。

（2）进行口内的mock-up，医生及患者共同确认美学效果后，确认12-22龈缘位置及切端位置，再次口扫，获取STL数据，保留调整后的试排牙记录。

（3）11骨增量及12根尖显微外科手术数字化导板设计：根据11理想龈缘位置，指导理想种植体的位置摆放，确认11骨缺损类型及骨增量的范围；进一步在Mimics软件中设计12根方骨壳获取边界：下界为12根尖切除（3mm）的位点，同时设计可获取骨壳的近远中界及上界；设计11骨壳放置的近远中、冠根向及唇腭向位置；在Magic软件中生成取骨及植骨的附件，插销式与基板相连。

（4）11骨增量术后6个月进行11位点种植数字化导板设计。

（5）11完成种植手术后5个月，行11位点二期手术，根据术前设计，进行11种植位点及12、21、22天然牙位点的临时修复。

（6）临时修复2个月，龈缘位置基本稳定，进行12全冠预备，21及22贴面预备，行数字化取模，利用数字化手段复制11种植位点的穿龈轮廓，修复体设计依然参照术前的美学设计。

（7）最终修复体试戴。

作者单位：四川大学华西口腔医院

通讯作者：满毅；Email: manyi780203@126.com

4. 治疗过程（图1～图14）

（1）第一阶段治疗：11水平向骨增量+12显微根尖外科手术术前抽血，获取CGF，与Bio-Oss（0.5g大颗粒骨粉）混合制作sticky bone。

①12显微根尖外科手术：切开翻瓣，就位根尖切除+骨壳获取导板，进行12根方骨壳的获取及12根尖显微外科手术。②11水平向骨增量：术式为骨壳引导下结合香肠技术GBR。将获取的骨壳进行一定修整，就位骨壳放置导板，根据导板指示的唇腭向、近远中向使用钛钉固定骨壳，维持成骨空间，骨壳和基骨之间植入sticky bone；覆盖Bio-Gide胶原膜（25mm×25mm），使用骨膜钉固定胶原膜。

（2）第二阶段治疗：11一期种植手术（第一阶段治疗后6个月）。

术前抽血，获取CGF，与Bio-Oss（0.25g小颗粒骨粉）混合制作sticky bone。导板引导下全程预备，植入ITI BLT 3.3mm×10mm种植体，同期行二次小范围GBR。

（3）第三阶段治疗：11二期手术及种植牙、天然牙临时修复（第二阶段治疗后5个月）。

①根据唇侧牙龈轮廓选择正确的术式：腭侧半厚瓣唇侧插入技术，增加11唇侧丰满度。②根据术前的虚拟排牙信息，设计11种植位点及12、21、22临时修复体。

（4）第四阶段治疗：最终修复（临时修复2个月后）。①12-22 mock-up，进行12全冠及21、22贴面预备。②数字化手段转移11穿龈轮廓，12-22数字化取模。③修复设计：12变色基牙全冠修复；11 variobase+氧化锆基台，粘接固位修复；21、22贴面修复；不同修复类型，不同基牙颜色，不同修复体材料的颜色统一化设计。参照术前面扫及mock-up确认的修复体设计最终修复体。④最终修复体试戴。

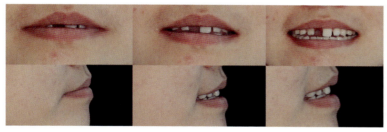

图1　术前口外像：中位笑线，直面型，微笑时轻度上唇偏斜，嘴唇不对称

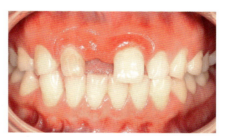

图2　术前口内像：上前牙散在间隙；11缺失，缺牙区轮塌陷，牙龈轻度红肿，可见隐形义齿佩戴痕迹；12牙齿变色，牙龈轻度退缩，12龈缘高于22

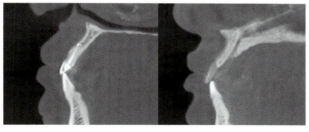

图3　CBCT示：12根管内高密度影像，根尖小范围低密度影；11严重水平骨量不足

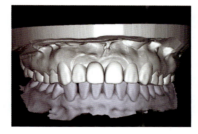

图4　虚拟排牙

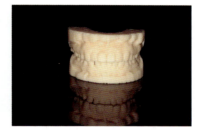

图5　打印虚拟排牙模型

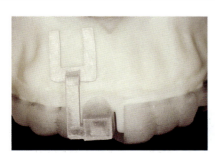

图6　12根尖切除导板+骨壳获取导板设计：取骨窗的长度为9mm（3mm为截根长度，6mm为植骨块的长度），宽度为6mm左右，厚度为2.5mm；取骨后12腭侧还有2mm以上的厚度

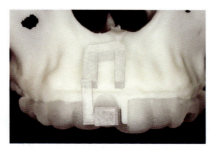

图7　11术区骨壳放置导板设计：种植体在理想龈缘下3mm，植骨块可向冠方过渡1mm，确定植骨块放置的冠方位置

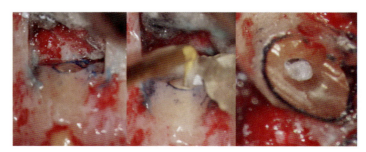

图8　联合手术：12牙体牙髓显微根尖手术

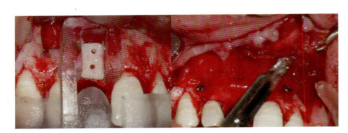

图9　联合手术：11水平向骨增量

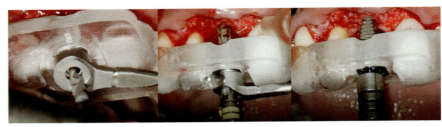

图10　11骨增量+12根尖显微外科手术联合手术后6个月：11种植一期种植手术

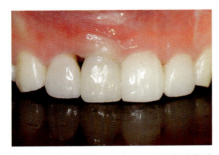

图11　11种植牙及12、21、22天然牙临时修复

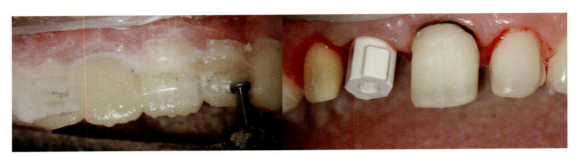

图12　牙体预备及终印模制取

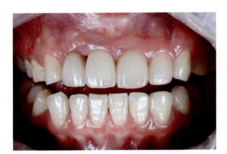

图13　最终修复体试戴口内像

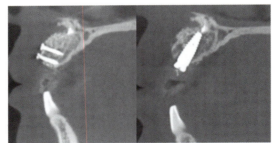

图14　联合手术术后6个月CBCT vs 种植术后5个月CBCT

二、讨论

在临床中，种植术区经常合并有邻牙的根尖周炎，传统的治疗方式是先于牙体牙髓科进行根管再治疗等待暗影消退或者行根尖显微外科手术清除根尖炎症，再于种植科就诊，对患者来说整个治疗周期不仅被加长，而且会增加手术的次数和创伤。所以我们将牙体牙髓科的显微根尖外科手术与种植相关手术联合进行，通过一次手术，在消除邻牙的根尖周炎同期完成缺牙区种植相关手术，同时根据种植手术需要，在做根尖显微外科手术时可以同期获取邻牙根尖的骨块用于种植手术，这种联合治疗不仅可以缩短患者的治疗周期，而且可以减少手术创伤，确保种植手术的安全性。类似的联合手术

本课题组已经完成了10例余，其中包括骨增量同期行邻牙显微根尖外科手术，即刻或延期种植同期行邻牙显微根尖外科手术，上颌窦提升同期邻牙显微根尖外科手术，短期内均取得了较为满意的效果。此病例为骨增量同期行邻牙显微根尖外科手术的1例美学病例，在从开始的设计到每一阶段的治疗，我们都采用了数字化的手段指导临床操作，同时我们创新性地设计了根尖切除导板，骨增量导板指导联合手术准确高效地进行。在最终修复体阶段，我们采用数字化取模的方式，转移了11种植临时修复体的穿龈轮廓；针对前牙不同的修复类型，基牙底色及修复材料进行了最终修复体的颜色设计，实现修复体颜色的统一；最终修复的切端位置、唇腭向突度、牙冠形态的设计遵循术前以终为始的理念，参照术前的设计进行了复制。

参考文献

[1] Man Y. In-Situ Onlay Grafting Combined with Titanium Mesh for Three-Dimensional Reconstruction of the Anterior Maxillary Ridge[J]. Int J Periodontics Restorative Dent, 2016, 36(1):95–101.

[2] Man Y. A palatal roll envelope technique for peri-implant mucosa reconstruction: a prospective case series study[J]. Int J. Oral Maxillofac Surg, 2013, 42: 660–665.

[3] Benic Gl, Thoma DS, Jung RE, et al. Guided bone regeneration with particulate vs. block xenogenic bone substitutes: A pilot cone beam computed tomographic investigation[J]. Clin Oral Implants Res, 2017, 28:e262–e270.

[4] Urban IA, Nagursky H, Lozada JL, et al. Horizontal ridge augmentation with a collagen membrane and a combination of particulated autogenous bone and anorganic bovine bone-derived mineral: a prospective case series in 25 patients[J]. Int J Periodontics Restorative Dent, 2013, 33:299–307.

[5] Daniel Crossen. Periapical Microsurgery: A 4-dimensional Analysis of Healing Patterns[J]. J Endod, 2018, 45(4):402–405.

[6] Jong-Eun Kim , Restor Dent Endod. A new minimally invasive guided endodontic microsurgery by cone beam computed tomography and 3-dimensional printing technology[J]. Restor Dent Endod, 2019, 44(3):e29.

数字化引导美学区即刻种植、即刻修复联合贴面应用1例

叶彬　马敏先

摘要

目的：探讨美学区单颗前牙外伤后行即刻种植修复的临床效果。**材料与方法**：微创拔除左上颌外伤根折中切牙，彻底搔刮拔牙窝并用复方氯己定含漱液冲洗。数字化外科种植导板下行种植窝洞预备，以45N·cm的扭矩植入Straumann Roxolid SLActive BL NC φ3.3mm×14mm种植体。将种植体平台置于理想龈缘根方3mm处（与相邻的中切牙相比）。种植体和唇侧骨板之间的跳跃间隙内充填人工骨粉。用Straumann钛临时基台及拔除后的自体牙冠制作临时牙冠，以15N·cm的扭矩戴入临时牙冠。种植体植入4个半月后，行个性化印模，做最终修复，术后1、3、6、12个月随访。在12个月的观察期内没有边缘骨丢失，愈合顺利，牙龈无炎症、无退缩。**结果**：种植体形成良好的骨结合，长期负载后植体稳定，周围软组织红白美学效果均良好，患者非常满意。**结论**：本病例在术前准确评估的基础上，选择合适的种植体品牌及型号，最终达到了既保证种植体良好的初始稳定性，又能满足患者美观需求的目标，成功地完成了前牙高美学风险的即刻种植修复。为了获得即刻种植修复可预测的长期效果，选择合适的适应证、仔细的术前诊断是必不可少的。与延期种植相比，即刻种植修复在及时、生物学和修复操作3个方面有优势。从生物学的角度来看，使用低代谢率骨充填材料填充种植体和唇侧骨板之间的间隙可以预测保留的骨量。从修复的角度来看，用自体牙冠做种植体支持式临时牙冠修复，可以简化牙龈塑形的过程，并使患者缺牙时间大大缩短，而且用自体牙冠做临时牙冠有助于使龈缘和近远中龈乳头保持在原有位置。手术是否成功取决于3个基本原则：是否是适应证，微创拔牙和种植体是否具有足够的初始稳定性。

关键词：牙种植；美学；即刻种植；即刻修复

本病例为上颌美学区单颗前牙即刻种植、即刻修复病例。患者上颌中切牙6个月前曾外伤根折，近期感觉牙冠松动明显，要求种植修复，并尽可能缩短缺牙时间。经临床检查和评估，患者根尖周无明显炎症，唇侧骨壁基本完整。通过选择合适的种植体品牌及型号，经手术最终达到了既保证种植体良好的初始稳定性，又满足了患者美观及主观诉求，成功地完成了前牙高美学风险的即刻种植修复。

一、材料与方法

1. 病例简介　42岁女性患者。主诉：上前牙6个月前外伤，近期感觉牙冠松动明显，影响美观及发音，要求种植修复。既往史：否认系统性疾病史，不吸烟，不嗜酒。口外检查：颌面部检查：面部对称，比例基本协调，直面型；颞下颌关节区检查：双侧关节活动度较对称，无疼痛及偏斜，开口型无偏斜，肌肉无压痛，开口度约4.1cm。牙列检查：21Ⅱ度松动，全口轻度四环素牙；下颌前牙牙列拥挤。软组织检查：21及下颌前牙区牙龈轻度红肿；舌、口底、前庭沟、唇颊、软硬腭、腺体等软组织及系带附着未见异常；咬合检查：前牙覆𬌗、覆盖基本正常；牙尖交错位时咬合较稳定，

双侧咬合基本对称；口内一般情况检查：有菌斑、牙石，无口臭、溃疡、红肿、脓肿。CBCT片示：21根尖1/3可见明显扩裂迹象，根尖周无明显暗影；唇侧骨板较完整，厚度约1.2mm，可利用牙槽骨高度为14~15mm，宽度为7~8mm。

2. 诊断　21根折；轻度四环素牙；牙列不齐；牙龈炎；11、21、22楔状缺损。

3. 治疗计划

（1）美学分析。患者不满意原牙外形及颜色，现21根折，严重影响美观及发音；患者不接受长久缺牙期，并希望种植修复后能获得长期稳定的疗效，还希望上颌前牙形态和颜色后期能有所改变，更加美观。根据上述检查结果，拟定可选治疗方案如下：方案一：拔除21，早期种植，后期行上颌前牙瓷贴面修复。方案二：拔除21，行固定桥修复。方案三：拔除21，数字化引导即刻种植即刻修复，后期行上前牙瓷贴面修复。向患者交代病情及可选治疗方案，同时告知患者相应的治疗程序、可能出现的并发症、预后、费用、治疗过程中及治疗结束后所需的维护及预防等相关问题，患者知情同意，选择方案三。

（2）具体治疗计划：①口腔卫生宣教。②全口龈上龈下洁治。③拔除21，即刻种植，即刻临时修复。④软组织基本稳定后行永久修复。⑤定期随访、维护。⑥一期种植时使用了Straumann Roxolid SLActive BL NC φ3.3mm×14mm。⑦跳跃间隙内填塞低替代率人工骨材料。⑧临时

作者单位：贵阳市口腔医院

通讯作者：马敏先；Email: 562047687@qq.com

牙冠采用：自体牙冠＋Straumann NC的临时基台。⑨最终修复使用：Straumann NC Variobase基底+氧化锆个性化基台。⑩采用粘接固位的形式。

4. 治疗过程（图1~图21）

（1）牙周治疗。①口腔健康指导：口腔卫生宣教及指导。②牙周基础治疗：全口牙周洁治，控制菌斑。

（2）外科手术过程，即种植一期手术。告知患者术中及术后注意事项及可能的并发症，患者知情同意，签署知情同意书；口内外消毒后，局麻下微创拔除21（保留原牙冠完整），探查唇侧骨壁完整，复方氯己定漱口液及生理盐水交替冲洗拔牙窝洞，数字化外科手术导板下逐级备洞，植入Straumann Roxolid SLActive BL NC φ3.3mm × 14mm种植体1颗，安装覆盖螺丝；跳跃间隙及拔牙窝间隙内植入Bio-Oss骨粉，更换覆盖螺丝为愈合基台；6-0缝线拉拢龈乳头部分。

（3）术后影像学检查：术后CBCT示种植体方向良好，颊侧骨板厚度约为2.5mm。

（4）修复操作：制作种植体支持式临时牙冠。因21牙冠无损坏，遂将该自体牙冠用作临时牙冠，术中取模，交技工室制作种植体支持式临时牙冠；戴入临时牙冠，调整咬合，使临时牙冠无殆接触。

（5）定期检查：评估植体及牙龈情况，定期复诊，监测牙龈恢复情况；术前及术后即刻修复后随访：牙龈愈合良好，唇侧组织丰满度维持稳定。制取印模，制作最终修复体：种植体周围软组织基本趋于稳定后拟行永久修复，根尖片示种植体骨结合良好；11、12、13、22、23瓷贴面预备，取下临时修复体，安装转移杆，制取硅橡胶个性化印模；制取对颌藻酸盐印模，比色，拍摄比色照；制作最终修复体（Straumann NC Variobase，氧化锆个性化基台、氧化锆全瓷冠，粘接固位）。修复体试戴及粘接口外制作粘接代型，在基台就位导板辅助下试戴修复基台，检查基台边缘位于龈下1mm以内，以35N的力固位；试戴全冠，调整邻接及咬合，患者满意美观效果，抛光，消毒，借助粘接代型去除多余粘接剂，粘接固位全瓷冠，保证种植体稳定预后。11、12、13、22、23牙位逐一粘接铸瓷贴面。

（6）随访及维护：告知患者戴牙后注意事项，再次进行口腔卫生宣教，嘱定期复诊。

二、结果

种植体形成良好的骨结合，长期负载后种植体稳定，周围软组织红白美学效果均良好，患者非常满意。

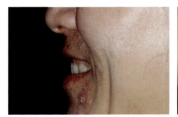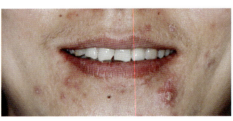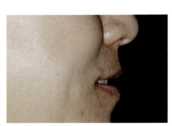

图1　口外检查

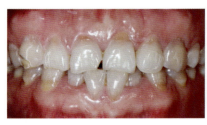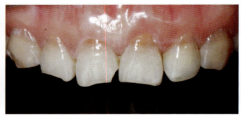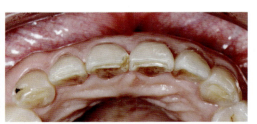

图2　口内检查

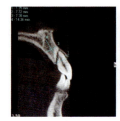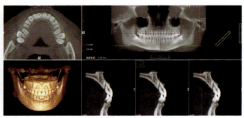

图3　术前影像学检查

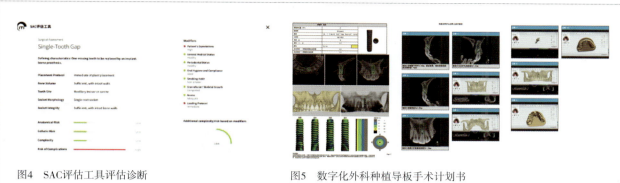

图4　SAC评估工具评估诊断

图5　数字化外科种植导板手术计划书

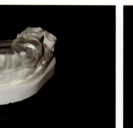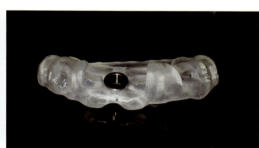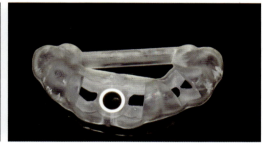

图6　数字化外科种植导板

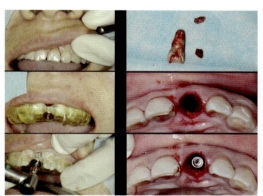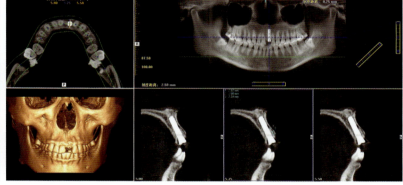

图7　手术过程及术后当天CBCT

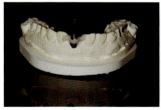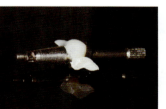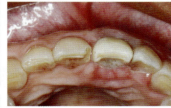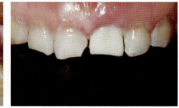

图8　术中取模行临时冠修复

图9　临时冠修复当天

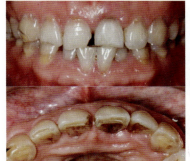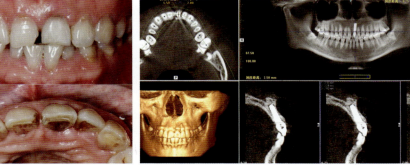

图10　临时修复4个半月

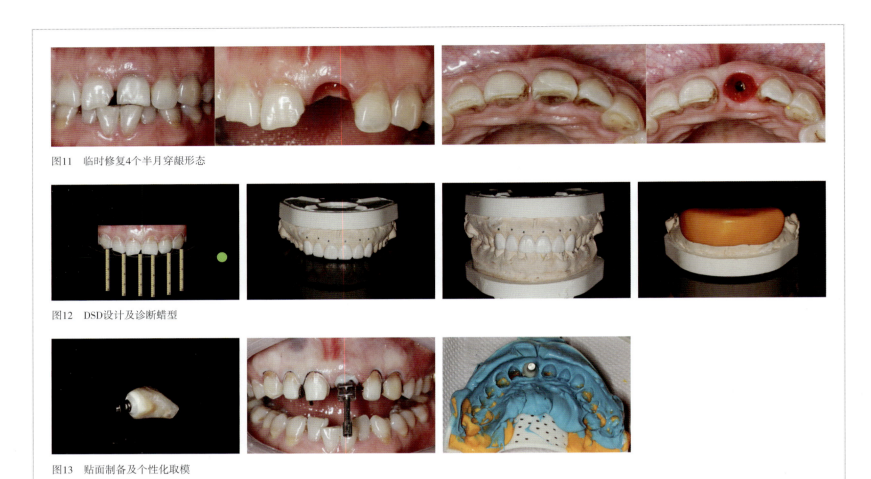

图11 临时修复4个半月穿龈形态

图12 DSD设计及诊断蜡型

图13 贴面制备及个性化取模

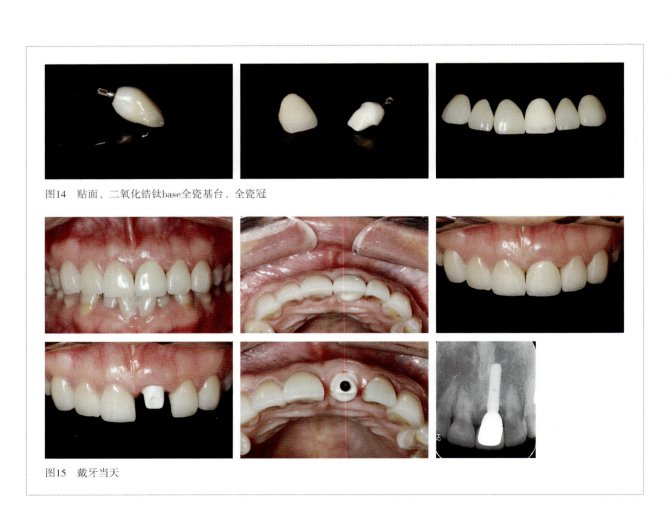

图14 贴面、二氧化锆钛base全瓷基台、全瓷冠

图15 戴牙当天

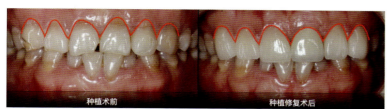
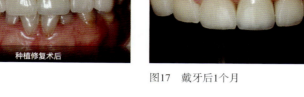
种植术前　　　　　　　　种植修复术后

图16　种植术前及种植修复术后对比

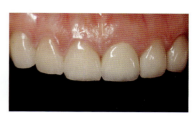

图17　戴牙后1个月　　　　　　　图18　戴牙后3个月

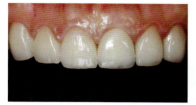
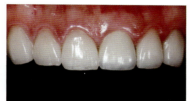
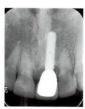

图19　戴牙后6个月　　　　　　　图20　戴牙后1年　　　　　　　图21　戴牙后1年X线片

三、结论

本病例在术前准确评估的基础上，选择合适的种植体品牌及型号，最终达到了既保证种植体良好的初始稳定性，又能满足患者美观需求的目标，成功地完成了前牙高美学风险的即刻种植修复。为了获得即刻种植修复可预测的长期效果，选择合适的适应证、仔细的术前诊断是必不可少的。与延期种植相比，即刻种植修复在及时、生物学和修复操作3个方面有优势。拔牙后牙槽窝的颊侧牙槽骨会出现明显吸收，以冠方1/3最为明显，常导致牙槽嵴唇侧出现塌陷，为后期修复带来麻烦，因此采取措施尽量保持牙槽嵴原有轮廓外形是重要的临床问题和美学问题；从生物学的角度来看，使用低替代谢率骨充填材料填充种植体和唇侧骨板之间的间隙，可以预测保留的骨量。从修复的角度来看，用自体牙冠做种植体支持式临时牙冠修复，可以简化牙龈塑形的过程，并使患者缺牙时间大大缩短，而且用自体牙冠做临时牙冠有助于龈缘和近远中龈乳头保持在原有位置。手术是否成功取决于3个基本原则：是否是适应证，微创拔牙和种植体是否具有足够的初始稳定性。多项研究表明，采用较细直径或常规直径的种植体进行前牙种植可以防止颊侧牙槽骨的吸收，因此，术中采用了Straumann Roxolid SLActive BL NC φ3.3mm×14mm种植体，钛锆合金材料即使在3.3mm细直径的情况下也能充分满足种植体所需机械强度。同时，亲水表面能有效加速骨结合，使患者更快度过危险期，提高种植体的成功率。

参考文献

[1] Chappuis V, Araujo MG, Buser D. Clinical relevance of dimensional bone and soft tissue alterations post-extraction in esthetic sites [J]. Periodontology 2000, 2017, 73(1): 73-83.

[2] Barone A, Ricci M, Romanos GE, et al. Buccal bone deficiency in fresh extraction sockets: a prospective single cohort study[J]. J Clinical oral implants research, 2015, 26(7): 823-830.

[3] MacBeth N, Trullenque-Eriksson A, Donos N, et al. Hard and soft tissue changes following alveolar ridge preservation: a systematic review [J]. Clinical oral implants research, 2017, 28(8): 982-1004.

[4] Araujo MG, Wennstrom L, Lindhe J. Modeling of the buccal and lingual bone walls of fresh extraction sites following implant installation [J]. Clinical oral implants research, 2006, 17(6): 606-614.

[5] Caneva M. Salata LA, de Souza SS, et al. Hard tissue formation adjacent to implants of various size and configuration immediately placed into extraction sockets: an experimental study in dogs [J].Clinical oral implants research, 2010, 21(9): 885-890.

[6] Covani U, Cornelini R, Calvo-Guirado JL, et al. Bone remodeling around implants placed in fresh extraction sockets [J]. The International journal of periodontics restorative dentistry, 2010, 30(6):601-607.

上颌中切牙即刻种植、延期修复1例

冯梦格　魏焱　张晓欣　张玉峰

摘要

目的：观察不翻瓣微创拔除上颌中切牙，即刻种植、延期修复的临床效果。**材料与方法**：28岁女性患者，上颌前牙因外伤导致冠折1个月余。口内检查见上颌右侧中切牙残根，腭侧断端位于龈下，厚龈生物型，牙龈无红肿。影像学检查示11可用牙槽骨高度约为18mm，唇侧骨板厚度约为0.9mm，唇腭向骨宽度约为8mm，位点无炎症及骨质疏松影像。术中采用不翻瓣微创拔除来保留唇侧骨量以及血供，即刻植入Ankylos 3.5mm×14mm种植体，种植体与唇侧骨壁间隙植入血浆基质和Bio-Oss骨粉，因种植体抗旋转扭矩＜35N·cm，上愈合基台，延期修复上部结构。2周拆线见愈合基台周围牙龈基本愈合良好。之后复查见愈合基台周围牙龈愈合良好，唇侧软组织饱满。8个月后行种植体支持式临时冠修复，对软组织进行塑形。戴临时牙5个月后得到满意的牙龈形态行个性化印模制取，制作最终修复体，戴入口内完成最终修复。**结果**：种植体植入位置良好，种植体骨整合良好，临时牙牙龈诱导成功，最终修复体在牙冠形态、牙龈形态得到良好的修复效果。**结论**：上颌前牙即刻种植应用GBR技术联合血浆基质可以获得良好的修复效果。

关键词：美学区；即刻种植；血浆基质；延期修复

上颌中切牙由于其解剖位置的原因在受到意外伤害时极易损伤，但由于其对患者的美观起着较为重要的作用，因此当上颌中切牙受到外伤时，快速修复缺牙区是医患双方共同的目标。近年来，随着口腔种植修复技术的不断成熟，对于上颌前牙区受到外伤的牙齿，当满足条件时临床医生往往更倾向于选择即刻种植来缩短患者缺牙时间，进而保留软硬组织量。本文就一上颌中切牙不翻瓣微创拔除即刻种植，并于种植体和唇侧牙槽窝壁之间植入血浆基质和Bio-Oss骨粉、延期修复的病例来观察其临床效果。

一、材料与方法

1. 病例简介　28岁女性患者，主诉：上前牙冠折1个月余，要求修复。现病史：患者于1个月前因外伤至右侧上颌中切牙冠折。1个月前于外院口腔颌面外科就诊，口外医生拔除折断牙冠，建议其去牙体牙髓科进行下一步处理。26天前于我院牙体牙髓科咨询是否可行桩核冠修复，牙体牙髓科医生建议患者拔除患牙。既往史：否认其他系统病史。口外检查：患者为直面型，左右面部对称、比例正常，高位笑线。口内检查：11残根，腭侧断端位于龈下，厚龈生物型，牙龈无红肿，近远中间隙约为8mm，邻牙及对颌牙均无明显异常和倾斜，叩（-），Ⅰ度松动。口腔卫生状况良好，已行牙周系统治疗。辅助检查：CBCT示11可用牙槽骨高度为18~19mm，牙槽骨唇腭向骨宽度约为8mm，唇侧骨板厚度约为0.9mm，根尖无明显暗影及骨质疏松影像。美学风险评估见表1。

2. 诊断　11牙体缺损。

3. 治疗计划　①向患者介绍可选择的修复类型（i：活动义齿；ii：固定修复；iii：种植修复）及优缺点，患者选择种植修复。②告知患者种植相关风险，尤其是美学风险，患者知情同意。③不翻瓣微创拔除上颌右侧中切牙后行即刻种植，同期于种植体与唇侧牙槽窝骨壁之间植入血浆基质和Bio-Oss骨粉，术中观察种植体稳定性决定是否选择即刻修复，临时牙诱导牙龈成形，之后采用个性化取模技术制取最终修复体，最终采用全瓷基台和全瓷冠修复。

4. 治疗过程（图1～图30）

（1）术前准备：术前1周完善牙周基础治疗，进行血常规及凝血功能检查。再次和患者确认治疗方案，签署知情同意书。使用10mL玻璃离心管抽取3管血液，在700g转速下离心8分钟制备血浆基质，制备成膜待术中使用。

（2）一期手术：常规消毒术区，铺巾，术区局部浸润麻醉。不翻瓣微创拔除11残根，彻底清创，先锋钻预备后，插入指示杆检查方向及深度正确，逐级备洞，指示杆再次检查方向及深度正确。植入1颗Ankylos 3.5mm×14mm种植体，检查种植体三维位置正确。跳跃间隙约为3mm，填充血浆基质和Bio-Oss骨粉混合形成的血浆基质骨块，因种植体抗旋转扭矩＜35N·cm，上愈合基台，延期修复上部结构，使用愈合基台穿通血浆基质膜进行固定，利用血浆基质膜封闭创口。

（3）拆线：术后2周复查拆线，牙龈愈合情况良好，调改患者自留断冠制备临时冠，树脂固定于邻牙。

作者单位：武汉大学口腔医院

通讯作者：张玉峰；Email: zyf@whu.edu.cn

（4）术后复查：一期术后2个月复查，可见软硬组织量得到维持，但粘接固位临时冠脱落，依患者要求，更换为压膜保持器式临时牙。一期术后4个月、6个月、8个月复查，可见软硬组织量得到维持。

（5）制取种植体支持式临时冠印模：一期术后8个月，拍摄CBCT，显示种植体骨结合良好。上颌使用聚醚取模，下颌使用藻酸盐取模，比色2M2，制作种植体支持式树脂临时冠。

（6）临时牙诱导牙龈成形：取模4周后复诊，取下愈合基台，试戴螺丝固位树脂临时牙。戴临时牙时，修整临时牙颈缘形态，高度抛光，使用聚四氟乙烯薄膜，光固化树脂封闭螺丝孔，检查咬合，抛光。再次检查是否有咬合高点存在。戴牙后嘱咐患者勿食用过硬或黏性过大的食物，使用牙线及冲牙器辅助口腔清洁。

（7）制取终印模：等牙龈形态较为稳定和美观后采用个性化取模技术制取终印模。

（8）戴牙：2个月后戴全瓷基台和全瓷冠。

（9）复查：戴牙后1个月牙龈形态良好，咬合情况良好。

二、结果

影像学显示11种植体骨结合良好，种植体周未见骨吸收。临床检查见软组织轮廓良好，牙龈乳头充满邻间隙，经过临时牙塑形获得了良好的牙龈颜色、形态以及协调的龈缘曲线，全瓷基台和全瓷冠修复美学效果良好，患者对最终修复效果非常满意。

表1　美学风险评估

美学风险因素	风险水平		
	低	中	高
健康状况	健康，免疫功能正常		免疫功能低下
吸烟习惯	不吸烟	少量吸烟，< 10支/天	大量吸烟，>10支/天
患者美学期望值	低	中	高
唇线	低位	中位	高位
牙龈生物型	低弧线形、厚龈生物型	中弧线形、中龈生物型	高弧线形、薄龈生物型
牙冠形态	方圆形	卵圆形	尖圆形
位点感染情况	无	慢性	急性
邻面牙槽嵴高度	到接触点≤5mm	到接触点5.5～6.5mm	到接触点≥7mm
邻牙修复状态	无修复体		有修复体
缺牙间隙宽度	单颗牙（≥7mm）	单颗牙（≤7mm）	2颗牙或2颗牙以上
软组织解剖	软组织完整		软组织缺损
牙槽嵴解剖	无骨缺损	水平向骨缺损	垂直向骨缺损

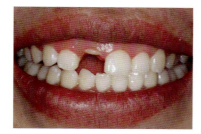

图1　术前微笑像，高位笑线

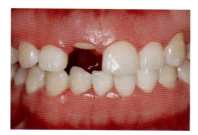

图2　术前口内咬合像

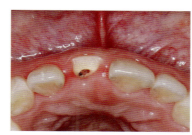

图3　术前口内殆面像

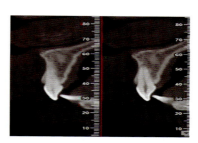

图4　术前CBCT矢状面

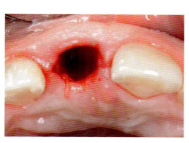

图5　不翻瓣拔除11残根后牙槽窝

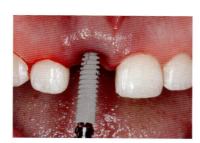

图6　植入一颗Ankylos 3.5mm×14mm种植体

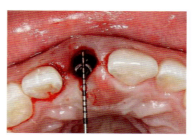

图7　种植体与牙槽窝骨壁之间的跳跃间隙约为3mm

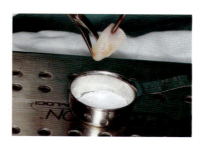

图8　将血浆基质膜剪碎和Bio-Oss骨粉混合

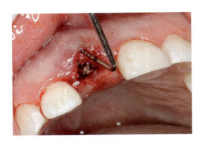

图9 于跳跃间隙内填充血浆基质和Bio-Oss骨粉混合物

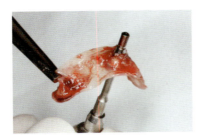

图10 愈合基台穿通血浆基质膜进行固定

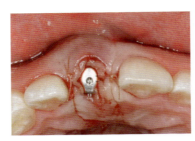

图11 缝合固定血浆基质膜

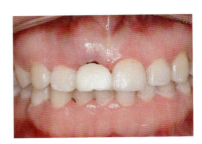

图12 一期术后2周调改患者断冠制备临时牙，树脂固定于邻牙咬合像

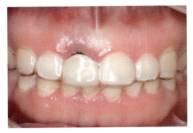

图13 一期术后2个月患者临时牙脱落，制备压膜保持器式临时牙

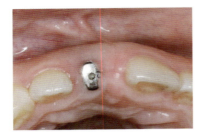

图14 一期术后4个月复查

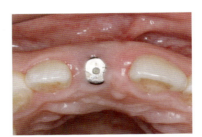

图15 一期术后6个月复查

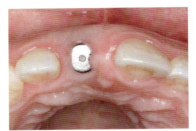

图16 一期术后8个月复查

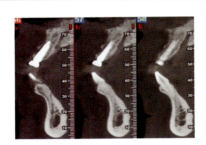

图17 一期术后8个月CBCT矢状面显示种植体唇侧骨量

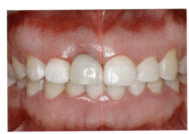

图18 临时牙戴牙当天咬合像

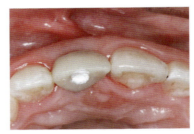

图19 临时牙戴牙当天殆面像

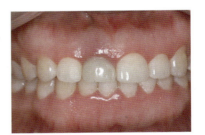

图20 临时牙2个月后复查唇面像

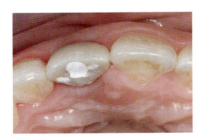

图21 临时牙2个月后复查殆面像

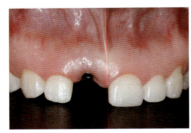

图22 临时牙4个月后复查牙龈袖口唇面像

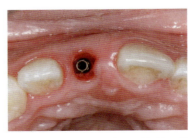

图23 临时牙4个月后复查牙龈袖口殆面像

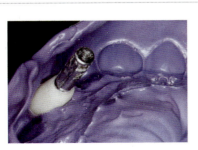

图24 用临时牙进行个性化取模

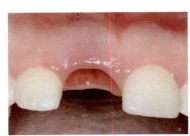

图25 临时牙5个月后复查牙龈袖口

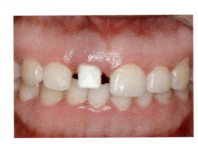

图26 戴入全瓷基台唇面像

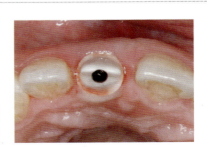

图27 戴入全瓷基台殆面像

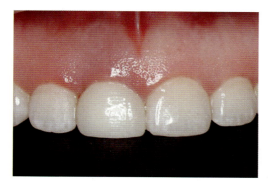

图28　戴入全瓷冠唇面像

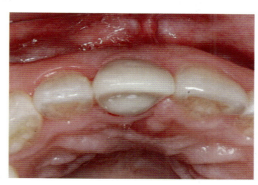

图29　戴入全瓷冠殆面像

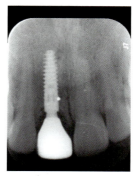

图30　戴牙当天X线片

三、讨论

1. 即刻种植技术：第3次ITI共识研讨会提出了关于拔牙后种植体植入时机的分类。Ⅰ型（即刻种植）：种植体植入软硬组织尚未愈合的新鲜拔牙窝；Ⅱ型（软组织愈合的早期种植）：拔牙后4～8周植入种植体；Ⅲ型（部分骨愈合的早期种植）；Ⅳ型（延期种植）：等软硬组织完全愈合后植入种植体。即刻种植可以减少患者缺牙时间，降低骨吸收的程度，缩短治疗时间，在前牙区有利于获得良好的美学效果。

2. 不翻瓣技术：不翻瓣技术可延缓颊侧骨板的吸收、可最大保留种植体周围软组织、减少手术创伤，而且骨吸收量明显减少。

3. 血浆基质的应用：血浆基质含有三维网状结构、生长因子以及多种免疫细胞。三维网状结构赋予其一定的支架作用，其可调控成骨细胞、成纤维细胞的增殖和迁移，从而可促进软硬组织的再生。血浆基质在炎症调节和抗感染方面也有良好的效果。

参考文献

[1] Kan J Y K , Rungcharassaeng K , Lozada J . Immediate Implant Placement and Provisionalization of Maxillary Anterior Single Implants[J]. Principles & Practice of Single Implant & Restorations, 2014, 18(1):119–131.

[2] Zhengnan H , Baoyong L l , Juan W , et al. Esthetic outcomes of immediate implant placement in anterior region[J]. Chinese Journal of Oral Implantology, 2011.

[3] Manoti, Sehgal, Lovleen, et al. Immediate Dental Implants Enriched with L-PRF in the Esthetic Zone[J]. Case Reports in Dentistry, 2018.

[4] Sun X L , Mudalal M , Qi M L , et al. Flapless immediate implant placement into fresh molar extraction socket using platelet–rich fibrin: A case report[J]. 世界临床病例杂志, 2019, 007(019): 3153–3159.

美学区即刻种植即刻修复ASC一体化基台冠永久修复1例

张艳靖　朱慧琳　吴豪阳

摘 要

目的： 评估单颗上颌前牙区即刻种植即刻修复，延期ASC角度螺丝通道基台一体冠永久修复的临床效果，为今后的临床治疗提供参考。**材料与方法：** 46岁男性患者，外伤1个月余，11残根，微创拔除患牙，进行即刻种植。术前制取印模，进行诊断性排牙，制作临时基台及简易手术导板，术后当天完成即刻修复，利用临时冠行牙龈塑形。术后10天复诊拆线，11牙龈形态良好，术后2个月修整临时冠形态，术后6个月完成ASC一体化基台冠永久修复。**结果：** 在修复完成后的随访观察期内，本病例获得了理想的软硬组织美学效果。种植术后当天戴入临时修复体，CBCT显示种植体在理想的三维位置，唇侧骨板厚度充足。永久ASC一体化基台修复当天全口曲面断层片显示种植体骨结合良好。患者对修复效果十分满意。**结论：** 该病例采用即刻种植同期临时冠修复，最大限度保存了种植位点的软硬组织量，延期行ASC一体化基台冠永久修复，获得了良好的美学效果。

关键词： 美学区；即刻种植；即刻修复；ASC一体化基台；螺丝固位

美学区种植修复具有较高的风险性及挑战性。由于骨量的限制，前牙区穿出位点可能在唇侧或者切端，此时只能选择粘接固位。但是，使用CAD/CAM设计制作的角度螺丝通道（ASC）基台，可在0°～25°范围内将部分美学区的穿出位点转移到腭侧，既实现了螺丝固位又保持了美观，简化了粘接固位所需繁杂的临床操作步骤，而且避免了粘接剂的残留，从而保障远期修复效果。

一、材料与方法

1. 病例简介　46岁男性患者。主诉：上颌前牙缺损10余年。现病史：10年前因龋坏上颌前牙牙体缺损平齐牙龈，未经任何治疗，今觉影响美观，前来我科要求种植美学修复。既往史：体健，否认系统性疾病史，否认吸烟史，否认药物、食物过敏史。临床检查：11残根齐龈，可见髓腔内有白色充填物，牙龈无异常，全口口腔卫生良好。CBCT示：11根尖低密度影，根管内有高密度影，唇侧骨壁较薄，腭侧骨量充足，口腔卫生较好，无明显牙龈退缩。

2. 诊断　11残根。

3. 治疗计划　11拔除后即刻种植即刻修复延期行ASC一体化基台冠永久修复。

4. 治疗过程（图1～图30）

（1）微创拔牙后即刻种植：常规消毒，铺巾，阿替卡因局麻下利用微创挺微创拔除11残根，搔刮拔牙窝，探测唇侧骨壁完整，行12、21龈沟切口，翻开黏骨膜瓣，戴入简易手术导板，紧贴牙槽窝腭侧骨壁制备种植窝洞，植入Nobel Active（Nobel Biocare公司，瑞典）种植体1颗，植入扭矩＞35N·cm，旋入临时基台，缝合创口。种植体与唇侧骨壁的跳跃间隙内行GBR。

（2）即刻修复：当天口内制作临时冠，对牙龈软组织进行诱导成形，螺丝固位的临时修复体便于拆卸，调改形态。调整正中、前伸及侧方咬合无接触，抛光，加力扭矩为15N·cm，弹性树脂封闭临时冠螺丝孔，拍摄CBCT。嘱患者勿用临时修复体咬硬物，注意口腔卫生。

（3）临时冠调整：即刻修复后10天、2个月、6个月来诊复查，2个月时检查牙龈稍有退缩，修整临时冠穿龈形态，促进软组织生长，并进行高度抛光。

（4）最终修复及随访：即刻种植即刻临时修复后6个月，取下11临时冠，检查牙龈形成类似于天然牙的穿龈袖口形态，制作个性化转移杆，制取开窗式印模，完成最终修复体制作。最终修复体为ASC一体化基台冠，调整邻接及咬合后，修复体就位于口内，安装扭矩为35N·cm，再次确定无咬合干扰。最终修复后3个月、6个月、12个月复诊，修复体及牙龈外观形态良好。

二、结果

11最终修复体唇侧龈缘、龈乳头充盈，牙龈颜色、质地与对侧同名牙对称协调，唇侧轮廓协调，患者对最终的美学效果满意。种植术后当天CBCT显示种植体在理想的三维位置，唇侧骨板厚度充足。修复后当天拍摄全口曲面断层片，显示骨结合良好，近远中牙槽骨高度稳定。

作者单位：河南省口腔医院

通讯作者：吴豪阳；Email：10662881@qq.com

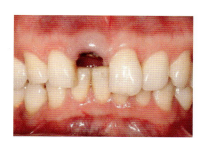

图1　术前口内正面像

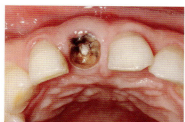

图2　术前口内殆面像

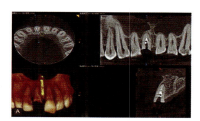

图3　术前CBCT

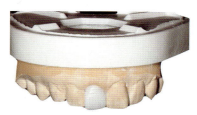

图4　制取研究模型试排牙

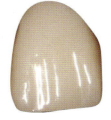

图5　临时树脂冠

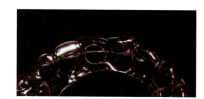

图6　简易导板

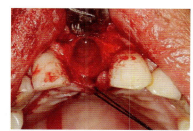

图7　微创拔除残根

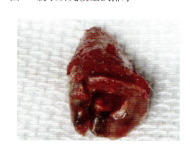

图8　残根

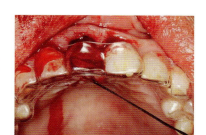

图9　戴入简易导板

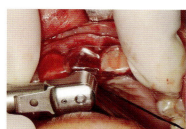

图10　偏腭侧预备种植窝

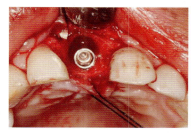

图11　植入Nobel Active RP 4.3mm × 13mm种植体

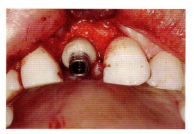

图12　旋入临时基台

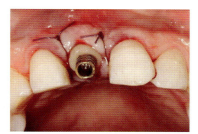

图13　关创缝合

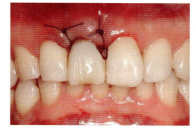

图14　口内制作临时冠

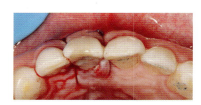

图15　树脂封闭临时冠螺丝孔

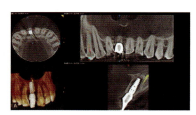

图16　戴入临时修复体后CBCT

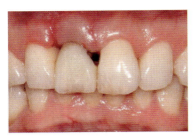

图17　即刻修复后10天复诊

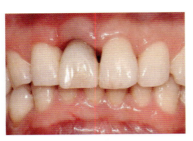

图18　即刻修复后2个月修整临时冠形态

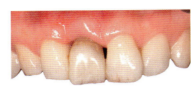

图19　即刻修复后4个月牙龈形态正面像

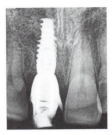

图20　即刻修复后4个月11根尖片

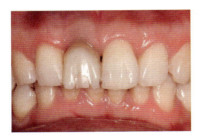

图21　即刻修复后5个月牙龈形态正面像

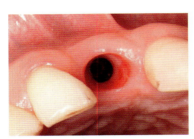

图22　即刻修复后5个月牙龈形态殆面像

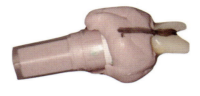

图23　个性化转移杆

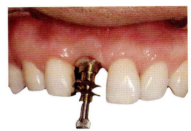

图24　开窗式制取印模

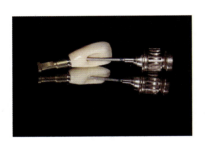

图25　ASC一体化基台冠1

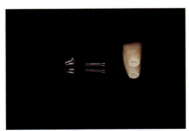

图26　ASC一体化基台冠2

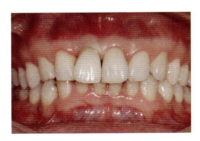

图27　ASC一体化基台冠修复当天正面像

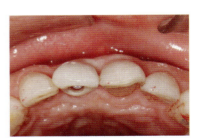

图28　ASC一体化基台冠修复当天殆面像

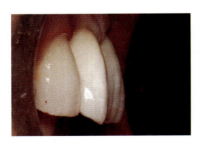

图29　ASC一体化基台冠修复当天侧面像

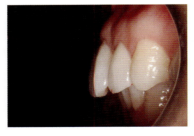

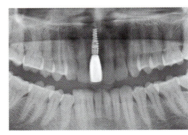

图30　ASC一体化基台冠修复当天X线片

三、讨论

即刻种植即刻修复具有缩短治疗周期和减少手术次数、尽快恢复患者美观的优点，受到了临床医生和患者的青睐。但是拔牙窝软硬组织的生理变化难以估计，使即刻种植即刻修复的长期预后效果难以预期，尤其是在美学区。大量研究表明，美学区即刻种植即刻修复的临时冠能支撑软组织，避免塌陷，维持自然的穿龈形态，减少多次就诊对冠周软组织的机械刺激和创伤。

种植义齿修复的固位方式主要分为粘接固位和螺丝固位两种。两种固位方式各有优缺点，如粘接固位具有美观、机械并发症少，但也存在基台边缘位置控制不佳、粘接剂去除不彻底可能造成后期种植体周围软硬组织炎症等。螺丝固位对𬌗龈距要求较低，具有便于拆卸、方便后期维护，同时存在因其螺丝孔开口的影响，对种植体植入的三维位置要求更为严格等缺点。

考虑到粘接固位修复粘接剂残留可能带来的后期生物学并发症风险，本病例选择ASC角度螺丝通道全瓷基台一体冠制作（机械连接，无粘接剂；原厂配件），具有更好的穿龈形态，方便取下维护，通过观察过渡义齿的形态、牙龈袖口、咬合等为最终永久义齿修复奠定了基础。本病例基台的螺丝孔在牙冠的切端，按照常规修复只能采用粘接固位，本病例采用ASC角度螺丝通道的方法，把螺丝孔调整到舌侧，最终进行了螺丝固位修复，该方法值得推广。本病例中，11唇侧骨壁完整，术中实施微创拔牙，偏腭侧预备种植窝，不损伤颊侧骨板，在理想的三维位置植入种植体，ASC基台一体冠不仅使得螺丝开孔位于腭侧，而且有效地维持了天然的龈缘轮廓和龈乳头，从而获得了良好的美学修复效果。

参考文献

[1] Kolerman R, Mijiritsky E, Bamnea E, et al. Esthetic Assessment of Implants Placed into Fresh Extraction Sockets for Single-Tooth Replacements Using a Flapless Approach[J]. Clin Implant Dent Relat Res, 2017, 19:351-364.

[2] Yan Q, Xian LQ, Su MY, et al. Soft and Hard Tissue Changes Following Jmmediate Placement or Immediate Restoration of Single-Tooth Implants in the Esthetic Zone:A Systematic Review and Meta-Analysis[J]. J.Int J Oral Maxillofac Implams, 2016, 31:1327-1340.

[3] Wang Y, Lin Y, Chen B, et al. Evaluation of alveolar ridge reconstruction and esthetic result following immediate implant[J]. Beijing Da Xue Xue Bao, 2016, 48: 121-125.

[4] 王鸢, 林野, 陈波, 等. 即刻种植术后牙槽突骨板改建及美学效果评价[J]. 北京大学学报（医学版）, 2016, (01).

[5] Furhauser R, Florescu D, Benesch T, et al. Evaluation of soft tissue around single-tooth implant crowns:the pink esthetic score[J]. J.Clin Oral Implants Res, 2005, 16: 639-644.

[6] 章加宇. 个性化牙龈塑形与美观基台应用于前牙种植修复的临床研究[J]. 口腔颌面修复学杂志, 2014, 15(2):80-82.

[7] 黄忞, 吴润发. 角度螺丝通道基台在上颌切牙种植修复的临床应用[J]. 口腔医学研究, 2017, 33(2):211-215.

[8] 赵佳明, 刘光源, 曲哲, 等. 美学区应用角度螺丝通道基台的临床效果评价[J]. 口腔生物医学, 2018, 09(2):82-86.

美学区多颗牙即刻种植伴下颌后牙区游离龈移植同期种植1例

孙明旭　　王祥风

摘 要

目的：通过本病例，探讨美学区多颗前牙即刻种植，间隙植骨，即刻修复封闭拔牙创口，观察种植修复效果的美观度和稳定性。**材料与方法**：通过CBCT影像和口内检查分析患者情况，评估风险，制订治疗计划。拔除患牙后即刻植入种植体，唇侧植同种异体骨，即刻修复。术后5个月，种植牙冠修复。定期回访检查。**结果**：修复后患者非常满意，种植体临床检查无异常，X线检查发现唇侧保持2mm以上骨量，且骨量保持稳定，唇侧角化龈充足。红白美学评分高，6个月后回访可见美学效果稳定。**结论**：通过间隙植骨，维持唇侧骨量，同时行即刻修复，维持软组织稳定，获得良好的种植修复效果。

关键词：种植牙；即刻种植；即刻修复；美学修复；同种异体骨

种植义齿是现阶段首选的缺失牙修复方式，但是前牙区种植美学风险高，术前需要联合CBCT和口内检查，对美学修复风险进行评估，通过精准的种植深度、三维方向，以及骨增量和其他的手术确保骨量及牙龈水平稳定，修复良好形态及色泽质地的牙冠达到良好的美学效果，定期回访及保持牙周健康是稳定美学效果的必要措施。

充足的颊侧骨量、足够宽度和厚度的附着龈是维护种植体长远期稳定的保障。在前牙美学区即刻种植时我们优先会选即刻修复，通过临时修复体，以支撑和塑形牙龈。但前提是保证种植体有良好的初始稳定性。而前牙区唇侧通常伴有骨量不足，需做GBR以代偿拔牙后骨的吸收，而GBR原则最重要的一条就是要实现创口的一期关闭，我们进行即刻修复，正好能帮助我们实现创口的一期关闭，同时微创拔牙也是获得良好初始稳定性关键的环节。

本病例为美学区多颗牙烤瓷冠修复，无法保留患牙的女性患者。微创拔除患牙后进行即刻种植、间隙植骨、即刻修复、封闭拔牙创口，取得了很好的临床效果，提供了一种GBR创口关闭的新方法。

一、材料与方法

1. 病例简介　52岁女性患者。现病史：2颗上前牙数年前金属烤瓷桩核修复，后牙龈一直红肿，近期牙冠松动。两侧下后牙数年前冠桥修复，现感有异味、咀嚼无力，要求治疗。既往史：体健。检查：11、21金属烤瓷冠修复，松动Ⅰ度，牙周红肿；11根尖瘘管；44、45、46、47、48和35、36、37、38金属冠桥修复，冠边缘欠密合，松动0～Ⅰ度；口腔卫生一般，无明显龈上牙石。X线检查示：11、21根管内高密度充填物，11根尖低密度影；45、46、47、36、37缺失。种植相关检查：骨形态分类A类，骨密度Ⅲ类；牙石（－），牙周炎无；牙龈生物型：宽而厚，牙龈退缩无，唇侧凹陷有，附着龈3mm，肌肉附着无。笑线中位。美学风险评估见表1，外科SAC分类评估见表2。

2. 诊断　11冠根折，慢性根尖炎；21冠折。

3. 治疗计划

（1）11、21种植修复。

（2）45、46、47种植修复，44冠修复。

（3）36、37种植修复，35冠修复。

（4）18、28、38、48拔除。

4. 治疗过程（图1～图29）

（1）术中碘伏消毒术区，阿替卡因行局部浸润麻醉。挺松拔除11、21，搔刮根尖炎症肉芽组织。确认搔刮完全后，在种植导板的引导下偏牙窝腭侧备洞，植入皓圣4.0mm×10mm种植体，牙窝间隙及龈沟内填塞骨粉，上临时基台，树脂冠临时修复。

（2）术后口服头孢氨苄胶囊、甲硝唑、布洛芬缓释胶囊5～7天，氯己定漱口水含漱2周。

（3）术后4个月个性化转移杆进行印模转移，制作个性化基台和氧化锆烤瓷冠。

（4）试戴修复体，于口内用富士Ⅸ玻璃离子粘接剂进行粘固。清除多余粘接剂。

作者单位：青岛平度张建波口腔诊所

通讯作者：孙明旭；Email: mingxusun3@126.com

表1　美学风险评估（ERA）

美学风险因素	风险水平		
	低	中	高
健康状况	健康，免疫功能正常		免疫功能低下
吸烟习惯	不吸烟	少量吸烟，＜10支/天	大量吸烟，＞10支/天
患者美学期望值	低	中	高
唇线	低位	中位	高位
牙龈生物型	低弧线形、厚龈生物型	中弧线形、中龈生物型	高弧线形、薄龈生物型
牙冠形态	方圆形	卵圆形	尖圆形
位点感染情况	无	慢性	急性
邻面牙槽嵴高度	到接触点≤5mm	到接触点5.5～6.5mm	到接触点≥7mm
邻牙修复状态	无修复体		有修复体
缺牙间隙宽度	单颗牙（≥7mm）	单颗牙（≤7mm）	2颗牙或2颗牙以上
软组织解剖	软组织完整		软组织缺损
牙槽嵴解剖	无骨缺损	水平向骨缺损	垂直向骨缺损

表2　外科SAC分类评估

因素		评估	备注
全身因素	全身禁忌证	无	
	吸烟	无	
	发育因素	无	
位点因素	骨量	不足	
	解剖风险	低	
	美学风险	高	牙龈红肿
	复杂程度	高	即刻种植，即刻修复，骨增量
	并发症风险	高	牙龈退缩，早期边缘骨吸收？
	负荷方案	即刻	
	SAC分类	复杂	

（5）术后影像学检查和临床检查评估修复效果。

（6）后牙区拆除旧修复体，植入种植体，于上颌腭部获取游离龈，受区游离龈固定，术后观察游离龈生长情况，3个月后完成最终修复。

二、结果

修复后患者非常满意。种植体临床检查无异常，X线检查发现唇侧保持2mm以上骨量，且骨量保持稳定，唇侧角化龈充足。11、21红白美学评分高，6个月后回访可见美学效果稳定。美学修复评价：PES-WES通过2-1-0评分系统进行评分，PES最高分为14分，WES最高分为10分。完美美学效果：PES≥12且WES≥9；美学效果较满意：PES为8～11，WES为6～8；美学效果很差：PES＜8或WES＜6。种植半年后修复PES-WES评分美学效果较满意（表3、表4）。后牙区最终修复后，颊侧附着龈宽度充足，使种植体周围炎的发病率降低，远期效果良好。

表3　粉色美学评分（PES）

PES	评分
近中龈乳头	2
远中龈乳头	2
边缘龈水平	1
牙槽嵴缺损	2
软组织形态	1
软组织颜色	1
软组织质地	2
合计	11

表4　白色美学评分（WES）

WES	评分
牙冠形态	2
牙冠外形轮廓	2
牙冠质地	2
牙冠颜色	2
牙冠透明度	1
合计	9

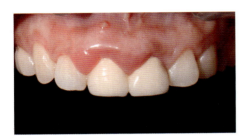

图1　术前前牙美学像

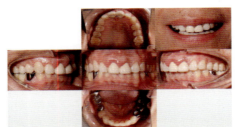

图2　术前像

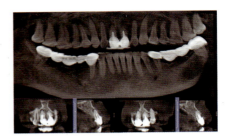

图3　术前CT分析

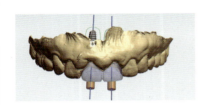

图4　修复导向设计种植体位置

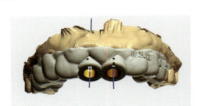

图5　设计数字化导板

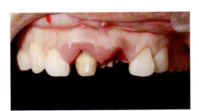

图6　拆除修复体

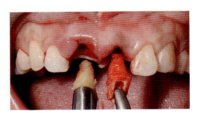

图7　微创拔牙

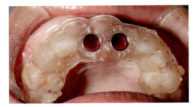

图8　导板口内就位

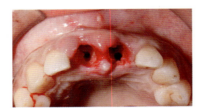

图9　导板引导下备洞完毕

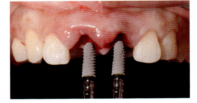

图10　种植体植入

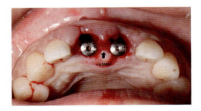

图11　跳跃间隙

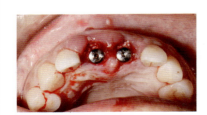

图12　双区植骨

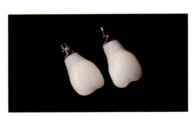

图13　临时修复体

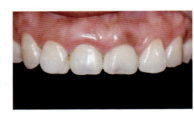

图14　临时修复4个月

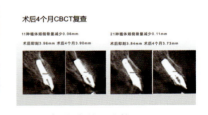

图15　术后4个月CT比较

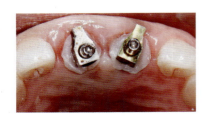

图16　个性化转移取模

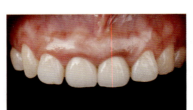

图17　最终修复

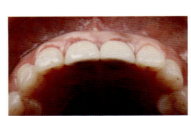

图18　最终修复殆面像

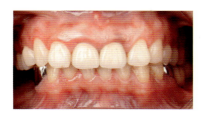
图19 修复后6个月复查

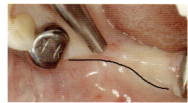
图20 右下颌后牙区附着龈不足展示

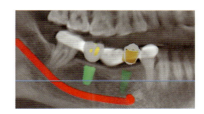
图21 数字化种植体三维规划与导板设计

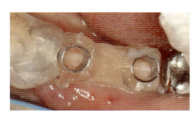
图22 导板引导下种植体植入

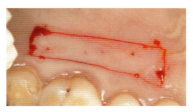
图23 上颌取游离龈

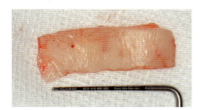
图24 游离龈瓣

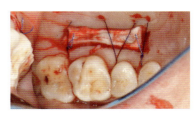
图25 胶原蛋白辅助缝合创口

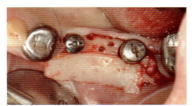
图26 种植同期游离龈移植

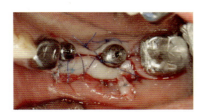
图27 缝合固定游离龈瓣

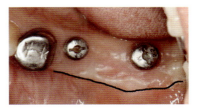
图28 移植后40天可见足量附着龈

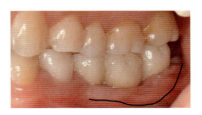
图29 最终修复可见附着龈宽度充足

三、讨论

1. 微创拔牙

对于即刻种植，微创拔牙是重要的前提，可以尽可能减少骨组织和软组织丧失。

2. 双区植骨

双区植骨可减少软硬组织的萎缩。

3. 即刻修复

即刻修复能帮助我们在GBR中实现创口的一期关闭，同时对软组织有支撑和塑形的作用，解决了患者的美观问题，在保证初始稳定性的前提下，应该尝试去做。

4. 种植修复冠延长

种植修复中，冠延长的方式与常规天然牙修复冠延长的方式是有区别的，有牙龈切除和牙龈塑形，应该从以下几方面考虑：①牙龈生物型。②种植修复体生物学宽度。③植体深度。④附着龈宽度。⑤颊侧骨高度。种植位点冠延长的时机要酌情处理：①种植前。②种植同期。③种植最终修复前。

5. 游离龈移植

游离龈移植是增加附着龈宽度的一种方法，可降低种植体周围炎的发病概率。

参考文献

[1] Stephen J Chu, Maurice Salama, Henry Salama, et al. The Dual-Zone Therapeutic Concept of Managing Immediate Implant Placement and Provisional Restoration in Anterior Extraction Sockets[J]. Compend Contin Educ Dent, Jul-Aug 2012, 33(7):524-532, 534.

[2] Kan JYK, Rungcharassaeng K, Lozada J. Immediate Implant Placement and Provisionalization of Maxillary Anterior Single Implants[J]. Principles & Practice of Single Implant & Restorations, 2014, 18(1):119-131.

[3] Stephen C, Maurice S, David G, et al. Flapless Postextraction Socket Implant Placement, Part 2: The Effects of Bone Grafting and Provisional Restoration on Peri-implant Soft Tissue Height and Thickness-A Retrospective Study[J]. Int J Periodontics Restorative Dent, 2015, 35(6):803-809.

[4] Chu SJ, Saito H, Salama MA, et al. Flapless Postextraction Socket Implant Placement, Part 3: The Effects of Bone Grafting and Provisional Restoration on Soft Tissue Color Change-A Retrospective Pilot Study[J]. The International journal of periodontics & restorative dentistry, 2018, 38(4):509-516.

[5] Joo-Yeon, Sohn, Jung-Chul, et al. Simultaneous placement of an interpositional free gingival graft with nonsubmerged implant placement[J]. Journal of periodontal & implant science, 2014.

右上中切牙倒置埋伏阻生齿的多学科联合治疗

杜全高[1]　李姣[2]

摘　要

目的：探讨倒置埋伏阻生的右上中切牙结合多学科联合治疗的可行性和最终美学修复效果的实现。**材料与方法**：18岁女性患者，以"前牙反复疼痛不适1年"为主诉于我院就诊。口内检查11口内未见，11缺牙区近远中间隙过小，邻牙向缺牙区倾斜移位；上颌前牙前突，排列不整齐，前牙深覆盖；CBCT检查发现11倒置埋伏于12、21根尖的根方牙槽骨内。经过颌面外科–正畸科–种植科–修复科多学科的联合分析和讨论后制订治疗方案：①外科微创拔除11阻生齿，同期行位点保存术。②正畸治疗纠正11缺牙间隙，改善前牙咬合关系，排齐牙列。③正畸治疗结束后，转诊种植科进一步检查后制订11种植修复方案，完成最后的种植修复。**结果**：本病例首先通过微创外科拔牙同期植骨行位点保存术，尽可能地保存了软硬组织，为后期的种植体植入提供条件；正畸治疗不仅能开辟出11所需要的理想修复空间，排齐牙列，改善前牙不协调的咬合关系，也为最后的种植修复效果的美观和长期稳定提供了保障；种植手术在术前进行精心的设计，种植窝洞的定位和逐级备洞，考虑到唇侧骨量不足、软组织轮廓塌陷，种植手术同期进行GBR术，并采用钛网覆盖支撑植骨空间，种植体成功形成骨结合，唇侧软硬组织轮廓得到很好的恢复和维持；采用树脂冠对牙龈进行塑形，再通过个性化转移杆进行精确印模，最终获得稳定、美观的美学修复效果。

关键词：美学区；多学科联合治疗；前牙种植

上前牙缺失或者因其他原因不能在正确的位置萌出，出现牙间隙，导致邻牙倾斜移位，出现咬合关系紊乱，造成明显的错𬌗畸形。单纯依靠简单的修复治疗难以获得长期美观的美学修复效果。因此，本病例结合多学科联合治疗11倒置埋伏阻生齿，观察其美学修复效果。

一、材料与方法

1. 病例简介　18岁女性患者，健康状况良好，否认系统性疾病及凝血功能障碍。主诉：上前牙反复疼痛不适1年。现病史：1年前患者出现上前牙反复疼痛不适，于我院检查发现右上前牙埋伏阻生，患者因准备高考未做治疗处理，现高考完毕患者及家属要求进一步治疗。口内检查：11口内未见，12、21向缺牙区倾斜移位，导致缺牙区近远中间隙过小，角化龈充足，龈缘形态不规则；上颌前牙前突，排列不整齐，前牙深覆盖。CBCT影像学检查：11倒置埋伏阻生于12、21根尖区偏腭侧。

2. 诊断　11阻生齿；Angle Ⅱ类错𬌗畸形。

3. 治疗计划　本病例涉及多学科联合治疗，制订治疗计划如下：

（1）颌面外科治疗阶段：外科微创拔除11阻生齿，同期行位点保存术。

（2）正畸治疗阶段：正畸治疗纠正11缺牙间隙，改善前牙咬合关系，排齐牙列。

（3）种植修复治疗阶段：正畸治疗结束后，转诊种植科进一步检查后制订11种植修复方案，完成最后的种植修复。

4. 治疗过程（图1～图24）

（1）颌面外科治疗阶段。①微创拔牙术：术式采取仰卧位，全麻显效后，常规消毒，铺巾；于12、21远中轴角和11牙槽嵴顶行梯形切口，翻唇侧黏骨膜瓣，暴露11牙冠，微动力去除根阻力并增隙后，牙挺分别挺出牙冠及牙根，搔刮出牙囊。②位点保存术：彻底清理拔牙窝后于拔牙窝内填入足量Bio–Oss骨粉（0.5g），外用2cm×2cm Bio–Gide生物胶原膜覆盖，对位缝合牙龈切口。

（2）正畸治疗阶段。正畸治疗1年半后，已排齐牙列，前牙区恢复了正常的覆𬌗、覆盖关系，成功开辟出11所需要的合适的修复空间。

（3）种植修复治疗阶段。①术前检查：11缺牙区近远中间隙约10mm，邻牙无倾斜，角化龈正常，唇侧牙槽嵴轮廓塌陷，前牙区正常覆𬌗、覆盖关系。②种植修复方案：11种植体植入术+引导骨组织再生术。③术前准备：患者半卧位，常规消毒，铺巾，4%阿替卡因局部浸润麻醉。④种植体植入术：麻醉显效后于嵴顶偏腭侧做梯形切口，翻起黏骨膜瓣，见唇侧存在颗粒状骨粉。压膜导板引导下偏腭侧定点，逐级种植窝洞预备，搜集自体骨屑备用，窝洞预备完成后见唇侧骨开裂型缺损，清除唇侧未被替代的骨粉颗粒，见唇侧有骨开裂型骨缺损。刮除骨面肉芽组织，在植骨床用球钻去皮质化，钻取数个滋养孔，植入3.5mm×10mm的Straumman种植体1颗，

────────────────

作者单位：1. 重庆协尔口腔
　　　　　2. 重庆医科大学附属口腔医院

通讯作者：李姣；Email: 654637139@qq.com

见种植体唇侧约4个螺纹的暴露，种植体植入深度位于龈缘下约3mm，覆盖螺丝覆盖。⑤引导骨组织再生术：将搜集的自体骨屑覆盖于唇侧暴露的种植体表面，再在其上层填入足量的Bio-Oss骨粉，预成型钛网覆盖骨粉并固定于种植体上，表面覆盖Bio-Gide生物胶原膜。做唇侧黏骨膜瓣的减张切口并严密缝合伤口。术后拍摄CBCT显示唇侧骨厚度＞2mm。⑥拆线：术后10天，缝线固定存，牙龈轻度红肿。碘伏消毒，拆除缝线。⑦二期手术：术后6个月，伤口愈合，唇侧牙槽嵴轻度塌陷。CBCT示：唇侧骨密度高，唇侧骨厚度＞2mm，种植体周围无明显低密度暗影。4%阿替卡因局部浸润，麻醉显效后牙槽嵴顶偏腭侧做一字形切口，翻起黏骨膜瓣，去角化上皮，暴露钛网，取出钛网，放置愈合基台，将去角化的结缔组织瓣翻卷入唇侧。严密缝合。⑧临时冠塑形：二期手术后10天拆线，取出愈合基台，放入合适的转移杆，采用硅橡胶印模材料进行取模，送加工厂制作CAD/CAM临时树脂冠，1周后复诊，取下愈合基台，戴入临时冠，调𬌗，抛光。⑨取终印模：临时冠塑形后2个月，龈缘形态与邻牙形态自然美观。取下临时冠，见袖口形态良好。用光固化流体树脂复制袖口形态制作个性化转移杆，

将个性化的转移杆连接到种植体上，进行种植体水平的个性化硅橡胶取膜，比色2R1.5。⑩戴牙：取膜后1周，患者复诊戴牙。取下树脂冠，上全瓷基台，戴永久的全瓷冠，完成最终的种植修复，调𬌗，抛光。DR片显示种植体周围骨密度正常，牙冠与基台密合良好。

（4）随访：最终修复后1年，患者复查，种植牙冠存，叩诊无不适、无松动，牙龈健康无红肿，唇侧轮廓无塌陷，红白美学自然美观。DR片示种植体骨结合良好，种植体颈部无骨吸收影像。

二、结果

本病例涉及颌面外科-正畸-种植-修复多学科的联合治疗。外科微创拔牙联合位点保存术，可以尽可能保存软硬组织，为后期种植体植入术提供条件。联合正畸治疗不仅可以为缺失患牙开辟出合适的修复空间，并可改善咬合关系，纠正错𬌗畸形，为种植修复的美观和长期稳定提供保障。本病例结合导板引导下种植、软硬组织增量、临时冠塑形、个性化取模，最终获得了美观、稳定的修复效果。

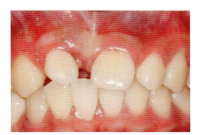
图1 上颌前牙前突，排列不整齐、前牙深覆盖；11口内未见，缺牙区近远中间隙过小，龈缘形态不规则

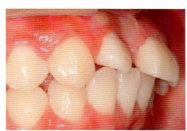
图2 CBCT示11倒置埋伏阻生于12、21根尖区偏腭侧

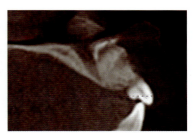
图3 微创拔牙-位点保存术后CBCT

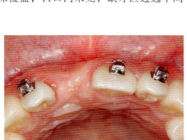
图4 正畸治疗结束后口内像1

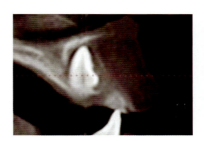
图5 正畸治疗结束后口内像2

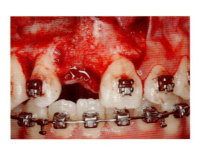
图6 切口翻瓣，见唇侧颗粒状骨替代材料

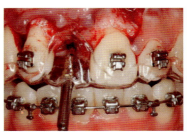
图7 压膜导板引导下种植窝洞逐级预备

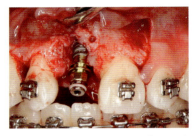

图8 植入3.5mm×10mm种植体，见种植体唇侧暴露约4个螺纹

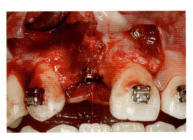

图9 双层植骨技术：自体骨屑+Bio-Oss骨粉

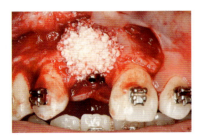

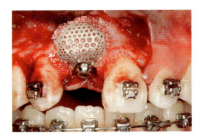

图10 双膜技术：预成型钛网+Bio-Gide胶原生物膜覆盖1

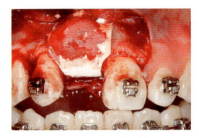

图11 双膜技术：预成型钛网+Bio-Gide胶原生物膜覆盖2

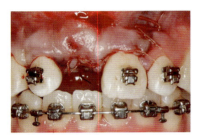

图12 减张缝合

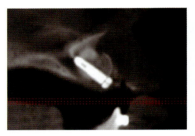

图13 种植术后CBCT

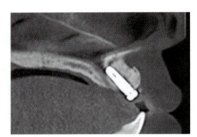

图14 种植术后6个月CBCT示种植体唇侧＞2mm的高密度影像，种植体骨结合良好

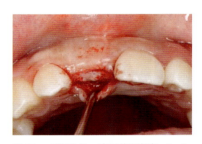

图15 二期手术，嵴顶偏腭侧做"一"字形切口，翻开嵴顶软组织瓣并去除角化上皮

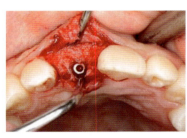

图16 取出钛网，唇侧成骨效果好，牙槽骨轮廓良好

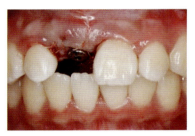

图17 将去角化上皮结缔组织瓣翻转卷入唇侧，增加唇侧软组织厚度

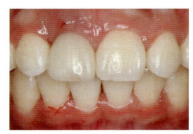

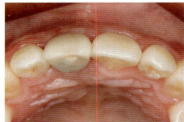

图18 CAD/CAM临时树脂冠对软组织塑形

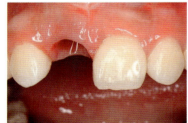

图19 临时冠塑形2个月后的龈缘形态和穿龈袖口形态

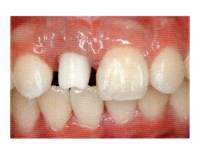

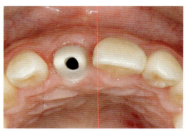

图20 最终修复时，个性化全瓷基台就位后的口内像

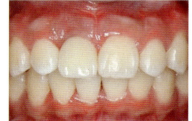

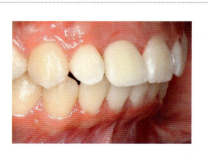

图21 最终修复戴牙即刻的口内像

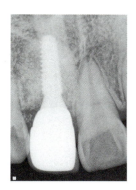

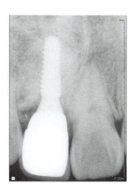

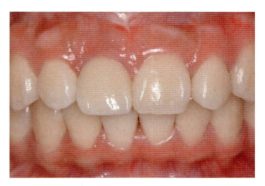

图22　戴牙即刻的DR片　　　　　　图23　戴牙后1年的口内像　　　　　　图24　戴牙后1年的DR片

三、讨论

11倒置埋伏阻生，由于患牙不能正常萌出，导致上颌前区出现牙间隙，邻牙发生倾斜移位，咬合关系发生紊乱，影响了颜面部的美观，也影响上颌前牙区的发音、咀嚼，甚至影响患者心理健康。但单纯的简单修复治疗并不能达到较为理想的美学修复效果。本病例结合颌面外科、正畸科、种植科、修复科多学科的联合治疗，最终获得了较为满意的美学修复效果，后期随访跟踪也实现了美学修复效果的长期稳定。综上所述，美学区的多学科联合治疗值得在临床上提倡推广运用。

参考文献

[1] 康娟, 何宝杰, 张静, 等. 牙周、正畸、种植多学科联合治疗成人牙列缺损[J]. 医药论坛杂志, 2016, 37(06):101–102.

[2] 祝媛, 江卫东, 熊贵忠, 等. 引导骨再生技术应用于前美学区种植临床效果观察[J]. 临床口腔医学杂志, 2014, 30(03):171–173.

[3] 秦坤, 刘红红, 章润宇, 等. 引导骨再生术对前牙区种植牙龈美学及牙槽骨吸收的影响[J].中国口腔颌面外科杂志, 2020, 18(03):236–239.

[4] 乐柯, 董衡, 陈力, 等. 应用三维预成型钛网在上颌前牙区骨增量疗效的临床研究[J].口腔医学研究, 2020, 36(05):481–485.

[5] 张璇, 李云朋, 张雪健, 等. 预成型钛网联合生物膜在美学区引导骨组织的再生[J]. 中国组织工程研究, 2020, 24(26):4112–4117.

[6] 王林虎, 张昀, 郭家平, 等. 上颌前牙种植即刻修复临时冠牙龈塑形效果观察[J]. 临床口腔医学杂志, 2018, 34(09):554–557.

前牙美学区即刻种植即刻修复54个月随访病例

李岳　汤雨龙

摘要

目的：本文介绍1例前牙美学区即刻种植即刻修复并随访54个月的病例，比较随访期间软硬组织变化情况，评估即刻种植即刻修复方案的适应证范围和临床操作要点。**材料与方法**：31岁女性患者，右上颌中切牙桩冠反复脱落6个月余，现要求前牙种植固定修复。检查患者颜面部对称，11残根，12过小牙，拍摄根尖片及CBCT可见，11根尖无阴影，唇侧骨板厚度约1mm，腭侧骨量充足，拟行11即刻种植即刻修复。局麻下微创拔除11残根，探查牙槽窝完整，唇侧骨板位于龈下3~4mm，偏腭侧定点并椅旁拍根尖片检查种植体近远中向位置良好，偏腭侧植入Nobe Replace CC 3.5mm×13mm NP种植体，初始稳定性45N·cm，跳跃间隙内充填并压实Bio-Oss骨粉，术后即刻拍摄根尖片及CBCT，显示种植体平行度良好，唇侧骨板厚度>2mm，术后采用3Shape Oral Scan口扫系统进行椅旁扫描并制作临时修复体。戴牙后2个月出现牙冠松动，重新利用Nobel临时基台制作临时过渡修复体继续牙龈塑形，待术后6个月取模并制作最终螺丝固位的个性化钛基台+全瓷冠，戴入口内就位良好，检查龈缘曲线、龈乳头充盈程度和唇侧牙龈丰满度均良好，舌侧中央螺丝加力至35N·cm后暂封。**结果与讨论**：术后4年半CBCT示种植体唇侧骨板厚度约2mm，边缘骨未见骨吸收。术后2年和4年半临床检查均可见种植体根方牙龈轮廓丰满度良好，龈缘线协调对称无退缩，龈乳头充填良好无"黑三角"，发音良好，患者满意度高。由此可见，把握好即刻种植适应证范围并控制好即刻种植即刻修复操作要点，比如不翻瓣手术，偏腭侧种植，深度位于腭侧龈缘下4~5mm，唇侧跳跃间隙留有至少2mm，且间隙内植骨并压实，术后采取即刻修复的方法封闭牙槽窝，这些细节均会决定穿龈轮廓形态、龈缘曲线及龈乳头的稳定如初，同时这也是前牙美学区即刻种植能获得美学成功的基石。

关键词：美学区；即刻种植；即刻修复；远期成功；初始稳定性

前牙美学区即刻种植即刻修复，一直是国内外研究的难点和热点。相对于拔牙后等待1~4个月的早期种植，以及6个月以上的延期种植，这些均需较长时间骨愈合期及反复牙龈塑形，效果还往往差强人意，即刻种植即刻修复不仅能缩短治疗周期，且能最大限度地维持软组织形态，许多文献也已证实其成功率可达98.4%以上，与早期和延期种植成功率无明显差异。此外，常规的翻瓣即刻种植，需破坏唇侧束状骨骨板血供、唇侧黏膜瓣腭向复位或转瓣以缝合拔牙创口，这不仅会加速种植体唇侧骨吸收，而且会改变唇侧膜龈联合位置，影响最终美学修复效果，因此前牙不翻瓣即刻种植即刻修复，不仅能尽快恢复患者外观，而且能最大限度地维持骨量和软组织量，成为目前前牙区种植的首选方案。

然而，在第5次ITI共识会Chen和Buser对113篇文章回顾性总结，其中50篇前牙美学文献显示：即刻种植前牙美学效果差异较大且较之早期种植，前牙唇侧黏膜退缩>1mm发生率高达26%，CBCT检查后发现前牙唇侧骨板缺损高达24%~57%，这主要原因是适应证把握不严和手术细节尚不规范。

在本文病例中，我们通过术前CBCT检查和术中探查，确定患者在即刻种植适应证范围内，遂行即刻种植即刻修复，并在术后持续随访4年半，临床检查牙龈稳定，CBCT和根尖片检查也未见明显骨吸收，得到了良好的远期美学成功，现将诊疗过程和随访情况汇报如下：

一、材料与方法

1. **病例简介**　31岁女性患者。主诉为上颌中切牙桩冠反复脱落6个月余，现要求种植固定修复。既往体健，否认高血压、糖尿病、系统性疾病史及磨牙症。口内检查见11桩冠脱落，残根位于龈下，近中根面有龋坏，唇侧牙龈丰满度良好，颌龈距8~9mm，附着龈厚龈，12为过小牙，下颌前牙区有拥挤不齐，31、41轻度扭转。全口卫生条件良好，无明显牙石、软垢，中位笑线，开口度4.5cm。CBCT示：牙槽嵴丰满度良好，缺牙区近远中距9.5mm，唇侧骨板厚度约1mm，根尖区骨量尚可，根尖无阴影，腭侧骨板完整骨量充足。

2. **诊断**　11残根。

3. **治疗计划**　11微创拔牙后行即刻种植即刻修复。

4. **治疗过程**（图1~图30）

（1）即刻种植：局麻下消毒，铺单，微创分根并拔出残根。残根拔出后，搔刮牙槽窝并利用牙周探针探查唇侧骨板完整性，唇侧未见V形和U形骨缺损，根尖也无穿孔，唇侧骨板位于龈下4mm。不翻瓣紧贴腭侧骨面定

作者单位：中国人民解放军北部战区总医院

通讯作者：汤雨龙；Email: tangyulong2009@foxmail.com

点，术中拍根尖片检查平行度良好，然后偏腭侧预备种植窝洞，植入Nobel Replace CC 3.5×13mm NP种植体，初始稳定性45N·cm，种植体深度位于腭侧龈缘下4.5mm，种植体与唇侧骨板间跳跃间隙2mm，间隙内植入并压实Bio-Oss骨粉。术后拍摄CBCT，可见植体唇侧骨板总厚度＞2mm，根尖片显示近远中向位于缺隙中央且平行度良好。

（2）即刻修复：采用3Shape Oral Scan口扫系统椅旁扫描，CAD/CAM制作完成临时即刻修复体，戴入口内并调整咬合，考虑到对颌牙扭转，空开咬合2mm。

（3）术后复诊：术后2个月患者自觉牙冠松动就诊，经检查发现是临时冠和钛基底脱胶，重新利用Nobel临时基台制作临时冠再次牙龈塑形。

（4）最终修复：即刻种植术后6个月复查，可见牙龈穿龈袖口健康，唇侧牙龈丰满度良好、无塌陷，常规个性化制取印模，制作个性化钛基台+全瓷冠，口外粘接口内螺丝固位，在最终修复体第一次试戴时发现牙冠颜色偏白，切端不齐，因此重做修复体，第二次试戴前牙龈袖口呈现出标准的类三角形，最终修复体戴入后牙冠外形颜色与邻牙协调，龈缘曲线良好，龈乳头充盈良好，螺丝开孔位于舌隆突处，螺丝加扭矩到35N·cm，暂封。戴最

终牙后拍摄根尖片及CBCT，显示修复体就位良好，唇侧骨板厚度约2mm。

（5）随访复查：修复后2年复查可见唇侧龈缘线依旧对称、无退缩，龈乳头无退缩，唇侧牙龈无塌陷，舌侧观牙龈状态良好，发音正常。修复后4年半复查可见牙龈情况依旧稳定如初，取下封口料检查螺丝无松动和泄力，重新加扭矩至35N·cm，树脂封口。

（6）使用材料：KaVo口腔锥束CT（卡瓦集团，德国）；Nobel Replace Conical Connection种植系统：3.5mm×13mm NP种植体，Nobel临时钛基台，Nobel种植机及变速手机（Nobel Biocare，美国）；Bio-Oss骨粉（Geistlich，瑞士）；3Shape口扫仪（3Shape，丹麦）。

二、结果

术后4年半CBCT示：唇侧骨板厚度＞2mm。根尖片显示嵴顶两侧边缘骨高度稳定未见吸收。随访期间牙龈始终保持健康且稳定的状态，龈缘线对称无退缩，龈乳头和唇侧突度丰满，牙龈色、形、质均正常，牙冠也未出现崩瓷等机械并发症，牙冠颜色与外形与邻牙相适，切端的透光性好，红白美学评分均较高。

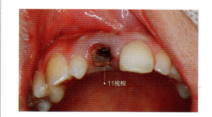

图1　术前口内像，残根位于龈下

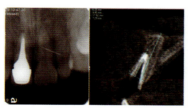

图2　术前拍摄根尖片和CBCT，可见根尖无阴影，唇侧骨板厚度1mm左右，腭侧骨量充足

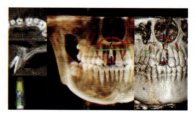

图3　术前利用CBCT，在Invivo软件中模拟设计种植体植入位置及方向

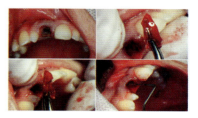

图4　微创拔除残根，探查牙槽窝完整，唇侧骨板位于龈下3～4mm

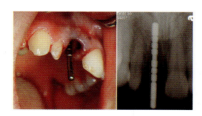

图5　术中偏腭侧定点并椅旁拍摄根尖片检查种植体近远中方向

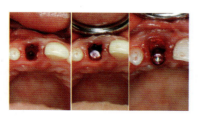

图6　偏腭侧植入Nobel Replace CC 3.5mm×13mm NP种植体，初始稳定性45N·cm，跳跃间隙内充填Bio-Oss骨粉

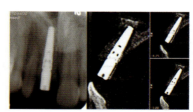

图7　术后拍摄根尖片及CBCT示：种植体平行度良好，唇侧骨板厚度＞2mm

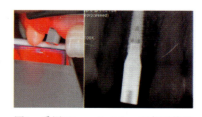

图8　采用3Shape Oral Scan口扫系统进行椅旁扫描并制作临时即刻修复体

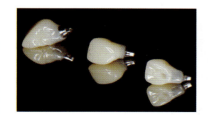

图9　CAM制作完成即刻临时修复体

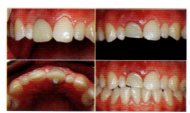

图10　即刻临时修复体戴入口内并调𬌗

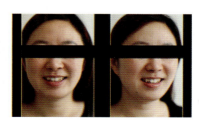

图11　即刻修复后患者正侧位像

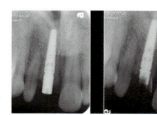

图12　即刻修复前后根尖片对比

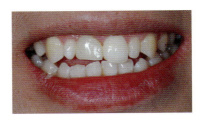

图13 即刻修复2个月后患者自觉牙冠松动复诊

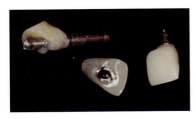

图14 利用原厂临时基台重新制作临时修复体

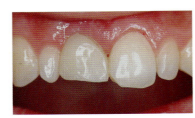

图15 术后6个月复查可见牙龈恢复良好

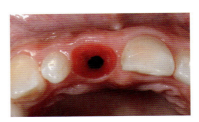

图16 术后6个月复查牙龈穿龈袖口愈合良好

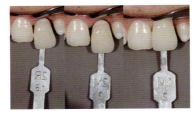

图17 VITA比色板比色

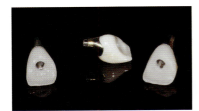

图18 最终牙选用个性化钛基台+全瓷冠口外粘接口内螺丝固位

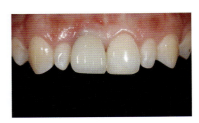

图19 最终牙戴入口内可见龈缘曲线良好，龈乳头充盈良好

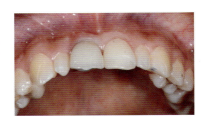

图20 唇侧根部牙龈丰满度良好

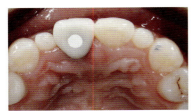

图21 螺丝开孔位于舌隆突处，螺丝加扭矩至35N·cm，石膏暂封

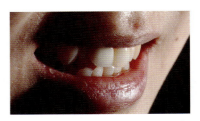

图22 侧面像可见修复体切端透光性良好

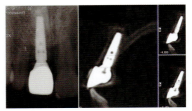

图23 最终修复体戴入拍摄根尖片和CBCT可见，修复体就位良好，种植体唇侧骨板厚度约2mm

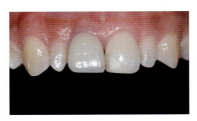

图24 术后2年复查可见牙龈曲线与邻牙对称协调，龈乳头充盈良好

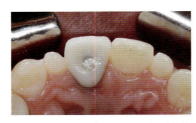

图25 术后2年半复查可见舌侧牙龈状态良好，发音正常

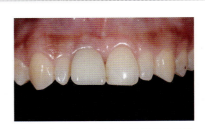

图26 术后4年半复查可见牙龈曲线及龈乳头健康无变化

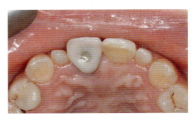

图27 术后4年半复查可见舌侧牙龈状态良好无变化

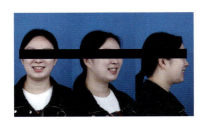

图28 术后4年半患者正侧面像

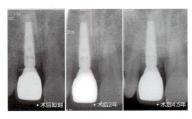

图29 患者即刻种植术后、术后2年及术后4年半根尖片对比

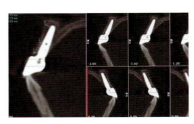

图30 术后4年半CBCT示：种植体唇侧骨板厚度依旧稳定在2mm左右

三、讨论

1. 即刻种植的适应证范围

按照Hammerle提出了种植时机4分类法，可将缺牙后种植时机分为Ⅰ~Ⅳ型，在第3次ITI共识会上Chen ST和Buser D对此进行了修订和推广，其中Ⅰ型指的是拔牙当天种植的即刻种植；Ⅱ型指的是拔牙后1~2个月的早期种植；Ⅲ型指的是拔牙后3~4个月的早期种植；Ⅳ型指的是拔牙后6个月以上的延期种植。ITI共识会上明确提到I型即刻种植的适应证范围包括：①厚壁生物型（>1mm）。②厚龈生物型。③无急性炎症。④根尖区以及腭侧有足够骨组织，可保证种植体正确三维位置的植入以及良好的初始稳定性。在第5次ITI共识会明确声明：拔牙后应尽快进行种植体植入术（节约患者时间；有效防止拔牙后牙槽骨萎缩）；除非患者或情况特殊才会考虑延期种植（此时可以考虑拔牙窝位点保存术）。

本病例基本符合ITI提出的厚壁、厚龈、无炎症和根尖骨量充足4个要求，但本病例中唇侧骨板厚度并没有>1mm，类似的情况在临床中我们也经常遇见，我们的建议是当唇侧骨板完整，术中拔牙后即刻探查未探及根尖穿孔，唇侧嵴顶完整，无V形或U形骨缺损，且骨边缘位于龈缘下3~4mm，满足上述情况，就可以进行即刻种植，否则行拔牙位点保存术后早期种植，其次我们还会在术前评估软组织形态，尤其是龈缘是否与邻牙对称协调，如果术前就已经出现了龈缘不一致现象，尤其是龈缘退缩，那我们也会将术式改为拔牙位点保存术后早期种植。因此我们改良前牙美学区的即刻种植适应证范为：①拔牙后唇侧骨板完整，探查未见V形和U形骨缺损，根尖无穿孔且无急性炎症。②牙龈为厚龈型且龈缘曲线与邻牙协调一致无退缩。③根尖区腭侧有充足骨量，且没有异常变异膨大的鼻腭神经管。④缺牙区腭侧骨内能容纳直径3.3~4.0mm、长度12~14mm的种植体。

2. 即刻种植中的种植体三维位置

种植体的三维位置是前牙美学区远期美学成功及预防并发症的关键。美学区的种植体近远中向应位于缺牙间隙中线上，颊舌向定点应位于邻牙唇侧外形高点线内2mm，以保证唇侧至少2mm骨厚度，颊舌平面的轴向应使植体在冠部的螺丝开孔位置位于舌隆突处，深度应该在理想龈缘下3mm。

前牙美学区即刻种植的种植体三维位置也一样遵循3A2B基本原则，但考虑到即刻种植同期应尽量做到即刻修复，故需尽量利用腭侧骨板、近中鼻腭神经管外壁和拔牙窝根尖唇侧3~5mm骨壁的夹持，因此我们在定点的时候，应尽量在拔牙窝腭侧骨面斜坡上1/3处，并保证唇侧有至少2mm以上的跳跃间隙，从而使得术后唇侧骨板厚度在3mm以上，这可有效预防即刻种植后的水平向及垂直向骨吸收，减少牙龈退缩，这也符合第3次ITI共识会提到的美学区须从长远的角度去考量，唇侧软组织和硬组织的稳定非常关键。此外，种植体植入深度同样应位于唇侧龈缘下3mm，通常情况下腭侧骨缘位于龈缘下3mm，而唇侧龈缘略低于腭侧龈缘1.5~2mm，故种植体植入深度我们常设定在腭侧龈缘下4.5~5mm。由此，根据临床经验及文献参考，我们提出改良即刻种植的三维位置要求为：①种植体近远中向应位于缺牙间隙中线上，而非拔牙窝中央。②颊舌向定点应位于拔牙窝腭侧骨面斜坡上1/3处。③种植体跳跃间隙应至少2mm。④种植体深度应位于腭侧龈缘下4.5~5mm。⑤种植体轴向螺丝开孔位置尽量位于舌侧，应避免开在唇侧偏龈缘处。

3. 即刻种植即刻修复的临床操作要点

不翻瓣手术是理想条件下即刻种植的首选，应尽量避免翻瓣手术，这不仅可以避免唇侧黏膜的退缩，且患者术后不适较少，复诊次数也少，但是不翻瓣同样也增加了手术技术难度，由于无法直视术区，如果预备方向稍有偏斜，容易造成根尖侧穿。植入过程中，种植体偏腭侧植入，肩部应在颊侧正中牙槽骨下方，以防止0.5~1mm牙槽嵴骨吸收，通常我们的植入深度为种植体颈部位于腭侧龈缘下4.5~5mm，腭侧龈缘下0.5~1mm。

根据ITI指南，种植体与唇侧牙槽骨内侧面应保持至少2mm的跳跃间隙，这可保证足够的植骨材料（推荐Bio-Oss骨粉）占据空间，充足的血凝块潴留也利于后期成骨。在跳跃间隙内，我们需要植入并压实Bio-Oss骨粉，并且因为我们通常会采用临时修复体或个性化愈合基台来封闭拔牙窝，因此我们无须Bio-Gide胶原膜覆盖来隔离开软硬组织空间，即使有个别骨粉材料散在于软组织区并不会引起炎症反应。

即刻种植能否成功的关键，在于一定要做完善的即刻修复，因为只有圆润顺滑的即刻修复体始终占据在拔牙窝牙龈穿龈袖口部，才会使我们的龈乳头和龈缘不会退缩，这里面涉及2个问题，分别是初始稳定性和轮廓区支撑。即刻种植中种植体初始稳定性的获得，主要源于以下4方面：①颌骨骨密度至少为Ⅱ类或Ⅲ类骨质。②种植体紧贴腭侧骨壁和利用唇侧3~5mm骨板和近中鼻腭神经管外壁来固位。③种植体长度因尽可能长，以增加插入根尖部骨内的深度。④选用更有利于提高初始稳定性的锥形种植体。Kan JY将目前主流种植体做了初始稳定性比较，Nobel Active和Nobel Replace均可以获得100%的初始稳定性，因此在本病例中，我们采用Nobe Replace CC 3.5mm×13mm种植体，在我们临床中该种植体初始稳定性的获得具有显著优势。其次，即刻修复体的穿龈轮廓部分，文献中将其分为主要轮廓区和次要轮廓区，其中主要轮廓区起到牙龈压迫塑形作用，次要轮廓区主要是塑形牙龈厚度作用。在即刻种植术后，我们可参考原自然牙龈轮廓，也可按照倒凹形来构建次要轮廓区，主要轮廓区不做过多压迫，当术后6个月复查时，若龈缘厚度和高度不理想，还可通过调整主要和次要轮廓区树脂形态以及牙周结缔组织瓣移植的方法，来改良唇侧牙龈的厚度和龈缘线的高度。

四、结论

本文中我们针对1例常见的上颌中切牙桩冠修复失败患者，采取了拔牙同期即刻种植即刻修复的方案，随访了54个月，唇侧骨板保持在2mm左右，且近远中边缘骨未见明显骨吸收，龈缘协调，龈乳头充盈良好，唇侧根部牙龈无塌陷，获得较为满意的临床美学效果，这主要源于严控种植体适应证范围、理想的种植体三维位置，以及留足跳跃间隙并植骨压实，术后采取了即刻修复体封闭拔牙窝，来维持穿龈轮廓的稳定，从而获得了远期较理想的软硬组织稳定，患者满意度高。由此可见，前牙美学区掌握好即刻种植即刻修复的适应证范围，并注意手术操作过程中的技术要点，均可取得良好的远期功能和美学成功效果。

参考文献

[1] Chen ST, Buser D. Esthetic outcomes following immediate and early implant placement in the anterior maxilla – a systematic review[J]. Int J Oral Maxillofac Implants, 2014, 29(Suppl): 186–215.

[2] Buser D, Chappuis V, Belser UC, Chen S. Implant placement post extraction in esthetic single tooth sites: when immediate, when early, when late?[J] Periodontol 2000, 2017 Feb, 73(1):84–102.

[3] Canellas JVDS, Medeiros PJD, Figueredo CMDS, et al. Which is the best choice after tooth extraction, immediate implant placement or delayed placement with alveolar ridge preservation? A systematic review and meta-analysis[J]. J Craniomaxillofac Surg, 2019 Nov, 47(11):1793–1802.

[4] Gallucci GO, Hamilton A, Zhou W, et al. Implant placement and loading protocols in partially edentulous patients: A systematic review[J]. Clin Oral Implants Res, 2018 Oct, 29 Suppl 16:106–134.

[5] Blanco J, Carral C, Argibay O, et al. Implant placement in fresh extraction sockets[J]. Periodontol 2000, 2019 Feb, 79(1):151–167.

[6] Hämmerle CH, Chen ST, Wilson TG Jr. Consensus statements and recommended clinical procedures regarding the placement of implants in extraction sockets[J]. Int J Oral Maxillofac Implants, 2004, 19 Suppl:26–28.

[7] Chen ST, Buser D, Hammerle A, et al. Proceedings of the Third ITI (International Team for Implantology) Consensus Conference. Gstaad, Switzerland, August 2003[J]. Int J Oral Maxillofac Implants, 2004, 19 Suppl:7–154.

[8] Chen ST, Buser D. Esthetic outcomes following immediate and early implant placement in the anterior maxilla – a systematic review[J]. Int J Oral Maxillofac Implants, 2014, 29(Suppl): 186–215.

[9] Rojas-Vizcaya F. Biological aspects as a rule for single implant placement. The 3A–2B rule: a clinical report[J]. J Prosthodont, 2013 Oct, 22(7):575–580.

[10] Chen ST, Buser D, Hammerle A, et al. Proceedings of the Third ITI (International Team for Implantology) Consensus Conference. Gstaad, Switzerland, August 2003[J]. Int J Oral Maxillofac Implants, 2004, 19 Suppl:7–154.

[11] Tarnow DP, Chu SJ, Salama MA, et al. Flapless postextraction socket implant placement in the esthetic zone: part 1. The effect of bone grafting and/or provisional restoration on facial–palatal ridge dimensional change–a retrospective cohort study[J]. Int J Periodontics Restorative Dent, 2014, 34: 323–331.

[12] Kan JY, Roe P, Rungcharassaeng K. Effects of implant morphology on rotational stability during immediate implant placement in the esthetic zone[J]. Int J Oral Maxillofac Implants, 2015 May–Jun, 30(3):667–670.

[13] Cosyn J, Raes S, De Meyer S, et al. An analysis of the decision–making process for single implant treatment in general practice[J]. J Clin Periodontol, 2012 Feb, 39(2):166–172.

[14] Su H, Gonzalez–Martin O, Weisgold A, et al. Considerations of implant abutment and crown contour: critical contour and subcritical contour[J]. Int J Periodontics Restorative Dent, 2010 Aug, 30(4):335–343.

[15] Chu SJ, Kan JY, Lee EA, et al. Restorative Emergence Profile for Single–Tooth Implants in Healthy Periodontal Patients: Clinical Guidelines and Decision–Making Strategies[J]. Int J Periodontics Restorative Dent, 2019 Jan/Feb, 40(1):19–29.

上颌前牙即拔即种美学修复5年1例

李桐军　冯波

摘要

目的：探索前牙拔除即刻种植美学修复后，软硬组织5年维持状态。**材料与方法**：对11冠折不能保留残根患者，采用即刻拔除21同期植入Straumann种植体，跳跃间隙及唇侧区植骨、盖膜，缝合。10天后拆线。5个月后采用成品全瓷基台，对牙龈进行塑形，每半月调整一次。植入6个月后个性化取模，面弓转移关系上𬌗架。6个半月完成最终修复。每年定期复查1次，连续5年。**结果**：11种植体植入5个月后获得良好的骨结合，各方向ISQ值均理想，修复后红白美学满意，轮廓美学尚可。5年时软组织满意，CBCT示硬组织稳定。**结论**：对于前牙美学区即拔即种，种植体处于理想三维位置，GBR正确，修复后可获得长期美学效果。

关键词：即刻种植；美学修复；牙龈诱导；存留率

上颌前牙对于患者的美观极其重要，缺牙后行种植义齿修复，不仅要求恢复功能和美观，更重要的需要维持种植修复体的长期稳定性。文献表明，上颌前牙种植体唇侧骨板＜2mm时，存在骨吸收的风险，需要行骨增量手术。目前文献表明，无论是自体骨移植还是人工骨替代材料，随着时间的推移，均有不同程度的吸收，其中自体骨吸收较低替代率的骨移植材料快。因此，在本例研究中，患者外伤致11牙根折断，21牙髓坏死。完成21根管治疗后，CBCT示11牙折断于龈下4mm，唇侧骨量不足，所以采用即刻拔除，即刻种植，同期植入低替代率骨粉，盖可吸收膜的方法，后期制作过渡义齿牙龈塑形，原厂基台和全瓷冠修复11。每年定期复查一次，连续5年，获得良好美学修复的同时，也获得了长期稳定性。

一、材料与方法

1. 病例简介　30岁女性患者。主诉：右上门牙外伤松动2周。专科病史：12年前因外伤致上门牙折断，外院治疗并做烤瓷冠。2周前右上门牙烤瓷冠脱落，外院医生告知右上门牙牙根折断，建议拔除。求诊。系统性疾病史：无特殊。专科检查：上唇稍短，轻到中度露龈笑（图1）。11残根，断面位于龈下4mm，断面色黑，探软，无松动，轻度叩痛，唇侧牙龈轻度水肿。21全瓷冠修复，颜色透暗，边缘密贴性略欠佳，叩（－），无松动。前牙深覆𬌗（图2～图4）。系带附丽正常。磨牙中性关系，磨牙𬌗面磨耗少。口腔卫生尚可，软垢指数1，牙石指数0，颞下颌关节无异常。辅助检查：根尖片示11残根，牙根唇侧位于骨下1mm，根管中下段阻射影，根尖区少量透射影。21根管内阻射影达根尖区，根尖区无透射影。CBCT示11牙根唇

侧齐牙槽嵴顶，根长约12mm，牙槽嵴顶区骨宽度5.7mm，根尖区7.3mm，可利用骨高度16mm（图5）。

2. 诊断　11根折；21牙髓坏死；安氏Ⅰ类错𬌗畸形（深覆𬌗，牙列拥挤）。

3. 治疗计划

建议患者正畸治疗后再行修复治疗，患者因职业因素拒绝正畸治疗。考虑到11最短根长11mm，断面位于牙槽嵴顶下方，若考虑行冠延长术，根据生物学宽度基本原则该牙唇侧需去掉3mm高度牙槽骨方可实现冠修复。这导致余留牙根骨内高度将不足8mm，修复后冠根比增大。另外患者露龈笑，冠延长术后临床牙冠变长，左右龈缘高度不一致，影响美观。故考虑11拔除后即刻种植。21建议拆除重做，患者要求暂缓拆除21。

治疗前对患者进行SAC分类评估，与该牙种植修复关系较密因素详见表1。由表评估可知，该病例为高美学风险，高度复杂外科及修复类，由此对应的治疗计划如下。

表1　11种植相关因素SAC分类

美学风险因素	风险水平		
	低	中	高
全身健康因素	低		
患者期望值			高
唇线		中	
牙龈生物型		中	
牙冠形态	方圆形		
位点感染状态		慢性	
咬合因素			高
牙槽骨解剖		水平向骨量不足	
邻牙因素			高

作者单位：长沙市口腔医院

通讯作者：冯波；Email: 1424449448@qq.com

4. 治疗过程

（1）第一阶段：①因患者要求缩短治疗疗程，采用即刻种植方案。阿替卡因局麻下11翻瓣，微创拔除11，搔刮牙槽窝，庆大霉素冲洗（图6、图7）。②植入理想的三维位置，颊腭侧保留可靠骨密质，颊侧骨厚度＜2mm，未伤及重要解剖结构，种植体位于骨下1mm。③植入Straumann 3.3mm×12mm BL种植体1颗，可植入略深位置，对邻牙及余留骨高度影响相对较小。跳跃间隙及唇侧植入Bio-Oss骨粉，利用腭侧瓣及骨膜瓣固定Bio-Gide膜。缝合（图8～图11）。

（2）第二阶段：牙龈塑形术后5个月牙龈萎缩约1mm。根尖片示骨愈合良好（图12）。局麻下行二期手术，动度测量仪示各个方向ISQ值均＞68，接入愈合基台（图13、图14），接入原厂基台及基底冠。在基底冠上制作临时冠，并戴入（图15、图16）。依据牙龈的位置及龈乳头状态，进行调改。每半个月进行一次（图17）。

（3）第三阶段：永久修复。11采用个性化取模，阿曼吉尔巴赫全可调𬌗架转移颌位关系，加工厂制作二氧化锆全瓷冠。加力至35N固定，11全瓷冠粘接固位（图18）。

（4）第四阶段：戴牙2周、3个月、1年、2年、3年、4年、5年后复查。于2019年1月10日拆除21全瓷冠，见继发龋，去龋，纤维桩+氧化锆全瓷冠修复21（图19）。

见龈乳头基本充填三角间隙。按照Fürhauser等研究方法对红色美学及Belser等提出的对白色美学评分标准请相关口腔医生评分。𬌗面像唇侧软硬组织无明显塌陷，轮廓美学影响小（图20～图23）。拍摄CBCT，测量颊舌向骨宽度（图24）。

二、结果

上颌前牙区骨量不足，拔牙后同期植入种植体，并行引导骨组织再生术，通过牙龈诱导成形，美学修复后。术后复查，术后根尖片示种植体周围无透射影，软硬组织修复后无明显吸收。依据红白美学评分标准得出PES为12分，WES为8分。患者主观感觉良好，对外形感到满意。轮廓美学稳定。种植体颊侧牙槽骨皮质化，牙槽骨吸收稳定。

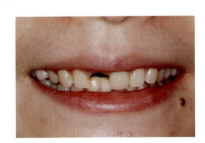
图1　术前微笑，低位笑线

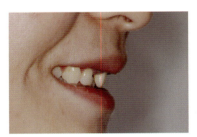
图2　术前侧面像，前牙深覆𬌗

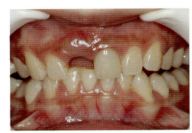
图3　前牙正面像，断面位于龈下

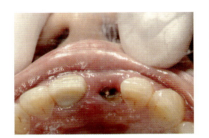
图4　前牙切端观察，残根断面色黑，邻牙透黑

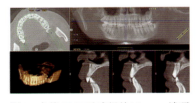
图5　术前CBCT示残根约12mm，嵴顶牙槽骨宽度5.7mm

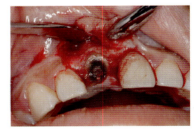
图6　手术翻瓣

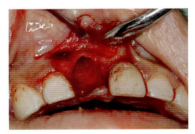
图7　术中拔牙

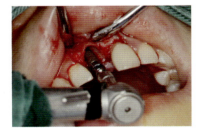
图8　术中植入Straumann 骨水平非亲水3.3mm×12mm种植体

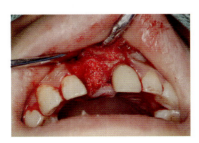
图9　骨缺损区植入Bio-Oss骨粉0.25g

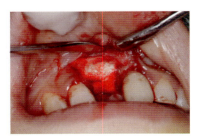
图10　盖Bio-Gide生物膜

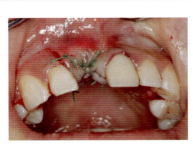
图11　缝合后照片

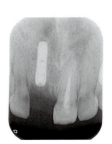
图12　术后5个月根尖片

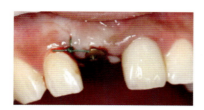
图13　术后5个月二期手术

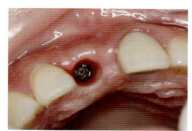
图14　二期手术后14天袖口

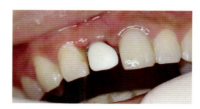
图15　制作二氧化锆全瓷基底冠

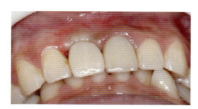
图16　在二氧化锆基底冠基础上行树脂冠牙龈塑形

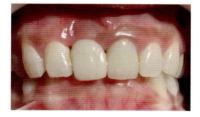
图17　临时冠戴入1个月时咬合像

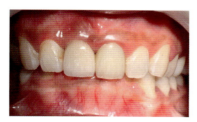
图18　戴牙后当天

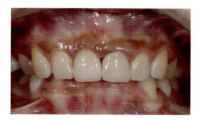
图19　戴牙后3年患者要求更换21牙全瓷冠，全瓷冠戴入当天

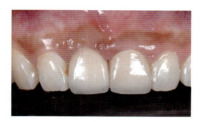
图20　戴牙后术后5年唇面像

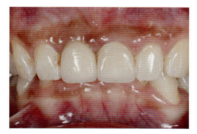
图21　戴牙5年后咬合像

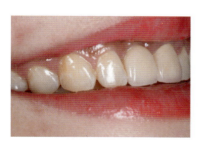
图22　咬于下前牙干湿分界线

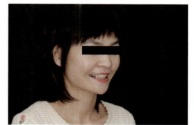
图23　戴牙5年45°侧面像

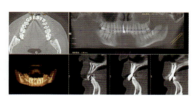
图24　戴牙5年CBCT示种植体唇侧骨板＞2mm，唇侧牙槽骨皮质骨化

三、结论

前牙区即刻种植，同期行GBR，在恢复美学、防止软硬组织吸收效果较好，5年观察达到了良好的美学预期。

四、讨论

1. 术前风险评估及术式选择

White最早于1897年提出口腔美学观念，美学修复治疗时需考虑患者的年龄、性别外貌之间的关系、牙的大小、比例及色泽等因素。口腔美学区包括前牙和微笑时能暴露的后牙，美学区种植修复时，往往有多种因素影响美学修复的效果，为达到预期效果，必须在术前评估治疗风险，并在征得患者知情同意的基础上，确定种植治疗难易程度及设计治疗程序。美学风险评

估主要包括常规风险和局部风险评估，常规风险主要有全身健康状况、期望值、不良口腔习惯（如吸烟）等。局部因素包括笑线、软硬组织量、邻牙因素、咬合因素等。在本病例中，患者年轻，无全身疾病，无吸烟，美学风险低，但期望值较高，增加了美学风险。局部因素中，牙龈厚度、骨量不足等中风险因素，患者笑线、咬合因素有较高的种植风险。所以我们对折断牙根拔除即刻植入种植体，同期行GBR，缝合。二期手术时临时冠牙龈塑形。

2. 前牙区临时冠牙龈塑形

种植修复体的美学效果，除了牙冠要近似于天然牙的解剖学特征之外，还要具备类似于天然牙从颌骨内自然长出的感觉，简言之，具备接近自然的穿龈轮廓。临时修复体在形态良好，高度抛光情况下，可引导牙龈组织以类似天然牙颈部的形态生长，有助于充分保证龈乳头的丰满度。本病例通过每2周调整一次临时修复体外形，以达到类似天然牙穿龈形态，为最终修

复恢复红色美学起到了关键作用。

3. 前牙区美学评判

近20年来，种植已从最基本的追求骨结合阶段发展到追求理想的功能和美学效果。上颌前牙区处于美学重要区域；由于解剖因素及外伤等失牙常导致种植区骨量不足，需要骨增量技术来创造完美的浮现效果，骨增量在上颌前牙区种植中已成为最基本甚至是最重要的技术。本病例获得了较为满意的软组织美学及白色美学，主要原因为软硬组织的控制及比色的准确性。

4. 前牙区种植成功率

随着认识的加深，口腔种植技术越来越成熟，种植体的存留率显著提升。目前评判种植体成功的标准最主要的有种植体有无松动，是否探及牙周袋，牙龈是否退缩，牙槽骨的吸收是否稳定等。本病例属于种植修复后5年，牙龈稳定，未涉及牙周袋，种植体无松动，CBCT示种植体唇侧牙槽骨吸收稳定，唇侧牙槽骨影像皮质骨化，因此本病例即拔即种同期GBR 5年的属于成功病例。

参考文献

[1] Daniel Buser, Urs Belser, Daniel Wismeijer. ITI Treatment Guide: Implant Therapy in the Esthetic Zone–Single–tooth Replacements [M]. Berlin, Germany, Quintessenz Verlags–GmbH, 2006:11.

[2] Daniel Buser, Otto Zuhr, Stephan Rebele, et al. Socket Shield Technique for immediate implant placement–clinical, radiographic and volumetric data after 5 years[J]. Clinical Oral Implants Research, 2017, 28(11):1450–1458.

[3] Manawar Ahmad B,. Dhanasekar, I. N. Aparna , Hina Naim. Replacement of missing anterior tooth using screw retained implant prosthesis in the esthetic zone: a case report with 3 years of follow up [J]. J Indian Prosthodont Soc, (July–Sept 2014), 14(3):297–300.

[4] 刘峰. 前牙区软组织美学要素与种植修复设计[J]. 中华口腔医学杂志, 2020, 03:212–216.

[5] V. Chappuis, O. Engel, K. Shahim, M. et al. Soft Tissue Alterations in Esthetic Postextraction Sites[J]. Journal of Dental Research, 2015 Sep, 94(9 Suppl):S187–S193.

[6] 林松, 王慧明, 阮丹平. 180颗人工种植牙美容修复前牙缺失[J]. 中国口腔种植学杂志, 2002, 03:137–138, 149.

[7] Belser UC, Grütter L, Vailati F, et al. Outcome evaluation of early placed maxillary anterior single–tooth implants using objectiveesthetic criteria: across–sectional, retrospective study in 45 patients with a 2– to 4–year follow–up using pink and white esthetic scores [J]. J Periodontol, 2009, 80:140–151.

[8] Daniel Wisemeijer, Stephen Chen, Daniel Buser. ITI Treatment Guide: Extended Edentulous Spaces in the Esthetic Zone[M]. Berlin, Germany, Quintessenz Verlags–GmbH, 2012.

[9] 宿玉成. 现代口腔种植学[M]. 2版. 北京: 人民卫生出版社, 2014.

前牙即刻种植、即刻修复美学效果评价病例报道1例

宋志强 董伟 戚孟春

摘要

目的：本文报道1例前牙美学区即刻种植、即刻修复病例，展示种植时机的选择对于美学效果的考量。**材料与方法**：37岁女性患者，对美学期望值很高，11、21桩冠修复失败后，采取即刻种植即刻修复方式，最终取得种植修复的理想效果。**结果**：患者对于即刻种植即刻修复的修复方式结果满意，并达到了患者的期望值。**结论**：对于期望值较高的患者，严格把控适应证，即刻种植、即刻修复可以达到理想的修复效果。

关键词：即刻种植；即刻修复；微创拔牙；GBR

种植牙的出现极大地改革了牙齿缺失的修复方法，尤其是在前牙美学区，不仅仅恢复了前牙的切割功能，还极大地满足了患者对于美学的追求。在种植时机的选择中，即刻种植、即刻修复凭借治疗周期短、免受缺牙烦恼等优势，让广大患者和医生所钟爱。但这项技术是一项复杂且富有挑战的技术，一方面，我们需要掌握更加丰富的生物学原则，来保存更多的软硬组织；另一方面，我们还要增强对于自然牙列的解剖结构及仿生学原则。因此，本病例报道主要从以下两方面进行报道展示：①美学区种植时机的选择。②红白美学效果的考量。

一、材料与方法

1. 病例简介 37岁女性患者，11、21于数年前龋坏，经外院根管治疗后，进行桩核冠修复数年，于种植前半个月余桩核冠折断，来我院就诊，要求种植修复上颌前牙。专科检查及诊断：口内检查见11、21残根，部分断端位于龈下，牙龈外观颜色形态正常，探（−），扣（+），不松动。口腔卫生良好，无软垢、牙石。术前X线检查见11/21残根，根尖低密度影像、根周无异常。

2. 诊断 21、11残根（图1～图4）。

3. 治疗计划

（1）全口牙齿进行一次牙周维护。

（2）即刻种植11、21，同期拔牙窝内GBR，取模。

（3）即刻修复11、21。

（4）复查、牙龈塑形。

（5）取终印模，制作上部分修复结构。

（6）最终修复11、21。

（7）定期复查。

4. 治疗过程

（1）术前准备：术前转诊口内进行一次牙周维护。术前CBCT进行检查测量，进行种植方案设计、美学风险因素、SAC复杂程度分析、外科修正因素考量（表1、表2、图5、图6）。

（2）外科程序：术前复方氯己定含漱液漱口，术区口外、口内消毒，铺无菌孔巾，阿替卡因3.4mL进行颊、腭侧局部浸润麻醉，微创拔除残根，拔牙窝进行搔刮、冲洗，静脉抽血制备PRF，探测颊、腭侧骨边缘，工具盒制备种植窝，植入Nobel Active种植体，种植体与颊侧骨板之间填充混合PRF膜的骨粉，安放开口式转移杆，无菌手套覆盖种植位点，取模，取模后

表1 美学风险因素评估表

美学风险因素	风险水平		
	低	中	高
健康状况	健康，免疫功能正常		免疫功能低下
吸烟习惯	不吸烟	少量吸烟，<10支/天	大量吸烟，>10支/天
患者美学期望值	低	中	高
唇线	低位	中位	高位
牙龈生物型	低弧线形、厚龈生物型	中弧线形、中龈生物型	高弧线形、薄龈生物型
牙冠形态	方圆形	卵圆形	尖圆形
位点感染情况	无	慢性	急性
邻面牙槽嵴高度	到接触点≤5mm	到接触点5.5～6.5mm	到接触点≥7mm
邻牙修复状态	无修复体		有修复体
缺牙间隙宽度	单颗牙（≥7mm）	单颗牙（≤7mm）	2颗牙或2颗牙以上
软组织解剖	软组织完整		软组织缺损
牙槽嵴解剖	无骨缺损	水平向骨缺损	垂直向骨缺损
评估			
美学风险因素	中等风险		

作者单位：唐山博创口腔医院

通讯作者：宋志强；Email: songzhiqiang2010@163.com

表2　SAC复杂程度分析

SAC分类的基本标准			
美学风险因素	低	中	高
健康状况	健康、免疫功能正常		免疫功能低下
吸烟习惯	不吸烟	少量吸烟，<10支/天	大量吸烟，>10支/天
患者美学期望值	低	中	高
唇线	低位	中位	高位
牙龈生物型	低弧线形、厚龈生物型	中弧线形、中龈生物型	高弧线形、薄龈生物型
牙冠形态	方圆形	卵圆形	尖圆形
位点感染情况	无	慢性	急性
邻面牙槽嵴高度	到接触点≤5mm	到接触点5.5~6.5mm	到接触点≥7mm
邻牙修复状态	无修复体		有修复体
缺牙间隙宽度	单颗牙（≥7mm）	单颗牙（≤7mm）	2颗牙或2颗牙以上
软组织解剖	软组织完整		软组织缺损
牙槽嵴解剖	无骨缺损	水平向骨缺损	垂直向骨缺损
SAC分类的补充标准			
口腔卫生及依从性	好	充足	不足
颅面/骨骼发育	完成		发育
微笑时可见治疗区域	否		是
区域选择	后牙		前牙
负荷方案	常规	早期	即刻
软组织轮廓和量	理想	轻度缺损	严重缺损
咬合	协调	不整齐	需要调整咬合
过渡修复体	不需要	可摘	固定
磨牙症	无		有
固位	粘接固位		螺丝固位
评估			
美学风险		中	
标准SAC常规分类		高度复杂	

安放愈合基台，周边覆盖PRF膜，缝合（图7~图16）。

（3）临时义齿制作及佩戴：取模后灌制模型，安放钛Basel临时基台，调磨后树脂牙及树脂制作临时修复体。1周后拆线并口内取出愈合基台，安放临时修复体（图17~图20）。

（4）牙龈塑形：种植体植入后3个月复查，检查牙龈情况，并在颊、近中面以流动树脂成型，2周后复查，重复2次。

（5）修复程序：术后6个月，CBCT示：颊侧冠方骨板较厚，种植体冠方有足够的牙槽骨维持牙龈。取下临时牙，安放开放式转移杆，流动树脂成型牙龈，取模，制取最终修复全瓷冠（图21~图24）。完成后进行红白美学标准（PES/WES）评分（表3），总评分为16分，效果满意。患者修复后6个月后复查口内像及CBCT效果，患者满意。

（6）使用材料：Nobel Active种植工具盒、Nobel Active 3.5mm×13mm种植体2颗，Bio-Oss骨粉0.25g，PRF离心机及无菌抽血管。

二、结果

前牙美学区牙齿缺失患者，通过即刻种植即刻修复，达到了患者对于前牙修复的要求，并获得了良好的效果，患者十分满意（图25~图30）。

表3　PES/WES 美学评分

红色美学（PES）		白色美学（WES）	
近中龈乳头	2	牙冠形态	2
远中银乳头	1	牙冠外形轮廓	2
边缘龈水平	2	牙冠质地	1
牙槽嵴缺失	1	牙冠颜色	1
软组织形态	1	牙冠透明度	1
软组织质地	2		
软组织颜色	2		
总分	11	总分	5

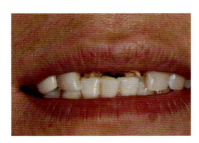
图1　患者微笑时唇线位置

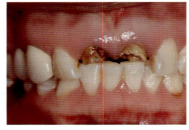
图2　患者唇面像

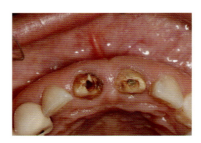
图3　患者殆面像

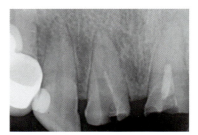
图4　X线片

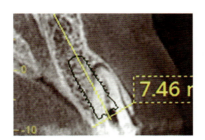

图5　11种植位点CBCT

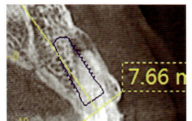

图6　21种植位点CBCT

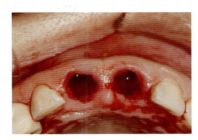

图7　微创拔除残根后的拔牙窝

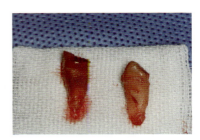

图8　微创拔除后的残根

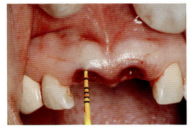

图9　探测11颊侧骨板深度

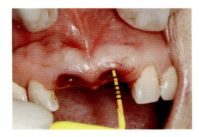

图10　探测21颊侧骨板深度

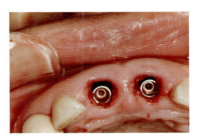

图11　11、21种植位点种植

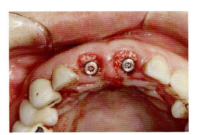

图12　11、21植入后进行颊侧骨粉填充

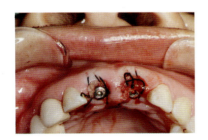

图13　种植体植入后填充PRF后缝合

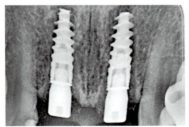

图14　种植体植入后X线片

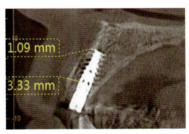

图15　11CBCT显示颊侧骨板厚度

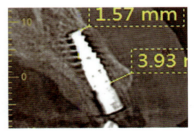

图16　21CBCT显示颊侧骨板厚度

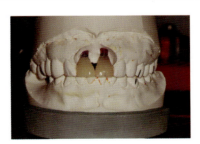

图17　临时牙模型

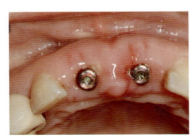

图18　1周后拆线时种植位点愈合

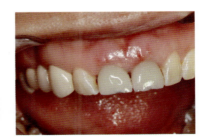

图19　临时牙安装后

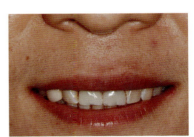

图20　临时牙安装后微笑像

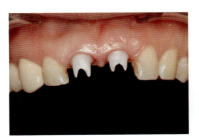

图21　个性化基台佩戴后

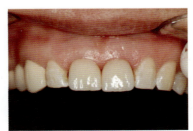

图22　最终修复后

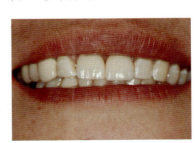

图23　最终修复后微笑像

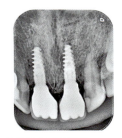
图24　最终修复后影像学

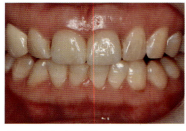
图25　复查时口内像

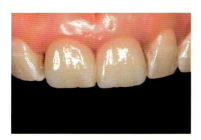
图26　复查时近像

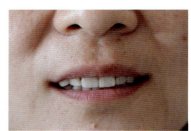
图27　复查时微笑像

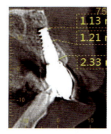
图28　复查CT显示颊侧骨量1

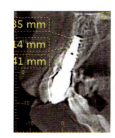

图29　复查CT显示颊侧骨量2

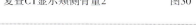
图30　复查

三、讨论

本病例经过评估，在前牙美学区种植中属于美学中等风险因素、高度复杂的病例。但在修复后6个月内，还未出现美学区并发症。随着时间的延长，长期的美学效果还需要观察。

对于美学区种植时机的选择，即刻种植、即刻修复有着很大的优势。在拔牙之后，缺牙区的颊侧束状骨会随之消失，取而代之的是拔牙窝内的血凝块逐步演化成骨髓腔内的编织骨，而同时颊侧骨板也在逐步吸收，从而造成后期修复中骨量的缺失，在即刻种植修复中，微创旋转方式拔除残根，给予颊侧牙槽骨板最大的保护，同时在舌侧进行精准位点备洞，并在种植体与颊侧骨板之间无压迫填塞混合骨粉，确保了在束状骨吸收之后仍有足够的骨板支撑牙龈组织，延缓牙龈退缩而达到美学效果。

对于种植设计及修复方式的选择，本病例是2颗前牙连续缺失，设计为2颗种植体种植后，进行个性化基台、单冠粘接固位。在连续牙齿缺失中，最重要的是2颗种植体之间要有至少＞3mm的间隙，同时2颗种植体均需要获得正确的三维位置，确保种植体周围有充足的骨量，才能减少种植体之间牙槽骨吸收，而保持周边牙龈及牙乳头的存在；从修复角度看，本病例在初期提供了很好的牙支持式螺丝固位即刻修复，定时添加树脂对软组织成形，从而奠定了完美的牙龈外形轮廓。后期的个性化基台粘接固位，完成很好的白色美学效果。

参考文献

[1] Schropp L, Wenzel A, Kostopoulos L, et al. Bone healing and soft tissue contour changes following single-tooth extraction: a clinical and radiographic 12-month prospective study[J]. International Journal of Periodontics & Restorative Dentistry, 2003, 23(4):313–323.

[2] Leonard M. Extraction of teeth. Some general observations[J]. Dent Today, 2002, 87(8):38–41.

[3] Buser D, Martin W, Beslser UC. Optimizing esthetics for implant restorations in the anterior maxilla: anatomic and surgical considerations[J]. Int J Oral Maxillofac implants, 2004, 19 suppl:43–61.

[4] Santosa RE. Provisional restoration options in implant dentistry[J]. Aust Dent J, 2007, 52(3): 234–242.

[5] Wittneben IG, Buser D. Periimplant Soft tissue conditioning with provisional restorations in the esthetic zone-the dynamic compression technique[J]. Int J Periodontics Restorative Dent, 2012.

美学区外伤性固连牙的种植修复治疗

张佳佳　周聪

摘要

目的：前牙美学区的种植治疗非常具有挑战性，不仅要达到理想的种植体三维位置，更要维持牙槽骨的丰满度，实现长久的美学修复效果。外伤后不能保留患牙种植治疗时机的选择对美学区种植治疗的效果及长期稳定性具有重要的影响。**材料与方法**：20岁女性患者，10年前因外伤致右上中切牙松动，后经根管治疗后保留。约5年前11牙冠出现变色，发生牙固连症状。患者自述无全身系统性疾病，无药物过敏史。口内检查可见11低于𬌗平面，龈缘高度不一致，牙冠变色，切缘缺损，无松动；全口牙龈未见明显退缩，口腔卫生一般。下颌前牙拥挤，左侧后牙反𬌗；中位笑线；颞下颌关节活动度对称，无压痛、无弹响。拔除11后行位点保存术，维持牙槽嵴三维形态。6个月后术区软硬组织状态恢复良好，采集口扫数据及CT资料后设计种植体植入导板。导板引导下微创植入种植体，术后即刻戴入临时修复体进行牙龈塑形。经过6个月的调整后牙龈乳头基本形成，制取个性化印模完成最终修复。**结果**：种植修复的红色美学及白色美学均达到理想状态。患者对治疗效果满意。**结论**：美学区种植应严格把握种植治疗时机，精确的种植体三维位置以及牙龈形态的精细调整更是美学治疗成功的关键。

关键词：美学区种植；位点保存；牙龈塑形；种植时机

前牙美学区的种植治疗具有较高的风险性及挑战性，在病例选择、术前设计、手术操作以及其他治疗流程中出现的任何失误都可能导致最终修复结果的失败。美学区外伤处理的一个关键因素是选择一个正确的种植体植入及修复时机，种植时机的选择对美学区种植治疗的效果及软硬组织的长期稳定性具有重要的影响，即刻种植及早期种植均有严格的适应证要求。位点保存术是目前除即刻种植及早期种植治疗的另一牙槽嵴软硬组织维持手段。医生在处理美学区外伤患者时面对较为复杂的状况时，软硬组织的处理难度大大增加，治疗结果的可预期性明显下降，这就要求种植医生不仅具有常规美学区种植治疗的各项技能，还要具有充足的软硬组织处理经验，能制订较为完善的治疗方案并根据治疗过程中的实际情况随时做出正确的判断。

一、材料与方法

1. 病例简介　20岁女性患者，因为右上前牙不美观来种植科就诊。经问诊得知患者10年前因外伤致右上中切牙松动，后于外院行根管治疗，约5年前出现牙冠变色，发生牙固连症状。现病史：患者1个月前因右上前牙美观问题于牙体牙髓科就诊，建议拔除11后行种植治疗。既往史：否认全身系统病史，否认吸烟、嗜酒及夜磨牙、紧咬牙等不良习惯；否认药物、食物过敏史。口内检查：11低于𬌗平面，龈缘高度不一致，牙冠变色，切缘缺损，无松动；全口牙龈未见明显退缩，口腔卫生一般。患者大笑时，表现

为中位笑线；牙龈组织生物型为厚龈生物型；下颌前牙拥挤，左侧后牙反𬌗；开口度及开口型正常，颞下颌关节活动度对称，无压痛、无弹响。CBCT示：11牙周膜间隙丧失，牙根内吸收；11根尖1/3唇侧骨板缺失。

2. 诊断　11牙固连；根内吸收；错𬌗畸形。

3. 治疗计划

患者为前牙美学区病例，并且患者为年轻女性，美学期望值较高，根据临床及放射线检查结果制订治疗计划如下：

（1）拔除11，清理炎性肉芽组织。

（2）拔牙后同期行位点保存术，维持牙槽嵴软硬组织轮廓。

（3）6个月后根据愈合情况行种植体植入术及即刻修复。

（4）牙龈塑形。

（5）根据牙龈状态择期完成最终修复。

4. 治疗过程（图1～图28）

（1）拔牙及位点保存术：微创拔除11，彻底刮除拔牙窝内的炎性肉芽组织，探查拔牙窝可发现根方2/3存在唇侧骨板缺失。于11唇侧制备隧道瓣，将胶原蛋白膜（正海生物）置于缺损处的唇侧骨板外侧，骨膜下方；于拔牙窝内植入Bio-Oss骨粉0.5g，反折胶原膜覆盖拔牙创后拉拢缝合。

（2）临时修复：创口愈合2周后可见拔牙创已基本愈合。使用Super-Bond粘接拜耳牙进行临时修复。

（3）种植体植入前评估及手术导板制作：愈合6个月后，11牙槽嵴丰满度较佳，附着龈较拔牙前有明显改善，计划行种植体植入手术。参照美学区种植体三维位置要求，应用数字化设计软件设计种植体植入导板，通过3D打印制作牙支持式导板，并制作临时修复体。

作者单位：山东大学口腔医院

通讯作者：周聪；Email: zhoucong87@foxmail.com

（4）种植体植入：局麻下于11行牙槽嵴顶横行切口，翻开黏骨膜瓣，可见牙槽嵴顶骨厚度充足，在导板引导下植入Straumann种植体（Straumann Bone Level Roxolid φ3.3mm×10mm）1颗，术后即刻戴入临时修复体行牙龈塑形。术后CBCT示：种植体颊侧骨厚度>2mm，种植体位置及方向理想。

（5）牙龈塑形：临时冠戴入后，每个月复诊1次，根据牙龈状态随时调改临时冠形态。牙龈塑形6个月后，龈乳头基本充填，龈缘形态较为协调，准备行最终修复。

（6）制取个性化印模制作最终修复体：牙龈塑形6个月后，牙龈颈部外形与临牙协调，龈乳头形态良好。制作个性化印模杆，复制临时冠的穿龈形态及邻接点，准确转移牙龈轮廓，制作二氧化锆基台及二氧化锆全瓷冠，

完成最终修复。最终修复体戴入后CBCT示：种植体颊侧骨板稳定，种植体唇侧保持>2.1mm的骨厚度。

二、结果

本病例是对前牙美学区外伤后固连牙进行延期种植治疗，经过1年多的种植治疗流程，最终获得了较为满意的治疗结果。种植修复的红色美学及白色美学均达到较理想结果。在此病例中，拔牙窝的唇侧骨板缺损及牙龈曲线不良首先通过位点保存术进行修复及调整，随后在数字化技术的辅助下实现种植体位置的精准控制，并且进行了即刻修复来尽量缩短治疗周期。在临时修复体的帮助下，对牙龈的形态进行精细的调整，确保种植体获得长久稳定的美学效果。

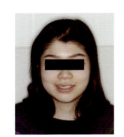
图1　初诊面像

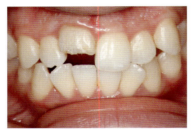
图2　初诊正面口内像

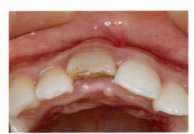
图3　初诊口内咬合像

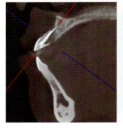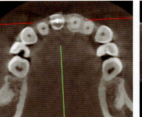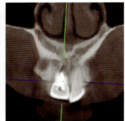
图4　初诊时11CBCT

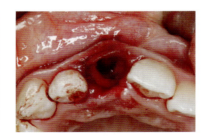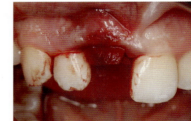
图5　位点保存：胶原蛋白膜置于唇侧骨板外侧，骨膜下方

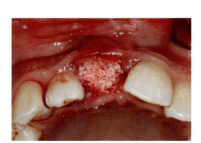
图6　位点保存：植入Bio-Oss骨粉

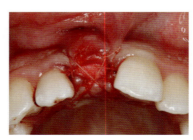
图7　位点保存：拉拢缝合

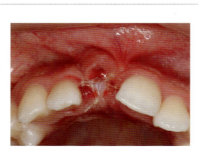
图8　位点保存术后2周

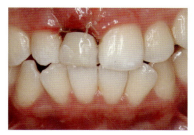
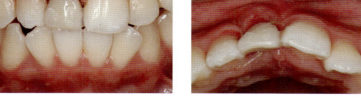
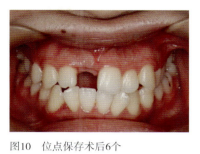
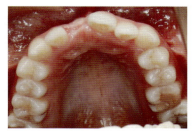

图9 临时粘接修复

图10 位点保存术后6个

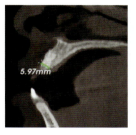
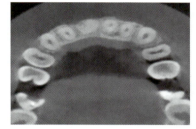
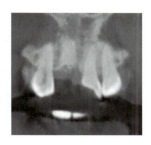

图11 种植体植入前CBCT

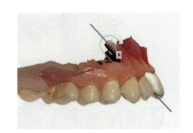
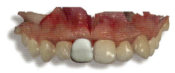
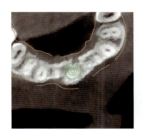
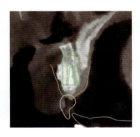
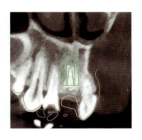

图12 数字化设计

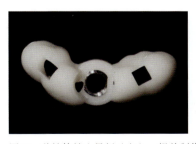
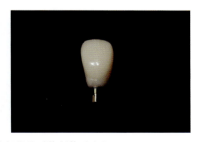

图13 种植体植入导板（左）；提前制作好的临时修复体（右）

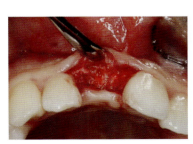
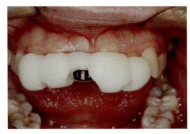
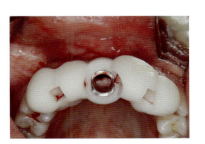

图14 牙槽嵴顶切口可见牙槽嵴厚度充足；安放导板

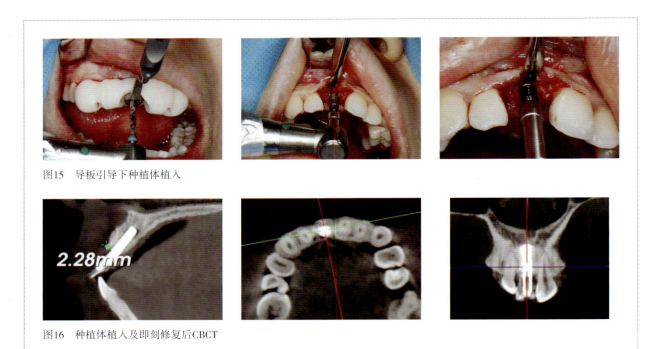

图15　导板引导下种植体植入

图16　种植体植入及即刻修复后CBCT

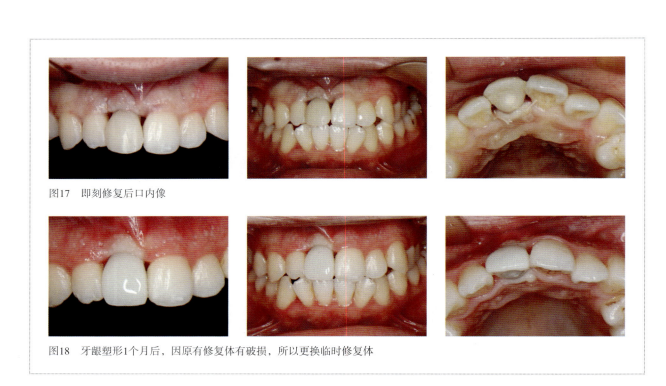

图17　即刻修复后口内像

图18　牙龈塑形1个月后，因原有修复体有破损，所以更换临时修复体

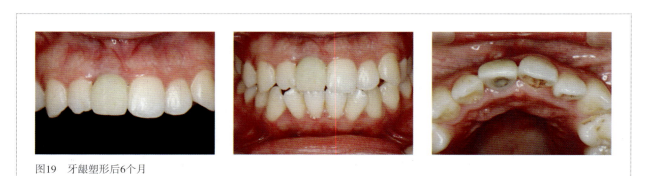

图19　牙龈塑形后6个月

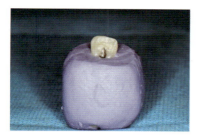
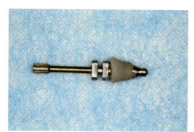
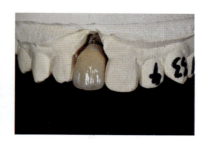

图20 制作个性化印模杆

图21 二氧化锆全瓷冠

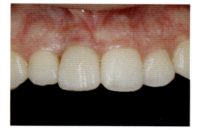
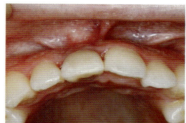
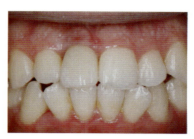

图22 最终修复体戴入后口内正面像

图23 最终修复体戴入后牙合面像

图24 最终修复体戴入后口内咬合像

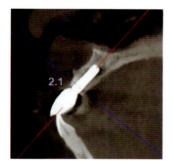
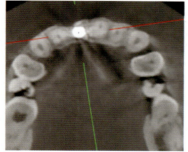
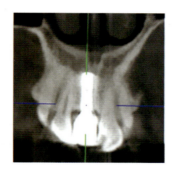

图25 最终修复体戴入后CBCT

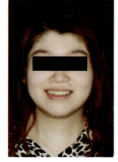
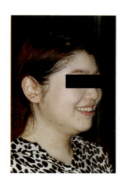
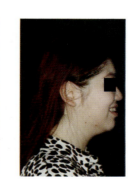

图26 最终修复体戴入后面像

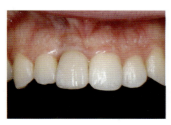
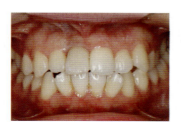
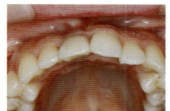
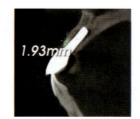

图27 修复1年后复查口内像

图28 修复1年后复查CBCT

三、讨论

前牙美学区种植修复难度增大及长期效果不佳的一个重要因素是种植治疗时机的选择不正确，即刻种植及早期种植均有严格的适应证要求。前牙美学区种植治疗的难度巨大，从适应证选择到最终修复的每个步骤都至关重要。位点保存术对不能即刻及早期进行种植治疗的患者是一种保存牙槽嵴形态的良好方式，低可吸收率骨替代材料能够有效维持牙槽嵴的三维轮廓。可靠的软硬组织维持手段、精确的种植体三维位置、牙龈形态的精细调整是取得良好治疗效果的必备条件，在进行种植时机选择时，应充分考虑这些因素。因此，我们应以循证医学证据为依据，不要盲目扩大即刻种植的适应证。

参考文献

[1] Jung RE, Ioannidis A, Hämmerle CHF, et al. Alveolar ridge preservation in the esthetic zone[J]. Periodontol 2000, 2018, 77(1):165-175.

[2] Lee J, Lee JB, Koo KT, et al. Flap Management in Alveolar Ridge Preservation: A Systematic Review and Meta-Analysis[J]. Int J Oral Maxillofac Implants, 2018, 33(3):613-621.

[3] Tarnow DP, Magner AW, Fletcher P. The effect of the distance from the contact point to the crest of bone on the presence or absence of the interproximal dental papilla[J]. J Periodontol, 1992, 63(12):995-996.

[4] Hof M, Pommer B, Ambros H, et al. Does Timing of Implant Placement Affect Implant Therapy Outcome in the Aesthetic Zone? A Clinical, Radiological, Aesthetic, and Patient-Based Evaluation[J]. Clin Implant Dent Relat Res, 2015, 17(6):1188-1199.

[5] Schropp L, Isidor F. Timing of implant placement relative to tooth extraction[J]. J Oral Rehabil, 2008, 35 Suppl 1:33-43.

[6] Tischler M. Dental Implants in the Aesthetic Zone[J]. Dentistry Today, 2016, 35(1):104-106.

前牙美学区早期种植联合冠延长病例1例

陈汉林

摘要

右上前牙残根6年余，伴慢性根尖炎症，21牙体缺损。拔牙4周，早期种植行GBR植入Bio-Oss骨粉+海奥骨膜，高笑线情况，术中行12、21、22冠延长。愈合6个月11行临时牙塑形，最终达到11骨结合良好和修复相对稳定状态。

关键词：早期种植；牙列缺损；冠延长；临时牙塑形

近年来，众多学者对于早期种植尤其在前牙美学区，能够有效提供额外软组织、维持软硬组织的量，易于呈现出较好的美学效果，因此被广泛运用到临床中。本病例采用早期种植结合冠延长术的方法，通过对软组织进行塑形，达到前牙种植区牙龈形态的协调，获得良好的美学效果。

一、材料与方法

1. **病例简介**　右上前牙残根6年余，伴慢性根尖炎症，21牙体缺损。

2. **诊断**　11残根；21牙体缺损。

3. **治疗计划**　11拔除残根1个月后，行早期种植+GBR，21树脂充填。22、21、12行冠延长。

4. **治疗过程**（图1～图32）

（1）拔牙，一期手术，二期手术，临时牙塑形，最终修复，复查。

（2）使用材料：11种植体型号为：3.75mm×11.5mm；种植系统为MIS系统；骨粉骨膜为0.25g的Bio-Oss骨粉+15mm×20mm的海奥生物膜。21树脂：3M350树脂材料。

二、结论

1. 行冠延长，改善了高笑线问题。

2. 早期种植软组织愈合，为种植带来3～5mm的角化黏膜。

3. 残根伴慢性炎症，在拔牙位点的慢性感染及瘘管已愈合。

4. 束状骨板已吸收，破骨细胞活性趋于稳定，有利于进行骨增量。

5. 临时牙塑形，为最终的粉色美学带来更好的稳定效果。

作者单位：惠州麦芽口腔医院

Email: 393412731@qq.com

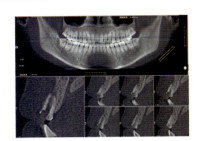

图1　术前CT

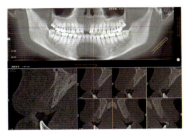

图2　拔牙4周后CT

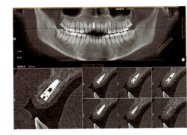

图3　种植当天的CT情况

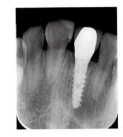

图4　戴牙后根尖片

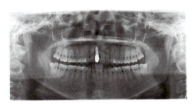

图5　戴牙后全景片

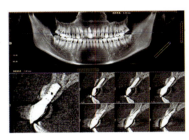

图6　戴牙3个月CT

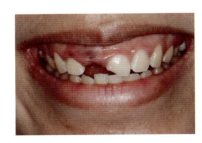

图7　拔牙前微笑像

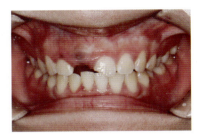

图8　拔牙前口内正面像

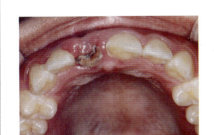

图9　拔牙前殆面像

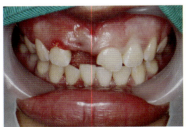

图10　拔牙4周口内情况

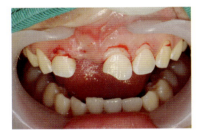

图11　一期手术行冠延长

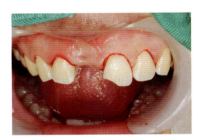

图12　冠延长切除牙龈

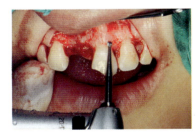

图13　冠延长修整骨边缘

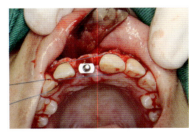

图14　种植定位

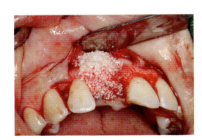

图15　唇侧骨板缺损处植骨

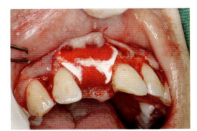

图16　盖生物膜

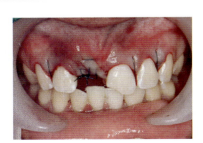

图17　严密缝合

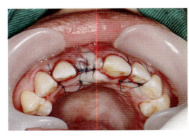

图18　缝合口内情况

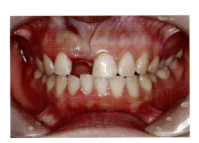

图19　种植愈合6个月

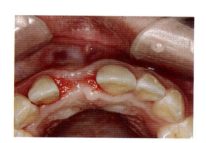

图20 种植愈合6个月口内情况

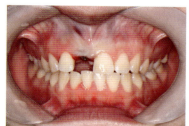

图21 二期上愈合基台1

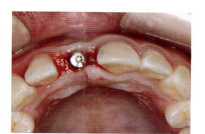

图22 二期上愈合基台2

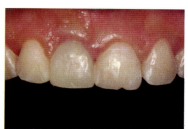

图23 临时牙塑形2个月1

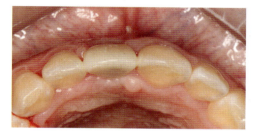

图24 临时牙塑形2个月2

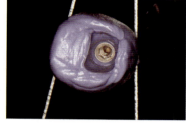

图25 硅橡胶制作个性化印模杆

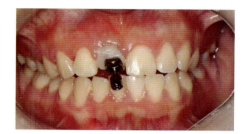

图26 口内就位个性化印模杆

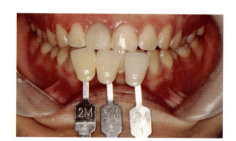

图27 最终修复体比色

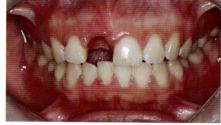

图28 最终戴牙牙龈袖口情况

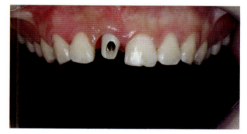

图29 口内就位氧化锆基台

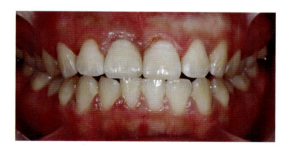

图30 11最终戴牙,21树脂充填

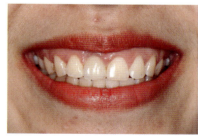

图31 戴牙3个月复查微笑像

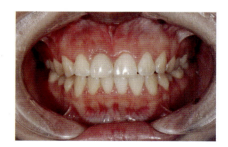

图32 戴牙3个月口内像

参考文献

[1] Altay MA, Sindel A, Tezerişener, Hüseyin Alican, et al. Esthetic evaluation of implant-supported single crowns: a comparison of objective and patient-reported outcomes[J]. International Journal of Implant Dentistry, 2019, 5(1):2.

[2] Zhu Y, Zheng X, Zeng G, et al. Clinical efficacy of early loading versus conventional loading of dental implants[J]. Scientific Reports, 2015, 5:15995.

[3] Guamieri R, Belleggia F, Grande M.Immediate versus Delayed Treatment in the Anterior Maxilla Using Single Implants with a Laser-Microtextured Collar: 3-Year Results of a Case Series on Hard- and Soft-Tissue Response and Esthetics[J]. Journal of prosthodontics: official journal of the American College of Prosthodontists, 2016, 25(2):135-145.

上前牙利用根膜技术即刻种植修复1例

赵雅君　兰晶

摘要

目的：利用根膜技术即刻种植修复外伤性上前牙1例，通过保留待拔除前牙的部分唇侧根膜以达到理想的前牙美学区修复。**材料与方法**：11牙局麻后，使用金刚砂车针和去骨裂钻将11牙根唇腭向分开，微创牙挺挺出腭侧根片，制备唇侧根膜。于牙槽窝偏腭侧植入Nobel Active φ 3.5mm×13mm1颗，跳跃间隙内植入Bio-Oss骨粉0.25g，旋入愈合基台，可即邦医用胶原蛋白海绵封闭植骨区域。术后5个月复查，进行个性化取模，制作永久修复体戴入口内，按期随访。**结果**：种植体初始稳定性良好，术后5个月复查，种植体周围骨水平稳定，近远中龈乳头恢复良好，骨弓轮廓未见明显塌陷，唇侧软硬组织轮廓良好，功能满意，修复效果符合预期。本病例在观察期内，种植修复获得了良好的软硬组织美学效果和稳定性。患者对治疗效果满意。**结论**：在即刻种植时，唇侧根膜的保留，使拔牙窝位点得到更有效支撑，从短时间内观察能够有效阻止或减缓唇侧牙槽骨的吸收，保证美学区域丰满度不被破坏。

关键词：根膜技术；即刻种植

即刻种植可以明显缩短种植患者治疗周期，减少患者手术次数研究表明，无论是即刻种植还是延期种植，术后均会发生垂直向及水平向至少1mm的骨吸收，从而给种植区的美学效果恢复带来风险。为了更好地维持种植区软硬组织，2010年Hürzeler等发明了一种新的技术——根膜技术（socket-shield technique），即在行即刻种植手术前，保留部分唇侧牙根组织，同期植入种植体。本病例利用根膜技术即刻种植修复外伤性上前牙，通过保留待拔除前牙的部分唇侧根膜以达到理想的前牙美学区修复。

一、材料与方法

1. **病例简介**　24岁男性患者。外伤致右上前牙折断2周，已拔除冠部残片。临床检查：中微笑线；11牙残根，不松动，腭侧缺损达龈下4mm，唇侧穿龈轮廓完整；牙龈中等厚度，龈缘基本完好。锥形束CT（CBCT）：牙根长轴与牙槽突方向基本一致，唇侧骨板完好，牙槽嵴厚度及高度充足，腭侧断面平滑面，根管内可见高密度影，根尖周无暗影。

2. **诊断**　11牙体缺损。

3. **治疗计划**　11根膜制备+即刻种植修复。

4. **治疗过程（图1～图20）**

（1）根膜制备：11局麻后，使用金刚砂车针和去骨裂钻将11牙根唇腭向分开，微创牙挺挺出腭侧根片，制备唇侧根膜。

（2）种植体植入：扩孔钻逐级备洞，于牙槽窝偏腭侧植入Nobel

Active φ 3.5mm×13mm种植体1颗，扭矩35N·cm。种植体与唇侧根膜间隙内植入Bio-Oss骨粉0.25g，旋入愈合基台，可即邦医用胶原蛋白海绵封闭植骨区域，可吸收线缝合。术后CBCT显示种植体位置、方向良好。

（3）最终修复：术后5个月复查，种植体周围软组织愈合良好，进行个性化取模，制作全瓷基台，口内戴入永久修复体，红白美学效果满意。

（4）复查：种植体周围骨水平稳定，近远中龈乳头恢复良好，骨弓轮廓未见明显塌陷，唇侧软硬轮廓良好，功能满意，修复效果符合预期。

二、结果

本病例在观察期内，种植修复获得了良好的软硬组织美学效果和稳定性。患者对治疗效果满意。

三、结论

在即刻种植时，唇侧根膜的保留使拔牙窝位点得到更有效支撑，从短时间内观察能够有效阻止或减缓唇侧牙槽骨的吸收，保证美学区域丰满度不被破坏。

四、讨论

通过保留牙根来维持牙槽骨量已被广泛认可，拔牙窝根膜技术被认为是一种更为保守的牙槽嵴位点保存技术。

在根膜制备方面，本病例应用高速涡轮机配合金刚砂车针，沿牙根长轴方向将牙根近远中向分开；唇侧根膜的厚度应＞1.5mm，从而保证其具有足够的强度，根膜应平齐牙槽骨边缘且顶部圆钝，以减少后期发生根膜暴露的风险。

作者单位：山东省口腔医院（山东大学口腔医院）

通讯作者：兰晶；Email: kqlj@sdu.edu.cn

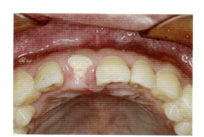

图1　术前口内正面像

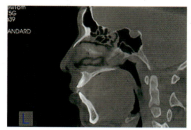

图2　术前𬌗面像

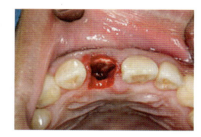

图3　术前CBCT

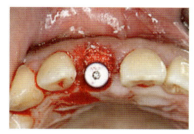

图4　根膜制备

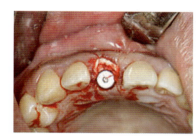

图5　植入种植体，充填骨粉

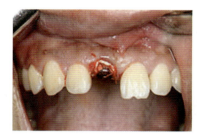

图6　封闭创口1

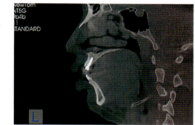

图7　封闭创口2

图8　术后即刻CBCT

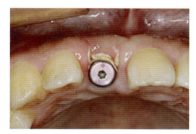

图9　术后21天复查口内像1

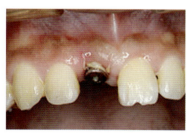

图10　术后21天复查口内像2

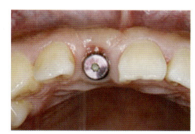

图11　术后5个月复查口内像

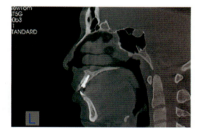

图12　术后5个月复查CBCT

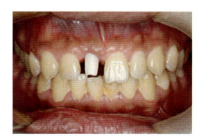

图13　试戴全瓷基台

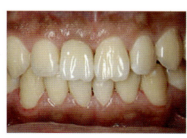

图14　戴入最终修复体1

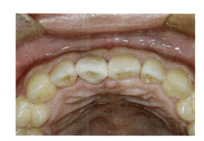

图15　戴入最终修复体2

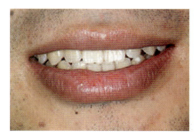

图16　戴牙后微笑像1

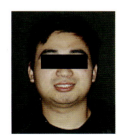

图17　戴牙后微笑像2

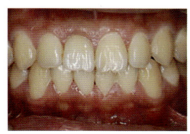

图18　术后2年复查口内像1

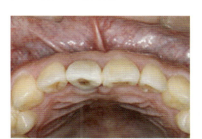

图19　术后2年复查口内像2

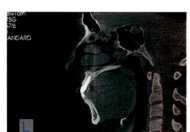

图20　术后2年复查CBCT

根膜与种植体之间间隙的处理方法上，不同学者采用的方法不同。本病例中，依照Benic等提出的针对水平骨缺损的临床评估和治疗计划，对间隙＞1mm的病例，于间隙内植入Bio-Oss骨粉，术后CBCT检查发现，种植体与根膜之间形成了无炎症的稳定结合。

相比传统GBR术而言，根膜技术属于非常规治疗手段，在使用中应注意以下问题：①此技术适应证较窄，且具有一定的技术敏感性，对术者临床技术要求较高。②根膜技术可能产生某些并发症。本病例中，术后2年无并发症发生，种植体周围软硬组织健康无炎症，但后期疗效需进一步随访观察。

由于此种技术目前临床病例尚少，长期效果仍需要大量的临床病例研究进一步验证。

参考文献

[1] Lang NP, Pun L, Lau KY, et al. A systematic review on survival and success rates of implants placed immediately into fresh extraction sockets after at least 1 year[J]. Clinical Oral Implants Research, 2012, 23 Suppl:5:39–66.

[2] Chen ST, Buser D. Esthetic outcomes following immediate and early implant placement in the anterior maxilla–a systematic review[J]. Int J Oral Maxillofac Implants, 2014, 29 Suppl:186–215.

[3] Markus B Hürzeler, Zuhr O, Schupbach P, et al. The socket–shield technique: a proof–of–principle report[J]. Journal of Clinical Periodontology, 2010, 37(9): 855–862.

[4] Benic GI, Hmmerle CHF. Horizontal bone augmentation by means of guided bone regeneration[J]. Periodontology 2000, 2014, 66(1):13–40.

上前牙连续缺失即刻种植即刻修复1例

郭玉萌　王迩睿　程景阳　曹睿　张凯亮　张宝平　翟军凯　周巧珍　郑雅元

摘要

目的：本文介绍1例上前牙外伤后即刻种植即刻修复病例，通过种植体的理想植入位置+临时种植固定桥牙龈塑形达到令人满意的功能和美学效果，探讨美学区连续多颗牙缺失的种植修复要点。**材料与方法**：20岁女性患者，外伤致上前牙脱落1周，要求种植修复。临床检查可见11、21缺失，缺牙区牙槽嵴丰满；22残冠，腭侧冠折至龈下3mm。CBCT示：22根中1/3根折影像，11、21、22唇侧骨壁完整，骨量充足。拟行微创拔除22残冠，11、22即刻种植（MG种植体3.75mm×13mm），跳跃间隙植入低替代率骨材料保证唇侧充足骨量；11~22区即刻种植固定桥修复，临时修复体牙龈塑形3个月后，种植体骨结合良好、牙龈软组织健康稳定，取模制作Wieland二氧化锆全瓷冠，完成最终修复。**结果**：本病例修复后30个月随访PES评分为12、WES评分为8，取得了接近完美的前牙区修复效果，随访期内患者美学效果稳定，前牙功能无异常，影像学检查结果表明植体周围骨结合良好。**结论**：美学区种植软组织的形态保持及恢复是临床的一大难题，前牙区连续多颗牙缺失其美学风险高、患者修复期望值高，对临床医生提出了更高的要求。本病例严格把握即刻种植适应证，遵循严格的外科程序和修复原则，同期植骨保证植体唇侧充足硬组织；即刻修复维持龈乳头形态、全瓷冠永久修复，取得了良好的美学修复效果。本病例临床思路明确、循证支持充足、临床效果良好，是一种值得推广的治疗方式。

关键词：即刻种植；即刻修复；美学区

美学区牙缺失对患者面容、美观、功能造成极大影响，在此区种植风险和难度极高，如何恢复前牙区软组织红色美学和骨弓轮廓美学是临床一大挑战。即刻种植在严格把握适应证的情况下，可减少前牙区骨量丧失，缩短治疗时间，达到延期种植难以达到的美学效果。目前，随着种植技术的发展，选择合适的病例进行即刻种植即刻修复，规范操作，获得可预期的美学效果。

一、材料与方法

1.**病例简介**　20岁女性患者，因"外伤致上前牙脱落1周，要求种植修复"就诊。检查：颌面部对称，颞下颌关节无压痛弹响，开口型、开口度正常。11、21缺失，缺牙区牙槽嵴丰满，牙龈表面色素沉着；22残冠，腭侧冠折至龈下3mm，髓腔暴露，探痛（+），叩诊不适，Ⅰ度松动；高位笑线，前牙区牙龈中厚龈型，覆𬌗、覆盖正常。CBCT示：11、21牙槽窝空虚，22残冠，根中1/3根折影像，根尖无异常；11区牙槽骨宽度7.5mm，高度14.99mm；21区牙槽骨宽度6.25mm，高度15mm；22区牙槽骨宽度6.88mm，高度18.68mm。美学风险评估见表1。

2.**诊断**　上牙列缺损（11、21缺失）；22冠根折。

作者单位：兰州大学口腔医院

通讯作者：张凯亮；Email：zhangkl@lzu.edu.cn

3.**治疗计划**

（1）微创拔除22残冠，11、22即刻种植（MG种植体3.75mm×13mm），跳跃间隙植入低替代率骨材料。

（2）11~22区即刻种植固定桥修复。

4.**治疗过程（图1~图28）**

（1）2017年8月16日：患者行种植手术。明确治疗方案完善术前准备后进入手术室，消毒，铺巾，11~22区4%阿替卡因（注册证号：H20110264）局麻下搔刮11牙槽窝，分离牙龈，微创拔除22残冠，金刚砂车针去除拔牙窝内肉芽组织及根周牙周膜，探查牙槽窝唇侧骨壁完整。9%生理盐水清洁术区，11、22植入位点球钻定位，先锋钻导航，麻花钻逐级备孔，引导杆显示备孔方向及深度良好，生理盐水冲洗后植入MG种植体（3.75mm×13mm）2颗，植入扭矩为35N·cm，植体初始稳定性良好，转移杆术中取模，转移种植体位置关系，上封闭螺丝，跳跃间隙＞2mm，Bio-Oss骨粉（Geistlich Bio-Oss，瑞士）填塞，给予抗感染支持治疗，嘱患者注意口腔卫生。术后CBCT示：种植体植入方向位置良好，唇腭侧均有超过2mm骨包绕。

（2）患者行即刻修复。术前取模制作前牙区修复硅橡胶导板，将术中取得的种植体位置关系转移至石膏模型，修整临时修复基台及牙龈边缘，利用修复硅橡胶导板制作11~22临时树脂修复体。将骨粉置于颊侧，暴露封闭螺丝，戴螺丝固位临时种植固定桥，调磨袖口区牙冠，高度抛光，留有牙龈爬附空间，光固化树脂封闭螺丝孔，完成即刻修复。

（3）2017年9月28日：临时冠桥牙龈塑形1个月后复诊，口内检查牙龈色泽、质地正常，龈乳头未充满邻间隙，调磨临时冠进行牙龈诱导。

（4）2017年12月4日：临时冠桥牙龈塑形3个月后复诊，CBCT示：种植体与牙槽骨结合良好，唇侧骨板厚度均＞1.5mm；口内检查：牙龈色泽、质地正常，龈乳头充满邻间隙，试戴氧化锆内冠合适，内冠取模，比色2R 1.5，制作Wieland二氧化锆全瓷冠最终修复体。

（5）2017年12月14日：取下临时修复体，口内试戴最终修复体，确认就位，邻接合适，调𬌗，高度抛光，戴牙，扭矩扳手加扭矩至30N·cm，聚四氟乙烯封闭基台螺丝通道，Z350树脂（3M ESPE Filtek Z350 XT 美国）封闭修复体螺丝通道。

（6）2018年12月10日：修复后12个月复诊，牙龈颜色、质地正常，龈乳头充满邻间隙，龈缘曲线与邻牙相协调。

（7）2020年6月8日：修复后30个月复诊，影像学检查示：种植体骨结合良好；硬组织及软组织均稳定，患者对治疗效果满意。

二、结果

本病例修复后30个月随访PES评分为12、WES评分为8，取得了接近完美的前牙区种植固定桥修复效果，随访期内患者美学效果得以维持，前牙功能无异常，影像学检查结果表明植体周围骨结合良好，无明显异常。

表1 美学风险评估

美学风险因素	风险水平		
	低	中	高
健康状况	健康，免疫功能正常		免疫功能低下
吸烟习惯	不吸烟	少量吸烟，＜10支/天	大量吸烟，＞10支/天
患者美学期望值	低	中	高
唇线	低位	中位	高位
牙龈生物型	低弧线形、厚龈生物型	中弧线形、中龈生物型	高弧线形、薄龈生物型
牙冠形态	方圆形	卵圆形	尖圆形
位点感染情况	无	慢性	急性
邻面牙槽嵴高度	到接触点≤5mm	到接触点5.5～6.5mm	到接触点≥7mm
邻牙修复状态	无修复体		有修复体
缺牙间隙宽度	单颗牙（≥7mm）	单颗牙（≤7mm）	2颗牙或2颗牙以上
软组织解剖	软组织完整		软组织缺损
牙槽嵴解剖	无骨缺损	水平向骨缺损	垂直向骨缺损

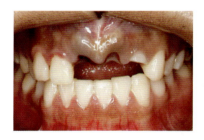

图1 患者初诊口内像：11、21缺失，22冠根折

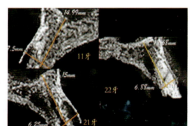

图2 缺牙区术前影像学检查

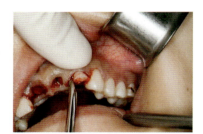

图3 微创拔除22残冠

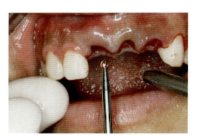

图4 球钻定位

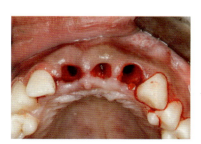

图5 偏腭侧定位

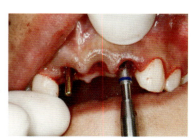

图6 逐级预备种植窝

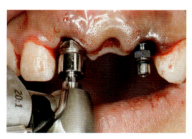

图7 偏腭侧植入MG种植体2颗（3.75mm×13mm）

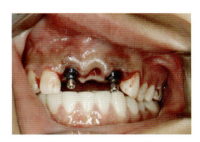

图8　种植体位置良好，咬合像

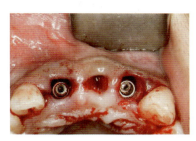

图9　种植体位置良好，殆面像

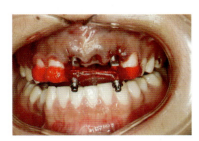

图10　术中转移种植体位置关系

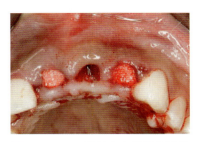

图11　11、22种植位点跳跃间隙植Bio-Oss骨粉

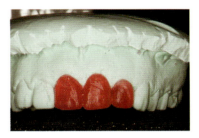

图12　术前取模制作临时修复体蜡型

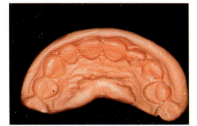

图13　翻制前牙区硅橡胶导板

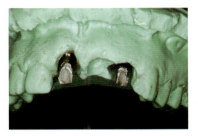

图14　转移患者个性化种植体位置关系至石膏模型，修整临时修复基台

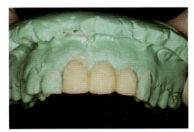

图15　硅橡胶导板翻制临时树脂种植固定桥

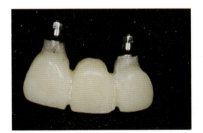

图16　临时种植固定桥

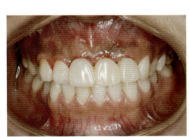

图17　术后即刻修复：戴临时种植固定桥（咬合像）

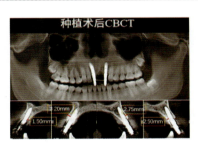

图18　种植术后影像学检查

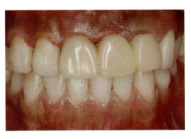

图19　临时种植固定桥牙龈塑形1个月（咬合像）

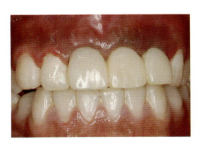

图20　临时种植固定桥牙龈塑形3个月（咬合像）

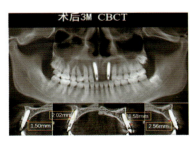

图21　最终修复前，影像学显示种植体骨结合良好

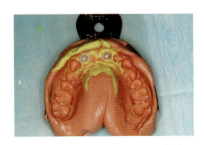

图22　试戴Wieland氧化锆内冠合适后取模，制作最终修复体

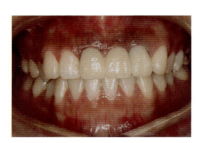

图23　术后4个月修复

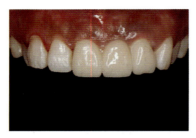

图24　修复后12个月随访

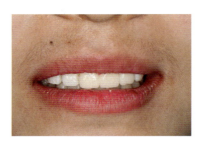

图25　面下1/3像

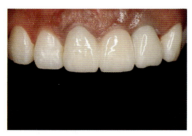

图26　修复后30个月随访

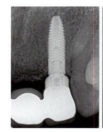

图27　修复后30个月影像学检查，种植体骨结合良好

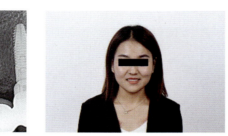

图28　患者微笑像

三、讨论

1. 前牙外伤是即刻种植最常见的适应证，术区骨嵴高度、唇颊侧丰满度、龈缘高度基本正常，牙间乳头无明显变化，可取得极为满意的功能和美学效果。

2. 应用CBCT对种植区骨量分析，确定植入位点，精准植入，保证种植体理想的三维位置，是实现连续多颗前牙即刻种植美学成功的基本条件之一。

3. 连续多颗前牙缺失病例种植后易出现龈乳头缺失、变平，出现严重的美学并发症，而即刻修复可封闭软组织间隙，维持牙龈外形，恢复前牙美观，此病例术后即刻种植固定桥修复+3个月牙龈塑形达到了接近完美的美学效果。

四、结论

美学区种植软组织的形态保持及恢复是临床的一大难题，前牙区连续多颗牙缺失其美学风险高、患者修复期望值高，对临床医生提出了更高的要求。本病例严格把握即刻种植适应证，遵循严格的外科程序和修复原则，同期GBR保证种植体唇侧充足硬组织；基台一次戴入，避免反复拆戴基台及多次印模的误差，最大限度保持种植体周袖口的稳定；即刻修复维持龈乳头形态、全瓷冠永久修复，取得了良好的美学修复效果。本病例临床思路明确、循证支持充足、临床效果良好，是一种值得推广的治疗方式。

参考文献

[1] 宿玉成, 耿威, 戈怡, 等.现代口腔种植学[M]. 2版.北京: 人民卫生出版社, 2004.

[2] 施斌, 檀红昌, 陈卓凡, 等.关于即刻种植的思考[J]. 国际口腔医学杂志, 2014, 41(03):255-261.

[3] Araújo Mauricio G, Silva Cleverson O, Souza Andrè B, et al. Socket healing with and without immediate implant placement[J]. Periodontol. 2000, 2019, 79:168-177.

[4] Grunder U. Stability of the mucosal topography around single-tooth implants and adjacent teeth: 1-year results[J]. Int J Periodontics Restorative Dent, 2000, 20: 11-17.

上颌中切牙根尖周炎的种植美学修复1例

涂慧娟

摘要

目的：本文为1例单颗上前牙根尖炎症进行GBR后延期种植修复病例，详细介绍其具体治疗过程，探讨此病例的相关种植外科及修复技术，在此类病例中总结获得良好种植修复效果的临床经验以及应注意的细节。**材料与方法**：以2017年3月来我院就诊的单颗上颌中切牙根尖周炎症的青年患者为研究对象，对患者进行病史询问及口腔检查，拍摄CBCT，测量种植区的可用骨量，对患者客观存在的美学风险进行评估，与患者充分交流沟通，告知可能存在的美学风险，确定种植治疗方案。应用了引导骨组织再生术（GBR）延期种植修复、软组织诱导成形，通过个性化取模转移，最终完成个性化螺丝固位的美学修复，并进行了种植修复后3个月、6个月、1年半的随访复查。**结果**：单颗上颌中切牙因根尖周炎症伴骨缺损在拔除后进行GBR手术，延期种植修复完成后的21个月内，均无感染、松动，且骨结合良好，未见明显病理性骨吸收，无种植体周围炎，软组织健康，美学效果良好，患者对最终修复效果满意。**结论**：美学区种植修复中，在治疗前对患者进行全面的风险评估，并制订严谨的治疗计划，只要手术方法得当，延期种植也可以较少骨和软组织的缺失，以获得良好的修复效果，达到理想的美学修复效果。

关键词：前牙美学修复；种植；GBR；慢性根尖周炎；牙龈诱导

种植修复是目前牙列缺损或缺失的有效修复手段，但其疗效很大程度上受局部骨质、骨量的限制。前牙区因外伤、牙髓病、慢性根尖周炎症等因素的存在，常造成大范围的骨质缺损，2013年第五次ITI共识提出了即刻种植美学成功的7个基本条件，其中两条是拔牙窝骨壁完整和唇颊侧骨壁至少有1mm厚度。由于上颌前牙特殊的美学要求，对于骨缺损范围不大或即刻种植过程能取得良好的初始稳定性的病例我们较多采用即刻种植即刻修复，但对于唇舌向贯通缺损的四壁骨缺损，延期种植修复也是无奈之举。本研究对前牙区慢性根尖周炎症导致唇舌骨壁大范围破坏的患牙进行拔牙术后的引导骨再生术和延期种植修复，并进行红白美学修复效果评价和随访。

一、材料与方法

1. 病例简介　25岁男性患者。主诉：上颌前牙缺损、溢脓3个月，要求种植修复。现病史：右上前牙几年前因外伤折断，曾在他院行根管治疗并修复，但3个月前开始右上前牙区黏膜处反复溢脓且义齿已自行脱落。既往史：平素体健，无全身系统性疾病，无药物、材料等过敏史，无吸烟、夜磨牙等不良习惯。检查：11残冠，沿颈部2/1呈唇舌向斜形牙体缺损，殆面见黑色充填物，冠边缘位于牙龈上，松动Ⅰ度，叩诊稍有不适，在11根尖区唇侧黏膜处见瘘管，有脓溢出，邻牙21、12无明显缺损及龋坏。上前牙区为对刃、反殆，口腔卫生良好，BOP（－），PD=2～3mm，高位笑线。辅

助检查：CBCT示11根管内见部分阻射充填物，根尖区有5.2mm×8.3mm不规则透射区伴骨缺损，且累及唇、腭侧骨板。患者缺牙位点美学风险评估见表1。

2. 诊断　11牙体缺损；11慢性根尖周炎。

3. 治疗计划

（1）11微创拔出后，若剩余骨量足够满足即刻种植需要，则11位点进行即刻种植，同期进行唇侧拔牙窝处跳跃间隙以及唇侧根尖区骨缺损部位的引导骨组织再生术；若剩余骨量不足，则进行11拔牙位点的引导骨组织再生术，待4～6个月骨愈合后行延期种植体的植入术。

（2）视种植体植入后稳定性情况，拟早期修复，进行软组织诱导成形。

（3）待软组织形态良好且稳定后，拟行个性化氧化锆基台和全瓷桥永久修复。

4. 治疗过程（图1～图30）

（1）2017年3月1日，初诊：详细的口腔专科检查后并请牙体牙髓专科医生会诊11的保留价值，明确诊断，拍摄CBCT（PLANNMECA，芬兰）确定治疗计划。

（2）2017年3月9日：微创拔牙、清理肉芽组织、GBR。术前验血等常规检查，使用0.12%的复方氯己定漱口液含漱3次，每次15mL，含漱1分钟。常规术区消毒，铺巾，采用阿替卡因局部浸润麻醉，微创楔刀切断牙周膜，拔除患牙，刮净根尖区肉芽组织，生理盐水+氯己定反复冲洗，发现根尖区牙槽骨缺损比较大，即刻种植无法取得较好的初始稳定性，且腭侧根尖区有骨缺损。因此，准备先GBR手术植骨：首先在唇侧骨及邻牙根尖区打

作者单位：上海市嘉定区牙病防治所

Email: blueairsea@sina.com

滋养孔。用骨刮在鼻棘处收集部分自体骨与Bio-Oss骨粉小颗粒11混合，回填入牙槽窝内及唇侧骨板外侧，形成过量植骨，表面覆盖Bio-Gide骨膜，黏膜充分减张后严密缝合创口。

（3）2017年6月26日：种植体植入。采用阿替卡因局部浸润麻醉下，水平偏腭侧切口，将牙槽嵴顶完全暴露，唇侧植骨区为了减少骨吸收、保持血供，尽量少翻瓣，以修复为导向下，在种植位点以球钻、先锋钻定位，扩孔钻逐级备洞，导向杆反复探查种植方向，最终植入AXIOM REG种植体（3.4mm×10mm）1颗，旋入愈合帽，将牙龈转瓣、推挤至唇侧，严密缝合创口。

（4）2017年12月8日：取模制作临时冠。利用转移杆制作模型，对义齿调磨后，制作临时种植修复体，利用种植过渡义齿对近远中牙龈轮廓进行塑形。在1年左右的时间进行临时冠颈部外形调整，可见11在经过种植过渡义齿塑形后近远中牙龈乳头已基本充盈。

（5）2019年1月：制作最终修复体。利用之前过渡临时冠制作个性化取模杆，重新取模，11行金属基底+个性化Wieland全瓷基台+Lava全瓷冠修复。

二、结果

11修复体固位良好，龈乳头充盈良好，龈缘水平对称，修复体与对侧同名牙协调一致，得到了较好的红白美学修复效果。随访CBCT示：11种植体骨整合良好，唇侧骨板厚度约2.5mm，近远中牙槽骨高度稳定。

表1　美学风险评估

美学风险因素	风险水平		
	低	中	高
健康状况	健康，免疫功能正常		免疫功能低下
吸烟习惯	不吸烟	少量吸烟，<10支/天	大量吸烟，>10支/天
患者美学期望值	低	中	高
唇线	低位	中位	高位
牙龈生物型	低弧线形、厚龈生物型	中弧线形、中龈生物型	高弧线形、薄龈生物型
牙冠形态	方圆形	卵圆形	尖圆形
位点感染情况	无	慢性	急性
邻面牙槽嵴高度	到接触点≤5mm	到接触点5.5~6.5mm	到接触点≥7mm
邻牙修复状态	无修复体		有修复体
缺牙间隙宽度	单颗牙（≥7mm）	单颗牙（≤7mm）	2颗牙或2颗牙以上
软组织解剖	软组织完整		软组织缺损
牙槽嵴解剖	无骨缺损	水平向骨缺损	垂直向骨缺损
风险等级评估			高风险

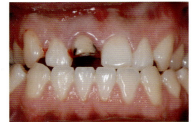

图1　拔牙前口内像

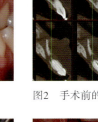

图2　手术前的CBCT 1

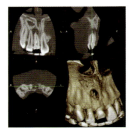

图3　手术前的CBCT 2

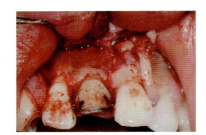

图4　拔牙手术中1

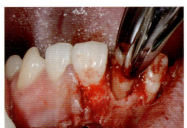

图5　拔牙手术中2

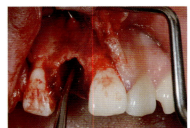

图6　拔牙窝的唇面像

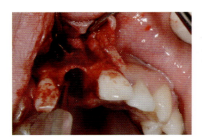

图7　拔牙窝的𬌗面像

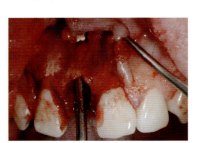

图8　术区根尖肉芽组织1

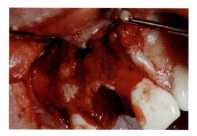

图9　术区根尖肉芽组织2

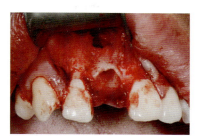

图10　牙槽窝清创后

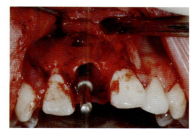

图11　腭侧骨穿孔处

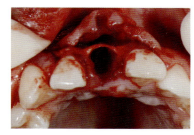

图12　腭侧穿孔处殆面像

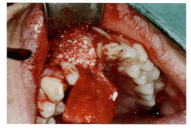

图13　GBE手术：植骨+胶原膜

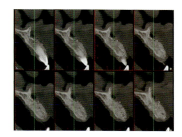

图14　GBR手术后CBCT 1

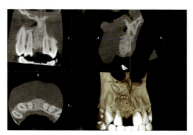

图15　GBR手术后CBCT 2

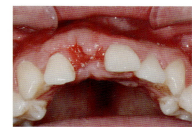

图16　伤口愈合后

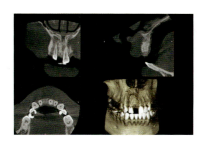

图17　GBR手术3个月后成骨的CBCT情况

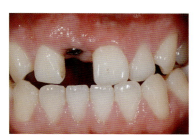

图18　修复前口内像

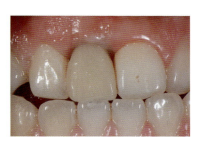

图19　临时冠初戴（2017年12月22日）

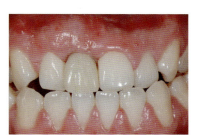

图20　临时冠复查（2018年2月5日）

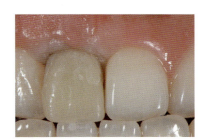

图21　对临时冠进行外形调整（2018年7月6日）

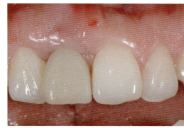

图22　最终临时修复体（2019年1月）

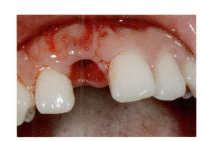

图23　塑形后的牙龈乳头

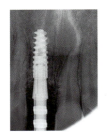
图24 个性化取模杆就位后X线片

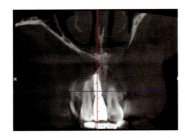
图25 永久修复后的CBCT

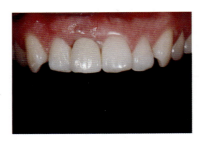
图26 永久修复体

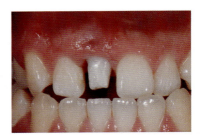
图27 永久修复体的全瓷基台

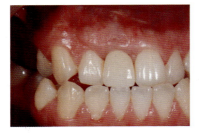
图28 修复2个月后复查

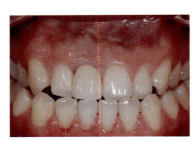
图29 20个月复查时正面像

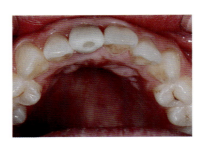
图30 20个月复查时殆面像

三、结论

对于前牙区硬组织有大量骨缺损的病例，无法进行即刻种植手术，GBR手术可以为后期种植修复提供足够软硬组织的支撑创造一定的条件，保证最终修复体理想的三维位置。

外科一期手术是完成种植修复的硬组织基础，但此时软组织龈缘外形丧失，需要结合暂时冠牙龈诱导成形，经过数次调改暂时冠外形，个性化取模，完成最终修复，达到满意且稳定的修复美学效果。

任何一个种植病例的成功，从病例的评估、方案的设计到精细外科及修复操作均非常重要，缺一不可，其中对病例的正确评估是基础，合理的方案设计是前提。

参考文献

[1] Wong TLT, Tan WL, Lang NP, et al. A systematic review of post-extractional alveolar hard and soft tissue dimensional changes in humans[J].Clinical Oral Implants Research, 2012, 23(Suppl.5).

[2] Stephen T Chen, Daniel Buser.Clinical and esthetic outcomes of cimplants placed in postextraction sites[J].The International journal of oral & maxillofacial implants, 2009, 24 Suppl: 186-217.

[3] Levine RA, Ganeles J, Gonzaga L, et al. 10 Keys for Successful Esthetic-Zone Single Immediate Implants[J]. Compendium of Continuing Education in Dentistry, 2017, 38(4):248.

[4] Belser UC, Linda Grütter, Vailati F, et al. Outcome Evaluation of Early Placed Maxillary Anterior Single-Tooth Implants Using Objective Esthetic Criteria: A Cross-Sectional, Retrospective Study in 45 Patients With a 2- to 4-Year Follow-Up Using Pink and White Esthetic Scores[J]. Journal of Periodontology, 2009, 80(1).

重度牙周炎——前牙美学种植1例

谢晨

摘要

牙周炎是导致成人牙齿丧失的重要原因，而种植治疗是目前缺失牙齿修复的首选方式之一，因此越来越多的牙周炎患者通过种植治疗恢复咀嚼功能及美观。种植体周围软组织形态很大程度取决于牙槽嵴顶骨高度，牙周炎所导致的局部骨缺损不仅增加了种植体植入的难度，也为种植后的修复治疗带来较高的风险和困难。

关键词：重度牙周炎；美学种植；前牙种植；GBR；种植体支持式临时义齿；个性化取模

重度牙周炎前牙美学修复需综合考虑全口牙周控制情况、邻牙牙周情况及牙槽骨吸收、软组织退缩、邻牙形态、邻牙牙体长轴、龈乳头高度、龈缘形态等。

一、材料与方法

1. 病例简介　50岁女性患者，因右上前牙外院拔除1个月来我院就诊，要求固定修复。

2. 诊断　11缺失。

3. 治疗计划　全口牙周基础治疗；11早期种植早期修复，同期行GBR；早期制作种植体支持式临时义齿修整软组织形态；成品直基台，粘接固位全瓷冠修复。

4. 治疗过程（图1~图75）

（1）常规消毒，铺巾，4%阿替卡因1.7mL×1支/碧兰麻局部浸润麻醉，11在牙槽嵴顶做水平切口，12附加远中垂直切口，全层切开黏骨膜，翻全厚瓣，定位，备洞至预定深度，唇侧骨壁不完整，植入Bego 3.5mm×11.5mm种植体1颗，旋入愈合基台，唇侧植入Bio-Oss 0.25g骨粉和覆盖Bio-Gide 13mm×25mm胶原膜，减张缝合。术后拍摄CBCT示：种植体三维位置良好，唇侧骨厚度＞2mm。

（2）2周后制作种植体支持式临时义齿，修整软组织形态。

（3）9个月后个性化取模，行永久修复。设计为：成品直基台+粘接固位全瓷冠。

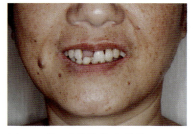
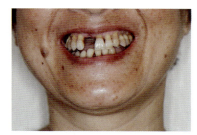
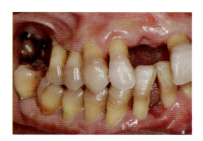
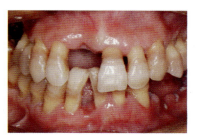

图1　面像：中位笑线-假笑线

图2　面像：高位笑线

图3　术前口内像：21、12牙位为Miller Ⅲ～Ⅳ度牙龈退缩1

图4　术前口内像：21、12牙位为Miller Ⅲ～Ⅳ度牙龈退缩2

作者单位：江西泰康拜博口腔医院

Email: 402404786@qq.com

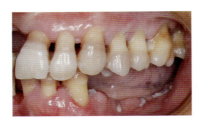

图5 术前口内像：21、12牙位为Miller Ⅲ～Ⅳ度牙龈退缩3

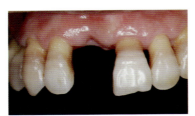

图6 术前牙槽骨高度及丰满度1

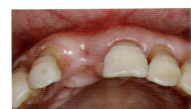

图7 术前牙槽骨高度及丰满度2

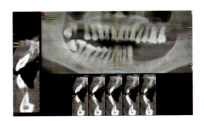

图8 术前影像学检查

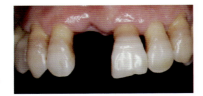

图9 邻牙龈缘退缩，乳头丧失

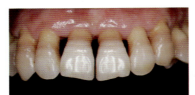

图10 用Photoshop模拟：在11牙位用对称形态的种植体支持式修复体不可能关闭间隙

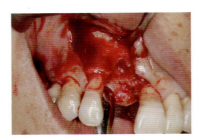

图11 行牙槽嵴顶水平切口及12远中垂直切口，翻瓣后可见唇侧骨板缺损

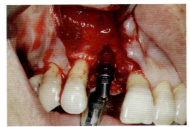

图12 植入Bego3.75mm×11.5mm种植体1颗

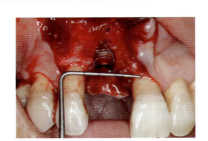

图13 种植体植入三维位置

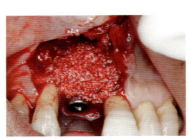

图14 旋入愈合基台，植入Bio-Oss骨粉

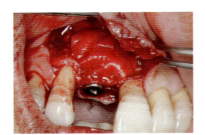

图15 覆盖Bio-Gide骨膜

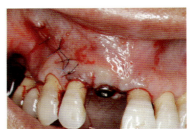

图16 使用6-0尼龙线严密缝合1

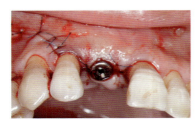

图17 使用6-0尼龙线严密缝合2

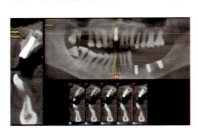

图18 术后影像

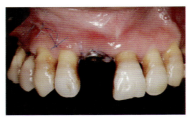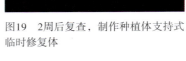

图19 2周后复查，制作种植体支持式临时修复体

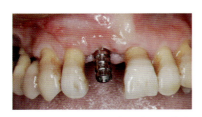

图20 选用临时钛基台制作种植体支持式临时冠1

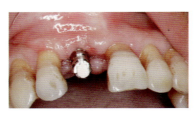

图21 选用临时钛基台制作种植体支持式临时冠2

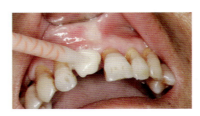

图22 缺牙区打入DMG临时冠材料

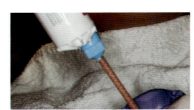

图23 间接-直接法制作临时冠1

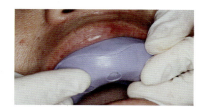

图24　间接-直接法制作临时冠2

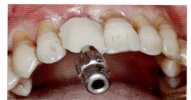

图25　锣刀确认螺丝通道通畅

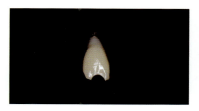

图26　螺丝固位临时冠制作完成1

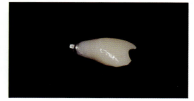

图27　螺丝固位临时冠制作完成2

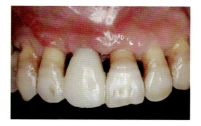

图28　术后2周戴入临时冠1

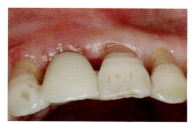

图29　术后2周戴入临时冠2

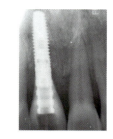

图30　戴入临时冠影像

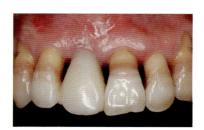

图31　术后8个月复查

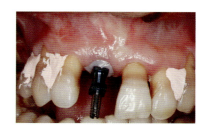

图32　制作个性化印模套进行轮廓转移1

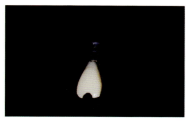

图33　制作个性化印模套进行轮廓转移2

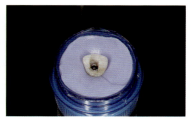

图34　制作个性化印模套进行轮廓转移3

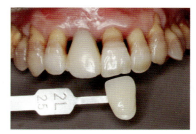

图35　比色1

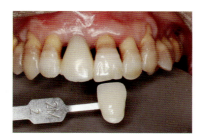

图36　比色2

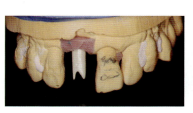

图37　永久修复体1

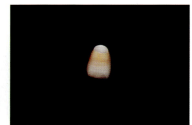

图38　永久修复体2

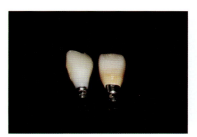

图39　永久修复体与临时修复体对比1

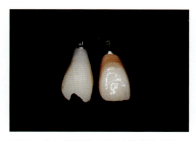

图40　永久修复体与临时修复体对比2

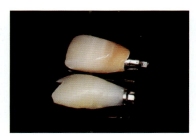

图41　永久修复体与临时修复体对比3

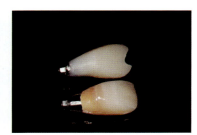

图42　永久修复体与临时修复体对比4

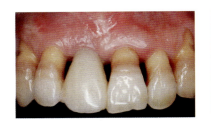

图43　戴牙前龈缘形态

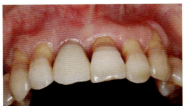

图44　戴牙前唇侧丰满度

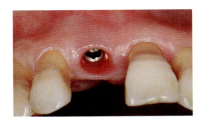

图45　戴牙前穿龈袖口形态

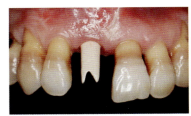

图46　戴入最终修复基台

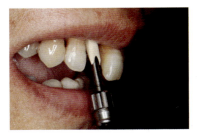

图47　戴入最终修复基台侧方照

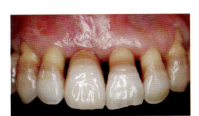

图48　戴入最终修复体

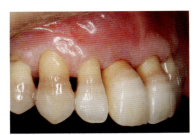

图49　戴入最终修复体唇侧丰满度1

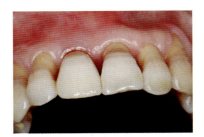

图50　戴入最终修复体唇侧丰满度2

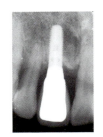

图51　戴入最终修复体影像

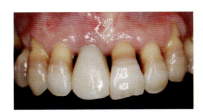

图52　术后8个月龈缘形态

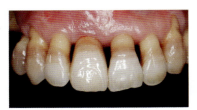

图53　戴入最终修复体龈缘形态

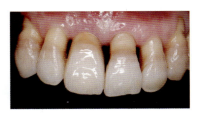

图54　术后3年复查龈缘形态

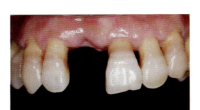

图55　术前龈缘形态

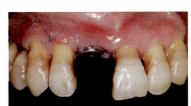

图56　术后龈缘形态

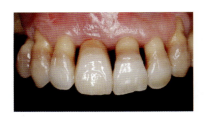

图57　戴入最终修复体龈缘形态

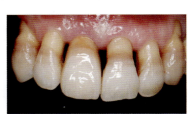

图58　术后3年龈缘形态

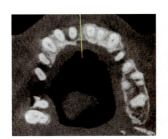

图59　术前唇侧轮廓影像

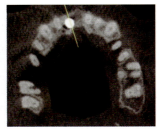

图60　术后唇侧轮廓影像

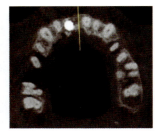

图61　术后8个月唇侧轮廓影像

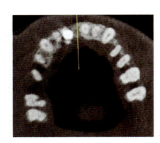

图62　术后3年唇侧轮廓影像

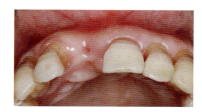

图63 术前唇侧轮廓口内像

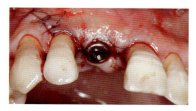

图64 术后唇侧轮廓口内像

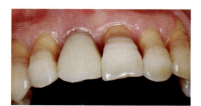

图65 术后8个月唇侧轮廓口内像

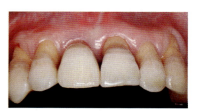

图66 术后3年唇侧轮廓口内像

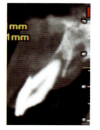

图67 拔牙前影像学检查

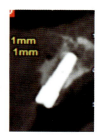

图68 术后影像学检查

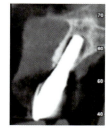

图69 术后3年影像学检查

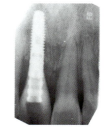

图70 术后戴入临时牙影像学检查

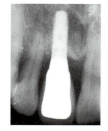

图71 戴入永久修复体影像学检查

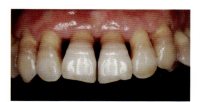

图72 术前方案设计，用于沟通

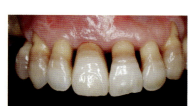

图73 最终效果

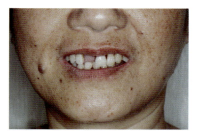

图74 术前

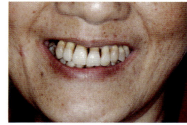

图75 术后

二、结论

前牙种植治疗最大的难点就是恢复软组织形态的美观、协调和丰满，牙龈的厚度、牙槽嵴顶骨高度以及种植体植入的三维位点都可能对修复后软组织的美观效果产生影响。牙周病患者缺失牙的邻牙往往伴有龈乳头的丧失和龈缘水平的退缩，本病例属于Miller Ⅲ～Ⅳ牙龈退缩，没办法通过种植修复关闭上前牙区"黑三角"，因此修复体美学的标准应该是与邻牙的软硬组织相协调，而不是参照牙周健康者的红白美学标准。本病例在种植体植入早期制作螺丝固位种植体上部临时冠，可以通过适当的压力诱导软组织遵循临时冠的穿龈形态成形，形成良好的穿龈轮廓和过渡带形态，最大限度地获得美学治疗效果。但由于病例随访时间有限，因而长期的软组织形态稳定性仍然有待进一步研究。

参考文献

[1] Buser D, Martin W, Belser UC. Optimizing esthetics for implant restorations in the anterior maxilla: Anatomic and surgical considerations[C]// 3rd International-Team-for-Implantology Consensus Conference. 2004.

[2] Cardaropoli G, Lekholm U, Wennstrom JL. Tissue alterations at implany-supported single-tooth replacements: a 1-year prospective clinical study[J]. Clin Oral Implants Research, 2006, 17:165-171.

[3] Hu X, Nahles S, Nelson CA, Lin Y, Nelson K. Analysis of soft tissue display during enjoyment smiling:Part 1-Caucasians[J]. Int J Peri-odontics Restorative Dent, 2013, 33:e9-e15.

[4] Raigrodski AJ, Schwedhelm ER, Chen YW. Asimplified technique for recording an implant-supported ovate pontic site in the esthetic zone[J]. J Prosthet Dent, 2014, 111:154-158.

[5] Papadopoulos I, Pozidi G, Goussias H, et al. Transferring the emergence profile from the provisional to the final restoration[J]. J Es-thet Restor Dent, 2014, 26:154-161.

[6] Ekfeldt A, Eriksson A, Johansson LA. Peri-implant mucsal level in patients treated with implant-supported fixed prostheses: a 1-year follow-up study[J]. Int J Prosthodont, 2003, Sep-Oct;16(5):529-532.

[7] Lindeboom JA, Tjiook Y, Kroon FN. Immediate place-ment of implants in periapical infected sites: a prospective randomized study in 50 patients[J]. Oral Surg Oral Med Oral Pathol Oral Radiol Endod, 2006 Jun, 101(6):705-710.

[8] Belser UC, Grütter L, Vailati F, et al. Outcome evaluation of early placed maxillary anterior single-tooth implants using objective esthetic criteria: a cross - sectional, retrospective study in 45 patients with a 2-to 4-year follow-up using pink and white esthetic scores[J]. Journal of periodontology, 2009 Jan, 80(1):140-151.

[9] Miller PD Jr. A classification of marginal tissue recession[J]. Int J Periodontics Restorative Dent, 1985, 5:8-13.

[10] Kumar A, Gupta G, Puri K, et al. Comparison of the clinical applicability of Miller's classification system to Kumar and Masamatti's classification system of gingival recession[J]. J Indian Soc Periodontol, 2015, 19(5):563-568.

[11] Buser D, Chappuis V, Belser UC, et al. Implant placement post extraction in esthetic single tooth sites: when immediate, when early, when late? [J]. Periodontol 2000, 2017 Feb, 73(1):84-102.

[12] Brunski JB. Biomechanical factors affecting the bone-dental implant interface[J]. Clin Mater, 1992, 10(3):153-201.

严重组织缺损中切牙早期种植延期修复病例报告

霍静怡 李倩 崔亮 张欣

摘要

伴有组织缺损的美学区种植常历时较长。在等待骨结合的数个月中，常需要过渡修复体提供美学和发音功能。此病例展示了树脂粘接桥作为美学区种植的过渡修复体。6个月内可见龈乳头生长及牙龈附着水平改善。拆除后在显微镜下抛光，展示了树脂粘接桥作为过渡修复体对软组织塑形的潜力。未来对桥体组织面形态对软组织影响的研究可能有助于进一步改善牙龈塑形效果。

关键词：美学区；早期种植；树脂粘接桥

种植体周软组织稳定性和美观是考量美学区种植成功率的重要因素。即刻种植修复一个常见并发症就是颊侧中央黏膜退缩。然而，有文献报道了即刻种植修复病例中长期随访时的牙间乳头再生效果。

对牙龈塑形的探索从未停止。通常认为牙间乳头的生长与接触区到牙槽嵴顶之间的距离有关。随着这个距离的增加，龈乳头生长的概率降低。Tarnow等学者报道单颗种植体此距离最大值约为5.0mm。而有一篇综述指出这一距离与龈乳头之间的关系证据不足。

根据Buser等的建议，即刻种植修复需要完整的颊侧骨板和厚龈生物型。然而前牙区种植常存在软硬组织量不足的情况，有一部分病例仍需埋植式一期手术和延期修复方案。此类患者在骨结合期间普遍需要过渡义齿解决美观问题。

前牙区种植过渡义齿方案包括压膜式活动义齿、隐形义齿、树脂粘接桥（RBFPD）等。粘接桥修复不用摘戴，是一种固定修复方式，不压迫软组织，患者满意度高。在前牙过渡修复方案中存在优势。

本文通过对前牙区种植后粘接桥过渡修复的病例回顾，总结粘接桥修复的要点和注意事项，为临床前牙区种植过渡修复工作提供参考。

一、材料与方法

1. 病例简介　23岁女性患者，因门牙松动就诊（图1）。患者5年前曾因21牙埋伏阻生行正畸牵引。正畸治疗结束时牙不松，之后逐渐松动。初诊时21Ⅲ度松动，伴有明显牙龈退缩。CBCT示牙根形成不完全，颊侧骨板缺失（图2）。22近中倾斜。术前告知21、22之间"黑三角"存在。

2. 治疗计划　21正畸牵引+拔除后早期种植+延期修复。在等待骨结合的数月中，需要一个临时修复体提供美观和发音功能。

3. 治疗过程

正畸牵引获得了一定量的软组织（图3）。拔牙前制作无组织压力的活动义齿，2个月后植入21种植体（Nobel Active RP 4.3mm×13mm，Nobel Biocare，瑞典）（图4），同期行软硬组织增量手术植入DBBM（Bio-Oss颗粒骨粉，Geistlich Pharma AG，瑞士）和双层屏障膜（Bio-Gide，Geistlich Pharma AG，瑞士）（图5和图6）。作为临时修复体，活动义齿提供的美观和功能极有限。

黏膜愈合后（图7）设计钴铬合金双端烤塑粘接桥过渡修复体，桥体组织面改良盖嵴式，与牙龈组织轻接触但不施加压力。橡皮障下玻璃离子（Hy-bond Glasionomer CX，松风，日本）粘接（图8）。1周后修复体脱落，改设计方案为单端粘接桥，磨除22牙舌侧翼板并抛光，上障后树脂粘接剂粘接（Variolink N，Ivoclar Vivadent）（图9、图10）。6个月后复诊拆除，修复体稳定无松动，边缘无继发龋，牙龈组织粉红无出血（图11）。与戴牙当天口内照片（图10）相比，明显可见远中龈乳头充满了牙间隙。用高速手机拆除舌侧翼板，超声洁治器去除粘接剂。显微镜下见大量粘接剂留于牙釉质表面（图12）。手动洁治器仔细去除粘接剂并抛光（Sof-Lex，3M ESPE，USA）（图13）。牙釉质表面光滑无破坏。与初诊口内照片（图7）相比，拆除后缺牙区牙龈轮廓表明近中龈乳头增长（图14）。个性化转移杆取模，设计Nobel ASC基台+氧化锆全冠。戴牙（图15）。

作者单位：中国医学科学院北京协和医院

通讯作者：李倩；Email: leepumch@126.com

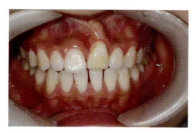

图1　初诊：预后无望的上颌中切牙；组织缺损明显

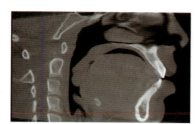

图2　术前CBCT

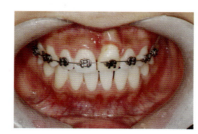

图3　正畸牵引

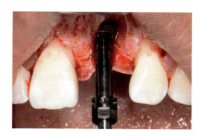

图4　种植体植入

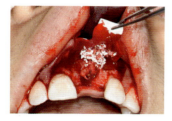

图5　植入骨粉

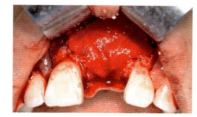

图6　覆盖胶原膜

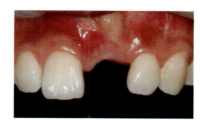

图7　术后2周

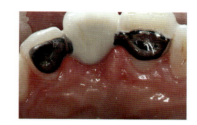

图8　双端固位RBFPD

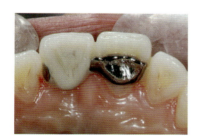

图9　单端固位RBFPD腭侧像

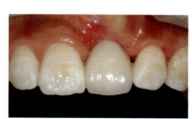

图10　单端固位RBFPD唇侧像

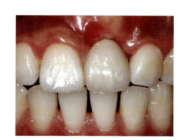

图11　术后6个月。可见牙间龈乳头生长

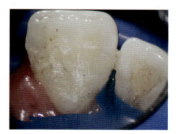

图12　显微镜下残留粘接剂

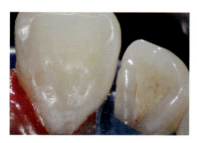

图13　显微镜下光滑釉质表面

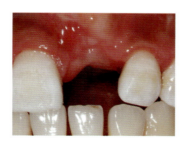

图14　唇侧颈部牙龈生长轮廓

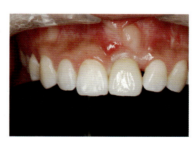

图15　最终修复体

二、讨论

这一病例在6个月时间内展现了良好的美学效果，这让我们确信RBFPD作为种植临时修复的有效性和安全性。影响固位体设计的因素包括缺牙区大小、有效粘接面积、咬合力等。最初设计为双端固位粘接桥，目的是增加粘接面积，但在1周内失败。笔者倾向于在条件允许的情况下优先选择单端固位的RBFPD。

橡皮障下的树脂粘接是可靠的。RBFPD的拆除耗时费力，但是仔细地拆除是对患者利益最大化的形式。从笔者有限的经验来看，裸眼去除粘接剂和抛光不足以获得基牙光滑的釉质表面。

本文报道了作为临时修复体的RBFPD引导龈乳头再生的病例。桥体设计为方圆形，目的是控制接触点—牙槽嵴顶的距离在5mm以内。除这个距离外，有研究指出，邻牙的牙周状态是对龈乳头生长影响最大的因素。全口牙周洁治是术前常规流程。种植医生将全口牙周状态作为考虑，并坚持标准牙周诊疗流程是很重要的。龈乳头生长的机制尚需进一步研究。未来对于RBFPD桥体组织面设计的研究可能会进一步改善其软组织塑形效果。

随着患者美观需求和社交需求的增长，种植已不单单是种植手术本身。为了最大限度地提供美观和功能，缩短缺牙时间，临时修复体是美学区常规和延期种植绕不开的话题。RBFPD在临时修复体中扮演着重要角色。

参考文献

[1] Chen ST, Buser D. Clinical and esthetic outcomes of implants placed in postextraction sites[J]. Int J Oral Maxillofac Implants, 2009, 24 Suppl:186–217.

[2] Khzam N, Arora H, Kim P, et al. Systematic Review of Soft Tissue Alterations and Esthetic Outcomes Following Immediate Implant Placement and Restoration of Single Implants in the Anterior Maxilla[J]. J Periodontol, 2015, 86(12):1321–1330.

[3] Tarnow DP, Magner AW, Fletcher P. The effect of the distance from the contact point to the crest of bone on the presence or absence of the interproximal dental papilla[J]. J Periodontol, 1992, 63(12):995–996.

[4] Choquet V, Hermans M, Adriaenssens P,et al. Clinical and radiographic evaluation of the papilla level adjacent to single-tooth dental implants. A retrospective study in the maxillary anterior region[J]. J Periodontol, 2001, 72(10):1364–1371.

[5] Roccuzzo M, Roccuzzo A, Ramanuskaite A. Papilla height in relation to the distance between bone crest and interproximal contact point at single-tooth implants: A systematic review[J]. Clin Oral Implants Res, 2018, 29 Suppl 15:50–61.

[6] Chang M, Wennstrom JL. Soft tissue topography and dimensions lateral to single implant-supported restorations. a cross-sectional study[J]. Clin Oral Implants Res, 2013, 24(5):556–562.

单颗上颌前牙不翻瓣即刻种植、即刻修复联合同期软组织增量1例

魏永祥 王丽萍

摘 要

目的：探索前牙美学区不翻瓣即刻种植即刻修复联合同期软组织增量是否能使种植修复获得长期软硬组织稳定，从而获得良好的美学效果。**材料与方法**：筛选符合美学区即刻种植的患者，微创拔除患牙，偏腭侧植入小直径种植体，留 >2mm 的跳跃间隙，植入低替代率的骨粉材料。同期在上颌前磨牙区的腭侧取大小合适的上皮下结缔组织，植入种植体位点的唇侧黏膜下。同时制作种植体上部的临时修复体，行无负荷的即刻修复。**结果**：美学区不翻瓣即刻种植即刻修复联合同期软组织增量能获得良好的美学效果，同时增加患者的满意度。

关键词：美学区；即刻种植；即刻修复；SCTG

美学区种植修复是种植修复中的一个难点，因为在美学区的种植不仅涉及功能的恢复，还涉及美学、发音、交际等功能。同时，相对于其他位点的种植，美学区的种植位点通常伴随着软硬组织的不足，这无疑加大了美学区种植修复的难度。而且，美学区与患者的社会交际功能息息相关，患者希望能尽量减少缺牙的时间，甚至当天有牙。因此，如何在美学区种植，让患者既不存在无牙期，又能让美学区的种植修复获得长期的软硬组织稳定，探索出一种"面面俱到"的方法成为临床工作的难点。本病例为单颗上前牙不翻瓣即刻种植、即刻修复联合同期软组织增量1例，探索该方法的美学效果。

一、材料与方法

1. **病例简介** 32岁男性患者。主诉：3天前外伤致左上前牙松动，要求处理。患者3天前运动时外伤致左上前牙松动，牙体牙髓科检查发现左上门牙折断，咨询种植修复。既往体健，否认系统性疾病史、药物过敏史，否认吸烟、酗酒史，否认双膦酸盐等抗骨质疏松药物的使用。临床检查：颌面部基本对称，开口型、开口度正常，双侧关节区无压痛，肌肉扪诊无不适。21牙颈部见折断线，牙冠Ⅲ度松动，唇倾，探（++），牙龈无红肿。上颌前牙可见不同程度的牙颈部缺损和牙龈萎缩。CBCT示21牙颈部折断线，牙根剩余8mm，根尖周未见低密度阴影，唇侧骨板完整，厚度约1mm，骨厚度7.2mm，根尖区有足量的牙槽骨，骨质为Ⅲ类骨。

2. **诊断** 21冠根折；13-11、22-24楔状缺损。

作者单位：广州医科大学附属口腔医院

通讯作者：王丽萍；Email：429171261@qq.com

3. 治疗计划

方案一：拔除折断的牙冠，行21根管治疗，后期桩核冠修复。方案二：拔除折断的牙冠和牙根，行21位点保存，6个月后行种植修复，视情况是否即刻修复。方案三：拔除折断的牙冠和牙根，4~8周后行21早期种植，视情况是否即刻修复。方案四：拔除折断的牙冠和牙根，21即刻种植，同期软组织增量，视情况是否即刻修复。患者选择方案四。

4. 治疗过程（图1~图49）

（1）术前行上下颌印模，制作石膏模型备用。术中微创拔除21牙根后，偏腭侧定点备洞，植入种植体，上开窗式转移杆，速凝材料记录邻牙和种植体的位置。跳跃间隙内植入低替代率骨粉。上颌前磨牙区腭侧取大小合适的上皮下结缔组织，植入21唇侧黏膜下，缝线固定。将带定位的转移杆复位至术前备好的石膏模型，模型上利用自体牙冠制作临时修复体，口内戴入种植体固位的临时修复体，调空咬合。自然愈合4个月，个性化印模，制作最终修复体。

（2）手术过程：术前患者行上下颌藻酸盐印模，取咬合关系，灌制石膏模型，将21位点的石膏掏空，上𬌗架，以作备用。术中21位点行阿替卡因局部浸润麻醉，首先拔除松动的牙冠，再利用裂钻将21牙根行唇舌向分开，利用微创牙挺在裂隙中轻轻撬动，松动后取出，保证牙龈和唇侧骨板不受损伤。用牙周探针探测唇侧骨壁是否完整和唇舌侧龈缘到牙槽嵴顶的深度，刮匙轻轻搔刮拔牙窝，生理盐水冲洗。利用小球钻偏腭侧定位，钻针逐级扩孔，种植体穿出位点位于未来修复体舌隆突位置，植入Ankylos C/X 3.5mm×11mm种植体，种植体平台位于未来龈缘下3~4mm。连接种植体和抗旋的开窗式转移杆，用枪打型速凝材料连接转移杆和邻牙，待速凝材料硬化后，旋松转移杆，将转移杆和速凝材料一起取出，消毒备用。21种植体上愈合帽，唇侧跳跃间隙植入Bio-Oss骨粉。14-15腭侧阿替卡因局部浸

润麻醉后，距离14-15腭侧龈缘3～5mm行垂直于骨面的切口，取上皮下结缔组织（SCTG），放在用生理盐水湿润的纱布上备用。21制备信封切口，将备好的SCTG塞入21唇侧黏膜下，丝线缝合固定。模型上制作21种植体支持、螺丝固位的树脂临时修复体，消毒后，取下21愈合帽，戴入21临时修复体，调空正中、前伸和侧方咬合。术后拍摄CBCT，戴入临时修复体后拍摄小牙片，确认就位。术后2周复诊拆除缝线。术后4个月复诊，视牙龈袖口形态，修改临时修复体的形态，待牙龈塑形完成后行个性化印模，行最终全瓷基台和全瓷冠修复。

二、结果

在满足美学区即刻种植的病例上，行即刻修复联合软组织移植，能获得良好的美学效果，但长期的软硬组织的稳定有待检验。

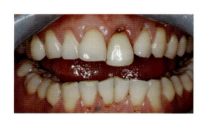

图1　初诊口内像1

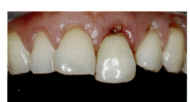

图2　初诊口内像2

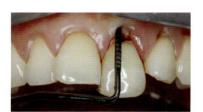

图3　牙龈生物型检查

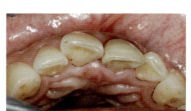

图4　初诊上前牙殆面像

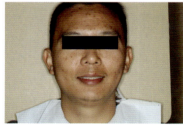

图5　微笑照

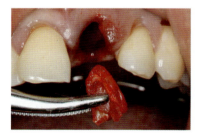

图6　微创拔牙

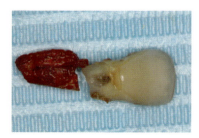

图7　拔除的21

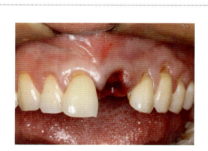

图8　拔牙后的口内像

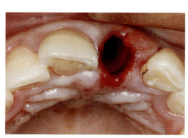

图9　拔牙后的殆面像

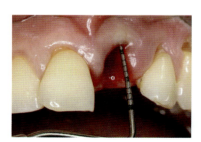

图10　牙周探针探查龈缘到牙槽嵴顶的深度

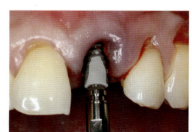

图11　偏腭侧植入种植体

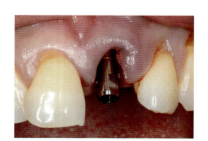

图12　植入后的种植体

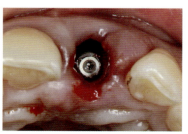

图13　殆面像显示跳跃间隙＞2mm

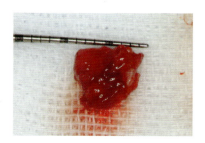

图14　腭侧取下的上皮下结缔组织

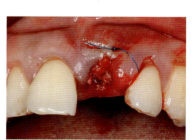

图15　SCTG植入21颊侧黏膜下唇面像

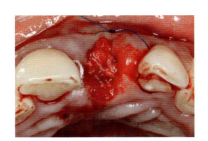

图16　SCTG植入21颊侧黏膜下殆面像

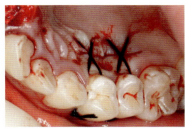

图17　14、15腭侧供区悬吊缝合

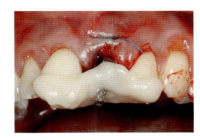

图18　速凝材料连接转移杆和邻牙，复制口内位置关系

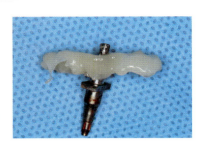

图19　速凝材料凝固后连同转移杆一起取下

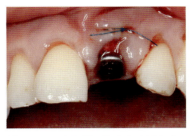

图20　21上愈合帽，等待临时冠完成

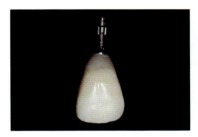

图21　临时冠唇侧像

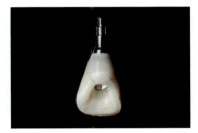

图22　临时冠舌侧像

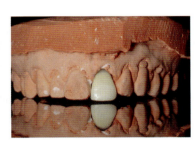

图23　临时冠在模型上就位唇面像

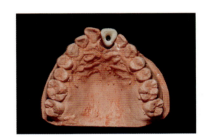

图24　临时冠在模型上就位殆面像

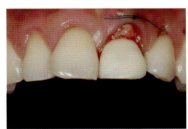

图25　临时冠在口内就位唇面像

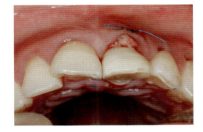

图26　临时冠在口内就位殆面像

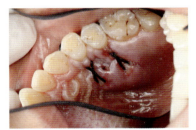

图27　术后2周拆线软组织供区情况

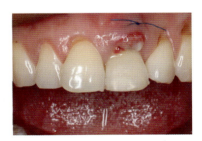

图28　术后2周拆线术区唇面像

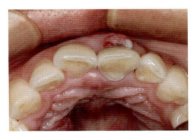

图29　术后2周拆线术区殆面像

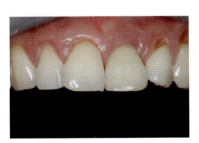

图30　术后4个月术区唇面像

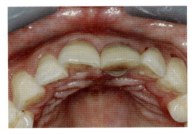

图31　术后4个月术区殆面像

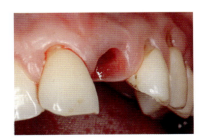

图32　术后4个月21牙龈轮廓

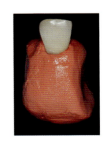

图33　个性化印模转移临时冠穿龈轮廓

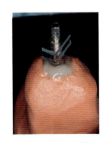

图34　个性化印模速凝材料填充穿龈轮廓

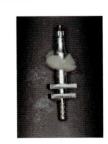

图35　个性化转移杆

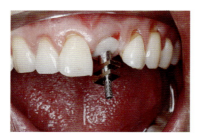
图36　个性化转移杆在口内复位

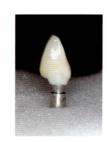
图37　最终修复体矢状位照

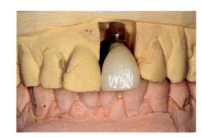
图38　最终修复体在模型上就位

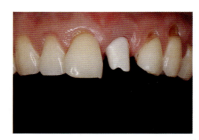
图39　瓷基台在口内就位

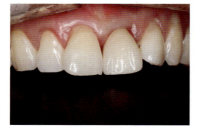
图40　最终修复体口内唇面像

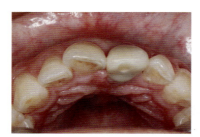
图41　最终修复体口内殆面像

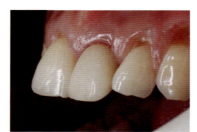
图42　最终修复体口内侧面像

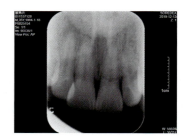
图43　初诊X线片

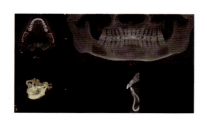
图44　初诊CBCT 1

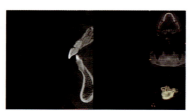
图45　初诊CBCT 2

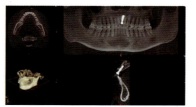
图46　术后CBCT 1

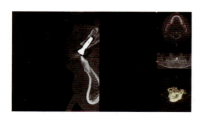
图47　术后CBCT 2

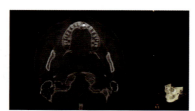
图48　术后CBCT 3

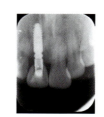
图49　术后X线片

三、讨论

美学区即刻种植具有高度美学风险和高度适应证，需满足：①完整的唇侧骨板且≥1mm。②根尖区需要足量的骨量以获得初始稳定性。③根尖周没有急性炎症。④厚龈生物型。良好的临时修复体外形能支持牙龈轮廓，且能够增厚牙龈的厚度。上皮下结缔组织移植在中薄龈位点能够增厚牙龈的厚度，从而减小唇侧龈缘的退缩。即刻种植即刻修复联合SCTG能够最大限度满足患者美学的要求，而且对长期的软硬组织的稳定也有充分的保障。

参考文献

[1] Chen S, Buser D. Esthetic outcomes following immediate and early implant placement in the anterior maxilla-a systematic review[J]. International Journal of Oral & Maxillofacial Implants, 2014, 29 Suppl(Supplement):186-215.

[2] Morton D, Chen S, Martin W, et al. Consensus statements and recommended clinical procedures regarding optimizing esthetic outcomes in implant dentistry[J]. International Journal of Oral & Maxillofacial Implants, 2014, 29 Suppl(Supplement):216-220.

[3] Buser D, Chappuis V, Belser UC, et al. Implant placement post extraction in esthetic single tooth sites: when immediate, when early, when late?[J]. Periodontology, 2017, 73(1):84-102.

[4] Yoshino S, Kan JYK, Rungcharassaeng K, et al. Effects of connective tissue grafting on the facial gingival level following single immediate implant placement and provisionalization in the esthetic zone: a 1-year randomized controlled prospective study[J]. International Journal of Oral & Maxillofacial Implants, 2014, 29(2):432-440.

美学区（上前牙）根尖囊肿即刻拔牙、即刻种植、延期修复1例

魏欣

摘要

目的：21牙根尖外吸收伴根尖囊肿，实施即刻拔牙、即刻种植、延期修复治疗。**材料与方法**：微创拔除患牙，彻底刮除囊肿，即刻种植Straumann BL NC 3.3mm×12mm种植体1颗，使用愈合基台3.6H3.5封闭种植体，使用Bio-Oss小颗粒骨粉0.5g充填种植体周围骨缺损，表面覆盖双层Bio-Gide胶原膜，颊侧黏骨膜瓣充分减张，间断严密缝合关闭切口。手术后6个月，微创切口，暴露愈合基台，更换愈合基台为4.8H5.0，2周后，闭口式转移杆+DMG硅橡胶制取印模，制作Ti-Base基台+全瓷一体冠，使用螺丝固位方式修复种植体上部修复体。**结果**：种植体骨结合良好，基台就位良好，种植冠白色美学及牙龈红色美学达到患者预期要求，患者感到非常满意。戴牙后3个月CBCT显示种植体颈部颊侧骨厚度约为2.4mm。

关键词：上前牙；根尖囊肿；即刻种植；GBR；延期修复

美学区的即刻种植一直都是SAC分类里面的复杂甚至高度复杂手术，对病例适应证的要求极为苛刻，手术操作的技术敏感性极高，如果涉及患牙伴有根尖囊肿等大范围骨缺损时，更是患者和手术医生的灾难。本病例通过对21牙根外吸收伴根尖囊肿，进行即刻拔牙、即刻种植、GBR、延期修复等一系列治疗后，获得了较为满意的临床和美学效果。现将病例整理如下。

一、材料与方法

1. 病例简介　21岁男性患者，因"左上前牙反复鼓包6个月余伴松动1周"来我院求治。患者自诉6个月前外伤至左上前牙部分缺损，即刻到附近口腔诊所进行急诊处理，后期未再进行相关治疗。其后该牙反复出现鼓包，1周前自觉该牙出现松动，即来我院求治。常规口检：患者颜面部左右基本对称，微笑时仅露出上颌切牙牙冠切1/2，属于低位笑线。开口型及开口度正常。21牙冠切端至远中切角斜行缺失，牙冠整体已变色，发黄发暗。21腭侧中央窝可见白色充填材料。21根尖处可见一瘘管。21叩（+-），Ⅰ度松动。影像学检查：21X线片示：牙冠切缘处远中切角斜行缺失，髓腔内可见充填材料，根管影像不清晰，根尖1/3靠近中部分出现斜行外吸收，根尖1/2处出现大范围密度减低影，周围有连续的骨白线包绕。CBCT示：21根尖近中呈斜行外吸收，根尖部可见一约7mm×8mm球形骨吸收。

2. 诊断　21牙外伤，牙根外吸收，根尖囊肿。

3. 治疗计划

初始方案为：拔除21，刮除囊肿，同期行GBR恢复缺失骨量，6个月后再行种植体植入术，同期行即刻修复，待术后3个月牙龈塑形完成后行螺丝固位永久修复。和患者沟通后，患者要求尽量缩短治疗时间，尽可能减少手术次数，在保证治疗效果的同时尽量节省费用。在CBCT软件上模拟放入种植体（Straumann BL NC 3.3mm×12mm），在正确的三维位置及轴向植入后，发现种植体根尖部有3mm完全植入于囊肿上部的牙槽骨里，可以达到种植体植入的初始稳定性。结合患者CBCT可以判断根尖囊肿造成的骨缺损属于三壁骨缺损，且缺损完全位于上颌骨骨弓轮廓内，属于有利型骨缺损，可以通过常规GBR就能达到比较好的成骨效果。

最终治疗方案为：拔除21，刮除根尖囊肿，同期植入种植体，同期进行GBR治疗骨缺损。手术后6个月行种植二期手术，2周后行种植取模，制作最终修复体。

4. 治疗过程（图1~图30）

使用阿替卡因肾上腺素注射液行21唇、腭侧局部浸润麻醉，使用牙龈分离器离断牙颈部牙龈附着，微创牙挺挺松患牙，拔牙钳拔出21患牙。使用刮匙沿拔牙窝骨壁搔刮，将根尖囊肿囊壁完整从拔牙窝内去除。使用15C刀片，于11、21唇侧龈沟内行沟内切口，于22近中行垂直切口，并与近中沟内切口相连续，翻开黏骨膜瓣，彻底暴露21牙槽骨部分。可见颊侧部分骨壁缺如，腭侧骨壁完整，牙槽骨缺损处最低位于牙槽嵴顶一下10mm。使用小球钻去除附着于骨壁的肉芽组织。并于正确的三维位置及轴向，使用Straumann种植工具盒备洞，逐级扩孔，植入Straumann BL NC 3.3mm×12mm种植体1颗，植入扭矩35N·cm，使用Straumann原厂愈合基台3.6H3.0封闭种植体。于种植体周围骨缺损处填塞Geistlich Bio-Oss小

作者单位：武汉达美口腔门诊部

Email: 57437436@qq.com

颗粒骨粉0.5g，于充填物表面覆盖双侧Geistlich Bio-Gide 13mm×25mm胶原膜。于唇侧黏骨膜瓣内侧切断骨膜，钝性分离骨膜深面肌肉，充分减张，使用5-0单股尼龙线间断严密缝合切口，关闭21拔牙创口。术毕，嘱患者输液预防感染3天，使用0.12%氯己定含漱液口腔内含漱（5次/日）2周。术后2周拆除全部缝线，伤口Ⅰ期愈合。术后6个月，使用必兰（阿替卡因肾上腺素注射液）行21牙槽嵴顶局部浸润麻醉，使用12刀片小切口暴露愈合基台，取下愈合基台，更换为Straumann原厂愈合基台4.8H5.0。2周后使用Straumann原厂闭口式NC转移杆和DMG硅橡胶制取种植印模，使用DMG O-Bite制取咬合关系印模，将印模送至东莞定远义齿加工厂，以11牙冠外形为镜像，制作Ti-Base螺丝固位全瓷一体冠。最终修复体戴牙时，就位良好，中央螺丝加力至35N，使用牙胶+流体树脂封闭中央螺丝孔。拍摄X片显示基台就位良好。

二、结果

最终修复体（Ti-Base螺丝固位全瓷一体冠）戴牙3个月后复查，制作美学评分表见表1、表2。白色美学指标评分（WES）为10分。粉色美学指标评分（PES）为12分。拍摄CBCT显示：种植体颈部颊侧骨板厚度为2.4mm。

表1　白色美学指标

WES指标	与参照牙重度不符	与参照牙轻度不符	与参照牙相同
牙体形态	0	1	2√
牙体颜色	0	1	2√
牙体大小	0	1	2√
牙齿表面质地	0	1	2√
牙齿透明度	0	1	2√

表2　红色美学指标

与对侧同名牙的参数比较	0	1	2
近中龈乳头	缺失	未完全充满	完全充满√
远中龈乳头	缺失	未完全充满√	完全充满
软组织边缘高度	和对侧差异在2mm以上	和对侧差异在1~2mm	和对侧差异在1mm以内√
软组织轮廓外形	不自然	比较自然	很自然√
软组织轮廓塌陷	明显	轻度√	没有
软组织颜色	明显不一样	有些许不一样	几乎一样√
软组织质地	明显不一样	有些许不一样	几乎一样√

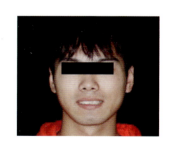
图1　患者正面微笑像

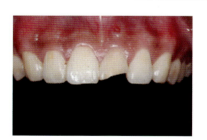
图2　口内上颌正面像

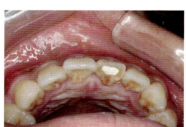
图3　口内上颌𬌗面像

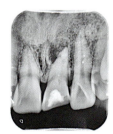
图4　21#X片

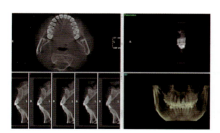
图5　21 CBCT轴状位平扫

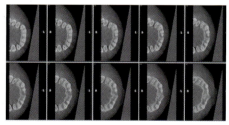
图6　21 CBCT矢状位平扫

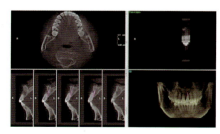
图7　21 CBCT软件模拟植入Straumann BL NC 3.3mm×12mm种植体1颗

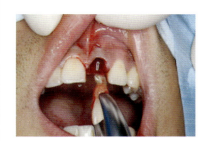

图8　拔除21

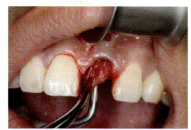

图9　刮除根尖囊肿

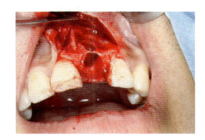

图10　翻开黏骨膜瓣后正面像

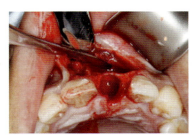

图11　翻开黏骨膜瓣后𬌗面像

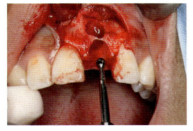

图12　使用小球钻清理拔牙窝

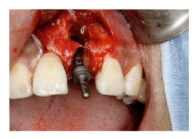

图13　种植备洞后插入指示杆正面像

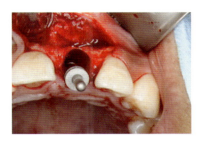

图14　种植备洞后插入指示杆𬌗面像

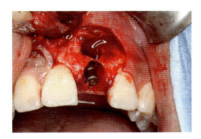

图15　种植体植入，拧入愈合基台后正面像

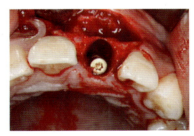

图16　种植体植入，拧入愈合基台后𬌗面像

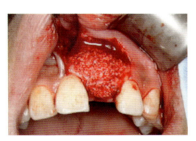

图17　种植体周围骨缺损填塞 Bio-Oss 小颗粒骨粉后正面像

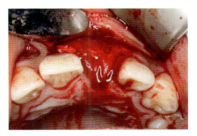

图18　在骨粉表面覆盖双层 Bio-Gide 胶原膜后𬌗面像

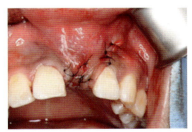

图19　间断缝合，严密关闭伤口后正面像

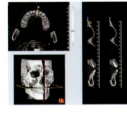

图20　种植体植入后即刻CBCT显示21轴状位平扫

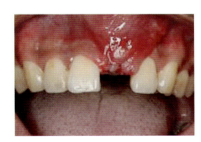

图21　术后2周拆线，伤口一期愈合

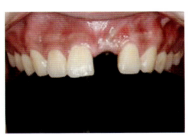

图22　术后6个月取模前更换为愈合基台4.8 H 5.0 正面像

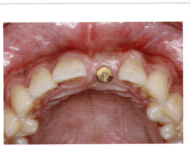

图23　术后6个月取模前更换为愈合基台4.8 H 5.0 𬌗面像

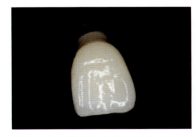

图24　以11牙冠为镜像，制作Ti-Base 全瓷一体冠

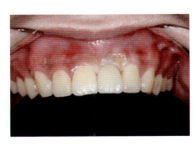

图25　最终修复体戴牙当天正面像

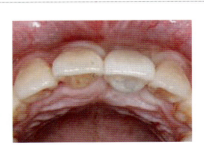

图26　最终修复体戴牙当天𬌗面像

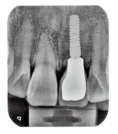

图27 最终修复体戴牙当天X线片

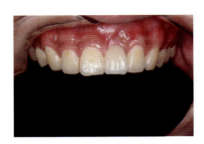

图28 戴牙后3个月正面像

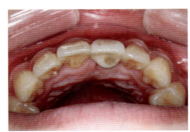

图29 戴牙后3个月𬌗面像

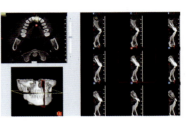

图30 戴牙后3个月CBCT示：21种植体颈部颊侧骨板厚度为2.4mm

三、讨论

即刻种植拥有缩短患者治疗时间，减少患者就诊次数等优越性，但技术敏感性相对较高，对病例的适应证要求较为严苛。目前的共识性标准为：①完整的拔牙窝。②唇侧骨板>1mm。③厚龈生物型。④植入位点无急性炎症。⑤种植体需要获得足够的固位和初始稳定性。但在临床上大多数病例无法完全满足以上所有条件。

此病例中，我们考虑：①种植体在正确的三维位置及轴向上植入后，能够获得固位及初始稳定性。②植入位点的骨缺损属于三壁骨缺损，而且缺损位置完全位于上颌骨骨弓轮廓之内，属于有利型骨缺损。③我们在严格的PASS原则下进行GBR，是完全可以获得预期的骨增量效果的。所以此病例我们大胆尝试进行即刻种植治疗，并选择延期修复、常规负重。从目前的结果来看，基本达到美学区种植修复的术后红白美学要求。为今后即刻种植适应证范围的拓宽进行了有利尝试。

参考文献

[1] ITI Annual Conference 2013 Bern, Switzerland/April 27, 2013/Group 3 Leader Dean Morton.

[2] Chrcanvic BR1, Martins MD, Wennerberg A. Malmo University, Malmo, Sweden. Immediate placement of implants into infected sites: a sysytematic review[J]. Clin Implant Dent Relat Res, 2015 Jan.

[3] Wang H L, Boyapati L. "PASS" principles for predictable bone regeneration[J]. Implant Dentistry, 2006, 15(1):8.

[4] Gallucci GO, Hamilton A, Zhou W, et al. Implant placement and loading protocols in partially edentulous patients: A systematic review[J]. Clinical Oral Implants Research, 2018, 29:106–134.

[5] Rudolf Fürhauser, Florescu D, Benesch T, et al. Evaluation of soft tissue around single-tooth implant crowns: the pink esthetic score[J]. Clinical Oral Implants Research, 2010, 16(6):639–644.

第4章
数字化种植治疗
Digital Implant Therapy

"以终为始"——数字化引导的美学与功能重建种植修复1例

张陶　张琦　姚阳雪　蔡潇潇

摘要

目的： 评价数字化技术在重度牙周炎伴上前牙扇形排列患者种植修复中的应用效果。**材料与方法：** 制订重度牙周炎患者拔牙方案后进行种植修复设计。通过DSD设计患者上前牙垂直向和近远中向位置；通过数字化面扫、螺旋CT获取患者头面部软硬组织信息，经Dolphin Imaging软件拟合后分析上前牙矢状面上前后向位置移动与侧貌型改变的关系，确定上前牙的三维位置。拟合数字化口扫、模型扫描和CBCT等数据后进行虚拟排牙及美学预告。打印虚拟排牙于拔牙后佩戴以维持颌位关系。拔牙窝愈合后复制虚拟排牙信息指导"以修复为导向"的种植体三维位置设计，打印数字化全程手术导板，并引导植入上颌6颗、下颌4颗Nobel Active种植体。术后继续佩戴诊断义齿维持现有稳定的颌位关系。待种植体骨整合后，复制颌位关系行种植支持式临时义齿修复。电子面弓评估双侧下颌运动稳定且基本对称，临床及影像学检查双侧颞下颌关节无明显阳性症状后，采用数字化口扫及全口种植印模系统PIC获取上下颌种植体三维位置关系、临时修复体、软组织和咬合信息，复制过渡义齿制作上颌一体式PIB桥架+氧化锆全瓷冠，及下颌ASC基台支持的氧化锆全瓷桥和后牙单冠。**结果：** 通过数字化技术采集并处理头面部软硬组织信息，准确预测了正侧貌美学效果，确定了上前牙三维位置指导全口虚拟排牙，经数字化技术验证颌位关系稳定后完全复制到最终修复效果中。在治疗过程中，患者颌位关系稳定，未发生软硬组织并发症，获得了预期良好的美学及功能效果。**结论：** 数字化技术可有效指导构建虚拟患者，实现重度牙周炎伴上前牙扇形排列患者拔牙前的三维美学预告，获得美学和功能兼具的虚拟排牙信息，并通过数字化技术的应用复制颌位关系及修复体信息，实现"以终为始"的种植修复理念。

关键词： 侧貌预测；美学预告；数字化印模；美学重建；功能重建

随着计算机技术的迅猛发展，数字化诊疗技术正逐步引领口腔种植医学走向经验与结果可预期的数字化诊疗相结合的新型诊疗模型。对于全口重度牙周炎伴上前牙扇形排列的患者，如何在术前确定上前牙的三维位置关系、实现三维正侧貌的美学预告，指导修复体的设计，由此获得可预期的面型和美观，一直是种植治疗的难点。目前，通过数字化面部、口内及模型扫描技术、CBCT及螺旋CT可完成患者头面部软硬组织数字化信息的采集、拟合和处理，完成数字化诊断与治疗方案设计，辅助修复体的设计与制作，可实现贯穿全程的以结果为导向的、美学和功能可预期的数字化种植诊疗方案。

一、材料与方法

1. 病例简介　67岁女性患者，因口内多颗后牙缺失多年影响美观与咀嚼功能，来我科就诊望行种植固定修复。检查：14-17、24-25、31-41、37缺失，上颌余留牙Ⅱ～Ⅲ度松动；下颌34-35、44-45Ⅰ度松动，余

留牙Ⅱ～Ⅲ度松动。口腔卫生状况差，全口牙龈红肿退缩，可探及深牙周袋及附着丧失，龈下牙石（+），部分位点溢脓，后牙可探及根分叉。上前牙唇倾明显，开唇露齿面容，上唇接近美学E线，鼻唇角约84°。开口度、开口型正常，无明显关节症状。CBCT示：34-35、44-45牙槽骨吸收至根中1/3，口内其余余留牙牙槽骨吸收至根尖1/3；双侧髁突骨皮质连续，无明显异常。

2. 诊断　牙列缺损、全口重度牙周炎（广泛型Ⅳ期）。

3. 治疗计划

（1）数字化信息采集头面部软硬组织信息后，采用DSD微笑设计和Dolphin Imaging软件确定上颌前牙三维位置并指导虚拟排牙。

（2）拔除34-35、44-45以外的所有Ⅱ～Ⅲ度松动余留牙后打印虚拟排牙信息作为过渡义齿维持现有稳定的颌位关系。

（3）拔牙窝愈合后行常规种植修复，黏膜愈合后佩戴过渡义齿，二期术后复制过渡义齿，行种植体支持式临时修复。

（4）电子面弓、面扫等数字化方法确定下颌运动稳定后，复制临时修复体及颌位信息行最终修复。

4. 治疗过程（图1～图30）

（1）数字化信息采集和设计：采用DSD微笑设计确定上颌前牙垂

作者单位：四川大学华西口腔医院

通讯作者：蔡潇潇；Email: xcai@scu.edu.cn

直向、近远中向位置，采集并拟合数字化面扫与螺旋CT后通过Dolphin Imaging软件预测上颌前牙在矢状面上前后向的移动与上唇丰满度的关系，根据理想面型确定上前牙在矢状面的位置，指导虚拟排牙设计并打印。拔牙后佩戴过渡义齿3个月以维持颌位关系，患者正侧貌得到明显改善，上唇距离美学E线约4mm，鼻唇角约99°。电子面弓评估过渡义齿引导下双侧下颌运动基本对称、稳定，使用该活动义齿制作放射导板，并在Nobel Clinician软件中指导设计种植体三维位置，打印数字化全程手术导板，试戴后制作硅橡胶Index。完善相关术前检查，术前2周行全口牙周洁治。

（2）数字化种植外科：镇静麻醉后，采用Index固定上颌第一副固位钉手术导板，参考预留的12-22定位。于13、16、23、26位点逐级扩孔并分别植入5.0mm×10mm、4.3mm×11.5mm、4.3mm×11.5mm、5.0mm×10mm Nobel Active种植体各1颗；上颌前牙区翻瓣去骨后通过共享固位针及导板锁固定第二副前牙手术导板，于11、21位点逐级扩孔后分别植入3.5mm×11.5mm、4.3mm×11.5mm Nobel Active种植体各1颗。1个月后局麻下切开翻瓣，固定下颌种植手术导板后于33、36、43、46位点逐级扩孔，分别植入3.5mm×11.5mm、5mm×8.5mm、3.5mm×11.5mm、4.3mm×8.5mm Nobel Active种植体各1颗，初始稳定性达35N·cm。于牙槽嵴顶及唇侧植入Bio-Oss骨粉，覆盖Bio-Gide胶原膜引导骨组织再生。术后CBCT示种植体三维位置良好。伤口愈合后重衬佩戴诊断义齿以维持现有颌位关系。

（3）二期手术：种植术后9个月，数字化面扫评估显示诊断义齿𬌗平面与鼻翼耳屏线平行，关节片示双侧颞下颌关节骨皮质连续，无明显异常。CBCT见种植体骨整合良好。局麻下初步定位后切开翻瓣，旋下覆盖螺丝，

于上颌戴入6个复合基台，加扭矩后旋入保护帽，下颌旋入高愈合帽，初期软组织成形。

（4）数字化种植体临时修复：二期手术后3周采用个性化托盘取模，转移颌位关系上𬌗架。在上颌石膏模型上Pick-up过渡义齿制作种植体支持式临时义齿，下颌制作CAD/CAM树脂临时牙，进行正中𬌗、侧方𬌗检查及发音评估后检查见水平、垂直颌位关系正常。

（5）数字化取模：种植体支持式临时义齿修复后3个月，电子面弓评估临时修复体引导下，双侧下颌运动较对称、颌位关系稳定，拟进行最终修复。上颌采用全口种植数字化印模定位仪（PIC）获取6颗种植体的三维位置关系；数字化口扫获取上下颌临时修复体、软组织、咬合信息，下颌戴入种植体水平扫描杆，扫描获取种植体位置。拟合处理数据后制作铝制杆卡戴入上颌，全景片示就位良好，证实PIC获取的6颗种植体位置准确。复制临时修复体形态，软件回切设计上颌PIB钛支架，制作上下颌最终修复体。

（6）数字化最终修复：试戴上颌一体式PIB桥架+氧化锆臻瓷冠，33、43 ASC基台支持的氧化锆全瓷桥和36、46全瓷单冠，检查见组织面密合，调整正中𬌗及侧方𬌗，患者对修复体及牙龈形态、颜色满意，上颌加扭矩至15N·cm，下颌加扭矩至35N·cm，拍摄X线片确认修复体达到良好就位，树脂封闭螺丝孔。完成戴牙后对患者进行口腔卫生宣教，嘱定期复诊。

二、结果

术前通过多种数字化技术收集患者正侧貌美学信息，能明确上前牙的三维位置指导虚拟排牙及颌位关系的确定。经过数字化技术验证所设计的修复体准确后完全复制到最终修复之中，实现了预期良好的美学及功能效果。

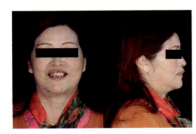

图1　初诊面像

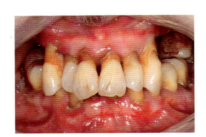

图2　口内正面像

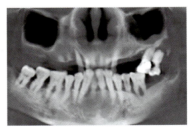

图3　初诊全景片

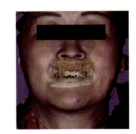

图4　数字化信息拟合

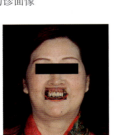

图5　DSD微笑设计

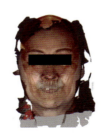

图6　面扫和螺旋CT拟合

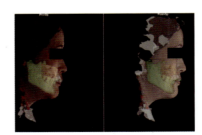

图7　侧貌预测

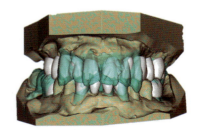

图8　虚拟排牙

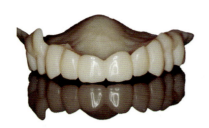

图9　3D打印虚拟排牙

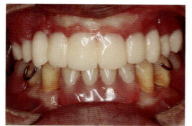

图10　拔牙后戴入过渡义齿

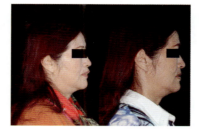

图11　戴过渡义齿后侧貌改变

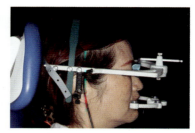

图12　记录下颌运动轨迹

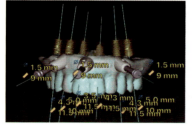

图13　数字化种植设计

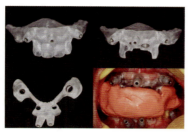

图14　试戴手术导板

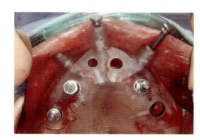

图15　上颌种植手术

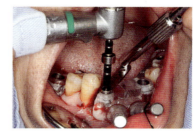

图16　下颌种植手术

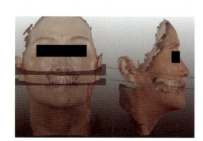

图17　面扫评估𬌗平面

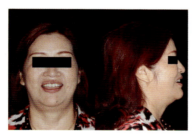

图18　试戴种植体支持式临时义齿

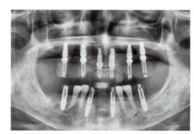

图19　种植体支持式临时义齿全景片

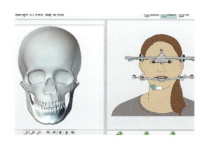

图20　下颌运动轨迹描记

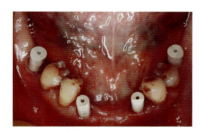

图21　下颌口扫

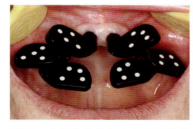

图22　全口种植数字化印模定位仪（PIC）

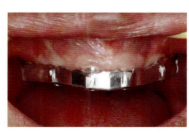

图23　口内试戴铝支架

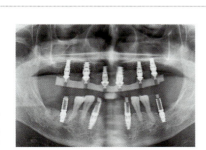

图24　铝支架完全就位

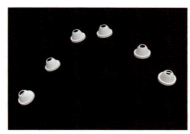

图25　PIC获取的植体三维位置

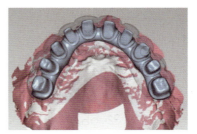

图26　上颌PIB桥架设计

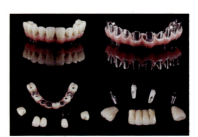

图27　最终义齿

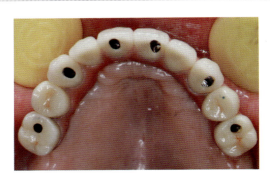
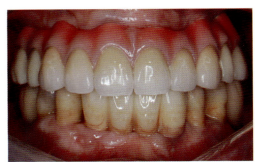
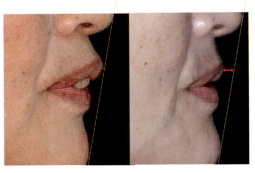

图28　螺丝固位一体式桥+氧化锆全冠　　　　图29　戴入最终义齿　　　　图30　治疗前后侧貌对比

三、讨论

目前，在全口重度牙周炎伴上前牙明显前倾影响侧貌面型的患者中，如何确定上颌前牙的三维位置关系指导全口排牙是全口种植修复的难点。通过DSD微笑设计可模拟设计上颌前牙在正面垂直向和近远中向的位置，但是无法确定矢状面上前后向的位置。本病例通过Dolphin Imaging软件拟合数字化面扫和头面部螺旋CT的数据，构建了三维虚拟患者，模拟了上颌前牙在矢状面前后移动对患者侧貌美学效果的影响。通过上唇与美学E线的相对位置的分析，辅助确定了上前牙在矢状面的前后向位置，由此为全口虚拟排牙提供了美学参考。

通过数字化面部、口内及模型扫描技术、CBCT及螺旋CT可获取患者头面部软硬组织信息，经软件拟合处理后构建虚拟患者，可更精确地完成数字化诊断与治疗方案设计。在本病例中，术前虚拟排牙准确地预测了术后的美学和功能效果。除了临床和影像学检查评估外，本病例还采用了电子面弓记录下颌运动轨迹，评估修复体引导下的颌位关系以及下颌运动的对称性和稳定性，并通过数字化面扫评估验证修复体𬌗平面与鼻翼耳屏线平行，由此更全面地评估了由虚拟排牙确定的修复体形态和颌位关系的准确性。由此所复制的拔牙术后和种植术后的过渡诊断义齿、二期术后的种植体支持式临时义齿以及最终修复义齿，良好地复制并维持了稳定的颌位关系，获得了预期的功能和美学效果，实现了"以终为始" 贯穿全程的以结果为导向的美学种植修复诊疗方案。

参考文献

[1] 宿玉成. 现代口腔种植学[M]. 北京: 人民卫生出版社, 2009.

[2] 耿威. 数字化口腔种植治疗现状与研究进展[J]. 中国实用口腔科杂志, 2016, 9(1):2-9.

[3] Shao J, Xue C, Zhang H, et al. Full-Arch Implant-Supported Rehabilitation Guided by a Predicted Lateral Profile of Soft Tissue[J].J Prosthodont, 2019, Aug;28(7):731-736.

[4] Papapanou PN, Sanz M, Buduneli N, et al. Periodontitis: consensus report of workgroup 2 of the 2017 World Workshop on the Classification of Periodontal and Peri-Implant Diseases and Conditions[J]. J Periodontol, 2018, 89(Suppl 1): S173-S182.

"始终如一"——数字化全程导板结合预成临时冠完成美学区种植即刻修复1例

王宇　程志鹏　姒蜜思　王柏翔　俞梦飞　章杰苗

摘要

43岁女性患者，因左上前牙外伤脱位要求种植修复。检查见21Ⅱ度松动，牙冠唇侧倾斜，唇侧根尖区可见黏膜瘘管，叩诊不适。对颌牙无明显伸长。下颌前牙牙石（++），软垢（++），色素（-），牙龈红肿。口腔卫生差。CBCT示：21唇向脱位伴牙槽突骨折，根尖低密度影像。经讨论设计方案为：①牙周基础治疗。②拔除21，行位点保存术。③6个月后导板引导下行21种植术。④预成临时冠即刻修复。⑤6个月永久修复。修复后恢复患者口颌功能，改善面型笑容。医患双方对修复效果均基本满意。

关键词：牙外伤；位点保存；数字化导板；预成临时冠；即刻修复；美学

牙外伤是指牙受到各种机械外力作用所发生的牙周组织、牙髓组织和牙体硬组织的急剧损伤，是口腔常见的疾病之一。牙外伤的牙齿经固定治疗后，也会出现牙根的吸收、松动等并发症，同时，固定后的患牙也常常会形成牙源性的炎症或牙源性的囊肿，从而导致牙槽骨的吸收和缺损，增加了后期的修复治疗难度。精确的植入位置是实现功能性和美观性修复的基础。数字化导板可将术前规划的虚拟种植体位置精确地转移到实际种植手术部位，是实现最佳种植的重要载体。如何通过种植修复方案的合理设计和实施恢复患者口颌系统的功能与美观，是当今口腔医生的任务和挑战。本文报道了1例上前牙外伤患者在导板引导下完成的种植修复治疗过程，为相似患者的修复治疗方案提供参考。

一、材料与方法

1. 病例简介　43岁女性患者，因左上前牙外伤脱位要求种植修复为主诉。患者4个月前因外伤导致左上前牙脱位，曾行夹板固定，效果不佳，要求修复治疗。患者无全身其他系统性疾病。口内检查：21Ⅱ度松动，牙冠唇侧倾斜，唇侧根尖区可见瘘管，叩诊不适。对颌牙无明显伸长。下颌前牙牙石（++），软垢（++），色素（-），牙龈红肿。口腔卫生差。颌间距离正常，面中下1/3比例正常。术前CBCT示：21唇向脱位伴牙槽突骨折，根尖低密度影像。

2. 诊断　21Ⅱ度松动；21根尖周炎；21牙槽突骨折。

3. 治疗计划

（1）牙周基础治疗。

（2）拔除21，位点保存。

（3）6个月后导板引导下行21种植手术+GBR。

（4）21预成临时冠即刻修复。

（5）6个月后最终修复：氧化锆基台、全瓷冠。

4. 治疗过程（图1~图28）

（1）牙周基础治疗：牙周洁治、术前血化验、麻醉前准备等。

（2）第一次外科手术：患者局麻下拔除21，可见拔牙窝内大量肉芽，刮出肉芽，唇侧骨板缺如。21位点保存，植入Bio-Oss小颗粒0.25g，覆盖Bio-Gide生物膜，黏膜减张后严密缝合创口。

（3）第二次外科手术：第一次手术6个月后，患者术前制作导板及预成临时冠，局麻后，在导板引导下植入骨水平锥形种植体Straumann BLT Φ3.3mm×12mm NC。种植体扭矩>35N·cm，试戴临时修复体，即刻修复，修复体扭矩15N·cm，于21远中邻面植入少量Bio-Oss小颗粒骨粉，覆盖Bio-Gide生物膜。减张缝合创口。

（4）种植体支持上部美学最终修复治疗：在第二次手术后临时修复6个月行上颌种植修复体个性化转移取模、咬合关系确定及模型制取，制作种植美学永久修复。个性化切削氧化锆基台，氧化锆全瓷固定修复。

二、结果

修复后恢复患者口颌功能，改善面型及笑容。医患双方对修复效果均基本满意。

作者单位：浙江大学医学院附属口腔医院

通讯作者：程志鹏；Email: kqczp@sina.com

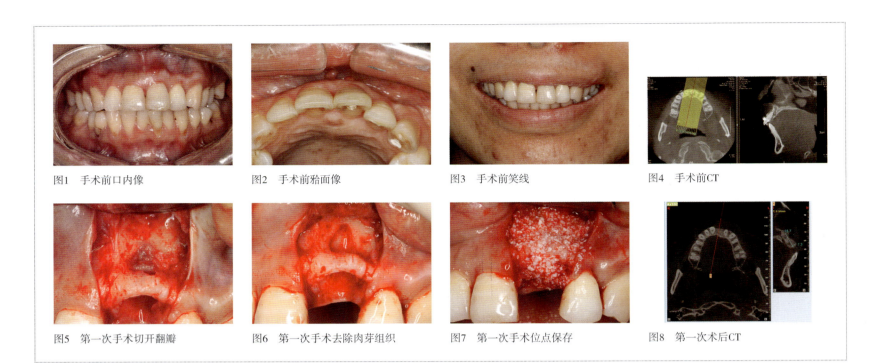

图1　手术前口内像　　　　图2　手术前殆面像　　　　图3　手术前笑线　　　　图4　手术前CT

图5　第一次手术切开翻瓣　　图6　第一次手术去除肉芽组织　图7　第一次手术位点保存　图8　第一次术后CT

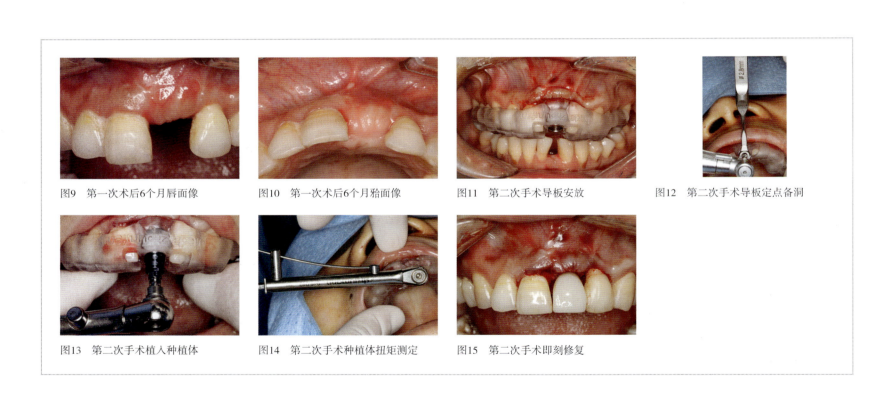

图9　第一次术后6个月唇面像　图10　第一次术后6个月殆面像　图11　第二次手术导板安放　图12　第二次手术导板定点备洞

图13　第二次手术植入种植体　图14　第二次手术种植体扭矩测定　图15　第二次手术即刻修复

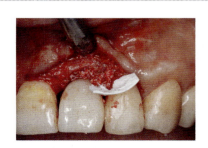
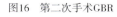
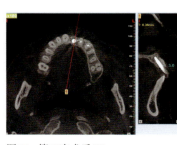
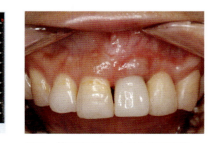
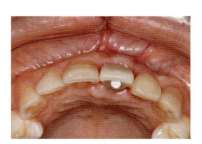

图16　第二次手术GBR　　　图17　第二次术后CT　　　图18　第二次术后2个月口内唇面像　图19　第二次术后2个月口内殆面像

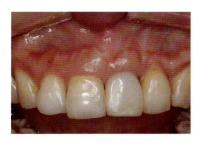
图20　第二次术后6个月口内唇面像

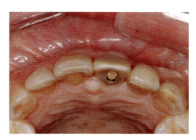
图21　第二次术后6个月口内殆面像

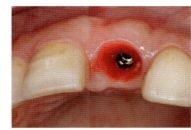
图22　牙龈袖口

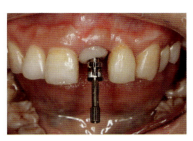
图23　个性化取模

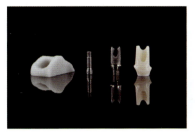
图24　永久基台（氧化锆瓷基台）

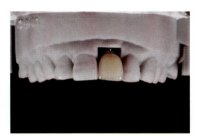
图25　最终修复体

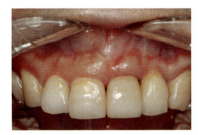
图26　最终修复体口内唇面像

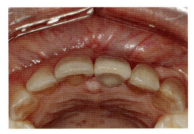
图27　最终修复体口内殆面像

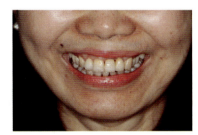
图28　最终修复后患者微笑像

三、讨论

数字化技术是口腔医学一个重要的发展方向，也是必然的趋势。数字化技术改变了医生、患者、技师的沟通模式，让患者手术前可以直视修复的效果，在避免术中及术后并发症的同时增加了患者的满意度。虽然术前规划与术后的植入位置仍有偏差，但也达到了良好的精确性，为后续修复提供了保障。临床医生应尽量控制引起偏差的相关因素，以提高数字化导板引导种植手术的精确性，达到美学修复的效果。

本病例中，患者因外伤导致21松动及叩诊不适，经检查外伤已波及牙槽骨，导致唇侧骨壁缺损、根尖炎症。术中发现拔牙窝内大量肉芽，唇侧骨板缺如。无法满足即刻种植条件，遂改为拔牙位点保存术，6个月后21位置骨量充足，位置理想，遂设计在导板引导下行种植加预成临时冠即刻修复。在种植手术中，数字化导板有助于术者更好地控制种植体植入的位置、提高精确度。传统的即刻修复临时冠具有摘戴次数多、修复体材质设计不完善、创口易污染等问题，而预成临时修复体经过CAD/CAM设计和制作，能够实现一次性戴入，保证创口稳定无干扰的愈合，并真正实现以修复为导向。同时，预成冠的制作缩短了患者的缺牙时间，为患者带来了更好的就医体验。

参考文献

[1] 王晓华, 刘艾芃, 邓文正. 数字化导板在口腔种植中的研究进展[J].华西口腔医学杂志, 2020 Feb, 38(1):95–100.
[2] 李琳, 苏莹, 张忠提. 牙种植数字化导板及其精确性影响因素研究进展[J]. 中国实用口腔科杂志, 2019 Mar,12(3):182–186.
[3] Al Yafi F, Camenisch B, Al-Sabbagh M. Is digital guided implant surgery accurate and reliable?[J]. Dent Clin North Am, 2019 Jul, 63(3):381–397.
[4] Greenberg AM. Digital technologies for dental implant treatment planning and guided surgery[J]. Oral Maxillofac Surg Clin North Am, 2015 May, 27(2):319–340.
[5] Pascual D, Vaysse J. Guided and computer-assisted implant surgery and prosthetic: The continuous digital workflow[J]. Rev Stomatol Chir Maxillofac Chir Orale, 2016 Feb, 117(1):28–35.
[6] Happe A, Fehmer V, Herklotz I, et al. Possibilities and limitations of computer-assisted implant planning and guided surgery in the anterior region[J]. Int J Comput Dent, 2018, 21(2):147–162.

以数字化为导向的Fence技术联合上颌窦提升治疗上颌牙缺失伴严重骨缺损与邻牙牙周破坏1例

李晗卿　薛丽丽　詹璐　杨醒眉　伍颖颖　向琳　满毅

摘 要

目的：介绍1例以数字化为导向的软硬组织增量及种植治疗上颌后牙区严重骨缺损的方法。**材料与方法**：22岁女性患者，24、25松动脱落1年多，牙槽骨严重吸收，与上颌窦穿通，邻牙近缺牙区邻面牙槽骨明显吸收，对颌牙无明显伸长，牙槽嵴顶颊侧角化黏膜宽度不足2mm。本治疗组通过数字化设计重建缺牙区理想牙槽骨，指导Fence弯制，通过Fence支撑成骨空间，以进行垂直向骨增量，恢复缺牙区牙槽骨；骨增量术后6个多月，通过设计、制作数字化外科导板，在24、25精准植入2颗种植体，并在二期手术时通过根向复位瓣术与条带状结缔组织移植进行角化黏膜增量，恢复缺牙区颊侧角化黏膜。最后制取开窗式印模，完成最终修复。**结果**：①通过Fence行垂直向骨增量术后6个多月，缺牙区骨缺损基本恢复。②行角化黏膜增量后，2颗种植体周围角化黏膜宽度均＞2mm。③患者最终修复1个月后，种植体周围未见明显骨吸收，种植区牙龈健康，角化黏膜充足，种植修复体完好，邻接与咬合情况良好。

关键词：数字化；Fence；角化黏膜增量

口腔种植义齿能有效恢复牙列缺损或牙列缺失患者的牙齿外形、功能、发音和健康，目前已发展为牙列缺损和牙列缺失的重要修复手段。但缺牙患者常因牙周疾病、颌骨外伤等原因伴发牙槽骨缺损，导致种植体无法获得理想的三维植入空间，因而常需在种植前或同期进行骨增量治疗程序。目前临床中已经提出多种垂直向骨增量技术，如自体块状骨移植、骨环技术、"帐篷钉"技术、引导骨组织再生技术（钛网）等。但由于自体骨块移植或骨环技术的技术敏感性较高，且术区需有一定基骨固位，帐篷钉、钛网除需基骨固位之外还易出现暴露，骨增量效果不可预期。

为避免以上问题，本课题组采用数字化设计指导钛板弯制，通过Fence以重建缺牙区牙槽骨的方法，对术区进行垂直骨增量，之后采用数字化外科导板及二期角化黏膜增量成功治疗上颌后牙区严重骨缺损病例1例。

一、材料与方法

1. 病例简介　22岁女性患者，全身情况良好，左上后牙松动脱落1年多，未行活动义齿或固定义齿修复。患者来我院就诊，希望通过种植义齿修复左上颌缺失牙。检查：24、25缺失，缺牙区牙槽骨丰满度欠佳，缺牙区牙龈状况良好，无溃疡红肿，缺牙区间隙的近远中距离为14mm，颊腭侧牙槽嵴宽度不足，牙槽嵴顶颊侧角化黏膜宽度不足2mm。缺牙区邻牙未见明

显倾斜，邻牙近缺牙区牙龈退缩，对颌牙未见明显伸长。辅助检查：24、25缺失，缺牙区骨缺损与上颌窦穿通，23远中牙槽骨吸收至根尖。

2. 诊断　牙列缺损（24、25缺失）。

3. 治疗计划

（1）24、25缺牙区垂直向骨增量。（2）24、25种植治疗。（3）角化黏膜增量。（4）最终修复。（5）术后回访。

4. 治疗过程（图1～图29）

（1）24、25缺牙区垂直向骨增量：术前通过数字化设计，重建缺牙区颌骨缺损，并在此基础上进行虚拟骨增量，设计Fence的走行支撑区域，指导Fence的弯制。由于24、25缺牙区骨缺损明显，需进行大量骨增量，术中先于下颌升支外斜线获取自体骨，与骨替代材料、CGF相混合。随后进行24、25缺牙区翻瓣，充分暴露术区，搔刮并采用EDTA处理23、26近缺牙区邻面，避免感染。对24、25缺牙区上颌窦底黏膜进行剥离，行上颌窦提升术，在上颌窦内填入胶原膜，并固定Fence，充分减张后填入骨移植材料，覆盖胶原膜，最后缝合关闭创口。术后CBCT示24、25骨移植材料填充良好。

（2）24、25种植治疗：在垂直向骨增量术后6个多月，CBCT示缺牙区骨增量效果良好，口内检查可见缺牙区软组织良好、无红肿溢脓等炎症表现。通过对上下颌口内模型进行仓扫，获取STL数据，并与Dicom数据进行拟合，进行虚拟排牙及种植设计，制作数字化外科导板，最后在24与25位点植入Straumann亲水性钛锆骨水平种植体3.3mm×10mm各1颗。由于垂直向骨增量时进行大量植骨，术区表面多为新生骨，易出现吸收，为保证成

作者单位：华西口腔医院

通讯作者：满毅；Email: manyi780203@126.com

骨效果，再次进行GBR术。

（3）角化黏膜增量：种植术后9个月，测量牙槽嵴顶角化黏膜宽度严重不足，且患者前庭沟深度不足，拟行角化黏膜增量。在牙槽嵴顶做水平切口，弧形向下延伸至23、26膜龈联合下。保留冠方0.5mm角化黏膜组织，翻起半厚瓣，根向复位，T形褥式缝合固定，从23~26牙区腭侧获取长度2.5cm、宽度1~1.5mm、厚度1~1.5mm角化结缔组织移植物，移植于半厚瓣冠方，同时将CGF通过交叉缝合固定于术区表面，促进愈合。

（4）最终修复：采用开窗式印模方法制取印模，个性化设计基台，获取咬合记录，设计24、25牙联冠修复体。准确戴入口内，检查邻接，咬合调整为种植体保护𬌗。

（5）术后回访：患者在最终修复第1个月回访，通过全景片与数字化牙片复查种植体骨结合情况，口内检查修复体邻接咬合与种植体周围软组织情况。

二、结果

（1）通过Fence行垂直向骨增量术后6个多月，缺牙区骨缺损基本恢复。

（2）进行根向复位瓣术与条带状结缔组织移植2个月后，2颗种植体周围角化黏膜宽度＞2mm。

（3）患者最终修复1个月后，种植体周围未见明显骨吸收，种植区牙龈健康，角化黏膜充足，种植修复体完好，邻接与咬合情况良好。

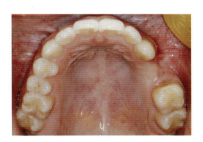

图1　术前口内𬌗面像

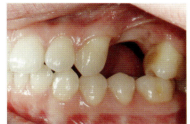

图2　术前口内侧面像

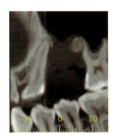

图3　术前CBCT示上颌窦底穿通

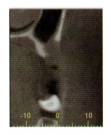

图4　术前CBCT 24牙位截图

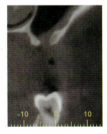

图5　术前CBCT 25牙位截图

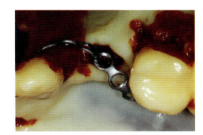

图6　弯制Fence

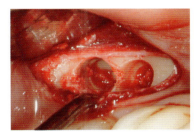

图7　外斜线取骨

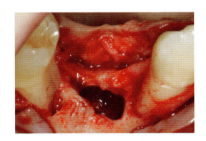

图8　植骨手术示上颌窦底穿通

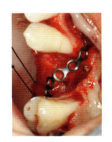

图9　植骨手术Fence固定

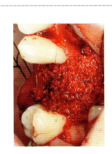

图10　植骨手术填充骨替代物

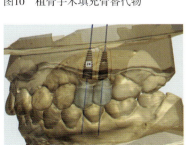

图11　植骨手术覆盖生物膜

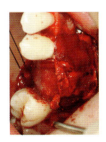

图12　植骨手术缝合

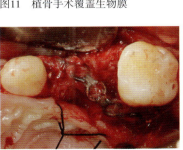

图13　植骨术后CBCT截图

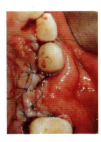

图14　虚拟排牙及导板设计

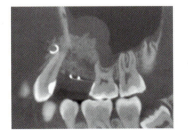

图15　种植手术切开翻瓣暴露Fence

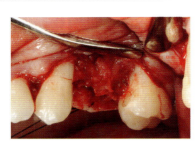
图16 种植手术取出Fence后

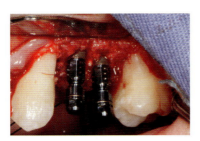
图17 种植手术植入ITI种植体

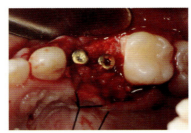
图18 种植手术旋入愈合帽

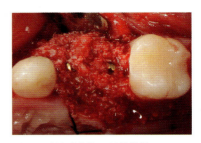
图19 种植手术植入骨替代物

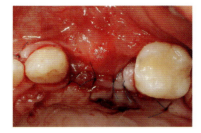
图20 种植手术缝合

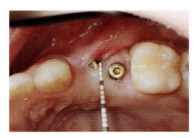
图21 修复前检查示颊侧黏膜严重不足

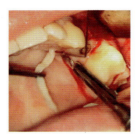
图22 软组织手术取下腭侧条带

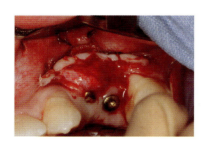
图23 角化条带固定于颊侧，创造角化环境

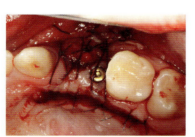
图24 根向复位瓣手术缝合完成

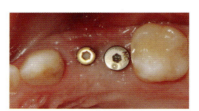
图25 根向复位瓣术后效果

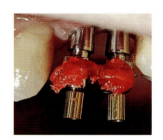
图26 取模制作最终修复体

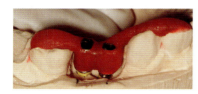
图27 基台水平校正

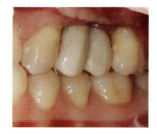
图28 最终修复完成侧面像

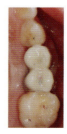
图29 最终修复完成𬌗面像

三、讨论

在本病例中，本治疗组通过数字化设计重建缺牙区理想牙槽骨以指导Fence弯制、将术前Fence设计转移至术中进行垂直向骨增量、利用数字化外科导板精准植入种植体及根向复位瓣术与条带状结缔组织移植，逐步解决患者牙槽骨重度缺损、牙列缺损以及角化黏膜缺失的问题，显示了数字化手段为患者提供个性化与精准治疗的优势之处。目前，如何在垂直向骨增量中获得可预期、可重复的成骨效果是困扰临床种植医生一大难点，Fence技术的提出、应用及其与数字化技术的不断结合，有望成为垂直向骨增量技术中的一项优势技术。

参考文献

[1] Merli M, Nieri M, Mariotti G, et al. The fence technique: Autogenous bone graft versus 50% deproteinized bovine bone matrix / 50% autogenous bone graft—A clinical double-blind randomized controlled trial[J]. Clinical Oral Implants Research, 2020, 40(2):181–190.

[2] Merli M, Mariotti G, Moscatelli M, et al. Fence technique for localized three-dimensional bone augmentation: a technical description and case reports[J]. International Journal of Periodontics & Restorative Dentistry, 2015, 35(1):57–64.

[3] Urban IA, Montero E, Monje A, et al. Effectiveness of vertical ridge augmentation interventions: A systematic review and meta-analysis[J]. Journal of Clinical Periodontology, 2019 Jun, 46(Suppl, 21):319–339.

数字化技术在复杂种植修复病例中的运用

涂业颖[1]　于艳春[2]　樊明星[3]　林海燕[2]

摘要

目的：复杂种植修复中应用水平向骨增量恢复上颌前牙区缺失骨量，数字化技术引导种植体植入，临时修复体即刻修复，CAD/CAM纯钛切削支架及上部最终修复，评估该方法的修复效果，从而为重度牙周炎导致缺牙患者提供一种修复选择。**材料与方法：**选取杭州口腔医院种植中心就诊的1例重度牙周炎患者为研究对象，术前进行全面的口腔检查及CBCT检查，设计治疗方案，分次拔除松动患牙，上颌前牙区水平向骨增量，数字化导板引导种植体植入，翼上颌区倾斜种植，共植入10颗Straumann骨水平种植体（上颌6颗，下颌4颗），术后即刻取模，预成修复体戴入，4个月后骨结合良好，行螺丝固位一体式CAD/CAM纯钛切削支架及上部聚合瓷修复。**结果：**种植体三维位置稳定，种植体骨结合良好，无种植体松动和脱落，患者对临时及最终修复体的咀嚼和美学效果满意。**结论：**应用多种数字化技术辅助重度牙周炎患者种植修复治疗，避免大面积植骨，减少并发症，能取得良好的咀嚼效能和美学效果，随访1年种植体边缘骨稳定，为临床医生提供一些思路。

关键词：重度牙周炎；骨增量；种植外科；数字化导板；种植修复

牙周炎是造成缺牙的重要原因，长期的牙周炎症和牙齿松动给患者的美观与饮食带来了不便，种植修复因其固位稳定、舒适美观成为缺牙修复的首选治疗方式。而重度牙周炎常伴随牙槽骨吸收、颌间距离增大、咬合紊乱等问题，难以获得理想的三维植入位置，后期修复困难。近年来，随着口腔种植材料的发展、骨增量技术及数字化技术的进步，重度牙周炎患者实现种植固定修复成为可能。本文选取重度牙周炎患者，采用数字化技术联合前牙区水平向骨增量对其进行种植固定修复，明显改善咀嚼和美观，临床疗效满意，从而为此类患者种植修复提供一种临床诊疗新程序。

一、材料与方法

1. 病例简介　41岁女性患者。患者5年前出现口内多颗牙松动、脱落，曾于外院行上前牙固定桥修复，近年来牙齿松动症状持续加重，现因影响咀嚼与美观，来我院就诊。既往史：患者否认高血压、糖尿病等系统病史，无传染病及过敏史，系统回顾未见明显异常。专科检查：颌面部基本对称，面下1/3比例基本协调，开口度、开口型正常，双侧颞下颌关节无压痛、弹响及杂音。口腔卫生状况较差，探及龈下结石，牙龈充血，BI 4°～5°。全口牙龈萎缩，釉牙骨质界暴露，PD6～10mm，个别位点>10mm。14-22烤瓷桥修复后，其中12、13、21缺失，桥基牙牙根暴露，松动Ⅲ度。前牙及

作者单位：1. 浙江中医药大学口腔医学院

2. 杭州口腔医院种植中心

3. 杭州六维齿科医疗技术有限公司

通讯作者：林海燕；Email: lhaiyanlily@163.com

前磨牙松动、移位，后牙区咬合尚稳定，16、17、26、36、37根分叉病变Ⅲ～Ⅳ度，余牙松动度尚可（图1）。CBCT示：全口牙槽骨水平吸收至根尖1/3，前磨牙及第一磨牙近中垂直向吸收至根尖，上颌牙槽骨重度吸收，剩余可利用骨高度不足（图2）。

2. 诊断　重度牙周炎；牙列缺损。

3. 治疗计划　拔除Ⅲ度松动牙，保留个别后牙维持垂直颌间距离；上颌前牙区水平向骨增量手术（香肠技术）；数字化种植方案设计，数字化导板辅助种植外科手术，即刻修复与负荷；种植体支持式固定义齿修复。

4. 治疗过程

（1）分次拔牙，保留个别后牙维持垂直颌间距离（图3），仔细清理拔牙窝，余留牙牙周基础治疗，口腔卫生宣教。

（2）上颌前牙区水平骨增量（香肠技术）：拔除右侧后牙，拔牙窝远中及外斜线处制取自体骨，自体骨颗粒与Bio-Oss骨粉1∶1混合植入，可吸收胶原膜（Bio-Gide）覆盖，膜钉固定，充分减张缝合（图4～图7）。

（3）数字化种植方案设计：骨增量术后9个月，硅橡胶取模，模型扫描，口内试排蜡牙制作硫酸钡放射义齿，戴放射义齿拍摄CBCT（图8、图9）。将2次所得数据导入，进行信息配准（图10），选用Straumann骨水平种植体，上颌拟植入6颗种植体，下颌拟植入4颗种植体，双侧后牙区上颌窦底剩余骨高度不足，设计17、27位点倾斜植入，其中17位点拟倾斜种植，避免上颌窦提升和大量植骨，27位点即刻种植，下颌All-on-4（图11、图12），根据设计位点制作手术导板（牙-黏膜联合支持式），预成修复体（图13）。

（4）数字化导板辅助下种植外科手术：患者术前口服抗生素，氯己定含漱液漱口，数字化导板消毒后，戴入口内检查，确认固位良好，术区局

部浸润麻醉，进行导板引导下半程种植手术。利用导板配套工具定位种植位点并逐步扩大孔径至术前设计水平，去除导板，种植位点处翻瓣，牙槽骨修整，探查备洞情况。下颌截骨导板固位，超声骨刀截骨，使种植体植入平面尽量在同一水平（图14~图16）。用Straumann种植系统工具进行最后种植窝洞预备，行12、14、17、22、24、27、32、35、42、45种植体植入，分别植入Straumann BL 4.1mm×10mm、BL 4.1mm×12mm、BL T4.1mm×14mm、BL 3.3mm×12mm、BL 4.1mm×10mm、BL T4.1mm×16mm、BL 3.3mm×14mm、BL 4.1mm×14mm、BL 3.3mm×14mm、BLT 4.1mm×14mm 种植体，17种植体倾斜植入，倾斜角度约45°，埋入式愈合（图17、图18）。其余所有种植体初始稳定性均＞35N·cm，测量种植体颊舌侧及近远中ISQ值，均>65，安装多牙基台及开窗取模杆，严密缝合黏膜。

（5）术后即刻取模：拍摄全景片确认取模杆完全就位后，术后取模，采用Pick-up技术，预成修复体临时基台粘接，组织面修整，戴入患者口内（图19、图20），拍摄全景片确认临时修复体完全就位（图21）。嘱患者术后1周流质饮食，注意口腔清洁，术后口服消炎、消肿药物，必要时服用止痛片。

（6）术后1周复诊拆线：牙龈愈合良好，口腔卫生良好，患者无明显疼痛、出血等情况。

（7）最终修复：术后4个月复诊，拍片确认种植体骨结合良好（图22），17种植体测量ISQ值>65，行二期手术，安装多牙基台，二次取模法同时拍摄全景片确认取模杆完全就位（图23），硅橡胶取模。制作CAD/CAM纯钛切削支架，口内试戴，被动就位（图24），上部修复体制作，恢复至第二磨牙，聚合瓷牙冠修复，牙龈瓷恢复患者红色美学（图25~图28）。

（8）戴牙1年后复查：患者口腔卫生良好，咬合稳定，修复体无松动，全景片示种植体边缘骨无明显吸收，牙槽嵴顶未见明显降低。

（9）使用材料：德国KaVo公司（KaVo 3D eXam）CBCT；骨充填材料Bio-Oss和可吸收胶原膜Bio-Gide（Geistlich，瑞士）；国产六维牙种植设计软件；Straumann（瑞士）种植系统及相关设备和耗材。

二、结果

本病例针对复杂种植修复患者，拔牙后行上颌前牙区骨增量，数字化导板引导种植，采用最优骨利用原则，避开上颌窦倾斜植入，降低感染风险，种植体分布合理，三维位置稳定，术后即刻修复，缩短患者缺牙时间，减轻患者痛苦。Straumann种植体骨结合良好，边缘骨稳定，种植体周软组织健康，无种植体松动和脱落，无修复体崩瓷和断裂。上部采用螺丝固位一体式CAD/CAM纯钛支架结合聚合瓷及牙龈瓷固定修复，实现被动就位的同时获得良好的美学效果，患者对临时及最终修复体的咀嚼和美学效果满意。

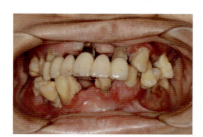

图1　初诊口内像

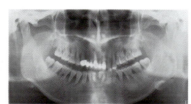

图2　初诊影像

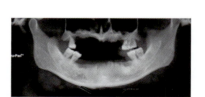

图3　保留个别后牙维持垂直颌间距离

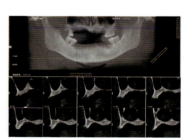

图4　上颌前牙区重度骨缺损

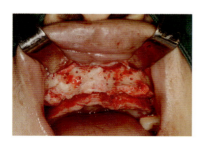

图5　上颌前牙区水平向骨缺损

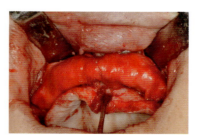

图6　水平向骨增量（香肠技术）

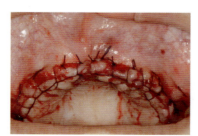

图7　减张缝合

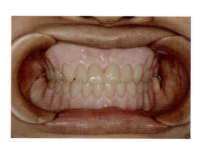

图8　硫酸钡放射义齿

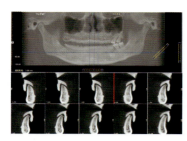

图9 戴放射义齿拍摄CBCT

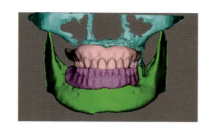

图10 种植软件中配准

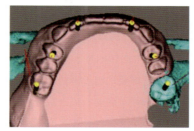

图11 上颌设计6颗种植体

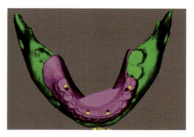

图12 下颌设计4颗种植体

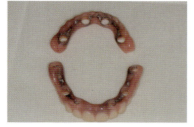

图13 预成修复体

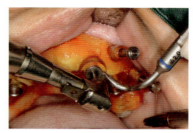

图14 数字化导板引导种植窝洞预备

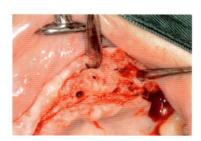

图15 局部翻瓣，牙槽骨修整

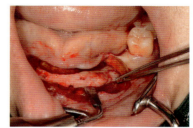

图16 下颌截骨导板引导超声骨刀截骨

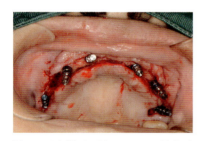

图17 上颌植入6颗Straumamm骨水平种植体

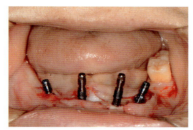

图18 下颌植入4颗Straumamm骨水平种植体

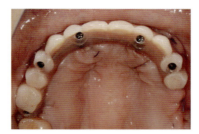

图19 上颌即刻修复

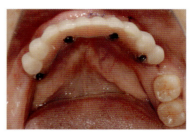

图20 下颌即刻修复

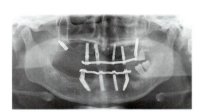

图21 即刻修复X线片

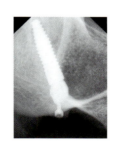

图22 种植术后4个月，17种植体根尖片

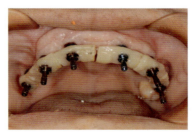

图23 永久修复体二次取模

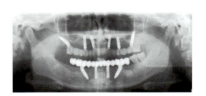

图24 试戴CAD/CAM纯钛切削支架X线片

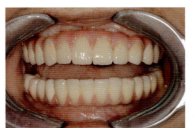

图25 永久修复体戴入

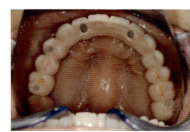

图26 上颌永久修复体

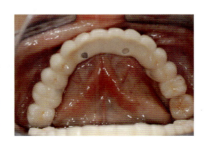

图27 下颌永久修复体

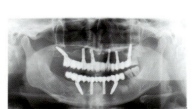

图28 永久修复体X线片

三、讨论

通过种植修复牙周病患者缺失牙、获得长期稳定的修复效果，一直是国内外种植医生共同追求的目标。牙周病致病菌的生存依赖于天然牙的存在，天然牙牙周袋可作为致病菌的贮库，使致病菌传播定植于种植体周围，易引发炎症反应；牙周病患者一旦患牙拔除后，这些致病菌也随之减少或消失。Nevins等的研究表明，拔除患牙的重度牙周病患者，种植体存留率与牙周健康者无显著差异。

Cawood和Howell将牙槽骨萎缩分为6个等级，尤其是Ⅳ类萎缩，又称"刃状"牙槽嵴，表现为严重的水平向骨缺损，对常规种植体的植入提出了挑战。骨块技术是修复骨缺损的"金标准"，但其技术敏感性高，常需要开辟第二术区，术后并发症较高。引导骨组织再生术（GBR）被认为是重建重度水平向骨缺损的一种可行方法，近年来Urban教授使用无组织的牛骨衍生矿物质（ABBM）与自体骨颗粒1∶1混合，结合可吸收胶原膜并以钛钉固定修复水平向骨缺损，称其为"香肠技术"，可减少手术创伤、膜暴露以及降低感染等风险，取得了良好的临床效果。

上颌窦底剩余骨高度不足可选择上颌窦底提升技术和避开上颌窦种植。采用最优骨利用原则，避开上颌窦种植技术更加简单、经济且具有可预见性。

数字化和计算机技术的进步促进了口腔种植学的发展，2018年ITI国际种植会议对20例共2136颗种植体研究，统计其导板引导下植入后偏差，数字化导板精度可靠、简化手术过程、减少患者手术创伤、种植体三维位置良好，符合以修复为导向的种植理念。

本病例采用数字化导板引导下种植固定修复，上颌植入6颗种植体，下颌植入4颗种植体。Roccuzzo等研究认为下颌无牙颌即刻修复4～6颗种植体即可取得良好的临床效果；上颌骨质相对疏松，一般需要植入6～8颗种植体。All-on-4理念的提出为无牙颌患者种植固定修复提供新技术，简化临床流程，充分利用剩余骨量，节省时间及费用，减少并发症的发生，研究表明下颌的成功率较高。

为缩短患者缺牙时间，本病例选择在术后完成即刻修复、即刻负重，在治疗过程中，需严格把握适应证，否则会增大种植体失败风险。研究表明，种植体愈合期间一定范围内的微动（<50μm）不会对骨结合产生影响，早期负重可能有利于获得更高骨-种植体接触率（BIC）。即刻负重种植体必须有足够的初始稳定性，目前普遍认为植入扭矩应>35N·cm，或采用共振频率分析仪器测量种植体稳定性系数（ISQ值）>65。

复杂种植修复中，治疗方案的制订要结合患者自身条件，并选择合适的时机实施，尽可能保存和恢复软硬组织，采用即刻修复缩短患者缺牙时间，提高患者生活质量。本研究采用多种数字化技术辅助重度牙周炎患者种植治疗，简化临床操作，降低感染风险，提高种植修复的准确性，获得了良好的修复效果，远期稳定性待进一步随访观察。

参考文献

[1] 汤春波,张晓真.重度牙周炎患者种植修复方式的选择与思考[J].口腔颌面外科杂志,2016(5):305-310.

[2] Koear M, Seme K, Hren NI. Characterization of the normal bacterial flora in peri-implant sulci of partially and completely edentulous patients[J]. Int J Oral Maxillofac Implants, 2010, 25(4):690-698.

[3] Nevins M, Langer B. The successful Use of osseintegrated Implants for the treatment of there calcitrant periodontal patient[J]. J Periodontol, 1995, 66(2):150-157.

[4] Cawood JI, Howell RA. A classification of the edentulous jaws[J]. Int J Oral Maxillofac Implants, 1988,17:232-236.

[5] Urban IA, Nagursky H, Lozada J L, et al. Horizontal ridge augmentation with a collagen membrane and a combination of particulated autogenous bone and anorganic bovine bone-derived mineral: a prospective case series in 25 patients[J]. International Journal of Periodontics & Restorative Dentistry, 2013, 33(3):299-308.

[6] Meloni SM , Jovanovic S A, Urban I, et al. Horizontal Ridge Augmentation using GBR with a Native Collagen Membrane and 1:1 Ratio of Particulated Xenograft and Autologous Bone: A 1-Year Prospective Clinical Study[J]. Clinical Implant Dentistry & Related Research, 2016.

[7] 黄建生. 上颌后牙区骨量不足种植的风险与对策[J]. 华西口腔医学杂志,2012,30(1):1-9.

[8] D' Haese J, Ackhurst J, Wismeijer D, et al. Current state of the art of computer-guided implant surgery[J]. Periodontology, 2017, 73(1):121-133.

[9] Wismeijer D, Joda T, Flügge T, et al. Group 5 ITI Consensus Report: Digital technologies[J]. Clinical Oral Implants Research, 2018, 29:36-442.

[10] Roccuzzo M, Bonino F, Gaudioso L, et al. What is the optimal number of implants for removable reconstructions? A systematic review on implant-supported overdentures[J]. Clinical Oral Implants Research, 2012, 23(s6):229-237.

[11] Malo, Paulo, Rangert, et al. "All-on-Four" Immediate-Function Concept with Brånemark System® Implants for Completely Edentulous Mandibles: A Retrospective Clinical Study[J]. Clinical Implant Dentistry & Related Research, 2003, 5(11): 2-9.

[12] 周磊, 岳新新. All-on-Four技术在口腔种植领域中的应用进展[J]. 口腔疾病防治, 2017,25(001):1-7.

[13] Di P, Lin Y, Li JH, et al. The All-on-Four implant therapy protocol in the management of edentulous Chinese patients[J]. Int J Prosthodont, 2013, 26(6):509-516.

[14] Fcd, Alan GT, Payne Bdsent.Early Functional Loading of Unsplinted Roughened Surface Implants with Mandibular Overdentures 2 Weeks after Surgery[J]. Clinical Implant Dentistry & Related Research, 2010, 5(3):143-153.

[15] Bornstein MM, Hart CN, Halbritter SA, et al. Early loading of nonsubmerged titanium implants with a chemically modified sand-blasted and acid-etched surface: 6-month results of a prospective case series study in the posterior mandible focusing on peri-implant crestal bone changes and implant stabilit[J]. Clinical Implant Dentistry & Related Research, 2010, 11(4):338-347.

数字化引导下的美学区种植修复1例

谢冬妮　王超　李显　黄弘

摘要

前牙连续缺失伴有严重的软硬组织不足是种植修复的巨大挑战。本病例在数字化引导下完成上前牙连续缺失的精准骨增量及分期种植体植入，联合腭侧游离黏膜瓣移植技术，种植体植入位置、轴向良好，取得了较满意的软硬组织增量效果。

关键词：骨增量；三维打印个性化钛网；数字化导板；软组织增量

种植修复由于其修复效果好并能保持长期稳定而成为目前多数缺牙患者首选的治疗方法。成功的种植修复与种植位点的牙槽骨骨量密切相关，然而由于长期缺牙等原因，缺牙区牙槽骨吸收常导致种植区牙槽骨骨量不足，影响种植体植入。经过30多年的发展，已有多种植骨技术和植骨材料被用于种植前重建缺牙区骨量，常用的骨增量技术包括引导骨组织再生技术、外置法植骨（Onlay graft）技术、骨劈开技术等。其中Onlay植骨技术已被证实能有效重建缺牙区水平向与垂直向骨缺损，种植修复长期临床效果可靠。随着计算机辅助设计与三维打印等技术的发展，个性化钛网逐渐被应用于牙槽骨缺损的修复，并取得了一定的骨增量效果。数字化技术的规范应用使种植修复过程变得更加精准、高效、安全。本病例通过在数字化引导下完成精准的骨增量及种植体植入，种植体植入位置、轴向良好，取得了较满意的硬组织增量效果；且采用腭侧游离黏膜瓣移植技术解决了唇侧角化龈不足的问题，取得了较好的软组织增量效果。

一、材料与方法

1. 病例简介　20岁女性患者，就诊于重庆医科大学附属口腔医院种植科。主诉：上下前牙缺失10余年，要求种植修复。现病史：患者10年前因外伤导致上下门牙缺失，2年前完成正畸治疗，现要求种植修复缺失牙。既往史：否认系统性疾病、否认药物过敏史。面部检查：上唇丰满度欠佳，低位笑线（图1）。口腔检查：11、21、22、31、41缺失，12、42残冠，32、33伸长，31、41缺牙间隙较窄，上前牙缺牙区角化龈宽度不足，唇系带附着低（图2）。CBCT检查：上颌缺牙区牙槽骨宽度、高度严重不足，12、42根管内高密度充填影（图3）。

2. 诊断　11、21、22、31、41牙列部分缺失；12、42牙体缺损。

3. 治疗计划　将患者CBCT导入软件生成上下颌骨三维模型，以修复为

导向进行虚拟排牙（图4），参考排牙结果制作诊断蜡型与患者沟通，最终确定12冠修复；31、32、41、42冠修复3颗牙；11、21、22先行骨增量重建缺损牙槽嵴，分期进行种植体植入。

4. 治疗过程

（1）数字化骨增量方案设计：术前以修复为导向虚拟植入种植体，综合考虑种植体周围骨量要求、牙槽骨形态、软组织状况等因素重建牙槽骨形态并设计个性化钛网（图5）；根据上颌缺牙区所需骨量设计数字化颏部取骨导板（图6）。

（2）骨增量手术：修整唇系带后（图7），在数字化的三维打印个性化钛网及取骨导板的引导下完成精准、高效的植骨手术（图8、图9），术后CBCT显示植骨效果非常好。

（3）一期种植手术：骨增量术后9个月，骨量维持良好，牙槽骨轮廓得以恢复（图10）。随后以修复为导向设计数字化种植导板（图11），在导板引导下完成种植体的外科植入（Straumann BLT 3.3mm×10mm），术后CBCT显示种植体位置、轴向良好（图12）。

（4）软组织增量：种植术后6个月，种植体周围骨量维持良好，随后进行软组织增量修复严重不足的角化龈（图13）。因患者腭侧黏膜颜色与唇侧角化龈颜色接近，与其沟通后，采用腭侧游离黏膜瓣移植行唇侧软组织增量，并取得了较满意的效果（图14）。

（5）二期手术后牙龈塑形：取模，制作临时修复体对11、21、22行软组织塑形（图15）。

（6）最终修复：牙龈形态满意后，行终冠修复（图16）。

二、结果

本病例通过在数字化引导下进行骨增量及种植体植入，联合软组织移植，成功重建了患者缺牙区骨量，获得了良好的种植体位置、轴向及美学效果，患者满意度高（图17、图18）。

作者单位：重庆医科大学附属口腔医院

通讯作者：黄弘；Email: hwanghong@hospital.cqmu.edu.cn

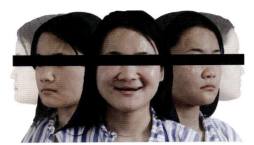

图1 治疗前面部像

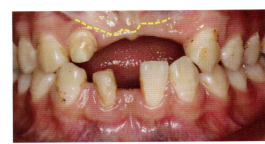

图2 治疗前口内像

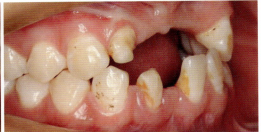

图3 术前CBCT

图4 以修复为导向虚拟排牙

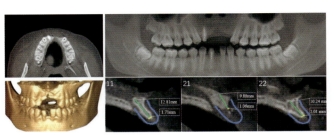

重建骨缺损模型　　虚拟排牙　　虚拟植入种植体

确定骨增量范围　　理想的牙弓轮廓形态　　个性化钛网的形态和大小

图5 数字化骨增量方案设计

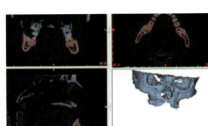

图6 数字化取骨导板设计

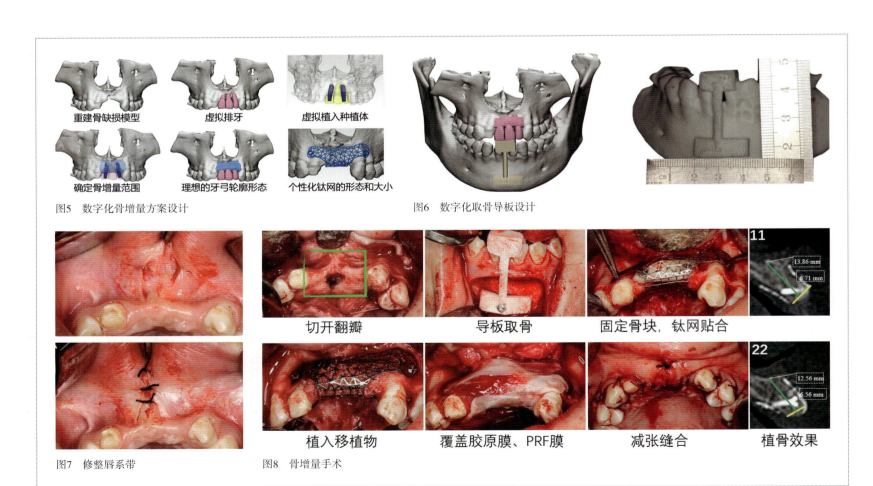

图7 修整唇系带

图8 骨增量手术

切开翻瓣　　导板取骨　　固定骨块，钛网贴合

植入移植物　　覆盖胶原膜、PRF膜　　减张缝合　　植骨效果

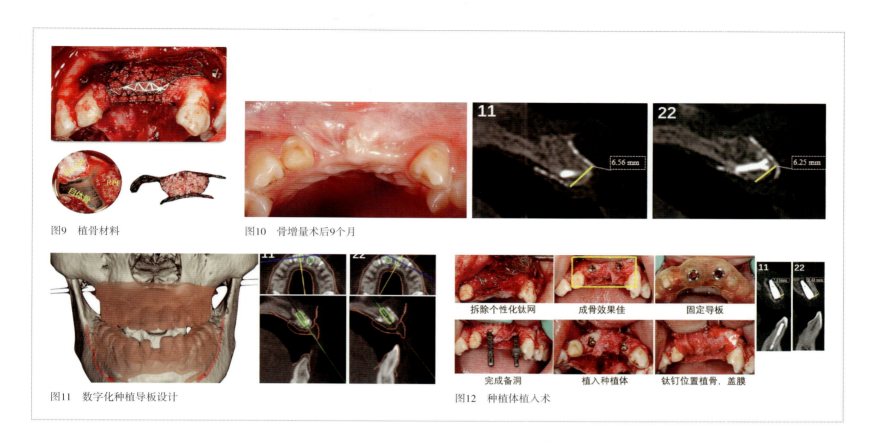

图9　植骨材料

图10　骨增量术后9个月

图11　数字化种植导板设计

拆除个性化钛网　　成骨效果佳　　固定导板

完成备洞　　植入种植体　　钛钉位置植骨，盖膜

图12　种植体植入术

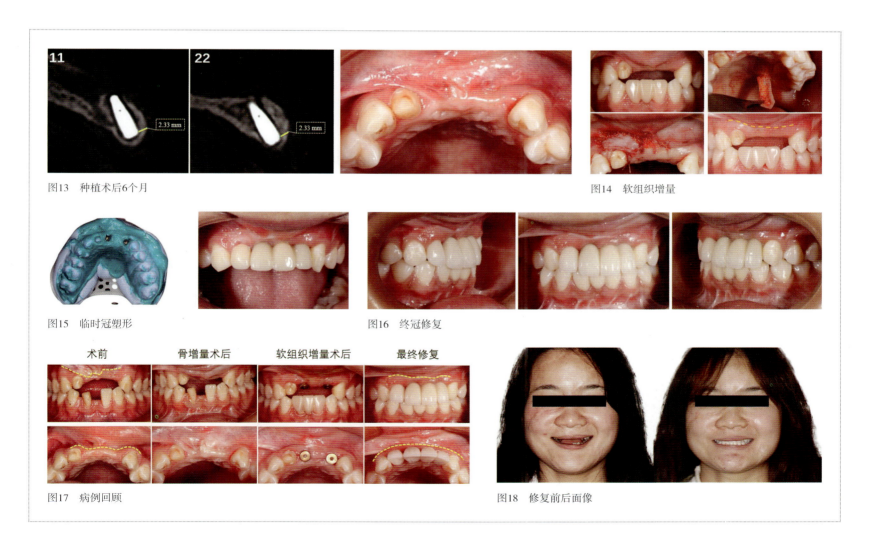

图13　种植术后6个月

图14　软组织增量

图15　临时冠塑形

图16　终冠修复

术前　　骨增量术后　　软组织增量术后　　最终修复

图17　病例回顾

图18　修复前后面像

三、结论

在本病例中，遵循"以终为始"的治疗理念，以最终修复体外形为目标，采用数字化技术提高了骨增量及种植体植入的精准性及高效性，通过软硬组织增量为种植修复的美观和长期稳定提供了保障。自体骨块具有骨生成、骨诱导和骨传导能力，移植后更容易提高植骨的成功率；三维打印个性化钛网与牙槽骨解剖形态贴合，可实现最精确的骨增量效果；混合自体骨与PRF的骨移植物可促进成骨，提高种植成功率；PRF膜可促进微血管化及上皮迁移；腭侧游离黏膜瓣移植技术在唇侧角化龈不足时可取得较好的软组织增量效果。结合上述手段，本病例种植体植入位置、轴向良好，实现了较为理想的软硬组织增量效果。

参考文献

[1] 宿玉成, 袁苏. 口腔种植学[M]. 人民卫生出版社, 2014.

[2] Schmitt CM, Moest T, Lutz R, et al. Anorganic bovine bone (ABB) vs. autologous bone (AB) plus ABB in maxillary sinus grafting. A prospective non-randomized clinical and histomorphometrical trial[J]. Clin Oral Implants Res, 2015, 26(9) : 1043-1050.

[3] Rakhmatia YD, Ayukawa Y, Furuhashi A, et al. Current barrier membranes: Titanium mesh and other membranes for guided bone regeneration in dental applications[J]. J Prosthodont Res, 2013, 57(1):3-14.

[4] Sagheb K, Schiegnitz E, Moergel M, et al. Clinical outcome of alveolar ridge augmentation with individualized CAD-CAM-produced titanium mesh[J]. International Journal of Implant Dentistry, 2017, 3(1):36.

[5] Chiapasco M, Felisati G, Maccari A, et al. The management of complications following displacement of oral implants in the paranasal sinuses: a multicenter clinical report and proposed treatment protocols[J]. Int J Oral Maxillofac Surg, 2009, 38(12):1273-1278.

[6] Sagheb K, Schiegnitz E, Moergel M, et al. Clinical outcome of alveolar ridge augmentation with individualized CAD-CAM-produced titanium mesh[J]. International Journal of Implant Dentistry, 2017, 3(1):36.

[7] Jesús Torres, Tamimi F, Alkhraisat MH, et al. Platelet-rich plasma may prevent titanium-mesh exposure in alveolar ridge augmentation with anorganic bovine bone[J]. Journal of Clinical Periodontology, 2010, 37(10):943-951.

[8] Li L, Wang C, Li X, et al. Research on the dimensional accuracy of customized bone augmentation combined with 3D-printing individualized titanium mesh: A retrospective case series study[J]. Clin Implant Dent Relat Res, 2020 Dec, 17.

静态导板与动态导航联合引导穿颧种植修复在上颌后牙区严重萎缩患者中的应用1例

万林子　林臻彦　陈伟雄　姜雨汐　高永波

摘要

目的：探讨利用数字化静态导板和动态导航联合引导颧骨种植体在上颌后牙区严重骨萎缩患者中应用的临床效果及治疗流程。**材料与方法**：59岁男性患者，上下颌不良修复体，咀嚼无力多年，要求固定修复。拔除上下颌松动牙，拆除44、46原有种植牙冠（Osstem），通过2副过渡义齿确定颌位关系，依此制作混合支持式放射导板拍摄CBCT，设计手术导板，将导板颧骨种植体信息导入到导航软件，利用导板和导航引导在上颌双侧第二前磨牙区植入2颗Brånemark颧骨种植体，获得颧骨和上颌骨的双重固位，结合上颌前牙区位点（14、12、21、23）植入4颗Nobel Active常规种植体，同时在下颌位点（43、33、34、36）利用导板引导植入4颗BLT常规种植体，分别安装复合基台及保护帽，术后1周拆线，左侧颧骨种植体对应牙槽嵴植入起点处伤口裂开，清创后重新缝合，取基台开窗式印模，转移咬合关系，上牙𬌗架试排牙，口内确定被动就位，利用其他常规种植体进行第一次临时修复，使用6个月后重新取模，制作第二副临时修复体，纳入所有种植体，进一步评估垂直距离、唇支持和面部轮廓是否合适。**结果**：患者种植术后伤口一期愈合，术后影像学检查确认颧骨种植体植入方向良好，未损伤邻近重要解剖结构；通过2次临时牙调整，患者咀嚼功能恢复，充分适应重建的咬合关系，对外形满意。**结论**：本病例利用数字化技术，将静态导板与动态导航联合应用，有效规避穿颧种植风险，提高颧骨种植体植入精度。

关键词：上颌后牙区严重萎缩；静态导板；动态导航；颧骨种植体

颧骨种植体主要用上颌牙槽骨重度吸收患者的咀嚼功能重建，有研究结果显示其12年累计存留率达到95.21%。大量研究报道通过数字化技术（静态导板和动态导航）引导，能有效规避手术风险，提高手术精度。其中，动态导航可实时监控钻针在上颌骨及颧骨中的位置，但是牙槽嵴植入起点定位不便，而颧骨种植体长度是普通种植体的3~4倍，植入起点的偏差可能导致止点数倍的误差；静态导板对于种植初始位点与轴向的确定有较大优势，但术中无法调整钻针方向，本文为1例联合静态导板和动态导航引导颧骨种植体在上颌后牙区严重萎缩患者中应用的病例报道，发挥各自优势，获得更精准的植入效果。

一、材料与方法

1. 病例简介　59岁男性患者，以"咀嚼无力多年"为主诉就诊。询问病史：近10年内因牙周炎陆续拔除部分牙，咀嚼无力。无全身系统性疾病史，无吸烟史，无副功能病史。检查面型基本对称，开口度正常，口周软组织稍塌陷，中位笑线，侧面凸面型，双侧颞下颌关节未及疼痛，无急性上颌窦炎。临床检查：11-22烤瓷联冠，Ⅱ~Ⅲ度松动，22根尖1/3暴露，12残根，颊侧牙龈可见瘘管，14、15烤瓷联冠，边缘不密合，牙不

松，余牙缺失。33-36固定桥，Ⅱ度松动，33、34对应颊侧牙龈红肿、溢脓，右下后牙种植固定桥修复44位点：Osstem 4.0mm×10mm；46位点：Osstem 4.0mm×11.5mm。面下1/3垂直距离变短。术前CT检查：全口牙槽骨广泛性吸收，上颌骨前牙区骨质一般，后牙区骨高度严重不足，仅存留1~2mm；下颌前牙区骨突明显。

2. 诊断　不良修复体；牙列缺损（上颌、下颌）。

3. 治疗计划

（1）拔除上颌余留牙后利用2颗颧骨种植体+4颗常规种植体支持的固定修复。（2）拆除种植牙冠，拔除下颌剩余牙，利用原有2颗种植体+4颗常规种植体支持的跨牙弓一体式固定修复。

4. 治疗过程（图1~图30）

（1）放射导板制作：通过口扫、面扫、电子面弓采集原始口内形态、面部轮廓及下颌运动轨迹信息，制作第一副过渡义齿。拔牙后即刻戴入，满足患者美观、部分功能活动。待拔牙伤口初步愈合后，蜡堤转移咬合关系，确定垂直距离，制作第二副过渡义齿，戴入，重衬后翻制成放射导板。

（2）术前设计：利用3Shape软件设计种植体、固位钉、配准钉的植入位置；通过体外1：1的头颅模型实操，验证设计方案的合理性。

（3）导板配准钉植入：术前1天局麻下于双侧上颌结节、硬腭、左侧前牙区前庭沟部分植入4颗配准钉，拍CBCT，将CT数据与术前导航方案拟合。

（4）种植体植入：全麻后，拔除14、15，设计11-16嵴顶切口，颧牙

作者单位：深圳市龙岗中心医院

通讯作者：高永波；Email: gaoyongbo2007@sina.com

槽嵴区附加松弛切口，翻瓣，显露前牙近鼻底区骨面，在导板引导下植入一个导航固位钉，加力至35N·cm，连接参考板，进行导航配准；取下导板，在颧骨周围剥离，显露上颌窦外侧骨窗（8mm×10mm），剥离上颌窦黏膜；重新戴入导板，先锋钻定位牙槽嵴植入起点，取下导板，连接导航用手机，导航控制钻针在上颌窦内以及颧骨区域的行进路径，制备种植窝，植入Brånemark 4.0/4.5mm×47mm种植体1颗，同法在左侧第二前磨牙区植入Brånemark 4.0/4.5mm×52.5mm种植体1颗，上复合基台及保护帽，在前牙槽骨区分别植入4颗Nobel Active种植体（14位点：4.3mm×13mm，12、21、23位点：3.5mm×13mm），上复合基台及保护帽，植入扭矩均＞35N·cm，颧骨种植体在双侧上颌窦窗口暴露处用双侧Bio-Gide膜封闭保护，颧种植体及常规种植体在牙槽嵴顶暴露处植入Bio-Oss骨粉，表面覆盖Bio-Gide膜，减张缝合关闭创面。下颌先锋钻定位，取下导板，备洞，利用咬骨钳、球钻进行牙槽骨修整，去除骨突，最终完成4颗

（Straumann，BLT）种植体的植入（43位点：3.3mm×12mm；33、34位点：4.1mm×12mm；36位点：4.1mm×8mm），植入扭矩均＞35N·cm，上复合基台和安全帽，严密缝合。

（5）术后1周拆线：左侧颧骨种植体牙槽嵴顶处黏膜伤口裂开、有渗出，清创后重新缝合，制取开窗式印模，利用其他常规种植体制备第一副临时修复体，观察伤口愈合情况。

（6）戴牙6个月后：转移义齿信息，将颧骨种植体与常规种植体整体连接，试戴第二副临时义齿，评估垂直距离、面部轮廓及发音情况。

二、结果

患者种植术后有轻度面颊部肿胀。影像学检查确认种植体植入方向良好，未损伤眶底、颞下窝等周围组织，使用上部修复体后，患者恢复咀嚼功能，对外形满意。

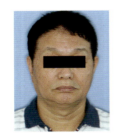

图1　患者正面像

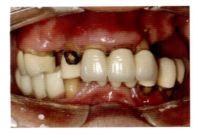

图2　患者口内咬合像（正面像）

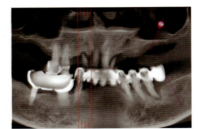

图3　CT曲面断层片

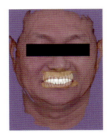

图4　虚拟理想咬合面像

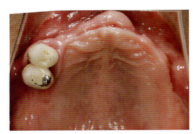

图5　上颌拔除松动牙后殆面像

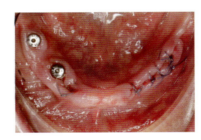

图6　下颌拔除松动牙后殆面像

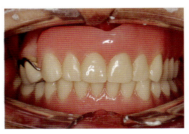

图7　第一副过渡义齿（拔牙后1周内）

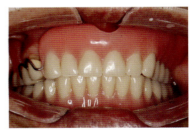

图8　第二副过渡义齿（拔牙后1个月）

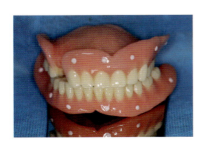

图9　放射导板

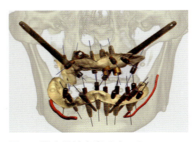

图10　数字设计方案（全口）

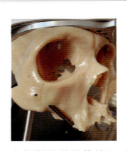

图11　右侧颧骨种植体植入（模型验证）

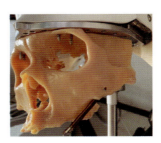

图12　左侧颧骨种植体植入（模型验证）

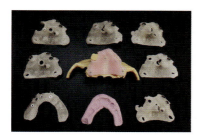

图13 3D打印导板和颌骨模型，咬合硅橡胶

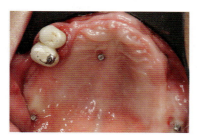

图14 导航配准钉植入（殆面像）

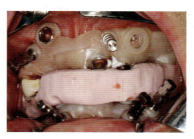

图15 手术导板口内就位（正面像）

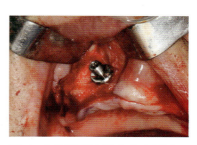

图16 参考板固位钉植入（正面像）

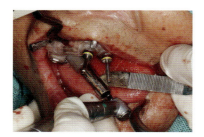

图17 导板定位颧骨种植体植入起点

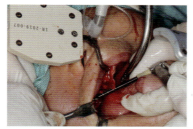

图18 导航引导颧骨种植体后续植入路径

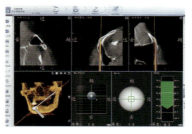

图19 屏幕实时定位颧骨种植体植入路径

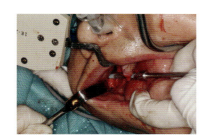

图20 右侧颧骨种植体植入

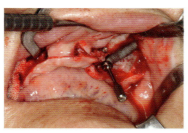

图21 左侧颧骨种植体植入

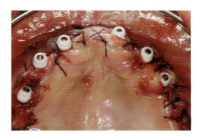

图22 上颌种植体植入后戴愈合基台和保护帽

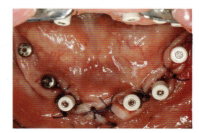

图23 下颌种植体植入后戴愈合基台和保护帽

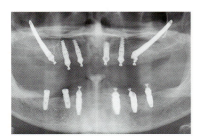

图24 术后曲面断层片

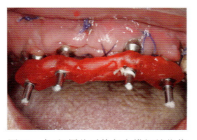

图25 术后1周临时修复印模杆就位像（上颌）

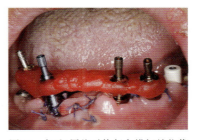

图26 术后1周临时修复印模杆就位像（下颌）

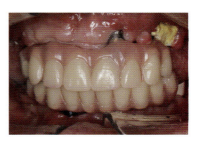

图27 术后戴入第一副临时义齿口内像

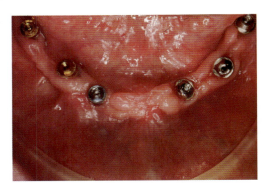

图28　戴牙6个月后取下义齿，下颌嵴顶黏膜形态（殆面像）

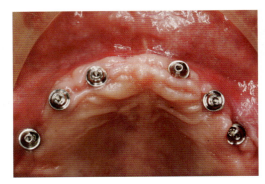

图29　戴牙6个月后取下义齿，上颌嵴顶黏膜形态（殆面像）

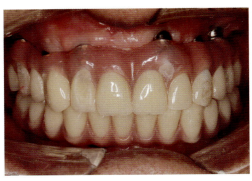

图30　戴入第二副临时义齿口内像

三、讨论

1. 当患者上颌骨剩余骨量严重不足时，进行颧骨种植可以避免复杂的骨增量手术、缩短治疗次数和时间。但颧骨种植存在极大的手术风险，包括可能会伤及眼球及邻近的神经、血管等等。吴轶群课题组分别利用静态导板与动态导航技术辅助完成穿颧种植手术，发现导板引导下颧骨种植体角度误差更明显，其原因最可能在于导板无法在术中调整钻针方向，而导航恰恰能全程实时监测手术器械位置，实现实时定位、调整、控制钻孔路径及角度、设置报警点等目标。但是也有研究显示，导板相较于导航，考虑到术者操作手颤动因素，对初始位点定位更具优势。

基于以上，在本病例中我们提出导板及导航的联合应用，通过导板确定种植体的初始植入位点，保证植入起点与术前设计一致，再利用动态导航实时引导钻针在上颌窦内、颧骨中的路径及角度。在术前，利用有限的颌骨空间及骨量，设计颧骨种植体及常规种植体、导板固位钉、导航参考板固位钉、导航配准钉的植入位置，并使其互不干扰，同时避开邻近重要解剖结构，进而生成定位导板及手术导板。再通过3D打印出1∶1还原的患者头颅模型，利用本课题组独有的仿真头颅固定系统，验证术前设计方案的合理性。

2. 数字化引导外科，可分析手术方案的可预测性，避免对重要结构损伤，但是导板与导航转换、手术操作等均会影响种植体植入的精确性，本病例远期效果还需进一步观察。

参考文献

[1] Chrcanovic BR, Albrektsson T, Wennerberg A. Survival and complications of zygomatic implants: an updated systematic review[J]. J Oral Maxillofac Surg, 2016, 74(10):1949–1964.

[2] Wu Y, Wang F, Huang W, et al. Real–Time Navigation in Zygomatic Implant Placement[J]. Oral and Maxillofacial Surgery Clinics of North America, 2019, 31:357–367.

[3] Aparicio C, Manresa C, Francisco K , et al. Zygomatic implants: indications, techniques and outcomes, and the Zygomatic Success Code[J]. Periodontology, 2014, 66(1):41–58.

[4] Davo R, Malevez C, Rojas J. Immediate function in the atrophic maxilla using zygoma implants: A preliminary study[J]. Journal of Prosthetic Dentistry, 2007, 97(6):S44–S51.

导板辅助种植体支持式全口固定义齿在重度慢性牙周炎患者中的临床应用

伍昕宇　晏奇　施斌

摘　要

目的： 利用数字化辅助的手术设计方案，对有重度慢性牙周炎病史的患者进行种植体支持式的全口固定义齿修复，恢复患者的咀嚼功能和面部美观。**材料与方法：** 患者主诉全口多颗牙缺失，要求种植修复。术前拔除部分牙，余牙行牙周洁治。待拔牙创愈合，设计活动义齿恢复患者面部轮廓及咬合关系，待咬合关系稳定后，将活动义齿作为放射导板，拍摄CBCT，制作手术导板。术中拔除所有松动余留牙，在手术导板辅助下，于14、12、22、24、32、34、36、42、44、46位点植入10颗Straumann BLT种植体。16、26行经牙槽嵴的上颌窦底提升术，植入Bio-Oss，同期植入2颗Straumann BL种植体。手术后，种植体11、14、22、24、32、36、42、44植入扭矩＞35N·cm，制作临时修复体行即刻修复。6个月后制作第2副临时修复体，所有种植体均负重。3个月后，复制咬合关系，制作并佩戴最终修复体。**结果：** 所有种植体愈合良好，均能成功佩戴最终修复体。戴牙1年后复查种植体边缘骨水平稳定，软组织健康。**结论：** 需要咬合重建的重度慢性牙周炎患者，在合理的治疗方案设计下行种植体支持全口固定义齿修复，可以获得良好的功能和美学效果。

关键词： 慢性牙周炎；无牙颌；即刻修复；手术导板

　　本例为重度慢性牙周炎患者，在导板辅助下完成种植体支持式全口固定义齿即刻修复。

一、材料与方法

　　1. **病例简介**　患者主诉全口多数牙缺失，要求种植修复。口内检查示13、14、26残根，15、16、17、22、23、36、37牙根暴露，Ⅲ度松动，其余牙齿缺失。口腔卫生状况差，牙龈局部红肿，有软垢及牙石，全口探诊深度5~7mm，BOP（＋）90%；厚龈生物型。CBCT示全口牙槽骨吸收至根尖1/3（图1，表1）。

　　2. **诊断**　慢性牙周炎；肯氏Ⅱ类上下颌缺损。

　　3. **治疗计划**　向患者讲解治疗程序、费用和修复效果。治疗步骤如下：

表1　CBCT示各牙位剩余骨量

牙位	12	14	16	22	24	26	32	34	36	42	44	46
剩余骨宽度（mm）	6	7.5	10	7.5	7	9	5	7.5	8	6	7	8
剩余骨高度（mm）	14	18	14	14.5	12.5	7.8	14	12	12.5	14	10	11

作者单位：武汉大学口腔医院

通讯作者：施斌；Email: shibin_dentist@whu.edu.cn

牙周治疗，拔牙，制作临时义齿、放射导板和手术导板，导板辅助下的种植一期手术，即刻修复，临时修复体复查调整咬合，制取终印模、复制颌位关系，试戴支架，最终戴牙，复查。

　　4. **治疗过程**

　　（1）牙周治疗：全口龈上、龈下洁治＋根面平整。

　　（2）拔牙：拔除13、14、17、26、37，拍摄口外、口内像（图2、图3）。

　　（3）制作临时活动义齿、放射导板及手术导板：①待拔牙创软组织完全愈合后，制取模型，确定垂直距离，蜡堤记录咬合关系，制作临时活动义齿。②患者佩戴临时活动义齿，适应咬合关系，达到咬合稳定。③3个月后将临时活动义齿改为放射导板（图4）。④患者佩戴此放射导板拍CBCT以及放射导板单独拍CBCT，制作手术导板（图5）。

　　（4）术前准备：与患者沟通方案流程、费用、手术风险及可能并发症，术前常规查血，签署知情同意书。

　　（5）种植一期手术：①局麻下消毒，铺巾。②在固位针导板引导下固定固位针，取下固位针导板，拔除口内余留牙（图6）。固定种植手术导板，预备种植窝洞（图7），植入种植体14—24（表2）、36—46（表3）。16、26位点行经牙槽嵴的上颌窦底提升术（CAS工具盒，Osstem；图8），植入Bio-Oss，然后植入种植体（表2）。③种植体11、14、22、24、32、36、42、44植入扭矩＞35N·cm，初始稳定性达到即刻修复要求。26、34安装愈合基台，其余牙位均安装SRA基台及基台保护帽，缝合

表2 上颌各牙位植入种植体型号及尺寸

牙位	16	14	12	22	24	26
型号	ITI BL	ITI BLT	ITI BLT	ITI BLT	ITI BLT	ITI BL
尺寸	4.8mm× 10mm	4.1mm× 12mm	3.3mm× 12mm	3.3mm× 14mm	4.1mm× 14mm	4.8mm× 10mm

表3 下颌各牙位植入种植体型号及尺寸

牙位	46	44	42	32	34	36
型号	ITI BLT	ITI BLT	ITI BLT	ITI BLT	ITI BLT	ITI BLT
尺寸	4.1mm× 8mm	4.1mm× 10mm	3.3mm× 10mm	3.3mm× 10mm	4.1mm× 10mm	4.8mm× 8mm

伤口。术后CBCT示种植体位置良好（图9）。

（6）即刻修复：①安装基台水平开窗转移杆，牙线和自凝塑料将转移杆刚性连接，个性化托盘取模（图10），安装替代体，灌制石膏模型。在模型上制作蜡堤用于记录咬合高度（图11）。②利用面部解剖标志测量法确定垂直高度，记录咬合关系。取出蜡堤固定到上下颌模型上，上𬌗架，制作临时修复体蜡型并试戴。③临时修复体制作完成（图12）并戴入（图13）。

（7）更换临时修复体：术后6个月CBCT示种植体边缘骨水平稳定（图14）。按照原有修复体制作程序制作第二副修复体（图15），此次所有种植体均负重（图16）。

（8）最终修复：3个月后取模制作最终修复体。利用原临时修复体转关系，上𬌗架（图17）。制作纯钛一体式切削支架。

（9）试戴纯钛支架：取下临时修复体，安装支架（图18）。比色，取咬合蜡型，制作单颗全瓷冠粘接固位最终修复体（图19）。

（10）佩戴最终修复体：戴入最终修复体（图20）。患者面部轮廓恢复丰满（图21）。

（11）复查：戴牙后1年复查，口腔卫生维护良好（图22），软组织健康（图23）；种植体边缘骨水平稳定（图24）。

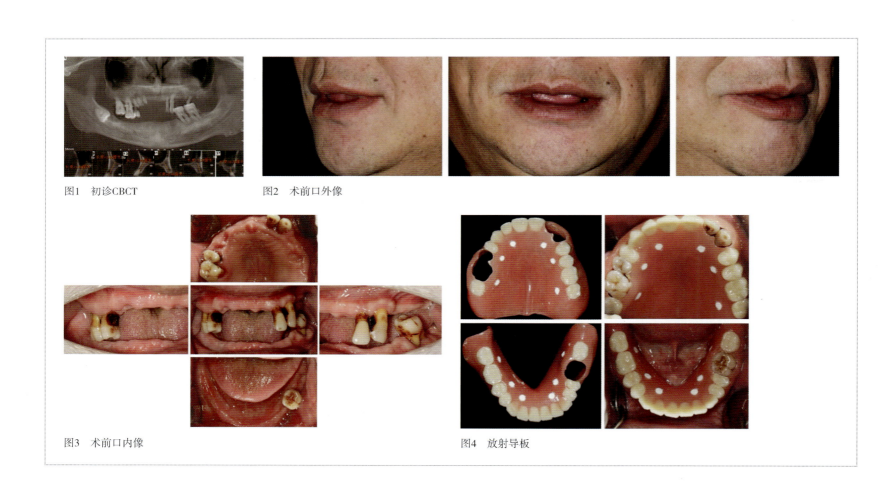

图1 初诊CBCT　　图2 术前口外像

图3 术前口内像　　图4 放射导板

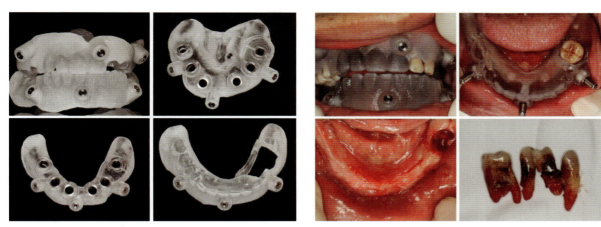

图5　手术导板

图6　确定固位针位置，拔除口内余留牙

图7　以下颌为例，全程导板下行一期手术

图8　16、26上颌窦内提升，同期植入种植体

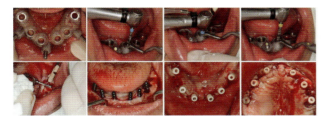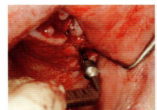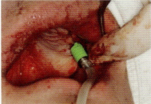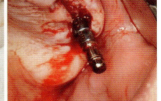

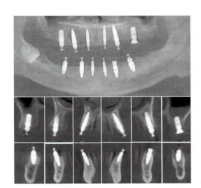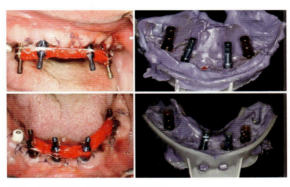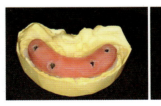

图9　术后CBCT

图10　安装基台水平开窗转移杆取模

图11　制作蜡堤，转关系

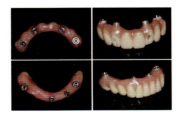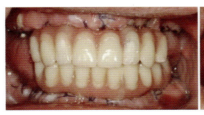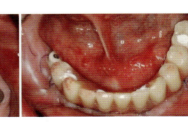

图12　临时修复体

图13　即刻修复后口内像

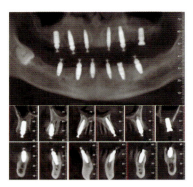

图14 第二次临时修复CBCT

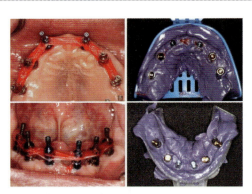

图15 第二次临时修复取模

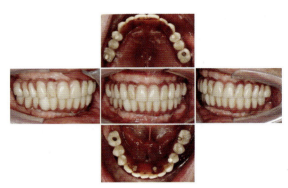

图16 第二次临时修复后口内像

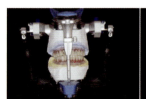

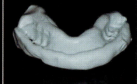

图17 利用旧义齿转关系，行最终修复

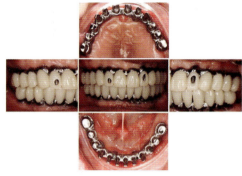

图18 口内试戴纯钛一体式切削支架

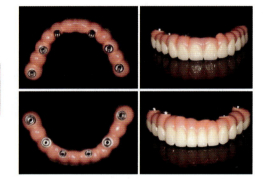

图19 最终修复体牙件像

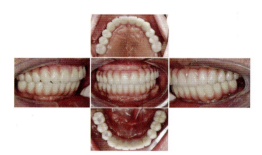

图20 最终修复后口内像

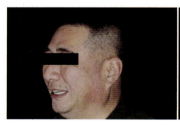

图21 最终修复后口外像

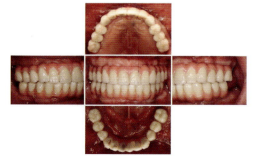

图22 戴牙后1年复查口内像

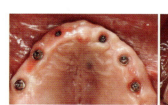

图23 戴牙后1年复查，软组织健康

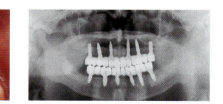

图24 戴牙后1年复查曲面断层片

二、讨论

本病例为严重慢性牙周炎患者的种植体支持式全口义齿固定修复，患者拒绝在术前拔除多数患牙，故采用了即刻种植、即刻负重的手术及修复方案，在不同的数字化导板的辅助下，完成种植手术。

本例患者自种植体植入至戴牙后1年复查，骨结合良好，边缘骨水平稳定，软组织健康。牙周炎患者的种植修复，可能会遇到牙槽嵴的不规则吸收、骨量不足、口腔卫生维护较差等问题。但是长期临床证据表明，对有慢性牙周炎或侵袭性牙周炎病史的无牙颌患者行种植体支持式固定修复，在合理的种植修复设计和患者积极配合的前提下，有较好的临床效果。

本例中，由于16、26行上颌窦底提升术，34、46种植体初始稳定性不足，均未纳入即刻修复。随访的影像学检查表明，纳入即刻修复的种植体边缘骨水平稳定。无牙颌患者的固定修复可以缩短患者的无牙时间，相比于单颗牙即刻修复有更高的成功率，在合理的设计下即刻修复是可靠的治疗方案。

本病例最终选择了纯钛支架。纯钛支架的优势在于：①良好的生物相容性。②热传导率低。③低密度，颌骨负担小。④良好的加工精度。⑤并发症发生率低等。在纯钛支架上方使用粘接固位单颗全瓷冠。

参考文献

[1] Li S, Di P, Zhang Y, et al. Immediate implant and rehabilitation based on All-on-4 concept in patients with generalized aggressive periodontitis: A medium-term prospective study[J]. Clin Implant Dent Relat Res, 2017, 19(3):559-571.

[2] 葛雨然, 聂鹤鹏, 刘堃, 等. 重度牙周炎致无牙颌患者的种植固定修复临床随访研究[J]. 南京医科大学学报(自然科学版), 2019, 39(03):382-386.

[3] Sanz-Sánchez I, Sanz-Martín I, Figuero E, et al. Clinical efficacy of immediate implant loading protocols compared to conventional loading depending on the type of the restoration: a systematic review[J]. Clin Oral Implants Res, 2015, 26(8):964-982.

功能与美学重建应用于前牙区种植1例

周立波　段峰　高士军　王心彧

摘　要

目的：本病例介绍了数字化技术对咬合创伤患者美学区连续无保留价值患牙进行功能与美学修复的临床程序及效果。**材料与方法：**52岁女性患者，主诉：外伤导致前牙松动、咀嚼障碍，并伴颞下颌关节区不适，要求种植修复。口内检查：11、21Ⅲ度松动，全口卫生良好，CBCT示牙槽骨吸收；采用数字化微笑设计（DSD）模拟种植修复体形态，利用生物学宽度设计种植体垂直向位置，利用虚拟修复体顶点设计种植体近远中位置，利用虚拟修复体咬合设计种植体唇舌向位置；微创拔除11、21，行早期种植，后续行结缔组织移植，采用数字化牙龈诱导技术制作临时修复体进行个性化牙龈塑形，最终修复体选用个性化氧化锆基台、铸瓷单冠进行修复。**结果：**使用数字化技术在11、21位点植入2颗Straumann种植体后选用个性化氧化锆基台、铸瓷单冠进行修复。随访5年，患者获得了良好的美学效果和咬合功能。美学区软组织处理，如结缔组织移植、数字化穿龈轮廓的制作与转移至关重要。**结论：**数字化技术的使用有利于美学区种植良好的功能与美学重建。

关键词：数字化；口腔种植；美学区；功能重建

随着国内生活水平的不断提高，患者对种植固定修复的美学效果的要求也越来越高，尤其是前牙美学区的种植。众所周知，传统的外科手术都依赖于医生的经验，而数字化种植诊疗技术的出现，解决了患者的迫切需要。口腔数字化诊疗技术融合了三维数据采集技术、数学建模技术、CAD/CAM和3D打印技术、人工智能技术、动态导航技术（DN）、机器人技术及相关材料技术，提高了种植手术成功率与修复效果。

在当今数字化时代下，患者对种植修复需求不仅局限于美学修复，现在更倾向于功能恢复。本文介绍1例前牙外伤伴颞下颌关节紊乱病（TMD）患者种植的病例，讨论此类患者的美学区种植注意事项，以及数字化技术在其中的应用，为了确保最终治疗是我们预期的效果，利用全可调式𬌗架与虚拟咬合等数字化技术完善整个治疗过程，对患者的功能进行修复。

一、材料与方法

1. 病例简介　52岁女性患者，1年前牙外伤导致中切牙松动，咀嚼障碍，并伴随颞下颌关节不适，生活质量明显下降，要求种植修复。既往史：无吸烟史，无糖尿病等其他系统性疾病。口内检查：11、21Ⅲ度松动、牙髓活力测试无反应，全口卫生良好，咬合检查，前牙区早接触、轻度深覆𬌗，覆盖5mm，关节弹响（图1~图4）。肌电图显示颞下颌关节异常（图5~图7）。CBCT示：11、21牙槽嵴高度和宽度不足（图8~图10）。

作者单位：佳木斯大学附属口腔医院

通讯作者：周立波；Email: zhoulibo0219@gmail.com

2. 诊断　牙外伤；颞下颌关节紊乱，关节盘前移位。

3. 治疗计划　11、21行微创拔牙，引导骨组织再生术（GBR），微创隧道术、种植修复。

4. 治疗过程

（1）数字化微笑设计（DSD）：美学风险评估，患者中位笑线，薄龈生物型，尖圆形牙齿，多颗牙连续缺失，属于高美学风险。依据生物学宽度和DSD美学设计确定了种植的垂直向深度（图11、图12）。

（2）微创拔牙：11、21行微创拔牙术（图13~图15）。1个月后，拔牙创口愈合，正面像、𬌗面像可见牙龈唇侧软组织塌陷（图16、图17）。

（3）行早期种植手术同时进行骨增量手术：由于患者骨量不够充足，避免骨质前期不足，后期时间过久导致骨吸收，所以进行早期种植。术前检查血常规、凝血五项、传染病五项、心电图，结果均正常，术前1小时服用镇静类药物，常规面部消毒，铺手术单。采取局部浸润麻醉，待麻醉起效后，切开、分离牙龈暴露拔牙窝（图18），选用Straumann 4.1mm×12mm植体，在11、21植入2颗种植体（图19），同时行GBR（图20），覆盖双层胶原膜（图21），严密缝合（图22）。

（4）咬合功能重建：将咬合关系转移至全可调𬌗架（图23），协调前导关系，进而确定合理的修复设计，从而指导种植外科。对于前牙区的咬合设计，在ICP位采用了后牙接触、前牙不接触。前伸运动时，选择一个均匀的前导，使后牙分离。利用虚拟修复体顶点设计种植体近远中位置，利用虚拟修复体咬合设计种植体唇舌向位置（图24）。

（5）戴用临时修复体：利用数字化技术，我们将咬合关系转移到𬌗架上，调整𬌗关系，制作初临时修复体复制到正式的位置上。一期术后3个月，牙槽骨形态良好（图25），戴用第一副临时修复体进行软组织塑形。

第一副临时修复体用来评估患者面型、发音（图26~图28）。

（6）戴愈合基台行隧道术：戴用第二副小直径愈合基台，诱导牙龈生长（图29）。同期行微创隧道术来恢复患者的牙龈形态（图30、图31）。3D打印出第三副临时义齿，对牙龈进行进一步整塑形成理想龈乳头（图32~图37）。

（7）数字化永久修复体制作、戴用：戴用第三副临时义齿后，咬合关系良好。根据临时义齿的口扫数据制作最终修复体，选用个性化氧化锆基台、CAD/CAM铸瓷单冠修复（图38~图47）。

（8）使用材料：CBCT、种植体设计软件、DSD美学设计软件、全可调𬌗架、Straumann种植体、电子面弓、肌电图。

二、结果

DSD通过参考患者的面型与牙齿形态获得理想修复体位置、形态；数字化诊疗技术，种植体得到了精准的植入；数字化技术辅助下的骨增量技术实现了可控的效果；利用微创隧道术，使牙龈软组织塑形良好，通过咬合功能重建，缓解了患者颞下颌关节紊乱的症状（图48~图51）。患者术后的照片可见获得了理想的红色美学、白色美学和轮廓美学。患者对最后的面型、咬合都非常满意。术后5年复查见患者牙龈缘位置稳定，关节盘前移有所改善（图52、图53）。

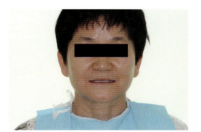

图1　患者初诊正面像

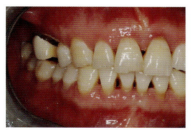

图2　初诊右侧口内像

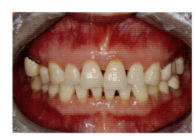

图3　初诊正面口内像

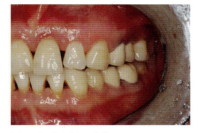

图4　初诊左侧口内像

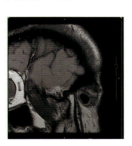

图5　术前颞下颌关节X线片1

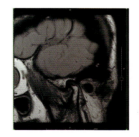

图6　术前颞下颌关节X线片2

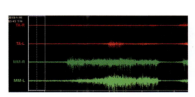

图7　术前肌电图

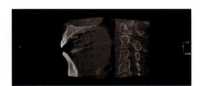

图8　术前CBCT矢状面1

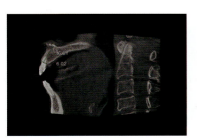

图9　术前CBCT矢状面2

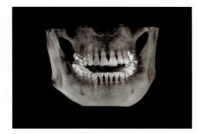

图10　术前CBCT正面

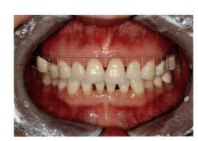

图11　DSD美学设计1

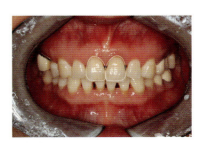

图12　DSD美学设计2

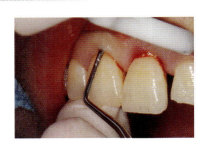

图13　微创拔牙：牙龈分离

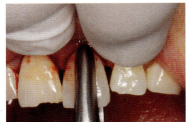

图14　微创拔牙

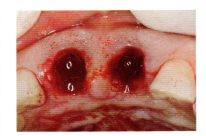

图15　拔牙窝𬌗面像

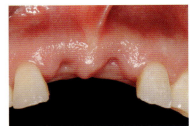

图16　拔牙术后1个月正面像

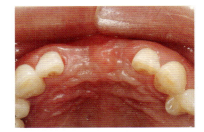

图17　拔牙术后1个月𬌗面像

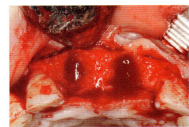

图18　切开牙龈，暴露拔牙窝

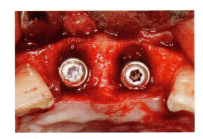

图19　植入种植体

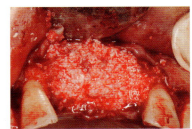

图20　GBR

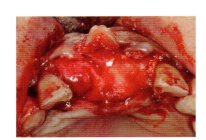

图21　双层胶原膜覆盖

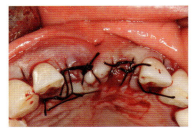

图22　严密缝合

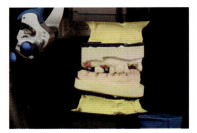

图23　将𬌗关系转移至全可调式𬌗架

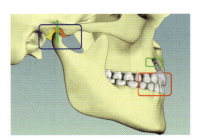

图24　虚拟修复体设计

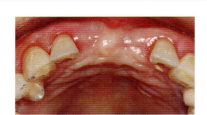

图25　骨增量术后3个月𬌗面像

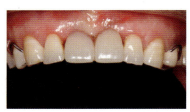

图26　戴第一副临时修复体，进行软组织塑形

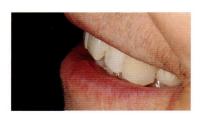

图27　佩戴临时修复体左侧面像

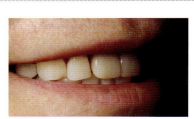

图28　佩戴临时修复体右侧面像

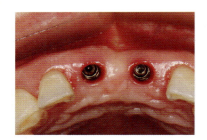

图29　第二副小直径愈合基台进行软组织塑形

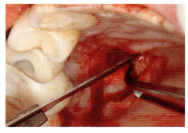

图30　微创隧道术取腭侧软组织瓣

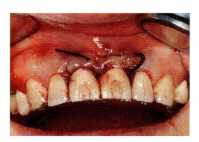

图31　微创隧道术

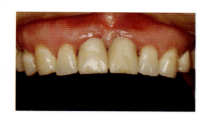

图32　佩戴第三副临时修复体口内正面像

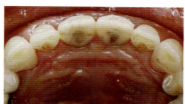

图33　佩戴第三副临时修复体口内殆面像

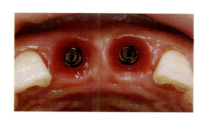

图34　形成满意的袖口形态

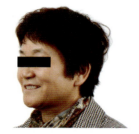

图35　佩戴第三副临时修复体左侧像

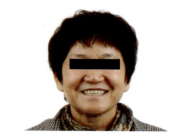

图36　佩戴第三副临时修复体正面像

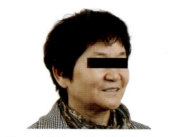

图37　佩戴第三副临时修复体右侧像

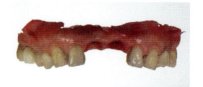

图38　口扫袖口形态

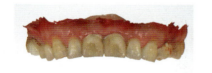

图39　口扫临时修复体形态

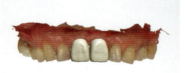

图40　按照临时修复体设计最终修复体

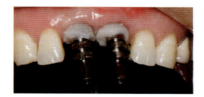

图41　制作个性化转移体

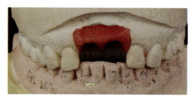

图42　翻制石膏模型

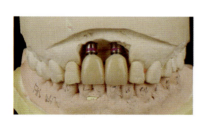

图43　观察最终修复体戴入情况

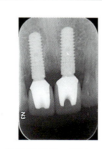

图44　术后根尖片，基台、牙冠就位良好

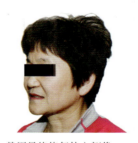

图45　戴用最终修复体左侧像

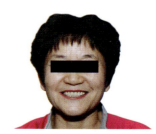

图46　戴用最终修复体正面像

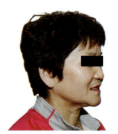

图47　戴用最终修复体右侧像

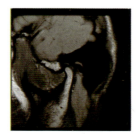

图48　术后颞下颌关节X线片1

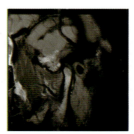

图49　术后颞下颌关节X线片2

图50 术后肌电图

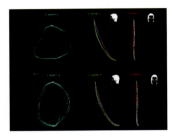
图51 电子面弓术前、术后对比

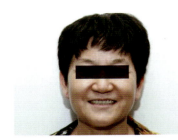
图52 5年后随访患者正面像

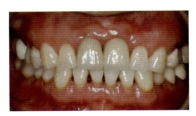
图53 5年后随访患者口内正面像

三、讨论

本病例采取早期种植在恢复前牙形态的同时，对患者进行了咬合重建进行功能的修复。目前越来越多的人关注殆学，随着数字化的发展，咬合重建等问题也得到了解决。可能很多学者目前都注意到前牙区种植体骨的位置及三维位置的选择，而对种植体上部牙的形态设计却很少有人提到。目前Dawson教授提出的一个由微笑指导的殆学设计的前牙区的6步法，第一步我们来确定上颌切牙舌侧隆突有明确的止点，这个止点的存在可以避免下颌前牙的过度磨耗。第二步是确定唇侧颈1/2的形态，也就是依据一个骨弓轮廓的垂直走行，确定唇侧颈1/2的形态。第三步是确定唇侧切1/2的形态，延续了牙槽突的唇侧外形，因此延续了牙槽突的方向和曲度。第四步确定切平面的形态，确定前牙与下唇面的关系。第五步确定前导形态，为了与下颌功能运动范围相协调。第六步评估舌隆突形态，也就是对发音的影响。经过这6步的设计，才能使种植体和其上的修复体的完美结合，更好地保护其下的骨组织，前牙区我们依然要避免悬臂梁，要保证种植体植入角度尽量沿咬合长轴的方向，同时保证唇侧骨板＞2mm，这就是前牙区种植的咬合推荐。种植体抵抗机械性与微生物性冲击较天然牙弱。采用6步法进行种植体设计，可避免种植体受力过大。

常规方法制作美学效果较好的义齿往往过程烦琐，周期长、效率低、没有量化的参考标准，因此美学问题较多。我们采用DSD美学设计对此患者进行种植设计，使用生物学宽度设计种植体垂直向位置。随着口腔医学领域广泛应用数字化软件，DSD微笑美学理论通过计算机处理、计算影像数据，依据患者个人特征将其前牙冠进行面部微笑美学分析和最优化设计，并由CAD/CAM或3D打印精确制作最终修复体，将虚拟设计出的修复体戴回患者口内，实现前牙冠微笑美学修复的制作。

数字化技术贯穿本病例的始终。数字化口腔种植治疗是口腔医学与多种交叉学科良好交融的体现，具有广泛的应用前景。数字化技术在口腔种植治疗过程中，不仅体现在治疗的诊断评估过程中，还体现在种植外科阶段及上部结构的设计与制作过程中。数字化口腔种植在种植术前、术中、术后等各个方面起到的作用均非常明显，可以显著提高口腔种植治疗的成功率。

参考文献

[1] Malo P, de Araujo N M, Lopes A. The use of computer-guided flapless implant surgery and four implants placed in immediate function to support a fixed denture: preliminary results after a mean follow-up period of thirteen months[J]. J Prosthet Dent, 2007, 97(6 Suppl):S26-S34.

[2] Sun J, Jiao T, Xiong Y Y, et al. Digital diagnosis and treatment system for facial prostheses[J]. Hua Xi Kou Qiang Yi Xue Za Zhi, 2010, 28(5):461-463.

[3] Weinberg L A, Kruger B. A comparison of implant/prosthesis loading with four clinical variables[J]. Int J Prosthodont, 1995, 8(5):421-433.

[4] Chen S T, Darby I B, Reynolds E C. A prospective clinical study of non-submerged immediate implants: clinical outcomes and esthetic results[J]. Clin Oral Implants Res, 2007, 18(5):552-562.

[5] Moon I S, Berglundh T, Abrahamsson I, et al. The barrier between the keratinized mucosa and the dental implant. An experimental study in the dog[J]. J Clin Periodontol, 1999, 26(10):658-663.

[6] Pozzi A, Tallarico M, Barlattani A. Monolithic Lithium Disilicate Full-Contour Crowns Bonded on CAD/CAM Zirconia Complete-Arch Implant Bridges With 3 to 5 Years of Follow-Up[J]. J Oral Implantol, 2015, 41(4):450-458.

[7] Weinstein R, Agliardi E, Fabbro M D, et al. Immediate rehabilitation of the extremely atrophic mandible with fixed full-prosthesis supported by four implants[J]. Clin Implant Dent Relat Res, 2012, 14(3):434-441.

[8] 宿玉成. 口腔种植学[M]. 2版. 北京: 人民卫生出版社, 2014.

多层复合式导板引导下上下无牙颌种植

赵晖　郭帅

摘要

本病例中我们首先采取以功能美学为导向的设计思路，广泛搜集各种数据进行匹配拟合，尽量采用误差小的设计方法，如固定底托的设计，将各种导板的功能集于一身，组合导板避免了多导板的取下及再次就位困难的问题。由于大量截骨后，骨形态的变化，导致大量软组织堆积，对于取下后导板再次就位会产生很大的障碍，临床操作中会浪费大量的时间。组合导板既简便了操作又能保持精度，预先制作好的修复体也大大减少了临床等待的时间，给予患者更为舒适的临床就诊体验。

关键词：金属分层导板；套筒可拔插式导板

一、材料与方法

1. **病例简介**　72岁女性患者。上颌17、16、15、14、21、22、23、24、25、26、27缺失，下颌为无牙颌。

2. **诊断**　上颌牙列缺损；下颌牙列缺失。

3. **治疗计划**

上颌采用余留牙和临时种植体支持的金属种植导板，下颌采用套筒式软组织支持的种植导板分别完成All-on-4种植。

4. **治疗过程（图1~图35）**

首先排除系统性疾病，拍摄CBCT，CEREC口扫，制作放射导板，再次拍摄CBCT，进行数据重合，制订治疗计划，上颌为一侧有牙、一侧无牙状态，为了能够实现牙支持式导板，我们先在缺牙侧制作导板植入1颗临时种植体（Active 3.5mm×10mm），利用临时种植体再次拍摄CBCT，制订牙支持式的种植导板，利用EXOCAD的强大设计功能，设计集合定位，截骨，种植，临时修复为一体的多层金属种植导板，从而减少在手术中反复更换导板带来的烦琐和定位困难，在15、12、22、25位点植入Active 4.3mm×13mm、3.5mm×11.5mm、3.5mm×11.5mm、4.3mm×13mm种植体，复合基台，临时修复体修复。而下颌由于是无牙颌状态，我们采取了常规的无牙颌导板，但是在局部设计中我们设计了套筒式可拔插的种植导板，将种植和临时修复体结合在一起，在45、42、32、35位点分别植入Active 4.3mm×13mm、3.5mm×13mm、3.5mm×13mm、4.3mm×13mm种植体，复合基台临时修复体修复，大大减少了手术时间，减少了患者的痛苦，实现了省时、微创、精准种植。

二、结果

这两种改良式的种植导板，均在不同程度达到了精准、微创、省时的种植效果。

三、讨论

为了提高手术精度，在临床All-on-4手术中，我们大量使用静态导航技术，也就是导板技术帮助我们实现更精准的种植，但是由于有些手术非常复杂，需要使用定位导板、截骨导板、种植导板、修复体导板等多个导板。但是这些导板在反复取下戴入的过程中，由于软组织的变化，使这个过程变得非常麻烦，很难精准定位，或是出现导板松动，使手术精度难以达到设计要求。本病例通过软件设计，将多个功能的导板通过插件设计，有机地集合在一个导板上，在复杂病例中不需要反复更换导板，并且采用金属材料进行打印，从而最大限度降低了导板材料变形，通过这些改良措施降低了手术的复杂性、增加了种植体的精度、节省了手术时间、减少了患者痛苦。

作者单位：瑞尔齿科北京国际大厦诊所

通讯作者：赵晖；Email: shuai_joy_guo@163.com

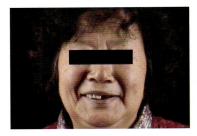

图1　正面像

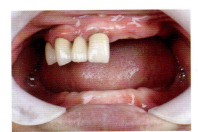

图2　口内正面像

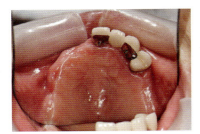

图3　上颌𬌗面像

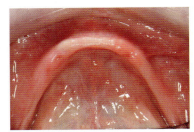

图4　下颌𬌗面像

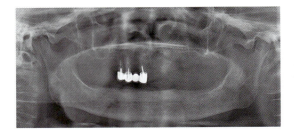

图5　曲面断层片

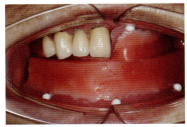

图6　口内蜡堤及放射导板

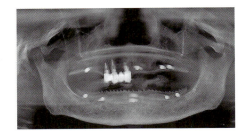

图7　佩戴放射导板拍摄CBCT

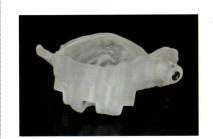

图8　上颌临时种植体导板

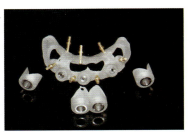

图9　套筒拔插式种植导板

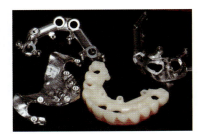

图10　上颌金属分体式多极导板

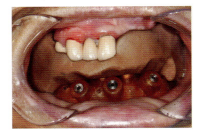

图11　颌记录硅橡胶引导下颌种植导板定位

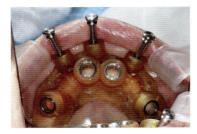

图12　下颌种植导板𬌗像

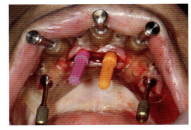

图13　下颌导板引导下植入种植体𬌗面像

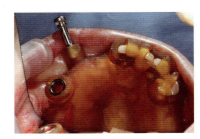

图14　临时种植体种植导板

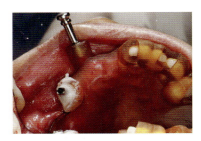

图15　临时种植体取模

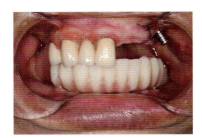

图16　术后复查

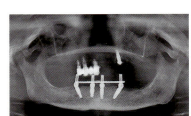

图17　术后CBCT截图

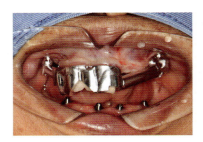

图18　上颌多层复合式导板就位

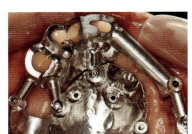

图19　上颌导板就位

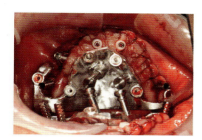

图20　上颌植入种植体

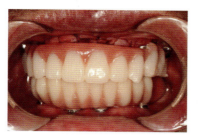

图21　上下颌临时修复体

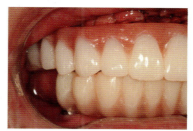

图22　上下颌临时修复体右侧咬合关系

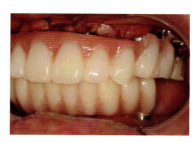

图23　上下颌临时修复体左侧咬合关系

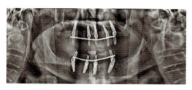

图24　术后全景片

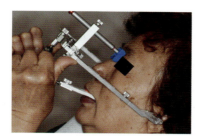

图25　面弓转关系

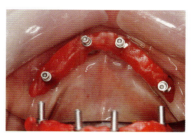

图26　下颌取模

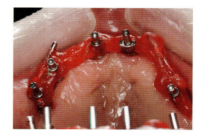

图27　上颌取模

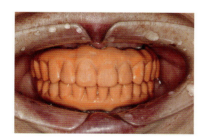

图28　试蜡型

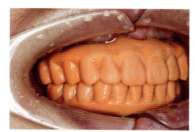

图29　试蜡型（右侧咬合）

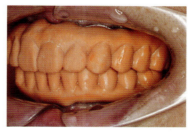

图30　试蜡型（左侧咬合）

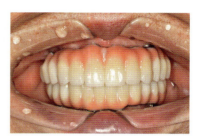

图31　正式修复体口内像

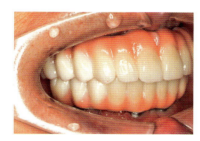

图32　正式修复体右侧侧方

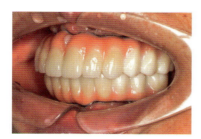

图33　正式修复体左侧侧方

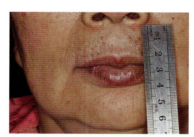

图34　正式修复体垂直距离

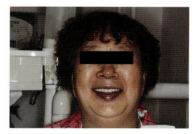

图35　术后微笑像

参考文献

[1] Ramasamy, Manikandan, Giri, et al. Implant surgical guides: From the past to the present[J]. Journal of Pharmacy & Bioallied Sciences, 2013, 5(Suppl 1): S98–S102.

[2] Stephen T Chen, Daniel Buser.Esthetic outcomes following immediate and early implant placement in the anterior maxilla–a systematic review[J]. Int J Oral Maxillofac Implant, 2014, 29(Suppl): 185–215.

[3] Bruno Ramos Chracanovic, Maxillilano Delany Martins, Ann Wennerberg. Immediate placement of implants into infected sites: a systematic review[J]. Clinical Implant dentistry and related research, 2015, 17: e1–e16.

数字化双导板辅助重度牙周炎患者即刻种植、即刻修复1例

曹晓军　周文娟　柳忠豪

摘要

目的：本文以1例重度牙周炎患者为例，介绍数字化双导板辅助上颌半口即刻种植即刻修复的临床方案。**材料与方法**：对1例因重度牙周炎导致上颌牙列不同程度松动，牙槽骨不同程度吸收的患者，经牙周基础治疗后评估全身及局部风险，局麻下采用数字化双导板辅助完成上颌半口即刻种植手术并即刻修复完成咬合重建。随访18.5个月，观察并调整临时修复体至患者完全适应，择期行永久修复。**结果**：即刻种植术中上颌6颗种植体植入位置方向良好，植入扭矩均>35N·cm，行上部结构即刻修复，随访观察期间种植体骨结合良好，周围软硬组织健康稳定。临时修复体美观、功能良好，患者戴用满意。**结论**：重度牙周炎需要即刻种植、即刻修复的病例，采用数字化双导板能有效辅助精准定位种植位点，临床效果可靠。

关键词：数字化双导板；重度牙周炎；即刻种植修复

目前，种植修复已成为无牙颌病例常见的修复方式，数字化技术应用于无牙颌种植修复重建的领域中，误差小、精度高、操作简化、过程可控，是一种不断完善，高度可重复的可靠口腔医学治疗手段。在需要全口即刻种植即刻修复的患者，手术难度高、修复过程复杂，双导板技术应运而生。术前虚拟手术设计拔牙前、后两副导板，以第一副导板固位钉的固定孔准确固位第二副导板，将复杂问题可视化、简单化，有效提高无牙颌即刻种植的准确性、安全性。

数字化种植技术，通过CBCT拟合口扫数据、排牙、配准、标记神经管，三维可视化操作下设计种植体植入位点，有效控制未来种植体植入后颊舌侧骨壁厚度，精准避开骨量不足位点，或设计倾斜种植体，避免复杂的高风险的骨增量程序，准确定位种植体之间、种植体和邻牙之间、种植体和重要解剖结构之间的安全距离，尤其是在需要同时植入多颗种植体的情况下，以修复为导向，术前设计保证修复体的共同就位道，显著减少了因种植位点、角度、深度不佳，以及因种植体周围骨量不足，引起的种植修复治疗的短期和远期并发症。

一、材料与方法

1. 病例简介　48岁女性患者。因口内多颗牙松动，近年来松动逐渐加重，影响咀嚼来诊。患者平素体健。自诉无高血压、糖尿病、心脏病等全身系统性疾病；无传染性疾病；无过敏史。无吸烟、饮酒、夜磨牙等习惯。颌面部检查：颌面部营养状态良好，对称无畸形，颞下颌关节活动度适中、无弹响，外耳道前壁检查活动度对称，开口度、开口型正常。患者颌面部基

本三等分，上唇丰满度不足（图1）。口内检查：上颌口内15、27缺失，15缺牙间隙消失，余留牙呈不同程度龋坏和松动，前牙反𬌗（图2～图4）。佛罗里达探针检查结果为重度牙周炎（图5）。初诊全景片示：全口牙槽骨广泛混合吸收至根中1/2～根尖1/3，双侧窦嵴距严重不足（图6）。初诊CBCT示：14–24位点可用骨宽度5～8mm，可用骨高度11～16mm。15–16、25–26位点可用骨宽度8～10mm，可用骨高度1～4mm（图7）。

2. 诊断　上颌重度牙周炎。

3. 治疗计划

（1）牙周系统治疗。

（2）数字化方案上半口即刻种植。

（3）即刻修复。

（4）永久修复。

（5）种植维护、牙周维护。

4. 治疗过程

（1）手术过程：患者知情同意，常规消毒，铺巾，局麻下拔除11、13、21、23（图8），不翻瓣，3颗临时固位钉固定导板，于第一副导板引导下预备11、13、21、23位点种植窝（图9～图12）。拔除余留牙仅保留17，第二副导板引导下预备15、25位点种植窝（图13～图15）。修整骨面（图16），于11、13、21、23位点植入4颗WEGO 3.8mm×11mm种植体，于15、25位点倾斜植入2颗WEGO 3.8mm×13mm种植体（图17），严密缝合创口（图18）。种植体植入扭矩均>35N·cm。术后X线片显示种植体植入方向、位置良好（图19）。

（2）上部结构即刻修复：面弓转移颌位关系，常规聚醚硅橡胶取模，椅旁完成临时修复体制作，戴牙（图20）。调整咬合无高点，患者无不适，X线示种植体基台完全就位后，抛光。聚四氟乙烯封口膜、流动树脂封口。唇部丰满度恢复良好（图21），关节片示修复后基本复刻修复前关节

作者单位：烟台市口腔医院

通讯作者：周文娟；Email: zhouwenjuan1004@163.com

位置。

（3）随访过程：即刻修复完成后6.5个月，患者诉咬合不适，口内检查发现12牙片脱落，右侧牙列整体出现咬合高点，应力集中（图22~图24）。辅助电子面弓验证颌位关系正确，测量对比修复体引导下和颞下颌关节引导下的下颌运动轨迹，指导调整咬合后戴牙（图25）。继续随访1年。患者戴用满意，择期行永久修复。

（4）使用材料：NewTomVGi CT机（意大利）； X-Mind DC SATELEC口内X射线系统（70kVp，8mA，赛特力公司，法国）； SOREDEX DIGORA Optime牙片读片数字成像系统（斯迪克斯，芬兰）；

种植体及器械：WEGO系统种植体及配件（WEGO，山东威海）、日本NSK Surgic XT Plus种植机。

二、结果

重度牙周炎患者数字化双导板辅助即刻种植即刻修复，术前以修复为导向，数字化设计上颌前部4颗轴向种植体，远端2颗倾斜种植体的方案。共随访18.5个月。X线检查示种植体位置方向良好，骨结合良好。种植体周围软硬组织健康稳定，即刻修复体功能良好，临床效果满意。

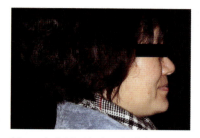

图1 患者颌面部息止颌位侧貌，颌面部基本三等分，面下1/3垂直距离尚可，上唇丰满度显著不足

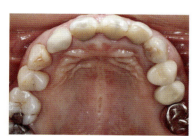

图2 患者口内检查见15、27缺失，15缺牙间隙消失

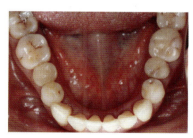

图3 前牙呈反𬌗状态

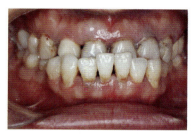

图4 下颌牙列

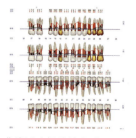

图5 弗洛里达探诊检查示：103/156位点（66%）探诊深度≥3.4mm，85位点（54%）探诊出血，14位点（8%）化脓，26牙牙龈退缩（其中11≥3.0mm）

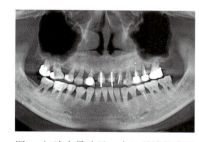

图6 初诊全景片示：全口牙槽骨广泛混合吸收至根中1/2~根尖1/3，双侧上颌窦底可用骨高度明显不足

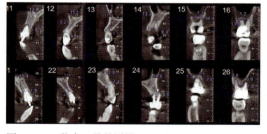

图7 16-26位点，骨量测量

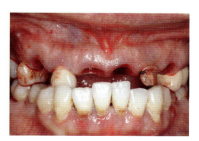

图8 局麻下拔除11、13、21、23，不翻瓣

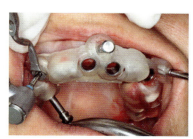

图9 3颗临时固位钉固定导板后在第一副导板引导下预备11、13、21、23位点种植窝1

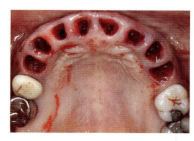

图10 3颗临时固位钉固定导板后在第一副导板引导下预备11、13、21、23位点种植窝2

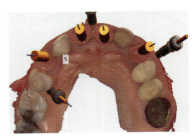

图11 第一副导板设计1

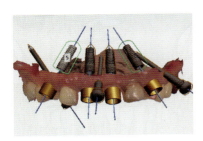

图12 第一副导板设计2

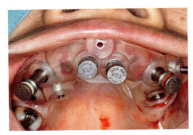

图13 拔除余留牙仅保留17，第二副导板引导下预备15、25位点种植窝

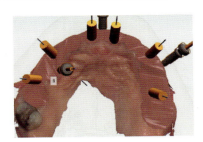

图14 第二副导板设计1

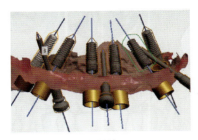

图15 第二副导板设计2

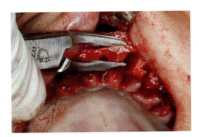

图16 翻瓣后咬骨钳修整骨突骨嵴

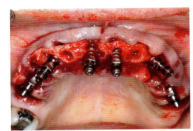

图17 在第二副导板引导下于11、13、21、23位点植入4颗WEGO 3.8mm×11mm种植体，于15、25位点斜形植入2颗WEGO 3.8mm×13mm种植体

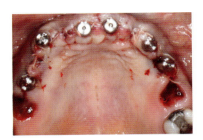

图18 严密缝合

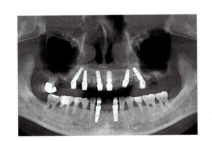

图19 术后X线片显示种植体植入方向、位置良好

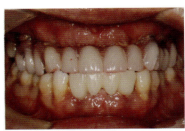

图20 正中咬合，临时修复体纠正患者反殆状态为基本正常殆

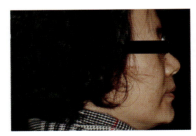

图21 患者即刻修复时侧貌，患者唇部丰满度恢复良好

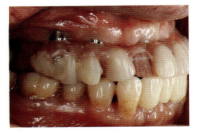

图22 修复完成后随访6.5个月，临时修复体出现应力集中点并发生崩坏，牙片脱落

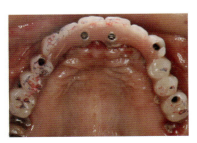

图23 上颌右侧牙列整体出现咬合高点

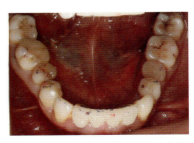

图24 下颌右侧牙列整体出现咬合高点

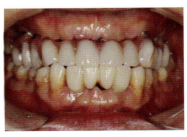

图25 电子面弓指导下，咬合调整后临时修复体

三、讨论

1. 牙周炎患者的种植治疗程序

与牙周健康的患者相比，种植体在牙周病患者中具有较高的生物并发症发生率、较低的成功率和存留率。种植术前进行牙周系统治疗能够有效降低种植体周围病的发生。牙周病患者经过系统的牙周治疗后植入种植体，并加强种植体周围牙周支持治疗，可以提高牙周病患者种植修复治疗的远期成功率。

2. 上颌牙列缺失的种植及负荷方案选择

ITI指导丛书支持上颌前部6颗种植体支持的全牙弓一体式远中悬臂固定种植修复体设计，本病例设计远中2颗倾斜种植体横跨14、15，24、25位点，最终修复到16、26，避免了复杂的骨增量程序，取得了良好的临床效果。同时牙列缺失的上颌固定义齿即刻种植即刻负荷方案已获得临床文献证实。

3. 本病例确定垂直距离的特点

除了应用常规的确定垂直距离的方法外，本病例在术中保留17，拔除上颌其余所有牙。仅保留的17与对颌存在咬合关系，对患者垂直距离的确定有一定的辅助作用，是本病例咬合重建中确定垂直距离的关键的1颗牙。

4. 数字化种植治疗方案

虚拟治疗计划对于种植治疗的综合诊断和治疗计划是一个有效的工具。数字化静态导板的使用降低了无牙颌患者手术难度、缩短手术时间、减少手术并发症、减少患者不适感，使种植手术简单化，修复效果更佳。

5. 数字化双导板技术

本病例为上颌重度牙周炎患者设计数字化双导板方案，第一副导板为牙支持式导板，拔牙后的第二副导板支持范围仅延伸到16区域，未覆盖到17，为黏膜支持式导板。即使在存在多颗松动牙的情况下，第一副牙支持式导板形成了牙弓平面，且上颌存在多颗无松动天然牙，形成导板的稳定固位。将第一副导板的3颗固位钉信息转移到第二副导板，准确固定第二副黏膜支持式导板，精准定位种植位点。由于拔牙后导板参考点消失，双导板是实现虚拟手术和真实手术之间对应关系的关键。且双导板技术减少术中导板微动、提高精度，确保种植体的精准植入和即刻修复的可能性。

6. 电子面弓技术

下颌运动分析为计算机辅助标准化分析引导记录髁突运动轨迹，分析髁突稳定性。电子面弓运动模拟精确，系统误差小，能够测量下颌运动轨迹，描述髁突关节及肌肉肌电变化数据，准确确定颌位关系，为全口种植修复提供可靠参考。本病例患者为反𬌗状态，患者术前原有的颌位关系及下颌运动轨迹对未来修复无参考价值，因此本病例未在术前对患者进行电子面弓记录，而是在临时修复体出现问题后，电子面弓对比了临时修复体引导下咬合接触时下颌运动特征的信息和颞下颌关节引导下的下颌运动信息，辅助分析和验证。通过分析髁突运动路径、长度、曲率、速度、和双侧协调参数，确定下颌运动能力和评估运动的神经肌肉协调，提供了关节内潜在变化的信息。使用电子面弓对比治疗前后下颌和关节运动的轨迹分析，是评价治疗效果的重要补充。

参考文献

[1] Sousa V, Mardas N, Farias B, et al. A systematic review of implant outcomes in treated periodontitis patients[J]. Clinical Oral Implants Research, 2015, 27(7):787–844.

[2] Lekholm U. Immediate/Early loading of oral implants in compromised patients[J]. Periodontology 2000, 2003, 33(1):194–203.

[3] Anner R, Grossmann Y, Anner Y, et al. Smoking, Diabetes Mellitus, Periodontitis, and Supportive Periodontal Treatment as Factors Associated With Dental Implant Survival: A Long–Term Retrospective Evaluation of Patients Followed for Up to 10 Years[J]. Implant Dentistry, 2010, 19(1):57–64.

[4] Papaspyridakos P, White G S, Lal K. Flapless CAD/CAM–guided surgery for staged transition from failing dentition to complete arch implant rehabilitation: A 3–year clinical report[J]. Journal of Prosthetic Dentistry, 2012, 107(3):143–150.

[5] Immediately Loaded Maxillary and Mandibular Dental Implants with Fixed CAD/CAM Prostheses Using a Flapless Surgical Approach: A Clinical Report[J]. Journal of Prosthodontics Official Journal of the American College of Prosthodontists, 2011, 20(4):319–325.

[6] De Santis D, Malchiodi L, Cucchi A , et al. Computer–Assisted Surgery: Double Surgical Guides for Immediate Loading of Implants in Maxillary Postextractive Sites[J]. Journal of Craniofacial Surgery, 2010, 21.

[7] Santis D D, Canton L C, Cucchi A , et al. Computer–Assisted Surgery in the Lower Jaw: Double Surgical Guide for Immediately Loaded Implants in Postextractive Sites—Technical Notes and a Case Report[J]. Journal of Oral Implantology, 2010, 36(1):61–68.

[8] Ahlers M O, Bernhardt O, Jakstat H A, et al. Motion analysis of the mandible: guidelines for standardized analysis of computer–assisted recording of condylar movements[J]. International journal of computerized dentistry, 2015, 18(3):201–223.

[9] Enciso R, Memon A, Fidaleo D A, et al. The virtual craniofacial patient: 3D jaw modeling and animation[J]. Studies in health technology and informatics, 2003, 94:65–71.

[10] Kijak E, Lietz–Kijak D, Zbigniew Sliwiński, et al. Muscle activity in the course of rehabilitation of masticatory motor system functional disorders[J]. Postępy Higieny i Medycyny Doświadczalnej (Advances in Hygiene and Experimental Medicine), 2013, 67:507–516.

数字化引导上颌牙列即刻种植、即刻修复1例

曹睿　程景阳　王迩睿　郭玉萌　周巧珍　翟军凯　郑雅元　余占海　张凯亮

摘要

目的：采用数字化导板种植技术，完成1例伴有重度牙周炎的牙列缺损上颌即刻种植固定义齿修复。**材料与方法**：以2年前来我院就诊的上颌多颗牙缺失的一位男性患者为研究对象，首先对患者进行病史询问及口腔检查，结合CBCT，明确患者上颌余留牙无保留价值，且后牙区牙槽嵴垂直向骨吸收严重，与患者充分交流沟通后，告知可能存在的手术风险，最终制订数字化种植治疗方案。在数字化导板引导下行上颌余留牙拔除术，即刻种植即刻修复，术后5个月行最终修复。**结果**：本病例在观察期内取得了良好的功能稳定与美学效果，患者对治疗效果非常满意。**结论**：本病例临床思路明确、循证支持充足、临床效果良好，说明采用以修复为导向的数字化种植修复对上颌牙列缺失是一种可行的治疗方式。

关键词：种植导板；数字化种植；即刻修复；即刻种植

上颌大范围的牙列缺损或牙列缺失除导致咀嚼功能低下甚至丧失外还会导致容貌变化，种植修复是恢复牙列缺损的有效治疗手段，随着数字化技术的不断发展，口腔种植已从传统经验手术到数字化种植导板精准手术，并有了质的飞跃。导板技术的使用使得无牙颌手术更加精准，微创，即刻修复更加便捷，被越来越多的医生和患者青睐。

一、材料与方法

1. **病例简介**　62岁男性患者。因"多颗上牙缺失5年余"就诊。检查：颌面部左右对称，双侧颞下颌关节动度一致，无弹响，无杂音；开口度、开口型正常。上颌16、17、21、22、25、26、27缺失；24残根；余留牙及修复体Ⅰ～Ⅲ度松动，前牙扇形飘移，PD＞6mm，AL＞5mm。下颌44-48、32-42烤瓷固定桥，牙结石（++），36、37可见愈合基台2颗。口腔卫生差，中厚龈生物型；前牙浅覆𬌗、深覆盖，中位笑线。影像学检查示：上颌余留牙牙槽骨吸收＞根长1/2，双侧上颌窦底牙槽嵴骨高度约2mm，左侧上颌窦内均一高密度影，上颌前牙区骨量充足。下颌46牙槽骨吸收至根尖，其余牙牙槽骨吸收＜根长1/2，36、37可见2颗种植体，双侧颞下颌关节未见明显异常。

2. **诊断**　重度牙周炎；牙列缺损；左侧上颌窦囊性病变。

3. **治疗计划**

（1）牙周冲洗上药。

（2）拔除上颌余留牙，在数字化导板引导下避开囊肿及上颌窦底，同期行15、13、11、21、23、25种植术，术后即刻修复。

（3）拆除及更换32-42、44-48不良修复体。患者要求先制作上颌种植固定修复，其余修复治疗之后再做。

4. **治疗过程**（图1～图30）

（1）第一阶段：首先对患者进行病史询问及口腔检查，结合CBCT，明确患者上颌余留牙无保留价值，且后牙区牙槽嵴垂直向骨吸收严重，与患者充分交流沟通后，告知各种手术方案的利弊及可能存在的手术风险，最终制订数字化种植治疗方案。

（2）第二阶段：使用硅橡胶制取准确的上下颌印模，要求无气泡、无脱模、无变形，超硬石膏灌注，确定患者准确的𬌗位记录，要求咬合无偏斜，下颌无前伸或后退；使用3Shape扫描仪对石膏模型进行扫描；患者行全口口腔颌面锥形束CT（CBCT）扫描，骨量满足种植需求。二者扫描结果以Dicom格式导出，并导入3Shape种植导板设计软件，对二者的数据进行匹配，并对颌骨进行三维重建，虚拟排牙后再根据上下颌骨的三维解剖结构、上下颌咬合关系、缺牙区牙槽骨上方牙槽黏膜的厚度等，模拟种植系统的要求，设计种植体的植入位置、角度及深度等，采用3Shape种植导板设计软件模拟种植导板、种植手术进入的通道等。采用3D打印制作种植导板，进行抛光等处理，同期制作上颌临时种植固定义齿。最终制作了两副导板。

（3）第三阶段：拔除23、24，在混合支持式导板引导下行21、23、25种植术（均使用DIO种植体。21位点：3.8×13mm；23位点：4.5mm×11.5mm；25位点：4.5mm×11.5mm），拔除11、12、13、14、15，在黏膜和种植体支持式导板引导下行11、13、15种植术（均使用DIO种植体。11位点：4.0mm×13mm；13位点：4.0mm×11.5mm；15位点：4.5mm×11.5mm），安装临时修复基台，即刻修复，即刻负重。拍摄CBCT示：种植体植入位置良好，周围有充足骨包绕，完美避开上颌窦底。

（4）第四阶段：术后10天拆线。术区黏膜恢复良好。

作者单位：兰州大学口腔医院

通讯作者：张凯亮；Email：zhangkl@lzu.edu.cn

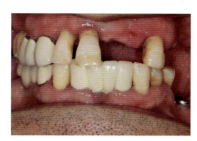

图1　术前口内情况1

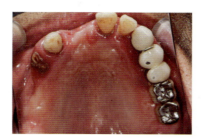

图2　术前口内情况2

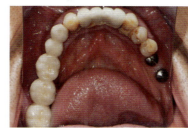

图3　术前口内情况3

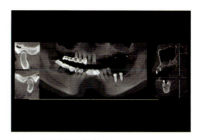

图4　术前影像学检查

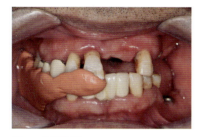

图5　术前取模1

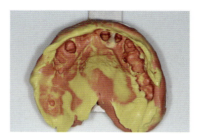

图6　术前取模2

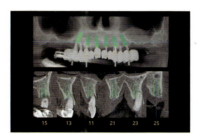

图7　数字化种植方案

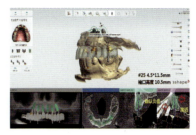

图8　3Shape导板设计图

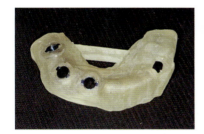

图9　混合支持式导板

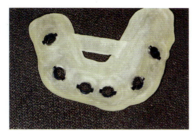

图10　黏膜及种植体支持式导板

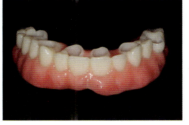

图11　临时种植固定义齿

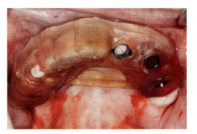

图12　混合支持式数字化导板就位

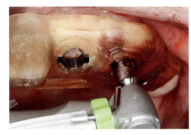

图13　环切牙龈

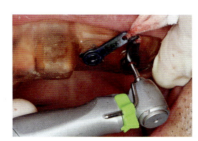

图14　逐级备孔

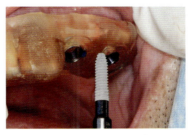

图15　植入种植体

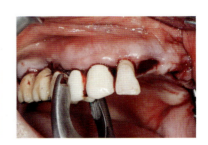

图16　微创拔牙

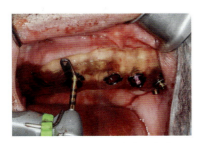

图17　黏膜支持式导板就位及备孔

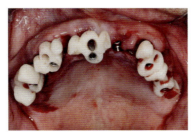

图18　基台就位

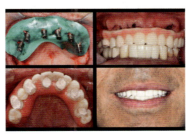

图19　临时修复

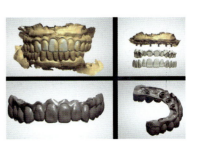

图20　半永久种植固定义齿设计

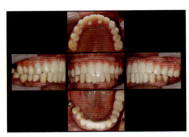

图21　更换临时义齿

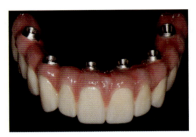

图22　最终义齿1

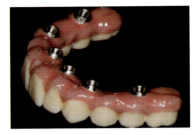

图23　最终义齿2

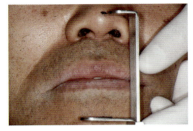

图24　恢复正确的垂直距离

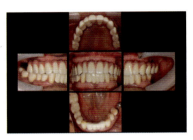

图25　最终修复

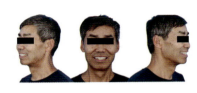

图26　修复后面像

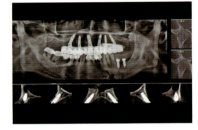

图27　最终修复时影像学检查

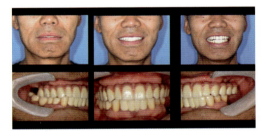

图28　术后1年随访

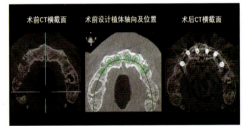

图29　治疗效果对比1

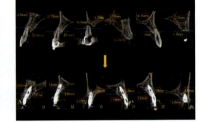

图30　治疗效果对比2

（5）第五阶段：术后2个月，在第一副义齿的基础上进行口扫，将口扫数据导入设计软件，进行半永久上颌义齿的设计与制作。

（6）第六阶段：术后5个月在患者对过渡义齿的丰满度，咬合关系及垂直距离均满意时以之为参考制作最终义齿并戴入。

（7）第七阶段：术后1年复查，患者咬合稳定，无异常。曲面断层片显示种植体骨结合良好，未见骨吸收。患者对咀嚼效果及美观效果满意。

二、结果

本病例在观察期内取得了良好的功能稳定与美学效果。

三、讨论

3D打印手术导板在制作前通过专用软件对CBCT的Dicom原始数据导入，可在术前对种植区解剖结构进行分析。通过CBCT数据分析可直观地了解术区骨量和骨密度，同时，设计软件还可通过调节上部修复结构，确定上下咬合关系以及殆力分布状况，以期获得最佳的修复功能与美学效果，通过3D成像可以预估种植牙修复后的效果和固位情况。种植导板可以针对患者不同情况做个性化的设计，精准、高效且微创。在该病例中，数字化导板通过优化种植体在现有留存骨中的角度、方向，避免了上颌窦提升手术，减少了手术创伤和可能发生的风险。

同时也有很多因素都会影响数字化导板的精确性。如：印模与咬合记录的准确度、软件三维数据重建时的误差、导板加工误差、导板的稳定性，以及套环与导板之间、压板与套环之间、钻与压板之间的间隙等，从术前设计到最终种植体植入的每一步都会有偏差，所以未来努力的方向是将术前设计精准转换，保障种植体的最佳植入位置，进一步全面提高数字化导板的精准度。

参考文献

[1] Nelogi S, Rao BS, Naveen HC, el al. A surgical guide for optimal placement and immediate restoration of implant[J]. J Oral Implantol,2014,40(5):623-636.

[2] Oh KC, Kim JH, Woo CW, et al. Accuracy of customized prefabricated screw-type immediate provisional restorations after single-implant placement[J]. J Clin Med,2019,8(4):490-501.

[3] Xu LW, You J, Zhang JX, et al. Impact of surgical template on the accuracy of implant placement[J]. J Prosthodont,2016,25(8):641-646.

[4] 李晋蒙, 欧国敏. 计算机辅助设计种植导板精确性及其 影响因素[J]. 华西口腔医学杂志, 2017, 35(1): 93-98.

数字化组合式手术导板在半口即刻种植、即刻负重病例中的应用

李岳　汤雨龙

摘要

目的：本文介绍1例上颌烤瓷长桥修复体无法保留且牙槽嵴宽度不足患者，采用数字化组合式手术导板行上颌前牙区至前磨牙区精准截骨，同期即刻种植、即刻负重，最终钛支架烤塑桥修复，评估数字化手术导板临床应用效果与意义。**材料与方法**：75岁女性患者，上颌烤瓷长桥修复数年余，现桥体松动要求种植固定修复。检查患者颌面部对称，面下1/3高度尚可。上颌15~23烤瓷桥修复，修复体Ⅰ度松动。CBCT示：13、14、15、23基牙，其中14残根，15根面继发龋，12~22缺牙区牙槽嵴顶宽度仅3~4mm，且牙槽嵴呈象鼻状，仅基骨部位宽度尚可。术前评估患者颞下颌关节结构和骨质无异常。经与患者协商和考虑患者年龄，拟行上颌前牙区和前磨牙区截骨，同期即刻种植、即刻负重，术前制作数字化组合式手术导板，包括牙支持式导板、截骨导板和骨支持式导板。局部浸润麻醉消毒，铺巾，戴入牙支持式导板行磨牙区2颗种植体备洞，拔除烤瓷长桥及残根，切开翻瓣暴露牙槽嵴顶，见牙槽嵴顶较薄呈刀状且高低不平，拔牙窝较外突，阻碍截骨导板戴入，先行第一次截骨7~8mm修整骨面，顺利戴入截骨导板，利用超声骨刀行前牙区和前磨牙区截骨2mm，至预计截骨高度，再在新骨平台上戴入骨支持式导板并用固定钉固定，备洞时评估骨密度为骨质Ⅳ类，植入6颗Straumann BLT钛锆亲水种植体，分别是3.3mm×12mm、4.1mm×12mm和4.8mm×12mm，11、15、16、24初始稳定性为35N·cm，螺丝固位直基台35N·cm旋紧，21、26初始稳定性为5N·cm，封闭螺丝埋入，11唇侧骨壁较薄且可见骨开裂，在其唇侧进行GBR骨增量手术，膜钉固定，术后4颗种植体即刻负重。术后8个月复诊，行21、26二期手术基台暴露，而后转移殆关系，树脂切削的临时桥架制作完毕后试戴，确定就位、中线、殆平面、笑线及颊廊，进行精细调殆，然后制作最终修复体——Straumann Pro-Arch钛支架烤塑桥，患者满意，咬合关系良好，开口度和笑线正常。**结果与讨论**：修复后6个月CBCT复查唇侧骨板未见明显骨吸收，修复后6个月临床检查修复体无松动，无崩瓷，螺丝无松动，黏膜健康状态良好，无红肿出血。由此可见，应用数字化组合手术导板可精确地进行手术截骨并指导种植体精确植入，对于老年患者可简化手术流程，减少手术创伤，避免手术并发症。半口6颗种植体的固定螺丝桥设计不仅可避免早期受力导致的种植失败风险，更利于上部修复体应力分布，但由于截骨后造成颌弓水平向悬臂增大，是否会引起其他生物学并发症或机械并发症仍有待长期随访观察。

关键词：数字化导板；截骨；骨支持式导板；截骨导板；即刻负重

老年患者由于龋病、牙周病和烤瓷桥失败等原因，容易发生牙列缺失，对于这样的患者，活动义齿修复舒适性较差，难于恢复非常理想的咀嚼功能。随着种植学科的发展和数字化技术的进步，种植固定义齿修复的方案很好地解决了活动义齿支持、固位、稳定性不足的问题。传统的拔牙后择期种植修复的方案，缺牙后等待周期较长，且过渡期需佩戴活动义齿，这会压迫造成骨吸收，不利于后续种植手术方案的实施。即刻种植即刻负重大大缩短了治疗时间，减轻患者不适的同时恢复美观。同时，数字化技术的应用提高了手术过程的精确度，减少种植治疗的并发症，因此数字化手术导板应用下即刻种植即刻负重的方案越来越得到老年患者和临床医生的欢迎，并取得良好的临床效果。

随着口腔种植技术的不断提高，尤其是Malo教授提出的All-on-4方案，使得越来越多的患者可以在拔牙同期即刻种植，并利用复合基台进行整体螺丝桥即刻负重，这极大地缩短了缺牙周期，减少了植骨的并发症，文献显示其5年成功率为97.6%~98.2%。然而，考虑到骨密度不高的上颌骨以及骨量尚可的下颌游离端悬臂梁设计缺陷，我们均更建议采用单颌6颗种植体负重的方案，这不仅更利于种植体的力学分布和美观效果，且可消除游离端，对于失败率高于下颌的上颌牙弓，增加种植体数量也对患者的咀嚼功能即刻恢复以及远期成功率更为有利。

本文介绍1例牙槽嵴宽度不足的老年患者，采用截骨方案来简化手术过程，同时创造充足的颌间距离，同期半口即刻种植、即刻负重。为确保精准种植，我们采用了数字化的牙支持、骨支持式导板和截骨导板来保证截骨精确，最终固定螺丝桥修复，得到了短期良好的临床效果，现将诊疗过程和随访汇报如下。

作者单位：中国人民解放军北部战区总医院

通讯作者：汤雨龙；Email: tangyulong2009@foxmail.com

一、材料与方法

1. 病例简介　75岁女性患者。主诉：上颌烤瓷修复数年余，有松动及咬合痛6个月余，要求种植固定修复。既往史：既往体健，否认药物过敏史，否认磨牙及吸烟史，否认系统性疾病史。临床检查：全口卫生条件尚可，牙槽嵴丰满度一般，16、17、24、25、26、27缺失，15-23烤瓷桥松动Ⅰ度，42残根，43根面龋，44-47精密附着体遗失。开口度、开口型正常，无关节弹响。CBCT示：13、14、15、23基牙，其中14残根，15根面继发龋，12-22缺牙区牙槽嵴顶宽度仅3～4mm，且牙槽嵴呈象鼻状，仅基骨部位宽度尚可，颞下颌关节骨质和结构未见明显异常。

2. 诊断　15-23烤瓷桥修复术后，16、17、24、25、26、27、46、47缺失，42残根，43根面龋。

3. 治疗计划　拆除上颌烤瓷长桥修复体，拔出残根后，上颌植入6颗轴向种植体即刻种植、即刻负重，最终行螺丝固位的钛支架烤塑桥种植固定修复。32-45全锆桥修复，46种植修复。

4. 治疗过程（图1~图39）

（1）术前制作数字化手术导板：术前通过CBCT数据和石膏模型仓扫数据，进行计算机模拟种植手术设计，拟于11与21（3.3mm×12mm）、15与24（4.1mm×12mm）、16与26（4.8mm×12mm）位置植入Straumann BLT钛锆亲水种植体，制作数字化组合式手术导板，包括牙支持式导板、截骨导板和骨支持式导板。

（2）手术过程：局麻下戴入牙支持式导板，导板稳定性良好且密合，完成双侧后牙区2颗种植体备洞。拆除烤瓷桥及拔除残根，彻底搔刮牙槽窝，沿牙槽嵴顶做一字形切口，唇侧正中纵切减张，翻全厚黏骨膜瓣至鼻底，去除感染的骨组织和软组织。试戴截骨导板时，发现13、15和23拔牙窝处膨大阻挡截骨导板就位，遂根据术前设计截骨高度利用Mectron超声骨刀行第一次牙槽嵴截骨，截骨高度7~8mm，截骨至骨倒凹区，再试戴截骨导板，顺利戴入，截骨导板稳定贴合骨面，利用超声骨刀行前牙区和前磨牙区截骨2mm，至预计截骨高度，再在新骨平台上戴入骨支持式导板，导板稳定性良好且密合，固定钉固定后备洞，评估骨密度为骨质Ⅳ类，植入6颗Straumann BLT钛锆亲水种植体（3.3mm×12mm、4.1mm×12mm和4.8mm×12mm），11、15、16、24初始稳定性35N·cm，螺丝固位直基台35N·cm旋紧，21、26初始稳定性为5N·cm，封闭螺丝埋入。11唇侧骨壁较薄且可见骨开裂，在其唇侧进行GBR骨增量手术，膜钉固定，减张后缝合切口。术后即刻CBCT显示：种植体植入位置与预期一致，基台与种植体密合。术后即刻取模，椅旁制作4颗种植体即刻负重的临时修复树脂桥架，当天戴入口内，被动就位，5N·cm旋紧，全景片检查修复体密合，调𬌗。术后常规医嘱，1周拆线。

（3）永久修复：术后8个月复诊进行取模及颌关系转移，树脂切削临时桥架制作完毕后进行试戴，检查就位、中线、𬌗平面、笑线及颊廊，并精细调𬌗，最终修复体采用原厂Straumann Pro-Arch钛支架烤塑桥。

（4）随访：修复后每6个月复诊1次。

（5）使用材料：KaVo口腔锥束CT（卡瓦集团公司，德国）；Straumann BLT钛锆亲水种植体（3mm×12mm NC，4.1mm×12mm RC和4.8mm×12mm RC），螺丝固位基台和相关配件（Straumann，瑞士）；Bio-Oss骨粉和Bio-Gide胶原膜（Geistlich，瑞士）；Mectron PiezoSurgrey超声骨刀（迈创公司，意大利）；数也种植组合式手术导板（杭州数也公司，中国）。

二、结果

修复后半年CBCT复查唇侧骨板未见明显骨吸收，修复后半年复查主诉无疼痛和感觉异常，种植存留率100%，上部修复体无松动，无崩瓷，螺丝无松动，桥体下方无牙石和软垢，基台周围角化龈充足且牙龈状态良好，无牙龈退缩基台暴露，无红肿出血。牙周探诊深度（PD）不超过2mm，BOP均为0。检查患者发音情况，卷舌音及爆破音均正常，患者满意度较高。

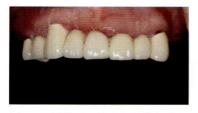

图1　上颌前牙区烤瓷长桥修复数年余，Ⅰ度松动

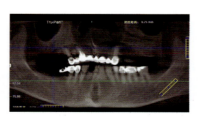

图2　术前拍摄CBCT显示，上颌前牙烤瓷桥基牙仅3颗，且可见根面龋

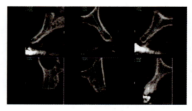

图3　上颌前牙区牙槽嵴宽度严重不足，缺牙区嵴顶宽度仅3~4mm

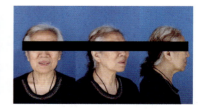

图4　术前患者正侧面像及微笑像

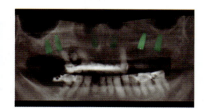

图5　术前评估患者颞下颌关节情况未见明显结构和骨质异常

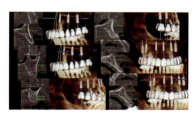

图6　术前设计上颌植入6颗种植体行半口种植固定桥修复

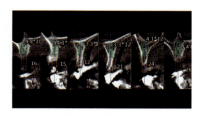

图7　术前设计各个植入位点种植体摆放位置和截骨高度，前牙区截骨9~10mm，前磨牙区区截骨6~8mm

图8　术前设计上颌植入6颗Straumann BLT钛锆亲水种植体

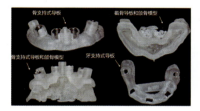

图9　术前根据CBCT和手术设计制作的组合式手术导板，包括牙支持式导板、截骨导板和骨支持式导板

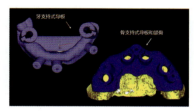

图10　计算机设计的数字化牙支持式导板和骨支持式导板

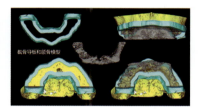

图11　计算机设计的数字化截骨导板和截骨后颌骨平面

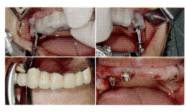

图12　局麻下戴入牙支持式导板行磨牙区2颗种植体的备洞，然后拔除烤瓷长桥及残根

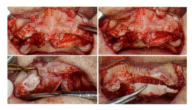

图13　翻瓣暴露嵴顶，见牙槽嵴顶较薄呈刃状，拔牙窝较外突，阻碍截骨导板戴入，先行第一次截骨修成骨面

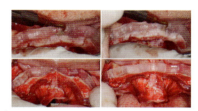

图14　顺利戴入截骨导板，行超声骨刀下颌前牙区和前磨牙区截骨至预计骨高度

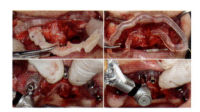

图15　在截骨平面上戴入骨支持式导板，固定钉固定后逐级备洞

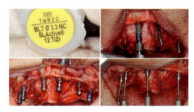

图16　取下骨支持式导板，级差备洞并植入6颗Straumann BLT钛锆亲水种植体，11、15、16、24初始稳定性为35N·cm，21、26初始稳定性为5N·cm

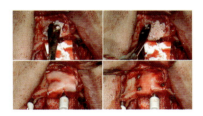

图17　11唇侧骨壁较薄且可见骨开裂，在其唇侧外面进行GBR骨增量手术，膜钉固定

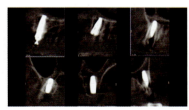

图18　术后拍摄CBCT可见唇侧骨板厚度尚可

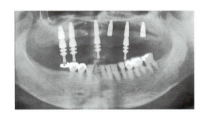

图19　利用4颗初始稳定性35N·cm的种植体取模，拍摄全景片检查取模柱就位良好，种植体平行度良好

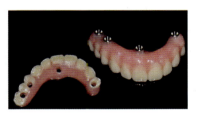

图20　技工室制作上颌螺丝固位一体桥

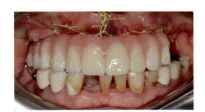

图21　全口临时义齿戴入口内，就位良好，牙龈压迫适度

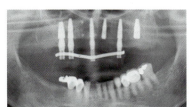

图22　拍摄全景片可见修复体就位严密

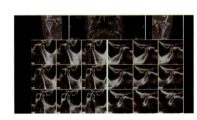

图23　术后评估患者颞下颌关节无变化

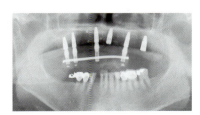

图24　术后8个月复查，全景片可见牙槽骨未见明显骨吸收

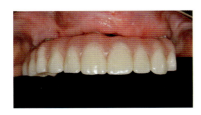

图25 术后8个月可见牙龈愈合良好，修复体和牙龈间略有空隙

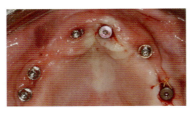

图26 局麻下行21和26二期手术基台暴露

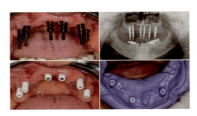

图27 采用开窗夹板法进行半口印模制取和颌关系转移

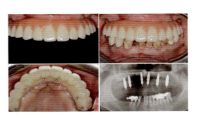

图28 试戴树脂桥架来检查就位、咬合、中线、𬌗平面和颊廓

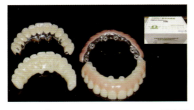

图29 采用Straumann Pro-Arch无牙颌种植修复方案制作原厂CARE精密切削钛支架烤塑桥

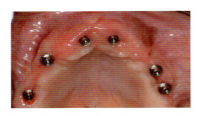

图30 最终修复体戴入前牙龈愈合情况，角化龈宽度良好

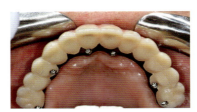

图31 上颌钛支架烤塑桥戴入，开孔位置位于舌侧

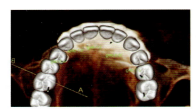

图32 Straumann Pro-Arch桥螺丝开孔位置跟术前设计完全一致

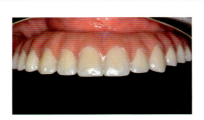

图33 上颌Straumann Pro-Arch钛支架烤塑桥戴入口内

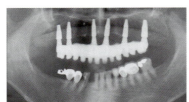

图34 上颌Straumann Pro-Arch桥戴入后拍摄全景片检查修复体就位良好

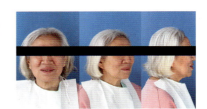

图35 最终修复体戴入后拍摄正侧面像及微笑像

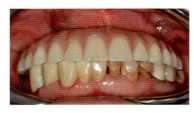

图36 修复后6个月复查，口内检查牙龈健康，咬合良好，未见崩瓷

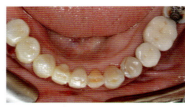

图37 下颌余牙行根管治疗术及全锆桥及种植单冠修复

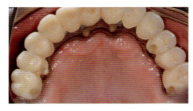

图38 修复后6个月口内检查咬合面未见崩瓷，牙龈状态良好，发音正常

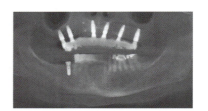

图39 修复后6个月CBCT检查可见种植体骨吸收不明显，种植体周围边缘骨稳定性较好

三、讨论

1. 截骨在牙列缺失固定种植中应用的意义

在临床中，当种植体植入时若出现骨开窗/骨开裂导致种植体暴露，此时可同期行引导骨组织再生术，文献研究证明对在种植体根部穿孔性的骨缺损以及颈部骨开裂单纯应用GBR技术效果良好，而对于牙槽骨宽度十分狭窄的患者（>3mm），也可采用骨劈开和牙槽嵴扩张联合GBR技术进行治疗，能取得十分显著的效果，对于牙槽嵴萎缩严重且骨垂直方向骨量严重不足的患者，单纯采用屏障膜和人工植骨材料的GBR技术，成骨空间较不稳定，且不易成形，影响骨增量的效果，宜采用块状自体骨移植联合GBR技术，以获得良好的增骨效果，为后期的种植提供良好的保障。然而，在缺牙区可用骨高度尚可但骨宽度不足时，也可选择对牙槽嵴进行局部截骨，这会相对地增加种植深度，以牺牲骨组织来增加上部修复的空间。此方法适用于种植区骨高度充足，伴有牙槽嵴嵴顶较窄或不齐的患者，治疗后患者咀嚼功

能正常，但也因此导致牙冠过长，牺牲一部分美学效果，与此同时截骨术使部分牙槽骨的骨皮质被截除，会使种植体的初始稳定性受到一定影响，这项技术在临床当去骨量较少时，常被称为牙槽嵴骨面修整，通常使用咬骨钳、金刚砂球钻、菠萝钻和裂钻等工具，不过也存在去骨量不精准和安全性不可控等问题。在牙列缺失患者行半口及全口固定种植中，通常采用超声骨刀进行截骨，其优点在于准确性高、选择性骨切割和微创骨切割。超声骨刀下截骨可避免切骨平面深度高低不平等缺陷，且刀头不会损伤任何软组织，切割精确性和效率均明显提升。此外，实施超声骨切割时，经冲洗后骨切割部位温度可低于38℃，避免了骨坏死或组织过热，这会大大改善术后肿胀、疼痛等症状，因此超声骨刀在半口和全口种植截骨中推荐常规使用。截骨的目的和意义在于：①去除感染的骨组织——将牙周感染的影响降到最低。②平整骨面——形成新的宽度充足的骨平台，利于种植体植入和深度控制。③种植体植入高低一致——获得恰如其分的红白美学。④创造更充分的垂直距离——修复体高度增加强度大大加强。⑤符合DSD微笑设计原则——将修复体对接线藏于笑线以内。

　　本病例中，患者拔除残根后翻瓣可见剩余牙槽嵴嵴顶骨宽度不足，仅3~4mm，且高低不平，理论上虽可采用骨修整后骨劈开联合GBR的方案同期种植体植入，但考虑到患者75岁的高龄，术后即刻负重的要求，以及种植固定修复要求单颌至少14mm颌间距离，经再三考虑，我们还是选择了截骨方案。其中前牙区截骨9~10mm，前磨牙区截骨6~8mm，只有截骨到此基线水平，种植体才能放在骨内无暴露，且计划利用鼻底皮质骨获得双皮质固定来增加初始稳定性。然而，术中还是发生了11位点种植体唇侧骨开裂，不得已术中增加GBR骨增量手术。也由于大量截骨，使种植体颈部没有骨皮质支撑，虽采用级差备洞和骨挤压方案，但依旧有2颗种植体无法获得良好初始稳定性。此外，大量截骨也改变了上颌牙弓修复体水平向悬臂梁距离增大的问题，使最终修复体螺丝开孔位置全部偏舌侧，这也增大了修复体前部受力，是否会造成远期机械并发症尚未可知。因此，是采用前牙骨劈开延期负重，还是采取截骨即刻负重存在争议，也有待远期临床观察。

2. 截骨导板在牙列缺失固定种植中应用

　　随着CBCT的出现和CAD/CAM技术的不断完善，经过十几年的发展，口腔数字化导航种植技术早已被大家所熟知，并广泛应用于微创种植、美学区种植、即刻修复种植、半口及全口无牙颌种植等复杂病例中。其优势在于术前充分考虑患者软硬组织情况，量化风险，并能实现以修复为导向的个性化种植方案，术中利用导板快速制备种植窝，减少了手术时间，降低了手术出错的概率。

　　目前国内比较成熟的口腔种植数字化导航系统有Simplant系统、Nobel Guide系统、3Shape系统等。众多文献提出，数字化导航种植技术的误差主要来源于4个方面：数据误差（CT/CBCT数据、石膏模型扫描数据或口扫数据）、计算机软件设计误差、3D打印加工误差和临床使用误差。种植导板按照支持方式的不同，通常分为牙支持导板、黏膜支持导板、骨支持导板和混合支持导板。其中，牙支持导板精度最高，也最容易保证，其次

是骨支持导板。而关于截骨导板的报道相对较少，Tonellini G报道了采用一种定制的个性化双导板进行截骨，1副包裹牙槽嵴的截骨导板和1副骨支持式导板，2副导板共用3颗唇侧固位钉，截骨线位于笑线下2mm，截骨工具为摆动锯，共为7例患者进行了截骨和All-on-4手术，植入28颗种植体，角度误差2.155°±2.03°，颈部误差（0.763±0.55）mm，尖端误差（0.570mm±0.40）mm，提示该截骨方案具有可预测性。此外，Bidra AS报道了一项上颌无牙颌截骨技术方案，术前制作放射导板并在CBCT中标记出笑线位置，术中翻瓣后戴入含笑线标记条的放射导板，用无菌铅笔在骨面上标记笑线，截骨线位于笑线下4mm，再利用咬骨钳去骨，骨磨平整骨面，最终创造出单颌17mm的颌间距离，这一技术实现起来较简单且可重复性强，并能将修复体牙龈高度进行模拟。Alzoubi F还报道了3副共用固定钉导板的一项回顾性研究，1副牙支持式导板来确定固位钉位置，1副利用固位钉进行截骨的截骨导板，以及1副利用固定钉的骨支持式手术导板，共为6名患者进行了截骨和即刻负重，植入种植体28颗，截骨高度偏差为1.8mm，角度误差4.14°，颈部误差1.43mm，尖端误差1.9mm，该方法可通过拟拔除牙齿来提高手术导板的精准性。

　　在本病例中，我们使用了数字化组合导板，其中截骨导板类似于"套圈"形式，通过跟骨面的贴附来达到确认截骨线的目的，其精读确实不如利用共用固位钉的方式来得可靠，且对于CBCT成像质量要求较高，以及对于上颌骨可能出现的骨阻挡有一定掣肘，但其制作简单操作方便，且结合超声骨刀平齐骨面截骨，更适合临床大范围使用，在我们数量有限的临床应用中，发现此类导板更适合下颌窄牙槽嵴使用。此外，本病例中的骨支持式导板，是在截骨后新骨平台上通过贴附骨面，从而获得导板的稳定性，固位钉仅仅是防止其备洞时移位，因此该骨支持式导板的可以术中实时验证截骨的精准性，以及术前颌骨3D打印模型的精准性。相对于文献中，截骨和骨导板共用固位钉的方案，本文中的方案避免了可能截骨区不密合甚至悬空的可能，从而提高了种植体的精度。然而，该组合式导板仍然存在临床病例数有限，观察时间短等问题，还有待进一步优化设计，多中心使用和更长观察时间的文献支持。

3. 采用6颗轴向种植体行上颌固定种植的优势

　　2003年Malo教授提出了一种新型种植修复方式All-on-4，即在无牙颌患者的上颌或下颌各植入4颗种植体，其中2颗前牙区种植体按轴向垂直植入，2颗靠后的种植体则采用角度倾斜植入较长的种植体并避免损伤解剖结构（如颏神经或上颌窦），植入后采用固定修复行即刻负重，上颌远中2颗种植体位于上颌窦前壁前方，下颌2颗远中长种植体位于颏孔前，均呈30°~45°向远中倾斜，而此时终修复体远中即会存在一个磨牙位的游离端。有研究表明距游离端最近的种植体承受90%的力，距游离端第二位的种植体承受其余10%的力，倾斜种植体受力后是否会引起过度负荷所致的颈部吸收是All-on-4设计中首先需要考虑的问题。此外，Malo教授建议下颌无论任何情况，植入4颗种植体已足够，上颌在无需植骨情况下植入长度为10mm以上、标准直径的种植体，那么4颗也是充分的，如果无法植入足够

尺寸的种植体或者是需要内提升、外提升或骨块移植的病例，可增加种植体数量至6~7颗。然而，随着目前缺牙患者年轻化趋势，其对饮食的要求和义齿使用年限的期待，这些均加大了All-on-4的失败风险。另外，考虑到一些骨密度不高的颌骨区域以及骨量充足的下颌骨游离端悬臂梁设计的弊端，我们均给患者建议单颌植入6颗轴向种植体的方案，这更利于种植体的力学分布和美观效果，且可以消除游离端。本病例中，患者年龄较大，颌骨骨密度极低，属于骨质IV类，虽术中采取了级差备洞和骨挤压的方法，但初始稳定性依旧不理想，仅4颗种植体能达到35N·cm，2颗种植体不足5N·cm。因此选择植入6颗种植体，一来可以利用能有初始稳定性的种植体来达到即刻负重，保证维持正常的咀嚼功能的同时安全地度过骨愈合期，从而满足患者饮食诉求和社交困扰，也能为我们修复体受力减少悬臂梁游离端的过大压力，减少远中种植体骨吸收风险，也能为未来个别种植体一旦失败留有容错空间。

四、结论

在本病例中，我们针对1例特殊的老年颌骨密度极低且嵴顶骨宽度不足的患者，采用了数字化组合式手术导板行上颌前牙区至前磨牙区精准截骨，同期即刻种植、即刻负重，最终钛支架烤塑桥修复。在手术和修复过程中及修复后6个月随访期内，种植体骨结合良好，未出现明显种植体周围边缘骨吸收，螺丝固位基台周围角化龈充足且牙龈状态良好，修复体也未出现崩瓷和螺丝松动等机械并发症。由此可见，对该老年患者采取截骨的方案或许是一个简洁且高效的选择，但其水平向悬臂梁增大是否具有隐患仍待长期随访观察。此外，在此类上颌骨骨密度较低的老年患者中，设计6颗轴向种植的设计方案，可消除All-on-4悬臂梁受力隐患，也有利于种植体的力学分布和美观效果，或许将成为更为合理的上颌牙弓种植体设计方案。

参考文献

[1] Al-Sawai AA, Labib H. Success of immediate loading implants compared to conventionally loaded implants: a literature review[J]. J Investig Clin Dent, 2016 Aug, 7(3):217-224.

[2] Niedermaier R, Stelzle F, Riemann M, et al. Implant Supported Immediately Loaded Fixed Full-Arch Dentures: Evaluation of Implant Survival Rates in a Case Cohort of up to 7 Years[J]. Clin Implant Dent Relat Res, 2017 Feb, 19(1):4-19.

[3] Dellepiane E, Pera F, Zunino P, et al. Patient satisfaction and comfort after a full-arch immediate loaded prosthesis[J]. J Oral Implantol, 2020 Jul, 13.

[4] Maló P, Rangert B, Nobre M. "All-on-Four" immediate-function concept with Brånemark System implants for completely edentulous mandibles: a retrospective clinical study[J]. Clin Implant Dent Relat Res, 2003, 5 Suppl 1:2-9.

[5] Maló P, Rangert B, Nobre M. All-on-4 immediate-function concept with Brånemark System implants for completely edentulous maxillae: a 1-year retrospective clinical study[J]. Clin Implant Dent Relat Res, 2005, 7:S88-S94.

[6] Aghaloo TL, Moy PK. Which hard tissue augmentation techniques are the most successful in furnishing bony support for implant placement? [J]. Int J Oral Maxillofac Implants, 2007, 22 Suppl:49-70.

[7] Tang YL, Yuan J, Song YL, et al. Ridge expansion alone or in combination with guided bone regeneration to facilitate implant placement in narrow alveolar ridges: a retrospective study[J]. Clinical Oral Implants Research, 2015 Feb, 26(2): 204-11.

[8] Chiapasco M, Casentini P. Horizontal bone-augmentation procedures in implant dentistry: prosthetically guided regeneration. Periodontol 2000, 2018 Jun, 77(1):213-240.

[9] 刘洋. 超声骨刀在口腔颌面外科的应用进展[J]. 智慧健康, 2019, 5(01):73-75.

[10] Tighe D, Williams M, Howett D. Treatment of iatrogenic sialoceles and fistulas in the parotid gland with ultrasound-guided injection of botulinum toxin A[J]. Br J Oral Maxillofac Surg, 2015 Jan, 53(1):97-98.

[11] Park SJ, Leesungbok R, Cui T, et al. Reliability of a CAD/CAM Surgical Guide for Implant Placement: An In Vitro Comparison of Surgeons' Experience Levels and Implant Sites[J]. Int J Prosthodont, 2017 Jul/Aug, 30(4): 367-169.

[12] Schneider D, Sancho-Puchades M, Schober FT, et al. A Randomized Controlled Clinical Trial Comparing Conventional and Computer-Assisted Implant Planning and Placement in Partially Edentulous Patients. Part 3: Time and Cost Analyses. [J] Int J Periodontics Restorative Dent, 2019 May/Jun, 39(3): e71-e82.

[13] Tallarico M, Meloni SM, Canullo L, et al. Five-Year Results of a Randomized Controlled Trial Comparing Patients Rehabilitated with Immediately Loaded Maxillary Cross-Arch Fixed Dental Prosthesis Supported by Four or Six Implants Placed Using Guided Surgery[J]. Clin Implant Dent Relat Res, 2016 Oct, 18(5):965-972.

[14] Apostolakis D, Kourakis G. CAD/CAM implant surgical guides: maximum errors in implant positioning attributable to the properties of the metal sleeve/osteotomy drill combination[J]. Int J Implant Dent, 2018 Nov 9, 4(1):34.

[15] Chen CK, Yuh DY, Huang RY, et al. Accuracy of Implant Placement with a Navigation System, a Laboratory Guide, and Freehand Drilling[J]. Int J Oral Maxillofac Implants, 2018 Nov/Dec, 33(6):1213-1218.

[16] Gabriele T, Raquel SV, Giorgio N. Double Guided Surgery in All-on-4 Concept: When Ostectomy Is Needed[J]. International Journal of Dentistry, 2018, 2018:1-7.

[17] Bidra AS. Technique for systematic bone reduction for fixed implant-supported prosthesis in the edentulous maxilla[J]. The Journal of Prosthetic Dentistry, 2015, 113(6): 520-523.

[18] Alzoubi F, Massoomi N, Nattestad A. Bone reduction to facilitate immediate implant placement and loading using CAD/CAM surgical guides for patients with terminal dentition[J]. Journal of Oral Implantology, 2016, 42(5): 406-410.

[19] Duyck J, Van Oosterwyck H, Vander Sloten J, et al. Magnitude and distribution of occlusal forces on oral implants supporting fixed prostheses: an in vivo study[J]. Clin Oral Implants Res, 2000 Oct, 11(5):465-475.

[20] Maló P, Araújo Nobre MD, Lopes A,et al. Double Full-Arch Versus Single Full-Arch, Four Implant-Supported Rehabilitations: A Retrospective, 5-Year Cohort Study[J]. J Prosthodont, 2015 Jun, 24(4):263-270.

[21] Maló P, de Araújo Nobre M, Lopes A,et al. The All-on-4 concept for full-arch rehabilitation of the edentulous maxillae: A longitudinal study with 5-13 years of follow-up[J]. Clin Implant Dent Relat Res, 2019 Aug, 21(4):538-539.

数字化引导美学区 "改斜归正" 种植修复

吴连俊 刘传通

摘要

目的：针对美学区明显唇向移位的牙齿，采用数字化引导精准种植对牙齿进行"改斜归正"，得到较为满意的美学效果。**材料与方法**：患者因上颌2颗中切牙明显唇向移位而影响美观。本病例采用数字化技术引导美学区精准种植。术前试排牙、制作诊断蜡型并利用Nobel Clinical软件进行美学评估，设计并3D打印数字化种植导板。一期手术在种植导板指导下进行即刻种植，通过把控种植体方向来调整牙齿的倾斜度。术后即刻修复进行牙龈成形，以个性化氧化锆钛基底基台和全瓷冠进行最终修复并进行美学评价。**结果**：术前利用Nobel Clinical软件进行美学评估设计，直观地与患者进行术前沟通，大大地提高美学可预期性；术中利用数字化导板实现即刻种植的精确性，通过把控种植体方向来调整牙齿的倾斜度；利用CAD／CAM制作个性化氧化锆钛基底基台和全瓷冠，提高美学区种植修复的美学效果；美学评价显示修复效果较为理想，患者对美观效果较为满意。**结论**：通过数字化技术引导的种植修复来调整牙齿方向具有较高的美学可预期性。

关键词：美学区；数字化导板；即刻种植

美学区牙齿倾斜移位可以通过正畸的方法进行矫正，但正畸治疗周期长、患者依从性要求高，数字化技术的应用大大地提高了美学可预期性，直观地给患者呈现治疗的效果，同时确保种植体精准的三维位置，缩短手术时间。

一、材料与方法

1. **病例简介** 25岁男性患者，患者10年前因牙齿前突于外院（具体不详）行正畸治疗，5年来自觉上门牙逐渐前突，于本院正畸科就诊，建议正畸治疗后种植修复，患者拒绝再次正畸治疗，现咨询种植修复。临床检查：面部对称，比例基本协调，高笑线，上颌稍前突。口腔卫生一般，前牙深覆盖，11、21唇侧移位明显，松动Ⅱ度；11、21牙龈轻度红肿，BOP（+），余牙牙龈轻度红肿。CBCT示：11、21牙根外吸收至根中1/2，根尖未见明显阴影，唇侧骨板厚，11、21前突明显。

2. **诊断** 11、21牙根外吸收。

3. **治疗计划** 患者拒绝再次正畸治疗，选择11、21即刻种植即刻修复。

4. **治疗过程（图1~图39）**

（1）术前数字化导板设计：将CBCT数据及诊断蜡型模型仓扫数据导入Nobel Clinical软件并拟合，根据牙列及咬合关系，以修复为导向设计种植体位置和方向并3D打印导板。

（2）种植手术：①患者知情同意，口内外消毒，铺巾，局麻下微创拔除11、21，刮除肉芽组织并探查唇侧骨壁完整。②定位针固定保证导板的稳定性；按照导板工具盒操作流程逐级备洞，充分冷却以避免骨灼伤，11、21分别植入Nobel Active φ3.5mm×13mm各1颗，初始稳定性良好，放置覆盖螺丝。③于唇侧跳跃间隙植入Bio-Oss骨粉，覆盖Bio-Gide胶原膜，11、21分别放置抗旋临时基台，戴入预成临时冠。④术后1周、1个月、3个月、6个月复查显示牙龈愈合良好。术后6个月CBCT显示11、21种植体骨结合良好，唇侧骨板厚度>2mm。

（3）最终修复：术后6个月取下临时修复体，穿龈轮廓稳定，个性化转移并比色，制作最终修复体（个性化氧化锆钛基底基台、氧化锆全瓷冠），试内冠，粘接固位戴牙。

（4）美学评价（表1、表2）。

表1 红色美学评价表

PES变量	缺失	不完整	完整
近中龈乳头	0	1	2
远中龈乳头	0	1	2
唇侧龈缘曲线	0	1	2
唇侧龈缘高度	0	1	2
根部凸度	0	1	2
软组织颜色和质地	0	1	2
PES总分	8		

作者单位：温州医科大学附属口腔医院

通讯作者：刘传通；Email: dentliu@qq.com

表2　白色美学评价表

WES变量	较大差异	较小差异	无差异
牙冠形态	0	1	2
牙冠外形轮廓	0	1	2
牙冠颜色	0	1	2
牙冠表面质地	0	1	2
透明度	0	1	2
WES总分	8		

二、结果

本病例利用全程数字化种植技术调整前牙美学区牙齿方向。术前利用Nobel Clinical软件进行精确评估设计；术中使用导板进行种植体的准确定位，选择自攻性良好的Nobel Active锥形种植体精准植入；术后即刻修复；最终达到既保证种植体良好的初始稳定性，又要满足患者美观需求的目标，成功地完成了前牙高美学风险的即刻种植修复。

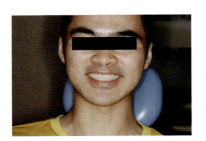

图1　初诊正面像

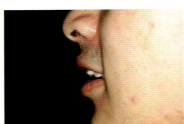

图2　初诊侧面像

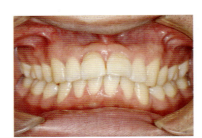

图3　口内正面像

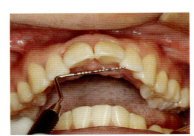

图4　口内殆面像

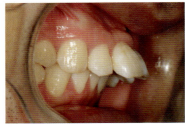

图5　口内侧面像

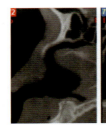

图6　11、21CBCT矢状面像

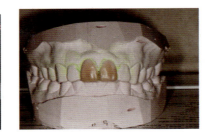

图7　诊断蜡型1

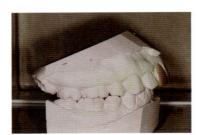

图8　诊断蜡型2

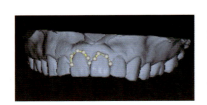

图9　术前Nobel Clinical设计21、23种植体位置和数字化导板1

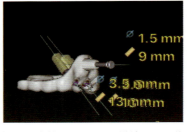

图10　术前Nobel Clinical设计21、23种植体位置和数字化导板2

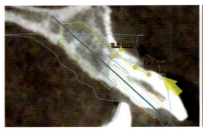

图11　术前Nobel Clinical设计21、23种植体位置和数字化导板3

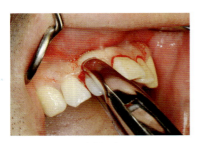

图12　11、21微创拔牙1

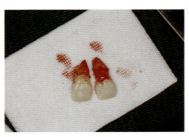

图13　11、21微创拔牙2

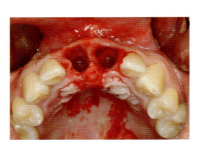

图14　11、21拔牙窝

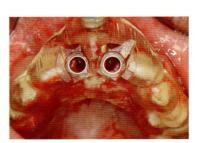

图15　固位导板保证其稳定

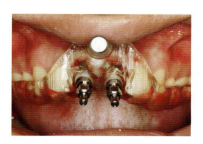

图16　导板引导下11、21即刻植入 Nobel Active 3.5mm×13mm种植体

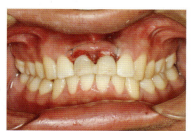

图17　11、21即刻修复并缝合

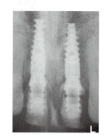

图18　术后即刻X线片

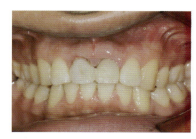

图19　术后3个月复查1

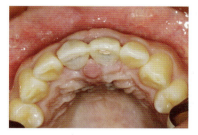

图20　术后3个月复查2

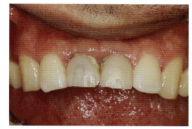

图21　术后6个月复查1

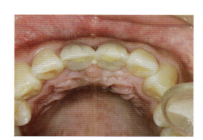

图22　术后6个月复查2

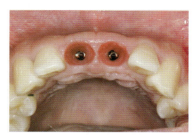

图23　理想的穿龈轮廓

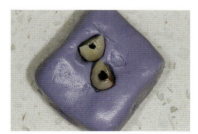

图24　个性化转移1

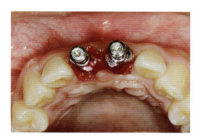

图25　个性化转移2

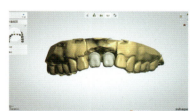

图26　CAD/CAM设计基台1

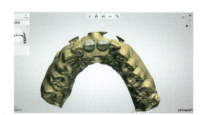

图27　CAD/CAM设计基台2

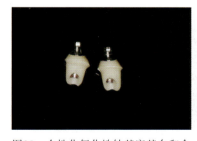

图28　个性化氧化锆钛基底基台和全瓷牙1

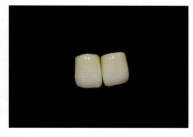

图29　个性化氧化锆钛基底基台和全瓷牙2

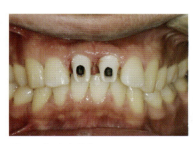

图30　戴牙后照片1

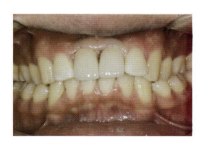

图31　戴牙后照片2

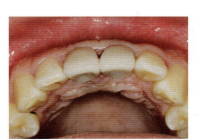

图32　戴牙后照片3

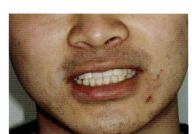

图33　戴牙后微笑像

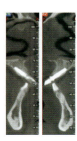

图34　戴牙后CBCT

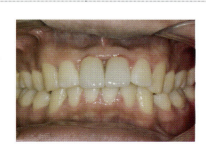

图35　戴牙后3个月复查1

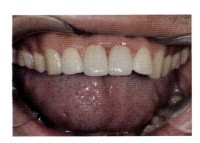
图36　戴牙后3个月复查2

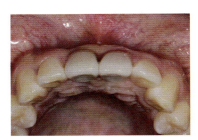
图37　戴牙后3个月复查3

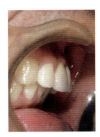
图38　戴牙后3个月复查4

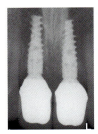
图39　戴牙后3个月X线片

三、讨论

前牙区高美学要求对种植位点的精准定位提出了较大的挑战。随着CBCT、CAD/CAM等技术的发展，口腔种植已经实现了以"修复为导向"的理念，而数字化导板则是使这一理念得以实现的利器。治疗过程中，应用数字化导板进行辅助，可减小术中定位难度，获得更加精确的种植体植入位置，提高修复效果预测的可靠性。本病例目的在于利用种植技术调整前突的上前牙至正确的位置，术前的数字化设计较好地估计了修复体的位置并提高美学的可预期性，直观地给患者呈现治疗的效果，同时避免了就位困难、修复体排列困难及种植体或基台金属外露影响美观等一系列问题，也为临时冠及最终修复体的设计提供了便利条件。在多颗牙缺失的种植手术中，数字化导板可缩短一定的手术时间、减少创口暴露时间，符合微创手术的原则。可以减少临床医生经验不足、口内操作视野局限等一些术者因素造成的手术结果的不稳定性。

四、结论

通过数字化技术引导的种植修复来调整牙齿方向，具有较高的美学可预期性。

参考文献

[1] Joseph Yun Kwong Kan, Kitchai Rungcharassaeng, Matteo Deflorian, et al. Immediate implant placement and provisionalization of maxillary anterior single implants[J]. Periodontol 2000, 2018, 77(1):197–212.

[2] Maurizio S Tonetti, Pierpaolo Cortellini, Filippo Graziani, et al.Immediate versus delayed implant placement after anterior single tooth extraction: the timing randomized controlled clinical trial. Randomized Controlled Trial[J]. J Clin Periodontol, 2017, 44(2):215–224.

[3] Robert Noelken, Jannik Geier, Martin Kunkel, et al. Influence of soft tissue grafting, orofacial implant position, and angulation on facial hard and soft tissue thickness at immediately inserted and provisionalized implants in the anterior maxilla[J]. Clin Implant Dent Relat Res, 2018, 20(5):674–682.

[4] D Pascual, J Vaysse. Guided and computer–assisted implant surgery and prosthetic: The continuous digital workflow[J]. Rev Stomatol Chir Maxillofac Chir Orale, 2016,117(1):28–35.

[5] Marjolein Vercruyssen, Isabelle Laleman, Reinhilde Jacobs, et al. Computer–supported implant planning and guided surgery: a narrative review[J]. Clin Oral Implants Res, 2015, 26(11):69–76.

[6] Christian Coachman, Marcelo Alexandre Calamita, Francis Gray Coachman, et al. Facially generated and cephalometric guided 3D digital design for complete mouth implant rehabilitation: A clinical report[J]. J Prosthet Dent, 2017, 117(5):577–586.

[7] Krzysztof Chmielewski, Wojciech Ryncarz, Orcan Yüksel, et al. Image analysis of immediate full–arch prosthetic rehabilitations guided by a digital workflow: assessment of the discrepancy between planning and execution[J]. Int J Implant Dent, 2019, 5(1):26.

上半口全程数字化种植修复的病例报告1例

吴沐颖　曲哲　赵佳明

摘要

目的：本文介绍1例上半口全程数字化种植修复的病例报告。**材料与方法**：选取大连市口腔医院种植中心就诊的1例上颌多颗牙缺失且余留牙松动，要求种植修复上颌缺损牙列的患者为研究对象；术前对患者进行全面的口腔检查、CBCT检查、口颌关系数字化信息的采集和虚拟转移，制取研究模型，模型扫描后为患者设计并切削放射导板。为患者戴入放射导板拍摄CBCT，再单独拍摄放射导板。术前利用种植辅助软件（Zirkonzahn）以修复为导向设计6颗种植体，设计并制作数字化外科导板及整体切割的PMMA临时修复体。手术当天拔除上颌余留牙，在导板引导下环切开龈，逐级备洞，翻瓣，骨修整，植入种植体，初始稳定性良好，术后立即戴入预成的螺丝固位的临时修复体。临时修复体戴入后的8个月期间，对患者进行定期复查：利用T-Scan咬合分析仪进行指导调𬌗，利用BioPAK Version EMG表面肌电仪（BioResearch公司，美国）对患者咀嚼肌肌电进行分析。永久修复时，用口扫仪捕捉临时修复体信息及软组织信息，利用口外扫描仪对患者扫描，拟合后推算出种植体三维位置，在修复设计软件（EXO CAD）上设计永久修复体。最后行CAD/CAM钛支架支持的、后牙颊面饰聚合瓷、前牙氧化锆单冠的永久修复。术后利用逆向工程软件分析量化口外扫描仪的精准度及口扫、3D打印模型的精度。**结果**：此病例术前利用面扫技术采集患者软组织及咬合信息，制作放射导板，利用CAD/CAM技术设计制作并预成PMMA临时修复体。择期使用导板引导手术。术后当天直接戴入预成的PMMA临时修复体，迅速恢复美观以及功能。利用口外扫描技术最终制作CAD/CAM钛切削桥架支持的永久修复体，减少了患者的就诊次数，缩短了椅旁时间。利用数字化咬合分析仪以及肌电仪，通过精细调改咬合，最终患者感到舒适、满意。**结论**：面扫技术可实现口颌关系数字化信息虚拟转移，数字化外科导板的应用使我们精确植入种植体，可以最大限度地利用剩余骨量，节省手术时间，减少患者创伤。预成修复体技术实现了种植术后即刻修复，可迅速减少患者缺牙所带来的美观与功能上的不适。纯钛整体切削支架结合前牙氧化锆单冠，后牙颊面饰瓷的永久修复体强度高、美观性好、不易着色，可较好地恢复患者的美观以及功能。患者较为满意。

关键词：全程数字化；面扫；口外扫描；预成临时修复体

随着口腔种植修复技术的发展，种植体支持的固定修复已成为无牙颌患者的首选。近年来，数字化技术在口腔领域中不断发展，从术前CBCT的拍摄、数字化印模的制取、面扫数据的采集、种植体设计及手术导板和预成修复临时修复体的制作，到戴牙后在咬合分析仪指导下实现精准调𬌗、口外扫描技术制取数字化印模，从而制作永久修复体，整体种植修复过程都贯穿着数字化技术。本文是1例上半口全程数字化种植修复的病例报告。

一、材料与方法

1. **病例简介**　68岁女性患者。主诉：上颌多颗牙缺失，要求种植修复。现病史：数年前因龋病拔除上颌多颗牙齿，现要求种植修复。既往史：卒中史，否认药物及材料过敏史。口内检查14、15、16、17、24、25、26、27缺失，缺牙区牙槽嵴低平，表面黏膜平整无异常。余留牙Ⅱ度松动，36𬌗面大面积缺损。牙周状况一般。CBCT示：上颌牙槽嵴吸收至根尖1/3~1/2。骨质分类为Ⅱ类。

2. **诊断**　上颌牙列缺损，36牙体缺损。

3. **治疗计划**

（1）术前进行牙周基础治疗，软硬组织信息采集及研究模型的制取。利用软件设计种植体位置，设计制作导板及CAD/CAM切削临时修复体。

（2）术中拟拔除上颌剩余天然牙，拔除36。

（3）外科导板引导下制备窝洞，翻瓣后骨修整，26上颌窦内提升，植入6颗种植体。

（4）术中视种植体初始稳定性拟行即刻修复。

（5）永久修复阶段利用口外扫描制取印模，拟行CAD/CAM钛切削桥架支持的永久修复。

（6）定期复查，卫生维护。临时修复期间与永久修复后，利用数字化的T-Scan咬合力分析仪及肌电测试仪指导调𬌗，分析检测修复效果。

4. **治疗过程**（图1~图28）

（1）种植手术前准备工作：术前为患者进行面扫，利用硅橡胶制取上下颌印模并取全口咬合关系，灌制石膏模型并进行模型扫描，制作放射导板。为患者佩戴放射导板拍摄CBCT，及单独拍摄放射导板。运用修复体

作者单位：大连市口腔医院

通讯作者：赵佳明；Email: dlkq_zhaojiaming@126.com

设计软件，结合面扫数据，利用CAD/CAM技术设计并切削PMMA临时修复体，预留临时基台穿出孔道。利用种植体设计软件，以修复为导向，设计6颗种植体位置，设计并制作数字化外科导板。择期尽快进行种植手术。

（2）种植手术：术前验血等常规检查，使用0.12%的复方氯己定漱口液含漱3次，每次15mL，含漱1分钟。采用无痛麻醉机（STA），局麻。使用Straumann BLT种植体及其配套器械（Straumann，瑞士）。首先拔出13-23 6颗患牙，戴入导板，确认导板就位，用固定针固定导板，环切牙龈。压板固定在导板上，逐级备洞。将牙龈切开，翻瓣，26行上颌窦内提升术。于上颌16、14、11、22、24、26位点分别植入16：Straumann BLT 4.8mm×10mm RC；14：Straumann BLT 4.1mm×12mm RC；11：Straumann BLT 3.3mm×14mm NC；22：Straumann BLT 3.3mm×14mm NC；24：Straumann BLT 4.1mm×12mm RC；26：Straumann BLT 4.8mm×10mm RC。6颗种植体扭矩为40N·cm。术中测量初始稳定性ISQ值分别为：16：81；14：79；11：75；22：72；24：84；26：81。扭紧复合基台螺丝，安放保护帽并缝合。

（3）即刻修复：种植手术当天，戴入预先制作的螺丝固位的打好孔道的PMMA临时修复体，在口内采用Pick-up技术，利用树脂粘接剂（3M公司）将临时基台与临时修复体连接在一起，取下后将临时修复体送往修复工艺中心，进行树脂回填，打磨抛光。将完成好的临时修复体在患者口内试戴，临时修复体被动就位。调整咬合。嘱患者勿用临时修复体咬硬物，注意口腔卫生，每个月进行复查。复查时利用T-Scan咬合分析仪指导下调𬌗，利用肌电仪测试患者咀嚼肌电位从而辅助评价患者咬合。

（4）软硬组织稳定后，行永久修复：种植手术8个月后，种植体骨结合良好，以及周围软组织稳定，拟行上颌纯钛整体切削支架支持、前牙氧化锆冠、后牙颊面饰聚合瓷的永久修复。①制取数字化印模：首先利用口扫仪扫描患者戴临时修复体时的上颌、下颌及咬合。取下修复体后，扫描上颌软组织信息，安放定位帽后再次扫描上颌。最后安放口外扫描专用杆，进行口外扫描。②戴入永久修复体：在软件上利用口外扫描数据一次性制作钛支架整体切削，前牙氧化锆单冠后牙颊面饰聚合瓷的永久修复体。修复体与周围软组织相协调，基台完全被动就位，确认修复体颜色形态良好，患者满意。调改咬合至牙尖交错位时多点接触，前伸𬌗与侧方𬌗无干扰，发音正常，无压痛及其他不适，然后高度抛光，超声振荡修复体，消毒后气枪吹干。口内戴入永久修复体后，扭矩扳手加扭矩至15N·cm，聚四氟乙烯封闭螺丝通道，树脂封孔。拍摄曲面断层片确认就位。嘱患者勿咀嚼过硬食物，使用冲牙器维护口腔卫生，定期复查，不适随诊。复查时同样利用T-Scan咬合分析仪精准调整正中𬌗、前伸𬌗、侧方𬌗，利用肌电仪测试咀嚼肌电位。将以上测试数据与临时修复期间数据相比较，从而评价比对两个时期的修复效果。

二、结果

种植体植入后骨结合良好，未见明显病理性骨吸收，无种植体周围炎，咬合良好，软组织健康。T-Scan结果显示：患者永久修复后咬合较临时修复时更加均衡，无𬌗干扰。肌电仪测试结果显示：静息时，永久修复后电位较小表示肌肉更加放松。咀嚼时，永久修复后电位值较大表表明肌肉收缩力增强。患者满意。

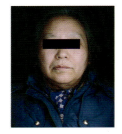

图1 初诊面像

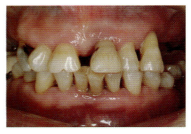

图2 口内照正面像

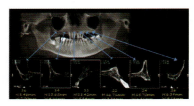

图3 术前CBCT

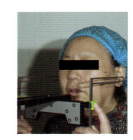

图4 面扫

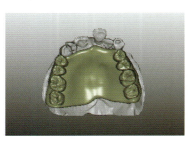

图5 设计放射导板

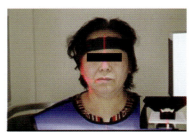

图6 CBCT双扫描

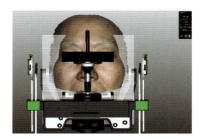

图7 虚拟转移口颌关系

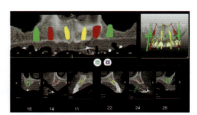

图8 设计种植体

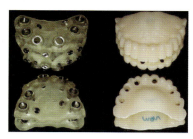
图9　手术导板及临时修复体

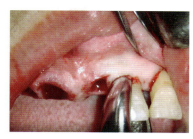
图10　拔除患牙

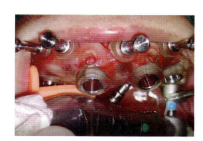
图11　导板引导下逐级备洞

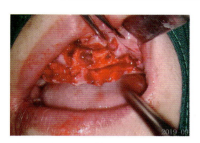
图12　翻瓣以及骨修整

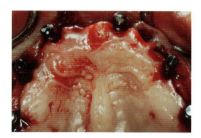
图13　植入6颗种植体

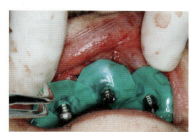
图14　临时基台修改后就位

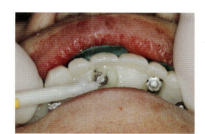
图15　Pick-up技术戴入临时牙

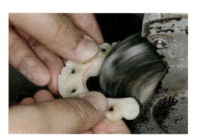
图16　打磨抛光

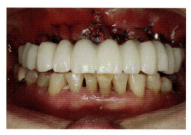
图17　戴入临时牙后正面像

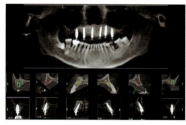
图18　术后与术前种植体位置对比

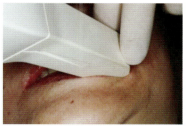
图19　永久印模时口内扫描临时牙及对颌牙

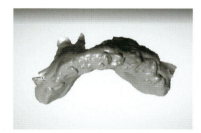
图20　口扫黏膜信息

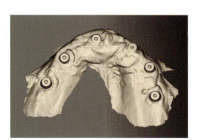
图21　安放定位帽后扫描

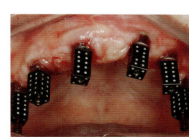
图22　安放口外扫描专用杆

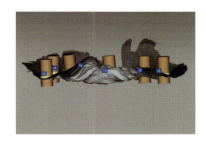
图23　精准定位种植体

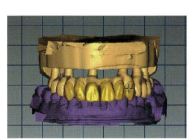
图24　设计完成永久修复体

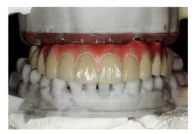
图25　永久修复体正面像

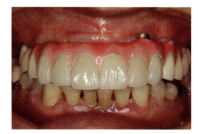
图26　戴入永久修复体

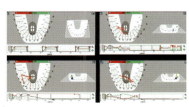
图27　永久修复体设计为尖牙保护𬌗

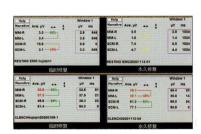
图28　临时修复与永久修复肌电数据对比

三、讨论

1. 数字化技术的使用

（1）面扫技术的应用：面扫技术能够充分采集患者面部软组织的信息，同时可达到口颌关系数字化信息的虚拟转移，实现了患者信息与设计软件一键导入式的直接对接。我们在设计制作修复体时可充分参照这些信息，同时也避免了以往面弓转移时烦琐的操作与患者的不适。

（2）数字化外科导板：数字化外科导板，是计算机辅助设计信息的载体，为一种术中定位装置，使以修复为导向的种植设计理念精确地转换为实物，起到精确定位和引导的作用。数字化种植导板技术发展迅速，已经得到了较为广泛的应用。尽管导板的应用有精确、微创等诸多优势，但它仍存在一定的局限性，精确度是相对的，它实际包含了导板生产过程和临床应用过程中所有误差的一个总和。

（3）数字化口外扫描技术：利用该方法制取永久数字化印模，实现了精度与速度的飞跃，省去了传统开窗夹板式印模对患者造成的不适，也省略了试戴蜡型、试戴钛支架等一步步的过程，直接试戴最终修复体，大大缩短了临床患者的就诊次数与治疗时长。

2. 咬合重建效果的评价

一般对于咬合重建效果的评价常采用观察面下1/3高度的恢复情况、患者对于咬合、咀嚼、发音等的改善以及肌肉关节症状的缓解来作为评价标准。但这些描述都较为主观，而数字化咬合分析系统和肌电图仪可以较为客观地反映咬合情况，可以准确清晰地记录咬合力、咬合中心点位置的改变以及咬肌群的功能活动状况，对于精细调整咬合具有指导意义。同时，数字化咬合分析系统是用来精确记录和分析咬合力随接触时间变化的工具，即它们能用于动态的咬合接触检查，能够分析出种植修复后全口修复体的咬合力是否平衡，还可以查找是否存在早接触点和细微的殆干扰，能够更加精确以及客观地指导口腔医生分析与评价患者的咬合问题。肌电图仪能够检测咀嚼肌的肌电活动功能，可检测无牙颌修复和调殆前后的肌功能变化及两侧咀嚼肌肌功能是否对称。

参考文献

[1] D'Souza KM, Aras MA. Types of implant surgical guides in dentistry: a review[J]. Journal of Oral Implantology, 2012, 38(5):643–652.

[2] Steenberghe DV, Glauser R, Blombäck U, et al. A computed tomographic scan–derived customized surgical template and fixed prosthesis for flapless surgery and immediate loading of implants in fully edentulous maxillae: a prospective multicenter study[J]. Clin Implant Dent Relat Res, 2005, 7(Suppl 1):S111–S120.

[3] Sanna AM, Molly L, Steenberghe DV. Immediately loaded CAD–CAM manufactured fixed complete dentures using flapless implant placement procedures: A cohort study of consecutive patients[J]. Journal of Prosthetic Dentistry, 2007, 97(6):331–339.

[4] Hultin M, Svensson KG, Trulsson M. Clinical advantages of computer–guided implant placement: a systematic review[J]. Clinical Oral Implants Research, 2012, 23(s6):124–135.

[5] Garber DA, Belser UC. Restoration–driven implant placement with restoration–generated site development[J]. Compendium of Continuing Education in Dentistry, 1995, 16(8):796–798.

[6] 满毅. 数字化技术在口腔种植修复中的应用[J]. 口腔医学, 2017, 37(7):577–582.

[7] 宿玉成. 浅谈数字化口腔种植[J]. 中华口腔医学杂志, 2016, 51(4):194–200.

[8] Lal K, White GS, Morea DN, et al. Use of stereolithographic templates for surgical and prosthodontic implant planning and placement. Part I. The concept[J]. Journal of Prosthodontics, 2006, 15(1):51–58.

[9] Voitik AJ. CT data and its CAD and CAM utility in implant planning: part I[J]. Journal of Oral Implantology, 2002, 28(6):302–303.

[10] Sohmura T, Kusumoto N, Otani T, et al. CAD/CAM fabrication and clinical application of surgical template and bone model in oral implant surgery[J]. Clinical Oral Implants Research, 2009, 20(1):87–93.

重度牙周炎上颌牙列缺损数字化导板下即刻种植、即刻修复

徐东前　丁熙

摘要

目的：本文介绍在数字化导板技术下进行上颌牙列缺损即刻种植即刻修复的病例。**材料与方法**：本病例患者上颌牙列缺损，术前应用数字化软件进行种植方案确定，在Nobel Guide数字化导板下植入4颗Nobel Active种植体，拔除剩余无价值牙后修整牙槽嵴，即刻植入1颗Nobel Active种植体，术后即刻修复，术后6个月进行最终修复体的戴入，随访至戴牙后1年半。**结果**：种植体周围支持组织稳定，修复体无松动，咬合关系尚可，牙龈质地正常，面部丰满度尚可，患者对治疗过程以及最终功能、美学效果满意。

关键词：即刻种植；即刻修复；数字化导板

牙种植是修复缺失牙的主要方法之一。精确的植入位置是实现功能性和美观性修复的基础。数字化导板可将术前规划的虚拟种植体位置精确地转移到实际种植手术部位，是实现最佳种植的重要载体。详尽的术前设计、安全的手术操作、较小的手术创伤、缩短的手术时间、快速即刻修复，是医患双方共同的期望，而随着口腔数字化技术的出现，种植导板成为目前可以实现这一期望的手段。

一、材料与方法

1. 病例简介　56岁女性患者，主诉：上颌后牙缺失5年，要求种植固定修复来我院就诊。既往体健，无吸烟史。口腔检查：上颌牙列缺损，14、15、16、17、22、23、24、25、26、27缺失，13牙根暴露，叩痛（−），Ⅱ度松动。12、11叩痛（−），Ⅰ度松动；21牙根暴露，叩痛（−），Ⅱ度松动。32、41缺失，33~43烤瓷固定桥，不松动。上前牙牙龈红肿，中位笑线，中厚牙龈生物型，牙龈乳头丰满度一般，覆𬌗、覆盖浅，侧面面型正常，口腔卫生情况一般。CBCT示：13牙槽骨吸收至根尖1/3，12、11牙槽骨吸收至根尖1/2，21牙槽骨吸收至根尖1/3，根尖可见低密度影像，上颌骨密度良好，前牙区垂直高度和宽度尚可，后牙牙槽骨高度不足。

2. 诊断　牙列缺损；21根尖周炎；牙周炎。

3. 治疗计划　在第一副Nobel Guide数字化导板引导下在上颌16、14、26、23位置植入4颗Nobel Active种植体，拔除上颌余留牙，在第二副种植导板下修整牙槽嵴高度，在12植入1颗Nobel Active种植体，术后即刻完成戴入临时固定修复体，待种植体与骨结合完成后行永久修复。

4. 治疗过程（图1~图30）

（1）术前CBCT检查，硅橡胶取模，转移咬合记录，灌注石膏模型。

借助种植设计软件进行种植方案的规划，三维重建CT数据，与患者沟通方案，制作生成两副Nobel Guide数字化导板并术前校准导板。

（2）常规铺巾消毒，种植导板消毒后，进行导板就位，固定钉固定，在导板下利用牙龈环切钻环切黏膜，定点钻定位，逐渐扩孔制备种植窝。取下种植导板，在种植位点16经牙槽嵴穿上颌窦底提升术，升高牙槽嵴高度至10mm，植入Nobel Active 5.0mm×10mm的种植体，旋入扭矩约25N·cm；在14植入Nobel Active 4.3mm×10mm的种植体，旋入扭矩约30N·cm；在23植入Nobel Active 3.5mm×10mm的种植体，旋入扭矩约30N·cm；在26植入Nobel Active 5.0mm×10mm的种植体，旋入扭矩约35N·cm。固定第二副种植导板，微创拔除上颌余留牙，修整牙槽骨，在12种植位点制备种植窝，植入Nobel Active 3.5mm×13mm的种植体，旋入扭矩约35N·cm，拉拢缝合。

（3）术后安装取模转移杆，拍摄CBCT确认种植体三维位置良好，后自凝树脂连接固定，进行硅橡胶取模，替代体就位，灌注人工牙龈。灌注石膏模型，制作暂基托、蜡堤，转移咬合关系，送技工室制作临时固定修复体，安装复合基台，16、14、23、26为直角基台，22为30°基台，将临时修复体戴入患者口内被动就位，螺丝固位。调整咬合，消除种植体所受的侧向力。

（4）患者术后定期复查，以监测种植体和软组织的稳定性。术后10天拆线。术后2个半月复查，临时修复体无松动，周围软组织愈合尚可，患者对临时修复体满意。术后3个半月复查拍摄CBCT提示种植体稳定。

（5）术后6个月，取下临时修复体，牙龈健康，无肿痛感，制作个性化托盘，安装开窗转移杆，光固化树脂固定、取模，制作石膏模型。口内试戴最终修复体，调整咬合后患者对舒适度及面型满意，制作最终修复体。

（6）完成永久修复体制作后，戴入患者口内，螺丝固位，被动就位，调整咬合至前牙无接触，后牙多点面接触，无压痛及其他不适，患者面部丰满度好，CBCT确认种植体周围骨组织稳定性良好，永久修复体被动就位。

作者单位：温州医科大学附属第一医院

通讯作者：徐东前；Email: 328421739@qq.com

患者对修复体功能及美学效果满意。

二、结果

随访至修复后1半年，种植体方向角度良好，周围支持组织稳定，修复

体无松动，咬合关系尚可，牙龈质地尚可，面部丰满度好，未发现外科及修复并发症，患者对治疗过程以及最终功能、美学效果满意。嘱患者使用牙线、间隙刷、冲牙器保持口腔卫生，减少菌斑和食物残渣附着，定期复查。

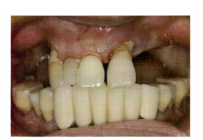
图1　术前患者口内正面像

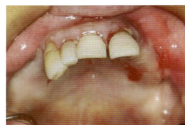
图2　术前患者口内殆面像

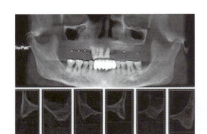
图3　术前影像片及CBCT断层

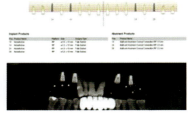
图4　计算机辅助虚拟植入设计

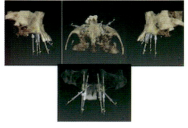
图5　术前设计三维重建图

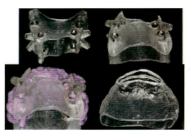
图6　生成的种植导板

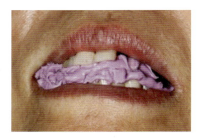
图7　记录转移咬合记录

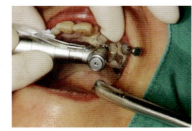
图8　种植导板下种植窝的预备

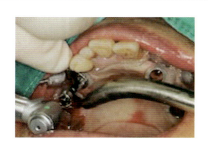
图9　种植导板下逐级扩大种植窝

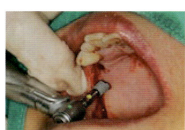
图10　植入种植体

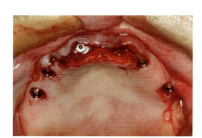
图11　种植术后口内像

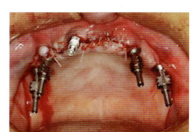
图12　种植术后安装取模替代杆

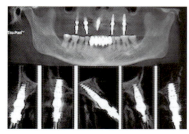
图13　种植术后影像片及CBCT断层

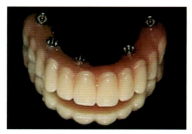
图14　制作的临时修复体

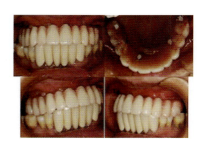
图15　戴上临时修复体后口内像

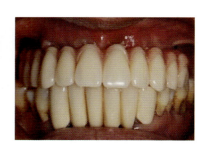
图16　种植术后10天复查口内像

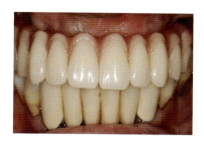

图17 种植术后2个半月复查口内像

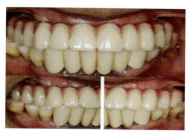

图18 种植术后3个半月复查口内像

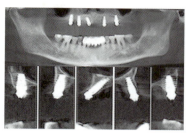

图19 最终修复前影像片及CBCT断层

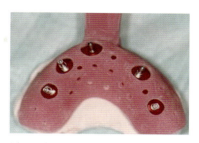

图20 个性化开窗取模

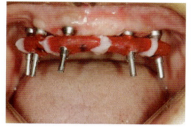

图21 安装取模替代杆树脂连接固定

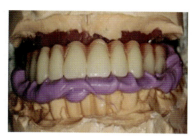

图22 制作最终修复体的石膏模型

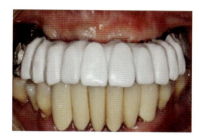

图23 试戴最终修复体

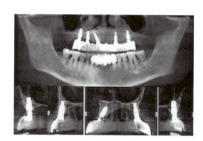

图24 戴牙前口内殆面像

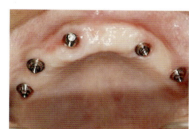

图25 蜡型试戴口外侧面像

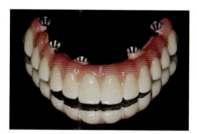

图26 最终修复体

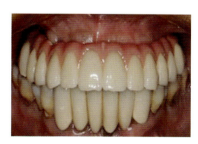

图27 戴牙后口内像

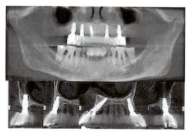

图28 戴牙后影像片及CBCT断层

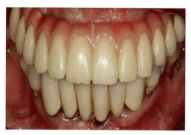

图29 戴牙6个月后复查口内正面像

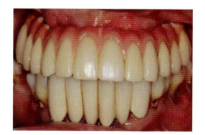

图30 戴牙1年半后复查口内正面像

三、讨论

本病例由于患者有重度牙周炎，如前牙行保守治疗，预后较差，牙冠突度较大，美学较差。在制订治疗计划过程中有两个主要方面，美学和功能，其中美学方面有3个要素（面部美学、唇齿美学、牙列美学），具体我们要考虑唇侧丰满度、笑线与修复体龈线、唇线的弧度、桥体龈端－组织面对接形态等。当患者的笑线很高，这条交界线会被暴露出来的时候，我们有两种选择：第一种方法进行去骨，降低骨高度，上移交界线；另一种方法就是使用唇侧基托去遮盖。最终修复体的修整，预留出清洁区以便术后患者自洁，底部修整为卵圆形，兼顾美学的同时能够很好地起到清洁作用。有文献表明，人工牙龈与唇侧牙槽嵴之间的角度越大，唇的运动越不协调，食物越容易滞留，该角度不宜超过45°。

功能方面有5个要素为颌位、垂直距离、𬌗平面、功能𬌗、牙尖斜度。在垂直距离上不光是口面部的垂直距离，还包括口内垂直距离，它与修复空间密切相关。那么理论上，对于上颌最好能有14～16mm以上的修复空间，其中包括复合基台穿龈2～3mm、人工牙龈2～3mm、牙冠10～11mm。临时修复体应尽量避免功能负重，即在前伸𬌗和正中𬌗时减少与对颌牙的接触或无接触，当种植体数目较多时，可将临时修复体连成一整体，起到夹板作用，控制种植体的微动。我们还需检查骨平面的高度一致性。修复体每个部位的厚度不一致，并且桥体的位置高度也不一致，这样对于修复体的制作、强度、维护、清洁以及美观都会有不利的影响。所以，如果我们计划做成一体式修复体，牙槽骨要注意调整到同一个水平高度。以达到更好的美观，更好的强度、更好的后期自洁。

缩短种植体植入与功能负载之间的过程，解决愈合期患者的不适，是

临床上牙列缺失患者种植修复需要解决的问题，早期观点认为，无咬合接触是骨结合成功的重要因素。而有研究表明种植体在即刻负载的情况下仍可以正常愈合。本病例对牙列缺损患者行即刻种植即刻负载，解决了患者治疗期正常的生活和社交问题，避免了二期手术，也避免了可摘义齿的不便。无牙颌即刻负重的基本原则：种植体之间的刚性连接和修复体的被动就位。

我们采用计算机辅助技术术前虚拟植入、三维重建和可视化处理，获得骨质、骨量、上颌窦底位置等信息和拟植入种植体型号、位点、角度等参数，根据患者的软硬组织条件，制订修复设计方案，顺利进行种植手术，利用数字化导板可不翻瓣进行准确的种植体植入，术后可即刻修复戴入临时修复体。数字化技术包括预成修复体数字化信息、骨结构数字化影像信息、口腔黏膜数字化影像信息、种植体数字化信息、基台穿龈高度、角度等数字化信息。其运用的优势和要点为：采用数字化技术取得精准的颌位及软硬组织协调关系；真正实现以修复为导向的无牙颌种植修复，以终为始；患者手术当天费时短；手术当天不需要团队人员都到场；充分利用预成方法；设计核心医生经验及组织能力要求高。

倾斜种植体有更多优点：可植入密度更高的牙槽骨中；避开重要解剖结构；减少植骨的需要；可植入长度更长的种植体；种植体的分布更为合理，可获得更短的悬臂和更佳的AP距，机械并发症更少。因此，现在多采用前牙区种植体垂直植入、后牙区倾斜植入的方法。而骨增量手术与倾斜植入相比，有供区的创伤、缝合固定的技术难点、种植修复时间延长、有血肿感染等并发症、增量效果不确定、费用昂贵等诸多缺点，因此不植骨的无牙颌种植修复方案对于医生和患者都是更好的选择。All-on-4种植中，倾斜种植体的植入缩短了悬臂长度，从而减少了皮质骨中种植体周围应力。

参考文献

[1] Meloni S M, De Riu G, Pisano M, et al. Full arch restoration with computer-assisted implant surgery and immediate loading in e- dentulous ridges with dental fresh extraction sockets. One year re-sults of 10 consecutively treated patients; guided implant surgery and extraction sockets[J]. J Maxillofac Oral Surg, 2013, 12(3) : 321-325.

[2] 邓飞龙. 即刻种植和即刻修复[J]. 中华口腔医学杂志, 2006, 41(4) : 206-208.

[3] Soto-Penaloza D, Zaragozi-Alonso R, Penarrocha-Diago M, et al. The all-on- four treatment concept: a systematic review[J]. J Clin Exp Dent, 2017, 9(3):e474-e488.

[4] Kim KS, Kim YL, Bae JM, et al. Biomechanical comparison of axial and tilted implants for mandibular full-arch xed prostheses[J]. Int J Oral Maxillofac Implants, 2011, 26(5):976-984.

[5] Takahashi T, Shimarmura I, Sakurai K.Influence of number and inclination angle of implants on stress distribution in mandibular cortical bone with All-on-4 Concept[J]. J Pros Res, 2010, 54:179-184.

基于数字化导板的上颌Locator种植覆盖义齿修复

魏焱　张晓欣　李雪倩　张玉峰

摘要

目的：使用种植体支持式全口覆盖义齿修复上颌多颗牙缺失，恢复患者咀嚼功能，增加唇侧丰满度，解决功能和美观问题。**材料与方法**：患者为49岁男性，上颌多颗牙缺失数年。初诊口内检查上颌余留16、13、12、21、22、23、27，Ⅲ度松动，根面暴露。龈缘稍红肿。下颌无牙颌，已行种植体支持式覆盖义齿修复。CBCT显示上颌余留牙牙槽骨吸收至根尖水平，建议拔出。患牙拔出后1个月进行临时修复并制作放射导板，设计种植位置，打印手术导板。术中导板引导下逐级预备孔道。于16、25牙位分别植入Straumann 4.1mm×10mm标准种植体，于13、23牙位分别植入Straumann 3.3mm×10mm标准种植体，旋入愈合基台。术后3个月取模，记录并转移颌位关系，试戴蜡牙后戴最终修复体。**结果**：通过种植体支持式覆盖义齿修复，实现了较强的吸附力、良好且稳定的咀嚼功能，恢复了唇侧丰满度，达到了良好的美学效果。术后6个月复查，患者自述无不适，修复部件无明显磨损，固位良好，黏膜健康。**结论**：相比于传统活动义齿，种植覆盖义齿稳定性更好，能较好地恢复咀嚼功能；相比于种植固定义齿，覆盖义齿对骨质要求相对较低，减少大范围植骨导致的手术创伤，较好地恢复唇侧的美观效果，同时费用方面也更为经济。

关键词：全口修复；种植覆盖义齿；Locator

对于无牙颌或余留牙无法提供足够固位力的患者，进行传统的活动义齿修复往往存在义齿活动、黏膜压痛、咀嚼效率低等问题。对于这类患者，采用种植体支持式、可自行摘带的覆盖义齿修复是目前临床较常见的方式。该方式可以提供足够的固位力，获得良好的咀嚼效率；并且基托面积较小，患者佩戴舒适；种植体的存在更可以延缓牙槽骨的进一步萎缩。相较于种植固定义齿修复，覆盖义齿可以应用于牙槽骨吸收严重的患者，使用基托恢复唇颊侧形态；减少种植体植入的数目，无须进行复杂的骨增量和软组织手术，降低了手术并发症的风险；自行取戴使清洁和维护也更为容易，且价格相对低廉。临床主要附着体类型有球帽式、杆卡式、磁性、套筒冠式，还有近几年出现的Locator附着体。其中Locator具有自我匹配和双重固位的特点，扩大了咬合垂直距离短的适应证，最大限度地补偿种植体之间角度偏差，已成为目前理想的全口义齿修复方法之一，并具有广阔的应用前景。

一、材料与方法

1. 病例简介　49岁男性患者，数年来，上颌多颗牙齿因松动而逐渐脱落或拔除，影响美观与咀嚼，现至我科要求修复。患者否认系统性疾病史，自述下颌曾行种植义齿修复。口外检查面部外形对称，比例协调，低位笑线。口内检查示：上颌余留16、13、12、21、22、23、27，Ⅲ度松动，根面暴露。龈缘稍红肿。全口卫生状况较差，软垢（＋），牙石（＋）。

作者单位：武汉大学口腔医学院
通讯作者：张玉峰；Email: zyf@whu.edu.cn

下颌无牙颌，已行种植体支持覆盖义齿修复。下颌种植体叩（－），松（－），基台上覆少量软垢。因上颌牙Ⅲ度松动，无稳定的咬合关系。CBCT示上颌余留牙牙槽骨吸收至根尖水平，下颌可见4颗种植体，42种植位点牙龈退缩。

2. 诊断　上颌牙列缺损；慢性牙周炎；下颌牙列缺失。

3. 治疗计划

（1）因上颌余留牙Ⅲ度松动，且无稳定的咬合关系，建议先行拔除。

（2）拔牙1个月后制取印模，行临时活动义齿修复确定修复方案。

（3）制作放射导板，拍摄CBCT。

（4）软件设计种植体三维位置，打印手术导板。

（5）行种植手术及修复。

4. 治疗过程（图1～图51）

（1）术前评估：拔除上颌余留牙，1个月后口内软组织恢复良好。拔牙后从患者口唇照可见上唇及软组织塌陷，呈反𬌗面型。制取印模，制作临时活动义齿。患者戴用后面型恢复可，患者对临时义齿的美观较为满意。将临时活动义齿改制为放射导板，拍摄CBCT。结合患者颌面部骨量情况、患者意愿及预期费用，决定选择种植体支持式覆盖义齿修复上颌牙列缺失。

（2）设计和制作数字化种植导板：根据CBCT数据，设计种植体三维位置，打印手术导板。预约口内试戴，检查导板就位情况。预约手术。

（3）术前准备：术前告知患者治疗方案、风险及注意事项，患者知情同意并签手术同意书。嘱患者术前1周内进行血常规、凝血功能检查。

（4）种植手术：患者血压测量正常，复方氯己定含漱液漱口，术区消毒后行阿替卡因局麻，口外消毒并铺巾。上颌戴就位导板，检查咬合关系，预备固位钉孔道。去掉就位导板，戴手术导板，通过固位钉固定手术导板。按照术前设计逐级预备孔道。于16、25牙位分别植入Straumann 4.1mm×10mm标准种植体，于13、23牙位分别植入Straumann 3.3mm×10mm标准种植体。旋入愈合基台。术后常规医嘱，进行口腔卫生宣教。

（5）术后复查：术后2周复查，口内软组织愈合情况良好。拍摄CBCT示种植体位置良好。

（6）制取印模：种植术后3个月，复查见上颌软组织愈合良好制取上颌聚醚印模及对颌藻酸盐印模，比色，记录并转移颌位关系，制作种植体支持的Locator式覆盖义齿。

（7）试排牙：取模后4周复诊，旋出愈合基台，正确就位Locator基台，试戴蜡牙，就位良好，咬合关系良好。返厂继续加工。

（8）戴牙：取模后6周复诊，戴最终修复体，旋出愈合基台，正确就位Locator基台，调整咬合关系，检查发音状况良好，戴牙后常规医嘱。

（9）复查：术后6个月复查，检查咬合关系良好，修复部件无明显磨损，软组织健康状况良好，嘱患者定期复诊，避免食用过硬或黏性食物。

二、结果

通过种植体支持式覆盖义齿修复，实现了较强的吸附力，良好且稳定的咀嚼功能，恢复了唇侧丰满度，达到了良好的美学效果。

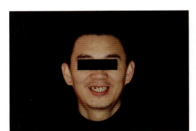
图1 初诊正面微笑像

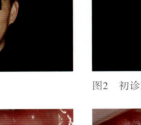
图2 初诊左侧口唇微笑像

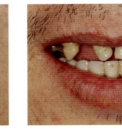
图3 初诊正面口唇微笑像

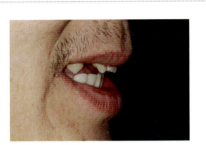
图4 初诊右侧口唇微笑像

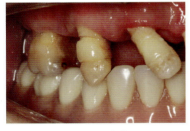
图5 初诊口内右侧咬合像

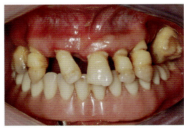
图6 初诊口内正面咬合像

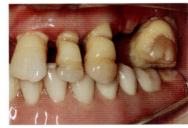
图7 初诊口内左侧咬合像

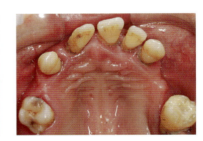
图8 初诊上颌𬌗面像

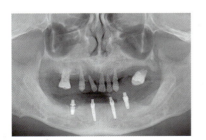
图9 初诊全景片

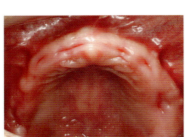
图10 余留牙拔出后1个月𬌗面像

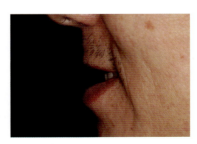
图11 余留牙拔出后左侧像示唇侧塌陷

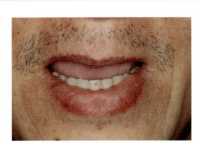
图12 余留牙拔出后正面像

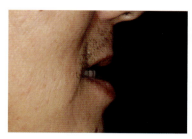

图13 余留牙拔出后右侧像示唇侧塌陷

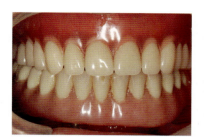

图14 戴临时活动义齿正面咬合像

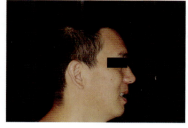

图15 戴临时活动义齿后面型改善

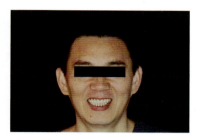

图16 戴临时活动义齿后正面微笑像

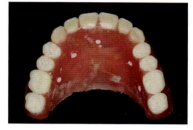

图17 临时活动义齿改制的放射导板

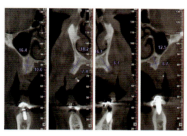

图18 种植位点骨量测量

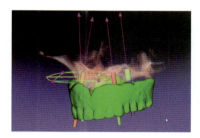

图19 数字化设计种植体植入位置

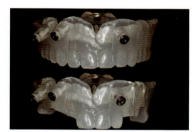

图20 就位导板和手术导板

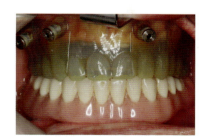

图21 试戴就位导板

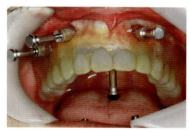

图22 固位钉固定就位导板

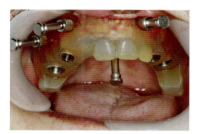

图23 固位钉固定手术导板

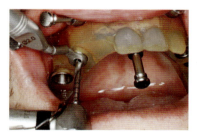

图24 导板引导下逐级备洞

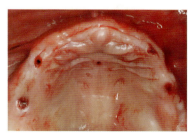

图25 备洞完成

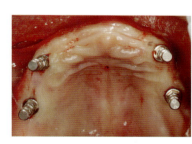

图26 种植体植入

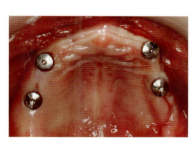

图27 安装愈合基台

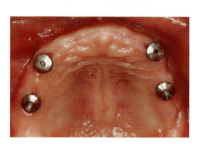

图28 术后2周复查示伤口愈合良好

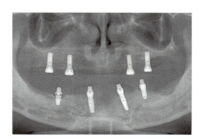

图29 术后2周全景片示种植体植入位置良好

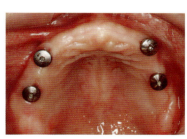

图30 术后3个月示软组织愈合良好

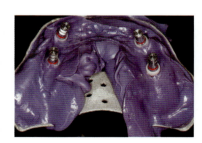

图31 制取印模

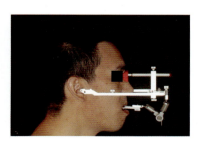

图32 面弓转移上颌相对于颞下颌关节的位置

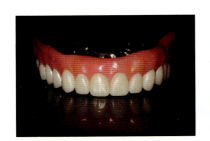
图33　试排蜡牙效果

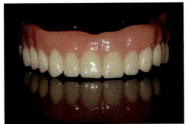
图34　最终修复体

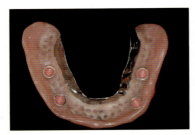
图35　最终修复体组织面

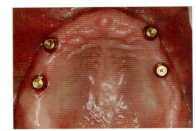
图36　安装Locator基台

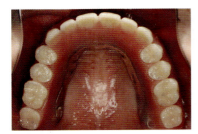
图37　最终修复后咬合调整

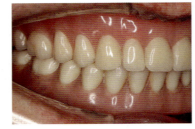
图38　最终修复后右侧咬合像

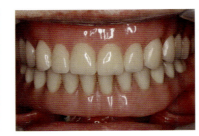
图39　最终修复后正面咬合像

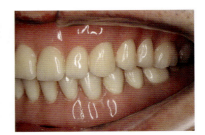
图40　最终修复后左侧咬合像

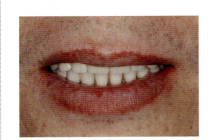
图41　"M"音

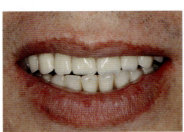
图42　"E"音

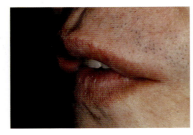
图43　"F"音

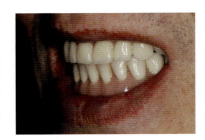
图44　"S"音

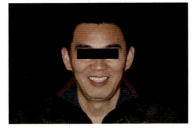
图45　最终修复后微笑像

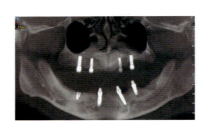
图46　术后2年全景片

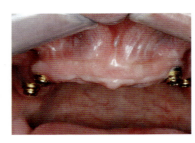
图47　术后2年上颌正面像

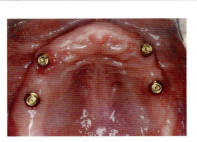
图48　术后2年上颌殆面像

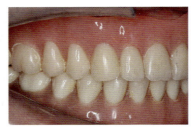
图49　术后2年右侧咬合像

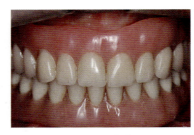
图50　术后2年正面咬合像

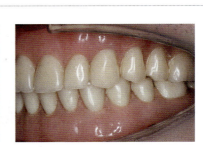
图51　术后2年左侧咬合像

三、讨论

1. 种植方案的设计

由前所述，对于全口种植修复选择修复方式时，我们应从患者的意愿、牙槽骨情况、过渡线位置、软组织支撑等多方面综合考虑。该患者就诊时，明确说明了自己的意愿是期望得到和下颌形式相同的有一定固位力和稳定性的活动义齿；同时该患者口腔卫生状况较差，尽管在之前的复诊中多次进行了口腔卫生宣教，但患者的清洁能力和效果一般；从患者拔牙后的面型以及试戴临时活动义齿后的面型恢复来看，患者的上唇及软组织需要义齿基托的支撑。因此，结合以上几个方面的考虑，我们决定选择种植体支持式覆盖义齿为患者进行上颌牙列的修复。

对于上颌牙列缺失、选择覆盖义齿的形式修复，有关种植体数目的选择在文献中可以查到较为明确的说明。由于上颌骨密度较低，骨条件不利，因此在上颌植入2颗种植体来支持覆盖义齿的治疗方案循证依据相对不足，发生上部及中间结构折断的风险较大。4颗种植体支持的覆盖义齿，已基本可以满足长期可靠的治疗需要，而如果因解剖条件限制了种植体的长度和直径，应考虑将种植体数目增加到6颗。

夹板式相连的种植体支持式覆盖义齿（杆-卡式）其固位力、稳定性和文献支持率均高于非夹板式相连的形式。将种植体进行机械连接，可以分担咬合力，避免单颗种植体出现过度负载。但杆连接式覆盖义齿对患者口腔卫生维护要求高，清洁难度相对较大。同时该患者咽反射敏感，对于长期存在于口腔中杆连接体可能产生的异物感表示担忧和排斥。对于非夹板式连接，Locator附着体具有自对准特性，易于义齿定位；对种植体平行度的要求低，并且可以直接在椅旁替换阳性垫片来调节固位强度，后期维护简单便捷。因此我们决定选择Locator式覆盖义齿进行修复。

2. 数字化种植导板的应用

在常规的种植手术中，虽然借助了术前的影像进行设计和规划，但在术中的操作中，对于种植体三维位置的把控，很大程度上依赖临床医生的经验，这对于年轻医生来说也是一种挑战。同时常规的种植预备，钻针容易向阻力小的方向偏移，尤其是在骨质较为疏松的情况下，而使用导板进行的种植手术可以在很大程度上避免这一方面产生的误差，实现高精度、高可控。同时还可以避免骨凹陷、骨缺损，避免损伤重要的解剖结构。

根据支持方式的不同，种植导板可以分为牙支持式、骨支持式和黏膜支持式。牙支持式导板精确度最高，适用于口内有一定余留牙的情况。可以用来做不翻瓣手术，也可以通过修整导板的边缘在翻瓣情况下实现种植同期的软硬组织增量；骨支持式导板适用于牙列缺失或广泛牙列缺损需要进行去骨或行骨增量手术的情况，手术时需要广泛翻开唇颊侧瓣，稳定性较好；黏膜支持式导板适用于牙列缺失的不翻瓣手术，在CT扫描时放射导板要非常稳固，以利于手术导板的正确就位和减少因此产生的误差。在导板试戴时通常需要咬合关系记录来辅助导板的正确就位，同时需要固位钉辅助固位以增加稳定性，尤其在下颌的情况。

数字化导板有许多优点，但也存在着一定的误差，同时它的操作相对复杂，对医生来说，他们需要对软件设计有一定的了解，并熟练地掌握导板种植工具；对患者来说，数字化导板的费用较为昂贵，对开口度也有一定的要求。在临床上，应根据实际情况进行选择。

参考文献

[1] Steven J. Sadowsky, Brian Fitzpatrick, et al. Evidence–Based Criteria for Differential Treatment Planning of Implant Restorations for the Maxillary Edentulous Patient[J].Journal of Prosthodontics, 2015, 24:433–446.
[2] Tahmaseb, Tandon D, Kreppel M, et al. 2012.CBCT device dependency on the transfer accuracy from computer–aided implantology procedures[J]. Clin Oral Implants Res, 2012, 23:1089–1097.
[3] Turbush SK, & Turkyilmaz I. Accuracy of three different types of stereolithographic surgical guide in implant placement: an in vitro study[J]. Journal of Prosthetic Dentistry, 2012, 108(3): 181–188.
[4] Van A N., Van S D, Quirynen M.& Jacobs R. Accuracy assessment of computer–assisted flapless implant placement in partial edentulism[J]. Journal of Clinical Periodontology, 2010, 37(4):398–403.
[5] Van A N,Vercruyssen M, Coucke W, et al. Accuracy of computer–aided implant placement[J].Clin Oral Implants Res, 2012, 23(Suppl 6):112–123.
[6] Weng D, Richter EJ. Maxillary removable prostheses retained by telescopic crowns on two implants or two canines[J]. Int J Periodontics Restorative Dent, 2007, 27(1):35–41.
[7] 宿玉成译. 牙种植学的负荷方案：牙列缺失的负荷方案[M]. 北京: 人民军医出版社, 2011.